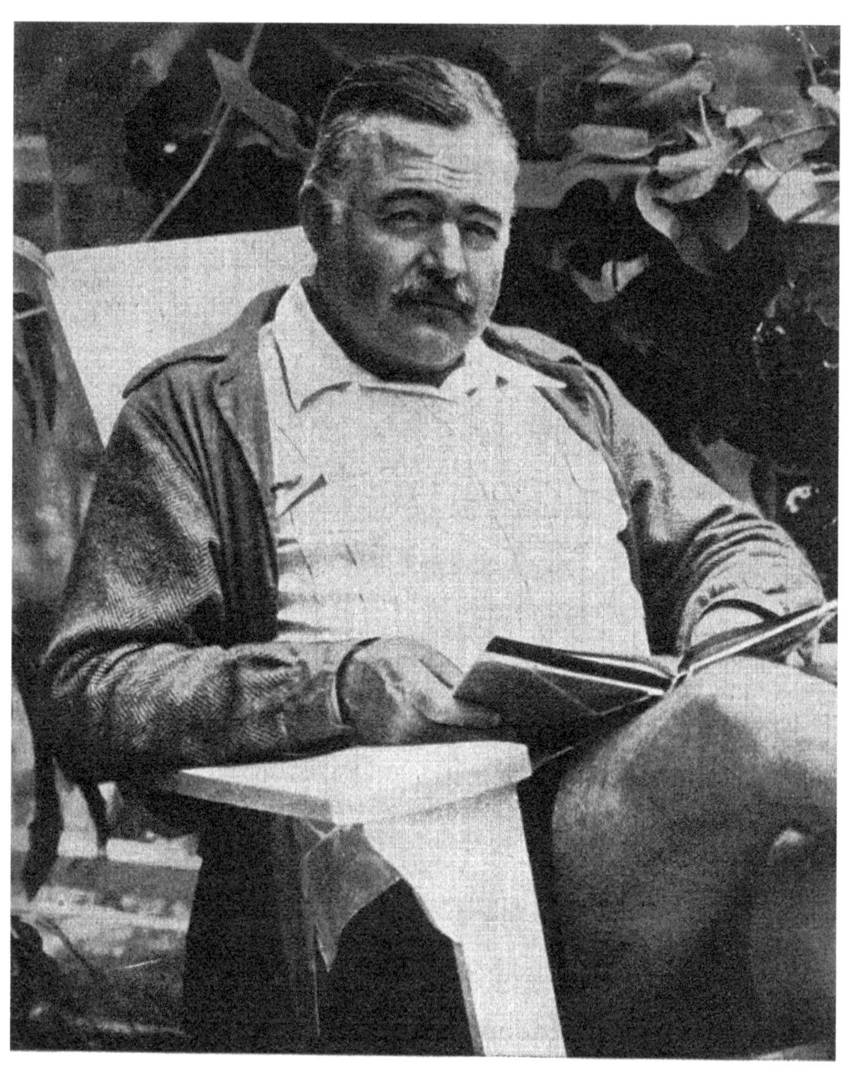

»Ein Mann kann zwar vernichtet,
aber nicht besiegt werden!«

HEMINGWAY

Die chemischen und physikalischen Prüfungsmethoden des Deutschen Arzneibuches 6. Ausgabe

Von

Dr. J. Herzog und **A. Hanner**

Direktor in der Handelsgesellschaft Deutscher Apotheker, Berlin

Regierungsrat im Reichsgesundheitsamt Berlin

Dritte
völlig umgearbeitete und vermehrte Auflage

Mit 10 Textabbildungen

Aus dem Laboratorium der
Handelsgesellschaft Deutscher Apotheker

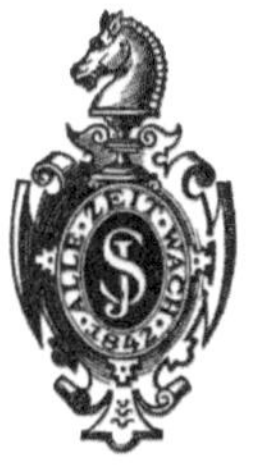

Berlin
Verlag von Julius Springer
1928

ISBN-13: 978-3-642-89321-6 e-ISBN-13: 978-3-642-91177-4
DOI: 10.1007/978-3-642-91177-4

Softcover reprint of the hardcover 3rd edition 1928

Der Abdruck der aus der 6. Ausgabe des Deutschen Arzneibuches entnommenen Teile geschieht im Einvernehmen mit dem Reichsgesundheitsamt und R. v. Decker's Verlag, G. Schenck in Berlin.

Vorwort zur dritten Auflage.

Das vorliegende Buch soll ein Ratgeber bei der chemischen und physikalischen Prüfung der Arzneimittel sein; in erster Reihe ist es für den praktischen Apotheker bestimmt, dann aber auch als Hilfsmittel für den Unterricht an den Universitäten und zum Gebrauch in den einschlägigen Fabrik-Laboratorien. Zunächst haben wir zu den gesamten Verfahren die notwendigen theoretischen Grundlagen gegeben, weil wir der Meinung sind, daß nur derjenige solche Arbeiten richtig ausführen kann, der auch die Materie wissenschaftlich beherrscht; der Hauptwert aber wurde auf die Bedürfnisse der Praxis gelegt. Deshalb erfolgt die Besprechung sämtlicher schwieriger Methoden in einer Ausführlichkeit, die auch dem Ungeübteren ihre Ausführung ermöglichen soll. Diese Erläuterungen beschränken sich jedoch nicht auf die Prüfungsvorschriften des Arzneibuches, vielmehr wurden neben der früheren Literatur die wichtigsten Verbesserungsvorschläge herangezogen, die sehr bald nach Erscheinen der 6. Ausgabe des Deutschen Arzneibuches in unseren Fachblättern veröffentlicht sind. Dieses wertvolle Material haben wir gesammelt, durch eigene Erfahrungen ergänzt und den Fachgenossen unter genauer Angabe der Literaturstellen dienstbar zu machen gesucht. Der Leser findet also außer den Erläuterungen zum Arzneibuchtext zahlreiche Winke zur glatten Ausführung der Methoden, zu ihrer Vereinfachung und Verbesserung.

Speziell für diese dritte Auflage wurde es nötig, die außerordentlich umfangreichen Veränderungen zu berücksichtigen, die unser neues Arzneibuch gebracht hat. Dazu war zum großen Teil eine völlige Umarbeitung des Buches erforderlich. Zugleich stellte es sich als zweckmäßig heraus, den ersten „Allgemeinen Teil“ wiederum zu vergrößern, einerseits dadurch, daß einige im zweiten Teil wiederholt vorkommende Methoden im ersten Teil zusammenhängend behandelt wurden, andererseits durch Aufnahme einiger neuer allgemeiner Artikel. So wurden besondere Abschnitte über „Dichte“, „Indikatoren“, „Bestimmung der Alkoholzahl in Tinkturen“, usw. neu eingefügt; ferner haben wir in den besonderen Artikeln „Ätherische Öle“ und „Fette und Öle“ alles das zusammengefaßt, was über diese Stoffe zu sagen ist. Wir haben uns auf diese Weise bemüht, den „Allgemeinen Teil“ zu einer selbständigen Erläuterung der Arbeitsmethoden auszubauen, die das neue Arzneibuch für die chemische und physikalische Prüfung der Arzneimittel vorschreibt.

Das Buch beginnt also mit dem „Allgemeinen Teil“, für den am Schluß des Buches ein Register vorhanden ist. Dann folgen im zweiten

„Speziellen Teil“ die einzelnen Arzneimittel nach der Anordnung des Arzneibuches, so daß sich hier ein Register erübrigt.

Wir haben nach Möglichkeit bei den einschlägigen Stellen des zweiten Teiles auf die entsprechenden Erläuterungen im ersten Teil hingewiesen. Trotzdem erscheint es für den Leser zur besseren Orientierung zweckmäßig, den ersten Teil im Zusammenhang durchzusehen.

Unsere Erläuterungen zum Arzneibuchtext sind nicht an den Schluß der Artikel gesetzt, sondern unmittelbar hinter die einzelnen Prüfungsvorschriften. Es wechseln so in kurzen Abschnitten die Worte des Arzneibuches (in kleinem Druck) und die dazugehörigen Erläuterungen (in größerem Druck).

Die Salvarsanpräparate und Sera haben wir in diesem Buche nicht behandelt, da sie der Prüfung durch den Apotheker nicht unterliegen.

Herrn Dr. Hanns Will, der uns bei der Durchsicht und Korrektur des Buches freundlichst unterstützt hat, sagen wir auch an dieser Stelle unseren besten Dank.

Möge diese dritte Auflage dieselbe freundliche Aufnahme und Beurteilung finden, die das Buch bei seinem bisherigen Erscheinen erfahren hat.

Berlin, Herbst 1928.

Die Verfasser.

Inhaltsverzeichnis.

Verzeichnis der für die Literaturquellen verwendeten Abkürzungen.

A. Ph. = Archiv der Pharmazie.
Ap. Z. = Apotheker-Zeitung.
Archiv = Archiv der Pharmazie und Berichte der Deutschen Pharmazeutischen Gesellschaft.
B. = Berichte der Deutschen Chemischen Gesellschaft.
B.D.Ph.Ges. = Berichte der Deutschen Pharmazeutischen Gesellschaft.
C. & L. = Jahresberichte der Firma Caesar & Loretz.
Ch. Ztg. = Chemiker-Zeitung.
D.A.B. 5 = Deutsches Arzneibuch, 5. Ausgabe.
D.A.B. 6 = Deutsches Arzneibuch, 6. Ausgabe.
Gildemeister = Die ätherischen Öle von Gildemeister und Hoffmann, zweite Auflage von Gildemeister, Verlag von Schimmel & Comp., 1910 bis 1916.
Ph. Z. = Pharmazeutische Zeitung.
Ph. Ztrh. = Pharmazeutische Zentralhalle.
Riedel's Ber. = Riedel's Berichte.
Schim. B. = Berichte von Schimmel & Comp., Miltiz bei Leipzig.
Südd. Ap. Z. = Süddeutsche Apotheker-Zeitung.
Ztschr. f. Unters. N. u. G. = Zeitschrift für die Untersuchung der Nahrungs- und Genußmittel.

Erster Teil.

Die allgemeinen Prüfungsmethoden des Arzneibuches.

Allgemeine Richtlinien für die Ausführung der analytischen Arbeiten.

I. Über die bei qualitativen Bestimmungen anzuwendenden Substanzmengen. Im Interesse der nach dem Kriege besonders gebotenen Sparsamkeit bestimmt das D.A.B. 6 auf S. XXXIV, daß, soweit im Einzelfalle keine anderen Vorschriften gegeben sind, für die einzelnen Untersuchungen nur 5 ccm der zu prüfenden Flüssigkeit oder Lösung zu verwenden sind, während das D.A.B. 5 die doppelte Menge, also 10 ccm für diesen Zweck vorgesehen hatte[1]. Nun könnten dadurch, daß man jetzt mit kleineren Flüssigkeitsmengen arbeitet, geringe Trübungen oder schwache Färbungen übersehen werden. Deshalb schreibt das D.A.B. 6 zugleich vor, daß Probierrohre von ungefähr 15 mm Weite statt, wie bisher, solcher von ungefähr 20 mm Weite verwendet werden sollen und daß die Beobachtung des Probierrohrinhaltes nunmehr von oben her durch die ganze Flüssigkeitsschicht zu erfolgen hat.

II. Über die Wägung der Substanzen bei quantitativen Bestimmungen. Bei quantitativen Bestimmungen hat das D.A.B. 6 in bezug auf das Abwägen der Substanzen eine grundlegende Änderung da eintreten lassen, wo es auf besondere Genauigkeit ankommt, und wo es sich um kleine Substanzmengen handelt. So hieß es z. B. im D. A. B. 5 bei Argent. proteinic., daß zur Gehaltsbestimmung „1 g" Albumosesilber verascht werden sollte, daß ferner zur Santalolbestimmung „1,5 g" des mit Essigsäureanhydrid behandelten Öles abgewogen werden sollten. Erstere Wägung geschah gewöhnlich auf der Handwaage; wurde sie noch so genau vorgenommen, ein Rest blieb stets auf Waage und Papier, so daß immer mit nicht unwesentlichen Gewichtsdifferenzen gerechnet werden mußte, während später die Umrechnung so erfolgte, als ob genau 1 g Albumosesilber verascht wäre. Ähnlich wurde das azetylierte Sandelöl meist auf der Rezepturwaage abgewogen, wobei

[1] Siehe H. Thoms: B. D. Ph. Ges. 1922, S. 301.

ein naturgemäß leicht eintretender Wägefehler von etwa 5 Prozent nach oben oder unten einen entsprechend großen Analysenfehler herbeiführte. Der bei solchem Vorgehen stattfindende, unvermeidliche Wägefehler fällt naturgemäß prozentual umsomehr ins Gewicht, je kleiner die angewendete Substanzmenge ist, so daß bei der späteren Umrechnung auf den Prozentgehalt der Analysenfehler allgemein um so größer wird, je kleiner die verwendete Substanzmenge ist. Solche kleinen Substanzmengen müssen also, wenn es sich um wichtige Bestimmungen handelt, auf der analytischen Waage abgewogen werden. Es ist aber ungemein umständlich, auf solche Weise Substanzen in der angegebenen Menge von genau 1 g, 1,5 g usw. abzuwägen. Deshalb sagt das neue Arzneibuch z. B. bei der Gehaltsbestimmung von Argent. proteinic.: „**Etwa** 1 g Albumosesilber wird in einem Kolben ... **genau** gewogen ..." Das heißt, man tariert den Kolben auf der analytischen Waage, bringt das auf der Handwaage abgewogene ca. 1 g Albumosesilber hinein und wägt dann wieder auf der analytischen Waage den Inhalt genau nach. Natürlich muß man dann bei der Berechnung des Resultates von dieser genau bestimmten Gewichtsmenge ausgehen, was vom D. A. B. 6 in diesem Falle durch die Worte ausgedrückt wird: Bei der Endtitration müssen „für je 1 g Albumosesilber" 7,4 ccm $^1/_{10}$-Normal-Ammoniumrhodanidlösung verbraucht werden. Entsprechend hat man bei der Santalolbestimmung, bei der Gehaltsbestimmung von Ferrum pulveratum, Ferrum reductum usw., bei Bestimmung der Säure-, Verseifungs- usw. Zahl vorzugehen. Man hat also analytisch genau zu wägen und die Umrechnung dann gemäß der genau festgestellten Substanzmenge auszuführen. — Daß bei Anwendung noch kleinerer Substanzmengen, z. B. bei Hydrargyrum praecipitatum album, „etwa 0,2 g genau" abgewogen werden müssen, bedarf hiernach keiner weiteren Erörterung.

III. Auslegung der Begriffe „Opaleszenz", „opalisierende Trübung", „Trübung". Für die Auslegung und Unterscheidung dieser Begriffe gab es bisher keine maßgebenden Bestimmungen. Die abweichenden persönlichen Anschauungen über diese Erscheinungen führten daher häufig zu unangenehmen Meinungsverschiedenheiten. Das D.A.B. 6 hat nunmehr auf S. XXXIV zur Präzisierung dieser 3 Begriffe Vergleichsreaktionen eingeführt[1], die (in aufsteigender Linie) 3 Grade der Trübung festlegen sollen: I Opaleszenz, II Opalisierende Trübung, III Trübung. Es heißt im offiziellen Text:

a) Opaleszenz ist das Höchstmaß der Trübung, die entsteht, wenn 5 ccm einer Mischung von 1 ccm $^1/_{100}$-Normal-Salzsäure und 99 ccm Wasser mit 0,5 ccm $^1/_{10}$-Normal-Silbernitratlösung versetzt werden. Die Beobachtung ist 5 Minuten nach dem Zusatz der $^1/_{10}$-Normal-Silbernitratlösung gegen eine dunkle Unterlage bei auffallendem Lichte vorzunehmen.

b) Opalisierende Trübung ist das Höchstmaß der Trübung, die entsteht, wenn 5 ccm einer Mischung von 2 ccm $^1/_{100}$-Normal-Salzsäure und 98 ccm Wasser mit 0,5 ccm $^1/_{10}$-Normal-Silbernitratlösung versetzt werden. Die Beobachtung erfolgt wie unter a) angegeben ist.

---

[1] Ausgearbeitet von H. Thoms, siehe Th. Paul, R. Dietzel, C. Wagner: Archiv 1926, S. 483.

c) **Trübung** ist das Höchstmaß der Trübung, die entsteht, wenn 5 ccm einer Mischung von 4 ccm $^1/_{100}$-Normal-Salzsäure und 96 ccm Wasser mit 0,5 ccm $^1/_{10}$-Normal-Silbernitratlösung versetzt werden. Die Beobachtung erfolgt wie unter a) angegeben ist.

Bei der Vergleichsreaktion b) ist also die doppelte Menge HCl vorhanden wie in a), bei Reaktion c) die doppelte Menge HCl wie in b).

Zur Ausführung sei bemerkt: Die 3 Verdünnungen der $^1/_{100}$-Normal-Salzsäure sind — wenigstens für einige Zeit — zweckmäßig vorrätig zu halten. Die Silbernitratlösung bewahrt man zweckmäßig in einer Tropfflasche auf, aus der etwa 10 Tropfen den verlangten 0,5 ccm $^1/_{10}$-Normal-Silbernitratlösung entsprechen, so daß dadurch ein bequemes Arbeiten gestattet wird. Man kann rund 10 Tropfen der Silbernitratlösung um so mehr nehmen, als das $AgNO_3$ doch im Überschuß vorhanden ist. Genau ist die Menge der Salzsäure anzuwenden. — Die Reaktionen sind stets in gleicher Weise vorzunehmen (in bezug auf Reihenfolge der Zusätze, Umschütteln, Lichtschutz, Wartezeit).

Wir bemerken hierzu, daß die Arzneibuchmethode — wenigstens in bezug auf durch AgCl hervorgerufene Trübungen — eine für die Praxis genügend scharfe Unterscheidungsmöglichkeit bietet. Freilich werden die einschlägigen Forderungen dadurch sehr rigoros, daß die Trübungen in den Vergleichslösungen nur außerordentlich schwach sind. — Siehe dazu auch F. Hebler, Ph. Z. 1926, S. 1541 und ebenda: 1927, S. 485.

Über die Temperaturangaben des D.A.B. 6.

Die wichtigsten einschlägigen Angaben sind folgende:

Die Temperaturangaben beziehen sich auf das hundertteilige Thermometer. Die Angaben gelten, sofern nichts anderes angegeben ist, für die Temperatur von 20°. Unter Zimmertemperatur ist eine Temperatur von 15° bis 20° verstanden. Es dürfen nur amtlich geprüfte und beglaubigte Thermometer verwendet werden.

Sofern keine besonderen Angaben gemacht sind, und sofern es sich um wässerige Flüssigkeiten handelt, versteht man unter dem Ausdruck **kalt** Temperaturangaben von etwa 15° bis 20°, unter dem Ausdruck **warm** solche von etwa 50° bis 60° und unter dem Ausdruck **heiß** solche von über 80°.

Die Bestimmung des Schmelzpunkts.

Wenn man eine einheitliche, feste, organische Substanz langsam erhitzt, so können 3 Arten von Veränderungen eintreten:

I. Entweder geht die Substanz unzersetzt in den flüssigen Aggregatzustand über, sie „schmilzt“.

II. Oder die Substanz zersetzt sich unter Bräunung bzw. Verkohlung, unter Gasentwickelung, Feuerfangen, Explosion.

III. Oder die Substanz verdampft, ohne vorher zu schmelzen, sie „sublimiert“.

In diesem Kapitel handelt es sich im wesentlichen nur um den ersten Vorgang, den des Schmelzens, also um einen Vorgang ohne chemische Zersetzung bzw. ohne wesentliche chemische Zersetzung.

Die Fette zeigen allgemein ein solches Schmelzen. Die eigentlichen organischen Arzneimittel dagegen verhalten sich darin verschieden. So zersetzen sich Alkaloide beim langsamen Erhitzen häufig unter Bräunung. Solche Substanzen kommen hier kaum in Betracht. Wo das Arzneibuch Schmelzpunkte angibt, handelt es sich im allgemeinen um die Temperatur, bei der das wirkliche „Schmelzen“ stattfindet. Bei Azetylsalizylsäure und Kokainhydrochlorid finden gewisse, später erörterte Ausnahmen statt. Siehe die betreffenden Artikel.

Die Temperatur, über der ein Körper flüssig, unter der er fest ist, heißt somit sein Schmelzpunkt.

Bei der Bestimmung des Schmelzpunkts unterscheidet das Arzneibuch zwischen derjenigen (a) „von allen Stoffen, ausgenommen Fette und fettähnliche Stoffe“, und derjenigen (b) „von Fetten und fettähnlichen Stoffen“. Diese Bestimmung, hauptsächlich soweit sie die Stoffe der ersten Klasse umfaßt, ist so überaus wichtig, daß nicht dringend genug auf die genaueste Beachtung aller zur Erzielung guter Resultate nötigen Bedingungen hingewiesen werden kann. Die Schmelzpunktsbestimmung ist zunächst zur Identifizierung organischer Stoffe geeignet, da diese meist einen leicht bestimmbaren, charakteristischen Schmelzpunkt besitzen. In diesem Sinne schreibt das Arzneibuch z. B. für Azetanilid den Schmelzpunkt 113° bis 114° vor, für Veronal den Schmelzpunkt 190° bis 191°. Es fragt sich nun: Wird dieser geforderte Schmelzpunkt tatsächlich gefunden, kann er dann als endgültiger Beweis für die Identität der zu prüfenden Substanz gelten? Wohl spricht ein solch vorschriftsmäßig gefundener Schmelzpunkt in weitgehendem Maße für die Identität, ein vollgültiger Beweis ist er noch nicht. Es wäre ja immerhin möglich, wenn auch gewiß nicht wahrscheinlich, daß hier ein anderer Stoff vorliegt, der bei derselben Temperatur schmilzt oder bei einer so naheliegenden Temperatur, daß die Differenz schwer feststellbar ist. Hier kommt aber eine sehr wichtige Tatsache zu Hilfe: Gibt man z. B. zu einem reinen Azetanilid auch nur eine kleine Menge eines anderen Stoffes (der sich geschmolzen in ihm löst) hinzu, so zeigt das Gemisch nach sorgfältigem Verreiben eine „Schmelzpunktsdepression“, das heißt, es schmilzt niedriger als das unvermischte, reine Azetanilid. Diese Schmelzpunktsdepression tritt allgemein (d. h. mit wenigen Ausnahmen) ein, gleichgültig, ob der zugesetzte Stoff denselben, einen niedrigeren oder auch höheren Schmelzpunkt besitzt. Es liegt also allgemein der Schmelzpunkt zweier verschiedener gemischter Substanzen unter dem des tiefer schmelzenden Komponenten, so daß z. B. ein Gemisch von Azetanilid (113° bis 114°) und Phenazetin (134° bis 135°) schon unterhalb der Temperatur von 113° schmelzen wird. Vor allem ergeben Gemische einen unklaren, „unscharfen“ Schmelzpunkt, der sich über mehrere Grade hinzieht, so daß hier der Anfang und das Ende des Schmelzens gesondert zu vermerken sind, während reine Stoffe im allgemeinen ein „scharfes“ Schmelzen zeigen, das meist innerhalb eines Grades stattfindet. — Durch diese Tatsache ist man im allgemeinen in die Lage gesetzt, durch eine zweite Schmelzpunktsbestimmung endgültig die Identitätsprüfung durchzuführen! Man gibt z. B. zur weiteren

Prüfung des zu untersuchenden Azetanilids eine kleine Menge Azetanilid aus dem Standgefäß hinzu. Zeigt das Gemisch jetzt wieder nach sehr sorgfältigem Verreiben einen unveränderten Schmelzpunkt, also keine Schmelzpunktsdepression, dann sind die Komponenten identisch.

Diese Tatsachen geben aber noch einen zweiten ungemein wichtigen Hinweis: Angenommen, das als Beispiel gewählte Azetanilid wäre nicht rein, es enthielte etwa durch ungenügendes Auswaschen noch eine Verunreinigung von Essigsäure. Dann wäre es im vorstehenden Sinne als Gemisch zu betrachten und müßte eine Schmelzpunktsdepression zeigen, die — und darin besteht gerade der hohe Wert des Verfahrens — schon bei Gegenwart sehr geringer Mengen von Verunreinigung eintritt. Daraus folgt: Ein richtiger und genügend scharfer Schmelzpunkt gibt nicht nur einen sehr wichtigen Hinweis auf die Identität, sondern auch zugleich auf die Reinheit der zu prüfenden Substanz.

Zur Schmelzpunktsbestimmung der nicht Fette oder fettähnliche Substanzen darstellenden Stoffe schreibt das Arzneibuch vor:

a) Bei allen Stoffen, ausgenommen Fette und fettähnliche Stoffe, und soweit nicht in besonderen Fällen etwas anderes vorgeschrieben ist, wird die Bestimmung des Schmelzpunkts in einem dünnwandigen, am unteren Ende zugeschmolzenen Glasröhrchen von höchstens 1 mm lichter Weite ausgeführt. In dieses bringt man so viel von der fein gepulverten, vorher in einem Exsikkator über Schwefelsäure und, wenn nichts anderes vorgeschrieben ist, wenigstens 24 Stunden lang getrockneten Substanz, daß sich nach dem Zusammenrütteln auf dem Boden des Röhrchens eine 2 bis höchstens 3 mm hoch stehende Schicht bildet. Das Röhrchen wird hierauf an einem geeigneten Thermometer derart befestigt, daß die Substanz sich in gleicher Höhe mit dem Quecksilbergefäße des Thermometers befindet. Darauf wird das Ganze in ein etwa 15 mm weites und etwa 30 cm langes Probierrohr gebracht, in dem sich eine etwa 5 cm hohe Schwefelsäureschicht befindet. Das obere, offene Ende des Schmelzröhrchens muß aus der Schwefelsäureschicht herausragen. Das Probierrohr setzt man in einen Rundkolben ein, dessen Hals etwa 3 cm weit und etwa 20 cm lang ist, und dessen Kugel einen Inhalt von etwa 80 bis 100 ccm hat. Die Kugel enthält so viel Schwefelsäure, daß nach dem Einbringen des Probierrohrs die Schwefelsäure etwa zwei Drittel des Halses anfüllt. Die Schwefelsäure wird erwärmt und die Temperatur von 10° unterhalb des zu erwartenden Schmelzpunkts ab, soweit nichts anderes vorgeschrieben ist, so langsam gesteigert, daß zur Erhöhung um 1° mindestens eine halbe Minute erforderlich ist. Die Temperatur, bei der die undurchsichtige Substanz durchsichtig wird und zu durchsichtigen Tröpfchen zusammenfließt, ist als der Schmelzpunkt anzusehen.

Diesen Angaben ist folgendes hinzuzufügen: Das Arzneibuch schreibt bei obigen Anforderungen unter anderem vor: 1. Ein Einsatzgefäß, das im Inneren das Thermometer mit dem Kapillarröhrchen trägt, während es selbst von einem Rundkolben als größerem Gefäß umschlossen wird. 2. Eine recht hohe Schwefelsäureschicht im Rundkolben. — Diese beiden Angaben sind mit voller Absichtlichkeit erfolgt. Denn: 1. Das Einsatzgefäß ist gewählt, damit eine indirekte und somit allmähliche Erhitzung stattfindet. 2. Die hohe Schwefelsäureschicht soll ein möglichst gleichmäßiges Erhitzen der Quecksilberkugel sowohl wie des ganzen Quecksilberfadens gewährleisten. Denn der vorher als Beispiel erwähnte Schmelzpunkt des Azetanilids ist nur richtig abzulesen, wenn nicht allein die Quecksilberkugel, sondern auch der Quecksilberfaden die durch die Temperatur von 113° gebotene Ausdehnung angenommen hat.

Diese Angaben sind also an sich durchaus begründet. Und doch erscheint auch ohne diese Maßregeln, die zu weitgehenden Umständlichkeiten führen, eine genügend scharfe Schmelzpunktsbestimmung möglich: Wenn man dafür sorgt, daß die Erhitzung genügend langsam stattfindet, kann man das Einsatzgefäß entbehren und das Thermometer (an dem die Kapillare mit der Substanz befestigt ist) direkt in der Schwefelsäure des Rundkolbens erhitzen (vgl. Abb. 1). Ebenso entbehren kann man den zur Befestigung der Kapillare gebräuchlichen Platindraht bzw. Gummiring[1]. Man taucht nämlich das Thermometer mit der Kugel zuerst in die Schwefelsäure, hebt es heraus, streicht dann die Kapillare mit den Außenwandungen durch die anhaftende Säure und drückt die so benetzte Kapillare an das Thermometer. Die Adhäsion zeigt sich hier so wirksam, daß bei richtiger Handhabung das Glasröhrchen genügend fest „klebt" und gut in den Kolben geführt werden kann. Ein Fehler bei diesem Verfahren bleibt freilich der, daß man den Rundkolben nur nahezu bis zur Höhe der Rundung füllen kann, daß deshalb der Quecksilberfaden aus der erhitzten Schwefelsäure hinausragt und der Schmelzpunkt somit „unkorrigiert" bleibt. Die hierdurch entstehende, geringe Abweichung kann aber um so mehr außer acht gelassen werden, als große Vorteile dafür eingetauscht werden.

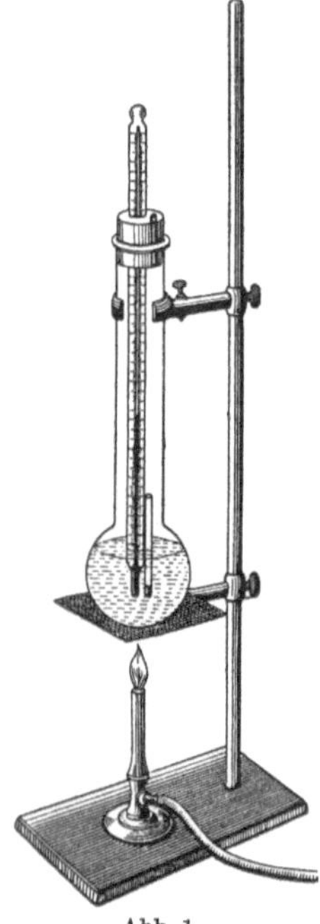

Abb. 1.

Unter diesen Gesichtspunkten würde sich die Schmelzpunktsbestimmung in folgender Weise abspielen: Man bringt zunächst nach dem Arzneibuch die zu schmelzende Substanz in die Kapillare. Sodann füllt man das Mantelgefäß des Schmelzpunktsapparates so weit mit Schwefelsäure, daß die Kugel etwa zu $^4/_5$ gefüllt ist, und fügt das Thermometer mittels eines Korkes[2], der auf der oberen Öffnung des Mantelgefäßes sitzt, so weit in die Säure, daß die Thermometerkugel etwa in der Mitte der Flüssigkeit sich befindet. Jetzt hebt man am Kork das Thermometer noch einmal heraus, streicht an der mit Schwefelsäure benetzten Spitze die Kapillare hin und her und drückt sie, wie beschrieben, an das Thermometerrohr, und zwar rechts oder links, je nachdem, von welcher Seite das Licht kommt. Den so beschickten Apparat bringt man dann auf ein Drahtnetz und erhitzt durch

[1] Die viel gebrauchten Gummiringe sind hier deshalb sehr unpraktisch, weil sie leicht platzen und dann die Schwefelsäure schwärzen.

[2] Der Kork ist (sobald nicht der Kolben im oberen Teil des Halses Luftauslässe besitzt) mit einer Kerbe zu versehen, damit beim Erhitzen die erwärmte Luft austreten kann.

einen Brenner, der ganz unbewegt unter dem Gefäß stehen kann[1]. So darf man seine ganze Aufmerksamkeit der Bestimmung widmen, bei der man zunächst mit mäßiger Schnelligkeit erhitzt, aber, sobald sich die Temperatur dem Schmelzpunkt nähert, mit der Vorsicht und Langsamkeit, die im Arzneibuch vorgeschrieben ist. Erhitzt man zum Schluß der Bestimmung schneller, als das Arzneibuch ausdrücklich fordert, so wird man einen zu hohen Schmelzpunkt ablesen, weil in dem Augenblick, in dem man das Schmelzen eindeutig feststellt, das Quecksilber im Thermometer bereits höher gestiegen ist. Empfehlenswert ist es, eine Lupe zu Hilfe zu nehmen und damit genau das Sintern, den Beginn und Endpunkt des Schmelzvorganges festzustellen.

Da diese Schmelzpunktsbestimmungen sehr häufig auszuführen sind, wird man gern den Apparat fertig gefüllt zum Gebrauch stehen lassen. Dabei bräunt sich die Schwefelsäure leicht und zieht außerdem Wasser an, wodurch der Siedepunkt der Säure herabgesetzt wird. Der letzte Mißstand ist in den üblichen Apparaten nicht zu verhindern, so daß von Zeit zu Zeit ein Erneuern der Säure unvermeidlich ist. Das Braunwerden der Schwefelsäure jedoch verzögert man erheblich, wenn man im Bedarfsfall wenige Körnchen Kaliumnitrat zusetzt.

Schließlich sei bemerkt, daß das Trocknen feuchter Substanzen vor der Bestimmung deshalb vorgeschrieben ist, weil Feuchtigkeit auch eine Schmelzpunktsdepression herbeiführt. Ebenso ist naturgemäß beim Verreiben der Substanz jede Verunreinigung sorgsam fernzuhalten. Deshalb vermeidet man besser Mörser von Porzellan, die in ihren Rissen leicht Reste fremder Stoffe enthalten, und nimmt zweckmäßig einen Achatmörser, der leicht tadellos sauber zu halten ist, so daß sich die einmalige Anschaffung dieses praktischen Gerätes wohl lohnt. — Übrigens wird es durchaus nicht in allen Fällen (vielmehr nur sehr selten) erforderlich sein, frisch ankommende Präparate vor der Schmelzpunktsbestimmung im Exsikkator über Schwefelsäure zu trocknen. Man führe deshalb zunächst die Bestimmung ohne solche Vorbehandlung aus und kann, wenn das Ergebnis unbefriedigend ist, das Trocknen noch immer nachholen.

Die Bestimmung des Schmelzpunkts der Fette und der fettähnlichen Stoffe (b)

wird in einem dünnwandigen, an beiden Enden offenen Glasröhrchen von etwa 1 mm lichter Weite ausgeführt. In dieses bringt man so viel des zu untersuchenden und nötigenfalls zu schmelzenden Fettes, daß es eine etwa 1 cm hoch auf dem Boden stehende Schicht bildet. Bei Anwendung geschmolzenen Fettes läßt man das Röhrchen mindestens 24 Stunden lang bei niedriger Temperatur (etwa 10°) liegen, um das Fett völlig zum Erstarren zu bringen. Erst dann ist das Röhrchen mit einem geeigneten Thermometer zu verbinden und in ein etwa 30 mm weites Probierrohr zu bringen, in dem sich das zum Erwärmen dienende Wasser befindet. Das Erwärmen muß allmählich und unter häufigem Umrühren des Wassers geschehen. Der Wärmegrad, bei dem das Fettsäulchen durchsichtig wird und in die Höhe schnellt, ist als der Schmelzpunkt anzusehen.

---

[1] Erhitzt man ohne Drahtnetz, so ist es notwendig, während des Erhitzens die Flamme unter dem Kolben hin und her zu bewegen.

Nach dem früheren Arzneibuch sollte das Fett geschmolzen und in eine Glaskapillare von U-Form aufgesaugt werden Nach dem Erstarren des Fettes sollte man das Ganze in ein Glyzerin-Wasser-Bad bringen und vorsichtig so lange erhitzen, bis „das Fettsäulchen vollkommen klar und durchsichtig" geworden war. Diese Methode hatte neben großen Vorzügen auch Mängel: 1. Das Schmelzen des Fettes und das Aufsaugen in die U-förmige Kapillare waren immerhin umständlich. 2. Störend trat in Erscheinung, daß manche Fette nach dem zur Bestimmung erfolgten Schmelzen sehr langsam erstarren, selbst unter Aufbewahrung bei niederer Temperatur. Vor allem nimmt Kakaobutter, wenn geschmolzen, erst nach 4 bis 6 Tagen völlig die vorherige starre Form an und zeigt erst nach dieser Zeit den normalen Schmelzpunkt. 3. Gutes Vaselin, sowohl weißes wie gelbes, erscheinen in dem engen Kapillarröhrchen schon vor dem Erhitzen so klar und durchsichtig, daß man ein „Klar-Werden", ein „Durchsichtig-Werden" auch nicht annähernd scharf feststellen kann. — Diese Mängel sind durch die jetzige Methode beseitigt, mit der man wieder zum Verfahren der vierten Ausgabe des Deutschen Arzneibuches zurückgekehrt ist: Das Glasröhrchen soll ähnlich dem in Verfahren a) gebrauchten sein, nur an beiden Seiten offen. Dieses gerade, an beiden Seiten offene Röhrchen gestattet zunächst die Einfüllung der Fette in vielen Fällen ohne deren vorheriges Schmelzen, was das Arzneibuch durch die Worte ausdrückt, das Fett solle nötigenfalls geschmolzen werden. Man spart also häufig das Schmelzen und kann in diesen Fällen, ohne die Zeit des Erstarrens abwarten zu müssen, sofort mit der Bestimmung beginnen. Bei Vaselin z. B. steckt man das offene, gerade Glasröhrchen direkt in das ungeschmolzene Vaselin hinein und drückt es gegen den Boden des Gefäßes, wenn dieses flach ist, oder gegen die Seitenwandung, wenn das Gefäß tief ist. Man erhält so in wenigen Sekunden, ohne Schmelzen des Fettes, ohne Einfetten eines Tiegels in der Kapillare das Fettsäulchen. — Und dieses Füllungsverfahren ist auch brauchbar bei anderen Substanzen, vor allem Kakaobutter. Man setzt zu diesem Zweck das Glasröhrchen auf ein Stück Kakaobutter und dreht es langsam wie einen Korkbohrer hinein. So erhält man wieder schnell und gebrauchsfertig das Fettsäulchen in der Kapillare und kann nach insgesamt etwa 10 Minuten (anstatt nach mehreren Tagen) den Schmelzpunkt ansagen. — Hat man übrigens den Fettpfropfen nicht lückenlos gebohrt, so kommt es vor, daß die wässerige Flüssigkeit durch die Lücken hindurchsintert und über das Fettsäulchen steigt. Dann aber wird der Fettpfropfen durch den Druck der wässerigen Flüssigkeit unten gehalten, so daß man beobachten kann, wann es durchsichtig geworden. — Betreffs der Füllung des Röhrchens sagt das D. A. B. 6 (wie schon erwähnt), daß hierzu „nötigenfalls" das Fett zu schmelzen sei. Damit ist die Art der Füllung dem Apotheker überlassen. Es sei aber darauf hingewiesen, daß es für eine genaue Bestimmung durchaus nicht gleichgültig ist, ob das Röhrchen mit dem geschmolzenen oder ungeschmolzenen Fett gefüllt wird. Ohne Schmelzen ist die Füllung des Röhrchens, wie schon oben gesagt, ohne weiteres ratsam bei Prüfung des Vaselins und der Kakaobutter, außerdem des Adeps suillus und des Sebum ovile. Man erhält bei diesen Materialien fast genau die gleichen Resultate, wie nach Schmelzen und Einführung in die U-förmigen Röhrchen nach dem D.A.B. 5. Dagegen erhält man ohne Schmelzen ein zu niedriges Resultat bei Cera alba, Cera flava und Cetaceum. Bei diesen Stoffen ist zur Erreichung eines maßgebenden Resultates notwendig, die Substanz zu schmelzen, das gerade, an beiden Seiten offene Röhrchen so weit in die Schmelze zu tauchen, daß eine ca. 1 cm hohe Schicht in die Kapillare aufgenommen wird, und das Ganze die vorgeschriebene Zeit von mindestens 24 Stunden liegen zu lassen, bevor die Schmelzpunktsbestimmung vorgenommen wird. Zur Prüfung des Zeresins eignet sich das gerade Schmelzpunktsbestimmungsröhrchen des D.A.B. 6 aber nicht. Man erhält damit Resultate, die etwa ca. 3° zu niedrig sind. Hier ist es dringend zu empfehlen, die Substanz in das U-förmige Röhrchen des D. A. B. 5 zu füllen und entsprechend auch nach dem D. A. B. 5 weiter zu verfahren.

Einer Erläuterung bedarf noch der Satz des Arzneibuches: „Der Wärmegrad, bei dem das Fettsäulchen durchsichtig wird und in die Höhe schnellt, ist als Schmelzpunkt anzusehen.“ Es wird dabei angenommen (da die Dichte des Fettes geringer ist als die des Wassers), daß in demselben Augenblick, in dem die Verflüssigung des Fettes eintritt, das Wasser von unten in das Röhrchen tritt und das Fettsäulchen hochtreibt. Das ist aber nicht immer der Fall: 1. Bei Fetten, die Glyzeride der niedrigen Fettsäuren enthalten, wie Kakaobutter, wird ein Teil des Fettes (und gerade der an den inneren Wandungen des Röhrchens befindliche) zuerst schmelzen und die ungeschmolzenen Teile noch etwas trübe mit sich in die Höhe treiben. Die Temperaturdifferenz zwischen völligem Schmelzen und Hochsteigen beträgt hier 1° bis 2°. 2. Manche Fette, wie Wollfett, sind so viskos, daß sie, obgleich schon völlig durchgeschmolzen, also klar, erst nach einer weiteren Temperaturerhöhung (wieder um 1° bis 2°) in die Höhe getrieben werden. In beiden Fällen finden demnach Eintritt des vollständigen Schmelzens und das Emporsteigen des Fettsäulchens nicht zu gleicher Zeit statt. Bei solchen Divergenzen wird man das Emporsteigen des Fettsäulchens, die eindeutige Erscheinung, als entscheidend ansehen und so im ersten Falle den Schmelzpunkt 1° bis 2° zu niedrig ansehen, im zweiten Falle 1° bis 2° zu hoch. Die jetzige Methode des Arzneibuches wird also auch nicht allen Forderungen gerecht, hat aber vor der bisherigen doch entscheidende Vorteile.

Erstarrungspunkt.

Schon im vorigen Kapitel „Die Bestimmung des Schmelzpunkts“ war gesagt: Die Temperatur, über der ein Körper flüssig, unter der er fest ist, heißt sein Schmelzpunkt. Demnach ist eigentlich der soeben besprochene Schmelzpunkt eines Stoffes identisch mit dem Erstarrungspunkt seiner Schmelze. Dieser Punkt (Schmelzpunkt oder Erstarrungspunkt) müßte also von beiden Seiten in gleicher Höhe bestimmbar sein. Jedoch erhält man im allgemeinen einwandfreier den Schmelzpunkt, weil bei Feststellung des Erstarrungspunkts an Hand kleiner Untersuchungsmengen störende Unterkühlungserscheinungen auftreten, die das Ergebnis etwas niedriger ausfallen lassen. Nur in einzelnen Fällen bestimmt man zweckmäßiger den Erstarrungspunkt, meist bei nicht einheitlichen Substanzen, die beim Erwärmen erst allmählich erweichen und damit unscharf die Schmelze geben, während sie den Erstarrungspunkt eindeutig beobachten lassen So läßt das Arzneibuch den Erstarrungspunkt beispielsweise bestimmen bei Oleum Anisi und Oleum Foeniculi (zur Orientierung über den Anetholgehalt). Auch bei Bromoform usw. wird diese Konstante festgestellt.

Im einzelnen ist folgendes zu sagen: Schmilzt man einen festen Stoff und kühlt dann die Schmelze, bzw. kühlt man ein flüssiges Produkt wie Ol. Anisi, so kann bei Bewahrung der Flüssigkeit vor Erschütterung diese Kühlung bis unter den eigentlichen Erstarrungspunkt fortgesetzt werden, ohne daß ein Erstarren eintritt. Es findet dann die sogenannte Unterkühlung statt. Rührt man jetzt die Schmelze oder impft sie mit einem Kristall, den man aus derselben Substanz bereitet hat, so setzt die Kristallisation ein. Diese erkennt man nicht nur an der beginnenden Ausscheidung, sondern auch ganz charakteristisch an dem Verhalten der Thermometer-Quecksilbersäule, die in diesem Moment scharf zu beobachten ist. Während nämlich bei der Abkühlung das Niveau des Quecksilbers sich naturgemäß immer mehr senkte, beginnt es mit dem Eintritt der Kristallisation zu steigen, weil beim Erstarren der Substanz eine Wärmeentwickelung (die Erstarrungswärme) bemerkbar wird, die dem Wärmeverbrauch beim Schmelzen (der Schmelzwärme) gleich ist. Das Quecksilberniveau wird also im Beginn des Kristallisierens steigen, und zwar bis zum Eintritt des eigentlichen Erstarrungspunkts. Ist dieser erreicht, so bleibt die Temperatur eine kurze Zeit (etwa 1 Minute, evtl. länger) beständig. Dieser Punkt also, in dem die Temperatur nach kurzem Ansteigen einige Zeit konstant bleibt, ist als der Erstarrungspunkt anzusehen. — Man beachte aber: Wenn nicht genügend unterkühlt ist, dann tritt das Erstarren zu langsam, daher unscharf ein; wenn anderseits zu stark unterkühlt ist, fallen die Resultate zu niedrig aus. Deshalb muß man zur Erzielung gleichmäßiger Ergebnisse ein und denselben Stoff stets auf die gleiche Temperatur unterkühlen, am besten (wo nichts Besonderes angegeben ist) etwa 3^0 unter den zu erwartenden Erstarrungspunkt.

In gewissen Fällen erstarrt die zu prüfende Flüssigkeit nicht, trotz normaler Abkühlung auf die angegebene Unterkühlungstemperatur. Dann „impft" man, d. h. man bereitet aus demselben Stoff in einem anderen Gefäß eine kleine Menge Kristalle durch stärkeres Abkühlen, evtl. mittels einer Kältemischung, bringt einige Kristalle an die Kugel des Thermometers und führt diese in die zu prüfende Flüssigkeit, die dann sofort zum Erstarren kommt. Über Ausführung siehe Näheres bei Oleum Foeniculi.

Auf Grund dieser Tatsachen schreibt das Arzneibuch vor:

Zur Bestimmung des Erstarrungspunkts werden etwa 10 g des zu untersuchenden Stoffes in einem Probierrohr, in dem sich ein geeignetes Thermometer befindet, vorsichtig geschmolzen. Durch Eintauchen in Wasser, dessen Temperatur etwa 5^0 niedriger als der zu erwartende Erstarrungspunkt ist, wird die Schmelze auf etwa 2^0 unter den Erstarrungspunkt abgekühlt und darauf durch Rühren mit dem Thermometer, nötigenfalls durch Einimpfen eines kleinen Kristalls des zu untersuchenden Stoffes, zum Erstarren gebracht. Die während des Erstarrens beobachtete höchste Temperatur ist als der Erstarrungspunkt anzusehen.

Zur Ausführung sei folgendes bemerkt: Man kann die Bestimmung höchst einfach mit Hilfe eines Becherglases (für die Kühlflüssigkeit), eines Reagenzglases (für die Schmelze) und zweier Thermometer ausführen, von denen eines in der Kühlflüssigkeit, das andere im Reagenzglas Verwendung findet. Letzteres Thermometer ist zweckmäßig in halbe Grade geteilt. Zunächst bringt man das Öl oder die Schmelze so hoch in das Reagenzglas, daß die Thermometerkugel reichlich von Flüssigkeit überdeckt ist. Die zu prüfende Flüssigkeit muß von Staubpartikelchen und anderen Verunreinigungen (evtl. durch Filtrieren) befreit sein und vor allem während der Unterkühlung vor Erschütterungen geschützt werden, da sonst schon jetzt das Erstarren unerwünscht stattfindet. Sobald aber die bestimmte Unterkühlungstemperatur erreicht ist, beginnt man kräftig mit dem Thermometer, das möglichst vorher die Wandung nicht berühren darf, zu reiben, impft auch, wenn es nötig wird, und beschleunigt das Festwerden durch weiteres anhaltendes Rühren mit dem Thermometer. Jetzt liest man — wie nochmals betont sei — den während des Erstarrens beobachteten höchsten Stand der Quecksilbersäule ab, stellt also den Moment fest, in dem das Quecksilberniveau einige Zeit konstant bleibt, der Erstarrungspunkt wirklich gegeben ist.

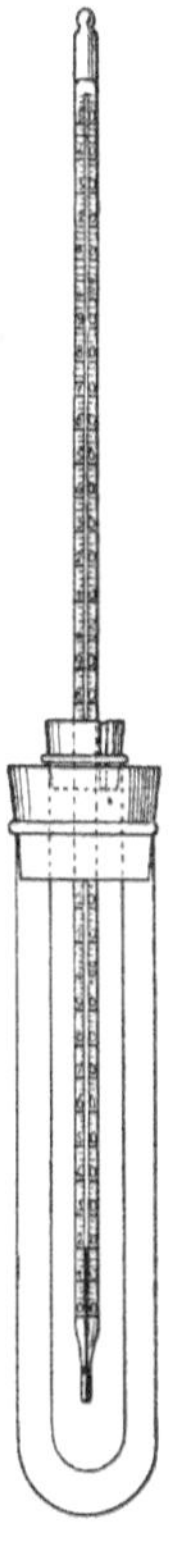

Nach kurzer Übung erhält man in dieser ganz einfachen Apparatur schnell und zuverlässig die Resultate. Nur der Vollständigkeit halber sei auch noch das folgende, nach Art des Beckmannschen Apparates für Molekulargewichts-Bestimmungen eingerichtete Gerät angeführt: Zwei verschieden weite Reagenzgläser werden mit einem Kork derartig zusammengesteckt, daß das kleinere Glas frei in dem größeren hängt (vgl. Abb. 2). Die im größeren Glase befindliche Luft dient beim Einsetzen des Ganzen in das Abkühlungsgemisch zum langsamen Ausgleich der Temperaturunterschiede. In das innere Glas steckt man durch einen (an der Seite mit einer Kerbe zum Luftausgleich versehenen) Kork ein Thermometer, das nahezu bis auf den Grund des Reagenzglases reicht.

Abb. 2.

Zur Bestimmung des Siedepunkts.

Unter dem Siedepunkt einer Flüssigkeit versteht man „im allgemeinen (s. S. XLIII des D. A. B. 6) diejenige Temperatur, bei der ihr Dampfdruck gleich dem Luftdruck ist“. Zur Bestimmung dieser Konstante hat das Arzneibuch 2 Methoden angegeben, von denen die erste lediglich zur Prüfung auf Identität bestimmt ist, die zweite zur Prüfung auf Reinheit. Die erste Methode (nach Siwoloboff) ist die alte geblieben, die zweite ist grundlegend geändert, wie nachstehend ausführlich auseinandergesetzt werden soll. Die Vorschrift zu der ersten Methode lautet:

a) Soll durch die Untersuchung lediglich die Identität eines Arzneimittels festgestellt werden, so bedient man sich des zur Bestimmung des Schmelzpunkts unter 27a beschriebenen Apparats, indem man an dem Thermometer in der gleichen Weise, wie oben beschrieben, ein dünnwandiges, an einem Ende zugeschmolzenes Glasröhrchen von 3 mm lichter Weite befestigt und in dieses 1 bis 2 Tropfen der zu untersuchenden Flüssigkeit sowie — zur Verhütung des Siedeverzugs — ein unten offenes Kapillarröhrchen gibt, das in einer Entfernung von 2 mm vom eintauchenden Ende eine zugeschmolzene Stelle hat. Man verfährt alsdann weiter wie bei der Bestimmung des Schmelzpunkts. Die Temperatur, bei der aus der Flüssigkeit eine ununterbrochene Reihe von Bläschen aufzusteigen beginnt, ist als der Siedepunkt anzusehen.

Bei der Ausführung ist auf folgendes zu achten: Das Kapillarröhrchen muß tatsächlich an der vom Arzneibuch bezeichneten Stelle (s. Abb. 3) zugeschmolzen sein. Denn nur in diesem Falle bleibt bei dem Hineingleiten der Kapillare in die zu prüfende Flüssigkeit in der unteren Öffnung ein kleiner Luftraum zur Verhinderung des Siedeverzuges bestehen. Die sehr störende Erscheinung des Siedeverzuges besteht darin, daß eine Flüssigkeit über ihren Siedepunkt erhitzt werden kann, ohne ins Sieden zu geraten. Es können sich dann die am Boden des Gefäßes entstehenden Dampfbläschen keine Bahn durch die über ihnen ruhende Flüssigkeitsschicht brechen. (Es tritt dann zugleich eine Überhitzung ein, bis unter „Stoßen" die Dampfbläschen sich Bahn schaffen.) Sobald aber vom Boden des Gefäßes Luftbläschen aufsteigen, reißen diese unter gleichmäßigem Sieden die Dampfblasen mit. — Erwärmt man nun die Schwefelsäure und damit die zu untersuchende Flüssigkeit, so nimmt auch das kleine, eingeschlossene Luftquantum höhere Temperatur und somit größeres Volumen an, so daß einzelne Luftbläschen in größeren Intervallen in die Höhe steigen. Doch geben diese einzelnen Bläschen noch nicht den Siedepunkt an. Dieser ist vielmehr erst erreicht, wenn der Dampfdruck der Flüssigkeit wirklich den Luftdruck übersteigt, und damit von dem unteren Teil der Kapillare eine ununterbrochene Kette von Bläschen (wie eine Perlenkette) aufsteigt. Freilich muß man bei dieser Methode nach der Arbeit von Th. Paul und K. Schantz (A. Ph. 1919, S. 89), der wir bei diesem Artikel in wesentlichen Punkten folgen, doch mit einem Fehler von 2° bis 3° rechnen. Dieser Fehler entsteht dadurch, daß der Beginn des Siedens nicht ganz scharf zu erkennen, daß eine Überhitzung der Apparatur schlecht zu vermeiden, daß endlich durch das Herausragen des Thermometer-Quecksilberfadens der Siedepunkt „unkorrigiert" bleibt. Unter Berücksichtigung der so erklärlichen Fehlergrenzen wird man aber die Methode mit Vorteil benutzen können.

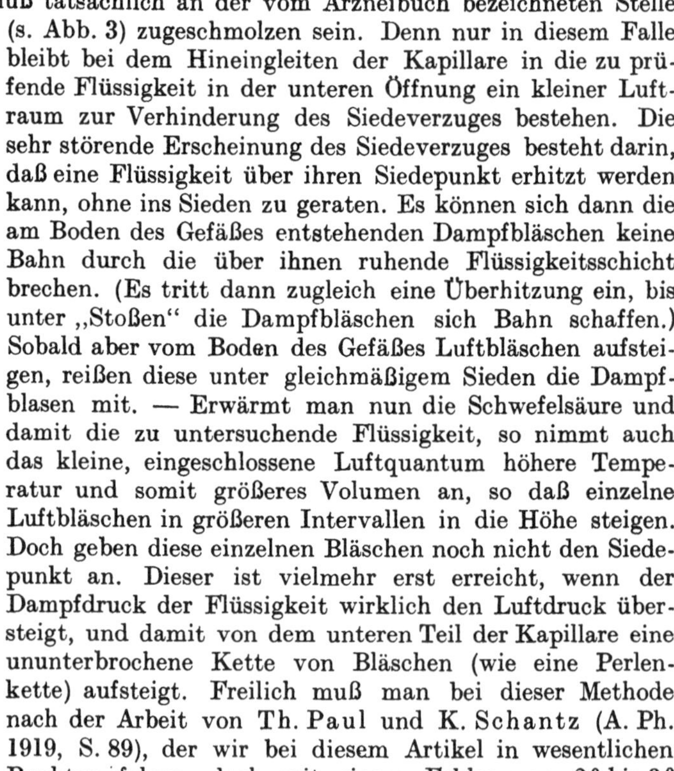

Abb. 3.

Die zweite Methode der Siedepunktsbestimmung zur Prüfung auf Reinheit hat — wie gesagt — eine völlige Änderung erfahren müssen, weil das bisherige Verfahren erhebliche Mängel besaß. Nach dem D. A. B. 5 sollte die Flüssigkeit in ein Siedekölbchen gefüllt, das Ganze sodann in einem „Luftbade" (etwa einem Baboblech) erhitzt werden. Dadurch traten folgende schwerwiegende Fehler ein: a) Vor allem eine arge Überhitzung, hauptsächlich dadurch hervorgerufen, daß das Baboblech wegen der schlechten Wärmeleitfähigkeit der Luft verhältnismäßig hoch erhitzt werden mußte, so daß die so entstandene Überhitzung sich auf Dampf und Thermometer weiter erstreckte. Ganz besonders geltend machte sich diese Überhitzung, sobald der größte Teil der Flüssigkeit abdestilliert war; man erhielt deshalb besonders bei niedrig siedenden Flüssigkeiten wie Äther, Chloroform (also gerade den wichtigsten Arzneimitteln!) viel zu hohe, gänzlich unbrauchbare Resultate. b) Ein entgegengesetzter Fehler, aber in geringerem Maße, trat dadurch ein, daß beim Gebrauch der Siedekölbchen der Quecksilberfaden meist weit aus der Dampfregion herausragte, der Siedepunkt also „unkorrigiert" angegeben wurde. c) Wie aus der Definition des Siedepunkts hervorgeht, die im ersten Satz dieses Artikels wiedergegeben ist, hängt das Ergebnis der Bestimmung vom Luftdruck ab. Der Unterschied des Luftdruckes aber an verschiedenen Orten und zu verschiedenen Zeiten wurde bisher völlig vernachlässigt, während er doch recht einschneidend werden kann. So siedet Äther bei 712 mm Druck (mittlerer Barometerstand von München) um 2^0 niedriger als bei 760 mm Druck.

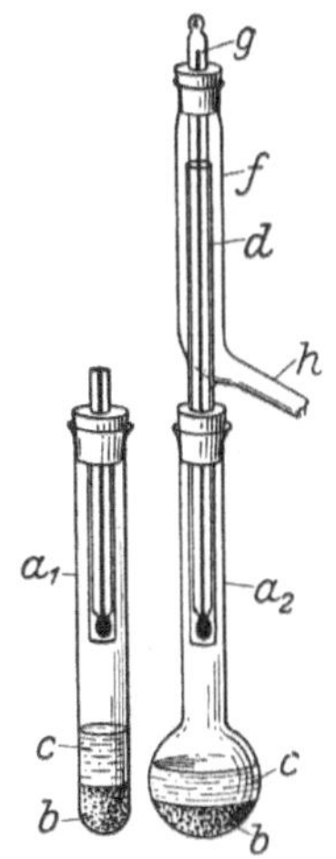

Abb. 4.

Diesen Mängeln ist jetzt abgeholfen durch das neue Verfahren, bzw. die neue Apparatur, die in Anlehnung an den von Th. Paul und K. Schantz[1] vorgeschlagenen Siedeapparat jetzt vom D.A.B. 6 vorgeschrieben ist (s. Abb. 4). Die vorher in den Punkten a), b), c) dargelegten Fehler sind jetzt so verbessert: Zu a). Die Überhitzung wird dadurch auf das niedrigste Maß reduziert, daß direkt auf dem Drahtnetz erhitzt wird. Bei niedrig siedenden Flüssigkeiten wird zudem statt des Siedekölbchens das links in Abb. 4 abgebildete Siederohr (a_1) angewendet, dessen aufstrebende, nicht gewölbte Seitenflächen besonders eine Überhitzung vermeiden. Zu b). Auf dem Siedegefäß soll der in der Abbildung gezeichnete Aufsatz angebracht werden. In dem darin befindlichen Dampfrohr *d* befindet sich das Thermometer, und zwar derart, daß sich das gesamte Quecksilber (Kugel und Faden) im Dampfraum befindet, also die Ablesung der wahren Siedetemperatur gesichert ist. Zu c). Zur Berücksichtigung des bei der Bestimmung herrschenden Luftdrucks hat das D. A. B. 6 (S. 811) eine Übersicht über die Veränderungen des Siedepunkts der in Frage kommenden wichtigsten Arzneimittel bei Änderungen des Luftdrucks zwischen 650 und 800 mm

[1] Archiv 1926, S. 489.

neu aufgenommen, aus der zu ersehen ist, welchen Siedepunkt das betreffende Arzneimittel bei dem gerade herrschenden Barometerstand haben soll (die im Text angegebenen Siedepunkte sind die bei 760 mm Luftdruck zu findenden).

Es bleibt noch zu berichten, daß das Arzneibuch 3 abweichende Verfahren bzw. Apparaturen fordert, je nachdem 1. die zu prüfende Flüssigkeit unterhalb 100^0 siedet, 2. oberhalb 100^0 siedet, 3. nur daraufhin geprüft werden soll, ob innerhalb gewisser Temperaturgrenzen bestimmte Anteilsmengen übergehen.

Zu 1. Bei Flüssigkeiten, die unter 100^0 sieden, ist — wie erwähnt — besonderer Schutz vor Überhitzung geboten. Dazu dient erstens die Form des Siedegefäßes, das steil ansteigende Siederohr, zweitens das hier besonders eng vorgeschriebene Drahtnetz. Dieses besitzt nämlich nur eine Maschenweite von 1 mm und ist so weit mit einer Asbestplatte überkleidet, daß nur ein Loch in der Mitte frei bleibt, auf dem gerade die untere Fläche des Siederohres aufsitzt. So wird nur Erhitzung von unten bewirkt, seitlich ausgeschlossen. Nicht vergessen darf man, zur Verhütung des Siedeverzuges, „des Stoßens", genügend Tariergranaten (s. Zeichnung) oder ein Siedestäbchen in das Siedegefäß zu bringen, damit das Sieden völlig gleichmäßig erfolgt. — Nach Einfüllung der zu prüfenden Flüssigkeit wird der Siedeaufsatz mit Thermometer aufgesetzt und das Abflußrohr des Aufsatzes mit einem Kühler verbunden. Bei Äther ist zu gelindem Sieden, also mit sehr kleiner Flamme zu erhitzen, bei den anderen Flüssigkeiten zu lebhaftem Sieden, da die Dämpfe doch erst durch das ganze lange Siederohr steigen müssen, ehe sie im Abflußrohr bzw. Kühler verdichtet werden.

Zu 2. Bei Flüssigkeiten, die über 100^0 sieden, ist, da die Überhitzungsgefahr nicht so groß, das in Abb. 4 rechts gezeichnete Kölbchen (a_2) mit nicht allzu großer Rundung (etwa 5 cm Durchmesser) zweckmäßig zu verwenden, und zwar auf einem Drahtnetz, das höhere Erhitzung zuläßt, deshalb größere Maschenweite (3 mm) und keine Asbestplatte besitzt. Tariergranaten und Aufsatz bleiben dieselben wie in 1. Der Aufsatz soll aber in ein Kühlrohr münden (ein einfaches Glasrohr von ca. 60 cm Länge), da hier bei Verwendung eines Kühlers dessen inneres Rohr leicht springt, wenn es innen von den heißen Dämpfen, außen vom Kühlwasser umspült wird. Zunächst muß hier mit sehr großer Flamme erhitzt werden, bis das Siederohr genügend vorgeheizt ist und die Dämpfe wirklich in das Kühlrohr gelangen. Dann ist die Flamme entsprechend zu verkleinern, damit Tropfen für Tropfen übergeht und somit wirklich die Temperatur während ruhigen Siedens beobachtet werden kann, damit also nicht plötzlich die gesamte Flüssigkeit „übergerissen" wird.

Zu 3. Bei Flüssigkeiten wie Rohkresol, Wacholderteer, Petroleumbenzin usw., bei denen innerhalb gewisser Temperaturgrenzen bestimmte Anteilsmengen übergehen sollen, genügt die rohere Siedepunktsbestimmung im Fraktionierkolben auf Wasserbad oder Drahtnetz.

Die vorstehenden Darlegungen sind die Unterlagen für den nun folgenden Arzneibuchtext:

b) Soll durch die Bestimmung des Siedepunkts der Reinheitsgrad eines Stoffes festgestellt werden, so ist der Stoff aus dem nachfolgend beschriebenen und abgebildeten Apparate zu destillieren. Als Siedegefäß wird für die verschiedenen, nachstehend genauer unterschiedenen Zwecke entweder das Siederohr a_1 verwendet oder der Siedekolben a_2. Das Siederohr a_1 besteht aus einem starkwandigen Probierrohr von 180 mm Höhe und 20 mm lichter Weite, während der Siedekolben a_2 aus einem ähnlichen Rohre besteht, das am unteren Ende zu einer Kugel von etwa 5 cm Durchmesser ausgeblasen ist. Zunächst wird in das Siedegefäß a_1 oder a_2 eine etwa 2 cm hohe Schicht trockene Tariergranaten *b*, die einen Durchmesser von 2 bis 2,5 mm haben und mit roher Salzsäure gereinigt worden sind, oder ein Siedestäbchen gebracht. Dann werden etwa 15 ccm der zu prüfenden Flüssigkeit in das Siedegefäß gebracht. Auf dem Siedegefäße wird mittels eines Korkes der Siedeaufsatz befestigt. Dieser besteht aus einem Dampfrohr *d* von 9 mm lichter Weite und etwa 210 mm Höhe, dessen oberer Teil von dem angeschmolzenen Dampfmantel *f* von etwa 20 mm Weite und 140 mm Länge umgeben ist. Das obere, etwas verjüngte Ende des Dampfmantels ist mit einem Korke verschlossen, in dem das Thermometer *g* befestigt wird. An dem unteren Ende des Dampfmantels ist ein Abzugsrohr *h* von etwa 210 mm Länge angebracht.

Ausführung der Bestimmungen bei Flüssigkeiten, die unterhalb 100° sieden.

Das Siederohr a_1 ist in die Mitte einer Asbestplatte von 100 mm Seitenlänge die an dieser Stelle eine runde Öffnung von 20 mm Durchmesser hat, zu stellen. Diese Öffnung ist von unten durch ein Messingdrahtnetz von etwa 1 mm Maschenweite zu schließen. Die Flammenhöhe ist so zu regeln, daß Äther in schwachem, die übrigen Flüssigkeiten in lebhaftem Sieden erhalten werden. Das Abzugsrohr ist während der Destillation mit einem Kühler zu verbinden.

Ausführung der Bestimmungen bei Flüssigkeiten, die oberhalb 100° sieden.

Der Siedekolben a_2 ist auf ein Messingdrahtnetz von etwa 3 mm Maschenweite zu stellen. Die Flammenhöhe ist so zu regeln, daß nach vorsichtigem Anwärmen die Flüssigkeiten zu außerordentlich lebhaftem Sieden erhitzt werden. Sobald die ersten Tropfen übergehen, ist die Flamme derart zu verkleinern, daß in der Minute etwa 60 Tropfen überdestillieren. Das Abzugsrohr ist während der Destillation mit einem Kühlrohr zu verbinden.

Bei diesen Bestimmungen muß fast die gesamte Flüssigkeitsmenge innerhalb der im Einzelfall angegebenen Temperaturgrenzen übergehen. Vorlauf und Rückstand dürfen nur ganz gering sein.

Bei der Prüfung von Flüssigkeiten wie Petroleumbenzin, rohes Kresol usw., bei denen innerhalb gewisser Temperaturgrenzen bestimmte Anteilsmengen übergehen sollen, sind als Siedegefäße die üblichen Fraktionierkölbchen zu verwenden. Das Erhitzen ist dann bei Flüssigkeiten, die unterhalb 75° sieden, auf dem Wasserbade vorzunehmen, in den übrigen Fällen über freier Flamme auf dem Drahtnetze.

Destillation mit Wasserdampf.

Eine eigenartige Destillation, welche häufig zur Trennung von Gemischen, auch zur Reinigung gewisser Rohstoffe verwendet wird, ist die Destillation mit Wasserdampf, von der das Arzneibuch zur Trennung und Bestimmung der Kresole im Liquor Cresoli saponat. Gebrauch macht (und überdies, wenn auch in abweichender Weise, zur Bestimmung der ätherischen Öle in Drogen, s. D. A. B. 6, S. XXXIX). Der Vorteil dieser Destillation besteht darin, daß viele Stoffe, die weit oberhalb 100° destillieren, beim gemeinsamen Erhitzen mit Wasser oder beim Durchleiten von Wasserdämpfen mit diesen flüchtig sind. Die Erscheinung erklärt sich folgendermaßen: Nehmen wir eine Mischung zweier Flüssigkeiten an, die ineinander absolut unlöslich sind. Dann wird jede stets den Dampfdruck besitzen, den sie ausübte, wenn sie allein vorhanden wäre. Beim Erhitzen werden also die Dampfdrucke beider Stoffe immer größer, so daß die Erscheinung des Siedens eintritt, wenn **die Summe** der Dampfdrucke gleich dem herrschenden Atmosphärendruck ist.

Erhitzen wir z. B. eine Mischung von Brombenzol[1] mit Wasser, so tritt die Erscheinung des Siedens unter normalem Luftdruck bei 95,25° ein. Bei dieser Temperatur beträgt der Dampfdruck des Brombenzols

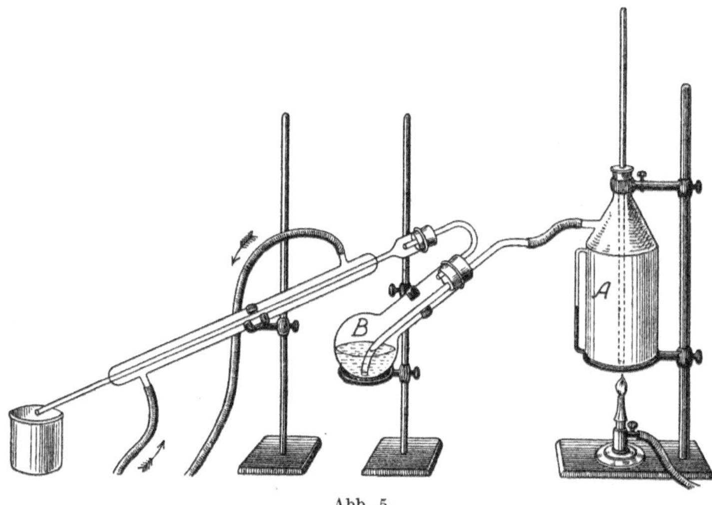

Abb. 5.

121 mm, der des Wassers 639 mm, folglich der des Gemisches 760 mm, so daß ein Überdestillieren der Mischung bereits bei der genannten niedrigen Temperatur von 95,25° stattfindet, während Brombenzol für sich erst bei 155° siedet.

Einschränkend muß gesagt werden, daß es Stoffe, die absolut unlöslich ineinander sind, nicht gibt. Es wird also stets eine gegenseitige Beeinflussung der Dampfdrucke stattfinden, die obige Rechnung etwas modifiziert. Bei der vom Arzneibuch vorgeschriebenen Wasserdampfdestillation der Kresole ist die Löslichkeit in Wasser sogar eine nicht ganz unbeträchtliche. Aber auch in diesem Falle treibt man leicht mit den Wasserdämpfen die Kresole über, die für sich erst gegen 200° sieden.

Die Apparatur ist in folgender Weise (vgl. Abb. 5) anzuordnen: Das Gefäß *A* ist der Dampfentwickler, ein mit Wasserstandsrohr versehenes Kupfergefäß, in dessen oberem Teil sich ein seitliches Ansatz-

[1] Dieses Beispiel ist dem Buche von Gattermann entnommen: „Die Praxis des organischen Chemikers.“

rohr befindet, das durch einen Gummischlauch mit dem Destillationskolben *B* verbunden werden kann. Im Kork des Dampfentwicklers *A* steckt ein langes Glasrohr (als Sicherheitsrohr), das bis fast auf den Boden des Gefäßes reicht. — Der Kork des schräg zu stellenden Destillationskolbens *B* besitzt zwei Öffnungen: Durch die eine führt ein an beiden Enden stumpfwinklig gebogenes Glasrohr, welches oben den Verbindungsschlauch trägt und mit dem unteren Ende bis fast auf den Boden des Gefäßes reicht. Durch die zweite Öffnung des Korkes führt ebenfalls ein Glasrohr, welches unmittelbar unter dem Kork endet und nach entsprechender Biegung in einen nicht zu kurzen Kühler mündet. An den Ausfluß des Kühlers schließt sich endlich das Aufnahmegefäß. Der Destillationskolben *B* ist schräge zu stellen, damit das beim Sieden emporgeschnellte Wasser gegen die Glaswandung prallt und nicht zum Rohr heraus in den Kühler geschleudert wird.

Über die Ausführung der Destillation ist folgendes zu sagen: Zu Beginn der Arbeit füllt man den Dampfentwickler reichlich bis zur Hälfte mit Wasser (sorge auch während der Destillation dafür, daß das Wasser nicht vollständig verdampft, evtl. ergänzt wird) und erhitzt das Gefäß mit Inhalt. Bevor das Wasser zu sieden beginnt, wärmt man sodann die Flüssigkeit im Destillierkolben schwach vor, was auf dem Drahtnetz erfolgen kann, am zweckmäßigsten aber in einem durch eine kleine Flamme gleichmäßig erwärmten Sandbade geschieht. Siedet jetzt das Wasser im Entwickler, so verbindet man ihn durch den Gummischlauch mit dem Destillierkolben *B*, erhitzt nunmehr auch letzteren stärker und läßt den Apparat unter guter Wasserkühlung so lange in Tätigkeit, bis mit den Wasserdämpfen nichts mehr übergeht. Für die Wasserdampfdestillation der Kresole ist über den Endpunkt des Verfahrens Genaueres im Arzneibuchtext gesagt. — Zum Schluß sei noch auf folgende notwendige Vorsichtsmaßregel hingewiesen: Ist die Destillation beendet, so entferne man zunächst den Verbindungsschlauch zwischen Entwickler und Destillierkolben. Erst dann drehe man die Flamme unter dem Entwickler *A* aus. Auch bei einer Unterbrechung der Destillation beachte man diese Vorsichtsmaßregel, da andernfalls der Inhalt des Destillierkolbens zum Teil in den Dampfentwickler zurückgesaugt wird.

Ermittelung des beim Verbrennen hinterbleibenden Rückstandes (Aschenbestimmung) und Glühen anorganischer Substanzen wie Wismutnitrat usw.

Diese beiden Bestimmungen sollen, da sie in ähnlicher Weise erfolgen, auch gemeinsam behandelt werden. Bezüglich der Ermittelung des beim Verbrennen hinterbleibenden Rückstandes sagt zunächst das Arzneibuch (S. XLVI) folgendes:

Der nach dem Verbrennen hinterbleibende Rückstand wird in folgender Weise ermittelt.

Eine dem Einzelfall angemessene Menge Substanz wird in einem ausgeglühten und gewogenen, schräg gestellten Tiegel durch eine mäßig starke Flamme verascht. In den Fällen, in denen sich bei der Veraschung schwer verbrennliche Kohle bildet, wird, um die Verbrennung der Hauptmenge der Kohle zu beschleunigen, die Flamme mehrmals für kurze Zeit entfernt. Wird durch fortgesetztes, mäßiges Erhitzen eine weitere oder völlige Veraschung nicht erreicht, so wird die Kohle mit heißem Wasser übergossen und der gesamte Tiegelinhalt durch ein Filter von bekanntem Aschengehalte filtriert. Das Filter wird mit möglichst wenig Wasser nachgewaschen, mit dem darauf verbliebenen Rückstand in den Tiegel gebracht, darin getrocknet und verascht. Sobald keine Kohle mehr sichtbar und der Tiegel erkaltet ist, wird das Filtrat und das zum Nachspülen benutzte Waschwasser in dem Tiegel auf dem Wasserbad eingedampft. Der nunmehr verbliebene Rückstand wird nochmals kurze Zeit schwach geglüht und nach dem Erkalten des Tiegels gewogen. Von dem ermittelten Gewicht ist der Aschengehalt des Filters abzuziehen.

Wichtig ist für diese Bestimmung zunächst die richtige Wahl des Verbrennungsgefäßes, sowohl in Form wie in Material. Was zunächst die Form anbetrifft, so nimmt man für das Glühen solcher Substanzen wie Hydrargyrum oxydat., Bismut. subnitric. usw. zweckmäßig Tiegel, während für das Erhitzen von Extraktrückständen, von Stoffen wie Acid. tannic., Jodoform, Jod usw. besser Gefäße flacher Form, also Schalen, genommen werden. Was das Material anbetrifft, so sind Platingefäße, wo irgend vorhanden, wegen ihrer allgemeinen außerordentlichen Widerstandsfähigkeit in den meisten Fällen mit großem Vorteil, aber zugleich mit Vorsicht zu gebrauchen. Unter keinen Umständen darf man in ihnen Silber-, Wismut-, Arsen-, Blei-, Zinn-, Antimonverbindungen erhitzen, da diese unter teilweiser Reduktion zu Metallen mit Platin leicht schmelzbare Legierungen bilden. Ebenso werden die Platingefäße leicht angegriffen, wenn in ihnen Ätzalkalien, Schwefelalkalien und Magnesiumammoniumphosphat geglüht werden. Schließlich muß man sich hüten, Platingefäße mit rußender Flamme zu erhitzen oder stärker zu glühen, solange sich in ihnen reichlich Kohle (vom Filter oder der Substanz) befindet. Denn es bildet sich sonst leicht Kohleplatin, welches das Platin rauh und blasig macht und es allmählich auflockert. Auch soll glühendes Platin nicht in Berührung mit Eisen kommen; daher sind solche Gefäße nur auf Dreiecken zu erhitzen, deren Metall mit Ton- oder Quarzröhren umhüllt ist[1]. So schätzenswert also die Gefäße sind, so ist doch das Glühen von Wismutnitrat, das Verbrennen von Tart. stibiat. usw. keinesfalls in Platingefäßen, sondern in Porzellantiegeln vorzunehmen. Und zwar ist es empfehlenswert, hier nur die teureren, standhafteren Tiegel aus renommierten Handlungen zu beziehen. Bei billigem Material hat man durch die geringe Haltbarkeit der Gefäße doch keine Ersparnis und gefährdet noch das Resultat der Bestimmung durch die immer drohende Gefahr des Zerspringens. Um diese bei Porzellangefäßen stets vorhandene Gefahr möglichst abzuwenden, heize man dieselben ganz allmählich an und lasse sie möglichst allmählich erkalten. Auch hüte

[1] Zu reinigen sind Platintiegel oder -schalen durch Putzen mit nassem, sehr feinem Seesand oder auch durch Ausschmelzen mit entwässerter Soda bzw. Kaliumbisulfat.

man sich, den kalten Kegel der Flamme an das erhitzte Gefäß zu bringen. Aber trotz dieser Vorsichtsmaßregeln bleibt die geringe Haltbarkeit der Porzellangefäße bestehen. Man arbeitet deshalb sparsamer und sicherer, wenn man für gewisse Zwecke Quarztiegel bzw. Quarzschalen beschafft. Diese Gefäße sind wohl empfindlich gegen Stoß und Schlag, sind aber wegen ihres geringen Ausdehnungskoeffizienten absolut unempfindlich gegen plötzliche und starke Temperaturänderungen, so daß man sie in glühend heißem Zustande ohne Gefahr in kaltes Wasser bringen kann. Derartige Quarzschalen leisten außerordentlich gute Dienste beim Glühen von Wismutsalzen usw.

Bevor man die eigentliche Bestimmung beginnt, ist der Tiegel oder die Schale auszuglühen. Das geschieht, indem man (Porzellangefäße langsam anwärmend!) das Gefäß etwa 10 Minuten über dem Bunsenbrenner erhitzt. Darauf läßt man das Gefäß eine halbe Stunde im Exsikkator erkalten und nimmt dann erst die Tara, da warme Gefäße auf der empfindlichen analytischen Waage ein zu leichtes Gewicht vortäuschen. Nachdem nunmehr die Substanz hineingewogen, kann man beim Glühen von Stoffen wie Wismutnitrat usw. schneller vorgehen, bei Verbrennungen aber lasse man eine langsame Verkohlung eintreten, indem man die Schale zunächst hoch, die Flamme aber klein stellt und allmählich erst die Schale niedriger bringt bzw. die Flamme vergrößert. Andernfalls hüllen die zunächst entstehenden Aschenteilchen Kohlepartikel ein und schützen diese vor weiterer Verbrennung. Günstig arbeitet man auch nach den Angaben des Arzneibuches, indem man bei schräger Tiegelstellung mit mäßig starker Flamme zu veraschen sucht und evtl. die Flamme für kurze Zeit entfernt. Aber auch trotz dieser Maßregel wird man bei schwer zu veraschenden Substanzen, wie Harzen, Pepton usw., nicht gleich zu einer vollständigen Veraschung, vielmehr zu einem Gemisch von Asche, Kohle, unverbrannter Substanz kommen, das sich trotz weiterer Erhitzung nicht mehr verändert. In diesem Falle kann man der vom Arzneibuch empfohlenen Methode folgen, die Salz-(Asche-)teilchen aus der Mischung mit Wasser herauslösen, die Lösung abfiltrieren, die nunmehr isolierte Kohle für sich veraschen und dann nach Zugabe und Abdampfen der Lösung die Gesamtasche wägen. Diese Maßregel führt zum Ziele, ist aber recht umständlich. In den meisten Fällen wird man auf weit einfachere Weise dasselbe Resultat so erreichen: Man lasse, wenn nach längerem Glühen die Veraschung nicht weiterschreitet, die Schale abkühlen und gebe dann zu dem Inhalt wenige Gramm Wasser, sorgsam die harten Krusten mit einem Glasstab zerdrückend. Dann spüle man mit wenigen Tropfen Wasser das Salz von der Spitze des Glasstabes in die Schale und stelle diese auf ein Stück Asbestpappe über eine kleine Bunsenflamme (oder auf das Wasserbad), damit zunächst bei niedriger Temperatur das Wasser ohne Spritzen verdampft. Ist das geschehen, nimmt man die Asbestplatte fort und verstärkt die Flamme langsam bis zum Glühen der Schale. Häufig tritt schon nach einmaligem Befeuchten mit Wasser bei „schwierigen" Substanzen vollständige Veraschung ein, bei anderen Stoffen, wie Pepton usw., muß man dieses

Befeuchten wiederholen, bis die letzten Kohlepartikelchen verschwunden sind. Aber selbst dann erscheint das Verfahren noch weit weniger umständlich und schneller zum Ziele führend als die vom Arzneibuch vorgeschlagene Methode des Herauslösens und Abfiltrierens. Nach dem letzten Glühen lasse man das Gefäß vor der Wägung wieder eine halbe Stunde im Exsikkator erkalten. Das Glühen soll im allgemeinen nur bis zur eben beginnenden Rotglut stattfinden, da sonst Kohlensäure ausgetrieben wird (aus Magnesiasalz, Kalksalz usw.) und auch die Alkalien bereits sich merklich verflüchtigen.

Das Arzneibuch führt sodann noch in einem zweiten Abschnitt ein besonderes Verfahren zur Veraschung von Drogen an. Die Behandlung dieses Verfahrens fällt nicht in den Aufgabenkreis dieses Buches. Es sei deshalb nur kurz erwähnt, daß hier Sand als Hilfsmittel verwendet wird. Wenn trotzdem die Verbrennung nicht vollständig gelingt, soll mit rauchender Salpetersäure abgeraucht werden. Dadurch werden die sonst in der Asche verbleibenden Karbonate in Oxyde übergeführt. Damit sie in Karbonate zurückverwandelt und als solche gewogen werden, glüht man dann zum Schlusse mit Oxalsäure.

Gerade bei den Aschenbestimmungen des Arzneibuches und vor allem bei den Veraschungen von Extraktrückständen zeigt es sich, daß diese Bestimmungen nicht ganz einfach auszuführen sind, daß eine gewisse Praxis dazu gehört, aus schwer verbrennbaren Substanzen das wirklich Unverbrennbare (die „Asche“) ohne die unzulässige Beimengung von Kohle oder unverbrannter Substanz zu gewinnen.

Die Wassergehaltsbestimmungen.

Das Arzneibuch läßt bei vielen Stoffen den Wassergehalt (Kristallwasser oder Feuchtigkeit) bestimmen. So heißt es z. B. bei Morphinum hydrochl., daß es durch Trocknen bei 100° höchstens 14,5 Prozent an Gewicht verlieren darf. Ebenso darf Natr. acetylarsanilic. durch Trocknen nicht weniger als 18,75 Prozent und nicht mehr als 20,5 Prozent an Gewicht verlieren (eine sehr wichtige Bestimmung bei der stark wirkenden Arsenverbindung). Auch bei hygroskopischen Substanzen wie Ammon. bromat. ist ein Höchstgehalt für Feuchtigkeit festgesetzt usw.

Zur Bestimmung nehme man ein völlig trockenes Wägegläschen, das man am besten längere Zeit im Exsikkator mit geöffnetem Deckel hat stehen lassen. Dieses Gläschen wäge man sodann genau auf der analytischen Waage, schütte z. B. bei der Arsazetinprüfung etwa 0,4 g auf der Handwaage gewogenes Natr. acetylarsanilic. hinein und wäge sodann das wieder geschlossene Gefäß auf der analytischen Waage, um genau das Gewicht des Inhaltes festzustellen. Jetzt erhitze man das geöffnete Gefäß bei der vorgeschriebenen Temperatur von 105° bis zum konstanten Gewicht, d. h. nach ca. 2 Stunden nehme man es aus dem Trockenschranke, lasse es mit geöffnetem Deckel eine halbe Stunde im Exsikkator erkalten, nehme es heraus und bestimme dann mit sofort geschlossenem Deckel zum ersten Male das Gewicht. Zur Feststellung, ob das gesamte Wasser entfernt ist, muß nochmals ca. eine halbe Stunde lang erhitzt und nach erfolgter Abkühlung usw. festgestellt werden, ob wiederum ein Gewichtsverlust eingetreten ist. Ist das nicht der Fall, so ist die Bestimmung beendet; ist aber noch Wasserverlust eingetreten, so muß man abermals die Erhitzung vornehmen, bis zwei aufeinanderfolgende Wägungen das gleiche Resultat ergeben, d. h. ein konstantes Gewicht zeigen.

Auf die vom Arzneibuch vorgeschriebene Temperatur ist sehr genau zu achten, da z. B. bei Arsazetin ein zu gelindes Erhitzen nicht alles Wasser entfernt, bei zu hoher Erhitzung dagegen eine Verflüchtigung von Arsen unter Zersetzung eintritt. Über geeignete Trockenschränke für diese Bestimmung siehe den nächsten Artikel.

Bestimmung des Trockenrückstandes in Extrakten und Tinkturen.

Diese Bestimmung beruht ebenso wie die im vorigen Abschnitt beschriebene Wasserbestimmung auf der Vertreibung des flüchtigen Anteiles, nur daß dort der Gewichtsverlust, hier die Menge des Rückstandes bestimmt wird. Deshalb wird die Trockenextraktbestimmung unter denselben Vorsichtsmaßregeln wie die Wasserbestimmung vorgenommen. Siehe deshalb zunächst den vorigen Artikel.

Zur Bestimmung wird mit Vorteil ein Glasgefäß verwendet, das dem Wägegläschen ähnlich, nur flacher und größer ist. Es ist eine runde, flache gläserne Abdampfschale von etwa 8 cm Durchmesser und 3 cm Höhe mit eingeschliffenem Deckel. Dieses Gefäß wird gut getrocknet und genau auf der analytischen Waage gewogen; dann wird auf der Rezepturwaage eine Menge von ca. 2 bis 3 g Extrakt oder etwa 5 g Tinktur hineingegeben, sofort der Deckel geschlossen, und sodann auf der analytischen Waage genau der Inhalt bestimmt. Nunmehr wird die geöffnete Schale zuerst auf dem Wasserbade erhitzt, damit die Hauptmenge an Lösungsmittel verdunstet, dann zum gänzlichen Austrocknen des Inhaltes in einem Trockenschrank ca. 3 Stunden bei etwa 103° erhitzt, einer Temperatur, die die geeignetste erscheint, da das Austrocknen bei 100° und darunter nur sehr langsam erfolgt. Als Trockenschrank wird zweckmäßig ein Wasserdampfkasten mit doppelten Wandungen benutzt, in denen die siedende Flüssigkeit eine gleichmäßige Temperatur des Innenraumes verbürgt, ohne daß man Mühe mit der Wärmeregulierung hat. Damit die Temperatur bis auf ca. 103° steigt, wird dem Wasser in der Doppelwandung die zu dieser Temperaturerhöhung nötige Menge Glyzerin zugesetzt. Diese Erhitzung setze man gemäß den im vorigen Abschnitt gemachten Erläuterungen bis zur Gewichtskonstanz fort, die bei glyzerinfreien Fluidextrakten in der Regel nach zweimal dreistündigem Erhitzen erreicht ist. Bei Glyzerin enthaltenden Fluidextrakten wird man zweckmäßig von der Feststellung dieser Konstante absehen, da hier des Glyzeringehaltes wegen eine genaue Bestimmung nicht möglich ist.

Der beschriebene Trockenschrank ist auch zur Ausführung der Wassergehaltsbestimmungen des vorigen Artikels außerordentlich geeignet.

Man kann nämlich die Temperatur verschieden einstellen, nicht nur, indem man das Glyzerin fortläßt oder hinzufügt, sondern auch, indem man die Flamme höher oder niedriger stellt und so ein lebhafteres oder schwächeres Sieden der Flüssigkeit im Heizmantel bewirkt. Man erreicht so viel leichter konstante Temperaturen als bei dem gewöhnlichen Trockenschrank, dessen Temperatur durch die leicht erfolgenden Schwankungen des Gasdruckes erheblicher wechselt.

Wenn ein solcher Wassertrockenschrank, der erhebliche Mengen Gas verbraucht, nicht Verwendung findet, benutzt man sehr zweckmäßig den Aluminiumtrockenschrank von H. Thoms (erhältlich bei Paul Altmann, Berlin NW), der gute Wärmeregulation mit praktischen Vorrichtungen zur Aufnahme von Trichtern, Uhrglas usw. verbindet.

Über die Prüfung der Arzneimittel mittels konzentrierter Schwefelsäure auf organische Verunreinigungen.

Bei Azetanilid, Phenazetin, Koffein und vielen anderen Arzneimitteln ist die Prüfung vorgeschrieben, daß 0,1 g Substanz oder die jeweils angegebene Menge sich in 1 ccm Schwefelsäure ohne Färbung lösen soll (organische Verunreinigungen). Bei dieser Prüfung ist insofern besondere Vorsicht notwendig, als zuweilen die Reagenzgläser geringste Mengen organischer Substanz enthalten, die bei dieser empfindlichen Probe ihrerseits eine Färbung der Schwefelsäure herbeiführen und damit eine Unreinheit der zu prüfenden Substanz vortäuschen. Man reinigt deshalb die zu dieser Prüfung verwendeten Reagenzgläser zweckmäßig noch besonders vor der Anwendung, indem man sie mit ca. 5 ccm Schwefelsäure oder besser noch mit ca. 3 ccm Schwefelsäure und 3 ccm Kaliumdichromatlösung (5 prozentig) etwa 5 Minuten lang stehen läßt, dann gut mit Wasser nachspült und trocknet. Durch diese Vorsicht schützt man sich leicht vor Irrtümern! — Die Schwefelsäure-Kaliumdichromatlösung kann man zu öfterem Gebrauch aufbewahren.

Diazoreaktion.

Von der Diazoreaktion wird im Arzneibuch Gebrauch gemacht, wo es sich um die Charakterisierung primärer aromatischer Amine handelt. Diese Amine werden zunächst „diazotiert“, d. h. in die entsprechenden Diazoverbindungen übergeführt, worauf letztere durch Einwirkung von Phenolen (in diesen Fällen von β-Naphthol) in Azofarbstoffe umgewandelt werden. Beim Anästhesin heißt es diesbezüglich: „Versetzt man eine Lösung von 0,1 g Anästhesin in 2 ccm Wasser und 3 Tropfen verdünnter Salzsäure mit 3 Tropfen Natriumnitritlösung und dann mit 2 Tropfen einer Lösung von 0,01 g β-Naphthol in 5 g verdünnter Natronlauge (1 + 2), so entsteht eine dunkelorangerote Färbung.“

Die Reaktion erfolgt also in zwei Abschnitten:

1. Durch Einwirkung der aus dem Natriumnitrit entstehenden salpetrigen Säure auf das salzsaure Anästhesin entsteht das Diazoniumchlorid des Benzoesäureäthylesters.

$$C_6H_4(CO_2C_2H_5)(NH_2 \cdot HCl) + NO \cdot OH = C_6H_4(CO_2C_2H_5)(N{\equiv}N{-}Cl) + 2\,H_2O$$

Anästhesin = p-Aminobenzoesäureäthylester (Hydrochlorid)

Diazoniumchlorid des Benzoesäureäthylesters

2. Durch die Einwirkung des β-Naphthols auf das Diazoniumchlorid in alkalischer Lösung bildet sich der entsprechende Azofarbstoff:

$$C_6H_4(CO_2C_2H_5)(N{\equiv}N{-}Cl) + \underbrace{C_{10}H_7OH}_{\text{Naphthol}} + NaOH = C_6H_4(CO_2C_2H_5)(N{=}N{-}C_{10}H_6 \cdot OH) + NaCl + H_2O$$

β-Naphthol-Azobenzoesäureäthylester

Die Dichte.

I. Allgemeines.

In Ziffer 7 (S. XXVII) der „Allgemeinen Bestimmungen" führt das Arzneibuch statt des früheren „Spezifischen Gewichtes" die „Dichte" ein. Wir wollen hier die Frage nicht berühren, ob diese Neueinführung einen Vorteil bedeutet. Es soll hier zunächst nur klargelegt werden, worin der Unterschied besteht. Weiter unten soll dann in erster Linie dargelegt werden, wie der Apotheker mit einer für die Praxis hinlänglichen Genauigkeit die Dichtebestimmung mittels der Mohrschen oder Westphalschen Waage ausführen kann. Denn diese ist das Gerät, das so schnell und bequem zum Ziele führt, daß es für die Apothekenpraxis im allgemeinen durch keine andere Vorrichtung ersetzt werden kann. Im Anschluß daran wird auch der Gebrauch des Pyknometers erläutert werden.

Wodurch unterscheiden sich „Spezifisches Gewicht" und „Dichte"? Unter dem spezifischen Gewicht eines festen oder flüssigen Stoffes verstand das D. A. B. 5 die Zahl, die angibt, wieviel mal die Substanz schwerer ist als das gleiche Volumen Wasser von der Temperatur 15°. Die Wägungen erfolgten im lufterfüllten Raume. Ist m das Gewicht[1] der zu prüfenden Substanz, w_{15^0} das Gewicht des gleichen Volumens Wasser von der Temperatur 15°, so ist das spezifische Gewicht:

$$s = \frac{m}{w_{15^0}}.$$

[1] Die Größe m bedeutet das beobachtete Gewicht der zu prüfenden Flüssigkeit im Pyknometer, bei der Mohrschen oder Westphalschen Waage natürlich das Gewicht der von dem Glaskörper verdrängten Flüssigkeit. Das Entsprechende gilt auch für die Größe w in bezug auf Wasser.

Das D.A.B. 5 gab die spezifischen Gewichte allgemein für die Temperatur 15⁰ der Arzneistoffe, also die Werte für s_{15^0} an:

$$s_{15^0} = \frac{m_{15^0}}{w_{15^0}}.$$

In Anlage IV brachte jedoch das D.A.B. 5 für 25 Flüssigkeiten die spezifischen Gewichte (s_{t^0}) zwischen 12⁰ und 25⁰ für die ganzen Temperaturgrade.

Dadurch sollte der Apotheker in der Lage sein, bei den wichtigeren Substanzen die Ermittelung des spezifischen Gewichtes auch bei anderen Temperaturen als 15⁰ ausführen zu können:

$$s_{t^0} = \frac{m_{t^0}}{w_{15^0}}.$$

Dem gegenüber kommen wir zur Definition der Dichte, wie sie das D.A.B. 6 (S. XXVII) in den allgemeinen Erläuterungen gibt:

„Die Dichte bedeutet dabei das Verhältnis der einen gewissen Rauminhalt ausfüllenden Masse der Flüssigkeit bei 20⁰ zu der Masse destilliertes Wasser, die bei 4⁰ den gleichen Rauminhalt hat, also ein Dichteverhältnis, nämlich den Quotient der Dichte der Flüssigkeit bei 20⁰ durch die Dichte des Wassers bei 4⁰. Die Dichtezahlen geben auch an, wieviel Gramm 1 ccm Flüssigkeit von 20⁰ im luftleeren Raum wiegen würde."

Im Gegensatz zu den Bestimmungen des D.A.B. 5 werden in dem D.A.B. 6 die spezifischen Gewichte auf die Dichte des Wassers von der Temperatur 4⁰ als Einheit bezogen, und es werden die Wägungen auf den luftleeren Raum reduziert (sogenannte Dichten). Zur Bestimmung der Dichte ist es aber im allgemeinen nicht erforderlich, daß der in Frage kommende Stoff bei einer Temperatur von genau 20⁰ geprüft wird; denn in der Anlage V des D.A.B. 6 befindet sich eine Tabelle, die für fast alle Substanzen die Werte für die Dichte zwischen den Temperaturen 10⁰ und 25⁰ enthält. Die Wägung des zu prüfenden Stoffes kann also bei den verschiedensten Temperaturen erfolgen, nur muß der Wert bezogen werden auf das Gewicht des gleichen Volumens Wasser von 4⁰ unter gleichzeitiger Reduktion auf den luftleeren Raum.

Aus Vorstehendem geht also folgendes hervor:

Spezifisches Gewicht des D.A.B. 5:	**Dichte des D.A.B. 6:**
$s_{t^0} = \frac{m_{t^0}}{w_{15^0}} \left(\begin{array}{c}\text{Wägungen}\\ \text{im lufterfüllten}\\ \text{Raume}\end{array}\right)$	$d_{t^0} = \frac{m_{t^0}}{w_{4^0}} \left(\begin{array}{c}\text{Wägungen}\\ \text{im luftleeren}\\ \text{Raume}\end{array}\right)$

II. Bestimmung mittels der Mohrschen oder Westphalschen Waage.

Will man mit der Mohrschen oder Westphalschen Waage an Stelle des „Spezifischen Gewichtes" die „Dichte" erhalten, so sind 2 Änderungen nötig:

1. Der Wert des Nenners w_{15^0} muß in w_{4^0} verwandelt werden.
2. Bei der Bestimmung des spezifischen Gewichtes macht sich der Luftauftrieb geltend. Bei der Umrechnung auf die Dichte muß eine entsprechende Reduktion auf den luftleeren Raum stattfinden.

ad 1: Die Umwertung des Nenners von w_{15^0} in w_{4^0} kann mit genügender Genauigkeit in einfacher Weise erfolgen: Die Dichten des Wassers von 15⁰ und 4⁰ verhalten sich zueinander wie 0,99913 zu 1. Es muß also der Nenner des Bruches um rund $^1/_{1000}$ vergrößert, der Wert des Bruches also um $^1/_{1000}$ kleiner werden. Diese Korrektur kann man durch Verringerung des Senkkörpervolumens oder Vergrößerung der Reitergewichte um $^1/_{1000}$ ihres Gewichts erreichen. Zu letzterem hat man sich entschlossen. Die „Einführungsbestimmungen" zum D.A.B. 6 (s. Ap. Z. 1926, S. 1465) sagen: „Zur Bestimmung der Dichte, sofern diese mit der Mohrschen Waage vorgenommen wird, sind gegebenenfalls den Vorschriften des neuen Arzneibuches entsprechende Gewichte zu beschaffen." Der Apotheker wird demnach, um die Dichte auf Wasser von 4⁰ zu beziehen, statt der bisher gebräuchlichen gelben Messinggewichte („Reiter") die neuen schwarzen oder auch vergoldeten Reiter verwenden, von denen die beiden größten um $^1/_{1000}$ schwerer sind als bisher. (Bei den kleineren Reitern ist eine Veränderung nicht nötig, weil die Gewichtsdifferenz so gering ist, daß sie praktisch für diese Bestimmungen ohne Belang ist.)

ad 2: Zur vollen Erreichung des Wertes der Dichte muß jetzt noch der Luftauftrieb ausgeglichen werden. Da die Luft die mittlere Dichte 0,0012 (bezogen auf Wasser) besitzt, erfährt jedes Kubikzentimeter der gewogenen Substanz einen Luftauftrieb von 0,0012 g, ist also um dieses Gewicht zu leicht. Das durch den Luftauftrieb bedingte Gewicht muß addiert werden, damit wir wirklich zum Wert der Dichte gelangen. Diese Korrektur läßt sich aber nicht durch eine weitere Veränderung der Reiter vornehmen. Die wahren Werte für die Dichte müssen berechnet oder, wie unten gezeigt wird, mit Hilfe einer Tabelle ermittelt werden. Es muß jedoch hervorgehoben werden: Die durch den Luftauftrieb verursachte Differenz ist so gering, daß sie für die Mehrzahl der in der Apothekenpraxis vorkommenden Fälle überhaupt nicht oder kaum in Betracht kommt. Der Luftauftrieb L, um den das Gewicht des zu untersuchenden Körpers m und das Gewicht des Wassers w zu klein sind, müßte zu Zähler und Nenner addiert werden. Also wäre die Dichte:

$$d_{t^0} = \frac{m_{t^0} + L}{w_{4^0} + L}.$$

Es ist ohne weiteres klar, daß die Berücksichtigung des Luftauftriebs ohne Bedeutung, wenn $m = w$ ist. Mit anderen Worten: Wenn die Dichte eines Körpers 1 ist, hat der Luftauftrieb keinen Einfluß auf das Resultat; je weiter aber die Werte m und w sich voneinander entfernen, desto mehr spielt das L beim Quotient der Summen eine Rolle.

Die überwiegende Mehrzahl der vom Arzneibuch angegebenen Werte für die Dichte liegt in der Nähe von 1. Wie groß wird also der Fehler, wenn man bei diesen Bestimmungen den Luftauftrieb vernachlässigt?. K. Schulze (Ap. Z. 1927, S. 1399) hat berechnet: Bei 86 Präparaten, die in der Anlage V des D. A. B. 6 aufgeführt sind, beträgt die Differenz weniger als fünf in der vierten Dezimale. Nur bei 6 Präparaten (Acidum nitricum crudum, Acidum nitricum fumans, Acidum sulfuricum, Acidum sulfuricum crudum, Aether bromatus, Chloroform.) kann es sich durch Umrechnung zur vierten Dezimale um etwa 1 in der dritten Dezimale handeln. (Bromoform fällt überhaupt aus dem Rahmen dieser Betrachtungen, da es wegen seiner hohen Dichte den Senkkörper der Waage zum Schwimmen bringt, demnach hier die Konstante nur im Pyknometer bestimmt werden kann.) Wie groß bzw. wie gering die durch Berücksichtigung des Luftauftriebs bedingte Differenz ist, ersieht man auch aus nebenstehender Tabelle, die R. Gans (Ph. Z. 1927, S. 1357) veröffentlicht hat.

d'	Der größte Reiter wiegt 5,0048 g, statt, wie bisher, 5 g*.
0,6	+ 0,0005
0,7	+ 0,0004
0,8	+ 0,0002
0,9	+ 0,0001
1,0	± 0,0000
1,1	– 0,0001
1,2	– 0,0002
1,3	– 0,0004
1,4	– 0,0005
1,5	– 0,0006
1,6	– 0,0007
1,7	– 0,0008
1,8	– 0,0010
1,9	– 0,0011

Hierzu tritt der folgende äußerst wichtige Umstand: Bei der Bestimmung des spezifischen Gewichtes bzw. der Dichte mit Hilfe der Mohrschen Waage kann die Richtigkeit der dritten Dezimalstelle ohnehin nicht mehr genau verbürgt werden, weil diese Waage an mehreren kleinen Fehlerquellen von veränderlichem Einfluß leidet. Aus diesen Gründen erübrigt sich im allgemeinen die Berücksichsichtigung des Luftauftriebes bei den Dichtebestimmungen des Arzneibuches, solange man sich auf die mit der Mohrschen Waage erreichbare Genauigkeit beschränkt. Man verwendet die vorher beschriebenen Reiter, deren Gewicht um $^1/_{1000}$ vergrößert ist.

Dann gibt die so verwendete Mohrsche Waage mit hinreichender Genauigkeit ohne weiteres die Dichte.

Dabei muß man sich freilich bewußt bleiben, daß die Mohrsche Waage (wie vorstehend ausgeführt) im allgemeinen höchstens eine Genauigkeit von $\pm$ 0,001 verbürgt.

Will man die Dichte mittels der Mohrschen Waage genauer bestimmen, was eventuell bei Prüfung des Chloroforms zweckmäßig erscheint, so kann man die vorstehend angegebene Tabelle von Gans benutzen. Man wägt dann mittels der Mohrschen Waage mit den neuen Reitern möglichst genau bis zur vierten Stelle und addiert dann die aus der Tabelle zu entnehmende, zu *d'* gehörige Zahl mit ihrem Vorzeichen.

Zu bemerken wäre noch: Die mit den schwereren Reitern verwendete Mohrsche Waage muß so justiert sein, daß sie in Wasser von 20° dessen Dichte $Q_{20} = 0{,}9982$ anzeigt; die Angabe der Waage $Q_{20} = 0{,}998$ in Wasser von 20° wird zweckmäßig als Kontrollmerkmal benutzt. Es ist also nicht nötig, diese Kontrollbestimmung mit Wasser von 4°, wo sich eine Dichte von $Q_{4^0} = 1{,}00000$ ergeben würde, auszuführen.

* Wenn der größte Reiter der vorhandenen Mohrschen oder Westphalschen Waage schwerer oder leichter ist als 5 g, so ist das Gewicht der beiden größten Reiter entsprechend, d. h. um $^1/_{1000}$ zu vergrößern.

Will der Apotheker übrigens in der alten Weise mit den alten Reitern das „Spezifische Gewicht" nach dem D. A. B. 5 bestimmen (also die „Dichte" ganz außer acht lassen), so ist auch das möglich, da auf S. 808/9 des D. A. B. 6 auch die Werte für das spezifische Gewicht angegeben sind, allerdings nur für die Temperatur von 15°.

III. Bestimmung mittels des Pyknometers.

Will man die Dichte genauer bestimmen, als es mittels der Mohrschen Waage möglich ist, so muß die Bestimmung mit Hilfe des Pyknometers erfolgen. Dieses Verfahren ist, auch abgesehen von seiner größeren Genauigkeit, allgemein da zu verwenden, wo nur kleine Mengen Flüssigkeit zur Verfügung stehen. Nicht zu entbehren ist diese Methode aus dem vorstehend angeführten Grunde bei der Prüfung von Bromoform.

Als Pyknometer verwendet man häufig recht kostspielige Geräte. Es genügen aber für vorliegenden Zweck kleine Fläschchen von ca. 20 ccm Inhalt, die einen etwa 3 cm langen, ungefähr in der Mitte mit einer Marke versehenen Hals von geringer lichter Weite besitzen und mit einem Glasstopfen verschließbar sind. Die Bestimmung mittels eines solchen Pyknometers muß so erfolgen, daß man 3 Gewichte feststellt:

a) das Gewicht des leeren Pyknometers,

b) das Gewicht des bis zur Marke mit Wasser gefüllten Pyknometers,

c) das Gewicht des bis zur Marke mit der zu untersuchenden Flüssigkeit gefüllten Pyknometers.

Die Gewichte a) und b) verzeichnet man am besten auf einem besonderen Zettel, den man dem Pyknometer beilegt. Man kann diese Konstanten dann wieder bei späteren Untersuchungen benutzen, muß sie aber von Zeit zu Zeit nachkontrollieren.

Das Gewicht a) stellt man fest, indem man das Pyknometer in reinem und trockenem Zustande, nachdem es eine halbe Stunde im Wägeraum gestanden, auf der analytischen Waage genau wägt. — Zur Feststellung des Gewichtes b) füllt man, eventuell mit Hilfe eines ausgezogenen Glockentrichters, das Gläschen mit destilliertem Wasser über die Marke und bringt dann das Ganze auf 20°. Das bewerkstelligt man zweckmäßig, indem man das geschlossene Gläschen in ein weites Gefäß setzt, das mit Wasserleitungswasser von ca. 15° gefüllt ist. Das Kühlwasser kontrolliert man mit einem hineingelegten Thermometer unter Umrühren von Zeit zu Zeit, bis es (und damit auch der Inhalt des Pyknometers) die Temperatur von 20° angenommen hat. Sobald das geschehen, saugt man mit Stäbchen zusammengerollten Filtrierpapiers so viel Wasser heraus, daß gerade der untere Rand des Meniskus der Flüssigkeit die Marke berührt, trocknet den Hals des Pyknometers mit Filtrierpapier, schließt dann das Fläschchen, läßt es eine halbe Stunde bei der analytischen Waage stehen und wägt es sodann. Bei der Einstellung auf den Meniskus fasse man das Gläschen nur am leeren Teile des Halses an, es vor das Auge haltend.

Das Gewicht c) stellt man entsprechend fest, wie es bei b) geschehen, nachdem man das wieder getrocknete Fläschchen bis zur Marke mit der zu untersuchenden Flüssigkeit bei 20° gefüllt hat.

$c-a$ ist nunmehr das Gewicht der in dem Pyknometer abgemessenen, zu untersuchenden Flüssigkeit (nennen wir den Wert: m_{20^0}). $b-a$ ist das Gewicht eines gleichen Volumens Wasser (nennen wir den Wert: w_{20^0}). Beide Gewichte sind also bestimmt bei 20° und im lufterfüllten Raum. $\frac{m_{20^0}}{w_{20^0}}$ stellt demnach das spezifische Gewicht dar, bei 20° bestimmt und bezogen auf Wasser von 20°. Diesen Wert des spezifischen Gewichtes übertragen wir in den der Dichte, indem wir ihn nach der im Arzneibuch auf S. XXVII angegeben Formel umrechnen:

$$d = \frac{m}{w} \cdot 0{,}99703 + 0{,}0012 .$$

Zur Erklärung dieser Formel sei folgendes gesagt:

Nach Kohlrausch „Lehrbuch der praktischen Physik" ist

$$d = \frac{m}{w}(Q-\lambda) + \lambda \text{ *}.$$

Hierin ist Q die Dichte des Wassers, welches zur Beobachtung gedient hat (in unserem Falle $Q_{20} = 0{,}99823$), λ die mittlere Dichte der Luft, bezogen auf Wasser, $\lambda = 0{,}0012$. Also wird in unserem Falle

$$d_{20^0} = \frac{m_{20^0}}{w_{20^0}} \cdot 0{,}99703 + 0{,}0012 .$$

Die Bestimmung der Dichte kann aber auch bei anderen Temperaturen erfolgen. Es wird dann

$$d_{t^0} = \frac{m_{t^0}}{w_{20^0}} \cdot 0{,}99703 + 0{,}0012 .$$

---

* Diese Formel leitet sich, wie folgt, ab:

Es ist zunächst

$$d = \frac{m+L}{w+L} \text{ (vgl. die Formel auf S. 25),}$$

falls die Wägung des Pyknometers mit Wasser von 4° ausgeführt worden wäre, das Wasser also die Dichte 1 gehabt hätte. Es hatte jedoch eine andere Temperatur, also die Dichte Q. Mit diesem Wert ist der Bruch zu multiplizieren.

$$d = \frac{m+L}{w+L} \cdot Q ,$$

Da nun $\frac{w+L}{Q}$ das Volumen der verdrängten Luft bedeutet, so wird, wenn man die Dichte der Luft mit λ bezeichnet,

$$\lambda = \frac{L}{w/Q + L/Q} .$$

Also

$$L = \frac{\lambda}{Q} \cdot (w+L) .$$

Aus dieser Gleichung erhält man natürlich sofort

$$L = \frac{\lambda w}{Q-\lambda} .$$

Dieser Wert für L wird in die ursprüngliche Gleichung

$$d = \frac{m+L}{w+L} \cdot Q$$

eingesetzt und es folgt

$$d = \frac{m}{w} \cdot (Q-\lambda) + \lambda .$$

Die so erhaltenen Resultate sind dann mit den in der Anlage V des D.A.B. 6 gegebenen Werten zu vergleichen. Da hierbei aber der Ausdehnungskoeffizient des Glases unberücksichtigt bleibt, ist für genauere Bestimmungen die Auswägung des Pyknometers mit Wasser von einer Temperatur vorzunehmen, die derjenigen des zu prüfenden Stoffes entspricht oder ihr doch sehr nahe liegt. Die entsprechenden Werte für Q (siehe die nachstehende Tabelle) sind dann in die vorstehende, im Kohlrausch angegebene Formel einzusetzen.

Dichte des Wassers

t^0	Q	t^0	Q	t^0	Q	t^0	Q
10°	0,99973	14°	0,99927	18°	0,99862	22°	0,99780
11°	0,99963	15°	0,99913	19°	0,99843	23°	0,99756
12°	0,99952	16°	0,99897	20°	0,99823	24°	0,99732
13°	0,99940	17°	0,99880	21°	0,99802	25°	0,99707

Polarisation.

Zunächst sagt das Arzneibuch S. XVII, daß der Apotheker im allgemeinen nicht gezwungen sein soll, das Verhalten der käuflich erworbenen Arzneimittel gegenüber dem polarisierten Lichtstrahl nachzuprüfen:

Fast immer werden bei den einzelnen Arzneimitteln nur die Eigenschaften aufgezählt, die von dem Apotheker mit den ihm zur Verfügung stehenden Hilfsmitteln festgestellt werden können. In einigen Fällen ist auch in der vorliegenden Ausgabe von dieser Regel abgewichen, indem Angaben über das Verhalten gegenüber dem polarisierten Lichtstrahl aufgenommen sind. Dies geschah z. B. bei Acidum tartaricum, Camphora, bei einzelnen Alkaloiden, den Zuckerarten, und bei den ätherischen Ölen. Durch diese Angaben soll der Apotheker im allgemeinen nicht gezwungen werden, diese Eigenschaften an den käuflich erworbenen Arzneimitteln nachzuprüfen. Die Angaben wurden hauptsächlich deswegen für notwendig erachtet, weil das Verhalten gegenüber dem polarisierten Lichtstrahl für die genannten Stoffe besonders kennzeichnend ist und dem Großhandel dadurch die Beschaffenheit angegeben werden soll, welche die betreffenden Waren haben müssen.

Auf das Wesen des polarisierten Lichtes kann hier nicht eingegangen werden, nur auf die Art, in welcher der Drehungswinkel zu bestimmen ist. Darüber sagt das Arzneibuch allgemein auf S. XXVIII:

Die Angaben über die Drehung des polarisierten Lichtstrahls beziehen sich auf Natriumlicht und, wenn nichts anderes angegeben ist, auf eine Temperatur von 20°. Bei den ätherischen Ölen handelt es sich um den unmittelbar abgelesenen Drehungswinkel im 100-mm-Rohr $\alpha_D^{20°}$, bei Kampfer, Skopolaminhydrobromid, Zucker und anderen Stoffen um die spezifische Drehung $[\alpha]_D^{20°}$.

Wir müssen also unterscheiden zwischen $\alpha_D^{20°}$ und $[\alpha]_D^{20°}$ und haben zunächst diese beiden Zeichen in ihrer Bedeutung zu erklären: Die Größe des Drehungswinkels ist abhängig: 1. von der Natur des Stoffes und seines Lösungsmittels, 2. von der Wellenlänge des angewendeten Lichtes (das Arzneibuch benutzt für die Messungen das homogene Natriumlicht, Fraunhofersche Linie D), 3. von der Temperatur der Flüssigkeit, wobei gewöhnlich 20° als Normaltemperatur gewählt wird, 4. von der Länge der durchstrahlten Schicht. In diesem Sinne bedeutet $\alpha_D^{20^\circ}$ den Drehungswinkel, der direkt abgelesen wird, wenn man die zu untersuchende Flüssigkeit in einem 100 mm-Rohr (also 1 dm-Rohr) bei der Temperatur von 20⁰ bei Natriumlicht im Polarisationsapparat untersucht. Wenn es z. B. bei Ol. Santali heißt „optisch aktive ($\alpha_D^{20^\circ}$ — 16⁰ bis — 21⁰) Flüssigkeit", so bedeutet das, daß dieses Öl, gefüllt in ein 1 dm-Rohr, bei der Temperatur von 20⁰ und unter Anwendung von Natriumlicht im Polarisationsapparat eine Ablenkung nach links zeigen soll, die zwischen — 16⁰ und — 21⁰ liegt. — Bei Ol. Myristicae aethereum ferner heißt es: „$\alpha_D^{20^\circ}$ + 7⁰ bis + 30⁰". Das bedeutet: Betrachtet man das Öl in einem 1 dm-Rohr bei angegebenen Verhältnissen des Lichtes und der Temperatur, so muß eine Ablenkung nach rechts zwischen + 7⁰ und + 30⁰ gefunden werden.

Etwas komplizierter ist der Sinn des Zeichens $[\alpha]_D^{20^\circ}$, das die spezifische Drehung bedeutet. Man versteht darunter denjenigen Drehungswinkel, welchen eine Flüssigkeit ergibt, die in dem Volumen von 1 ccm 1 g aktive Substanz enthält und in einer Schicht von 1 dm Länge bei Natriumlicht und 20⁰ C auf den polarisierten Strahl wirkt. Hat man also das spezifische Drehungsvermögen eines aktiven flüssigen Stoffes zu bestimmen, so ist die Aufgabe sehr leicht zu lösen, indem man den Wert des bei dem vorgehenden Verfahren festgestellten Drehungswinkels durch die Dichte der Flüssigkeit dividiert. Denn so erhält man den Wert, der bei der Konzentration von 1 g aktiver Substanz in 1 ccm Lösung resultiert. — Diese Tatsache findet ihren einfachen Ausdruck in der für aktive Flüssigkeiten anzuwendenden Formel

$$\text{(I)} \qquad [\alpha] \,(\text{also spezifische Drehung}) = \frac{\alpha}{l \cdot d},$$

wobei α = Drehungswinkel nach rechts (+) oder links (—), l die Länge der angewandten Schicht in Dezimetern, d die Dichte der Flüssigkeit bei der Beobachtungstemperatur bedeutet. Beträgt also die Länge des Rohres 1 dm, so ist $[\alpha] = \frac{\alpha}{d}$

$$= \frac{\text{abgelesener Drehungswinkel}}{\text{Dichte}}.$$

Das Arzneibuch läßt aber die spezifische Drehung nicht von Flüssigkeiten bestimmen, sondern von festen Stoffen, die vorerst gelöst werden müssen. Könnte diese Lösung in der für das spezifische Drehungsvermögen bedingten Konzentration von 1 g aktiver Substanz in 1 ccm Lösung erfolgen, so wäre direkt der Wert für $[\alpha]_D^{20^\circ}$ abzulesen. Da aber eine solch hohe Konzentration praktisch unmöglich ist, so müssen weniger konzentrierte Lösungen hergestellt werden, aus deren Drehungsvermögen unter Berücksichtigung ihrer Konzentration erst die spezifische Drehung auszurechnen ist. Das geschieht zunächst nach dem neuen Arzneibuch beim (natürlichen) Kampfer in folgender Weise: Man soll eine Lösung des Kampfers in absolutem Alkohol bereiten, die 2 g Kampfer in 10 ccm enthält. Diese Lösung besitzt dann nicht die für die direkte Messung der spezifischen Drehung erforderliche Konzentration (1 g Substanz in 1 ccm), sondern nur $^1/_5$ derselben. Die Lösung wird deshalb im Polarisationsapparat auch nicht den Wert $+ 44{,}22^0$ zeigen, sondern (vorausgesetzt, daß der Kampfer vorschriftsmäßig ist) den Wert $+ \frac{44{,}22}{5} = + 8{,}844^0$. Um zu dem Wert von $[\alpha]$, der spezifischen Drehung, zu gelangen, muß man daher erst den abgelesenen Drehungswinkel mit 5 multiplizieren. Man arbeitet also in diesem Falle nach der Formel

$$\text{(II)} \qquad [\alpha] = \frac{\alpha \cdot 100}{l \cdot c},$$

wobei α den abgelesenen Drehungswinkel, c die Anzahl Gramm aktiver Substanz in 100 ccm Lösung (Konzentration) bedeutet. Beim Kampfer gestaltet sich also die Umrechnung so: $[\alpha] = + \frac{8{,}844 \cdot 100}{1 \cdot 20} = + 44{,}22^0$.

Abweichend aber ist die Bestimmungsweise bei Weinsäure, bei den Zuckern usw. Bei Saccharum z. B. schreibt das Arzneibuch vor, daß für eine 10prozentige wässerige Zuckerlösung $[\alpha]$ betragen solle $= + 66{,}5^0$. Hier ist also nicht nur eine niedrigere Konzentration vorgeschrieben, als sie der direkten Ablesung für die spezifische Drehung entspricht, sondern die Lösung ist 10 Gramm zu 100 Gramm bereitet, nicht zu 100 Kubikzentimetern. Deshalb muß man hier, um zum Wert $[\alpha]$ zu gelangen, nicht nur den abgelesenen Drehungswinkel mit 10 multiplizieren, sondern die erhaltene Zahl noch durch den Wert der Dichte dividieren, den die Zuckerlösung besitzt. Erst dann erhält man rechnerisch den Wert für die spezifische Drehung. In diesem Sinne setzt man in die Formel II für c (Konzentration) ein: p (Prozentgehalt) $\times$ d (Dichte) und gelangt so zu der Formel

$$\text{(III)} \qquad [\alpha] = \frac{\alpha \cdot 100}{l \cdot p \cdot d}.$$

Bei der Bestimmung der optischen Drehung von Weinsäure, von den Zuckern usw. wird man also noch besonders die Dichte der Lösungen bestimmen und dann das Resultat nach Formel (III) errechnen.

Hierzu ist noch ein Punkt zu erwähnen: Bei Milchzucker z. B. ist vorgeschrieben, daß die zur Bestimmung zu bereitende 10prozentige Lösung unter Erwärmen und Zusatz von 1 Tropfen Ammoniakflüssigkeit hergestellt werden solle. Das hat seinen Grund darin, daß Milchzucker (nebst einer Reihe von Zuckern und gewissen anderen Stoffen) die Eigenschaft der „Multirotation“ oder „Mutarotation“ zeigt. Diese Erscheinung besteht darin, daß das Drehungsvermögen der frisch hergestellten Lösungen solcher Stoffe mit der Zeit eine Zunahme oder Abnahme erfährt, bis schließlich ein konstanter Wert erreicht wird. Durch Erwärmen und eventuellen Zusatz von NH_3 tritt sofort der im Arzneibuch angegebene Endwert ein.

Noch ein Wort ist über den einschlägigen Einfluß der Temperatur zu sagen: Das Arzneibuch betont, daß die Angaben, „wenn nichts anderes angegeben ist“, sich auf eine Temperatur von 20^0 beziehen.

Es ist aber nicht leicht, im Arbeitsraum oder Polarisationsrohr stets diese Temperatur festzuhalten. Deshalb ist wichtig, was Gildemeister (Bd. I, S. 578) dazu betreffs der ätherischen Öle sagt: „Im allgemeinen ist es nicht nötig, wenn auch wünschenswert, die Ablesung bei einer bestimmten Temperatur vorzunehmen, da die natürlichen Schwankungen im Drehungsvermögen eines Öles meist beträchtlich größer sind als die Unterschiede, die durch Temperaturschwankungen innerhalb weniger Grade hervorgerufen werden.“ — Ausnahmen bilden z. B. Zitronenöl (siehe dort) und Pomeranzenöl (das für dieses Buch nicht in Betracht kommt). Bei diesen Ölen muß im Falle abweichender Temperatur eine Korrektur stattfinden.

Zu beschreiben bleibt nunmehr noch die Handhabung der Apparate: Für die Zwecke der Arzneimittelprüfung eignet sich am besten der kleine Polarisationsapparat nach Mitscherlich (Halbschattensystem). Die größeren Apparate gestatten das Ablesen bis in die zweite Dezimale, während die soeben genannten kleineren Apparate mit einer für die gegebenen Aufgaben hinreichenden Genauigkeit das Ablesen nur der ersten Dezimale zulassen. Die Drehungswerte werden dabei

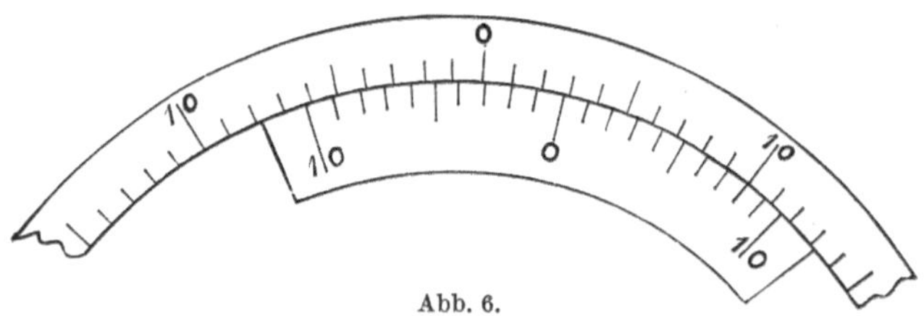

Abb. 6.

an dem feststehenden Teilkreise mit Hilfe des verschiebbaren, nach innen gelegenen Nonius (vgl. Abb. 6) abgelesen, und zwar in folgendem Sinne: Der Nonius[1] bildet einen kleinen Maßstab, der so geteilt ist, daß 10 Teile des Nonius = 9 Teile des feststehenden Teilkreises sind. Es beträgt also jeder Teil des Nonius = $^{9}/_{10}$ Teil des Hauptmaßstabes. Dieses Verhältnis der beiden Maßstäbe $^{9}/_{10}$: $^{10}/_{10}$ ermöglicht das Ablesen von Zehntelgraden. Angenommen nämlich, der in obiger Zeichnung angegebene Drehungswinkel wäre abzulesen. Dann ist zunächst festzustellen, daß der Nullpunkt des Nonius den Nullpunkt des feststehenden Kreises nach rechts um mehr als zwei ganze Grade überschritten hat. Deshalb ist zunächst abzulesen: $+ 2^{0}$. Um ferner den restierenden Bruchteil genau abzulesen, verfolgt man den Maßstab vom Nullpunkt des Nonius in derselben Richtung, also nach rechts, weiter und stellt fest, daß (vom 0-Punkt des Nonius ab gerechnet) der achte Teilstrich des Nonius mit einem Teilstrich des Hauptkreises zusammenfällt. Deshalb liest man noch $+ 0{,}8^{0}$ (also im ganzen $+ 2{,}8^{0}$) aus folgendem Grunde ab: Bei diesem achten Teilstrich des Nonius fällt der Strich mit einem solchen des Hauptkreises zusammen. Hier ist also die Differenz = 0. Zählt man jetzt umgekehrt von diesem

[1] Es ist hier nur der Nonius der kleineren Apparate beschrieben. Der Nonius der größeren Apparate besitzt eine andere Einteilung.

achten Teilstrich des Nonius nach links, so ist die Differenz zwischen dem ersten Noniusstrich und dem entsprechenden Kreisstrich = $^1/_{10}$ (da 1 Noniusteil = $^9/_{10}$ Kreisteil), bei dem zweiten Noniusstrich ist die Differenz = $^2/_{10}$, beim dritten = $^3/_{10}$, beim achten endlich = $^8/_{10}$, so daß mit Recht zu den zwei ganzen Graden noch $^8/_{10}$ hinzuaddiert werden. Und diese Überlegung findet entsprechend auch in sämtlichen Lagen statt, so daß allgemein als Regel für die Ablesung gilt: Man zählt zunächst nach rechts oder links die Anzahl der ganzen Grade, um welche der Nullpunkt des Nonius den des Hauptkreises passiert hat — diese Anzahl sind ganze Grade — und zählt dann bei rechtsdrehenden Lösungen nach rechts, bei linksdrehenden nach links, der wievielte Strich des Nonius sich mit irgendeinem Strich des Hauptkreises deckt. Die so erhaltene Zahl bedeutet die Anzahl der Zehntelgrade, die zu den ganzen Graden zu addieren sind.

Bei der Form des Kreises kann die Bezeichnung „nach rechts" bzw. „nach links" leicht zu Mißverständnissen führen. Deshalb sei bemerkt, daß unter „rechts" die Richtung im Sinne der Uhrzeigerbewegung gemeint ist, unter „links" die entgegengesetzte Richtung.

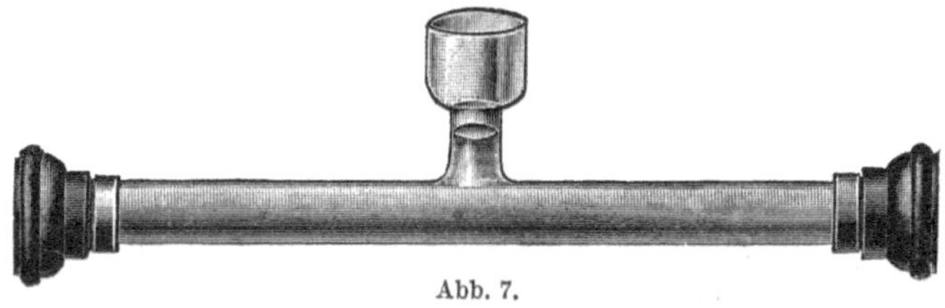

Abb. 7.

Bei der Füllung des Rohres ist vor allem darauf zu achten, daß das Gerät rein, die Glasplatten blank, daß vor allem das Rohr vollständig, d. h. unter Vermeidung von Luftblasen gefüllt werde. Zu diesem Zwecke gießt man in das auf der einen Seite geschlossene, auf dem Tische stehende, zylindrisch gerade Rohr derart die Flüssigkeit ein, daß der letzte Tropfen kuppenförmig über dem Rande steht. Dann bringt man, vorsichtig von der Seite die überstehende Flüssigkeit über den Rand schiebend, das Deckglas auf die Öffnung und schließt vollends das Rohr. Ist doch etwas Luft zurückgeblieben, so muß eine entsprechende Nachfüllung stattfinden. — Man braucht freilich nur noch wenig diese zylindrisch geraden Rohre, sondern wählt zweckmäßig solche, die in der Mitte eine Tülle zum bequemen Füllen besitzen (Abb. 7). Dann braucht man nur durch Hin- und Herneigen dafür zu sorgen, daß nach genügender Füllung auch die letzte Luftblase durch die Tülle entweicht.

Da die Beobachtung bei Natriumlicht erfolgen muß, sorge man für genügende Zuführung von Natriumchlorid auf die über der Bunsenflamme hierzu angebrachte Rolle. Und zwar arbeite man, da die Helligkeit der Natriumflamme im Vergleich zum Tageslicht eine schwache ist, in einem möglichst verdunkelten Zimmer. (Da das Natriumchlorid des Handels meist Wasser einschließt und deshalb unangenehm verknistert, halte man für diesen Zweck besonders geschmolzenes Salz vorrätig.) Den Apparat stellt man so auf, daß er ca. 10 cm von der Flamme entfernt ist, da sonst die Glasteile leiden, und kontrolliere zunächst den Nullpunkt. Zu diesem Zwecke stelle man das vorn befindliche Fernrohr so ein, daß man scharf die vertikale Trennungslinie der beiden Halbscheiben sieht. Dann dreht man nach „rechts" oder „links", bis nicht mehr die eine Hälfte hell, die andere dunkel ist, sondern bis beide Hälften des Gesichtsfeldes **dieselbe** gleichschwache Beleuchtung zeigen. Es müssen jetzt bei richtiger Einstellung des Apparates 0^{0} oder $\pm$ 180^{0} abzulesen sein[1]. — Erst dann legt man das Glasrohr mit der Untersuchungsflüssigkeit hinein und stellt wieder das Fernrohr scharf auf die vertikale Trennungslinie der beiden Halbscheiben ein. Ist jetzt das Bild das gleiche geblieben, d. h. zeigen sich beide Hälften gleichmäßig beleuchtet, während bei geringer Drehung nach rechts oder links eine der Scheibenflächen deutlich dunkler wird, so dreht die Flüssigkeit nicht; zeigt sich aber die eine Hälfte dunkler als die andere, so drehe man nach rechts oder links, bis wieder gleiche Beleuchtung eintritt, und lese dann an diesem Punkte nach der vorher gegebenen Anweisung ab. Will man genau den Winkel bestimmen, so stellt man dreimal den Punkt gleicher Helligkeit ein, liest also dreimal ab und nimmt aus den drei Bestimmungsresultaten das Mittel. — Bei diesen Einstellungen achte man darauf, daß die Nullage des Apparates nicht mit einer Erscheinung verwechselt werde, die sich ergibt, wenn man den Analysator zu weit gedreht hat und aus der empfindlichen Region herausgekommen ist. Es ist dann auch eine gewisse gleiche Helligkeit vorhanden, die aber selbst bei einer Drehung von 10^{0} bis 15^{0} kaum verändert wird. Der Nullpunkt ist also nur dann gefunden, wenn bei einer geringen Drehung nach rechts oder links eine der Scheibenflächen deutlich dunkler wird.

Zeigt sich eine Flüssigkeit (wie etwa Oleum Caryophylli oder Oleum Cinnamomi) so dunkel, daß man nicht gut „hindurchsehen" kann, so wählt man evtl. ein halb so langes Rohr (5 cm) und muß dann den abgelesenen Winkel natürlich verdoppeln, um zum Wert α zu gelangen. Auch kann man solche Öle mit dem gleichen oder doppelten Volumen Alcohol absolut. mischen und wird das Ergebnis dann zur Erlangung des Wertes α verdoppeln bzw. verdreifachen.

Nachweis des Kalium-Ions.

I. Mittels Weinsäure. Das D.A.B. 6 läßt die Identitätsbestimmung von Kaliumsalzen mittels Weinsäure ausführen, indem es an den betreffenden Stellen sagt, die wässerige Lösung solle nach Zusatz von Weinsäurelösung bzw. nach Übersättigen mit Weinsäure-

---

[1] Die Polarisationsapparate zeigen (mit einer hier nicht zu erwähnenden Ausnahme) zwei um 180^{0} voneinander entfernte Nullpunkte. Erhält man deshalb im Apparat bei bestimmter Einstellung des Analysators gleiche Beleuchtung der Scheibenhälften, so bleibt das Bild dasselbe, wenn man von dieser Einstellung aus den Analysator nach rechts oder links um 180^{0} dreht.

lösung allmählich einen weißen, kristallinischen Niederschlag (von Weinstein) abscheiden.

Dieses Verfahren besitzt den großen Nachteil, daß die Reaktion allgemein sehr verspätet, mitunter überhaupt nicht eintritt, weil der Weinstein, der hierbei ausfallen soll, in hohem Grade die Eigenschaft besitzt, übersättigte Lösungen zu bilden. Wohl kann man den Eintritt der Ausscheidung beschleunigen, indem man die innere Glaswand des Gefäßes mit der Spitze eines rund geschmolzenen Glasstabes reibt. (Dadurch entstehen in der Glaswand frische Kratzstreifen, in denen sich leichter die Kristalle bilden und ansetzen.) Aber trotzdem bleibt oft eine arge Verzögerung und damit Unsicherheit bestehen.

Durch einen sehr einfachen und doch eleganten Kunstgriff hat L. W. Winkler[1] diesen Mißstand beseitigt, indem er nicht Weinsäure in Lösung, sondern in Pulverform zufügen läßt. Unmittelbar bilden sich dann die Kristalle von Weinstein, eine Tatsache, die wohl dadurch erklärlich wird, daß Weinsäure stets in geringsten Spuren Weinstein enthält, welch letzterer dann „impfend" wirkt.

Man gibt also zu 5 ccm der Untersuchungsflüssigkeit ca. 0,5 g gepulverte Weinsäure (jedenfalls so viel, daß sich die Säure in wesentlichem Überschuß befindet) hinzu und schüttelt kräftig um. Ist kein Kalium (Ammonium, Rubidium oder Cäsium) zugegen, so entsteht sofort eine klare Lösung, da die gepulverte Weinsäure sich äußerst rasch löst. Die Reaktion bleibt naturgemäß aus bei Brechweinstein und tritt sehr verlangsamt ein bei Alaun.

II. Mittels Natriumkobaltinitritlösung: Vorstehende Reaktion ist zu wenig empfindlich, sobald es sich um die Prüfung auf Verunreinigung mit Kaliumsalzen handelt. Für diesen Zweck wurde bisher die den Kaliumsalzen eigene Flammenfärbung herangezogen. Aber diese ist außerordentlich wenig exakt, da der Ausfall von der Menge des in die Flamme gebrachten Salzes, von der Art des Erhitzens, von der Dicke des benutzten Kobaltglases abhängt. Deshalb ist jetzt als einschlägiges Reagens das Natriumkobaltinitrit eingeführt, das aus neutraler oder schwach essigsaurer Lösung bei Gegenwart von Kalium-Ion gelbes kristallinisches Kaliumnatriumkobaltinitrit fällt:

$$[Co(NO_2)_6]Na_3 + 2\,KCl = 2\,NaCl + [Co(NO_2)_6]K_2Na\,.$$

Die Forderungen des Arzneibuches sind so gewählt, daß etwa 0,5 bis 0,7 Prozent Kalium als zulässig anzusehen sind[2].

Die Lösung des Reagens ist wenig haltbar, daher bei Bedarf frisch zu bereiten. (Ammoniumsalze geben übrigens eine ähnliche Fällung und müssen eventuell vor der Prüfung auf Kalium durch schwaches Glühen entfernt werden.)

Da das Reagens in alkalischer oder stärker saurer Lösung nicht anwendbar ist, läßt das Arzneibuch bei Prüfung des Natriumbikarbonats und auch des schwach alkalisch reagierenden sekundären Natriumphosphats die Lösungen mit verdünnter Essigsäure ansäuern.

[1] Zeitschr. f. angew. Chem. 1913, S. 208, refer. Ap. Z. 1913, S. 313.
[2] Th. Paul, R. Dietzel, C. Wagner: Archiv 1926, S. 512.

Maßanalyse.

I. Maßsystem.

Das Arzneibuch sagt auf Seite XXXVI: „Bei den maßanalytischen Bestimmungen sind amtlich geprüfte und beglaubigte Meßgefäße zu verwenden.“ Demnach unterliegt die Prüfung der Meßgefäße auf richtige Eichung nicht mehr den Arbeiten des Apothekers. Trotzdem gehört es in seinen Interessenkreis, zu erfahren, nach welchen Grundsätzen diese Eichung zu geschehen hat:

Zunächst ergibt sich die Frage: Was ist ein Liter? Die Antwort darauf lautet: Das Liter ist der Raum, den die Masse eines Kilogramms reinen Wassers größter Dichte (also bei 4°) einnimmt. Diese Definition klingt so einfach, daß es hiernach als leicht gelten sollte, ein Litermaß herzustellen. Aber der Ausführung stehen zunächst zwei Hauptschwierigkeiten entgegen: 1. Ein Kilogramm Wasser nimmt nur dann das Volumen ein, das wir ein Liter nennen, wenn sich das Wasser im Zustand größter Dichte, also bei 4° befindet. Wird deshalb die Wägung bei Zimmertemperatur (also bei etwa 15° bis 22°) ausgeführt, so resultiert durch die Ausdehnung der Flüssigkeit ein nicht unbeträchtlich größeres Volumen. Es nimmt z. B. bei 17,5° das Kilogramm reinen Wassers (im luftleeren Raum gewogen, siehe darüber später) bereits das Volumen von 1001,29 ccm ein. Zur Vermeidung dieses Fehlers müßte also zunächst das Wasser während der Eichung die Temperatur von 4° besitzen und behalten. 2. Damit die Eichung wirklich exakt geschieht, müßte sie im luftleeren Raum erfolgen. Denn alle Körper erleiden im lufterfüllten Raum einen Auftrieb, der hier berücksichtigt werden muß. Während das Kilogramm Messinggewicht einen Raum von 120 ccm einnimmt und daher bei normalem Druck und der Temperatur von 17,5° nur einen Auftrieb von 0,146 g erleidet, wird bei dem Füllen des Literkolbens ein Liter Luft verdrängt, das bei denselben Verhältnissen von Druck und Temperatur 1,215 g wiegt. Es wird also der Literkolben einen größeren Auftrieb erleiden als das Messinggewicht. Die Differenz beträgt 1,215 — 0,146 g = 1,069 g. Soll daher nach Tarieren des Litergefäßes und Auflegen des Kilogrammgewichtes die Waage wieder in das Gleichgewicht gebracht werden, so muß nicht nur ein Kilogramm Wasser hineingewogen werden, sondern auch das Mehr von 1,069 g, das, wie eben ausgerechnet, dem größeren Luftauftrieb des Literkolbens entspricht. Wägt man also bei der Temperatur von 17,5° ein Kilogramm Wasser im lufterfüllten Raum in einen Kolben, so erhält man nicht 1000 ccm, sondern 1002,36 ccm. Das Plus von 2,36 ccm setzt sich zusammen aus den 1,29 ccm (Ursache: Ausdehnung des Wassers) und den 1,07 ccm (Ursache: Luftauftrieb).

Dieses „Liter“-Maß, das erhalten ist durch Wägung eines Kilogramms Wasser im lufterfüllten Raum bei 17,5°, das aber nicht 1000 ccm, sondern 1002,36 ccm enthält, ist das sogenannte Mohrsche Liter. Es ist viel angewendet worden und wird auch heute noch zuweilen gebraucht, da es sich leicht herstellen läßt und naturgemäß keine für die Praxis wesentlichen Fehler bei den Ergebnissen der Maßanalyse herbeiführt, wenn nur alle angewendeten Gefäße, also Kolben, Büretten usw. nach diesem Mohrschen System geeicht sind. Unter keinen Umständen aber ist dieses Maß zu verwenden bei Gasanalysen usw. Da sich zudem immer mehr die Grundsätze wissenschaftlicher Genauigkeit geltend machen, so ist man fast ausschließlich dazu übergegangen, das „wahre Liter" einzuführen, das tatsächlich der am Anfang gegebenen Definition entspricht, also den Raum einnimmt, den die Masse eines Kilogramms reinen Wassers größter Dichte (bei 4°) einnimmt. Zu diesem Zweck sind Tabellen entworfen. Aus diesen ersieht man zunächst die Gewichtsmengen Wasser, die man anwenden muß, um bei verschiedensten Temperaturen trotz Ausdehnung des Wassers und trotz des Luftauftriebes zum wahren Liter zu kommen. — Außerdem ist bei diesen Korrekturen die Temperatur der Meßgefäße zu berücksichtigen. Für diese ist eine bestimmte Temperatur nicht festgesetzt, doch findet die Eichung meist auf die Normaltemperatur von 20° statt. Soll nun etwa ein Kolben, der auf diese Normaltemperatur von 20° geeicht werden soll, bei einer anderen Temperatur geeicht werden, so ist noch der kubische Ausdehnungskoeffizient des Glases heranzuziehen. — Aus allen diesen Erwägungen ergibt sich die Anordnung der Tabellen. Sie geben die Korrekturen an, auf Grund derer man ein „wahres Liter" herstellen kann für eine bestimmte Temperatur des Kolbens, bei den verschiedenen Temperaturen des Wassers bzw. der Luft unter Berücksichtigung des kubischen Ausdehnungskoeffizienten des Glases. Bei genauen Bestimmungen ist noch der Luftdruck und Dunstdruck zu berücksichtigen.

In diesem Sinne werden also unsere Meßgefäße geeicht, unter Zugrundelegung des wahren Litergewichtes; d. h. ein Kolben von 1 Liter z. B. bei 20° faßt 1000 g Wasser von 4°, im luftleeren Raume gewogen. Das Gefäß trägt dann meist die Bezeichnung

$$\frac{20^0}{4^0} \quad (0),$$

wobei 20° die Temperatur des Glases, 4° die Temperatur des gewogenen Wassers bedeutet, während das Zeichen (0) auf den Barometerstand = 0, also Wägung im luftleeren Raume hinweist. (Man nimmt dabei an, daß kein Ausgleich stattfindet zwischen der Temperatur des Glases und der des Wassers.) Entsprechend würde die Bezeichnung

$$\frac{17{,}5^0}{17{,}5^0} \quad (760)$$

auf ein Meßgefäß, geeicht nach dem Mohrschen System, hinweisen.

II. Meßgefäße.

Allgemein sei zunächst gesagt: Neben den vorstehenden Bezeichnungen, die auf die Eichungsart (das wahre Liter oder Mohrsche Liter) hinweisen, findet sich meist auf den einen Gefäßen ein *E* (bedeutet Einguß), auf den anderen ein *A* (bedeutet Ausguß). Auf den mit *E* bezeichneten Gefäßen ist die Anzahl der Kubikzentimeter angegeben, die sie bis zur Marke wirklich enthalten, auf den mit *A* bezeichneten Gefäßen die Anzahl Kubikzentimeter, die sie beim Ausfließenlassen ergeben. In diesem Sinne sind die Meßkolben, Meßzylinder anders geeicht (auf Einguß) als die Büretten, Pipetten usw. (auf Ausguß). In einen Literkolben kann man z. B. ein Liter „eingießen", wenn man bis zur Marke auffüllt; man kann aber kein Liter „ausgießen", weil ein kleiner Teil der Flüssigkeit an der Glaswand haften bleibt. Aus einer Bürette andererseits kann man vom 0-Strich bis zum 50 ccm-Strich wohl 50 ccm Flüssigkeit „ausfließen" lassen, der Raum ist aber größer um das Flüssigkeitsvolumen, das an den Wandungen haften bleibt. Das *E* und *A* weisen also auf die verschiedene Eichungsart und Benutzungsart der Gefäße hin.

Das Arzneibuch sagt ferner über die Benutzung der Meßgefäße:

1. Alle Geräte sollen rein sein. Als unrein zu beanstanden sind Geräte auf Auslauf, bei denen Tropfen während des Auslaufs an der Wandung hängenbleiben, sowie Geräte auf Einguß, wenn der Flüssigkeitsmeniskus sich schlecht ausbildet. Die Geräte können mit Seifenlösung, mit weingeistiger Kalilauge oder mit einer Lösung von 1 Teil Kaliumdichromat in 10 Teilen Schwefelsäure gereinigt werden.

In unseren Betrieben hat sich zur Reinigung der Meßgefäße am besten die Kaliumdichromat-Schwefelsäure-Mischung bewährt, die man nach Gebrauch in eine Vorratsflasche gießen und wiederholt verwenden kann (auch zu bereiten aus gleichen Raumteilen Schwefelsäure und Kaliumdichromatlösung 1 + 19). In die Kolben gießt man etwas von dem Gemisch hinein und läßt sie längere Zeit unter wiederholtem Umschütteln stehen. Die Büretten werden, mit dem Gemisch gefüllt, ebenfalls längere Zeit stehen gelassen, ebenso die Pipetten, die man aber sehr vorsichtig füllen muß, indem man ein Schlauchstück über das obere Ende zieht, dadurch vorsichtig die Reinigungsflüssigkeit hineinsaugt und dann das Schlauchstück durch einen Quetschhahn schließt.

2. Bei Kolben und Meßgläsern soll der untere Rand des Meniskus der eingefüllten Flüssigkeit mit der ringförmigen Strichmarke zusammenfallen.

Nur bei der dunkel gefärbten $^1/_{10}$-Normal-Jodlösung und $^1/_{10}$-Normal-Kaliumpermanganatlösung wird man besser am oberen Rand des Meniskus ablesen.

3. Bei Büretten und Pipetten läßt man die Flüssigkeit etwa 1 cm über die oberste Ringmarke aufsteigen und stellt dann durch Ablassen der Flüssigkeit auf die Marke ein. Wegen des Nachlaufs der Flüssigkeit hat man besondere Vorsichtsmaßregeln innezuhalten.

a) Pipetten mit einer Marke auf Ausguß hält man senkrecht und läßt dann die Flüssigkeit von der Marke aus in ein Gefäß ablaufen, und zwar so, daß man die Mündung des Ablaufrohrs der Pipette an die Wandung des Gefäßes anlegt. Hat der zusammenhängende Ausfluß aufgehört, so streicht man die Spitze der Pipette an dem Gefäß ab, und zwar, wenn auf der Pipette keine Wartezeit vermerkt ist, nach 15 Sekunden, sonst nach der angegebenen Wartezeit.

b) Büretten läßt man bei vollständig geöffnetem Hahne frei in das Auffangegefäß ablaufen. Bei Titrationen liest man den erreichten Stand der Flüssigkeit in der Bürette ab, sobald die Titration beendet ist. Will man aber eine bestimmte Menge Normallösung in das Gefäß bringen, so muß man den Ablauf der Flüssigkeit unterbrechen, wenn die Flüssigkeit etwa 5 mm oberhalb der Endmarke steht. Nach Ablauf von 30 Sekunden oder der auf der Bürette vermerkten Wartezeit hat man die Flüssigkeit genau auf die Marke einzustellen und die Ablaufspitze an dem Gefäß abzustreichen.

c) Bei Meßpipetten hat man die Ablaufspitze an die Wand des Auffangegefäßes zu legen, den Flüssigkeitsstrom zu unterbrechen, wenn die Flüssigkeit etwa 5 mm oberhalb der Endmarke angelangt ist, 15 Sekunden zu warten und dann auf die Endmarke einzustellen.

Bei Füllung der Büretten wird meist große Sorgfalt verwendet, genau auf den Nullpunkt einzustellen. Ein einigermaßen geübter Analytiker aber wird leicht in jeder Höhe der Flüssigkeit ablesen können. Man gießt deshalb, eventuell mittels eines Trichters, die Lösung bis nahe zum Nullpunkt in die Bürette, nimmt sofort den Trichter ab, läßt aus der unteren Bürettenspitze, damit auch diese gefüllt wird, etwas Flüssigkeit fließen und wartet 2 Minuten vor dem Ablesen, damit die noch an den Wandungen befindliche Lösung möglichst herabläuft, und somit die Höhe der Flüssigkeitssäule „konstant“ wird. Die Büretten sind nämlich fast ausnahmslos auf 2 Minuten Wartezeit geeicht[1]. Jetzt muß genau diese Höhe abgelesen werden, wobei auf 2 Punkte sorgsam zu achten ist. Zunächst muß sich das Auge in der Höhe des Flüssigkeitsspiegels befinden, da sonst der nicht unbedeutende Fehler der Parallaxe eintritt. Sodann erscheint das Bild der Oberfläche infolge allseitiger Spiegelung am Glas in verschiedener Gestaltung, je nachdem der Hintergrund hell oder dunkel ist. Zur Überwindung der ersten Schwierigkeit hat man kleine verschiebbare Spiegel konstruiert, in denen man zusammenfallend mit dem Meniskus das eigene Auge erkennen kann. Hält man das Auge so, daß das Spiegelbild der Pupille mit dem des Meniskus zusammenfällt, so ist der bei schiefem Visieren entstehende Ablesungsfehler vermieden. (Bei einiger Übung kommt man übrigens auch ohne diesen Spiegel aus.) Zur Überwindung der zweiten Schwierigkeit sind verschiedene Mittel empfohlen, z. B. das Ablesungsblatt von Fresenius, das aus einem weißen Karton besteht, auf das ein gerade abgeschnittenes, mattschwarzes Papier geklebt ist. Diesen Karton, der also zur Hälfte weiß, zur Hälfte schwarz ist, schiebt man, mit der schwarzen Seite unten, hinter der Bürette so an das Flüssigkeitsniveau heran, daß die Grenzlinie des Papiers den untersten Punkt des Meniskus (das Auge stets in Horizontale!) scharf abheben läßt. — Dieses Hilfsmittel ist recht zweckmäßig. Doch wird man nach einiger Übung auch zum Ziele kommen, wenn man die Bürette gegen das Licht stellt und beim Ablesen dahinter ein möglichst dünnes weißes Papier hält. Sehr vorteilhaft wendet man bei diesem Ablesen eine Lupe an, die bei der normalen Bürette schätzungsweise gut das Ablesen von Bruchteilen eines $^1/_{10}$ ccm gestattet.

d) In den Fällen, in denen Flüssigkeiten mit einer über 0,1 ccm hinausgehenden Genauigkeit abgemessen werden sollen, sind Feinbüretten zu verwenden.

Unter einer Feinbürette ist eine Bürette von etwa 60 cm Länge zu verstehen, die 10 ccm Flüssigkeit faßt und deren Skala in $^1/_{50}$ ccm eingeteilt ist. Die Abflußvorrichtung der Feinbürette muß so beschaffen sein, daß etwa 40 Tropfen Wasser 1 ccm entsprechen.

---

[1] Sind die Geräte auf andere Wartezeit geeicht, so muß natürlich entsprechend vorgegangen werden.

Bei der Neubearbeitung des Arzneibuches war der Grundsatz maßgebend, im Interesse der Sparsamkeit von möglichst geringen Mengen der Untersuchungsobjekte auszugehen. Damit ist verbunden, daß bei den maßanalytischen Bestimmungen auch nur entsprechend kleine Mengen der Maßflüssigkeiten verbraucht werden. Auf diese Weise tritt die Gefahr ein, daß der Ablesefehler bei Verwendung der bisher üblichen Büretten, deren Skala in $^1/_{10}$ ccm geteilt ist, allzu groß wird. Es erschien daher für gewisse Fälle zweckmäßig (z. B. bei den Alkaloidbestimmungen), die Bürette zu „verfeinern", dergestalt, daß $^1/_{50}$ ccm noch direkt abgelesen wird und Bruchteile davon geschätzt werden können. — Das neue Arzneibuch läßt im Text der einzelnen Artikel genau erkennen, welche Art der Büretten an der betreffenden Stelle zu verwenden ist: Nur wo die Menge der zur Titration zu verbrauchenden Maßflüssigkeit bis in die zweite Dezimale angegeben, ist die Feinbürette zu benutzen, sonst die übliche Bürette. — Die glatte Füllung dieser Feinbürette mit der Maßflüssigkeit bereitet zunächst wegen der Enge des Glasrohres eine gewisse Schwierigkeit. Man kann die Füllung ganz bequem mittels einer der kleineren Pipetten vornehmen, wird aber auch bald dieses Hilfsmittel entbehren können.

Sind bei maßanalytischen Bestimmungen die zu untersuchenden Stoffe in Weingeist oder Äther zu lösen, so ist das Lösungsmittel vor seiner Verwendung zunächst zu neutralisieren, wobei der Indikator zu benutzen ist, der für die Untersuchung selbst vorgeschrieben ist.

III. Volumetrische Lösungen.

(Über vereinfachte Einstellung von Normallösungen s. E. Rupp, Ap. Z. 1928, S. 568.)

Bei den maßanalytischen Bestimmungen arbeitet man mit Lösungen, deren Gehalt an wirksamer Substanz genau bekannt ist. Man benutzte früher vielfach „Molekulare Lösungen" (auch molare Lösungen genannt), die in 1 Liter Lösung 1 Mol, das ist das Molekulargewicht der betreffenden wirksamen Substanz, bezogen auf Gramm, enthalten. So beträgt z. B. das Molekulargewicht der Salzsäure 36,47, das der Schwefelsäure 98,09. Deshalb enthält 1 Liter molare Salzsäure 36,47 g HCl, 1 Liter molare Schwefelsäure 98,09 g H_2SO_4. Bezeichnung und Herstellung dieser Lösungen sind eindeutig. Aber die Einrichtung solcher Lösungen zeigt in folgender Hinsicht einen schwerwiegenden Nachteil: Es muß unbedingt, schon rechnerisch, von großem Vorteil sein, wenn die eine Normallösung in ihrem Wirkungswert der anderen entspricht, wenn also gleiche Raumteile äquivalenten Wert besitzen. Das wird auch bei gewissen molaren Lösungen der Fall sein. So muß nach der Gleichung

$$HCl + KOH = KCl + H_2O$$

1 Liter molare Salzsäure 1 Liter molare Kalilauge neutralisieren. Aber nach der Gleichung

$$H_2SO_4 + 2\,KOH = K_2SO_4 + 2\,H_2O$$

braucht 1 Liter molare Schwefelsäure 2 Liter molare Kalilauge zur Neutralisation. Der Unterschied solcher Lösungen geht ja schon daraus hervor, daß die molare Schwefelsäure in ihrem Säurewert doppelt so stark ist als die molare Salzsäure.

Wegen dieser Divergenz verwendet man die molaren Lösungen nur noch in vereinzelten Fällen. Das Deutsche Arzneibuch wendet Normallösungen an, die dadurch charakterisiert sind, **daß ein Liter im Wirkungswert entspricht: einem Grammäquivalent, d. h. (da bezogen auf Wasserstoff) einem Grammäquivalent H = 1,008 g H.** So wird 1 Liter Normal-Salzsäure ein Grammäquivalent HCl = 1 Mol = 36,47 g HCl enthalten, da 1 Mol HCl besitzt: 1,008 g Säurewasserstoff. Dagegen wird eine Normal-Schwefelsäure $^1/_2$ Mol = 98,09/2 g H_2SO_4 in 1 Liter enthalten, da 1 Mol H_2SO_4 an Säurewasserstoff besitzt: 2 × 1,008 g. Entsprechend wird eine Normal-Kalilauge 1 Mol = 1 Grammäquivalent KOH enthalten, da dieses im Wirkungswert 1,008 g Wasserstoff entspricht. Dagegen muß eine Bariumhydroxydlösung $^1/_2$ Mol $Ba{<}^{OH}_{OH}$ = 1 Grammäquivalent in 1 Liter enthalten.

Für viele Zwecke erweisen sich diese Normallösungen als zu konzentriert. Man verwendet deshalb vielfach halb-, viertel-, zehntel-, hundertstel-Normallösungen, die den $^1/_2$, $^1/_4$, $^1/_{10}$, $^1/_{100}$sten Teil des eben besprochenen Wirkungswertes besitzen. Der Kürze und Einfachheit wegen werden diese Lösungen fortan bezeichnet werden als $^1/_1$-, $^1/_2$-, $^1/_4$-, $^1/_{10}$-, $^1/_{100}$-Normallösungen.

Bei der Jodometrie liegen die Verhältnisse so: 1 Liter $^1/_{10}$-Normal-Jodlösung wird, da ein Jod einem H äquivalent ist, $^1/_{10}$ Grammäquivalent freies Jod in 1 Liter besitzen müssen. Ferner wird 1 Grammäquivalent Jod gebunden durch 1 **Mol** Natriumthiosulfat nach folgender Gleichung:

$$J_2 + 2\,Na_2S_2O_3 = 2\,NaJ + Na_2S_4O_6.$$

Ein Liter $^1/_{10}$-Normal-Natriumthiosulfatlösung wird deshalb, um im Wirkungswert einem Liter $^1/_{10}$-Normal-Jodlösung zu entsprechen, enthalten müssen: $^1/_{10}$ Mol $Na_2S_2O_3$.

Lösungen, die oxydierend oder reduzierend wirken, werden nach der Menge Sauerstoff normiert, die sie liefern oder verbrauchen. So ist eine oxydierende $^1/_1$-Normallösung eine solche, die pro Liter 1 Grammäquivalent aktiven Sauerstoff = 8 g O (entsprechend 1,008 g H) abgibt.

Waren die vorher erwähnten molaren Lösungen als eindeutig bezeichnet, insofern sie nur einen und denselben Gehalt haben können, so ist das bei Normallösungen nicht immer der Fall. Denn bei letzteren Lösungen kommt es — wie ausgeführt — auf ihren Wirkungswert an. Und da diese Normallösungen zu verschiedenen Reaktionen dienen können, so kann entsprechend auch die Wirkung variabel sein, je nach dem Sinn der stattfindenden Reaktion, den Werten der zugrunde gelegten Formel. Deshalb müßte eigentlich bei Normallösungen gesagt werden, welchen Zwecken sie dienen oder welchen Gehalt sie besitzen. Letztere Angaben liefert genau das Arzneibuch. Hierzu tritt aber folgendes: Das Arzneibuch sagt auf Seite XXXV, Nr. 21:

Die volumetrischen Lösungen sind vor dem Gebrauche nach den in Anlage III gegebenen Vorschriften auf ihren jeweiligen Wirkungswert zu prüfen.

Der nach diesen Vorschriften zu berechnende Faktor (F) gibt an, wieviel Kubikzentimeter einer Lösung von dem genau vorgeschriebenen Gehalte (normal, $^1/_2$-, $^1/_{10}$- oder $^1/_{100}$-normal) einem Kubikzentimeter der zu prüfenden Lösung entsprechen. Dieser Faktor ist unter Angabe des Datums auf der Vorratsflasche zu vermerken. Die bei maßanalytischen Wertbestimmungen jeweils verbrauchte Anzahl Kubikzentimeter ist mit diesem Faktor zu multiplizieren, wodurch man die Anzahl Kubikzentimeter der Titrationsflüssigkeit erhält, deren Gehalt genau der vorgeschriebene (normal, $^1/_2$-, $^1/_{10}$- oder $^1/_{100}$-normal) ist.

Soll eine bestimmte Anzahl Kubikzentimeter einer genauen Normal-, $^1/_2$-Normal-, $^1/_{10}$-Normal- oder $^1/_{100}$-Normallösung verwendet werden (wenn etwa zurückzutitrieren ist), so ist bei Verwendung einer Lösung von nicht genau dem vorgeschriebenen Gehalte die angegebene Anzahl Kubikzentimeter mit $\frac{1}{F}$ zu multiplizieren, um die erforderliche Anzahl Kubikzentimeter dieser Normallösung zu ermitteln.

Diese Ausführungen haben ihren Grund in folgendem: Es ist im allgemeinen schon unzweckmäßig, volumetrische Lösungen mit dem geforderten Wirkungswert genau herzustellen, es ist aber außerdem in den meisten Fällen unmöglich, diese Lösungen auf die Dauer unverändert zu erhalten. Folgendes Beispiel mag das beleuchten: Angenommen, es solle nach dem nachstehenden „Stammbaum" eine $^1/_1$-Normal-Kalilauge eingestellt werden gegen eine vorhandene $^1/_1$-Normal-Salzsäure. Es sei ferner angenommen, daß hierbei 19,3 ccm der ungefähr eingestellten $^1/_1$-Normal-Kalilauge (Indikator Phenolphthalein) neutralisieren: 20 ccm $^1/_1$-Normal-Salzsäure. Dann ist die Lauge zu stark; denn 19,3 ccm haben bereits den Wirkungswert, den erst 20 ccm besitzen sollten. Wohl könnte man in diesem Falle die Lauge entsprechend verdünnen, indem man zu 19,3 ccm der Lauge 0,7 ccm Wasser hinzusetzt, bzw. in einen Kolben von 1 Liter Inhalt 35 ccm Wasser gibt und mit der zu starken Lauge bis zur Marke auffüllt. Aber erstens wäre das umständlich. Zweitens würde die volumetrische Lösung, wenn wirklich genau eingestellt, doch nach einiger Zeit eine Veränderung zeigen. So könnte eine zunächst genau eingestellte $^1/_1$-Normal-Kalilauge derart abgeschwächt sein, daß erst 21 ccm derselben (wieder Indikator Phenolphthalein) neutralisieren: 20 ccm $^1/_1$-Normal-Salzsäure. Diese zu schwache Kalilauge müßte also nunmehr verstärkt werden, was noch weit umständlicher wäre als das vorhergehende Verdünnen. Besonders aber bei Einstellung der Kalilauge tritt noch folgendes hinzu: Ein Kohlensäuregehalt der Lauge ist unvermeidlich. Die 3 Indikatoren aber, die das Arzneibuch für die Azidimetrie verwenden läßt, nämlich I. Phenolphthalein, II. Methylrot, III. Methylorange[1] sind verschieden empfindlich gegen Kohlensäure. Deshalb erscheint auch der Wirkungswert der Lauge verschieden, je nachdem, mit welchem der 3 Indikatoren gearbeitet wird. Man müßte also, wollte man wirklich mit Lösungen von dem genau angegebenen Normalgehalt arbeiten, von Kalilauge 3 verschiedene $^1/_1$-Normal-Kalilaugen entsprechend den Umschlägen von 3 verschiedenen Indikatoren herstellen.

Auf Grund vorstehender Tatsachen legt das Arzneibuch keinen Wert darauf, daß die verwendeten volumetrischen Lösungen tatsäch-

[1] Siehe Genaueres darüber nachstehend im Abschnitt Indikatoren, S. 44.

lich den der Theorie entsprechenden Wirkungswert haben, sagt vielmehr in vorstehend aufgeführtem Absatz, daß „die volumetrischen Lösungen nach den in Anlage III gegebenen Vorschriften auf ihren jeweiligen Wirkungswert zu prüfen" sind.

Wie wird nun der Wirkungswert, der Faktor (F) festgestellt? Bleiben wir bei dem ersten obigen Beispiel der zu stark eingestellten Kalilauge, von der 19,3 ccm entsprachen 20 ccm $^1/_1$-Normal-Salzsäure und damit auch 20 ccm $^1/_1$-Normal-Kalilauge. Wir haben uns dann bei der Berechnung des Faktors zu fragen, welchen Wirkungswert ein Kubikzentimeter der einzustellenden Lösung besitzt. Daher die Gleichung:

$$19{,}3:20 = 1:x, \qquad x = 1{,}036.$$

Diese Zahl 1,036 ist der Faktor, der angibt, wieviel Kubikzentimetern wirklicher $^1/_1$-Normal-Kalilauge 1 ccm der nur ungefähr eingestellten Kalilauge entspricht. Es kann deshalb in diesem Fall auf das Schild der Flasche unter Beifügung des Datums geschrieben werden:

ca. $^1/_1$-Normal-KOH,
Faktor 1,036.

Dann weiß jeder Kundige, daß er zunächst mit dieser Lauge wie mit einer Normallauge zu titrieren hat, daß er aber, bevor er den erhaltenen Wert in die Rechnung einsetzt, die Anzahl der verbrauchten Kubikzentimeter ca. $^1/_1$-Normal-Kalilauge mit dem Faktor 1,036 multiplizieren muß, um zur entsprechenden Anzahl von Kubikzentimetern wirklicher Normallauge zu kommen. (Soll man etwa zu einer Rücktitration 10 ccm wirklicher $^1/_1$-Normal-Kalilauge verwenden, wird man naturgemäß von dieser zu starken Lauge mit dem Faktor 1,036 verbrauchen müssen: $\frac{10}{1{,}036}$ ccm.)

Entsprechend ist die Berechnung des Faktors bei der im zweiten Beispiel angegebenen, zu schwachen Kalilauge, von der 21 ccm nötig waren, um 20 ccm $^1/_1$-Normal-Salzsäure zu neutralisieren. Hier berechnet sich also der Wirkungswert von **einem** Kubikzentimeter:

$$21:20 = 1:x, \qquad x = 0{,}952.$$

Das Schild würde demnach die Aufschrift tragen:

ca. $^1/_1$-Normal-KOH,
Faktor 0,952.

Das Arzneibuch gibt zur Ausrechnung des Faktors Formeln an, die in demselben Sinne aufgestellt sind. Bei der $^1/_{10}$-Normal-Silbernitratlösung z. B. (S. 786) heißt es:

$$F_{AgNO_3} = \frac{20}{\text{verbrauchte Anzahl ccm (ca) } ^1/_{10}\text{-Normal-Silbernitratlösung}},$$

d. h. der Zähler gibt die Anzahl Kubikzentimeter wirklicher Normallösung an, der die im Nenner angegebene Anzahl Kubikzentimeter der ungefähr eingestellten Normallösung in ihrem Wirkungswert tatsächlich entspricht. Es resultiert also nach diesen Formeln derselbe Wert wie oben etwa in dem zweiten Beispiel: $x = \frac{20}{21}$.

Wenn ferner 20 ccm der ungefähr eingestellten $^1/_{10}$-Normal-Jodlösung gegen eine $^1/_{10}$-Normal-Natriumthiosulfatlösung eingestellt werden sollen, der selbst schon ein Faktor eigen ist, lautet entsprechend die Anweisung auf S. 780 des D.A.B. 6:

$$F_J = F_{Na_2S_2O_3} \cdot \frac{\text{verbrauchte Anzahl ccm (ca) } ^1/_{10}\text{-Normal-Natriumthiosulfatlösung}}{20}.$$

Aus alledem folgt: Der Faktor ist größer als 1, wenn die volumetrische Lösung stärker ist, als die Theorie es verlangt; im umgekehrten Fall ist der Faktor kleiner als 1.

Endlich ist noch zu erwähnen: Es war vorstehend gesagt, daß bei Kalilauge infolge ihres Kohlensäuregehaltes der Faktor ein anderer ist, je nachdem mit den verschiedenen Indikatoren gearbeitet wird. Deshalb ist bei Einstellung dieser Lauge festzustellen und auf der Flasche zu vermerken:

Faktor bei Anwendung von Phenolphthalein . . . .
Faktor „ „ „ Methylrot . . . .
Faktor „ „ „ Methylorange . . . .

Zur Anwendung — sagt das Arzneibuch auf S. 781 — gelangt derjenige Faktor, der dem bei der betreffenden Titration benutzten Indikator entspricht.

Übrigens müssen volumetrische Lösungen in ihren Aufbewahrungsgefäßen vor dem Herausgießen stets gut umgeschüttelt werden. Denn sie „entmischen“ sich. Das geschieht dadurch, daß bei der Aufbewahrung reines Lösungsmittel an die Flaschenwand über der Lösung destilliert, auch unter Umständen die entstandenen Tropfen herabfließen und obere Teile der Flüssigkeit verdünnen können.

IV. Indikatoren.

Zunächst seien diejenigen Indikatoren behandelt, die in der Azidimetrie bzw. Alkalimetrie Verwendung finden.

Bei der Azidimetrie und Alkalimetrie sind 2 Begriffe streng auseinander zu halten: Die wahre Neutralität und die relative Neutralität.

Um den Begriff der wahren Neutralität definieren zu können, vergegenwärtigt man sich die Verhältnisse des reinen Wassers. H_2O ist zu einem gewissen, sehr geringen Bruchteil in $H^{\cdot}$- und OH'-Ionen gespalten. Zwischen diesen Ionen und dem nicht dissoziierten Anteil besteht ein Zusammenhang, den man mathematisch in der Gleichung des Massenwirkungsgesetzes ausdrückt:

$$\frac{[H^{\cdot}]\cdot[OH']}{[H_2O]} = K.$$

Da nun die Konzentration des nicht dissoziierten Anteils praktisch konstant ist, so gilt auch $[H^{\cdot}]\cdot[OH'] = K'$. Diese Konstante K', das sog. Ionenprodukt, hat bei Zimmertemperatur annähernd den Wert 10^{-14}.

Also $$[H^{\cdot}]\cdot[OH'] = 10^{-14}.$$

Da nun in reinem Wasser ebensoviel H - wie OH'-Ionen vorhanden sein müssen, kann man eines für das andere setzen, das heißt:

$$[H^{\cdot}] \cdot [H^{\cdot}] = 10^{-14}$$

$$[H^{\cdot}] = \sqrt{10^{-14}}$$

also

$$[H^{\cdot}] = 10^{-7};$$

$$[OH'] = 10^{-7}.$$

Hat also die Wasserstoffionenkonzentration den Wert 10^{-7}, so besteht „wahre Neutralität". Das ist also, wie gesagt, die Neutralität reinen Wassers. Nach verschiedenen Methoden hat man in befriedigender Übereinstimmung für das Ionenprodukt $K' = 10^{-14}$ experimentell bestimmt[1]. Ist $[H^{\cdot}]$ größer als $[OH']$, also größer als 10^{-7} (z. B. 10^{-4}), dann ist die Lösung sauer; ist $[H^{\cdot}]$ kleiner als $[OH']$, also kleiner als 10^{-7} (z. B. 10^{-8}), dann ist die Lösung alkalisch. Da, wie aus der Gleichung $[H^{\cdot}] \cdot [OH'] = 10^{-14}$ hervorgeht, $[H^{\cdot}]$ eine Funktion von $[OH']$ ist, so kann man die Ionenkonzentration einer Lösung durch Benennung einer dieser Größen allein bereits ausreichend und einwandfrei charakterisiereren. Man spricht also z. B. von der H˙-Ionenkonzentration 10^{-10}, ohne die dann selbstverständliche OH'-Ionenkonzentration 10^{-4} zu erwähnen. Nach dem Vorschlage von Sörensen hat man sich nun darauf geeinigt, nicht die H˙-Ionenkonzentration als solche, sondern den negativen dekadischen Logarithmus ihres Wertes anzugeben, und nennt diese Zahl den Wasserstoffexponenten p_H. Mit anderen Worten, man sagt nicht:

$$[H^{\cdot}] = 10^{-7}, \text{ sondern einfacher } p_H = 7.$$

Nach diesen Erklärungen liegt also die wahre Neutralität einer Lösung dann vor, wenn ihr Wasserstoffexponent $p_H = 7$ ist. Diesen Punkt nennt man auch Neutralitätspunkt.

Ist $p_H < 7$, so besteht — wie schon vorher erwähnt — saure Reaktion, ist $p_H > 7$ alkalische Reaktion. Der wahre Neutralitätspunkt ($p_H = 7$) wird in der Alkalimetrie und Azidimetrie durch Absättigen einer gewissen Menge Lauge mit der ihr äquivalenten Menge Säure dann praktisch erreicht, wenn starke Säuren mit starken Basen zusammentreffen. Nicht erreicht wird der Neutralitätspunkt ($p_H = 7$), wenn starke Säuren mit äquivalenten Mengen schwacher Basen versetzt werden oder starke Basen mit äquivalenten Mengen schwacher Säuren. Das liegt an der Hydrolyse des dann bei der Titration entstehenden Salzes. Wie oben auseinandergesetzt, ist das Wasser zu einem geringen Teil in H˙- und OH'-Ionen dissoziiert, so daß in der wässerigen Lösung eines Salzes, z. B. des Natriumazetats, neben CH_3CO_2- und Na˙-Ionen noch H˙- und OH'-Ionen vorhanden sind. Bekanntlich ist nun eine schwache Säure dadurch charakterisiert, daß sie nur zu einem geringen Teil in H˙- und Säurerest-Ionen dissoziiert ist.

[1] Vgl. W. Nernst: Theoretische Chemie, 8.—10. Aufl., 1921, S. 589ff.

Infolgedessen vereinen sich in dem oben gewählten Beispiel der wässerigen Natriumazetatlösung die CH_3CO_2'-Ionen mit den $H^{\cdot}$-Ionen des Wassers zu undissoziierten Molekülen. Infolge dieses Vorganges nimmt die Konzentration der $H^{\cdot}$-Ionen ab, bis ein Gleichgewicht nach folgender Gleichung hergestellt ist:

$$Na^{\cdot} + CH_3CO_2' + H^{\cdot} + OH' \rightleftarrows Na^{\cdot} + CH_3CO_2H + OH'.$$

Die überwiegenden OH'-Ionen verursachen schließlich eine schwach alkalische Reaktion des „hydrolysierten“ Salzes. Die Folgen dieser hydrolytischen Spaltung mögen durch nebenstehendes Kurvenbild gekennzeichnet sein:

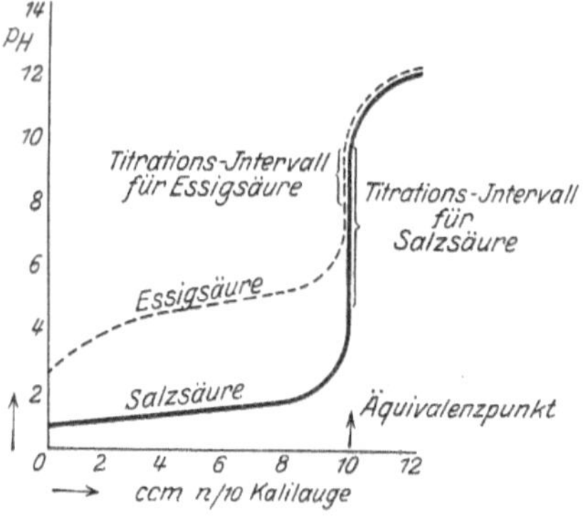

Abb. 8.

In diesem Koordinatensystem bedeutet die Ordinate den Wasserstoffexponenten, die Abszisse die Menge der Titrierflüssigkeit ($^1/_{10}$-Normal-Kalilauge). Verfolgt man zunächst den Verlauf der Salzsäurekurve, so erkennt man, daß der Punkt äquivalenter Mengen Salzsäure und Kalilauge (starke Säure und starke Base), der sog. Äquivalenzpunkt, in der Ordinatenhöhe $p_H = 7$ liegt, daß also das entstehende Salz (NaCl) „wahre Neutralität“ besitzt. Hier fallen demnach der Neutralitätspunkt ($p_H = 7$) und Äquivalenzpunkt zusammen. Bei dem anderen Beispiel (Essigsäure und Kalilauge) ist das aus starker Base und schwacher Säure entstehende Salz hydrolytisch gespalten, der Äquivalenzpunkt liegt erheblich höher im alkalischen Gebiet, nämlich etwa bei $p_H = 9$. Diesen Zustand der Äquivalenz ohne wahre Neutralität bezeichnet man mit „relativer Neutralität“.

Das Mittel, den Äquivalenzpunkt bei der Titration zu erkennen, ist der Indikator. Indikatoren sind, soweit sie in der Alkalimetrie und Azidimetrie gebraucht werden, Säuren oder Basen, deren Ionen anders als die undissoziierten Stoffe gefärbt sind. Erklärt wird allgemein diese Erscheinung durch eine mit der elektrolytischen Dissoziation sich vollziehende Konstitutionsänderung. Es sind zwei Formen des Indikators möglich: Eine an sich farblose, bei saurer oder aber bei alkalischer Reaktion gefärbte Form, und eine gefärbte Form, deren Farbe bei bestimmter Reaktion wechselt. Dieser Zustandswechsel, bedingt durch die jeweilige p_H-Konzentration, vollzieht sich in einem mehr oder weniger langsamen Übergang, z. B. vom Rot über die Mischfarben zu Gelb. Diese Umschlagszone ist für die einzelnen Indikatoren charakteristisch; man bezeichnet sie als Umschlagsintervall des Indikators. Bei den meisten Indikatoren umfaßt dieses Intervall etwa 2 p_H-Einheiten. In der folgenden Tabelle sind die im D.A.B.6 gebräuchlichen Indikatoren unter diesem Gesichtspunkt zusammengestellt:

Methylorange.	p_H 3,1— 4,4	(rot—orangegelb)
Methylrot	p_H 4,2— 6,3	(rot—gelb)
Lackmus.	p_H 6,0— 8,0	(rot—blau)
Phenolphthalein	p_H 8,2—10,0	(farblos—rot).

Auf Grund dieser Tatsachen ist man in der Lage, rein theoretisch den für eine Titration passenden Indikator aus der p_H-Konzentration des entstehenden Salzes zu bestimmen. Es ist notwendig, daß der Äquivalenzpunkt in das Umschlagsintervall hineinfällt. Eine absolute Übereinstimmung ist freilich nicht notwendig, da sich der Wasserstoffexponent in der Nähe des Äquivalenzpunktes (siehe das Kurvenbild) durch Zugabe kleinster Mengen Titrierflüssigkeit außerordentlich stark ändert. Die durch den Äquivalenzpunkt auf dem Kurvenbilde verlaufende senkrechte Linie zeigt das sog. Titrationsintervall an. Fällt das Umschlagsintervall des Indikators mit dem Titrationsintervall zusammen, so ist eine einwandfreie Titration gewährleistet.

Ferner sei folgendes gesagt: Die Indikatoren für die Azidimetrie und Alkalimetrie sind selbst entweder Säuren oder Basen und müssen schwache Säuren oder Basen sein, deren Ion eine andere Farbe besitzt, wie die nicht dissoziierte Verbindung. Denn starke Basen oder Säuren wären in wässeriger Lösung an sich weitgehend dissoziiert, würden also schon in wässeriger Lösung die Farbe ihrer Ionen zeigen, nicht erst nach der Neutralisation. Sodann wird jede Säure durch den Zusatz einer stärkeren Säure in ihrer Dissoziation zurückgedrängt. Daraus folgt, daß die Indikatorsäure um so schwächer sein muß, je schwächer die Säure ist, die titriert werden soll. Eine um so schwächere Säure der Indikator ist, desto geringer ist der Säureüberschuß, der erforderlich ist, um seine Dissoziation zurückzudrängen, um so empfindlicher ist eben der Indikator, d. h. um so schärfer der Umschlag. Solche schwachen Indikatorsäuren (Phenolphthalein) eignen sich also zur Titration schwacher Säuren, erfordern dagegen starke Basen. Denn nur mit solchen tritt die gewünschte Salzbildung (Ionenbildung) ein, während die schwachen Säuren mit schwachen Basen infolge der hydrolytischen Spaltung nur unvollkommen Salze bilden würden, so daß dann der Farbumschlag nicht scharf, sondern erst allmählich bei einem größeren Überschuß der Säure eintreten würde. Analoge Verhältnisse kommen für die basischen Indikatoren in Betracht: Ein sehr schwach basischer Indikator (Methylorange) wird zur Titration schwacher Basen geeignet sein, erfordert aber hierfür eine starke Säure.

Im einzelnen sei über diese Indikatoren folgendes gesagt:

Phenolphthalein. Die Formel und Eigenschaften des Stoffes sind im Arzneibuchartikel „Phenolphthalein“ angegeben. Die wässerig-alkoholische Lösung ist, sobald sie sauer oder neutral, farblos, während sie auf Zusatz von Alkalien rot wird. Diese Rötung verschwindet nach Zugabe konzentrierter Laugen und kehrt beim Verdünnen mit Wasser wieder zurück. Als äußerst schwache Säure eignet sich, wie schon vorstehend erwähnt, Phenolphthalein zur Titration schwacher Säuren, erfordert aber starke Basen. Dieser Indikator wird also benutzt, wo schwache Säuren, wie Essigsäure, Milchsäure, Oxalsäure, mit starken Basen, wie KOH, titriert werden; ungeeignet ist er bei der Titration schwacher Basen wie Ammoniak. Freie Kohlensäure wirkt auf rotgefärbte Phenolphthaleinlösungen entfärbend, also störend, und muß daher möglichst ferngehalten werden. Über das Verhalten gegen Bikarbonate siehe unter Natrium bicarbonicum. — Lösungsmittel und Konzentration der Indikatorlösung werden vom D. A. B. 6 genau angegeben. Von dieser Lösung verwende man, wenn nicht ausdrücklich anders vorgeschrieben, 2 bis 3 Tropfen für eine Gesamtflüssigkeitsmenge von etwa 75 bis 125 ccm.

Methylorange. An Stelle des bisher gebrauchten Dimethylaminoazobenzols ist jetzt dieser Indikator eingeführt, weil er allgemein in chemischen Laboratorien angewendet wird und somit wohl eine gewisse Gleichmäßigkeit erzielt werden sollte. Die Brauchbarkeit beider Indikatoren ist etwa die gleiche, die Zusammensetzung nahe verwandt:

$$\underbrace{(CH_3)_2N-C_6H_4-N=N-C_6H_5}_{\text{Dimethylaminoazobenzol}}$$

$$\underbrace{(CH_3)_2N-C_6H_4-N=N-C_6H_4-SO_3Na}_{\text{Dimethylaminoazobenzolsulfosaures Natrium = Methylorange}}$$

Das Methylorange ist (wie schon vorstehend besprochen) eine schwache Base, die als solche gelbe Lösungen, bei Gegenwart von Säuren aber rote Lösungen gibt. Als schwache Base eignet sie sich — ganz im Gegensatz zu Phenolphthalein — zur Titration schwacher Basen, nicht aber zur Bestimmung schwacher Säuren. Es wird deshalb Methylorange unter keinen Umständen gebraucht zur Titration schwacher organischer Säuren, wie Essigsäure, Milchsäure usw., dagegen zur Bestimmung schwacher Basen, wie Ammoniak. Ferner verwendet das Arzneibuch diesen Indikator, wo starke Mineralsäuren, z. B. Salzsäure mit Kalilauge, titriert werden. Die Kalilauge enthält nämlich neben der Hauptmenge des KOH immer etwas kohlensaures Alkali. Freie Kohlensäure wirkt aber auf Methylorange (im Gegensatz zu Phenolphthalein) nicht ein. Es wird deshalb bei Anwendung von Methylorange das Gesamtalkali der Kalilauge, also das Kaliumhydroxyd sowohl wie das Kaliumkarbonat, zur Geltung kommen.

Von der im Arzneibuch vorgeschriebenen Lösung verwende man zu jeder Titration 1 bis 2 Tropfen. Auch dürfen beim Titrieren die Lösungen nicht heiß und nicht stärker verdünnt sein als irgend notwendig.

Methylrot. E. Rupp[1] ging von dem Gedanken aus, einen Indikator zu schaffen, der ebenso hoch empfindlich gegen Basen ist wie Phenolphthalein gegen Säuren. Und er verwirklichte diesen Gedanken durch die Synthese des „Methylrot". Es ist das ein naher Verwandter des vorstehend erwähnten Dimethylaminoazobenzols, nämlich eine p-Dimethylaminoazobenzol-o-Karbonsäure von der Formel

$$\underset{CO_2H}{C_6H_4}\cdot N=N\cdot C_6H_4\, N\langle\begin{matrix}CH_3\\CH_3\end{matrix}$$

[1] B. 1908, S. 3905 und A. Ph. 1915, S. 367.

Der Umschlag dieses Indikators ist außerordentlich scharf, von Schwachgelb in alkalischer und neutraler Lösung zu Violettrot in saurer Lösung. E. Rupp sprach sogleich, d. h. in der ersten einschlägigen Arbeit, den Gedanken aus, daß dieser Indikator sich zum Titrieren der schwächsten für uns in Betracht kommenden Basen, der Alkaloide, eignen würde und daß er die Alkaloidindikatoren des D.A.B. 5 (Hämatoxylin und Jodeosin) vorteilhaft ersetzen werde. Diese Voraussicht hat sich glänzend bestätigt. Das Hämatoxylin gibt einen geradezu undeutlichen Umschlag und ist mit dem Methylrot an Wert überhaupt nicht zu vergleichen. Das Jodeosin gibt wohl mit außerordentlicher Schärfe das Ende der Titration an, ist aber in der Anwendung ungemein umständlich, auch kostspielig (es muß ja unter Äther titriert werden) und erfordert ziemlich farblose Flüssigkeiten, also langwierig gereinigte Alkaloidlösungen, während man Methylrot auch in schwach gefärbten, also weniger gereinigten Lösungen anwenden kann. Deshalb ist das Methylrot als Indikator bei den meisten Alkaloidbestimmungen vom D.A.B.6 vorgeschrieben worden (siehe darüber Alkaloidbestimmungen, S. 78). — Von der im Arzneibuch vorgeschriebenen Lösung verwende man etwa 3 bis 4 Tropfen auf etwa 100 ccm Flüssigkeit.

Über die in der Jodometrie und bei den Fällungsanalysen verwendeten Indikatoren sei noch gesagt:

Ferriammoniumsulfat. Bisher sollte die Lösung „nach Bedarf" hergestellt werden. Jetzt wird sehr zweckmäßig nach einem Vorschlag von G. Frerichs und E. Mannheim (Ap. Z. 1912, S. 869) die Lösung vorrätig gehalten, bereitet durch Auflösen des Salzes in verdünnter Salpetersäure. Über den Gebrauch dieser Lösung s. unter „Silberbestimmungen", S. 82.

Kaliumchromat. Hier sei nur erwähnt, daß man von der Indikator-Lösung des D.A.B. 6 zu jeder Titration nicht mehr als 2 bis 3 Tropfen hinzusetzen darf, da sonst der Umschlag undeutlich wird. Über zweckmäßigen Gebrauch, Umschlag usw. siehe Ausführliches im Artikel „Bestimmung des Gehaltes an Chloriden in Bromiden", S. 88.

Stärke. Nach dem D.A.B.5 sollte in der Jodometrie die „lösliche Stärke" als Indikator verwendet werden. Jetzt ist man wieder zur „Stärke" für diesen Zweck zurückgekehrt. Die Vorschrift zur Lösung dieser Stärke erscheint aber verbesserungsbedürftig: Erstens läßt sich solche Lösung (1 + 99) nicht gut filtrieren. Zweitens hätte angegeben werden sollen, wieviel Quecksilberjodid zur Erhöhung der Haltbarkeit zuzugeben ist. Wir bereiten schon seit Jahren zu voller Zufriedenheit eine Lösung aus löslicher Stärke nach Vorschlag von G. Frerichs und E. Mannheim: 225 g Wasser werden in einem Kolben mit 0,1 g Quecksilberjodid versetzt und zum Sieden erhitzt. In die heiße, nicht mehr weiter erhitzte Flüssigkeit gießt man eine Anreibung von 2,5 g löslicher Stärke mit 25 g Wasser. Dann kühlt man durch Einstellen in Wasser oder unter der Leitung auf 15° bis 20° ab und filtriert durch ein Faltenfilter.

V. Bereitung und Einstellung der volumetrischen Lösungen.

Zunächst sagt das Arzneibuch ganz allgemein auf S. 779:

Die zur Einstellung der Lösungen erforderlichen Titrationen sind zweimal auszuführen. Stimmen die beiden Bestimmungen nicht überein, so ist noch eine dritte auszuführen. Die übereinstimmenden Werte sind für die Berechnung maßgebend.

Die volumetrischen Lösungen zerfallen in einzelne Gruppen, die der Azidimetrie bzw. Alkalimetrie dienen oder der Jodometrie oder der Oxydimetrie usw. Für die einzelnen Gruppen hat das Arzneibuch je einen Urtiterstoff angegeben von dem ausgehend dann die einzelnen Glieder der betreffenden Gruppe systematisch eingestellt werden. Für die Wahl dieser Urtiterstoffe des Arzneibuches war die Tatsache bestimmend, daß sie sich im Apothekenlaboratorium leicht auf die erforderliche Reinheit bringen lassen[1].

A. Einstellung der azidimetrisch-alkalimetrischen Lösungen[2].

Stammbaum:

Urtiterstoff: Besonders gereinigtes Kaliumbikarbonat (1)

↓

$^1/_2$-Normal-Salzsäure (4) ← $^1/_1$-Normal-Salzsäure (2) → $^1/_{10}$-Normal-Salzsäure (6)

↓ ↓ ↓

$^1/_2$-Normal weingeistige Kalilauge (5) $^1/_1$-Normal-Kalilauge (3) $^1/_{10}$-Normal-Kalilauge (7)

1. Kaliumbikarbonat. Über die Reinigung und Prüfung dieses Urtiterstoffes siehe S. 781 des D.A.B. 6.

2. Salzsäure, Normal-. (Seite 785 des D.A.B. 6.) Nach der Theorie sollen 1000 ccm $^1/_1$-Normal-HCl enthalten:

$$1 \text{ Mol HCl} = 36{,}47 \text{ g HCl} = \text{rund } 145{,}88 \text{ g}$$

der offizinellen Salzsäure.

Da man die Lösungen zunächst ganz allgemein etwas stärker als erforderlich herstellt, wird man etwa 150 Gramm der offizinellen Salzsäure (nicht 150 Kubikzentimeter, wie das Arzneibuch angibt) mit Wasser auf 1 Liter verdünnen. Zur Einstellung soll man „etwa 2 g besonders gereinigtes Kaliumbikarbonat genau abwägen" (über die genauen Wägungen solch kleiner Substanzmengen siehe S. 1) und dagegen die ungefähre $^1/_1$-Normal-Salzsäure einstellen. Der Faktor errechnet sich nach dem Arzneibuch gemäß der Formel:

$$F_{\mathrm{HCl}} = 9{,}99 \cdot \frac{a}{b},$$

wobei *a* die Menge des angewendeten Kaliumbikarbonats in Gramm ist, *b* die verbrauchte Anzahl Kubikzentimeter der einzustellenden Salzsäure. Diese Formel erklärt sich daraus, daß 1 Gramm Kaliumbikarbonat entspricht 9,99 ccm $^1/_1$-Normal-HCl:

$$\frac{KHCO_3}{1 \text{ Mol} = 100{,}11 \text{ g}} + HCl = KCl + CO_2 + H_2O.$$

---

[1] Th. Paul, R. Dietzel, C. Wagner: Archiv 1926, S. 493.

[2] Wir folgen hier wieder den Ausführungen von Th. Paul, R. Dietzel, C. Wagner: Archiv 1926, S. 494.

Demnach
$$100{,}11\ \text{g}\ KHCO_3 = 1000\ \text{ccm}\ {}^1/_1\text{-Normal-HCl},$$
$$1\ \text{g}\ KHCO_3 = \frac{1000}{100{,}11} = 9{,}99\ \text{ccm}\ {}^1/_1\text{-Normal-HCl}.$$

Folglich entsprechen die b ccm der verbrauchten, ungefähr eingestellten $^1/_1$-Normal-Salzsäure des Nenners im tatsächlichen Wirkungswert $a \cdot 9{,}99$ Kubikzentimetern wirklicher $^1/_1$-Normal-Salzsäure des Zählers (s. Berechnung des Faktors, S. 42ff.). — Als Indikator wird hier Methylorange angewendet, weil es derart unempfindlich gegen Kohlensäure ist, daß sich mit seiner Hilfe kohlensaure Alkalien wie freie Alkalien titrieren lassen.

3. Kalilauge, Normal-. Zur Herstellung der Normal-Kalilauge müßte man nach der Theorie ein Grammäquivalent = 56,11 g KOH zu 1 Liter mit Wasser lösen. Da aber — wie schon vorher erwähnt — das KOH stets Feuchtigkeit und K_2CO_3 enthält, kann man diese Gewichtsmenge nicht zugrunde legen. Das Arzneibuch läßt deshalb (S. 780) etwa 70 g KOH abwägen, die Substanz zur Entfernung der äußeren Schicht von Kaliumkarbonat mit Wasser (schnell!) abspülen und die noch feuchte Substanz zu 1 Liter mit Wasser lösen. Die Einstellung erfolgt gegen $^1/_1$-Normal-Salzsäure, und zwar so, daß der Faktor gesondert bestimmt wird nach Zusatz von Phenolphthalein oder Methylrot oder Methylorange. Der Grund dazu ist auf Seite 44 angegeben.

B. Einstellung der jodometrisch-oxydimetrischen Lösungen.

Stammbaum:

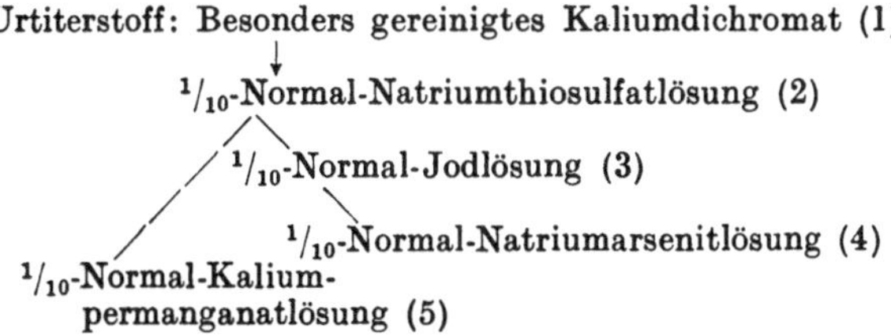

1. Kaliumdichromat, besonders gereinigtes. Über Reinigung, Trocknung, Aufbewahrung des Salzes siehe S. 782 des Arzneibuches. Das D.A.B. 6 läßt aus diesem Salz eine $^1/_{10}$-Normal-Kaliumdichromatlösung herstellen, beschreibt auch die Darstellung einer solchen Lösung im Artikel „Natriumthiosulfatlösung $^1/_{10}$-Normal" auf S. 784/785, läßt aber die Berechnung des Faktors der $^1/_{10}$-Normal-Kaliumdichromatlösung nicht gesondert vornehmen, sondern verbindet diese Berechnung mit der des Faktors der $^1/_{10}$-Normal-Natriumthiosulfatlösung. Das ist umständlich und unzweckmäßig; außerdem ist es richtiger, eine genau eingestellte oder mit Faktor versehene $^1/_{10}$-Normal-Kaliumdichromatlösung vorrätig zu haben. Deshalb sei die Einstellung einer solchen Lösung beschrieben. Sie beruht darauf, daß 1 Molekül $K_2Cr_2O_7$ aus überschüssigem Jodkalium bei Gegenwart von Säure 6 Atome Jod frei macht:

$$\frac{K_2Cr_2O_7}{1\ \text{Mol} = 294{,}22\ \text{g}} + 7\,H_2SO_4 + 6\,KJ = 3\,J_2 + Cr_2(SO_4)_3 + 4\,K_2SO_4 + 7\,H_2O.$$

Da nach dieser Formel 1 Mol = 294,22 g $K_2Cr_2O_7$ 6 Grammäquivalente Jod in Freiheit setzt, wird eine $^1/_1$-Normal-Kaliumdichromatlösung im Liter den sechsten Teil eines Mol $K_2Cr_2O_7$ enthalten müssen, also $\frac{294,22}{6} = 49,037$ g $K_2Cr_2O_7$, eine $^1/_{10}$-Normal-Kaliumdichromatlösung demnach enthalten $\frac{294,22}{60} = 4,9037$ g $K_2Cr_2O_7$. Oder mit anderen Worten: 1 Liter Kaliumdichromatlösung, die 4,9037 g $K_2Cr_2O_7$ enthält, wird bei Gegenwart von Säuren aus überschüssigem KJ so viel Jod freimachen, daß zur Bindung dieses Jodes 1 Liter $^1/_{10}$-Normal-Natriumthiosulfatlösung gehört. — So dient die Kaliumdichromatlösung zur Einstellung der Natriumthiosulfatlösung. Über die Art der Ausführung siehe den folgenden Artikel.

Von diesem $K_2Cr_2O_7$ soll man nunmehr 4,9037 g zu 1 Liter mit Wasser lösen (oder — wie das Arzneibuch S. 784 sagt — etwa 2,45 g auf 500 ccm). Die Wägung der 4,9037 g läßt sich aber genau nur sehr schwierig ausführen. Deshalb wird man auf der Handwaage etwa 5 g $K_2Cr_2O_7$ abwägen, diese auf ein Uhrglas schütten, das auf der analytischen Waage tariert wurde, und wieder das gefüllte Uhrglas auf der analytischen Waage wägen. Angenommen, man hätte so genau 4,905 g des Salzes gewogen und auf 1 Liter mit Wasser gelöst, dann besitzen die 1000 ccm dieser Lösung nach der Gleichung

$$4,9037 : 1000 = 4,905 : x\,, \quad x = 1000,2\,,$$

einen Wirkungswert von 1000,2 ccm $^1/_{10}$-Normal-$K_2Cr_2O_7$ oder mit anderen Worten: Der Faktor dieser Lösung ist 1,0002. Entweder vermerkt man diesen Faktor auf der Signatur oder setzt zu dem Liter der $^1/_{10}$-Normallösung 0,2 ccm Wasser hinzu und erhält dann eine exakte $^1/_{10}$-Normal-Kaliumdichromatlösung.

2. Natriumthiosulfatlösung, $^1/_{10}$-Normal-. Im vorigen Abschnitt ist die Herstellung einer $^1/_{10}$-Normal-Kaliumdichromatlösung beschrieben, so daß man nunmehr bei Einstellung der Natriumthiosulfatlösung unabhängig vom Arzneibuch zweckmäßig so vorgeht: Jod (wie es z. B. durch Oxydation von HJ mittels $K_2Cr_2O_7$ entsteht) wird von Natriumthiosulfat gebunden und entfärbt nach der Gleichung:

$$2\,Na_2S_2O_3 + J_2 = 2\,NaJ + Na_2S_4O_6\,,$$
$$1 \text{ Mol } Na_2S_2O_3 = 248,22 \text{ g}\,.$$

Der Theorie nach müßten also zur Herstellung der $^1/_{10}$-Normal-Natriumthiosulfatlösung 24,822 g $Na_2S_2O_3 + 5\,H_2O$ zu 1 Liter mit Wasser gelöst werden. Man nimmt rund 25 g des Salzes. Außerdem ist folgendes zu bedenken: Ist Kohlensäure zugegen, so fällt aus der Lösung Schwefel aus, während sich zugleich schweflige Säure bildet, die evtl. durch Einfluß von Sauerstoff sofort oxydiert wird:

$$\text{(I)} \quad Na_2S_2O_3 + 2\,H_2CO_3 = 2\,NaHCO_3 + H_2S_2O_3\,,$$
$$\text{(II)} \quad H_2S_2O_3 = H_2SO_3 + S\,.$$

Man löst daher das Salz zweckmäßig in ausgekochtem Wasser, läßt die fertige Lösung aber in jedem Falle noch einige Tage lang stehen, filtriert sie dann evtl. von ausgeschiedenem Schwefel ab und stellt sie nun erst, nachdem sie jetzt haltbarer geworden, ein. Zu diesem Zweck gibt man 20 ccm der im vorigen Abschnitt beschriebenen $^1/_{10}$-Normal-Kaliumdichromatlösung in ein Kölbchen mit eingeriebenem Glasstopfen, gibt nach dem Arzneibuch 1,2 g Kaliumjodid, 80 ccm Wasser sowie 10 ccm Salzsäure hinzu, schüttelt um, läßt etwa 5 Minuten lang stehen und titriert dann das ausgeschiedene Jod mit der einzustellenden Natriumthiosulfatlösung, bis die rotbraune Farbe in ein tiefes Gelb übergegangen. Erst jetzt fügt man einige Kubikzentimeter Stärkelösung hinzu und titriert vorsichtig unter lebhaftem Schütteln und tropfenweise, bis nach dem letzten Tropfen die deutlich blaue, dann violette Flüssigkeit in eine rein grüne Lösung übergegangen ist. Diese grüne Farbe, herrührend von entstandenem Chromisulfat, ist bei ihrem Eintritt scharf nach dem letzten Tropfen Natriumthiosulfatlösung zu erkennen und zeigt das Ende der Titration an. Der Faktor der Lösung wird so errechnet[1]:

$$F_{Na_2S_2O_3} = F_{K_2Cr_2O_7} \cdot \frac{20}{\text{verbrauchte Anzahl ccm } ^1/_{10}\text{-Normal-Natriumthiosulfatlösung}}.$$

3. Jodlösung, $^1/_{10}$-Normal-. Nach der Theorie müßte $^1/_{10}$ Grammäquivalent Jod = 12,692 g Jod mit Hilfe von KJ mit Wasser zu 1 Liter gelöst werden. Will man nach dieser Berechnung vorgehen, so hat man zunächst für ganz reines Jod zu sorgen und daher das käufliche Jod unter Zusatz von Jodkalium zu sublimieren. Viel einfacher kommt man zum Ziel, wenn man ca. 13 g Jodum D.A.B. 6 mit Hilfe der vorgeschriebenen 20 g KJ in der auf S. 780 des D.A.B. 6 angegebenen Weise löst und die entstandene Jodlösung gegen die soeben besprochene $^1/_{10}$-Normal-Natriumthiosulfatlösung genau einstellt. Hierzu bringt man 20 ccm der Jodlösung in einen Kolben, verdünnt mit etwa 30 ccm Wasser, titriert mit $Na_2S_2O_3$, bis eine weingelbe Farbe entstanden ist,

---

[1] Das Arzneibuch läßt den Faktor der $^1/_{10}$-Normal-Natriumthiosulfatlösung nach der Formel berechnen:

$$F_{Na_2S_2O_3} = 8{,}16\,\frac{a}{b},$$

wobei a die Anzahl der Gramme $K_2Cr_2O_7$ ist, die zu 500 ccm gelöst wurden, b die verbrauchte Anzahl Kubikzentimeter der einzustellenden $^1/_{10}$-Normal-Natriumthiosulfatlösung. Diese Berechnung kommt auf dasselbe hinaus wie unsere Rechnung. Nach beiden Berechnungen ist der Faktor wieder ein Quotient, dessen Zähler die Anzahl Kubikzentimeter wirklicher $^1/_{10}$-Normallösung darstellt, der die im Nenner genannte Anzahl der verbrauchten, ungefähr eingestellten $^1/_{10}$-Normallösung wirklich entspricht. Der in der Berechnung des Arzneibuches angegebene Zähler $8{,}16 \cdot a$ kommt so zustande: Es sollen a Gramm $K_2Cr_2O_7$ zu 500 ccm mit Wasser gelöst werden, während nach der Theorie 2,45 g $K_2Cr_2O_7$ zu 500 ccm gelöst werden sollten. Wenn 2,45 g $K_2Cr_2O_7$ entsprechen 500 ccm $^1/_{10}$-Normal-$K_2Cr_2O_7$, dann entspricht 1 g $K_2Cr_2O_7$: $\frac{500}{2{,}45}$ = rund 204 ccm $^1/_{10}$-Normal-$K_2Cr_2O_7$; dann entsprechen a Gramm $K_2Cr_2O_7 = a \cdot 204$ ccm $^1/_{10}$-Normal-$K_2Cr_2O_7$. Von den 500 ccm der zubereiteten Kaliumdichromatlösung ist aber nur der fünfundzwanzigste Teil (20 ccm) in Anwendung gebracht worden. Diese 20 ccm entsprechen also

$$\frac{204}{25} \cdot a = 8{,}16 \cdot a \text{ ccm } ^1/_{10}\text{-Normal-}K_2Cr_2O_7 = 8{,}16\,a \text{ ccm } ^1/_{10}\text{-Normal-}Na_2S_2O_3.$$

setzt dann 2 ccm Stärkelösung hinzu und gibt tropfenweise vorsichtig so lange weitere Natriumthiosulfatlösung unter kräftigem Umschwenken hinzu, bis der letzte Tropfen ein Entfärben der blauen bzw. violetten Lösung bewirkt.

Der Faktor wird analog wie bei der Natriumthiosulfatlösung und den anderen entsprechenden volumetrischen Lösungen nach der Formel berechnet (über das Prinzip siehe S. 42ff.):

$$F_J = F_{Na_2S_2O_3} \cdot \frac{\text{verbrauchte Anzahl ccm (ca) } ^1/_{10}\text{-Normal-Natriumthiosulfatlösung}}{20}$$

4. Natriumarsenitlösung.

a) Natriumarsenitlösung, etwa $^1/_2$-Normal-. Damit 1 Liter dieser Lösung in ihrem Wirkungswert einem halben Äquivalentgramm (hier auf J bezogen) entspricht, muß folgende Reaktion zugrunde gelegt werden:

$$\frac{As_4O_6}{1\text{ Mol} = 395{,}84\text{ g}} + 4\,H_2O + 4\,J_2 = 2\,As_2O_5 + 8\,HJ.$$

$$395{,}84\text{ g } As_4O_6 = 8 \text{ Äquivalentgramm Jod.}$$

$$1 \text{ Äquivalentgramm Jod} = \frac{395{,}84\text{ g}}{8}\, As_4O_6$$

$$^1/_2 \quad \text{„} \quad \text{Jod} = \frac{395{,}84\text{ g}}{16}\, As_4O_6 = 24{,}74\text{ g } As_4O_6.$$

Zur Herstellung der etwa $^1/_2$-Normallösung löst man also nach dem Arzneibuch (S. 783) 25 g arsenige Säure und 12,5 g Natriumhydroxyd unter Erwärmen in etwa 250 g Wasser, filtriert durch Watte, spült die Watte mit Wasser nach und verdünnt die Lösung unter Verwendung des Spülwassers auf 1 Liter. Diese Lösung wird ohne Einstellung zur Bestimmung der Jodzahl verwendet; siehe dort.

b) Natriumarsenitlösung, $^1/_{10}$-Normal-[1]. 200 ccm der vorstehenden etwa $^1/_2$-Normal-Natriumarsenitlösung werden auf 1 Liter mit Wasser verdünnt, worauf die entstandene Mischung gegen $^1/_{10}$-Normal-Jodlösung eingestellt wird. Dabei findet dieselbe Reaktion zwischen Jod und arseniger Säure statt, wie sie in der Formel des vorstehenden Abschnittes (bei der etwa $^1/_2$-Normal-Natriumarsenitlösung) angegeben ist. Zur Einstellung werden 20 ccm der $^1/_{10}$-Normal-Natriumarsenitlösung nach dem schwachen Ansäuern mit verdünnter Schwefelsäure mit 2 g Natriumbikarbonat, 20 g Wasser und einigen Tropfen Stärkelösung versetzt und mit $^1/_{10}$-Normal-Jodlösung bis zur bleibenden Blaufärbung titriert. Der Faktor ist:

$$F_{As_4O_6} = F_J \cdot \frac{\text{verbrauchte Anzahl ccm } ^1/_{10}\text{-Normal-Jodlösung}}{20}.$$

Über die Berechnung des Faktors siehe S. 42ff. — Im Arzneibuch ist bei Angabe der Berechnung dieses Faktors ein Druckfehler insofern

[1] F. v. Bruchhausen und B. Stempel (Ap.Z. 1927, S. 284) berichten übrigens, daß diese alkalische Arsenitlösung sehr wenig titerbeständig ist, da sie der Oxydation durch den Sauerstoff der Luft unterliegt. Nach ihrer Beobachtung nahm eine solche Lösung in ca. 3 Monaten 1,34 Prozent in ihrer Wirksamkeit ab.

vorhanden, als Zähler und Nenner des Bruches vertauscht sind. — Über den Grund, weshalb zur Einstellung hier Natriumbikarbonat zugesetzt ist, siehe unter Arsenbestimmungen, S. 92. — Über die genaue Einstellung dieser Lösung siehe W. Meyer, Südd. Ap. Z. 1928, S. 226.

5. Kaliumpermanganatlösung, $^1/_{10}$-Normal-. Kaliumpermanganat oxydiert in saurer Lösung in folgendem Sinne:

$$2\,KMnO_4 + 3\,H_2SO_4 = 3\,H_2O + K_2SO_4 + 2\,MnSO_4 + 5\,O.$$

$$1\text{ Mol }KMnO_4 = 158{,}03\text{ g}$$

Daher

$$1\text{ Mol }KMnO_4 = 158{,}03\text{ g }KMnO_4 = 5\text{ Grammäquivalent O.}$$

$$1\text{ Grammäquivalent O (8 g O)} = \frac{158{,}03}{5} = 31{,}6\text{ g Kaliumpermanganat.}$$

Zur Darstellung einer $^1/_{10}$-Normal-$KMnO_4$-Lösung müßten also nach der Theorie 3,16 g $KMnO_4$ auf 1 Liter gelöst werden; das Arzneibuch läßt (S. 783) eine etwas größere Menge (3,3 g) aus folgendem Grunde auflösen: Durch die reduzierenden Stoffe, die stets im Wasser vorhanden sind, wird ein kleiner Anteil des $KMnO_4$ verbraucht. Zwar werden die flüchtigen schädigenden Stoffe zunächst möglichst entfernt, da man das $KMnO_4$ in „frisch ausgekochtem" Wasser lösen soll. Da aber dann noch die nicht flüchtigen reduzierenden Substanzen zurückbleiben, soll man nach dem D.A.B. 6 die Lösung 10 bis 14 Tage stehen lassen. Dann ist die reduzierende Substanz oxydiert, so daß sich der Titer der Lösung nunmehr nicht oder nur äußerst langsam verändert. Nach dieser Wartezeit von 10 bis 14 Tagen darf natürlich die Lösung nicht durch Filtrierpapier gegeben, sondern muß klar abgegossen oder durch gereinigten und geglühten Asbest filtriert werden. Die Einstellung dieser $^1/_{10}$-Normal-Kaliumpermanganatlösung geschieht so (wieder S. 783 des D.A.B. 6), daß man zu 20 ccm der Lösung im Überschuß Jodwasserstoff hinzufügt (entstanden aus KJ und Säure) und die Menge des durch Oxydation entstandenen Jodes mittels $^1/_{10}$-Normal-$Na_2S_2O_3$ bestimmt. Der Faktor ist:

$$F_{KMnO_4} = F_{Na_2S_2O_3} \cdot \frac{\text{verbrauchte Anzahl ccm } ^1/_{10}\text{-Normal-Natriumthiosulfatlösung}}{20}.$$

6. Kaliumbromatlösung, $^1/_{10}$-Normal-. Das Kaliumbromat wirkt in der Jodometrie in folgender Weise:

$$\frac{KBrO_3}{1\text{ Mol} = 167{,}02\text{ g}} + 6\,KJ + 6\,H_2SO_4$$

$$= \frac{3\,J_2}{6\text{ Äquivalentgramm Jod}} + KBr + 6\,KHSO_4 + 3\,H_2O\,.$$

Hiernach ist eine Normal-Kaliumbromatlösung eine solche, die in einem Liter enthält: $\frac{167{,}02}{6} = 27{,}837$ g $KBrO_3$. In diesem Sinne sagt das D.A.B. 6 (S. 782), daß die $^1/_{10}$-Normal-Kaliumbromatlösung in einem Liter enthalten soll: 2,7837 g $KBrO_3$. Diese Substanzmenge läßt sich genau sehr schwer abwägen; auch muß man mit Feuchtigkeit, eventuell auch mit geringsten Unreinheiten der Substanz rechnen.

Deshalb wird man zweckmäßig 2,8 g $KBrO_3$ mit Wasser zu einem Liter lösen und die erhaltene Lösung in folgender Weise einstellen: In einen Kolben mit Glasstopfen gibt man 25 ccm der ungefähr eingestellten Lösung, löst darin 1,5 g Kaliumjodid, säuert mit etwa 20 ccm verdünnter Schwefelsäure an und titriert nach 5 Minuten das ausgeschiedene Jod mit $^1/_{10}$-Normal-Natriumthiosulfatlösung (Indikator Stärkelösung). Die Berechnung des Faktors erfolgt dann in der üblichen Weise.

C. Einstellung der Lösungen der Fällungsanalyse.

Stammbaum:

Urtiterstoff: Besonders gereinigtes Natriumchlorid (1)
↓
$^1/_{10}$-Normal-Natriumchloridlösung (2)
↓
$^1/_{10}$-Normal-Silbernitratlösung (3)
↓
$^1/_{10}$-Normal-Ammoniumrhodanidlösung (4).

1. Über Reinigung und Trocknung des besonders gereinigten NaCl siehe S. 784 des Arzneibuches.

2. $^1/_{10}$-Normal-Natriumchloridlösung. Nach der Theorie müßte $^1/_{10}$ Grammäquivalent NaCl = 5,846 g NaCl zu 1 Liter mit Wasser gelöst werden. Das Arzneibuch (S. 784) läßt auch so vorgehen und somit den Faktor = 1 ansetzen.

3. $^1/_{10}$-Normal-Silbernitratlösung. Nach der Theorie müßte $^1/_{10}$ Grammäquivalent $AgNO_3$ = 16,989 g $AgNO_3$ auf 1 Liter mit Wasser gelöst werden. Es gibt auch genügend reines Silbernitrat, aus dem man durch Lösen der berechneten Menge in Wasser ohne weitere Einstellung die $^1/_{10}$-Normallösung bereiten kann. Das in der Apotheke vorrätige Silbernitrat enthält aber, wenn es auch annähernd rein ist, doch meist nicht 100 Prozent $AgNO_3$. Man soll deshalb nach dem Arzneibuch etwa 17 g offizinelles Silbernitrat auf der Handwaage abwägen und in Wasser zu 1 Liter lösen, worauf man die erhaltene Lösung gegen die vorher besprochene $^1/_{10}$-Normal-NaCl-Lösung einstellt.

Als Indikator ist Kaliumchromatlösung vorgeschrieben, deren Gebrauch auf S. 88 geschildert ist. Die Berechnung des Faktors geschieht dann in gewohnter Weise (bei Anwendung von 20 ccm $^1/_{10}$-Normal-NaCl):

$$F_{AgNO_3} = \frac{20}{\text{verbrauchte Anzahl ccm } ^1/_{10}\text{-Normal-Silbernitratlösung}}.$$

4. $^1/_{10}$-Normal-Ammoniumrhodanidlösung. Nach der Theorie müßte $^1/_{10}$ Grammäquivalent = 7,612 g Ammoniumrhodanid zu 1 Liter Wasser gelöst werden. Das Arzneibuch (S. 779) läßt etwa 8 g verwenden und die Lösung dann einstellen gegen die vorstehend beschriebene $^1/_{10}$-Normal-Silbernitratlösung. Als Indikator soll hier Ferriammoniumsulfatlösung verwendet werden, deren Gebrauch auf S. 82 genau geschildert ist.

Fette und Öle.

In diesem Artikel sollen sämtliche Prüfungsmethoden behandelt werden, die sich auf die Untersuchung der Öle und Fette beziehen. Als erster Abschnitt ist die Bestimmung des Säuregrades und der Säure-, Verseifungs-, Esterzahl eingereiht, obgleich diese Bestimmungen auch zugleich zur Prüfung anderer Stoffe Anwendung finden. Die Einreihung erfolgt trotzdem an dieser Stelle, weil die genannten Konstanten am häufigsten bei den Ölen und Fetten bestimmt werden.

I. Bestimmung von Säuregrad, Säurezahl, Verseifungszahl, Esterzahl.

Die Bestimmung dieser Konstanten kommt nach dem Arzneibuch in Betracht für die Untersuchungen der Öle und Fette, der Harze, Balsame, des Wachses, des Walrats, vereinzelt auch für die Prüfung von ätherischen Ölen.

Zunächst haben wir den Säuregrad zu besprechen, den das Arzneibuch lediglich zur Untersuchung von Ölen und Fetten vorschreibt, und zwar zur Bestimmung der in ihnen vorhandenen freien Fettsäuren. Fette und Öle sollen im allgemeinen neutrale Ester sein, also Verbindungen des Glyzerins mit den Säuren der Fettsäurereihe, der Ölsäurereihe. Die in ihnen enthaltenen freien Fettsäuren sind also nicht als normaler Bestandteil, vielmehr als ein Anzeichen stattgefundener Hydrolyse zu betrachten. Schweineschmalz z. B. in frischem Zustande wird kaum oder überhaupt keine freie Säure enthalten, die sich aber bildet, sobald das Fett einige Zeit lagert. Die Menge der freien Säuren bildet also ein Kriterium für die Güte dieser Speisefette und wird durch Absättigen mittels eingestellter Kalilauge bestimmt. Bei diesen Bestimmungen muß eine Einheit festgesetzt werden. In diesem Sinne versteht man unter Säuregrad eines Fettes oder Öles die Anzahl Kubikzentimeter Normal-Kalilauge, die notwendig ist, um die in 100 g Fett oder Öl vorhandene freie Säure zu neutralisieren.

Bei dem zweiten Verfahren, der Bestimmung der Säurezahl, handelt es sich ebenfalls um freie Säuren, und zwar um solche in Wachsen, Balsamen usw. Das Wachs z. B., ebenso der Tolubalsam, enthalten, wenn sie normal bzw. unverfälscht sind, einen Anteil freier Säuren, der erfahrungsgemäß innerhalb bestimmter Grenzen schwankt und ebenfalls durch Absättigen mit eingestellter Kalilauge bestimmt wird. Während aber die freien Säuren der Fette als Zersetzungsprodukte zu betrachten sind und durch den Säuregrad charakterisiert werden, stellen die freien Säuren der Wachse, Balsame usw. einen normalen Bestandteil dar und werden durch die Säurezahl charakterisiert, deren Einheit eine andere ist: Die Säurezahl gibt an, wieviel Milligramm Kaliumhydroxyd notwendig sind, um die in 1 g Wachs, Walrat, Harz oder Balsam vorhandene freie Säure zu neutralisieren.

Prinzipiell verschieden von diesen beiden Begriffen ist die Esterzahl, bei der es sich nicht um die Bestimmung der freien, sondern der gebundenen Säuren handelt, die als Ester im Wachs, in Balsamen, ätherischen Ölen in größerer Menge vorhanden sind. Hat man z. B. im Wachs die freien Säuren durch direkte Titration mit Kalilauge bestimmt, also die Säurezahl festgestellt, so kocht man nunmehr die neutralisierte Lösung nochmals mit einer genau bestimmten Menge überschüssiger weingeistiger $^1/_2$-Normal-Kalilauge. Jetzt tritt Verseifung ein, d. h. die bisher in Form der Ester vorhandenen Säuren bilden entsprechende Kaliumsalze, während der bisher mit den Säuren verbundene Alkohol frei wird. Titriert man jetzt mit $^1/_2$-Normal-Salzsäure zurück, so erfährt man, wieviel KOH gebunden ist, d. h. welche Menge Ester(säuren) vorhanden war. Für diese Bestimmung mußte man wieder eine Einheit wählen. Und so gibt die Esterzahl an, wieviel Milligramm Kaliumhydroxyd zur Verseifung der in 1 g ätherischem Öle, Wachs usw. vorhandenen Ester verbraucht sind.

Endlich kommen wir zur Verseifungszahl: Bei Ol. Lini z. B., bei Ol. Sesami, Ol. Jecor. Aselli werden wohl zuerst die freien Säuren durch Bestimmung des Säuregrades festgestellt. Sodann aber werden in einem zweiten Verfahren die Gesamtsäuren, seien sie frei oder esterförmig gebunden, bestimmt. So erhält man die Verseifungszahl. Zu diesem Zweck kocht man das Öl mit einer bestimmten Menge überschüssiger weingeistiger $^1/_2$-Normal-Kalilauge und titriert sodann wieder mit $^1/_2$-Normalsäure zurück, um festzustellen, wieviel KOH von den Gesamtsäuren gebunden ist. In diesem Sinne gibt die Verseifungszahl an, wieviel Milligramm Kaliumhydroxyd zur Bindung der in 1 g Fett, Öl oder Balsam enthaltenen freien Säure und zur Verseifung der Ester verbraucht sind.

Aus diesen Erklärungen folgt, daß Verseifungszahl = Säurezahl + Esterzahl ist, daß man daher die Esterzahl erhalten kann, wenn man die Säurezahl von der Verseifungszahl abzieht. Entsprechend erhält man die Verseifungszahl, wenn man Säurezahl und Esterzahl addiert.

Über den Wert und die Absicht der Bestimmung dieser Konstanten sei zunächst in bezug auf Öle und Fette folgendes gesagt: In frischem und ganz reinem Zustand besitzen — wie schon oben erwähnt — die Fette neutrale Reaktion. Bei der Aufbewahrung beginnt die hydrolytische Spaltung. Ermöglicht wird diese durch Anwesenheit von Wasser, eingeleitet aber nach Ansicht vieler Autoren durch anwesende Fermente, herrührend aus den natürlichen tierischen oder pflanzlichen Gewebsteilen, denen die Fette entnommen sind. Jedenfalls werden durch diesen Prozeß Fettsäuren frei, die durch Normallaugen titrierbar sind und in der Nahrungsmittelchemie nach Säuregraden berechnet werden. Demnach bestimmt der Säuregrad bis zur gewissen Grenze die Feinheit, evtl. die Frische des Öles oder Fettes. So heißt es bei Kakaobutter „Säuregrad nicht über 4“, bei Olivenöl „Säuregrad nicht über 8“.

Saure Fette sind aber nicht ohne weiteres gleichzustellen mit „ranzigen“ Fetten. Ausdrücklich sei betont: Ranzidität und Säuregehalt sind verschiedene Begriffe, was schon daraus hervorgeht, daß Fette mit erhöhtem Gehalt an freien Säuren nicht ranzig sein müssen, wenn sie es auch meist sind. Zur Bildung der Ranzidität (kenntlich durch den bekannten unangenehmen Geruch und kratzenden Geschmack) muß eben noch ein neuer Faktor hinzutreten, der von den meisten Autoren darin erblickt wird, daß der Sauerstoff der Luft unter Miteinfluß von Licht auf die freien Fettsäuren oxydierend einwirkt. Welche Oxydationsprodukte hierbei entstehen, ist noch umstritten. Jedenfalls folgt aus Obigem, daß Fette und fette Öle nach völliger Reinigung möglichst kühl, trocken und vor Licht und Luft geschützt aufzubewahren sind. Der treffliche Kenner der Fette, Lewkowitsch[1], berichtet, er habe Leinöl in gut verschlossenen Fässern 13 Jahre lang aufbewahrt und Kakaobutter 10 Jahre lang, ohne daß nachher Ranzidität bemerkbar war.

Der Säuregrad wird also nur in Fetten und Ölen zur Kennzeichnung der Güte derselben bestimmt. Die anderen Konstanten aber, also Säurezahl, Verseifungszahl, Esterzahl sollen, gleichgültig ob bei Balsamen oder Wachsen, fetten und ätherischen Ölen usw. festgestellt, deren normale Beschaffenheit erweisen. Ein Olivenöl z. B. oder ein Tolubalsam werden Verseifungszahlen ergeben müssen, die nur innerhalb der angegebenen Grenzen schwanken dürfen. Ist das nicht der Fall, so kann man nicht ohne weiteres Verfälschunngen behaupten. Es handelt sich ja hier um Naturprodukte; so ist es z. B. von Leinöl bekannt, daß es zuweilen, auch unverfälscht, etwas höhere Verseifungszahlen als die geforderten ergibt[2]. Auch die Konstanten für wirklich echtes Wachs sind umstritten. Solche außer der durchschnittlichen Grenzen liegenden Konstanten lassen aber das betreffende Untersuchungsobjekt mindestens als nicht normal, eventuell als der Fälschung verdächtig erscheinen und schließen daher jedenfalls den betreffenden Stoff vom pharmazeutischen Gebrauch aus. Die Bestimmung der 3 Konstanten also, Säurezahl, Verseifungszahl, Esterzahl, soll die normale Zusammensetzung der Untersuchungsobjekte erweisen. Zur Bestimmung der vorgenannten 4 Konstanten gibt das Arzneibuch folgendes an:

a) Unter Säuregrad eines Fettes oder Öles versteht man die Anzahl Kubikzentimeter Normal-Kalilauge, die notwendig ist, um die in 100 g Fett oder Öl vorhandene freie Säure zu neutralisieren.

Zur Bestimmung der freien Säure werden 5 bis 10 g Fett oder Öl in 30 bis 40 ccm einer säurefreien Mischung[3] gleicher Raumteile Äther und absoluten Alkohols gelöst und mit $^1/_{10}$-Normal-Kalilauge unter Zusatz von 1 ccm Phenolphthaleinlösung als Indikator titriert. Scheidet sich während der Titration ein Teil des Fettes oder Öles aus, so muß ein weiterer Zusatz von Äther-Alkoholmischung erfolgen.

b) Die Säurezahl gibt an, wieviel Milligramm Kaliumhydroxyd notwendig sind, um die in 1 g Wachs, Walrat, Harz oder Balsam vorhandene freie Säure zu neutralisieren.

Die Bestimmung wird nach den bei den einzelnen Artikeln gegebenen Vorschriften ausgeführt. Die Mengen sind genau zu wägen.

---

[1] Lewkowitsch: Chemische Technologie und Analyse der Öle, Fette und Wachse, I. Bd., S. 25. Braunschweig: F. Vieweg & Sohn 1905.

[2] Zeigen freilich fette Öle eine besonders niedrige Verseifungszahl, liegt der Verdacht auf Verfälschung durch Mineralöle vor. Siehe nächsten Abschnitt.

[3] Es sei besonders darauf hingewiesen, daß das Lösungsmittel, also die Äther-Alkoholmischung, entweder säurefrei ist oder neutralisiert werden muß.

c) Die Verseifungszahl gibt an, wieviel Milligramm Kaliumhydroxyd zur Bindung der in 1 g Fett, Öl, Wachs oder Balsam enthaltenen freien Säure und zur Verseifung der Ester verbraucht sind. Die Mengen sind genau zu wägen.

Die Bestimmung der Verseifunsgzahl wird, sofern bei einzelnen Artikeln nicht besondere Vorschriften gegeben sind, in folgender Weise ausgeführt.

Man wägt 1 bis 2 g des zu untersuchenden Stoffes in einem Kölbchen aus Jenaer Glas von 150 ccm Inhalt ab, setzt 25 ccm weingeistige $^1/_2$-Normal-Kalilauge hinzu, verschließt das Kölbchen mit einem durchbohrten Korke, durch dessen Öffnung ein 75 cm langes Kühlrohr aus Kaliglas führt, erhitzt die Mischung unter häufigem Umschwenken auf dem Wasserbad und erhält sie etwa eine halbe Stunde lang im schwachen Sieden, bis die Flüssigkeit klar geworden ist. Um die Verseifung zu vervollständigen, mischt man den Kolbeninhalt durch wiederholtes, vorsichtiges Umschwenken, wobei darauf zu achten ist, daß die Flüssigkeit nicht an den Kork oder das Kühlrohr spritzt. Man titriert alsdann in der noch heißen Lösung nach Zusatz von 1 ccm Phenolphthaleinlösung sofort mit $^1/_2$-Normal-Salzsäure den Überschuß an Kalilauge zurück (1 ccm $^1/_2$-Normal-Salzsäure = 28,055 g Kaliumhydroxyd, Phenolphthalein als Indikator).

Bei jeder Versuchsreihe sind mehrere blinde Versuche in gleicher Weise, aber ohne Anwendung des betreffenden Stoffes auszuführen, um den Wirkungswert der weingeistigen Kalilauge gegenüber der $^1/_2$-Normal-Salzsäure festzustellen.

d) Die Esterzahl gibt an, wieviel Milligramm Kaliumhydroxyd zur Verseifung der in 1 g ätherischem Öle, Wachs usw. vorhandenen Ester verbraucht sind. Die Mengen sind genau zu wägen.

Die Esterzahl ergibt sich somit als Differenz zwischen Verseifungs- und Säurezahl.

Die Bestimmung der Esterzahl erfolgt nach der im Einzelfalle gegebenen Vorschrift.

Die Säurezahl, Verseifungszahl und Esterzahl wird nach folgender Formel ausgerechnet

$$\frac{a \cdot 28{,}055}{s}.$$

Hierbei ist a = die verbrauchte Anzahl der weingeistigen $^1/_2$-Normal-Kalilauge, s die angewendete Menge der zu prüfenden Stoffe, während die Zahl 28,055 die Anzahl mg KOH darstellt, die in 1 ccm weingeistiger $^1/_2$-Normal-Kalilauge vorhanden ist.

II. Bestimmung der unverseifbaren Anteile.

Im vorigen Abschnitt war bei Schilderung der Verseifungszahl in einer Fußnote gesagt, daß, wenn bei Untersuchung von Ölen diese Konstante auffallend niedrig gefunden wird, ein Verdacht auf Verfälschung mit Mineralölen (Paraffinen) besteht. Liegt ein solcher Verdacht tatsächlich vor, bietet diese Bestimmung des Unverseifbaren ein Mittel zur Entscheidung, da sie das Mineralöl der Menge nach erkennen läßt[1]. Das Arzneibuch gibt für die Bestimmung folgende Vorschrift:

10 g Öl werden mit 5 g Kaliumhydroxyd und 50 ccm Weingeist verseift; die Seifenlösung wird mit 60 ccm Wasser verdünnt und dreimal mit je 30 ccm Petroläther ausgeschüttelt. Die mit Wasser gewaschene Petrolätherlösung wird verdunstet, der Rückstand nochmals mit weingeistiger Kalilauge verseift und die Seifenlösung in der gleichen Weise mit Wasser verdünnt und mit Petroläther ausgeschüttelt. Die durch Schütteln mit Kalziumsulfatlösung von den letzten Seifenanteilen befreite Petrolätherlösung wird verdunstet, der Rückstand getrocknet und gewogen.

[1] Daß sich nach neueren Forschungen im Lebertran auch die Vitamine im „Unverseifbaren" befinden, kann hier unberücksichtigt bleiben.

Zu dieser Vorschrift erscheinen folgende Erläuterungen und Ergänzungen notwendig: Die erste geforderte Verseifung hat im Kolben mit Rückflußkühler zu geschehen, etwa in der Art, wie es vorstehend bei Bestimmung der Verseifungszahl vorgeschrieben ist, unter lebhaftem Sieden. Die entstandene Seifenlösung ist nach Abkühlen in einen Scheidetrichter überzuführen, unter Nachspülen des Verseifungskölbchens mit den 60 ccm Wasser. Sodann ist die Extraktion des Unverseifbaren bzw. Unverseiften mit dem Petroläther vorzunehmen, aber nicht etwa durch kräftiges Ausschütteln (das meist untrennbare oder schwierig trennbare Emulsionen herbeiführt), sondern durch gelindes Schütteln, d. h. recht verstärktes Schwenken. Die Petrolätherlösung soll sodann mit Wasser gewaschen werden, damit dieses die im Petroläther emulgierte Seife herauslöst. Nach Verdampfen der Petrolätherlösung enthält der Rückstand noch immer Reste von Verseifbarem (schwer Verseifbarem), so daß eine Wiederholung der Verseifung gefordert wird, für die aber nunmehr etwa der vierte Teil der bei der ersten Verseifung gebrauchten Mengen an Weingeist und Kaliumhydroxyd genügt. Nach der zweiten Verseifung wird wieder mit Wasser verdünnt, sodann dreimal mit je 30 ccm Petroläther extrahiert und die Petrolätherlösung mit Kalziumsulfatlösung behandelt, damit unter Umständen vorhandene Reste von Seife in unlösliche Kalkseifen umgewandelt werden, die eventuell abzufiltrieren sind.

Zweifellos ist diese ganze Bestimmung recht umständlich. Deshalb ist es sehr dankenswert, daß Th. Canzler (Pharmaz. Nachr. 1926, S. 171) mitteilt, er verwende hier „mit genügender Genauigkeit" die bei der Bestimmung der Verseifungszahl erhaltene Seifenlösung. Dieses nach Rücktitration mit Salzsäure neutralisierte Gemisch versetzt er mit 10 ccm überschüssiger weingeistiger Kalilauge, dampft das Ganze auf dem Wasserbade auf das halbe Volumen ein, gibt den Rest in einen Scheidetrichter, spült mit verdünntem Weingeist quantitativ nach und extrahiert dann die völlig abgekühlte Flüssigkeit von etwa 150 ccm durch vorsichtiges Umschwenken mit 25 ccm Petroläther. Diese Extraktion der Flüssigkeit ist zweckmäßig zweimal mit je 25 ccm Petroläther zu wiederholen. Die Petrolätherlösung wird dann, wie im offiziellen Text angegeben, mit Kalziumsulfatlösung behandelt, das Lösungsmittel verdunstet, der Rückstand getrocknet und gewogen.

Wenn diese Vorbestimmung zu ungünstigen Resultaten führt, ist es geboten, nunmehr genau die Prüfung nach den Vorschriften des D. A. B. 6 auszuführen.

Einen ganz ähnlichen Vorschlag macht D. Schenk (Ap. Z. 1927, S. 819). Doch weist dieser Autor noch auf einen Vorversuch hin, der eventuell entscheiden kann, ob die Bestimmung des Unverseifbaren überhaupt vorzunehmen ist. Schenk schlägt vor, in einem Reagenzglase etwa 2 ccm des wieder alkalisch gemachten Reaktionsproduktes der Verseifungszahl mit einer mehrfachen Menge destillierten Wassers zu versetzen und zu beobachten: „Tritt keine Trübung ein, so sind im allgemeinen anormale Mengen unverseifbarer Anteile nicht zugegen, und die weitere Bestimmung erübrigt sich." — Natürlich wird man durch diese Vorprüfung nur wesentliche Anteile von Unverseifbarem feststellen können. — Will man jetzt die Bestimmung quantitativ zu Ende führen, muß man selbstredend die kleine, zum Vorversuch verwendete Materialmenge zum Ganzen zurückgeben.

III. Jodzahl der Fette und Öle.

(Es sei schon am Anfang dieses Artikels bemerkt, daß an Stelle der Arzneibuchmethode, die für den Apotheker sehr umständlich und zeitraubend ist, am Schluß des Artikels die weit kürzere und dabei einwandfreie Ergebnisse liefernde Methode nach Hanuš ausführlich geschildert wird.)

Die Bestimmung der Jodzahl bei Fetten und Ölen beruht auf der Anlagerung von Halogen an ungesättigte Verbindungen. Eine solche Halogen-Anlagerung findet z. B. bei den Vertretern der Äthylen- und Azetylenreihe statt. Läßt man etwa Jod auf Äthylen einwirken, so entsteht bekanntlich nach der Gleichung

$$\begin{matrix} CH_2 \\ \| \\ CH_2 \end{matrix} + J_2 = \begin{matrix} CH_2J \\ | \\ CH_2J \end{matrix}$$

unter Aufhebung der doppelten Bindung Dijodäthan.

In den Fetten und Ölen befinden sich ungesättigte Verbindungen. Es sind neben den Glyzerinestern der Stearinsäure und Palmitinsäure noch Ester ungesättigter Säuren vorhanden, von denen z. B. die Ölsäure eine doppelte Bindung, die Linolsäure zwei doppelte Bindungen besitzt. Man hat nun kennen gelernt, daß die verschiedenen Fett- oder Ölsorten einen meist charakteristischen, ihnen eigenen Gehalt an Glyzeriden ungesättigter Fettsäuren besitzen und demnach zur Aufnahme einer entsprechenden Halogenmenge fähig sind. Da hier Naturprodukte vorliegen, schwankt die Zusammensetzung und damit die Halogenaufnahmefähigkeit innerhalb gewisser, aber relativ so enger Grenzen, daß, wenn die Aufnahme über einen gewissen Wert hinausgeht oder unter eine bestimmte Grenze sinkt, das betreffende Fett als anormal erscheinen muß. Deshalb gilt die Bestimmung der Jodzahl als sehr wichtig für die Beurteilung der Fette und Öle.

Bei dem Studium der Halogenanlagerung an ungesättigte Fettsäureglyzeride fand Hübl, daß Jod von Fetten bei gewöhnlicher Temperatur sehr langsam aufgenommen wird, daß aber bei Anwendung einer alkoholischen Lösung von Jod, welche Quecksilberchloridlösung enthält, die Aufnahme so regelmäßig und in genau bestimmter Weise vor sich geht, daß darauf eine quantitative Methode gegründet werden konnte. Nach dieser Methode wird zur Halogenanlagerung eine Mischung gleicher Raumteile weingeistiger Jodlösung und weingeistiger Quecksilberchloridlösung verwendet. Hierbei wirkt das $HgCl_2$ in dem Sinne, daß vor allem folgende Reaktion in der Hüblschen Lösung stattfindet:

$$HgCl_2 + 2\,J_2 = HgJ_2 + 2\,JCl.$$

Es bildet sich also zunächst Jodmonochlorid. Und dieses Jodmonochlorid ist es, nicht Jod, das sich an die ungesättigten Fettsäureglyzeride anlagert. Wenn man aber auch nach dieser Hüblschen Methode JCl an die ungesättigten Bindungen des Fettes anlagerte, die Menge des angelagerten Halogens erfuhr man nicht als JCl, sondern in Form einer äquivalenten Menge Jod (J · J). Man stellte nämlich in einer bestimmten Menge Hüblscher Jodlösung den Gehalt an JCl so fest, daß man KJ im Überschuß zufügte und auf diese Weise das JCl in J · J überführte:

$$2\,JCl + 2\,KJ = 2\,KCl + 2\,J_2.$$

Das so vorhandene, also freie J · J bestimmte man dann durch Titration mit $Na_2S_2O_3$. Jetzt ließ man dieselbe Menge Hüblscher Jodlösung auf eine bestimmte Menge des Öles einwirken und bestimmte wieder das überschüssige, nicht angelagerte JCl nach Zusatz von KJ wie oben als J · J. Die Differenz, also die Menge des J · J vom Versuch I, abzüglich der Menge des J · J vom Versuch II, ergab die Menge des an das Öl angelagerten Halogens, und zwar in Form von J · J. Mit anderen Worten: Man lagerte Chlorjod (JCl) an und fand das Resultat in Form einer äquivalenten Menge Jod (J · J).

Jetzt ist hier eine grundlegende Änderung insofern eingetreten, als das neue Arzneibuch die Hüblsche Methode aus später zu erörternden Gründen verlassen und das Verfahren von L. W. Winkler dafür eingeführt hat. Nach diesem Verfahren wird nicht JCl angelagert, sondern BrBr, so daß beispielsweise die doppelte Bindung

$$—CH=CH— \quad \text{übergeführt wird in:} \quad —CHBr—CHBr—.$$

Die Menge des angelagerten Broms läßt aber Winkler bzw. das D.A.B.6 nicht als solche angeben, sondern übertragen in die äquivalente Menge Jod. Man bestimmt also gewissermaßen eine Bromzahl und sagt sie an als Jodzahl. In diesem Sinne sagt das Arzneibuch:

Die Jodzahl gibt an, wieviel Teile Jod der von 100 Teilen Fett oder Öl · gebundenen Brommenge unter den Bedingungen des nachstehenden Verfahrens äquivalent sind.

Ausführung: Zu dem Öl oder Fett wird nicht etwa freies Brom hinzugegeben, sondern erst im Reaktionsgemisch gebildet durch Aufeinanderwirken von Kaliumbromid und Kaliumbromat in saurer Lösung:

(I) $$KBrO_3 + 5\,KBr + 6\,HCl = 3\,Br_2 + 6\,KCl + 3\,H_2O.$$

Das überschüssige Brom wird dann durch Natriumarsenitlösung (etwa $^1/_2$ normal) zurücktitriert:

(II) $$Br_2 + As(OH)_3 + H_2O = 2\,HBr + AsO(OH)_3$$ [1].

Das KBr wird im Überschuß zugegeben, da es, wenn nur genügend vorhanden, keinen Einfluß auf den quantitativen Verlauf hat. Das

[1] Die Rücktitration geschieht freilich in ganz besonderer Weise, indem (wie später ausführlicher geschildert wird) im Vorgang II so viel Natriumarsenitlösung zugefügt wird, daß diese wieder im Überschuß ist, so daß man — genauer gesagt — in einem Vorgang III den Überschuß der Natriumarsenitlösung mit Brom zurücktitrieren muß.

$KBrO_3$ dagegen wird in Form einer $^1/_{10}$-Normallösung hinzugegeben. Da 1 $KBrO_3$ (Molekulargewicht 167,02) nach obiger Formel (I) 6 Äquivalenten Brom entspricht, wird man eine $^1/_{10}$-Normallösung so bereiten, daß man zu einem Liter löst:

$$\frac{167,02}{60} = 2,7837 \text{ g } KBrO_3.$$

Ein Liter einer solchen $^1/_{10}$-Normal-$KBrO_3$-Lösung muß demnach im Wirkungswert entsprechen einem zehntel Äquivalentgramm Brom = einem zehntel Äquivalentgramm Jod = 12,692 g Jod, 1 ccm muß also entsprechen: 0,012692 g Jod.

Die genaue Ausführung findet man auf Seite L des Arzneibuches, hier sei nur das Grundsätzliche gesagt: Von den zwei im D.A.B. 6 vorgeschriebenen Flaschen mit eingeschliffenem Stopfen (am besten Jodkolben) benötigt man die erste zum Anlagerungsversuch, die zweite zum blinden Versuch. Die Glasstopfen sollen noch mit konzentrierter Phosphorsäure (siehe S. 775 des D.A.B. 6) möglichst abgedichtet werden, damit Brom nicht entweicht[1]. In den ersten Kolben wird die ungefähr angegebene Menge des Öles oder Fettes (genau!) gewogen und in Tetrachlorkohlenstoff gelöst (Versuch I). Dann gibt man 50 ccm $^1/_{10}$-Normal-$KBrO_3$-Lösung, das KBr und die Salzsäure hinzu und überläßt nach kräftigem Schütteln die Mischung während der vorgeschriebenen Zeit im Dunkeln der Einwirkung. Jetzt fügt man die 10 ccm etwa $^1/_2$-Normal-Natriumarsenitlösung sowie (nach der Entfärbung) die vorgeschriebenen 20 ccm rauchende Salzsäure hinzu und titriert, da die arsenige Säure sich nunmehr im Überschuß befindet, so lange mit weiterer $^1/_{10}$-Normal-$KBrO_3$-Lösung, bis freies Brom sich gerade im Überschuß befindet, d. h. bis der letzte Tropfen eine gerade sichtbare, schwach blaßgelbe Färbung herbeiführt. Hiernach wäre im allgemeinen ein besonderer Indikator nicht nötig, wenigstens nicht beim Arbeiten in günstigem Tageslicht. Bei ungünstiger Beleuchtung soll man einige Tropfen der angegebenen Indigokarminlösung hinzusetzen. Dann wird die arsenige Säure schneller oxydiert als der Farbstoff, der dann schließlich das Ende der Titration durch Entfärbung anzeigt. Da aber auch während der Titration der Farbstoff teilweise oxydiert wird, soll man noch beim eventuellen Abblassen der Farbe 1 Tropfen Farblösung gegen Schluß hinzufügen. Übrigens ist es zweckmäßig[2], bei jeder Beleuchtung mit Hilfe dieses besonderen Indikators zu arbeiten. — Bei diesem Anlagerungsversuch sind also verbraucht: 50 ccm $^1/_{10}$-Normal-$KBrO_3$-Lösung und x ccm $^1/_{10}$-Normal-$KBrO_3$-Lösung, welch letztere gerade den beschriebenen Überschuß an Brom herbeiführten. Nennen wir die Summe von 50 + x ccm: **a ccm $^1/_{10}$-Normal-$KBrO_3$.**

Unter den gleichen Zeitverhältnissen und Bedingungen verwendet man den zweiten Jodkolben zur Vornahme des blinden Versuchs. Prinzipiell geht man hier ganz analog vor wie im Versuch I. Nur

[1] Nach den neuesten Mitteilungen scheint dieses „Abdichten" des Stopfens durch Phosphorsäure nicht nötig.

[2] H. Beckurts: Archiv 1926, S. 565.

läßt man das Öl bzw. Fett fort. Außerdem aber gibt man hier zu dem Tetrachlorkohlenstoff nur 25 ccm $^1/_{10}$-Normal-$KBrO_3$, und zwar deshalb, weil man annimmt, daß im Versuch I rund 25 ccm $^1/_{10}$-Normal-$KBrO_3$ bzw. das dadurch entstandene freie Brom durch das Fett gebunden sind, und weil man möglichst unter den gleichen Konzentrationsverhältnissen bei beiden Versuchen arbeiten will. Aber die Menge des Arsenits bleibt im Versuch (II) dieselbe wie im Versuch (I). Man verbraucht also im Versuch (II) 25 ccm $^1/_{10}$-Normal-$KBrO_3$ + y ccm $^1/_{10}$-Normal-$KBrO_3$, welch letztere gerade wieder einen Überschuß an Brom herbeiführen. Nennen wir diese Summe von 25 + y ccm: **b ccm $^1/_{10}$-Normal-$KBrO_3$.**

Berechnung:

(Versuch I) a ccm $^1/_{10}$-Normal-$KBrO_3$ sind verbraucht von der arsenigen Säure + Fett,

(Versuch II) b ccm $^1/_{10}$-Normal-$KBrO_3$ sind verbraucht von derselben Menge arseniger Säure (ohne Fett).

($a - b$) ccm $^1/_{10}$-Normal-$KBrO_3$ sind also verbraucht vom Fett.

Da aber nach obiger Darlegung 1 ccm $^1/_{10}$-Normal-$KBrO_3$ entspricht 0,012692 g Jod, sind von der zum Versuch verwendeten Menge Fett verbraucht (a—b) 0,012692 g Jod. Der Jodverbrauch soll weiter nach der Definition der Jodzahl auf 100 g Fett berechnet werden. Deshalb wird man zur Schlußrechnung den eben angeführten Wert mit 100 multiplizieren und das Produkt durch die Gewichtsmenge des zum Versuch verwendeten Fettes (f) dividieren. So kommt man zur Schlußformel, nach der man gemäß dem D. A. B. 6 die Jodzahl berechnen soll:

$$\frac{(a - b) \cdot 1{,}2692}{f}.$$

Dieses Winklersche Verfahren[1], im Reichsgesundheitsamt in der vorliegenden Form ausgearbeitet, ist an sich äußerst elegant und auch billig durch den Ersatz des Jodes durch Brom. Es ist deshalb durch das Ministerium des Innern zur Anwendung in den öffentlichen Nahrungsmitteluntersuchungsanstalten und den chemischen Untersuchungsanstalten bei den Auslandsfleischbeschaustellen empfohlen worden. Deshalb schien auch die Aufnahme des Verfahrens in das D. A. B. 6 geboten, damit die Fette der Nahrungsmittel- und die der pharmazeutischen Industrie nach gleichen Methoden untersucht werden. In den öffentlichen Ämtern soll auch das Verfahren zu sehr guten Resultaten führen (siehe z. B. K. Scheffler, Ph. Ztrh. 1925, S. 533). In pharmazeutischen Laboratorien führt aber die Methode doch zu mancherlei Umständlichkeiten und Unsicherheiten. Zu den Umständlichkeiten ist zu rechnen: Es sind mehrere blinde Versuche vorzunehmen. Wenn das Fett nicht annähernd 25 ccm $^1/_{10}$-Normal-$KBrO_3$ bindet, soll der Versuch mit einer entsprechend geänderten Fettmenge wiederholt werden. Unsicher kann das Verfahren dadurch werden, daß Brom trotz des

[1] L. W. Winkler hat neuerdings (Archiv 1927, S. 554) eine Modifikation seines Verfahrens mitgeteilt.

mit H_3PO_4 bestrichenen Pfropfens entweicht; vor allem ist das System der Brommischungen äußerst lichtempfindlich, so daß man in dieser Beziehung sehr vorsichtig sein muß. In den öffentlichen Ämtern verlohnt es sich, diese Schwierigkeiten durch eventuelle Wiederholungen zu überwinden, da es sich dort häufig um Serien-Untersuchungen bzw. große Mengen des in Frage kommenden Fettmaterials handelt. Das ist in pharmazeutischen Laboratorien nicht der Fall. Deshalb sei hier noch die Methode nach Hanuš beschrieben, die sich gerade für pharmazeutische Zwecke besonders eignet: Während nach Hübl an die doppelten Bindungen JCl und nach Winkler BrBr angelagert wird, wird nach Hanuš JBr an die Doppelbindungen angelagert. In einem blinden Versuch stellt man fest, wieviel JBr in 25 ccm der Jodbrom-Lösung vorhanden sind; sodann läßt man die gleiche Menge von 25 ccm JBr-Lösung auf das Fett einwirken und bestimmt, wieviel JBr zurückgeblieben. Die Differenz ist das vom Fett aufgenommene Halogen. Das JBr bestimmt man wieder analog wie bei Hübl, indem man KJ im Überschuß zufügt:

$$2\,\mathrm{BrJ} + 2\,\mathrm{KJ} = 2\,\mathrm{KBr} + 2\,\mathrm{J_2}.$$

Man lagert also JBr an und bestimmt das Halogen als JJ.

Zur Darstellung der JBr-Lösung kann man entweder mit den Mitteln des Apothekenlaboratoriums einfach so vorgehen, daß man 12,7 g Jod und 8 g Brom in Eisessig zum Liter löst[1] (25 ccm = ca. 50,5 ccm $^1/_{10}$-Normal-Natriumthiosulfat). Oder man löst nach Hanuš 20,7 g Jodmonobromid in Eisessig zum Liter auf (25 ccm = 51 ccm $^1/_{10}$-Normal-Natriumthiosulfat).

Bestimmung: Man bringt das geschmolzene Fett oder das Öl, und zwar bei festen Fetten 0,6 bis 0,7 g, bei Ölen von einer Jodzahl unter 120 0,20 bis 0,25 g und bei Ölen von höherer Jodzahl als 120 0,10 bis 0,15 g, in einen mit Glasstopfen versehenen Erlenmeyerkolben von etwa 300 ccm Inhalt, löst das Fett oder Öl in 10 ccm Chloroform (für welches auch der billigere Tetrachlorkohlenstoff vorteilhaft benutzt werden kann) und läßt hierauf 25 ccm JBr-Lösung zufließen, wobei man die Pipette bei jedem Versuche in genau gleicher Weise entleert. Nun bleibt die Mischung unter öfterem Umschwenken 10 bis 15 Minuten, bei Leinöl und Lebertran 20 bis 30 Minuten lang bei Zimmertemperatur und möglichst vor Licht geschützt stehen. — Man versetzt dann mit 1,5 g Kaliumjodid und fügt unter Umschwenken 50 ccm Wasser hinzu. Jetzt läßt man unter häufigem Schütteln so lange $^1/_{10}$-Normal-Natriumthiosulfatlösung zufließen, bis die wässerige Flüssigkeit und die Chloroformschicht nur noch schwach gefärbt sind. Alsdann wird unter Zusatz von Stärkelösung vorsichtig zu Ende titriert. Mit jeder Bestimmung ist zugleich ein blinder Versuch in gleicher Weise, aber ohne Anwendung eines Öles oder Fettes, zur Feststellung des Wirkungswertes der JBr-Lösung auszuführen.

[1] In praxi übergießt man 13 g zerriebenes Jod im Meßkolben mit etwas Eisessig, wägt auf der Rezepturwaage 8 g Brom hinzu, ergänzt mit Eisessig zum Liter und löst durch Umschütteln.

Berechnung: Sie erfolgt gemäß den obigen Darlegungen nach der Formel

$$\text{Jodzahl} = \frac{100 \times (T - t) \times 0{,}012692}{p}.$$

Dabei bedeutet: T die Anzahl Kubikzentimeter $^1/_{10}$-Normal-Natriumthiosulfatlösung, welche im blinden Versuch die 25 ccm JBr-Lösung verbrauchen, t die Anzahl Kubikzentimeter $^1/_{10}$-Normal-Natriumthiosulfatlösung, welche die 25 ccm JBr-Lösung nach der Einwirkung auf das Fett oder Öl verbrauchen, p die Anzahl Gramm des angewendeten Öles bzw. Fettes.

IV. Elaidinprobe.

Die verschiedenen Öle kennzeichnen sich auch durch ihr Verhalten gegen salpetrige Säure. Läßt man nämlich diese Säure auf nicht trocknende Öle einwirken, so werden diese fest oder butterartig (je nach der Menge der vorhandenen, an Glyzerin gebundenen Ölsäure), und zwar dadurch, daß die flüssigen Glyzeride der Ölsäure hierbei übergehen in die bei gewöhnlicher Temperatur festen Glyzeride der stereoisomeren Elaidinsäure. Die trocknenden Öle aber (die als Hauptbestandteil Glyzeride der Linolsäure oder verwandter Säuren enthalten) und die halbtrocknenden (z. B. Lebertran) ergeben bei dieser Behandlung mehr oder weniger flüssige Produkte.

Zur Überführung der Ölsäure in die stereoisomere Elaidinsäure ist also salpetrige Säure notwendig. Das vorige Arzneibuch brachte dieselbe so in Anwendung, daß sie das zu prüfende Öl mit einer Mischung gleicher Teile rauchender Salpetersäure und Wasser schütteln ließ. Das hatte den Nachteil, daß die Probe häufig deswegen mißlang, weil die rauchende Salpetersäure zu arm an salpetriger Säure geworden war. Deshalb ist das D.A.B. 6 zu einem anderen, sehr sicheren Verfahren übergegangen, indem es das Öl mit Salpetersäure und Natriumnitrit behandeln läßt:

Bringt man in ein Probierrohr 10 ccm Salpetersäure und 2 g Öl, gibt in kleinen Anteilen etwa 1 g Natriumnitrit hinzu und läßt an einem kühlen Orte stehen, so muß das Öl nach 4 bis 10 Stunden z. B. bei Olivenöl zu einer weißen Masse erstarrt sein (Prüfung auf trocknende Öle), oder es darf z. B. bei Lebertran innerhalb 10 Stunden keine festen Ausscheidungen zeigen (Prüfung auf nicht trocknende Öle).

Zu erwähnen ist noch folgendes: Das Schütteln mit verdünnter rauchender Salpetersäure, also die Elaidinprobe des D.A.B. 5, ergab nicht nur den Hinweis, ob die Öle fest wurden oder nicht, d. h. nicht trocknende Öle oder trocknende Öle darstellten, sondern sie gab mit Mandelöl und Olivenöl weißliche Mischungen, mit Pfirsichkernöl, Erdnuß-, Baumwollsamen-, Mohn-, Sesamöl rote bis braune Mischungen und ließ auf diese Weise durch Farbreaktionen die Öle voneinander unterscheiden. So konnte das D.A.B. 5 durch die eine Methode des Schüttelns mit rauchender Salpetersäure die Elaidinprobe verbinden mit den genannten Farbreaktionen. Da das D.A.B. 6 die Elaidinprobe geändert hat, läßt es jetzt die Farbreaktionen mit rauchender Salpetersäure gesondert vornehmen.

Die ätherischen Öle.

Die ätherischen Öle sind nicht einheitliche chemische Verbindungen, sondern Gemische von Stoffen, die den verschiedensten Körperklassen angehören. Wir finden in ihnen Stoffe der aliphatischen und der aromatischen Reihe, und zwar Kohlenwasserstoffe, Alkohole, Aldehyde, Säuren, Ester, Phenole, Phenoläther, Senföle usw. usw. Es ist kein chemisches Band, das diese Gruppen zusammenfaßt, sondern mehr ein äußerliches, meist auf gemeinsamen physikalischen Eigenschaften beruhendes. Es kann deshalb in diesem allgemeinen Artikel auch nicht eine chemische Charakteristik der ätherischen Öle gegeben werden, sondern nur die Besprechung der wichtigsten Methoden, nach denen diese Öle zu untersuchen sind.

Das D. A. B. 6 hat den ätherischen Ölen als Neuerung einen allgemeinen Artikel „Olea aetherea" (S. 476) vorangestellt. In diesem Artikel sind die Untersuchungsmethoden angeführt, die ganz allgemein auszuführen sind:

Prüfung auf fette Öle.

Bringt man 1 Tropfen ätherisches Öl auf Filtrierpapier, so darf kein dauernder Fettfleck zurückbleiben (fette Öle).

Man beobachte bei der Beurteilung eine gewisse Vorsicht. Bei hochsiedenden und schwerflüchtigen ätherischen Ölen zeigen sich manchmal Rückstände, die zu Täuschungen führen können. Ebenso bleiben, hauptsächlich bei verharzten Ölen, oft „Ränder" zurück. Man fahnde daher nur auf den nach längerer Zeit zurückbleibenden durchsichtigen „Fettfleck". — Man erkennt die Anwesenheit der fetten Öle übrigens meist schon durch die Bestimmung der

Löslichkeit der ätherischen Öle in Alkohol.

Hierzu ist zu bemerken: Diese Prüfung wurde bisher zumeist mit den vorrätigen Weingeistmischungen vorgenommen, mit „Spiritus" und „Spiritus dilutus". Das hatte den Nachteil, daß die Ergebnisse nicht immer gleichmäßig ausfielen, weil die genannten Alkoholmischungen in ihrem Weingeistgehalt (und damit in ihrer Dichte) kleine, aber manchmal entscheidende Schwankungen innerhalb der angegebenen Grenzen zeigen durften. Das ist jetzt dadurch geändert, daß jede der zu den Lösungsversuchen vorgeschriebenen Weingeistmischungen nach S. 761 des D. A. B. 6 auf die in einem Wert angegebene Dichte genau einzustellen ist. Als Reagenzien haben wir jetzt also außer dem absoluten Alkohol den 70-, den 90- und den 96 volumprozentigen Alkohol.

Prüfung auf Phthalsäureester und andere fremde Ester.

Erhitzt man in einem Probierrohr 1 ccm ätherisches Öl mit 3 ccm einer mit absolutem Alkohol frisch hergestellten und filtrierten Lösung von Kaliumhydroxyd (1 + 9) 2 Minuten lang im siedenden Wasserbade, so darf nach dem Abkühlen innerhalb einer halben Stunde nur bei Nelkenöl und Rosenöl eine kristallinische Ausscheidung erfolgen. Die bei diesen beiden Ölen entstehenden Niederschläge

müssen sich wieder klar lösen, wenn man das Gemisch zum Sieden erhitzt (Phthalsäureester, andere fremde Ester).

Hierzu ist folgendes zu sagen: In gewissen ätherischen Ölen, z. B. dem Ol. Lavandulae, ist der Estergehalt zu bestimmen, bei Lavendelöl zu dem Zweck, den Gehalt an dem wertvollen Linalylazetat festzustellen. Man verseift also mit einer bestimmten Menge überschüssiger alkoholischer $^1/_2$-Normal-Kalilauge, stellt durch Rücktitration mit $^1/_2$-Normal-Salzsäure fest, wieviel KOH gebunden ist, und rechnet diese Menge KOH auf eine äquivalente Menge Linalylazetat um. Das kann ein Trugschluß sein: Man hat tatsächlich nur die Menge des zur Verseifung erforderten KOH erkannt, nicht aber die Art des dadurch verseiften Esters. Deshalb gehen gewissenlose Fälscher hier häufig so vor, daß sie minderwertigen Ölen fremde, wertlose Ester zusetzen. Wie weit diese Fälschungen gehen, erfährt man aus einer Notiz (die noch heute Interesse besitzt) von Schimmel & Co. in ihren Berichten (1912, I, S. 8): „Erst neuerdings ist uns ein Fall unter Einsendung der betreffenden Offerte mitgeteilt worden, wo eine deutsche Firma, die darauf Anspruch macht, unter den ersten und bedeutendsten der chemischen Industrie genannt zu werden, Präparate anbietet, die dazu dienen sollen, den Estergehalt ätherischer Öle scheinbar zu erhöhen (!)". Am geeignetsten für diese Fälschungen haben sich wohl Phthalsäureester gezeigt.

Der Auffindung solcher Fälschungen dient vorstehendes Verfahren. Es beruht darauf, daß die Kaliumsalze der Phthalsäure und einiger anderer Säuren, wie Zimtsäure, Weinsäure, die nach der Verseifung solcher fremden Ester mit KOH in absolutem Alkohol entstehen, in diesem absoluten Alkohol derart unlöslich bzw. schwer löslich sind, daß sie sich nach dem Abkühlen innerhalb einer halben Stunde ausscheiden. Ein besonderes Bild zeigen hier zunächst Nelkenöl und Rosenöl, da das aus dem ersteren entstehende Eugenolkalium und das in letzterem vorhandene Stearopten sich ebenfalls aus abgekühltem absolutem Alkohol ausscheiden. Aber zur Verwechselung mit phthalsaurem Kalium kann das nicht führen, da sich dieses Salz bei nunmehrigem Erhitzen der absolut alkoholischen Lösung bis zum Sieden nicht löst, wohl aber das Eugenolkalium und das Stearopten des Rosenöles[1].

Prüfung auf organische Halogenverbindungen.

Verbrennt man einen mit 2 Tropfen ätherischem Öle getränkten Streifen Filtrierpapier von ungefähr 2 qcm Größe in einer Porzellanschale und läßt die rußenden Dämpfe in ein vorher mehrmals mit Wasser ausgespültes Gefäß von ungefähr 1 Liter Inhalt eintreten, so darf die durch Ausspülen des Gefäßes mit 10 ccm Wasser erhaltene und filtrierte Flüssigkeit nach Zusatz von einigen Tropfen Salpetersäure und Silbernitratlösung nach 5 Minuten keine Opaleszenz zeigen (organische Halogenverbindungen).

Diese Prüfung bezieht sich zumeist auf Tetrachlorkohlenstoff (der freilich, in größeren Mengen den Ölen zugesetzt, deren Brennbarkeit

[1] H. Thoms und F. Unger: Archiv 1926, S. 574.

aufhebt) und auf künstliche chlorhaltige Riechstoffe, die als Fälschungsmittel zugesetzt sind. — Das Verfahren ist dasselbe, das bei der Prüfung des Benzaldehyds angewendet wird und darauf beruht, daß beim Verbrennungsprozeß das organisch gebundene Chlor in Salzsäure übergeführt wird, welch letztere dann durch Silbernitrat nachgewiesen werden kann. — Die Ausführung geschieht am besten so[1]: Das Filtrierpapier mit dem Öl bringt man in eine kleine Porzellanschale, die in eine größere gesetzt wird. Das Becherglas spült man mit Wasser aus und stülpt es sofort über die kleine Schale, sobald man das Öl angezündet hat. Dabei muß der Rand der größeren Schale den Rand des Becherglases überragen. Sobald die Flamme wegen Luftmangels erloschen ist, läßt man das Becherglas noch eine Minute darüber, bevor man es abhebt und die Verbrennungsprodukte sorgfältig mit Wasser auf ein Filter abspült. — Bei blausäurehaltigen Ölen kann unter Umständen eine Komplikation eintreten, indem unverbrannte, mit den Verbrennungsprodukten mitgerissene Blausäure von dem Wasser des Becherglases aufgenommen wird. Zum Unterschied von AgCl verschwindet die durch AgCN verursachte Trübung, wenn man die Flüssigkeit vorsichtig bis nahe zum Sieden erhitzt[2].

Das sind die 3 Methoden, die das D.A.B. 6 im Artikel „Olea aetherea" ganz allgemein zur Prüfung der ätherischen Öle vorgeschrieben hat. Hier sollen aber noch einige Verfahren besprochen werden, die zwar nicht durchgehend, aber doch wiederholt anzuwenden sind:

Prüfung auf Blei, Kupfer.

Gewisse ätherische Öle werden in Metallgefäßen, die Blei oder Kupfer enthalten, verschickt und können daher entsprechende Verunreinigungen aufnehmen. Deshalb ist bei Anisöl, Zimtöl, Zitronenöl, Zitronellöl eine entsprechende Prüfung mittels Natriumsulfidlösung gefordert. Allgemein ist diese Forderung nicht aufgestellt, da eine Versendung der anderen Öle des D. A. B. 6 in Metallgefäßen allgemein nicht üblich ist.

Prüfung auf Weingeist.

Die vom neuen Arzneibuch eingeführte Probe ist die Fuchsinprobe[3]. Sie beruht darauf, daß der etwa den Ölen zugesetzte Weingeist Fuchsin zur Lösung oder teilweisen Lösung zu bringen vermag und daher unter nachstehenden Bedingungen eine Rotfärbung herbeiführt. 2 Modifikationen des Verfahrens sind bekannt. Entweder man bringt ein Fuchsinkriställchen direkt in das Öl (wobei der durch den Weingeist eventuell gelöste Farbstoff unmittelbar das Öl färbt), oder man bringt das Öl in ein völlig trockenes Probierrohr, verschließt das

---

[1] Siehe Gildemeister und Hoffmann: Die ätherischen Öle, II. Auflage, Bd. I, S. 630 und 631. 1910.

[2] Siehe Gildemeister und Hoffmann: Die ätherischen Öle, II. Auflage, Bd. I, S. 631. 1910.

[3] H. Thoms und F. Unger: Archiv 1926, S. 575.

Rohr locker mit einem Wattebausch, der den kleinen Fuchsinkristall umschließt, und erhitzt das Öl über kleiner Flamme zum Sieden. Ist Weingeist zugegen, werden die sich entwickelnden Dämpfe den Farbkristall an den Außenflächen lösen, so daß die Watte rot gefärbt wird. Leider ist diese Reaktion nicht allgemein anwendbar, sie ist keine Spezialreaktion auf Weingeist, sondern eine allgemeine auf sämtliche Stoffe, die OH-Gruppen enthalten und somit Fuchsin zu lösen vermögen. Das Verfahren verbietet sich daher bei allen ätherischen Ölen mit natürlich vorhandenen Alkoholen, Phenolen usw. Dazu tritt noch folgendes: Bei der Verharzung vieler Öle bilden sich, scheinbar unter Aufnahme von Luftsauerstoff, Hydroxylgruppen. Denn es wurde festgestellt, daß Kienöl und Zitronenöl, die anfangs negativen Ausfall bei der zuerst angeführten Fuchsinprobe (Fuchsin im Öl) zeigten, nach mehrmonatlicher Aufbewahrung bei dieser Probe sofort oder nach einigen Minuten rot gefärbt wurden[1]. Diese erst durch Zersetzung entstehenden, das Fuchsin lösenden Stoffe destillieren aber zu einem großen Teil nicht oder erst bei höheren Temperaturen, führen also im allgemeinen keine Täuschung herbei, wenn man das Fuchsin nur den Dämpfen des erhitzten Öles aussetzt[2].

Diesen Verhältnissen hat das Arzneibuch Rechnung getragen, indem es erstens das Verfahren nicht allgemein, sondern nur in den einschlägigen Fällen vorschreibt (z. B. Fenchelöl, Zitronenöl), sodann in diesen Einzelfällen nur das zweite Verfahren (Einwirken der Dämpfe auf den in Watte gewickelten Fuchsinkristall) anwenden läßt. Nach den Berichten von Schimmel & Co. (1927, S. 116) kann dieses Verfahren in der Hand des Ungeübten leicht zu Fehlschlüssen führen. Deshalb wäre für vorliegenden Zweck das „Ausschüttelungsverfahren" vorzuziehen. Hiernach darf das mit dem gleichen Volumen Glyzerin oder konzentrierter wässeriger Kochsalzlösung kräftig durchgeschüttelte Öl keine merkliche Volumenabnahme aufweisen.

Azetylierung.

Prinzip des Verfahrens. Die Azetylierung dient zur quantitativen Bestimmung gewisser in den ätherischen Ölen vorkommender Alkohole. Diese Alkohole werden durch Essigsäureanhydrid in die entsprechenden Ester (Alkoholazetate) übergeführt. Die gewonnenen Ester verseift man sodann mit einer bestimmten Menge überschüssiger weingeistiger $^1/_2$-Normal-Kalilauge, stellt durch Rücktitration mit $^1/_2$-Normal-Salzsäure fest, wieviel KOH gebunden, und rechnet dann das Resultat auf die äquivalente Menge des gebildeten Esters bzw. des zur Bildung dieses Esters notwendigen Alkohols um. Es ist also ein analoges Verfahren, wie es vorstehend zur quantitativen Bestimmung des Linalylazetats im Ol. Lavandulae beschrieben wurde. Nur war dort der Ester (das Linalylazetat) fertig gebildet, während man hier erst den Essigsäure-Ester aus dem vorhandenen Alkohol bilden muß.

[1] H. Thoms und F. Unger: Archiv 1926, S. 575.
[2] Siehe hierzu den Artikel Ol. Eucalypti.

Hierzu ist noch folgendes zu bemerken: Das Arzneibuch läßt die Azetylierung zur quantitativen Bestimmung der Alkohole vornehmen im Zitronellöl, Pfefferminzöl, Sandelöl. In diesen Ölen kommen aber die Alkohole nicht völlig frei vor, sondern in kleinen bzw. kleineren Anteilen schon von vornherein verestert. Dadurch entsteht bei der Berechnung ein gewisser Fehler, den aber das Arzneibuch im Hinblick auf die Bedürfnisse der Praxis unberücksichtigt lassen kann[1]. Dazu kommt, daß z. B. im Sandelöl nicht 1 Alkohol vorhanden ist, sondern 2 isomere Alkohole. Auch im Zitronellöl liegt nicht etwa ein einheitlicher Alkohol vor (siehe dort). Alle diese Verhältnisse bleiben hier unberücksichtigt. Das D.A.B. 6 verlangt nur bestimmte Mengen von „Gesamt-Geraniol", „Gesamt-Menthol", „Gesamt-Santalol".

Ausführung. Zur Beschreibung der Ausführung sei die Vorschrift zur Azetylierung des Sandelöles herangezogen, die das D.A.B. 6 im Artikel Oleum Santali gibt. Diese Vorschrift ist mit geringsten Abänderungen auch bei den beiden anderen Ölen vorgeschrieben und kann daher als allgemeine Erläuterung für die Azetylierung dienen:

5 g des Öles werden mit 5 g Essigsäureanhydrid nach Zusatz von 1 g wasserfreiem Natriumazetat in dem vorgeschriebenen Azetylierungskölbchen (siehe S. 74, Abb. 9) 1 Stunde lang im Sieden erhalten, wobei nach der Gleichung

$$C_{15}H_{23}O\,H + O\genfrac{}{}{0pt}{}{OC \cdot CH_3}{OC \cdot CH_3} = C_{15}H_{23}O \cdot OC \cdot CH_3 + CH_3 \cdot CO_2H$$

neben freier Essigsäure der Essigester des Santalols, das Azetylsantalol, entsteht. (Das wasserfreie Natriumazetat wird nur zur Beschleunigung dieser Azetylierung zugesetzt.) Nunmehr wird die Mischung auf dem Wasserbade mit Wasser erwärmt, damit das überschüssige Essigsäureanhydrid verseift wird und die nicht gebundene Essigsäure durch wiederholte Behandlung mit Wasser (nach Gildemeister besser durch Kochsalzlösung) herausgewaschen werden kann. Hierzu wäscht man das Öl so lange im Scheidetrichter mit Wasser, bis dieses Lackmuspapier nicht mehr rötet. Dann läßt man das Wasser möglichst vollständig aus dem Scheidetrichter ausfließen und trocknet das azetylierte Öl, indem man 1,5 g getrocknetes Natriumsulfat zugibt und das Gemisch zur weitestgehenden Trocknung möglichst bis zum nächsten Tage stehen läßt. Jetzt erfolgt die Verseifung des „Azetylsantalols". Zu diesem Zweck filtriert man etwa 1,5 g des azetylierten Öles in den Verseifungskolben und wägt die Menge ganz genau nach, damit man später bei der Berechnung von der so genau festgestellten Gewichtsmenge ausgehen kann (siehe S. 1). Bevor man aber die eigentliche Arbeit fortsetzt, muß man noch dafür sorgen, daß auch die letzten Reste der freien Essigsäure unschädlich gemacht werden, die man durch das Waschen mit Wasser nicht entfernen konnte. Denn man will ja nur die esterförmig gebundene Essigsäure bestimmen. Deshalb soll man nach dem Arzneibuch 3 ccm Weingeist, 2 Tropfen Phenolphtha-

[1] Über genauere Bestimmungen siehe Gildemeister und Hoffmann: Die ätherischen Öle, II. Auflage, Bd. I, S. 595. 1910.

leinlösung zusetzen und tropfenweise weingeistige $^1/_2$-Normal-Kalilauge bis eine „bleibende“ Rötung eintritt. Hierzu ist aber zu bemerken: Es tritt schon bei Zimmertemperatur, zumal im heißen Sommer, durch überschüssiges KOH eine ganz allmähliche Verseifung des Azetylproduktes ein. Man wird deshalb den Zusatz von KOH, zumal an heißen Tagen, nur unter guter Kühlung bewirken und nicht bis zur bleibenden Rötung fortsetzen, sondern bis zur Rötung, die einige Zeit bestehen bleibt. Jetzt endlich setzt man die überschüssige, bestimmte Menge weingeistiger $^1/_2$-Normal-Kalilauge hinzu, verseift, genau wie vorgeschrieben, durch längeres Erhitzen, titriert den Überschuß des KOH mit $^1/_2$-Normal-Salzsäure zurück und bestimmt so, wieviel Kaliumhydroxyd durch den Essigsäurerest des Azetylsantalols gebunden ist.

Berechnung. Die Berechnung kann bei den genannten einschlägigen Bestimmungen (nicht nur bei der des Santalols) nach folgender Formel erfolgen:

$$\text{Prozent Alkohol im ursprünglichen Öl} = \frac{a \cdot m}{20\,(s - a \cdot 0{,}021)},$$

wobei a = verbrauchte Anzahl Kubikzentimeter $^1/_2$-Normal-Kalilauge,
m = Molekulargewicht des betreffenden Alkohols in Gramm,
s = angewendete Menge des azetylierten Öles in Gramm.

Diese Formel kommt z. B. für die Santalolbestimmung so zustande: Wir müssen zunächst wissen, wieviel Gramm Santalol 1 ccm $^1/_1$-Normal- bzw. $^1/_2$-Normal-Kalilauge entspricht.

1000 ccm $^1/_1$-Normal-KOH = 1 Mol Santalolester = 1 Mol Santalol = 220,2 g Santalol.
1 ccm $^1/_1$-Normal-KOH = 0,2202 g Santalol.

Würden wir mit $^1/_1$-Normal-Kalilauge arbeiten, müßten wir die Anzahl der verbrauchten Kubikzentimeter erst mit 0,2202 multiplizieren, dann, um zum Prozentgehalt zu kommen, nochmals mit 100 multiplizieren und das erhaltene Produkt durch s (die Menge des verwendeten Santalolester) dividieren. Es würde also zunächst resultieren:

$$\frac{a \cdot 0{,}2202 \cdot 100}{s} = \frac{a \cdot 22{,}02}{s}.$$

Da wir aber mit $^1/_2$-Normal-Kalilauge arbeiten, muß erstens dieser Wert noch durch 2 dividiert werden; zweckmäßig wird dann noch, um in den Zähler das ganze Molekulargewicht einsetzen zu können, Zähler und Nenner mit 10 multipliziert. So resultiert vorläufig:

$$\frac{a \cdot 22{,}02 \cdot 10}{2 \cdot 10\, s} = \frac{a \cdot 220{,}2}{20\, s}.$$

Es bleibt noch zu erklären, weshalb von s abzuziehen ist $(a \cdot 0{,}021)$: Die etwa 1,5 g des zur Verseifung verwendeten Öles stellen ja nicht Sandelöl, sondern azetyliertes Sandelöl vor. Letzteres enthält daher nicht das Santalol $C_{15}H_{23}OH$, sondern das Azetylsantalol $C_{15}H_{23}O \cdot OC \cdot CH_3$, d. h. in jedes Molekül Santalol ist der Azetylrest eingetreten oder mit andern Worten: Zu jedem Molekül Santalol ist der Rest CH_2CO hinzugetreten. Um also zu berechnen, wieviel Sandelöl in den zur Verseifung verbrauchten 1,5 g azetyliertem Öl vorhanden ist, muß man diesen Rest CH_2CO abziehen. Die vorhandene Menge des Restes CH_2CO erfährt man aus der Menge der verbrauchten Kalilauge. Denn 1 Grammäquivalent KOH = 1000 ccm $^1/_1$-Normal-KOH entspricht 1 $CH_2 \cdot CO$ = 42 g $CH_2 \cdot CO$; daher entspricht 1 ccm $^1/_2$-Normal-KOH: 0,021 g CH_2CO. — Das Produkt $a \cdot 0{,}021$ gibt also in Gramm das Gewicht des zum Öl hinzugetretenen Azetylrestes an. Wird dieser Wert vom Gewicht des azetylierten Sandelöls abgezogen, resultiert das entsprechende Gewicht des ursprünglichen Sandelöls.

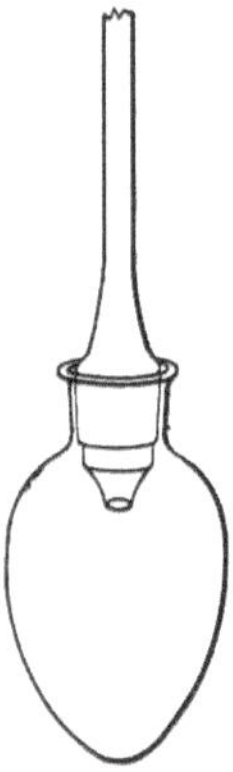

Die obige Formel gilt naturgemäß auch für die Berechnung des „Gesamt-Menthols“, des „Gesamt-Geraniols“, wenn man deren Molekulargewichte entsprechend in obige Formel einsetzt.

Über das Gefäß, in dem die Azetylierung vorgenommen werden soll, sagt das Arzneibuch (S. XXX):

Unter einem ... Azetylierungskölbchen ist ein eiförmiges Rundkölbchen von etwa 100 ccm Inhalt zu verstehen, das mit einem eingeschliffenen Kühlrohr versehen ist.

Abb. 9.

Die Form dieses Kölbchens ersieht man aus nebenstehender Abb. 9. Das Erhitzen geschieht zweckmäßig auf einem Drahtnetz, und zwar so stark, daß sich ungefähr in dem unteren Drittel des etwa 1 m langen Kühlrohres die Dämpfe kondensieren.

Kassiakölbchen.

Bei der Prüfung einiger ätherischer Öle (wie Nelkenöl, Thymianöl usw.) ist die Benutzung des „Kassiakölbchens“ vorgeschrieben. Das Arzneibuch (S. XXX) sagt darüber:

Unter dem bei der Prüfung einiger ätherischer Öle vorgeschriebenen Kassiakölbchen ist ein Standkölbchen von 100 ccm Inhalt mit langem Halse von 0,8 cm innerer Weite und etwa 16 cm Länge zu verstehen, der in $^1/_{10}$ ccm eingeteilt ist.

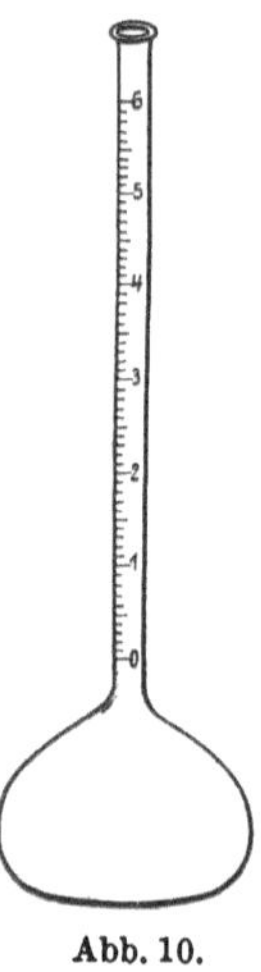

Abb. 10.

Will man z. B. den Gehalt an Phenolen im Thymianöl bestimmen, so gibt man ein bestimmtes Volumen des Öles in das Kassiakölbchen (Abb. 10) und schüttelt mit verdünnter Natronlauge durch. Dabei gehen die Phenole als Phenolate in die wässerige Lösung über, während die Nichtphenole ungelöst bleiben. Treibt man jetzt durch eine spezifisch schwerere Salzlösung den ungelösten Ölanteil in den graduierten Hals, so kann man direkt ablesen, wieviel Kubikzentimeter der Probeflüssigkeit ungelöst geblieben, wieviel Kubikzentimeter Phenole nunmehr in Lösung gegangen, also vorhanden waren.

H. Thoms und F. Unger (Archiv 1926, S. 577) weisen noch auf folgendes hin: Es wirkt bei dieser Bestimmung häufig störend, daß Tröpfchen der nichtphenolischen, ungelösten Bestandteile an den Wandungen des Kassiakölbchens haften bleiben. Zur Verhinderung dieses Übelstandes werden erstens die ungelösten Anteile des Öles durch eine spezifisch schwere Flüssigkeit in die Höhe getrieben, z. B. durch gesättigte Kochsalzlösung. Ferner empfehlen die Autoren ein Kölbchen mit schräg abfallenden (nicht gewölbten) Wänden, „bei dessen Verwendung es leicht gelingt, die etwa noch an den Wänden haftenden Tröpfchen durch leichtes Beklopfen und Drehen des Kölbchens in den graduierten Hals zu treiben“.

Alkaloidbestimmungen.

Alkaloide sind stickstoffhaltige Basen, die in vielen Pflanzen vorkommen und sich durch mehr oder weniger starke physiologische Wirkungen auszeichnen. Die quantitative Bestimmung dieser Alkaloide sowohl in Drogen wie daraus hergestellten Präparaten ist von der allergrößten Wichtigkeit. Es muß aber hier sogleich darauf hingewiesen werden, daß Methoden, die bei diesen Bestimmungen ganz genaue Werte ergeben, entweder überhaupt noch nicht existieren oder außerordentlich umständlich sind. Das Arzneibuch hat sich deshalb darauf beschränken müssen, Methoden konventioneller Art zu geben, die erstens für die Praxis genügend genaue Resultate ergeben, deren Abweichungen ferner bei genauer Einhaltung der Vorschrift stets die gleichen sind[1].

Es sind bei den Alkaloidbestimmungen des Arzneibuches drei Phasen zu unterscheiden: I. Die Isolierung aus Droge oder Präparat II. Die Reinigung der Alkaloidlösungen; III. Die eigentliche quantitative Bestimmung.

Von vornherein sei gesagt, daß die Vorgänge der Isolierung und Reinigung im allgemeinen auf denselben Tatsachen beruhen, auf den Tatsachen nämlich, daß die Alkaloide, also die freien Basen wie z. B. Morphin, Chinin vorwiegend in organischen Lösungsmitteln wie Äther, Chloroform, Äther-Chloroform löslich sind, die Salze dagegen, wie Morphin. hydrochloric., Chinin. hydrochloric., vorwiegend in Wasser.

Phase I. Betreffs der Isolierung ist zunächst folgendes zu erwähnen: Die Alkaloide sind in organischen Lösungsmitteln, wie Äther, Chloroform usw., sämtlich (wie schon oben erwähnt) mehr oder weniger löslich. Trotzdem sind sie durch diese Lösungsmittel nicht direkt aus der Droge auszuziehen, weil sie darin meist nicht frei, sondern (an organische Säuren, wie Gerbsäure usw. gebunden) in Form von Salzen vorhanden sind. Es wird deshalb die Extraktion der Alkaloide aus der Droge meist so ausgeführt, daß zunächst stärkere Alkalien zugegeben werden, wie Natronlauge, Natriumkarbonatlösung, Ammoniakflüssigkeit, wodurch die schwächeren Alkaloidbasen in Freiheit gesetzt werden und nun mit Äther, Chloroform usw. ausgeschüttelt werden können, während die organischen Säuren sich mit den starken Basen zu Salzen verbinden. — Bei Drogen wie Opium freilich findet eine andere Art der Alkaloidisolierung statt (siehe dort), ebenso bei Chinarinde (siehe Cortex Chinae). — Bei den Alkaloidbestimmungen in Tinkturen und Extrakten ist vor allem die Entfernung des eventuell vorhandenen, beim Ausschütteln störenden Weingeistes notwendig.

---

[1] Siehe J. Gadamer und E. Neuhoff: Archiv 1926, S. 524.

Man erhält also in dieser ersten Phase unter Anwendung eines geeigneten Alkalis eine Lösung der Alkaloide in einem organischen Lösungsmittel.

Phase II. Nunmehr folgt eine Reinigung der Alkaloide bzw. der in Phase I gewonnenen Alkaloidlösungen. Diese Reinigung war nach dem D.A.B. 5 ganz außerordentlich umständlich. Sie konnte jetzt ungemein verkürzt und erleichtert werden, nicht zum wenigsten durch den trefflichen von E. Rupp eingeführten Indikator Methylrot[1] (siehe S. 48), der auch in schwach gefärbten Lösungen noch deutlich den Umschlag erkennen läßt.

So bequem jetzt aber auch das Reinigungsverfahren ist (es erübrigt sich sogar in einer Reihe von Fällen vollständig), auf einen Punkt ist dringend zu achten. Die in Phase I gewonnenen Alkaloidlösungen dürfen nicht trübe weiter verarbeitet werden. „Es ist unbedingtes Erfordernis, daß die Alkaloidlösung vor der Ausschüttelung bzw. Titration mit $^1/_{10}$-Normalsäure völlig geklärt wird“[2]. Die das Resultat gefährdenden Trübungen der Alkaloidlösungen können durch zweierlei Ursachen bewirkt werden: 1. Wenn die Drogen bzw. die daraus hergestellten Präparate Fett enthalten, entstehen bei der Behandlung mit Alkalien in Phase I Seifen. Diese Seifen können sich zwar bei nachfolgendem Schütteln mit Äther oder Chloroform nicht in diesem lösen, aber emulsionsartig verteilen. Werden nun diese seifenhaltigen ätherischen Auszüge bei dem folgenden Prozeß mit einer bestimmten Menge überschüssiger $^1/_{10}$-Normal-Salzsäure geschüttelt, damit diese die im Äther vorhandenen Alkaloide herausschüttelt, absättigt und somit durch ihren Überschuß die Menge der vorhandenen Alkaloide kennzeichnet, so sättigt das Alkali der Seife seinerseits einen äquivalenten Teil der Salzsäure ab und täuscht ein Zuviel an Alkaloiden vor. Es ist das der „Seifenfehler“. 2. Die in Phase I gewonnenen Alkaloidlösungen können trübe sein durch fein suspendierte Stoffe, eventuell Drogenbestandteile. Diese halten durch Adsorption Alkalisierungsmittel, flüchtige Amine usw. zurück, so daß, wenn man diese trüben Lösungen mit $^1/_{10}$-Normal-Salzsäure schüttelt, die adsorbierten Stoffe wieder einen Teil der Säure absättigen und ein zu hohes Resultat herbeiführen (siehe hierzu ganz besonders „Folia Belladonnae“ und „Folia Hyoscyami“).

Die hiernach notwendige Klärung der Alkaloidlösungen läßt das Arzneibuch auf verschiedene Weise bewirken: Bei Semen Strychni, Radix Ipecacuanhae, wo die Droge reichlich quellbare Stoffe enthält, genügt ein weiterer Wasserzusatz und darauf folgendes kräftiges Schütteln, um die trübenden Bestandteile niederzuschlagen. In den meisten Fällen wird Traganth zugesetzt, der mit dem Wasser verquillt und nach kräftigem Schütteln die suspendierten Teilchen in der entstehenden Gallerte einschließt. Bei Cortex Granati, Rhizoma Hydrastis muß man die nicht klare Alkaloidlösung abgießen und diese dann

[1] E. Rupp und Loose: B. 1908, S. 3905 und A. Ph. 1915, S. 367.

[2] Zitiert aus den Mitteilungen von J. Gadamer und E. Neuhoff: Archiv 1926, S. 523.

durch Schütteln mit Wasser klären. Bei den vorher genannten Fol. Hyoscyami und Belladonnae sind besondere Maßregeln notwendig, die im Artikel Fol. Belladonnae genau angegeben sind. Bei diesen Klärungsarbeiten ist es zum Teil zweckmäßig, zum Teil notwendig, die Mischung der Alkaloidlösung mit dem Klärungsmittel solange wie möglich, wenigstens mehrere Stunden lang zum Absetzen stehen zu lassen.

Phase III. Jetzt folgt die eigentliche quantitative Bestimmung, die auf zweierlei Art erfolgen kann, auf titrimetrischem oder gravimetrischem Wege.

A. Titrimetrische Methode. Dieses Verfahren ist das weitaus am häufigsten verwendete und erfolgt nach folgenden Gesichtspunkten: Das isolierte Alkaloid behandelt man mit überschüssiger $^1/_{10}$-Normal-Salzsäure. Das geschieht z. B. bei der Morphinbestimmung im Opium, indem man die abgeschiedenen, getrockneten Morphinkristalle direkt in einer bestimmten Menge überschüssiger $^1/_{10}$-Normal-Salzsäure löst, während man beispielsweise bei der Alkaloidbestimmung in den Arekasamen die ätherische Lösung der Basen mit der überschüssigen $^1/_{10}$-Normal-Salzsäure ausschüttelt. In beiden Fällen werden die betreffenden Basen unter Salzbildung einen äquivalenten Teil der Salzsäure absättigen. Titriert man nunmehr mit Kalilauge zurück, so erfährt man, wieviel Salzsäure gebunden, d. h. wieviel Alkaloid vorhanden ist. Selbstverständlich wird um so weniger Kalilauge bei dem Zurücktitrieren verbraucht werden, je mehr Alkaloid anwesend, je mehr Salzsäure also verbraucht ist.

Die Ausrechnung erfolgt in folgender Weise: Angenommen, es handelt sich um die Bestimmung des Morphins im Opium. Dann geht man von der Tatsache aus, daß ein Molekül der einsäurigen Base Morphin (Molekulargewicht 285,2) zur Sättigung 1 Molekül HCl gebraucht. Da aber 1 Grammäquivalent HCl in 1 Liter $^1/_1$-Normal-HCl vorhanden, so entsprechen

1000 ccm $^1/_1$-Normal-HCl = 285,2 g Morphin
1000 ccm $^1/_{10}$-Normal-HCl = 28,52 g Morphin
1 ccm $^1/_{10}$-Normal-HCl = 0,02852 g Morphin.

Man braucht also nur die Anzahl der bei einer Bestimmung verbrauchten Kubikzentimeter $^1/_{10}$-Normal-HCl mit 0,02852 zu multiplizieren, um den in der betreffenden Opiummenge vorhandenen Morphingehalt zu erfahren.

Entsprechend muß diese Berechnung bei Alkaloidbestimmungen modifiziert werden, wo mehrere Alkaloide vorhanden sind, z. B. bei Semen Strychni, das Strychnin (Molekulargewicht 334,2) und Bruzin (Molekulargewicht 394,2) zu annähernd gleichen Teilen enthält. Bei der Berechnung sind der Einfachheit halber gleiche Mengen der beiden Alkaloide zugrunde gelegt:

1000 ccm $^1/_1$-Normal-HCl = 1 Grammäquivalent HCl = $\frac{334{,}2 + 394{,}2}{2}$ = 364,2 g Gesamtalkaloide.
1000 ccm $^1/_{10}$-Normal-HCl = 36,42 g Gesamtalkaloide
1 ccm $^1/_{10}$-Normal-HCl = 0,03642 g „

Entsprechend verläuft die Rechnung bei Cortex Chinae und den Präparaten dieser Droge, insofern hier das Arzneibuch gleiche Mengen Chinin und Cinchonin der Berechnung zugrunde legt.

Eine besondere Besprechung beansprucht hier noch die Wahl des geeigneten Indikators. In dem allgemeinen Artikel dieses Buches „Indikatoren“ (S. 44) sind die Grundlagen für die rationelle Auswahl des jeweils geeigneten Indikators gegeben. Hier sei nur kurz wiederholt: Der Umschlagspunkt der gebräuchlichsten Indikatoren[1] liegt für:

Methylorange . . . . bei p_H 4
Methylrot . . . . bei p_H 5
Lackmus . . . . bei p_H 7
Phenolphthalein . . . . bei p_H 9.

Bei Ausführung der Alkaloidtitration muß man verlangen, daß der Endpunkt der Titration durch Farbumschlag erkannt wird, wenn auf ein Äquivalent Base ein Äquivalent Säure zugesetzt wird. Das müßte bei p_H 7 der Fall sein, wenn nicht das entstehende Salz der Hydrolyse unterworfen wäre. In den Alkaloidsalzen ist die Base schwächer als die Säure, d. h. die H -Ionen überwiegen, es besteht „saure Reaktion“. Man muß aber bis zu der p_H titrieren, die das Salz in wässeriger Lösung aufweist. Betrachten wir nun als Grundlage die Verhältnisse beim Ammoniak, das ja die Grundsubstanz der Alkaloide ist, so finden wir beim Versetzen einer $^1/_{10}$-Normal-Ammoniaklösung mit der äquivalenten Menge Salzsäure in der entstandenen Ammoniumchloridlösung eine p_H von 5,12. Hiernach ist Methylrot (p_H 5) der geeignetste Indikator für die Titration des Ammoniaks. Die Alkaloide sind aber Substitutionsprodukte des Ammoniaks, entstanden durch Ersatz der Wasserstoffatome durch organische Reste (Alkyle). Hat diese Substitution nicht die basenbildenden Eigenschaften wesentlich verändert, so muß für die Titration der Alkaloide eben Methylrot der beste Indikator sein, was auch tatsächlich in den meisten Fällen zutrifft. Deshalb läßt das Arzneibuch mit Hilfe von Methylrot titrieren: Die Alkaloide der Chinarinde, Granatwurzelrinde, Brechwurzel, der Brechnuß, des Bilsenkrautes, der Tollkirsche, der Arekasamen und das Morphin im Opium. (Über die hier stattfindende Anwendung der Feinbürette siehe S. 40).

Bei einigen wenigen Alkaloiden liegt jedoch der Neutralisationspunkt bei etwa p_H 4 und fällt somit in das Umschlagsgebiet des Methylorange. Deshalb läßt das Arzneibuch mit Hilfe von diesem Indikator titrieren: Das Narkotin im Narkophin, das Hydrastin und die Mutterkornalkaloide.

Bei den Purinderivaten (Koffein, Theobromin) und dem Kolchizin endlich führt die hydrolytische Dissoziation zu einer p_H, die noch kleiner ist als 4. Hier fehlt uns also ein Indikator, der bei solcher Wasserstoffionenkonzentration noch einen brauchbaren Farbumschlag liefern könnte. Wir sind daher in diesen Fällen angewiesen auf die

B. Gravimetrische Methode. Bei Koffein und Theobromin

[1] Wir folgen in diesem Abschnitt den Ausführungen von J. Gadamer und E. Neuhoff: Archiv 1926, S. 530.

macht die gravimetrische Bestimmung keine Schwierigkeiten, da in den Arzneibuchpräparaten die Basen rein vorliegen, und es sich nur um eine Isolierung von leicht abtrennbaren Stoffen handelt. Über die gravimetrische Bestimmung des Kolchizins siehe bei Semen Colchici.

Morphinbestimmung in Opium, Opiumextrakt und Opiumtinkturen.

Während das Arzneibuch im allgemeinen, z. B. bei Cortex Chinae, Semen Strychni usw., eine Bestimmung der gesamten Alkaloide ausführen läßt, wird im Opium und dessen obengenannten Präparaten lediglich die Bestimmung des Hauptalkaloides, des Morphins, vorgenommen. Dieses selektive Verfahren geschieht in folgender Weise:

Bereitung der Alkaloidlösungen.

Solche Lösung erreicht man beim Opium selbst, indem man es eine Stunde lang nach der Vorschrift des D.A.B. 6 mit Wasser behandelt, wobei sich die in Form von Salzen vorliegenden Alkaloide leicht lösen. Die Vorbereitung des Extr. Opii ist einfach durch Auflösen in Wasser erledigt (dabei löst sich das Extrakt nicht vollständig, wobei auf die ungelösten Flocken keine Rücksicht genommen wird). Bei den Tinkturen endlich, also den weingeisthaltigen Auszügen, muß zu Beginn der Arbeit erst der störende Alkohol durch Abdampfen auf dem Wasserbade entfernt werden.

Beseitigung von Nebenalkaloiden, hauptsächlich Narkotin, und wachsartigen Substanzen.

Diese Beseitigung geschieht, indem man die vom D.A.B. 6 genau bestimmte, erstmalige Menge verdünnter Ammoniakflüssigkeit zusetzt. Sofort fällt dieses die schwächeren Basen, vor allem das Narkotin, außerdem die schmierigen Produkte aus. — Dieser erste Ammoniakzusatz soll aber nur Nebenprodukte, nicht Morphin selbst ausfällen. Damit letzteres vermieden wird, muß erstens die NH_3-Lösung genau eingestellt, ebenso genau verdünnt und sorgfältig in vorgeschriebener Menge zugesetzt werden. Zweitens ist die Flüssigkeit *sofort* nach Fällen des Niederschlages zu filtrieren. Deshalb ist zuerst das Filter und tarierte Gefäß zur Weiterarbeit zurechtzustellen; dann erst fügt man zum Opiumauszug den erstmaligen Ammoniakzusatz hinzu, schwenkt einmal kurz das Gefäß (ohne Schütteln) und gießt dann sofort das Gemisch auf das fertiggestellte Filter (bei frischem Opium zeigt sich bisweilen dieses Filtrat trübe, worauf wieder keine Rücksicht zu nehmen ist).

Nunmehrige Ausfällung des Morphins.

Zu dem Filtrat fügt man jetzt die vorgeschriebene zweite und größere Menge Ammoniakflüssigkeit, die nunmehr in Gegenwart der angegebenen Menge Essigäther das Morphin bei kräftigem Umschütteln in schönen Kristallen zur Ausscheidung bringt. Der Essigäther hat nicht nur den Zweck, die Bildung der Morphinkristalle zu fördern, sondern auch den, Reste des Narkotins und der anderen Nebenalkaloide in Lösung zu halten. Morphin wird von Essigäther praktisch nicht gelöst. G. Frerichs und E. Mannheim (Ap. Z. 1911, S. 613) haben aber darauf hingewiesen, daß der Essigäther häufig Säure enthält und dann eine entsprechende Menge Morphin löst, d. h. der Bestimmung entzieht. Deshalb haben die Autoren auch (l. c.) eine Vorschrift zur Entsäuerung des Essigäthers gegeben. Jedoch geht man diesen ganzen Schwierigkeiten aus dem Wege, wenn man den oft sauren Essigäther durch Äther ersetzt, der wohl spurenweise mehr Morphin löst, aber immerhin so wenig, daß es für die Praxis nicht in Betracht kommt (s. Ph. Ztrh. 1918, S. 329, Ph. Z. 1920, S. 647, B. D. Ph. Ges. 1920, S. 399). Wir verwenden für diesen Zweck lediglich Äther. Bei Gebrauch desselben muß nur sorgfältig darauf geachtet werden, daß der Stopfen des Gefäßes, in dem geschüttelt wird, zeitig und vorsichtig gelüftet wird, damit der entstandene Ätherdampf nicht den Stopfen heraustreibt und Verluste herbeiführt. Jedenfalls ist, damit die Abscheidung der Morphinkristalle quantitativ stattfindet, ein kräftiges Umschütteln 10 Minuten lang (nach der Uhr sehen!) erforderlich. Ebenso wichtig ist die richtige Wahl des Schüttelgefäßes: Sehr zweckmäßig wird ein 100 g-Erlenmeyer-Kölbchen mit Glasstopfen (Form des Jodkolbens) verwendet, da Spalten eines Korkstopfens leicht Morphinkristalle zurückhalten. Bei richtiger Handhabung erhält man dann im Kölbchen eine untere, wässerige, braune Flüssigkeitsschicht, durchsetzt mit Kristallen, die auch an den Wandungen haften, und darüber die gelbgefärbte, einen Teil der Nebenalkaloide enthaltende Ätherschicht.

Abtrennung der Morphinkristalle.

Nachdem man nunmehr noch die weiterhin vorgeschriebene Äthermenge zugesetzt und das Ganze $^1/_4$ Stunde lang hat stehen lassen (nicht länger, da sonst mekonsaurer Kalk ausfallen kann), liegt die wichtige Aufgabe vor, die Ätherschicht möglichst vollständig abzutrennen und damit die Nebenalkaloide wirklich zu entfernen. Nach dem D.A.B. 6 soll man „möglichst vollständig" die (Essigäther-) Ätherschicht auf ein Filter gießen, was schlecht gelingt. Gießt man nun, in der Arbeit fortfahrend, die wässerige braune Flüssigkeit auf das Filter, so schwimmt der Rest des Äthers oben, geht nicht mehr durch das Filter hindurch und läßt evtl. nach dem Trocknen im Morphin Verunreinigungen zurück. Deshalb nimmt man, evtl. mit einer Pipette, die Ätherschicht von oben vorsichtig fort. Oder man hilft sich nach E. Richter (Ap. Z. 1914, S. 211), indem man das Filter mit dem Morphin ein wenig von der Trichterwand löst und behutsam zwischen Filter und Trichterrand einen doppelten, spitz zugeschnittenen Streifen Filtrierpapier legt, so daß dieser das Filter unten berührt und den Äther durch das Papier saugt. Am besten ist es freilich, wenn man eine Wasserstrahlpumpe zur Verfügung hat. Dann verbindet man den Trichter mit einer kleinen Saugflasche, legt in den Trichter eine Saugplatte, saugt darauf ein mit Äther durchfeuchtetes Doppelfilter fest und gießt unter voller Öffnung des Wasserhahnes erst weitestgehend die Ätherschichten ab. Gießt man jetzt die wässerige Schicht nach, so werden die letzten Ätherreste zugleich durchgesaugt und entfernt. Nach beendetem Filtrieren und Nachwaschen mit äthergesättigtem Wasser sind alle Geräte, die Morphinkristalle enthalten, also Trichter, Filter, Kölbchen usw., im Trockenschrank bei einer 105° nicht übersteigenden Temperatur zu trocknen.

Quantitative Bestimmung des Morphins.

Nach alledem findet endlich die quantitative Bestimmung statt, die nach dem D.A.B. 6 maßanalytisch geschehen soll, aber nach der Arbeit von G. Frerichs und E. Mannheim (Ap. Z. 1911, S. 612) und auch nach unserer Erfahrung zunächst zweckmäßig gewichtsanalytisch erfolgt: Zuerst gibt man in eine auf der analytischen Waage tarierte Glasschale so weit die Morphinkristalle, als sich diese von dem trockenen Filter ablösen lassen. Dann löst man die im Filter, Trichter, Kölbchen noch vorhandenen Kristalle in heißem, absolutem Alkohol und gießt diese Lösung zu den zuerst geborgenen Kristallen. Wenn man hierbei nicht jedes Gerät für sich mit dem Alkohol behandelt, sondern mit der Flüssigkeit ein Gefäß nach dem anderen nachspült, kann man bei sorgsamer Arbeit mit im ganzen etwa 10 ccm Alkohol das Morphin quantitativ in die Glasschale überführen. Jetzt verdampft man den Alkohol auf dem Wasserbad (wobei man zum Schluß vorsichtig sein muß, da die letzten verdampfenden Tropfen — wenn man die Schale nicht vom Dampf nimmt — leicht ein „Verspritzen" herbeiführen) und trocknet den Rückstand bei etwa 105°. Nach Erkalten im Exsikkator wägt man, erhält auf diesem gravimetrischen Wege z. B. bei Opium das in 2 g Opium enthaltene Morphin und findet durch Multiplikation mit 50 den Prozentgehalt. Freilich ist damit nur eine sehr wichtige Vorbestimmung ausgeführt. Dieses erste Resultat fällt nämlich zu hoch aus (etwa um 2 Prozent), weil das gewonnene Morphin nicht rein ist, man also Verunreinigungen mitwägt. Aber das Verfahren hat, neben dem Vorteil des vorläufigen Resultates, den Vorzug, daß man auf die beschriebene Weise, d. h. mit dem heißen absoluten Alkohol die Morphinkristalle sicherer herauslöst als durch $^1/_{10}$-Normal-HCl nach dem D.A.B. 6. Zur endgültigen Bestimmung aber löst man nunmehr die in der Glasschale vorhandenen Morphinkristalle mit der vom Arzneibuch vorgeschriebenen $^1/_{10}$-Normal-Salzsäure, spült mit Wasser in ein Kölbchen über, verdünnt auf etwa 50 ccm und titriert.

Zusammenfassend sei über die Ausführung der Morphinbestimmung in Opium und Opiumpräparaten nochmals kurz folgendes gesagt: Zu dem vorgeschriebenen Auszug des Opiums, bzw. des Opiumextraktes oder dem von Weingeist befreiten Rückstand der Tinktur setzt man zunächst genau 1 ccm des exakt verdünnten Ammoniaks, schwenkt einmal um, gießt sofort auf das bereitstehende Filter und versetzt die angegebene Menge Filtrat mit dem Äther und der zweiten größeren Menge des verdünnten Ammoniaks (2,5 ccm). Alsdann schüttelt man das Gefäß (am besten einen 100 ccm-Erlenmeyerkolben mit Glasstopfen) die vorgeschriebene Zeit, bringt die weiteren Mengen Äther hinzu und filtriert später die obere ätherische Schicht möglichst vollständig ab, indem man an einem Glasstab den Äther auf das Filter laufen läßt (sobald eine Wasserstrahlpumpe zur Verfügung steht, ist die Flüssigkeit — wie erwähnt — mittels einer Saugplatte abzuziehen). Nach dem vorgeschriebenen Abspülen der Kristalle trocknet man Filter und Kölbchen, schüttet die trockenen Kristalle soweit als möglich in eine auf der analytischen Waage tarierte Glasschale, löst dann die noch an den Gerätschaften haftenden Kristalle mit heißem absolutem Alkohol, gießt unter Nachspülen der Gerätschaften diese weingeistigen Lösungen ebenfalls in die Glasschale, dampft den Alkohol ab (zum Schluß vorsichtig das Verspritzen vermeidend) und trocknet den Rückstand bei etwa 105° bis zum konstanten Gewicht. Nach Wägung löst man die Morphinkristalle nach dem D.A.B. 6 mit $^1/_{10}$-Normal-HCl und titriert wie angegeben.

Silberbestimmungen.

Nach der Methode von Volhard kann man das Silber in Silbersalzen mittels Rhodanammonium maßanalytisch bestimmen. Der chemische Vorgang ist z. B. bei Silbernitrat folgender:

$$AgNO_3 + \underbrace{NH_4SCN}_{\text{Ammoniumrhodanid}} = \underbrace{AgSCN}_{\text{Silberrhodanid}} + NH_4NO_3.$$

Es wird also aus dem Silbernitrat das Silberrhodanid gebildet. Als Indikator wird eine Eisenoxydverbindung, meist Eisenalaun, in folgender Absicht zugesetzt: Läßt man in Gegenwart solcher Eisenoxydverbindung die Rhodanammoniumlösung zu einer Silbernitratlösung hinzufließen, so entsteht an der Einfallsstelle eine blutrote Färbung durch Bildung von Ferrirhodanid. Beim Umschütteln der Lösung verschwindet aber diese Färbung, solange noch Silbersalz in der ursprünglichen Form vorhanden, weil das entstandene Eisenrhodanid sich mit dem Silbersalz zu sehr schwer löslichem Rhodansilber umsetzt. Im Verlauf der Titration werden sich also — immer wieder unter Umschütteln und Verschwinden der roten Farbe — weitere Mengen von Rhodansilber in weißen Flocken abscheiden, bis schließlich das gesamte Silber umgesetzt ist und der erste Tropfen der $^1/_{10}$-Normal-Ammoniumrhodanidlösung, endgültig mit dem Eisensalz unter Bildung von Eisenrhodanid reagierend, einen Farbenumschlag in Rostgelb bewirkt.

Damit dieser „Umschlag" aber deutlich eintritt, sind zwei Bedingungen zu erfüllen: 1. Von dem Indikator, der vorrätigen Ferriammoniumsulfatlösung, muß eine genügende Menge angewendet werden (im allgemeinen 5 ccm). 2. Damit dadurch nicht eine zu stark gelbe Färbung der Lösung entsteht, die die Erkennung des Umschlages erschweren würde, ist nach Zusatz des Indikators zur Zurückdrängung der durch Hydrolyse eintretenden Gelbbraunfärbung des Eisenalauns eine größere Menge Salpetersäure zuzusetzen (wieder im allgemeinen 5 ccm).

Dieses Verfahren wird vom Arzneibuch herangezogen zur Silberbestimmung im Argentum nitricum, Argent. nitric. c. Kal. nitric., Argent. proteinicum, Argent. colloidale. Bei den beiden zuletzt genannten Substanzen muß freilich erst die organische Substanz unschädlich gemacht werden.

Argentum proteinicum.

Hierzu haben E. Rupp und seine Schüler (Südd. Ap. Z. 1914, S. 302) ein Verfahren ausgearbeitet, bei dem man die organische Substanz gewissermaßen kalt, d. h. durch Schwefelsäure und Kaliumpermanganat zerstört und dann das Silber in oben beschriebener Weise mit Rhodanammonium titriert. Der Überschuß des Kaliumpermanganats wird hier durch Ferrosulfat fortgenommen, so daß man dadurch den Indikator (das teilweise zu Ferrisalz sich oxydierende Ferrosulfat) zugleich hinzufügt. Die genaue Vorschrift ist angegeben bei Argentum proteinicum. — Bei

Argentum colloidale

tritt noch eine Komplikation hinzu: Dieses Präparat enthält stets, wenn auch in kleinen Mengen, Chlorverbindungen. Bei der beschriebenen Zerstörung entstehen deshalb entsprechend kleine Mengen Chlorsilber, die sich als unlöslich in Salpetersäure der Bestimmung entziehen würden. Deshalb hat das neue Arzneibuch nach dem Vorschlag von F. Lehmann (A. Ph. 1914, S. 9) auch zu dieser Bestimmung die beschriebene Zerstörung mittels Kaliumpermanganat und Schwefelsäure herangezogen, nur mit der Maßnahme, daß die Mischung nach der Zerstörung noch einige Zeit lang erhitzt wird. Hierbei wird das entstandene Chlorsilber völlig zersetzt, die unlösliche Silberverbindung in eine lösliche übergeführt, das Resultat quantitativ. — Näheres s. bei Argentum colloidale.

Senfölbestimmungen.

Das Senföl kann in pharmazeutischen Präparaten entweder fertig vorliegen, wie im Senföl, Senfspiritus, oder wird erst in anderen Arzneimitteln, wie Senfsamen, Senfpapier, durch Zersetzung des Sinigrins gewonnen. In beiden Fällen läßt das D. A. B. 6 dieses fertige oder erst gewonnene Allylsenföl, das Isothiozyanallyl, auf folgende Weise bestimmen: Zunächst wird das Isothiozyanallyl durch Einwirkung von Ammoniak in Thiosinamin (Allylthioharnstoff) übergeführt.

$$\underbrace{C_3H_5NCS}_{\text{Allylsenföl}} + NH_3 = \underbrace{C{\overset{\diagup NH_2}{=S}}\atop{\diagdown NH\cdot C_3H_5}}_{\text{Thiosinamin.}}$$

Setzt man nunmehr zu dem Thiosinamin eine überschüssige, bestimmte Menge $AgNO_3$ hinzu, so wird bei der darauffolgenden Behandlung auf dem Wasserbade eine dem schwefelhaltigen Stoff ent-

6*

sprechende Menge Schwefelsilber (Ag_2S) nach folgender Gleichung ausgefällt:

$$C(=S)(NH_2)(NH \cdot C_3H_5) + 2\,AgNO_3 + 2\,NH_3 = Ag_2S + \underbrace{\overset{CN}{|}\,NH \cdot C_3H_5}_{\text{Allylzyanamid.}} + 2\,NH_4NO_3$$

Titriert man jetzt das überschüssige $AgNO_3$ nach Übersättigen mit Salpetersäure mittels Ammoniumrhodanidlösung zurück, so erfährt man, wieviel Silber gebunden ist, wieviel Senföl vorhanden war[1]. Damit ist die Senfölbestimmung auf eine Silberbestimmung zurückgeführt. Deshalb siehe über Titration, Bereitung der Indikatorlösung, vor allem über das Ende der Titration (Umschlag) näheres im Artikel „Silberbestimmungen".

Quecksilberbestimmungen.

In den einzelnen Quecksilberpräparaten ist das Quecksilber in so mannigfaltiger Form und Bindung vorhanden, daß zu seiner Bestimmung eine Reihe verschiedener Verfahren erforderlich wird:

Rhodantitrimetrisch. (Das Verfahren ist angegeben von E. Rupp, Südd. Ap. Z. 1914, S. 302.) Es ist vorstehend bei Silberbestimmungen (S. 82) geschildert, daß man den Gehalt von Silberpräparaten mittels Rhodanammonium unter Anwendung von Ferriammoniumsulfat als Indikator maßanalytisch bestimmen kann. In derselben Weise und mit derselben Genauigkeit verläuft die Reaktion bei gewissen Quecksilbersalzen, z. B. Quecksilbernitrat, nach der analogen Formel:

$$Hg(NO_3)_2 + 2\,NH_4SCN = Hg(SCN)_2 + 2\,NH_4NO_3\,.$$

Demnach:

$$\frac{1\,Hg}{200{,}6} = \frac{2\,NH_4SCN}{2\,\text{Mol} = 2000\,\text{ccm}\ {}^1/_1\text{-Normal-}NH_4SCN}\,,$$

$$1\,\text{ccm}\ {}^1/_{10}\text{-Normal-}NH_4SCN = 0{,}01003\,\text{g Hg}.$$

Im Laufe der Titration wird sich sehr bald bei konzentrierten Lösungen, erst später bei verdünnten Lösungen die Ausscheidung des Quecksilberrhodanids zeigen, bis das gesamte Quecksilbernitrat in Rhodanid umgesetzt ist, und nun wieder der erste Tropfen überschüssiger $^1/_{10}$-Normal-Ammoniumrhodanidlösung durch die Gegenwart des Ferriammoniumsulfats den Farbumschlag der weißlichen Flüssigkeit in Rostgelb bewirkt. Die gesamte Titration, Anwendung des Indikators, Umschlag usw. erfolgen genau wie bei Silberbestimmungen. Deshalb siehe S. 82. Hier sei nur noch folgendes bemerkt:

[1] Genauer wäre der Vorgang so darzustellen: Aus Silbernitrat entstehen in ammoniakalischer Lösung komplexe Silberverbindungen, so daß eigentlich auf diese, nicht auf $AgNO_3$, das Thiosinamin einwirkt. Nach dem Abfiltrieren des gebildeten Schwefelsilbers wird aber durch Salpetersäure übersättigt, also der Rest der Silberverbindung in $AgNO_3$ zurückgebildet, so daß nur dieses für die Endreaktion in Betracht kommt.

Bei der Titration müssen abwesend sein Merkurosalze (weil sie in anderer Richtung, unter Abscheidung von metallischem Quecksilber, mit Rhodanammonium reagieren) und salpetrige Säure (weil diese die Endreaktion unscharf, das Resultat somit ungenau gestaltet). Beide Stoffe sind als Reaktionsprodukte vorhanden, zumal wenn man, wie bei Quecksilbersalbe und -pflaster erst durch Erhitzen der Präparate mit Salpetersäure das Quecksilber als Nitrat herauslösen muß. Deshalb wird vor der Titration eine Oxydation dieser Verunreinigungen durch Kaliumpermanganat bewirkt, worauf man den Überschuß des $KMnO_4$ durch Ferrosulfat beseitigt. Das Ferrosulfat wirkt dann nach seiner Oxydation als Indikator mit.

Nach diesem Verfahren wird zunächst eine Gehaltsbestimmung im Quecksilber selbst vorgenommen, ferner im Quecksilberpflaster, in der Quecksilbersalbe, Quecksilberoxydsalbe, nachdem — wie gesagt — aus den drei letztgenannten Präparaten das vorhandene Quecksilber durch Salpetersäure herausgelöst ist. Auf diesem Prinzip beruht auch die Gehaltsbestimmung im Hydrarg. salicylic. Nur muß hier erst die organische Substanz (ähnlich wie bei Argent. proteinic.) mit Schwefelsäure und Kaliumpermanganat mineralisiert werden[1]. Über Einzelheiten dieser Bestimmung siehe im Artikel Hydrarg. salicylic. Es entsteht hier schließlich $HgSO_4$, das sich ganz analog dem Quecksilbernitrat (siehe obige Formel) mit Ammoniumrhodanid titrieren läßt.

Dieses rhodantitrimetrische Verfahren gibt in den einschlägigen Fällen ganz ausgezeichnete Resultate, nur ist es absolut ungeeignet da, wo Chlorionen vorliegen. Quecksilberchlorid setzt sich nämlich infolge seines geringen Dissoziationsgrades mit Alkalirhodanid nicht um, ist daher auch durch Rhodanidlösung nicht titrierbar. Dasselbe gilt für Merkurinitratlösungen, die ein lösliches Chlorid enthalten, da in solchen aus ebendenselben Gründen immer Sublimat gebildet wird. Daraus folgt erstens, daß sämtliche zur Ausführung dieser Titration gebrauchten Reagenzien (z. B. die Salpetersäure!) frei von Chlorionen sein müssen, daß zweitens die Gehaltsbestimmungen gewisser Präparate, wie Sublimatpastillen usw., nach anderen Verfahren vorgenommen werden müssen.

Azidimetrisch bzw. alkalimetrisch. Eine Reihe von Quecksilberpräparaten wird auf seinen Gehalt nach diesem Verfahren geprüft, das in den meisten Fällen auf der stark ausgeprägten Neigung des Merkuriions zur Komplexbildung beruht.

W e i ß e s Q u e c k s i l b e r p r ä z i p i t a t. Das Präparat wird in Kaliumjodidlösung gelöst, wobei einerseits Quecksilberjodidjodkalium entsteht, andererseits Ammoniak und Kaliumhydroxyd:

$$NH_2HgCl + 4\,KJ + H_2O = K_2HgJ_4 + NH_3 + KCl + KOH$$ [2].

Das entstandene KOH und NH_3 kann nunmehr durch Titration mit $^1/_{10}$-Normal-Salzsäure quantitativ bestimmt und die Umrechnung auf NH_2HgCl bewirkt werden.

[1] E. Rupp und K. Kropat: Ap. Z. 1912, S. 378.
[2] E. Rupp und F. Lehmann: Ph. Z. 1907, S. 1014.

Quecksilberoxyzyanid. Das Präparat des Arzneibuches (siehe darüber Näheres im Artikel Hydrargyrum oxycyanatum) besteht 1. aus rund 34 Prozent Quecksilberoxyzyanid ($Hg(CN)_2 \cdot HgO$) und 2. aus rund 66 Prozent Quecksilberzyanid ($Hg(CN)_2$). Das Oxyd ist also nur in der Komponente (1) vorhanden, während das Zyanid einen Teil der Komponente (1) bildet und die ganze Komponente (2). Nun entspricht nach E. Rupp[1] das gesamte chemische Verhalten des Quecksilberoxyzyanids durchaus dem einer Mischung von Oxyd und Zyanid. Deshalb kann das Arzneibuch in derselben Lösung nacheinander bestimmen lassen: a) das Quecksilberoxyd, b) das Gesamt-Quecksilberzyanid, also das der Komponente (1) und der Komponente (2).

a) Das Quecksilberoxyd wird mit $^1/_1$-Normal-Salzsäure abgesättigt und so alkalimetrisch bestimmt[2]:

$$HgO + 2\,HCl = HgCl_2 + H_2O\,.$$

Der Zusatz von NaCl ist bei der Titration vorgeschrieben, damit die Hydrolyse des entstehenden $HgCl_2$ zurückgedrängt wird.

b) Die im Vorgang a) entstandene neutrale bzw. gerade sauer gewordene Lösung wird nach den Angaben von E. Rupp mit KJ in reichlichem Überschuß versetzt, wodurch das Quecksilberzyanid in das komplexe Quecksilberjodidjodkalium verwandelt wird, unter Bildung von KCN:

$$Hg(CN)_2 + 4\,KJ = K_2HgJ_4 + 2\,KCN$$ [3].

Das so entstandene KCN läßt sich dann ähnlich wie die Salze anderer schwacher Säuren (z. B. Karbonate) durch Titration mit $^1/_1$-Normal-Salzsäure bei Gegenwart eines geeigneten Indikators (hier Methylorange) bestimmen. Die dabei freiwerdende Blausäure wirkt nicht auf den Indikator.

$$KCN + HCl = KCl + HCN\,.$$

Quecksilberoxyzyanidpastillen. Die Gehaltsbestimmung dieser Pastillen bedarf einer besonderen Erörterung, da sie nicht so ausführbar ist wie die des Quecksilberoxyzyanids selbst. Um nämlich die wirksame Substanz leichter löslich zu gestalten, ist ein Zusatz von Natriumbikarbonat erfolgt. Dadurch wird aber die Bestimmung des Quecksilberoxyds a), d. h. die Bestimmung des HgO durch $^1/_1$-Normal-HCl, unmöglich, da auch das $NaHCO_3$ Säure verbrauchen würde. Dagegen ist die zweite Bestimmung b), die des Quecksilberzyanids, wie es beim Hydrargyrum oxycyanatum selbst geschehen, auch hier durchführbar. Man titriert zunächst mit $^1/_1$-Normal-Salzsäure, bis das $NaHCO_3$ — unter gleichzeitiger Überführung des HgO in $HgCl_2$ — unschädlich gemacht ist[4], und führt die Bestimmung des Zyanids durch Zusatz von KJ und Titrieren des entstandenen KCN wie in b) zu Ende.

---

[1] Südd. Ap. Z. 1913, S. 696. [2] K. Holdermann: A. Ph. 1905, S. 600.

[3] Ph. Z. 1908, S. 435. (Übrigens ist diese Formel so wiedergegeben, um den Vorgang (b), d. h. die Umwandlung des Zyanids in K_2HgJ_4 klarer hervorzuheben. In Wirklichkeit sind hier nicht 4 KJ notwendig, sondern ein Überschuß von KJ, um auch die Umwandlung des im Vorgang (a) entstandenen Quecksilberchlorids in Quecksilberjodidjodkalium zu bewirken.)

[4] A. Ph. 1908, S. 467.

Sodann ist hier als Ersatz für die Bestimmung des HgO eine solche des Gesamtquecksilbers gefordert. Diese erfolgt nach der anschließenden jodometrischen Methode A.

Jodometrisch. A. Zur Bestimmung des Gesamtquecksilbers in den Quecksilberoxyzyanidpastillen. Dieses Verfahren[1] gründet sich auf die Reduzierbarkeit von Merkuriverbindungen zu metallischem Quecksilber durch Formaldehyd in alkalischer Lösung. Das niedergeschlagene Metall wird dann in der essigsauer gemachten Lösung mit Hilfe einer bestimmten, überschüssigen Menge $^1/_{10}$-Normal-Jodlösung in Quecksilberjodid (bzw. Quecksilberjodidjodkalium) übergeführt, worauf man den Überschuß des Jodes mittels Natriumthiosulfat zurücktitriert. So ist die Quecksilberbestimmung auf eine jodometrische Methode zurückgeführt:

$$HgO + NaOH + HCHO = Hg + HCO_2Na + H_2O$$
$$Hg + J_2 = HgJ_2.$$

Das ist also das Prinzip der Bestimmung des Gesamtquecksilbers in den Quecksilberoxyzyanidpastillen.

B. Zur Gehaltsbestimmung der Sublimatpastillen und Wertbestimmung von Medizinischer Kohle. In beiden Fällen handelt es sich um quantitative Bestimmung des Sublimats, im ersten Fall um die in den Pastillen vorhandene Menge des $HgCl_2$, im zweiten um die Restbestimmung des von der Kohle nicht adsorbierten $HgCl_2$. Das Verfahren beruht auf folgendem Prinzip[2]: Arsenige Säure ist ein gutes, in alkalischer Lösung sehr wirksames Reduktionsmittel, das, selbst bei diesem Prozeß in Arsensäure übergehend, die Quecksilberverbindung zu metallischem Hg reduziert:

$$As_4O_6 + 4\,HgCl_2 + 16\,KHCO_3 = 4\,Hg + 8\,KCl + 16\,CO_2 + 4\,K_2HAsO_4 + 6\,H_2O$$

oder in einfacherer Darstellung:

$$4\,HgO + As_4O_6 = 4\,Hg + 2\,As_2O_5.$$

Wenn man nun die arsenige Säure in einem bestimmten Überschuß verwendet und diesen Überschuß mit $^1/_{10}$-Normal-Jodlösung zurücktitriert

$$As_4O_6 + 4\,J_2 + 4\,H_2O = 2\,As_2O_5 + 8\,HJ$$ (s. S. 91),

so kann man feststellen, wieviel arsenige Säure verbraucht bzw. wieviel $HgCl_2$ vorhanden ist. Freilich sind hier ganz besonders 2 begleitende Maßregeln notwendig: Erstens nimmt alkalische Arsenitlösung leicht Sauerstoff aus der Luft auf (schon bei gewöhnlicher Temperatur, noch erheblicher beim Erhitzen, das hier notwendig ist), kann also schon dadurch teilweise oxydiert werden, und somit einen höheren Gehalt an Hg vortäuschen. Deshalb wird vor dem Erhitzen des $HgCl_2$ mit der $^1/_{10}$-Normal-Natriumarsenitlösung Kaliumbikarbonat zugesetzt, damit die beim Kochen entstehende Kohlensäure die das Resultat gefährdende Luft verdrängt:

$$2\,KHCO_3 = K_2CO_3 + CO_2 + H_2O.$$

---

[1] E. Rupp: B. 1906, S. 3702.

[2] F. v. Bruchhausen und E. Hanzlik: Ap. Z. 1925, S. 1115; siehe auch W. Feit: Zeitschrift für analyt. Chemie 1889, S. 318.

Sodann aber ist zu bedenken, daß das so entstandene K_2CO_3, wenn nicht unschädlich gemacht, bei der nunmehr folgenden Titration mit $^1/_{10}$-Normal-Jodlösung selbst Jod durch Bildung von Natriumhypojodid bzw. Natriumjodat verbrauchen würde. Es muß deshalb, damit in bikarbonathaltiger Lösung weitergearbeitet wird (s. S. 92), vor der Titration mit $^1/_{10}$-Normal-Jodlösung das K_2CO_3 durch Salzsäure wieder in $KHCO_3$ zurückverwandelt werden:

$$K_2CO_3 + HCl = KHCO_3 + KCl\,.$$

Bestimmung des Gehaltes an Chloriden in Bromiden.

Das frühere Arzneibuch hatte am Schluß der Artikel über NH_4Br, KBr, NaBr „Gehaltsbestimmungen" vorgesehen. Es handelt sich aber bei diesen Prüfungen in erster Reihe um die Feststellung, ob von der häufigsten Verunreinigung dieser Salze, nämlich den entsprechenden Chloriden, nicht unerlaubt große Anteilsmengen vorhanden sind. Deshalb hat das D.A.B. 6 die bisherigen „Gehaltsbestimmungen" jetzt richtiger als „Wertbestimmungen" bezeichnet.

Die quantitative Bestimmung der Bromide bzw. Chloride auf maßanalytischem Wege beruht auf folgendem Prinzip: Nach dem Mohrschen Verfahren löst man eine bestimmte Menge des getrockneten Halogensalzes in Wasser und titriert dann mit $^1/_{10}$-Normal-Silbernitratlösung (Indikator Kaliumchromat; von der Lösung des Indikators sind 2 bis höchstens 3 Tropfen zu nehmen!). Zunächst fällt nur Halogensilber aus. Allmählich zeigt sich aber an der Einfallstelle der Silberlösung rotes Silberchromat, das beim Umschütteln zunächst immer wieder verschwindet (da Silberchromat leichter löslich ist als das Halogensilber), bis nach weiterem Zusatz von $^1/_{10}$-Normal-$AgNO_3$ der erste Tropfen Silberlösung den „Farbumschlag", wie ihn das Arzneibuch nennt, herbeiführt. Es ist das ein rötlich-gelber Schein auf dem Flüssigkeitsspiegel, bzw. im Niederschlag, eben ein Farbumschlag, der, an sich schwach, doch deutlich sichtbar für den wird, der die Titration scharf beobachtet. Bis zum „Rot" darf man nicht titrieren, dann hat man übertitriert!

Nehmen wir nun als Beispiel für diese „Wertbestimmungen" die des Ammoniumbromids. Das NH_4Br hat das Molekulargewicht 97,96. Das als Verunreinigung vorhandene Ammoniumchlorid hat nur etwas mehr als das halbe Molekulargewicht, nämlich 53,50. (Das beruht, wie leicht einzusehen, darauf, daß das Brom ein so viel höheres Atomgewicht hat als das Chlor.) Deshalb werden in einer bestimmten Gewichtsmenge NH_4Cl (beispielsweise 0,4 g) fast doppelt so viele Moleküle vorhanden sein als in derselben Gewichtsmenge NH_4Br. Jedes Molekül Halogensalz aber, gleich ob NH_4Br oder NH_4Cl, erfordert bei der Titration 1 Molekül $AgNO_3$. Deshalb wird eine bestimmte Gewichtsmenge NH_4Cl (wieder beispielsweise 0,4 g) rund doppelt so viele Kubikzentimeter $^1/_{10}$-Normal-$AgNO_3$ verbrauchen wie dieselbe Gewichtsmenge NH_4Br. Oder mit anderen Worten: Je mehr Chloride als Verunreinigung der Bromide vorhanden sind, je mehr $AgNO_3$ wird bei der Titration verbraucht werden.

Quantitativ verläuft die Reaktion bei Ammoniumbromid so:

$$\frac{NH_4Br}{1\ \text{Mol} = 97{,}96\ \text{g}} + \frac{AgNO_3}{1\ \text{Mol} = 1000\ \text{ccm}\ ^1/_1\text{-Normal-}AgNO_3} = AgBr + NH_4NO_3,$$

$$1\ \text{ccm}\ ^1/_{10}\text{-Normal-}AgNO_3 = 0{,}009796\ \text{g}\ NH_4Br.$$

Das vorhandene Ammoniumchlorid wird dagegen mit dem $AgNO_3$ so in Reaktion treten:

$$\frac{NH_4Cl}{1\ \text{Mol} = 53{,}5\ \text{g}} + \frac{AgNO_3}{1\ \text{Mol} = 1000\ \text{ccm}\ ^1/_1\text{-Normal-}AgNO_3} = AgCl + NH_4NO_3,$$

$$1\ \text{ccm}\ ^1/_{10}\text{-Normal-}AgNO_3 = 0{,}00535\ \text{g}\ NH_4Cl.$$

Das Arzneibuch geht bei der Berechnung von 0,4 g NH_4Br aus. Entspricht nach Obigem 1 ccm $^1/_{10}$-Normal-$AgNO_3$ = 0,009796 g NH_4Br, so verbrauchen 0,4 g **reines NH_4Br** $\frac{0{,}4}{0{,}009796}$ = rund 40,8 ccm $^1/_{10}$-Normal-$AgNO_3$. Das ist auch der theoretisch „berechnete" Wert des Arzneibuches.

Das D.A.B. 6 läßt aber ein NH_4Br zu, das neben 98,8 Prozent NH_4Br noch 1,2 Prozent NH_4Cl enthält, indem es von der Annahme ausgeht, daß ein gutes technisches Brom mit einem Höchstgehalt an Chlor von 1 Prozent zur Herstellung der Bromsalze verwendet wird. In diesem Sinne sind die Höchstmengen an Chloriden für die einzelnen Bromsalze, also Kalium bromatum, Natrium bromatum und Ammonium bromatum, stöchiometrisch berechnet und zugelassen. Entspricht nach Obigem 1 ccm $^1/_{10}$-Normal-$AgNO_3$ = 0,00535 g NH_4Cl, so verbrauchen 0,4 g **reines NH_4Cl** $\frac{0{,}4}{0{,}00535}$ = rund 74,8 ccm $^1/_{10}$-Normal-$AgNO_3$.

0,4 g NH_4Cl	verbrauchen also	74,8 ccm	$^1/_{10}$-Normal-$AgNO_3$
0,4 g NH_4Br	„ „	40,8 ccm	$^1/_{10}$-Normal-$AgNO_3$
	Differenz	34 ccm	$^1/_{10}$-Normal-$AgNO_3$.

Bei der Titration würde also ein Mehrverbrauch von **34** ccm $^1/_{10}$-Normal-$AgNO_3$ eine Verunreinigung des NH_4Br mit **100** Prozent NH_4Cl bedeuten. Deshalb sagt das Arzneibuch auch: Je **0,34** ccm $^1/_{10}$-Normal-$AgNO_3$, die über den für reines Ammoniumbromid zu berechnenden Wert hinausgehen, entsprechen e i n e m Prozent NH_4Cl (wenn sonstige Verunreinigungen fehlen). — Außerdem läßt das Arzneibuch einen Höchstgehalt von 1,2 Prozent Ammoniumchlorid zu. Zu dem für reines NH_4Br berechneten Wert von 40,8 ccm $^1/_{10}$-Normal-$AgNO_3$ wird also noch ein Mehrverbrauch gestattet von rund 0,4 ccm $^1/_{10}$-Normal-$AgNO_3$. Deshalb fordert das D.A.B. 6, daß je 0,4 g NH_4Br höchstens 41,2 ccm $^1/_{10}$-Normal-$AgNO_3$ verbrauchen dürfen.

Bei Kaliumbromid und Natriumbromid wird unter entsprechender Abänderung in bezug auf die Molekulargewichte die gleiche Wertbestimmung gefordert.

Zum Schluß muß noch folgendes gesagt werden: Da Silberchromat nicht unerheblich in der Titrierflüssigkeit löslich ist, so wird zum Hervorbringen des Umschlages ein Mehr von $AgNO_3$ über den theoretisch berechneten Wert hinaus erforderlich. Mohr hat festgestellt, daß dieses Mehr bei den verschiedensten Halogenmengen fast gleichmäßig $^1/_{10}$ ccm $^1/_{10}$-Normal-$AgNO_3$ beträgt. Dieser Betrag ist evtl. als Korrektur in Betracht zu ziehen.

Eisenbestimmungen.

Diese Bestimmungen erfolgen gemäß dem D.A.B. 6 mit einer Ausnahme nach dem jodometrischen Verfahren unter folgenden zwei Hauptgesichtspunkten:

I. Das Eisen muß zur Bestimmung im anorganischen Zustand vorliegen und in der dreiwertigen Oxydstufe.

II. Läßt man auf dreiwertiges Eisen Jodwasserstoffsäure (entstanden aus KJ und Mineralsäure) einwirken, so reduziert diese das Ferrisalz zu Ferrosalz in folgender Weise:

$$\overset{III}{Fe_2}(SO_4)_3 + 2\,HJ \rightleftarrows 2\,\overset{II}{Fe}SO_4 + H_2SO_4 + J_2$$

$$2\,\overset{III}{Fe}Cl_3 + 2\,HJ \rightleftarrows 2\,\overset{II}{Fe}Cl_2 + 2\,HCl + J_2.$$

Hiernach setzt jedes Atom dreiwertiges Eisen (unter Umwandlung in zweiwertiges) 1 Atom Jod in Freiheit, das seinerseits durch 1 Molekül Natriumthiosulfat gebunden werden kann. So ist die Eisenbestimmung auf ein jodometrisches Verfahren zurückgeführt.

Nach obigen Formeln entspricht:

$$\frac{1\,Fe}{55{,}84} = 1\,Jod = \frac{1\,Na_2S_2O_3}{1\,Mol = 1000\,ccm\ ^1/_1\text{-Normal-}Na_2S_2O_3}$$

$$1\,ccm\ ^1/_{10}\text{-Normal-}Na_2S_2O_3 = 0{,}005584\,g\ \text{Eisen}.$$

In einer Reihe von Präparaten, wie Eisenchloridlösung, liegt das Eisen bereits in der Oxydstufe vor. Bei anderen Arzneimitteln, wie Ferr. pulv., Ferr. reduct. usw., muß das erst erreicht werden, indem man diese Substanzen in Mineralsäuren löst und die entstandenen Salze durch Zusatz von $KMnO_4$ bis zur schwachen Rotfärbung der Lösung oxydiert. Daß diese schwache Rötung bestehen bleibt, ist der Beweis für die Beendigung der Oxydation; entfernt wird dieser geringe Überschuß des $KMnO_4$ (und damit die Rötung) durch Zusatz einer Lösung von Weinsäure, die dadurch reduziert, daß sie selbst unter Bildung von Kohlensäure und Wasser oxydiert wird. — In einer dritten Reihe von Fällen endlich liegt das Eisen (wie bei Eisenzucker) in einer eigentümlichen kolloiden Form vor. Hier wird zunächst durch Behandlung mit Mineralsäure in der Wärme das Eisen in ein anorganisches Salz verwandelt. Erfolgt jetzt der Zusatz von $KMnO_4$, so kann — auch nach völliger Oxydation des Fe — die rote Farbe nicht auf die Dauer bestehen bleiben. Es wird vielmehr dann noch die im Gemisch vorhandene organische Substanz, also Eiweiß oder Zucker, das $KMnO_4$ weiterhin reduzieren, freilich viel langsamer, als es vorher durch das Eisenoxydul geschah. Deshalb heißt es im Arzneibuch in solchen Fällen, die Kaliumpermanganatlösung solle bis zur „schwachen, kurze

Zeit bestehenden Rötung" zugefügt werden. Allzu ängstlich braucht man hier übrigens nicht zu sein. Ist man sich über die volle Oxydation nicht ganz sicher, setzt man noch ein paar Tropfen $KMnO_4$ hinzu und läßt nochmals die Rötung langsam verschwinden. Ein zu großer Überschuß des Permanganats ist aber zu vermeiden. Denn es bilden sich dadurch gewisse Oxydationsprodukte, die das Ferrisalz wieder teilweise zu Ferrosalz umsetzen können (s. Moßler, Pharm. Post 1918, S. 345). — Ferner ist darauf Rücksicht zu nehmen, daß man die letzten Spuren der roten $KMnO_4$-Färbung schlecht in der stark gelbgefärbten Lösung erkennt. Deshalb wartet man zweckmäßig etwa 5 Minuten, bevor man das Kaliumjodid hinzufügt.

Wie schon bei obigen Formeln durch die entgegengesetzten Pfeile angedeutet, ist diese Reduktion des Eisens eine umkehrbare Reaktion. Sie verläuft aber im gewünschten Sinne quantitativ, wenn ein gewisser Überschuß des KJ (resp. HJ) vorhanden und wenn die Lösung mäßig mineralsauer ist. Das war im D. A. B. 5 nicht genügend berücksichtigt worden. Es mußte deshalb im neuen Arzneibuch die Menge des vorgeschriebenen KJ im Verhältnis zu der des Eisens nicht unwesentlich erhöht werden, ebenso in den meisten Fällen die Menge der Mineralsäure. Um aber den Verbrauch an dem kostspieligen KJ trotzdem möglichst einzuschränken, wurde die Eisenmenge erheblich herabgesetzt und einer dadurch etwa entstehenden Ungenauigkeit so vorzubeugen gesucht, daß zum Schluß das Titrieren aus der Feinbürette (siehe S. 40) vorgeschrieben ist.

Am Ende der Bestimmung, bei Bindung des ausgeschiedenen Jodes durch $Na_2S_2O_3$, ist zu berücksichtigen, daß diese Bindung gegen Schluß immer langsamer wird, so daß man schließlich nach Zusatz jedes Tropfens Thiosulfatlösung erst kräftig umschütteln muß, ehe man evtl. noch einen weiteren Tropfen zugibt. Denn jeder Tropfen überschüssiger $Na_2S_2O_3$-Lösung verändert das Resultat nicht unwesentlich!

Arsen- und Antimonbestimmungen.

Die jodometrischen Methoden der Arsenbestimmungen verlaufen in folgender Weise:

$$\text{I.}\quad \overset{\text{III}}{As_4O_6} + 4\,H_2O + 4\,J_2 \rightleftarrows 2\,\overset{\text{V}}{As_2O_5} + 8\,HJ.$$

Hiernach ist, wie aus den entgegengesetzten Pfeilen hervorgeht der Vorgang ein umkehrbarer: Einerseits kann die arsenige Säure (Arsen dreiwertig) durch Jod zu Arsensäure (Arsen fünfwertig) oxydiert werden. Andererseits kann man die Arsensäure durch Jodwasserstoff zu arseniger Säure reduzieren. Ganz entsprechend verlaufen die Reaktionen bei Antimonverbindungen:

$$\text{II.}\quad \overset{\text{III}}{Sb_2O_3} + 2\,H_2O + 2\,J_2 \rightleftarrows \overset{\text{V}}{Sb_2O_5} + 4\,HJ.$$

Hier oxydiert Jod das Antimontrioxyd zu Antimonpentoxyd, während umgekehrt Jodwasserstoffsäure das Antimonpentoxyd zu Antimontrioxyd reduziert.

Obige zwei Formeln stellen also vier Reaktionen dar, von denen zwei Reaktionen den beiden anderen entgegengesetzt sind. Ohne besondere Maßnahmen würde in den vier Fällen vor beendeter Reaktion ein Gleichgewichtszustand eintreten, d. h. die Reaktionen würden nicht quantitativ verlaufen. Damit das geschieht, müssen folgende Mittel angewendet werden: Will man die beiden Reaktionen I und II im Sinne von links nach rechts, im Sinne also der Oxydation, zu Ende führen, so muß man die hierbei entstehende störende Jodwasserstoffsäure unschädlich machen. Das geschieht durch Bindung dieser Säure an Alkali. Und zwar verwendet man in diesem Falle Natriumbikarbonat, da sowohl Natriumhydroxyd wie Natriumkarbonat an sich auf Jod einwirken und so das quantitative Ergebnis verschieben würden, das nur vom Gehalt an As_4O_6 bzw. Sb_2O_3 abhängen soll. — Will man umgekehrt die beiden Reaktionen im Sinne von rechts nach links, also im Sinne der Reduktion, beendet sehen, so muß man dafür sorgen, daß der Vorgang in **stark saurer** Lösung stattfindet. Auf diese Weise sind vier Methoden zu Gehaltsbestimmungen ermöglicht und werden auch tatsächlich verwendet: Gemäß der Formel I, im Sinne von links nach rechts, erfolgt die Gehaltsbestimmung der arsenigen Säure (Acidum arsenicosum) und die Feststellung des Arsengehaltes im Liquor Kalii arsenicosi. Hier wird unter Zusatz von Natriumbikarbonat die arsenige Säure durch Jod zu Arsensäure oxydiert und aus dem Jodverbrauch der vorhandene Arsengehalt errechnet. Dagegen wird die umgekehrte Reaktion, also die nach Formel I, im Sinne von rechts nach links, angewendet bei der Bestimmung des Arsengehaltes in Arsazetin. Hier zerstört man zunächst die organische Substanz durch Behandeln mit einem Gemisch von Schwefelsäure und Kaliumpermanganat, wobei das organisch gebundene Arsen in Arsensäure übergeführt wird. Nach Fortschaffen des überschüssigen Permanganats durch Oxalsäure gibt man zu der stark sauren Lösung Kaliumjodid, führt also damit Jodwasserstoffsäure ein, welche die Arsensäure quantitativ zu arseniger Säure reduziert, selbst aber in äquivalentem Maße zu Jod oxydiert wird, so daß aus der Menge des entstandenen Jodes (bestimmbar durch Natriumthiosulfat) wiederum der Arsengehalt festgestellt werden kann (Methode nach L. Rosenthaler: Zeitschrift für analyt. Chemie 1906, S. 596).

Analog läßt das Arzneibuch den Gehalt an Brechweinstein im Tartarus stibiatus nach Formel II im Sinne der Oxydation (also von links nach rechts) bestimmen. Hier wird, wieder in alkalischer Lösung, d. h. unter Zusatz von Natriumbikarbonat und unter geringem Zusatz von Weinsäure (damit bestimmt die Bildung eines Antimonniederschlages unterbleibt), das Antimontrioxyd in Antimonpentoxyd übergeführt und aus der Menge des verbrauchten Jodes der Gehalt festgestellt. — Die umgekehrte Reaktion, d. h. die Reduktion des Antimonpentoxyds zu Antimontrioxyd in saurer Lösung, läßt das Arzneibuch nicht verwenden. Doch haben F. Lehmann und M. Berdau (Ap. Z. 1914, S. 186), F. Lehmann und B. Lokau (A. Ph. 1914, S. 408), E. Rupp, G. Siebler, W. Brachmann (Ph. Ztrh. 1925,

S. 33) zur Gehaltsbestimmung von Stibium sulfurat. aurant. und Stibium sulfurat. nigrum Methoden ausgearbeitet, die auf der Reduktion des Sb_2O_5 zu Sb_2O_3 durch HJ beruhen.

So sind also sämtliche vier in den beiden obigen Formeln dargestellten Reaktionen für die Praxis verwertet.

Die diesen Arsen- und Antimonbestimmungen entsprechende Berechnung geht aus obigen Formeln hervor; sie gestaltet sich z. B. bei der Titration der „Arsenigen Säure“ oder der „Fowlerschen Lösung“ so:

$$\underbrace{As_4O_6}_{1\,\text{Mol} = 395{,}84\,\text{g}} \underbrace{+ \; 4\,H_2O + 4\,J_2 = 2\,As_2O_5 + 8\,HJ}_{8\ \text{Grammäquivalent} = 8000\ \text{ccm}\ ^1/_1\text{-Normal-Jodlösung}}$$

$$1\ \text{ccm}\ ^1/_{10}\text{-Normal-Jodlösung} = 0{,}004948\ \text{g}\ As_4O_6.$$

Die Bestimmung der Alkoholzahl in Tinkturen[1].

Durch die in den letzten Jahren erfolgten Bestimmungen über Branntweinversteuerung ist die Herstellung der Tinkturen, die früher meist in den Apotheken vorgenommen wurde, jetzt vielfach in Fabrikationsbetriebe übergegangen. Deshalb erscheint es für den Apotheker, der die Tinkturen fertig kauft, wünschenswert, den Alkoholgehalt derselben festzustellen. Das geschieht bekanntlich in genauer Weise durch Abdestillieren des Weingeistes und durch Bestimmung der Dichte des Destillates im Pyknometer (diese exaktere Methode wird nachstehend noch ausführlich beschrieben). Da aber diese Methode immerhin eine gewisse Zeit in Anspruch nimmt, hat das neue Arzneibuch ein Verfahren angegeben, das weitgehend abgekürzt ist und doch für die Praxis genügend exakte Werte ergeben soll.

Das Prinzip des Verfahrens: Aus einer alkoholischen Lösung läßt sich der Alkohol durch Zusatz von Pottasche aussalzen, da bekanntlich die Alkalikarbonate leicht in Wasser löslich, dagegen in Alkohol unlöslich sind. Schüttelt man eine alkoholische Flüssigkeit mit Kaliumkarbonat im Überschuß und läßt absetzen, so scheiden sich 3 Schichten ab: 1. Eine untere Schicht von festem K_2CO_3, 2. eine mittlere Schicht von gesättigter Pottaschelösung, 3. eine obere Schicht von Alkoholhydrat, dem die Zusammensetzung $4\,C_2H_5 \cdot OH + H_2O$ zukommt, entsprechend 91,089 Gewichtsprozent Alkohol.

Zur Ausführung: Eine Bestimmung des Alkoholgehaltes durch direkte Zugabe der Pottasche zu den Tinkturen ist wegen der dabei entstehenden Emulsionsbildung unmöglich, eine Destillation der Tinktur daher notwendig. Diese erfolgt aus dem auf S. 13, 14 beschriebenen Siedekölbchen, das auch zur Siedepunktsbestimmung dient. Die Aufstellung des Apparates geschieht entsprechend der Zeichnung in Abb. $4a_2$. Die Destillation erfolgt genau gemäß den nachfolgenden Angaben des Arzneibuchtextes. Nur darauf sei besonders hingewiesen, daß die Flamme genau nach Vorschrift zu regulieren ist, daß in dem Glas-

[1] Die Grundlage zu diesem Artikel bildet die Arbeit von J. Gadamer und E. Neuhoff: Ap. Z. 1925, S. 936.

zylinder, der das Destillat auffängt, wirklich auf dem Boden eine mindestens 0,5 cm hohe Schicht von K_2CO_3 ungelöst bleibt und daß endlich das Ablesen der Alkoholhydratschicht erst dann geschieht, wenn die Flüssigkeit die Temperatur von 20° angenommen hat.

Berechnung. Die Anzahl Kubikzentimeter der Alkoholhydratschicht, die man im Glaszylinder abliest, ist die „Alkoholzahl". Beispielsweise heißt es bei Tinct. Gallarum: „Alkoholzahl nicht unter 6,5." Zur Feststellung dieser Alkoholzahl ist also keine Umrechnung notwendig. Das D.A.B. 6 sagt aber noch auf S. LIV: „Durch Multiplikation der Alkoholzahl mit 7,43 erhält man bei den mit absolutem Alkohol, Weingeist oder Weingeist und Wasser bereiteten Tinkturen den Alkoholgehalt der Tinktur in Gewichtsprozenten." Wie erklärt sich bei dieser Umrechnung auf Gewichtsprozente der angegebene Wert 7,43? Eine genaue Umrechnung kann nur nach einer sehr komplizierten Formel erfolgen (s. Ap. Z. 1925, S. 936), da es hierzu nötig ist, noch den in der Pottaschelösung zurückgebliebenen Alkoholhydratrest zu berücksichtigen. Für die Praxis kann diese Korrektur vernachlässigt und so gerechnet werden: Vorstehend war gesagt worden, daß Alkoholhydrat enthält: 91,089 Gewichtsprozent Alkohol. 1 g Alkoholhydrat entspricht also 0,91089 g Alkohol. Wir wägen aber nicht das Alkohlhydrat, sondern wir messen es in Kubikzentimetern. Das spezifische Gewicht des Alkoholhydrats (des Weingeistes also von 91,089 Gewichtsprozent Alkohol) beträgt bei 20° 0,8157. 1 ccm Alkoholhydrat hat demnach das Gewicht von 0,8157 und wird nach der Gleichung

$$1 : 0{,}91089 = 0{,}8157 : x, \qquad x = 0{,}743$$

enthalten: 0,743 g Alkohol. Der Faktor 0,743 wird deshalb, multipliziert mit der Anzahl der im Glaszylinder abgelesenen Anzahl Kubikzentimeter Alkoholhydrat, das Gewicht des Alkohols angeben, der in den 10 g der zum Versuch verwendeten Tinktur vorhanden ist. Daher wird zur Umrechnung auf 100 g Tinktur der 10fache Faktor 7,43, entsprechend multipliziert, direkt den Alkoholgehalt in Gewichtsprozent angeben. Das sind die Grundlagen der Vorschrift des Arzneibuches zur Bestimmung der Alkoholzahl in Tinkturen:

Die Bestimmung der Alkoholzahl in Tinkturen und die Prüfung auf Methylalkohol — Methanol — und Azeton erfolgen nach den nachstehenden Vorschriften.

Zur Bestimmung der Alkoholzahl in Tinkturen bedient man sich des zur Bestimmung des Siedepunkts unter 29b beschriebenen Apparats mit dem Siedekolben a_2 und angeschlossenem Kühler. Hierbei wird das untere Ende des Kühlers mit einem Vorstoß, dessen oberer Teil bei 1,3 cm lichter Weite 2,5 cm und dessen unterer Teil bei 0,5 cm lichter Weite 15 cm lang ist, derart verbunden, daß der absteigende Teil des Vorstoßes senkrecht steht. In den Siedekolben wird zur Verhütung des Siedeverzugs ein Siedestäbchen gegeben. Als Vorlage dient ein in $^1/_{10}$ ccm eingeteilter Glaszylinder von 25 ccm Inhalt.

Der Siedekolben wird, sofern nicht besondere Vorschriften gegeben sind, mit einer Mischung von 10 g der zu prüfenden Tinktur und 5 g Wasser beschickt. Darauf wird mit schwach exzentrisch gestellter Flamme das in der Mitte der Asbestplatte befindliche Drahtnetz derart erhitzt, daß es in seiner ganzen Ausdehnung rotglühend wird. Bei beginnendem Sieden ist die Höhe der Flamme so einzustellen, daß die Flüssigkeit gleichmäßig und stark siedet. Bei den mit verdünntem Weingeist bereiteten Tinkturen sind etwa 11 ccm, bei den mit Weingeist bereiteten etwa 13 ccm, bei Tinctura Opii crocata und Tinctura Opii simplex etwa 9 ccm abzudestillieren.

Das in dem Glaszylinder aufgefangene Destillat wird mit so viel Kaliumkarbonat kräftig durchgeschüttelt, daß eine mindestens 0,5 cm hohe Schicht von Kaliumkarbonat ungelöst bleibt. Bei den mit verdünntem Weingeist bereiteten Tinkturen sind etwa 6 g bis 7 g — bei den Opiumtinkturen etwas mehr —, bei den mit Weingeist bereiteten Tinkturen etwa 3 g bis 4 g Kaliumkarbonat erforderlich. Wird zu reichlich Kaliumkarbonat zugesetzt, so findet keine scharfe Scheidung der Flüssigkeiten statt. In diesem Falle ist mit einigen Tropfen Wasser erneut durchzuschütteln, bis bei ruhigem Stehen eine scharfe Scheidung eintritt.

Nach dem Abkühlen auf 20° durch halbstündiges Einstellen in Wasser von 20° wird die Anzahl Kubikzentimeter der oberen, alkoholischen Schicht abgelesen = Alkoholzahl. Durch Multiplikation der Alkoholzahl mit 7,43 erhält man bei den mit absolutem Alkohol, Weingeist oder Weingeist und Wasser bereiteten Tinkturen den Alkoholgehalt der Tinktur in Gewichtsprozenten.

W. Peyer (C. & L. 1927, S. 249) hat mit dieser Bestimmung der „Alkoholzahl“ keine günstigen Erfahrungen gemacht. Auch wir ziehen es vor, die folgende etwas langwierigere, aber weitaus zuverlässigere Methode in den einschlägigen Fällen anzuwenden:

Alkoholbestimmung in Tinkturen, Fluidextrakten, weingeistigen Destillaten usw., auch kosmetischen Präparaten.

Die sämtlichen einschlägigen Verfahren beruhen (wie bei der Alkoholbestimmung im Wein) auf dem Prinzip, daß der Weingeist der zu untersuchenden Präparate abdestilliert und durch Wasserzusatz auf ein bestimmtes Volumen gebracht wird, worauf gemäß dem spezifischen Gewichte des Destillates der Alkoholgehalt aus der bekannten Tabelle von Windisch abgelesen werden kann. Viele Anweisungen schreiben vor, daß die zu untersuchenden Präparate ohne besondere Vorbereitung der Destillation unterworfen werden. So sagt die Pharmacopoea Helvetica IV im Artikel „Tinkturen“: Für die Alkoholbestimmung gelten folgende Normen: „25 g der zu bestimmenden Tinktur werden mit 75 g Wasser gemischt und von der Mischung zwei Drittel abdestilliert[1]. Das Destillat ist mit Wasser auf 100 g zu bringen, das spezifische Gewicht dieser Flüssigkeit bei 15° zu ermitteln und daraus deren Alkoholgehalt der einschlägigen Tabelle (von Windisch) in Gewichtsprozent zu entnehmen. Der gefundene Gehalt, mit 4 multipliziert, gibt den Alkoholgehalt der Tinktur in Gewichtsprozent an.“ — Diese Bestimmung ist einfach und liefert Werte, die jedenfalls ungefähr orientieren. Aber erstens gehen bei diesem Verfahren ätherische Öle, Ester, flüchtige Säuren usw. ebenfalls in das Destillat über und beeinflussen dessen spezifisches Gewicht. Zweitens sind dabei Sonderfälle außer acht gelassen. Zur Erzielung genauerer Resultate wird man deshalb im allgemeinen so vorgehen, daß man aus der zu prüfenden

[1] Bei diesen Destillationen ist der Kolben, in dem die Erhitzung stattfindet, stets durch Gummistopfen und Kugelröhre (Tropfenfänger) mit dem Kühler zu verbinden.

Flüssigkeit nach Wasserzusatz die ätherischen Öle usw. aussalzt und mit Petroläther vor der Destillation entfernt. Das Verfahren, genügend exakt für die Praxis und kombiniert nach den amtlichen Anweisungen, den Angaben von Erwin Richter (Ph. Z. 1914, S. 430) und Anton Reuß (Ph. Ztrh. 1915, S. 61) verläuft dann folgendermaßen:

In einen Scheidetrichter wägt man 25 g der zu untersuchenden Flüssigkeit, 25 g gesättigte Kochsalzlösung und ca. 20 g Petroläther vom Siedepunkt unter 60°, schüttelt kräftig durch und stellt die Mischung beiseite, bis die untere, alkoholisch wässerige Schicht völlig klar geworden ist. Sodann läßt man diese in einen größeren Kolben von ca. 250 g Inhalt (wegen des eventuellen starken Schäumens), schüttelt den im Scheidetrichter zurückgebliebenen Petroläther nochmals mit 15 g Kochsalzlösung, läßt nach abermaligem Stehen auch diese zweite Kochsalzlösung ab und vereinigt sie mit der ersten. Sodann gibt man einige Tonscherben dazu, noch etwas Magnesiumkarbonat, wenn flüchtige Säuren oder besonders reichlich ätherische Öle vorhanden, und destilliert in ein Pyknometer von 50 ccm Inhalt etwa 38 ccm über. Nachdem man das Pyknometer nunmehr genau bis zur Marke bei 15° mit Wasser aufgefüllt hat, bestimmt man unter geeigneten Vorsichtsmaßregeln das spezifische Gewicht der Alkoholmischung.

Ausrechnung: Es soll berechnet werden, wieviel Gramm Alkohol in 100 Gramm der zu untersuchenden Flüssigkeit vorhanden sind. Wir gingen in obiger Vorschrift aus von 25 g des Präparates; das Destillat wurde auf 50 ccm gebracht. Deshalb ersehen wir gemäß dem spezifischen Gewicht des Destillates aus der Tabelle von Windisch den Alkoholgehalt nach Gewichtsprozent. Diese Zahl, multipliziert mit dem Doppelten des spezifischen Gewichtes des Destillates, gibt den Prozentgehalt an Alkohol nach Gewichtsprozent in dem Präparat an. — Beispiel: 25 g Tinct. Valerian. ergaben ein Destillat vom spezifischen Gewicht 0,9569, entsprechend 30,46 Gewichtsprozent nach Windisch. Das entspricht $30{,}46 \cdot 2 \cdot 0{,}9569 = 58{,}29$ Gewichtsprozent Alkohol in der Tinktur.

Anweisungen für Sonderfälle: Flüssigkeiten, die Seife oder Ammoniak enthalten, wie Linimente, Seifenspiritus usw., bedürfen zur Spaltung der Seife und Bindung des Ammoniaks eines Säurezusatzes (zweckmäßig Schwefelsäure). — Ameisenspiritus, Baldriantinktur usw. müssen wegen der flüchtigen Säuren und Ester mit Alkali übersättigt werden. — Bei Jodtinktur bindet man das Jod mit Natriumthiosulfatlösung in der dort angegebenen Weise. — Bei Gemischen mit Äther siehe Genaueres bei Erwin Richter (l. c.). — Bei Flüssigkeiten, die beim Ausschütteln mit Petroläther zu starker Emulsionsbildung neigen oder besonders reichlich ätherische Öle enthalten (Mundwässer usw.), wird zweckmäßig eine zweifache Destillation vorgenommen. Man verdünnt dann 25 g des Präparates mit ca. 50 g Wasser und destilliert unter Gerbsäurezusatz (wegen des Schäumens) direkt in einen Scheidetrichter ca. 50 ccm ab. Nunmehr sättigt man das Destillat mit trockenem Kochsalz, schüttelt wie oben mit 25 ccm Petroläther aus, wiederholt wie vorher das Ausschütteln des abgetrennten Petroläthers mit Kochsalzlösung, vereinigt die beiden Kochsalzlösungen, destilliert aus ihnen in ein Pyknometer von 50 ccm Inhalt ca. 38 ccm über und verfährt zum Schluß wie vorher. — Für besonders genaue Bestimmungen ist das Verfahren von F. Zetzsche zu empfehlen (Ph. Ztrh. 1903, S. 163).

Prüfung des aus den Tinkturen usw. gewonnenen Alkohols auf Methylalkohol (Methanol), Azeton und Isopropylalkohol.

Zur Feststellung, ob gekaufte Tinkturen etwa mit denaturiertem Weingeist hergestellt sind, dienen diese Prüfungen. Sie werden ausgeführt durch weitere Untersuchung des Alkoholhydrats, das nach S. 93 zur Bestimmung der Alkoholzahl gewonnen wurde. Doch kann zur Prüfung nicht direkt das gewonnene Alkoholhydrat dienen, da in dieser Flüssigkeit das eventuelle Denaturierungsmittel zu verdünnt ist, um genügend scharfe Reaktionen zu geben. Man muß deshalb die eventuell vorhandenen Stoffe Methylalkohol und Azeton erst in einem sorgfältig bereiteten Vorlauf anzureichern suchen. Zu diesem Zweck trennt man in einem Scheidetrichter die Alkoholhydratschicht von der Pottaschelösung, gibt erstere in den bei Bestimmung der Alkoholzahl gebrauchten Apparat zurück, destilliert langsam und unter guter Kühlung 2 ccm ab und verwendet einen Kubikzentimeter zur Prüfung auf Methylalkohol, den anderen zur Prüfung auf Azeton.

a) Methylalkohol. Dieser Alkohol gibt, in sehr geringen Anteilen vorhanden, unmittelbar nicht derart empfindliche Reaktionen, als daß er stets mit Sicherheit nachgewiesen werden könnte; wohl aber sein Oxydationsprodukt, der Formaldehyd. Man oxydiert daher den ersten Kubikzentimeter der weingeistigen Mischung mit Kaliumpermanganat in schwefelsaurer Lösung und weist dann den eventuell entstandenen Formaldehyd durch die Farbreaktion mittels Guajakol nach, im allgemeinen gemäß dem nachstehenden Arzneibuchverfahren. Nur achte man auf 2 Punkte: H. Matthes (Ph. Z. 1926, S. 1509) macht darauf aufmerksam, daß das Guajakol, wenn es nicht ganz in Schwefelsäure gelöst, also nicht völlig in Guajakolsulfosäure übergeführt ist, mit dem Azetaldehyd, der sich hier naturgemäß immer bilden muß, täuschende Farbreaktionen durch Bildung rotgefärbter Körper ergibt. Guajakolsulfosäure gibt diese täuschende Reaktion nicht. Matthes empfiehlt deshalb, zum sicheren und auch viel bequemeren Nachweise das vorrätige Kalium sulfoguajacolicum anzuwenden; nur müsse man naturgemäß mehr davon verwenden (wegen des größeren Moleküls), nämlich 0,04 g Kalium sulfoguajacolicum auf 10 ccm Schwefelsäure. — Ferner weist Matthes darauf hin, daß das Arzneibuch die hier eventuell positiv auftretende Farbreaktion nicht ganz charakteristisch als „rosarot" bezeichnet. Solche Färbung zeige sich nur bei Spuren von Methylalkohol bzw. Formaldehyd; bei den in Frage kommenden positiven Reaktionen entstehe allgemein eine stark violettrötliche Färbung (R. Bauer: Ph. Z. 1926, S. 1543 bestätigt das). — Die Prüfungsvorschrift des D. A. B. 6 lautet:

Prüfung auf Methylalkohol. Der eine Kubikzentimeter dieses Destillats wird mit 4 ccm verdünnter Schwefelsäure gemischt. Die Mischung wird unter guter Kühlung und stetem Umschütteln nach und nach mit 1 g fein zerriebenem Kaliumpermanganat versetzt. Sobald die Violettfärbung verschwunden ist, wird durch ein kleines, trockenes Filter filtriert und das meist schwach rötlich gefärbte Filtrat einige Sekunden lang schwach erwärmt, bis es farblos geworden ist. Nach dem Erkalten gibt man aus einer Pipette 3 bis 5 Tropfen der Flüssigkeit zu 0,5 ccm einer frisch bereiteten und gut gekühlten Lösung von 0,02 g Guajakol in 10 ccm Schwefelsäure, die sich auf einem auf weißer Unterlage ruhenden Uhrglas befindet, indem man dabei die Ausflußöffnung der Pipette der Oberfläche der Guajakollösung soweit als möglich nähert. Innerhalb 2 Minuten darf keine rosarote Färbung eintreten (Methylalkohol).

Übrigens kommt Methylalkohol als natürlicher Bestandteil von Gärungserzeugnissen viel häufiger vor, als gewöhnlich angenommen wird. O. Windhausen (Ph. Ztrh. 1926, S. 518) gibt eine Zusammenstellung, nach der in Obst- und Beerensäften, also im Saft schwarzer Johannisbeeren, im Pflaumen-, Zwetschen-, Mirabellensaft (mit oder ohne Kerne vergoren) kleine Mengen Methylalkohol gefunden werden, ebenso in Weinbranntwein, in Jamaika-Rum; etwas erhöhte Mengen werden gefunden in Weintresterbranntweinen. Bei allen diesen Produkten ist also bezüglich der Beurteilung Vorsicht geboten!

b) Azeton. Das Arzneibuch schreibt vor:

Prüfung auf Azeton. Der andere Kubikzentimeter des Destillats wird mit 1 ccm Natronlauge und 5 Tropfen Nitroprussidnatriumlösung versetzt. Hierbei darf keine Rotfärbung auftreten, die nach sofortigem Zusatz von 1,5 ccm verdünnter Essigsäure in Violett übergeht (Azeton, roher Holzgeist).

Diese Prüfung ist so bekannt, daß nur auf einen Punkt noch hingewiesen sei: Nach Zusatz von Natronlauge und Nitroprussidnatriumlösung tritt zuweilen auch eine täuschende, gelbrötliche Färbung ein, wenn Azeton nicht zugegen ist. Beweisend ist erst der eventuell nach sofortigem Zusatz der Essigsäure eintretende Übergang in Violett.

c) Prüfung auf Isopropylalkohol.

W. Peyer hat vorgeschlagen (C. & L., 1927, S. 230), den Nachweis des eventuell vorhandenen Isopropylalkohols so zu erbringen, daß man das Destillat der betreffenden Tinktur mit Kaliumdichromat und Schwefelsäure oxydierend behandelt und somit den Isopropylalkohol als Azeton nachweist. Die Vorschrift lautet: Von 50 g Tinktur werden 20 ccm abdestilliert. Diese 20 ccm werden mit 0,3 g Kaliumdichromat und 6 Tropfen Schwefelsäure versetzt und eine Viertelstunde lang am Rückflußkühler auf dem Drahtnetz (Sparflamme) oder auf dem Wasserbad erhitzt. Hiernach wird vorsichtig abdestilliert und der erste Kubikzentimeter nach der Vorschrift des Arzneibuches (Seite LIV) auf Gegenwart von Azeton geprüft. — Selbstverständlich hat dieses Verfahren nur einen Sinn, wenn nicht schon ohne Oxydation Azeton in der Tinktur nachgewiesen ist.

Neuerdings ist noch eine sehr beachtenswerte Arbeit von G. Reif (Archiv 1928, Heft 6) über den Nachweis des Isopropylalkohols in Spiritussen und Tinkturen erschienen, die auf der Bildung einer durch Piperonal hervorgerufenen Rotfärbung beruht. Man braucht hiernach in der Regel nur von 10 ccm des zu prüfenden Präparats auszugehen. Das Verfahren ist vom Verfasser an sämtlichen Spiritussen und Tinkturen des D.A.B. 6 und an einer Anzahl der im Ergänzungsbuch zum D.A.B. 5 beschriebenen Zubereitungen mit gutem Erfolg ausprobiert worden. Deshalb sei auf diese Arbeit besonders verwiesen.

Prüfung der Arzneigläser und Ampullengläser.

Die in den Handel kommenden Arzneigläser und Ampullengläser sind vielfach nicht genügend widerstandsfähig, so daß Bestandteile des Glases, hauptsächlich Alkali, von dem Inhalt des Glases gelöst werden und in diesen Inhalt, also das Arzneimittel, übergehen. Eine solche Abgabe von Alkali kann schon sehr schädlich wirken, wenn sie bei Medizingläsern (Arzneiflaschen) auftritt. Es können dadurch beispielsweise in klaren Lösungen von Brechweinstein, Bleiazetat Trübungen entstehen, aus Quecksilberchloridlösungen kann sich Quecksilberoxyd abscheiden, aus Lösungen von Alkaloidsalzen die freien Basen (Näheres darüber s. unten). Sehr viel sorgsamer noch ist auf die Beschaffenheit von Gläsern zu achten, in denen Lösungen zu Injektionen angefertigt und durch längeres Erhitzen keimfrei gemacht werden. Gerade dieses Erhitzen begünstigt naturgemäß das Herauslösen des Alkali. Ganz besonders wichtig ist aber die Prüfung des Ampullenglases. Denn erstens werden ja die zugeschmolzenen Ampullen ebenfalls zum Zweck der Sterilisation ihres Inhaltes längere Zeit erhitzt, was — wie gesagt — eine besondere Widerstandsfähigkeit des Glases voraussetzt. Sodann lagern die vorrätigen Lösungen in Ampullen doch oft längere Zeit und unterliegen somit länger dem Einfluß des Glases. Daher sieht man zuweilen in Lösungen von Morphin. hydrochloric., die lange Zeit in Ampullengläsern aufbewahrt sind, feine, glasglänzende, spießige Kriställchen, die in den hier in Frage kommenden Fällen nicht etwa aus dem Salz Morphin. hydrochloric. bestehen, sondern aus der freien Base Morphin, dadurch abgeschieden, daß sich die Salzsäure des Alkaloidsalzes mit dem Alkali des Glases verbunden hat, die in Wasser unlösliche Base also frei geworden ist. Überhaupt ist zu bedenken, daß in Ampullen sehr wichtige und ebenso empfindliche Stoffe wie Pantopon, Strychninnitrat usw. abgegeben werden, für deren möglichste Haltbarkeit auch bei längerer Aufbewahrung man unbedingt und pflichtgemäß sorgen muß. Daher die Wichtigkeit der Glas-Untersuchungen.

Das Arzneibuch unterscheidet bei Prüfung der Arzneigläser zwischen a) Arzneigläsern und b) Ampullengläsern[1]:

a) Arzneigläser. Die Arzneigläser werden zu drei Viertel mit einer wässerigen Flüssigkeit, die in 1000 ccm 1 ccm $^1/_{10}$-Normal-Salzsäure und 5 Tropfen Methyl-

[1] L. Kroeber (Ap. Z. 1926, S. 1406) sagt zu dieser Einteilung: „Die Trennung hätte nach meinem Dafürhalten nach den folgenden Gesichtspunkten zu erfolgen gehabt: a) Arzneigläser, b) Gläser zur Aufnahme für Alkaloidsalzlösungen (Ampullen, Tropf- und Weithalsgläser), c) diesen hinsichtlich der Anforderungen gleichzustellendes Geräteglas ... Dieses wäre um so notwendiger gewesen, als meine langjährigen Untersuchungen ergeben haben, daß gerade Tropfgläser, Glasstopfengläser usw. hinsichtlich der Alkaliabgabe sehr schlecht abschneiden." — Dieser Anregung Kroebers ist sicherlich beizupflichten, insofern sie sich auf Glasstopfengläser bezieht, in denen Alkaloidsalzlösungen sterilisiert werden und zur Abgabe für Injektionszwecke gelangen.

rotlösung enthält, gefüllt und eine halbe Stunde lang im siedenden Wasserbad erhitzt. Nach dieser Zeit darf die rote Farbe der Flüssigkeit nicht vollständig verschwunden sein.

Der Sinn dieser Prüfung ist ohne weiteres klar: Die Arzneigläser sollen nicht so viel Alkali abgeben, daß die in bestimmter Menge zugesetzte Säure neutralisiert bzw. übersättigt wird, die rote Farbe des Methylrots also verschwindet. Die Verfasser des D.A.B. 6 haben sich demnach bemüht, ein exakt quantitatives Verfahren zu finden. Über den Wert dieses Verfahrens gehen aber die Ansichten noch sehr auseinander: Einige Autoren halten die Forderung für zu streng, meinen, daß derart widerstandsfähige Gläser im allgemeinen nicht im Handel erhältlich sind oder nur zu so hohen Preisen, daß die Arzneimittel unnütz verteuert werden. Einige Fabrikanten behaupten auch, daß Gläser, die nach ihrer Herstellung die Prüfung halten, diese Eigenschaft nach einigem Lagern verlieren. Schließlich wies W. v. Bruchhausen auf folgendes hin (Ap. Z. 1927, S. 1040): Es ist klar, daß die Menge des beim Kochen gelösten Alkalis bei gleichem Glasmaterial abhängig ist von der Größe der benetzten Wandfläche. Nach Vorschrift des Arzneibuches muß bei kleinen Gefäßen die benetzte Wandfläche im Verhältnis zur Füllung bedeutend größer sein als bei größeren Gefäßen. Für die kleinen Gefäße sind also die Anforderungen erheblich schärfer als für mittlere und größere Gläser.

Die endgültige Bewertung dieser Methode kann also erst nach weiteren Erfahrungen erfolgen. Wir selbst möchten jedenfalls zu dieser Frage noch keine Stellung nehmen.

b) Ampullengläser für Lösungen von Alkaloidsalzen. 5 g des grob zertrümmerten Ampullenglases werden mit 100 ccm Wasser, 0,3 ccm $^1/_{100}$-Normal-Salzsäure und 1 Tropfen Methylrotlösung in einem mit destilliertem Wasser ausgekochten Kolben aus Jenaer Glas eine halbe Stunde lang im siedenden Wasserbad erhitzt. Nach dieser Zeit darf die rote Farbe der Flüssigkeit nicht vollständig verschwunden sein.

Das Prinzip dieses Verfahrens ist dasselbe wie bei Prüfung a). Nur ist die Anforderung hier sehr viel strenger. Trotzdem muß wirklich gutes Ampullenglas nach unserer Erfahrung diese Forderung durchaus halten. Das strenge Anforderungen stellende Verfahren besteht also im Hinblick auf die Wichtigkeit guten Ampullenglases zu Recht. Freilich sind hier zur Erzielung einwandfreier Resultate folgende Vorsichtsmaßregeln zu beobachten:

I. Man wasche die noch geschlossenen Ampullen vor dem Zertrümmern sorgfältig mit heißem Wasser.

II. Das Ampullenglas soll nach dem Wortlaut des D.A.B. 6 nur „grob zertrümmert" werden. Zerkleinert man es stärker, so schafft man eine zu große Oberfläche des Untersuchungsmaterials und gestaltet dadurch die Prüfung zu empfindlich. Da aber selbst bei vorsichtigem Zertrümmern neben gröberen stets feinere Teile entstehen, müssen letztere vor dem Versuch durch Sieb IV entfernt werden.

III. Selbstverständlich muß das zur Untersuchung verwendete Wasser streng neutral sein. Ebenso selbstverständlich darf der Kolben, in dem das Erhitzen geschieht, nur aus bestem Glase bestehen, nicht etwa selbst in Betracht kommende Mengen Alkali abgeben. Damit man sich davon überzeugt, daß Wasser und Kolben nicht einen Versuchsfehler hineinbringen, ist es zweckmäßig, zunächst in dem Kolben (der nach Vorschrift mit destilliertem Wasser ausgekocht ist) das Wasser, die Säure und den Indikator für sich, d. h. ohne das Ampullenglas zu erhitzen. Erst wenn man sich davon überzeugt hat, daß hierbei keine bemerkenswerte Abschwächung der Rötung eintritt, ist der Versuch mit dem Ampullenglas mit Hilfe der geprüften Geräte usw. vorzunehmen.

Bei Anwendung vorstehender Vorsichtsmaßregeln muß bei der Prüfung mindestens ein roter Schein, womöglich (bei bestem Glas) eine deutliche Rötung bestehen bleiben.

Bezeichnenderweise sagt L. Kroeber (Ap. Z. 1927, S. 453) abschließend über diese Neuerung des Arzneibuches: Als erfreuliches Resultat ist die Tatsache zu verbuchen, daß die neuen Glasprüfungsvorschriften des D. A. B. 6, ungeachtet der ihnen noch anhaftenden Mängel, bereits den Anlaß zu einer Reformierung in der Herstellung von Apothekengebrauchsglas gegeben haben.

(Über eine Prüfung des Glases auf Selenverbindungen siehe Walter Meyer, Ph. Z. 1928, S. 325.)

Verzeichnis der Reagenzien, die zur Prüfung der Arzneimittel erforderlich sind.

(Hier sollen nur die Reagenzien besprochen werden, bei denen besondere Hinweise geboten erscheinen.)

Alkohol, 96 Volumprozent-Alkohol, 90 Volumprozent-Alkohol, 70 Volumprozent-Alkohol. Es sei ausdrücklich darauf hingewiesen, daß diese Alkohole genau auf die durch einen Wert angegebene Dichte einzustellen sind. Das D. A. B. 5 ließ eine gewisse Spanne im spezifischen Gewicht zu, z. B. bei Spiritus dilut. 0,892 bis 0,896. Das führte zu Unregelmäßigkeiten. So löste sich ein gutes Lavendelöl in der vorgeschriebenen Menge Spiritus dilutus, wenn dieser auf die unterste (alkoholreichste) Grenze des spezifischen Gewichtes eingestellt war; dasselbe Öl löste sich aber nicht im Spiritus dilutus des zulässig höchsten spezifischen Gewichtes. Wegen dieser und ähnlicher Unregelmäßigkeiten ist jetzt die Änderung eingetreten.

Bromwasser, Chloraminlösung (bzw. Wasserstoffsuperoxydlösung). Zur Herbeiführung gewisser Reaktionen diente bisher das Chlorwasser. Dieses Präparat ist aber wegen seiner schnellen Zersetzlichkeit nicht mehr in das neue Arzneibuch aufgenommen; es enthält zunächst neben Chlor noch Salzsäure und unterchlorige Säure im Gleichgewicht

$$Cl_2 + H_2O \rightleftarrows H^{\cdot} + Cl' + ClOH,$$

bis schließlich (auch unter Lichtabschluß) die unterchlorige Säure völlig in Salzsäure und Sauerstoff zerfallen ist. Als Ersatz für dieses unbeständige Chlorwasser sind die 3 vorstehend genannten Reagenzien eingeführt. So wird Wasserstoffsuperoxyd bei der Murexidreaktion verwendet, Bromwasser bei der Thalleiochinreaktion, Chloraminlösung zum

Nachweis der Jodide, Bromide usw. Über Chloraminlösung bzw. die Eigenschaften des Chloramins siehe Näheres im Arzneibuchartikel Chloramin.

Guajakol, kristallisiertes. Dieses Reagens wird zur Feststellung von Methylalkohol in Tinkturen verwendet (S. LIV des Arzneibuches). Die betreffende Reaktion ist ausführlich auf S. 97 dieses Buches beschrieben. Hier sei nur wiederholt, daß statt des Guajakols besser Kalium sulfoguajacol. verwendet wird.

Kaliumferrozyanidlösung. Dieses Reagens dient bekanntlich zur Prüfung auf Verunreinigung mit Eisenverbindungen. Das Arzneibuch hat im allgemeinen vorgesehen, daß bei diesen Prüfungen mit einigen Tropfen Salzsäure anzusäuern ist. Das hat seinen Grund darin, daß bei niedrigeren Wasserstoffionen-Konzentrationen das nachzuweisende Ferrisalz weitgehend hydrolysiert ist und sich so dem Nachweis durch $K_4Fe(CN)_6$ entziehen kann. — Das D. A. B. 4 forderte, daß dieses Reagens nur bei Bedarf anzufertigen sei. Diese Forderung hatte ihre Berechtigung. Denn es haben verschiedene Autoren (siehe z. B. H. Wiebelitz: Ph. Z. 1912, S. 382) darauf aufmerksam gemacht, daß häufig bei Anwendung des vorrätigen Reagens bei der Prüfung auf Eisen eine Blaufärbung eintritt, wo sie bei frisch bereiteter Lösung ausbleibt. Erhält man also die Reaktion auf Eisen mit der vorrätigen Kaliumferrozyanidlösung, so beanstande man erst die Ware, wenn der mit frisch bereiteter Lösung wiederholte Versuch den gleichen Befund ergibt.

Kupferazetatlösung. Die mit diesem Reagens auszuführende Reaktion ist angegeben von E. Hirschsohn (Chemisches Zentralblatt 1895, II, S. 694); sie weist mit großer Schärfe Verfälschungen von Balsamen (wie Perubalsam, Tolubalsam) mit Kolophonium nach. Die anzuwendende Kupferazetatlösung ist so wenig konzentriert (1 + 999), daß sie nur sehr wenig gefärbt ist. Schüttelt man sie aber mit dem Petroläther-Auszug eines Balsams, der auch nur geringe Anteile von Kolophonium enthält, so färbt sich die Petrolätherschicht kräftig grün.

Kupfertartratlösung, alkalische. Die mit diesem Reagens auszuführende Reaktion ist ausführlich geschildert im Artikel „Saccharum"; siehe dort.

Mayers Reagens. Hiermit ist in das D.A.B. 6 ein allgemeines Alkaloidreagens aufgenommen, ein Reagens also, das bei Vorhandensein selbst sehr kleiner Anteile von Alkaloiden charakteristische Fällungen ergibt. Es wird z. B. angewendet bei den Prüfungen von Apomorphin. hydrochl. und Extr. Secal. cornut. fluidum. — Das Vorrätighalten dieses Reagens kann für den Apotheker, der leicht in die Lage kommt, Medikamente auf Gegenwart von Alkaloiden prüfen zu müssen, ganz allgemein von großem Vorteil sein.

Natriumhypophosphitlösung. Eine der wichtigsten Reinheitsprüfungen der Arzneistoffe ist die auf Verunreinigung durch Arsenverbindungen. Die Schwierigkeit der hier zu wählenden Untersuchungsmethode liegt darin, daß sie einfach in der Handhabung und genügend empfindlich sein muß, nicht aber zu empfindlich sein darf. Die bekannte Marshsche Probe ist für das Arzneibuch zu umständlich und ebenso wie die einfachere Probe nach Gutzeit zu empfindlich. Das

Deutsche Arzneibuch 3. bis 5. Ausgabe ließ Zinnchlorürlösung (Bettendorfs Reagens) verwenden, die so bereitet wird, daß man Zinnchlorür mit wenig Salzsäure anreibt und dann das Salz durch gasförmige Salzsäure in Lösung bringt. Durch dieses Reagens werden Verbindungen des Arsens zu elementarem Arsen reduziert (während $SnCl_2$ in $SnCl_4$ übergeführt wird), so daß durch Spuren As eine Dunkelfärbung, durch etwas größere Mengen As die Ausscheidung dunkler Flocken bewirkt wird. Diese stark salzsäurehaltige Zinnchlorürlösung hat sich im allgemeinen sehr gut bewährt. Doch ist sie nicht haltbar; sie verliert bei der Aufbewahrung weitgehend ihre Empfindlichkeit dadurch, daß ein Teil der Salzsäure sich verflüchtigt, und daß außerdem durch den Sauerstoff der Luft die zweiwertige Zinnverbindung leicht zu der vierwertigen oxydiert wird. Das geschieht zumal dann, wenn die Flasche, in der das Reagens sich befindet, öfter geöffnet wird. Da somit leicht bei der Anwendung von älterer bzw. häufig mit Luft in Berührung gekommener Zinnchlorürlösung die gefahrbringende Anwesenheit von Arsenverbindungen gänzlich übersehen werden kann, hat das D. A. B. 6 für diesen Zweck die Natriumhypophosphitlösung eingeführt, eine stark salzsaure Lösung von Natriumhypophosphit[1].

Das Prinzip ist hier dasselbe wie bei Zinnchlorürlösung, da die unterphosphorige Säure analog dem Zinnchlorür bei Gegenwart von Chlorwasserstoffsäure die Verbindungen des Arsens zu elementarem Arsen reduziert, also eine Dunkelfärbung oder dunkle Ausscheidungen herbeiführt:

$$As_2O_3 + 3\,H_3PO_2 = 3\,H_3PO_3 + 2\,As$$
$$As_2O_5 + 5\,H_3PO_2 = 5\,H_3PO_3 + 2\,As\,.$$

Die Art der Ausführung (Erhitzen des zu untersuchenden Arzneistoffes mit der Natriumhypophosphitlösung während einer Viertelstunde im siedenden Wasserbade) ist bei jedem Artikel besonders angegeben. Die Empfindlichkeit des Reagens ist eine beträchtliche. Während nach H. Beckurts die Zinnchlorürlösung im allgemeinen erst 0,076 mg Arsen in 1 ccm (1 g) des Untersuchungsobjektes feststellt, soll man mit der Natriumhypophosphitlösung schon 0,01 mg Arsen in 1 ccm (1 g) Substanz nachweisen können[2] (s. Th. Paul, R. Dietzel, C. Wagner: Archiv 1926, S. 502, 503). Ganz besonders hervorzuheben ist, daß das neue Reagens sich auch genügend empfindlich bei der Prüfung des Glyzerins auf Arsenverbindungen zeigt. (Bekanntlich zeigte sich hier die Zinnchlorürlösung nicht empfindlich genug, wohl weil meist ein Ester des Glyzerins mit der arsenigen Säure vorliegt.) — Ein weiterer Vorteil des neuen Reagens liegt darin, daß durch Selenverbindungen verunreinigte Schwefelsäure sich beim Erhitzen mit der Natriumhypophosphitlösung trübt und dunkel bzw. rot färbt, so daß durch die Natriumhypophosphitlösung die Prüfung der Schwefelsäure auf Arsen

[1] Die für denselben Zweck vorgeschlagene Kalziumhypophosphitlösung eignet sich nicht so gut, weil sie bei Gegenwart von Sulfaten leicht Kalziumsulfat abscheidet.

[2] Bei Antimonverbindungen findet man freilich durch dieses Reagens erst 0,02 mg Arsen in 1 ccm (1 g) Substanz.

mit der auf Selen vereint werden kann. Schließlich sei erwähnt, daß die Natriumhypophosphitlösung, nach der Vorschrift des D.A.B. 6 (also mit rauchender Salzsäure) bereitet, nicht Antimonverbindungen reduziert, so daß sie sich auch für deren Prüfung auf Arsenverbindungen eignet.

Bietet somit nach den bisherigen Erfahrungen das neue Reagens wesentliche Vorteile, so muß doch dringend darauf aufmerksam gemacht werden, daß seine Anwendung bei der Prüfung der folgenden 3 Mittel einer Modifikation gegenüber den Angaben des D.A.B. 6 bedarf, bei den Prüfungen nämlich von Liqu. Ferri sesquichlorati, Ferrum pulveratum, Ferrum reductum. Das erste Präparat sowohl wie die Lösungen der beiden Arten von Eisenpulvern sollen nach Erhitzen mit Natriumhypophosphitlösung „keine bräunliche Färbung" zeigen. Die Mischungen zeigen aber durch ihren Gehalt an Ferriverbindungen eine gelblich bräunliche Färbung, die auch nach der Behandlung mit dem Reagens nicht völlig verschwindet und naturgemäß eine durch Arsen entstandene Färbung leicht verdeckt. Diese Färbung, allein durch die Ferriverbindung, ist so groß, daß dadurch noch die Anwesenheit von 1 mg Arsen in 1 ccm Eisenchloridlösung keine deutliche Arsenreaktion ergeben soll. Deshalb hat schon G. Looff (Ph. Ztrh. 1890, S. 699) vorgeschlagen, in diesen Fällen 1 ccm der zu untersuchenden Flüssigkeit durch Kochen mit 0,5 g Zinnchlorür und 2 ccm HCl zu entfärben und dann erst mit 3 ccm Natriumhypophosphitlösung zu erhitzen. Siehe dazu noch die Arbeiten von G. Brause: Ph. Z. 1926, S. 1398 und H. Matthes: Ph. Z. 1926, S. 1509.

Damit also nicht in den genannten Eisenpräparaten ein sehr viel höherer Arsengehalt als bisher zugelassen wird, ist es geboten, daß man zu der Mischung von 1 ccm der zu untersuchenden eisenhaltigen Flüssigkeit mit 3 ccm Natriumhypophosphitlösung etwa 0,5 g (einige Körnchen) kristallisiertes Zinnchlorür bzw. Zinnchlorürlösung q. s. vor der Zugabe der Natriumhypophosphitlösung zur Aufhellung zusetzt.

Schließlich ist noch folgendes über die Färbung zu sagen, die durch Natriumhypophosphitlösung bei Anwesenheit von Arsenverbindungen hervorgerufen wird. In einzelnen Fällen, z. B. bei „Acidum sulfuricum crudum" heißt es, es solle nicht eine „braune Färbung" eintreten. Damit ist eindeutig ein gewisser, aber geringer Arsengehalt zugelassen. Dagegen heißt es in den allermeisten Fällen bezüglich dieser Probe, z. B. bei „Acidum sulfuricum", es solle keine „dunklere Färbung" eintreten. Damit soll ein Arsengehalt ausgeschlossen sein, so weit er überhaupt durch diese Probe erkennbar ist. Das Verbot des Eintritts einer „dunkleren Färbung" enthält aber einen gewissen Widersinn, da die fast immer farblose Probeflüssigkeit nicht „dunkler" werden kann. Deshalb und zwecks ungefährer Schätzung evtl. vorhandener Arsenmengen sei die Reaktion näher beschrieben, wie sie wirklich durch Natriumhypophosphitlösung bei verschiedenen Arsenkonzentrationen entsteht:

Bei dem Gehalt von 0,01 g As in 1 ccm Probeflüssigkeit: Schwarzer Niederschlag, bräunliche Flüssigkeit.

Bei dem Gehalt von 0,001 g As in 1 ccm Probeflüssigkeit: Schwarzbräunlicher Niederschlag, rotbraune Flüssigkeit.

Bei dem Gehalt von 0,0001 g As in 1 ccm Probeflüssigkeit: Braunschwarze Flocken, rotbraune Flüssigkeit.

Bei dem Gehalt von 0,00001 g As in 1 ccm Probeflüssigkeit: Gelblicher Schein der Flüssigkeit.

Bei der letztgenannten Konzentration ist noch die Anwesenheit von Arsen schwach aber deutlich zu erkennen, unter dieser Grenze nicht mehr deutlich. Es erscheint uns selbstverständlich, daß, wenn das Arzneibuch den Eintritt einer „dunkleren Färbung" verbietet, damit auch die Erscheinung der schwach gelblichen Färbung nicht zugelassen ist. Es darf eben keine Färbung eintreten. Bei Zinnchlorürlösung lagen die Verhältnisse ganz ähnlich. — Siehe hierzu auch G. Frerichs, Ap. Z. 1928, S. 610.

Natriumkobaltinitritlösung. Dieses Reagens ist im Artikel „Nachweis des Kalium-Ions", S. 35, besprochen.

Natriumphosphatlösung. Das Reagens ist unverändert in der Zusammensetzung geblieben, neuartig ist nur seine Verwendung: Nach den bisherigen Arzneibüchern wurden Magnesiumverbindungen nach Zusatz von NH_4Cl und NH_3 mittels Natriumphosphatlösung als Magnesiumammoniumphosphat nachgewiesen, Kalziumsalze aber mittels Ammoniumoxalat als Kalziumoxalat. Jetzt ist aber nachgewiesen[1], daß Natriumphosphat bei Gegenwart von Ammoniak ein nicht weniger scharfes Reagens auf Kalziumsalze ist als Ammoniumoxalat, da das Filtrat einer mit Ammoniak und Natriumphosphat im Überschuß gefällten Kalziumsalzlösung durch Ammoniumoxalat nicht mehr verändert wird. Deshalb ist jetzt die Prüfung auf Kalziumsalze mit der auf Magnesiumsalze vereinigt.

Natriumsulfidlösung. Das D.A.B. 5 ließ zur Prüfung der Arzneimittel auf Verunreinigung mit Schwermetallsalzen Schwefelwasserstoffwasser anwenden. Dieses Reagens ist aber außerordentlich schlecht haltbar, da sich darin das H_2S bekanntlich unter Abscheidung von Schwefel bald zersetzt. Der größte Nachteil bestand darin, daß ein derart zersetztes Schwefelwasserstoffwasser noch häufig recht intensiv roch, was leicht dazu führte, daß man das abgeschwächte Reagens benutzte und die wichtige Gegenwart von Schwermetallsalzen übersah. Es ist deshalb kein Zweifel, daß die Einführung des Natriumsulfids in das D.A.B. 6 einen großen Vorteil bedeutet. Diese Einführung erfolgte in Anlehnung an einen Vorschlag von L. W. Winkler (Ph. Ztrh. 1924, S. 314). Über das Natriumsulfid selbst sagt das Arzneibuch nur:

Natriumsulfid, kristallisiertes $Na_2S + 9\,H_2O$.

Über das Aussehen, die Farbe des Salzes usw. ist also nichts gesagt. Wir machten nun die Beobachtung, daß das Natriumsulfid, ursprünglich tadellos farblos geliefert, allmählich feucht wird und dann bald eine gelbliche zusammenbackende Kristallmasse bildet. Trotzdem zeigt sich die Lösung dieses verfärbten Salzes noch für vorliegende Zwecke brauchbar[2]. Man wird deshalb bis zur endgültigen Klärung ein solch gelbliches Salz zweckmäßig nicht beanstanden.

---

[1] Th. Paul, R. Dietzel, C. Wagner: Archiv 1926, S. 510.

[2] J. Herzog und K. Schulze: Ap. Z. 1927, S. 1078.

Über die Herstellung und die Prüfung der Natriumsulfidlösung heißt es im D.A.B. 6:

Natriumsulfidlösung.

5 g kristallisiertes Natriumsulfid werden in einer Mischung von 10 ccm Wasser und 30 ccm Glyzerin gelöst. Die Lösung wird in gut verschlossener Flasche einige Tage lang beiseite gestellt und dann wiederholt durch einen kleinen mit Wasser angefeuchteten Wattebausch filtriert, wodurch die für gewöhnlich zur Ausscheidung gelangten Ferrosulfidspuren zurückgehalten werden. Die Lösung ist in kleinen, etwa 5 ccm fassenden Tropffläschchen aufzubewahren.

Eine Mischung von 5 ccm Wasser, 3 Tropfen verdünnter Essigsäure und 3 Tropfen Natriumsulfidlösung darf innerhalb 10 Minuten nicht verändert werden.

Bei der Prüfung auf Schwermetallsalze mit Hilfe von Natriumsulfidlösung ist, wenn nichts anderes vorgeschrieben ist, die Dauer der Beobachtung auf eine halbe Minute zu beschränken.

Die Lösung soll also mit hohem Glyzeringehalt bereitet und in kleinen Tropffläschchen aufbewahrt werden. Das geschieht, um die Oxydation zu Natriumpolysulfid und Natriumthiosulfat weitestgehend hintanzuhalten. (Der Glyzeringehalt verhindert ferner, daß der Glasstopfen „einkittet“, er hält das Fläschchen gut gebrauchsfähig.) Freilich läßt sich die Oxydation des Na_2S nur verzögern, langsam schreitet sie doch vorwärts. Das birgt eine gewisse Gefahr in sich. Denn je weiter zersetzt das Natriumsulfid in der Lösung ist, je schneller scheidet sich in saurer Lösung Schwefel ab, der in seiner weißlichen Färbung mit Zinksulfid verwechselt werden kann und jedenfalls eine „Veränderung“ der Probeflüssigkeit bedeutet, die „durch Natriumsulfidlösung nicht verändert werden soll“. Um diese Gefahr möglichst zu vermeiden, läßt das Arzneibuch die Prüfung im allgemeinen nur in neutraler oder schwach saurer Lösung vornehmen, da mit steigender Wasserstoffionen-Konzentration die Geschwindigkeit der Schwefelabscheidung rasch zunimmt. Ferner fordert das D.A.B. 6 im vorstehenden Text, daß die Mischung von 5 ccm Wasser, 3 Tropfen verdünnter Essigsäure und 3 Tropfen Natriumsulfidlösung innerhalb 10 Minuten nicht verändert werden soll. Hierzu müssen wir freilich bemerken, daß wir noch kein Na_2S in Händen hatten[1], das, selbst frisch bezogen, sofort nach seiner Lösung diese Probe hielt. Wir müssen deshalb bis auf weitere Erfahrungen vorschlagen, es solle verlangt werden, daß bei dieser Prüfung innerhalb einer Minute keine Veränderung eintrete. Schließlich verlangt das Arzneibuch, daß bei dieser Prüfung auf Schwermetallsalze mittels Natriumsulfid die Beobachtungsdauer auf eine halbe Minute beschränkt werde. Das heißt: Schwermetallsalze werden sich durch Fallen der entsprechenden Sulfide fast sofort bemerkbar machen; was aber nach $^1/_2$ Minute fällt, ist Schwefel und deshalb bedeutungslos. Hierzu schlagen wir in Rücksicht auf ältere Natriumsulfidlösungen vor, daß die Beobachtungszeit sogar auf 15 Sekunden beschränkt werde, was wohl genügen dürfte.

Spezielle Hinweise in bezug auf Anwendung der Natriumsulfidlösung haben wir noch bei einzelnen Artikeln gegeben. Hier sei nur bemerkt: In einzelnen Fällen, z. B. bei Natriumkarbonat und Natrium-

[1] J. Herzog u. K. Schulze: l. c. S. 1079.

phosphat unterbleibt das Ansäuern mit Essigsäure, damit auch die Gegenwart von Eisensalzen einen positiven Ausfall der Reaktion herbeiführt[1].

Neßlers Reagens. Wiebelitz weist wieder und mit Recht darauf hin (Ph. Z. 1926, S. 1412), daß das Reagens nach der Vorschrift von G. Frerichs und E. Mannheim (Ap. Z. 1914, S. 972) schon wegen der Einfachheit der Herstellung vorzuziehen sei. Die Vorschrift lautet: 2,5 g Kaliumjodid, 3,5 g Quecksilberjodid, 3 g Wasser werden in einem Kolben oder Arzneiglas von etwa 100 ccm Inhalt zusammengebracht. Nach der Auflösung des Quecksilberjodids, die ohne Erwärmen in wenigen Augenblicken erfolgt, werden 100 g Kalilauge (15 Prozent KOH) zugesetzt, die Lösung einige Tage stehen gelassen bis zum Absetzen des geringen Niederschlages, der durch Spuren von Ammoniak hervorgerufen wird, die in der Kalilauge meistens enthalten sind. Von dem Bodensatz wird die Lösung klar abgegossen.

Salpetersäure, rohe. Auch hier sei dringend darauf hingewiesen, daß diese Säure frei von Salzsäure sein muß, deren Abwesenheit das Arzneibuch leider nicht fordert. Diese Säure wird nämlich verwendet bei der Gehaltsbestimmung von Unguent. Hydrarg. ciner. und Emplastr. Hydrarg. ciner. und führt falsche Resultate herbei, wenn sie Cl-Ionen enthält. Siehe Näheres S. 85.

Stärkelösung. Die Vorschrift des D. A. B. 6 ist nicht zweckmäßig. Das betont auch G. Frerichs (Ap. Z. 1928, S. 599). Siehe Näheres S. 49.

Vanadin-Schwefelsäure. Zur Herstellung reibt man das feinzerriebene Vanadinsäureanhydrid zweckmäßig mit der Schwefelsäure an und bringt das Gemisch durch Nachspülen mit der vorgeschriebenen Menge Wasser in ein Kölbchen. Durch kurzes Erhitzen auf dem Drahtnetz erreicht man dann völlige Lösung und filtriert, falls erforderlich, durch Glaswolle.

---

[1] Th. Paul, R. Dietzel, C. Wagner: Archiv 1926, S. 507.

Zweiter Teil.

Die speziellen Prüfungsmethoden des Arzneibuches.

Acetanilidum — Azetanilid

Antifebrin

$C_6H_5NH(CO\cdot CH)_3$ Mol.-Gew. 135,08

$$\underbrace{C_6H_5NH\,H}_{\text{Aus Anilin}} + \underbrace{HO\,OC\cdot CH_3}_{\text{Essigsäure}} = \underbrace{H_2O}_{\text{entsteht unter Wasserabspaltung:}} + \underbrace{C_6H_5NH\cdot CO\cdot CH_3}_{\text{Azetanilid.}}$$

Weiße, glänzende Kristallblättchen. Azetanilid ist geruchlos, schmeckt schwach brennend und ist in etwa 230 Teilen Wasser von 20°, in 22 Teilen siedendem Wasser, in 4 Teilen Weingeist sowie in 50 Teilen Äther und in 8 Teilen Chloroform löslich. Schmelzpunkt 113° bis 114°.

Beim Erhitzen von 0,1 g Azetanilid mit 5 ccm Kalilauge tritt der Geruch des Anilins auf; wird die Flüssigkeit nach Zusatz einiger Tropfen Chloroform von neuem erhitzt, so tritt der widerliche Isonitrilgeruch auf.

Durch Einwirkung der Kalilauge wird Azetanilid in seine Komponenten gespalten. Es entstehen essigsaures Kalium und Anilin, von denen letzteres mit Chloroform und Kalilauge das Isobenzonitril liefert, einen Vertreter der durch widerlichen Geruch charakterisierten Isonitrile:

$$C_6H_5NH_2 + 3\,KOH + CHCl_3 = \underbrace{C_6H_5\cdot NC}_{\text{Isobenzonitril}} + 3\,KCl + 3\,H_2O.$$

Werden 0,2 g Azetanilid mit 25 bis 30 Tropfen Salzsäure etwa 2 Minuten lang gekocht, und wird dann die Lösung mit 1 Tropfen verflüssigtem Phenol, 5 ccm Wasser und 1 bis 2 ccm Chlorkalklösung versetzt, so färbt sich das Gemisch schmutzig-violettblau; wird alsdann Ammoniakflüssigkeit im Überschusse hinzugefügt, so tritt eine indigoblaue Färbung ein.

Hier liegt wieder eine Identifizierung des durch Salzsäure abgespaltenen Anilins vor, das mit Phenol unter dem oxydierenden Einfluß der Chlorkalklösung das Indophenol bildet $O=C_6H_4=N-C_6H_4OH$, dessen Alkalisalze blau gefärbt sind.

Schüttelt man 10 ccm Wasser mit 0,5 g Azetanilid etwa 1 Minute lang, so darf das Filtrat Lackmuspapier nicht röten (Essigsäure) und darf durch 1 Tropfen verdünnte Eisenchloridlösung (1 + 9) nur gelb gefärbt werden (Anilinsalze, Phenole, Phenyldimethylpyrazolon). 0,1 g Azetanilid muß sich in 1 ccm Schwefelsäure ohne Färbung lösen (fremde organische Stoffe). Beim Schütteln von 0,1 g Azetanilid mit 1 ccm Salpetersäure darf keine Färbung auftreten (Phenazetin und verwandte Stoffe).

Während die gesättigte wässerige Lösung reinen Azetanilids durch verdünnte Eisenchloridlösung keine Färbung erleidet, würde anwesendes Antipyrin eine Rötung herbeiführen, Phenole würden eine violette und Anilinsalze eine grünschwarze Färbung bewirken. — Über die Behandlung organischer Substanzen mit konzentrierter Schwefelsäure siehe „Allgemeinen Teil“ S. 22. — Bei der Behandlung mit Salpetersäure würde etwa vorhandenes Phenazetin in das intensiv gelb gefärbte Nitro-Phenazetin übergeführt werden und sich dadurch bemerkbar machen.

0,2 g Azetanilid dürfen nach dem Verbrennen keinen wägbaren Rückstand hinterlassen.

Acetonum — Azeton

$CH_3 \cdot CO \cdot CH_3$ Mol.-Gew. 58,05

Klare, farblose, flüchtige, leicht entzündbare Flüssigkeit, die sich in Wasser, Weingeist, Äther und in Chloroform in jedem Verhältnis löst. Azeton riecht eigenartig und schmeckt brennend.

Siedepunkt 55° bis 56°.

Dichte 0,790 bis 0,793.

Versetzt man 10 ccm der wässerigen Azetonlösung (1 + 199) mit 5 ccm Nitroprussidnatriumlösung und 1 ccm Natronlauge, so färbt sich die Mischung rot; setzt man nun Essigsäure im Überschusse hinzu, so entsteht eine karminrote Färbung.

Dieselbe Farbreaktion, die auf S. 98 für den Nachweis des Azetons im Weingeist der Tinkturen angegeben ist, liegt hier als Identitätsbestimmung des Azetons vor. Bemerkt sei hier nur: Die durch Nitroprussidnatriumlösung bei Gegenwart von Natronlauge entstandene rote Färbung geht nach Zusatz von überschüssiger Essigsäure in ein rötliches Blau über, auf das der auf S. 98 gebrauchte Ausdruck „violett“ besser zutrifft als die hier benutzte Bezeichnung „karminrot“.

Azeton darf Lackmuspapier nicht röten und muß sich im gleichen Raumteil Wasser klar lösen. Werden 10 ccm Azeton nach dem Verdünnen mit 10 ccm Wasser in einem Glasstöpselzylinder mit 2 ccm ammoniakalischer Silberlösung versetzt, so darf die Flüssigkeit beim Stehen im Dunkeln innerhalb einer halben Stunde höchstens eine schwach bräunliche Färbung annehmen (Aldehyde).

Die Gegenwart von Aldehyden würde hier kenntlich werden durch die Eigenschaft dieser Stoffe, schon in der Kälte ammoniakalische Silberlösung zu reduzieren.

Versetzt man 10 ccm Azeton mit 1 Tropfen Kaliumpermanganatlösung, so darf die Rotfärbung innerhalb einer Viertelstunde nicht vollständig verschwinden (fremde organische Stoffe). Wird die Lösung von 1 ccm Azeton in 5 ccm Wasser in einem weiten Probierrohr mit 2,5 ccm Kaliumpermanganatlösung (1 + 49) und 0,2 ccm Schwefelsäure gemischt, nach 3 Minuten mit 0,5 ccm gesättigter Oxalsäurelösung geschüttelt und sodann mit 1 ccm Schwefelsäure und 5 ccm Schiffs Reagens versetzt, so darf innerhalb 3 Stunden keine Blau- oder Violettfärbung eintreten (Methylalkohol).

Etwa vorhandener Methylalkohol würde durch die Kaliumpermanganatlösung in Formaldehyd verwandelt werden, der, wie alle Aldehyde, mit Schiffs Reagens, einer mit Schwefeldioxyd entfärbten, wässerigen Lösung von Fuchsin, schon in geringen Mengen eine blau-violette Färbung gibt. Die Oxalsäure dient nur dazu, das nicht verbrauchte Kaliumpermanganat unschädlich zu machen. Freilich reicht die angegebene Menge Oxalsäurelösung nicht aus. Es werden zweckmäßig 0,8 bis 1 ccm der gesättigten Oxalsäurelösung angewendet.

Wird eine Mischung von 20 ccm Azeton, 30 ccm Wasser und 10 ccm Normal-Kalilauge 1 Stunde lang am Rückflußkühler erhitzt und hierauf nach Zusatz von Phenolphthaleinlösung mit Normal-Salzsäure bis zum Verschwinden der Rotfärbung titriert, so müssen hierzu 10 ccm verbraucht werden (Ester).

Bei Gegenwart von Estern würden diese verseift werden, so daß dann Kaliumhydroxyd gebunden und eine geringere Menge $^1/_1$-Normal-Salzsäure zum Zurücktitrieren verbraucht würde.

10 ccm Azeton dürfen nach dem Verdampfen keinen wägbaren Rückstand hinterlassen.

Acetum — Essig

Gehalt 6 Prozent Essigsäure ($CH_3 \cdot CO_2H$, Mol.-Gew. 60,03).

Durch Essiggärung oder durch Verdünnen von Essigsäure mit Wasser erhaltene, klare, farblose oder schwach gelbliche, sauer riechende und schmeckende Flüssigkeit. Essig wird nach dem Neutralisieren mit Natronlauge durch einige Tropfen Eisenchloridlösung tiefrot gefärbt.

Bisher war nur der durch Essiggärung erhaltene Essig offizinell, jetzt ist auch das durch Verdünnen von Essigsäure gewonnene Präparat zugelassen. Ersteres Produkt wird fast farblos bis schwach gelblich, letzteres wird farblos sein. Auch der durch Gärung erhaltene Essig soll klar, d. h. frei von Mikroorganismen sein. — Die nach dem Neutralisieren mittels Natronlauge durch Eisenchloridlösung eintretende Rotfärbung ist die Identitätsreaktion der Essigsäure, herrührend von der entstandenen Ferri-Essigsäure-Komplexverbindung, deren Komplex die tiefrote Farbe eigen ist.

Essig darf durch 3 Tropfen Natriumsulfidlösung nicht verändert werden (Schwermetallsalze). 20 ccm Essig müssen nach Zusatz von 0,5 ccm Bariumnitratlösung und 1 ccm $^1/_{10}$-Normal-Silbernitratlösung ein Filtrat geben, das weder durch Bariumnitrat- noch durch Silbernitratlösung verändert wird (unzulässige Mengen Schwefelsäure oder Salzsäure). Wird eine Mischung von 2 ccm Essig und 2 ccm Schwefelsäure nach dem Erkalten mit 1 ccm Ferrosulfatlösung überschichtet, so darf sich zwischen den beiden Flüssigkeiten keine gefärbte Zone bilden (Salpetersäure).

Über die Prüfung auf Schwermetallsalze s. S. 105. — Bezüglich der Prüfungen auf Schwefelsäure bzw. Salzsäure ist eine Höchstgrenze angegeben für die zulässige Menge dieser Verunreinigungen. Nach G. Frerichs (Ap. Z. 1917, S. 114) läßt sich übrigens die Mischung des Essigs mit der Bariumnitratlösung und Silbernitratlösung nur klar filtrieren, wenn sie zum Sieden erhitzt wurde. Außerdem ist vor dem Erhitzen ein Zusatz von 10 Tropfen Salpetersäure zweckmäßig.

10 g durch Verdünnen von Essigsäure erhaltener Essig dürfen nach dem Verdampfen keinen Rückstand hinterlassen; die gleiche Menge durch Essiggärung gewonnener Essig darf höchstens 0,05 g Rückstand hinterlassen; dieser darf weder scharf noch bitter schmecken und muß eine alkalisch reagierende Asche hinterlassen (freie Mineralsäuren).

Bei der Bestimmung des Rückstandes ist wieder ein Unterschied gemacht, je nachdem der Essig durch Verdünnen von Essigsäure oder durch Gärung hergestellt ist. Ersteres Präparat darf nach dem Verdampfen erklärlicherweise überhaupt keinen Rückstand hinterlassen, letzteres Präparat nicht einen zu großen Rückstand. Beträgt dieser Rückstand mehr als 0,05 g, so würde das darauf hindeuten, daß der Essig nicht aus reinem Weingeist hergestellt ist; schmeckt der Rückstand scharf oder bitter, kann man eventuell auf Zusätze wie spanischen Pfeffer usw. schließen. Die aus diesem Rückstand gewonnene Asche soll alkalisch reagieren, weil bei vorschriftsmäßigem, durch Gärung erhaltenen Essig beim Glühen in geringen Mengen vorhandenes Kalzium- und Magnesiumazetat zunächst in Karbonate, dann in Oxyde übergeführt werden. Enthält dagegen der Essig auch nur kleine Mengen Schwefelsäure oder Salzsäure, so würde der Rückstand aus Sulfaten bzw. Chloriden bestehen und daher nicht alkalisch sein.

Gehaltsbestimmung. Zum Neutralisieren von 10 g Essig müssen 10 ccm Normal-Kalilauge verbraucht werden, was einem Gehalte von 6 Prozent Essigsäure entspricht (1 ccm Normal-Kalilauge = 0,06003 g Essigsäure, Phenolphthalein als Indikator).

Die Gehaltsbestimmung beruht auf folgendem:

$$\frac{CH_3\cdot CO_2H}{1\ \text{Mol} = 60{,}03\ \text{g}} + \frac{KOH}{1\ \text{Mol} = 1000\ \text{ccm}\ ^1/_1\text{-Normal-KOH}} = CH_3\cdot CO_2K + H_2O\,,$$

$$1\ \text{ccm}\ ^1/_1\text{-Normal-KOH} = 0{,}06003\ \text{g}\ CH_3\cdot CO_2H.$$

Bei Anwendung von 10 g Essig und Verbrauch von 10 ccm $^1/_1$-Normal-KOH demnach Prozentgehalt: $\frac{10\cdot 0{,}06003\cdot 100}{10}$ = rund 6 Prozent Essigsäure.

Acetum pyrolignosum crudum — Roher Holzessig

Gehalt mindestens 8,4 Prozent Essigsäure ($CH_3\cdot CO_2H$, Mol.-Gew. 60,03).

Die Angabe „Gehalt mindestens 8,4 Prozent Essigsäure“ ist nicht ganz korrekt. Richtiger wäre „Essigsäure und höhere Homologe, auf Essigsäure berechnet“ gewesen. Letztere zum Teil nicht leicht flüchtigen Säuren bleiben bei der Rektifikation zum entsprechenden Teil zurück, so daß sich hieraus die Differenz der beiden Holzessig-Sorten des Arzneibuches im Säuregehalt erklärt (s. Ph. Z. 1926, S. 1296).

Braune, nach Teer und Essigsäure riechende, sauer und etwas bitter schmekkende Flüssigkeit, aus der sich beim Aufbewahren teerartige Stoffe abscheiden.

Mit gleichen Teilen Wasser verdünnter roher Holzessig darf nach dem Filtrieren durch Bariumnitratlösung (Schwefelsäure) nicht sofort verändert und durch Silbernitratlösung (Salzsäure) höchstens opalisierend getrübt werden; auch darf durch 3 Tropfen Natriumsulfidlösung keine Veränderung (Schwermetallsalze) und durch Kaliumferrozyanidlösung höchstens eine Änderung der Farbe, aber keine Fällung (unzulässige Menge Eisensalze) hervorgerufen werden.

Bei der Prüfung auf Salzsäure darf nur eine sehr bald eintretende Trübung (durch Chlorsilber) berücksichtigt werden, da bei längerem Stehen stets eine Reduktion durch die vorhandenen organischen Substanzen eintritt.

Gehaltsbestimmung. 10 g Holzessig dürfen nach Zusatz von 14 ccm Normal-Kalilauge Lackmuspapier nicht bläuen, was einem Mindestgehalte von 8,4 Prozent Essigsäure entspricht (1 ccm Normal-Kalilauge = 0,06003 g Essigsäure, Lackmuspapier als Indikator).

Der vom neuen Arzneibuch verlangte Gehalt an Essigsäure ist gegenüber der Forderung des D. A. B. 5 ganz erheblich heraufgesetzt, von mindestens 6 Prozent auf mindestens 8,4 Prozent. Nach der im Artikel „Acetum" dargelegten Rechnung entspricht:

1 ccm $^1/_1$-Normal-KOH = 0,06003 g $CH_3 \cdot CO_2H$.

Bei Anwendung von 10 g Holzessig und Verbrauch von 14 ccm $^1/_1$-Normal-KOH demnach Prozentgehalt:

$$\frac{14 \cdot 0{,}06003 \cdot 100}{10} = \text{rund } 8{,}4 \text{ Prozent Essigsäure.}$$

Lackmus wird hier als Indikator angewendet, weil der Umschlag des sonst bei dieser Säure üblichen Indikators Phenolphthalein in der stark gefärbten Flüssigkeit nicht erkennbar wäre. Man führt also die „Tüpfelprobe" aus, indem man einen Glasstab in die Flüssigkeit taucht und nur eine kleinste Menge davon auf das Lackmuspapier streicht, um den Farbumschlag (trotz der dunklen Färbung des Holzessigs) möglichst genau zu erkennen.

Acetum pyrolignosum rectificatum — Gereinigter Holzessig

Gehalt mindestens 5,4 Prozent Essigsäure ($CH_3 \cdot CO_2H$, Mol.-Gew. 60,03).
Zur Darstellung des gereinigten Holzessigs wird roher Holzessig der Destillation unterworfen, bis 80 Prozent übergegangen sind.

Über den Grund, weshalb im rohen Holzessig mindestens 8,4 Prozent Essigsäure vorhanden sein sollen, hier nur „mindestens 5,4 Prozent", siehe die erste Anmerkung im Artikel „Roher Holzessig".

Gelbliche, nach Teer und Essigsäure riechende, sauer und etwas bitter schmekkende Flüssigkeit.

Eine Mischung von 1 ccm gereinigtem Holzessig, 9 ccm Wasser, 30 ccm verdünnter Schwefelsäure und 20 ccm Kaliumpermanganatlösung muß die rote Farbe innerhalb 5 Minuten vollständig verlieren. Gereinigter Holzessig darf durch 3 Tropfen Natriumsulfidlösung nicht verändert werden (Schwermetallsalze). Mit der gleichen Menge Wasser verdünnt, darf gereinigter Holzessig durch Bariumnitratlösung (Schwefelsäure) nicht sofort verändert und durch Silbernitratlösung (Salzsäure) höchstens opalisierend getrübt werden.

Der gereinigte Holzessig muß eine bestimmte Menge empyreumatischer Stoffe enthalten, die als solche eine gewisse Menge Kaliumpermanganat zu entfärben imstande sind. Die Forderung des Arzneibuches hält aber M. Lefeldt (B. D. Ph. Ges. 1917, S. 157) für zu weitgehend. Die von ihm selbst hergestellten Präparate entfärbten meist nicht so stark, wohl aber entfärbte 1 ccm innerhalb 5 Minuten stets 14 ccm Kaliumpermanganatlösung. — Wir machten folgende Erfahrung: Frische Waren entfärben schnell und stark, setzen aber bald ab und erfüllen dann nicht mehr voll die Anforderung des D. A. B. 6.

Gehaltsbestimmung. Zum Neutralisieren von 10 g gereinigtem Holzessig müssen mindestens 9 ccm Normal-Kalilauge verbraucht werden, was einem Mindestgehalte von 5,4 Prozent Essigsäure entspricht (1 ccm Normal-Kalilauge = 0,06003 g Essigsäure, Phenolphthalein als Indikator).

Nach der im Artikel „Acetum" dargelegten Rechnung entspricht:

1 ccm $^1/_1$-Normal-KOH = 0,06003 g $CH_3 \cdot CO_2H$.

Bei Anwendung von 10 g gereinigtem Holzessig und Verbrauch von 9 ccm $^1/_1$-Normal-KOH demnach Prozentgehalt:

$$\frac{9 \cdot 0{,}06003 \cdot 100}{10} = \text{rund } 5{,}4 \text{ Prozent Essigsäure.}$$

Acidum aceticum — Essigsäure

$CH_3 \cdot CO_2H$ Mol.-Gew. 60,03

Gehalt mindestens 96 Prozent.

Klare, farblose, flüchtige, stechend sauer riechende, auch in starker Verdünnung sauer schmeckende, bei niedriger Temperatur kristallisierende Flüssigkeit, die in jedem Verhältnis in Wasser, Weingeist oder Äther löslich ist.

Die wässerige Lösung (1 + 19) wird nach dem Neutralisieren mit Natronlauge durch einige Tropfen Eisenchloridlösung tiefrot gefärbt.

Dichte höchstens 1,058.

Auffallend erscheint zunächst die Forderung, daß die Dichte nicht über 1,058 liegen soll. Die Erklärung ist die, daß bei dem Verdünnen der Essigsäure mit Wasser nicht eine Erniedrigung der Dichte proportional der Verdünnung eintritt, sondern daß bei Zusatz von H_2O zunächst eine Erhöhung der Dichte stattfindet, bis die Flüssigkeit ca. 20 Prozent Wasser besitzt. Dann ist wieder ein Fallen zu beobachten, so daß eine Säure von etwa 54 Prozent Säuregehalt dieselbe Dichte besitzt wie die offizinelle Essigsäure. Die maßgebende Bestimmung des Säuregehaltes erfolgt daher nicht durch Feststellung der Dichte, sondern durch die spätere Titration. Die Feststellung der Dichte ist aber trotzdem zugleich erforderlich, weil Präparate im Handel sind, die gemäß der Titration vorschriftsmäßig zu sein scheinen, aber eine anormale Dichte zeigen, eine Erscheinung, die auf Verunreinigung durch andere Säuren (höhere Homologe der Essigsäure) zuiückzuführen ist. Im übrigen soll auch der nachfolgend angegebene Erstarrungspunkt einen genügenden Gehalt an Essigsäure verbürgen

Erstarrungspunkt nicht unter 9,5°.

Erhitzt man eine Mischung von 1 ccm Essigsäure und 3 ccm Natriumhypophosphitlösung eine Viertelstunde lang im siedenden Wasserbade, so darf sie keine dunklere Färbung annehmen (Arsenverbindungen). Die wässerige Lösung (1 + 19) darf weder durch Bariumnitratlösung (Schwefelsäure), noch durch Silbernitratlösung (Salzsäure), noch durch 3 Tropfen Natriumsulfidlösung (Schwermetallsalze) verändert werden. Wird 1 ccm Essigsäure mit einer Lösung von 2 g Natriumkarbonat in 10 ccm Wasser und mit 5 ccm Quecksilberchloridlösung eine halbe Stunde lang im siedenden Wasserbad erhitzt, so darf weder Trübung noch Abscheidung eines Niederschlags eintreten (Ameisensäure, Azetaldehyd). Eine Mischung von 6 ccm Essigsäure, 14 ccm Wasser und 1 ccm Kaliumpermanganatlösung darf die rote Farbe innerhalb 1 Stunde nicht verlieren (schweflige Säure, empyreumatische Stoffe, Ameisensäure).

Über die Prüfung auf Arsenverbindungen s. S. 102, über die Prüfung auf Schwermetallsalze s. S. 105. — Sehr wichtig ist die Prüfung auf Ameisensäure, die zuweilen als Verfälschungsmittel gefunden ist, aber auch als geringe Verunreinigung vorkommt, weil sie bei der trockenen Destillation des Holzes entsteht. Nach dem D. A. B. 5 wurde auf diese Säure nur mittels der letztgenannten Kaliumpermanganatprobe geprüft. Weil aber diese Probe nicht genügend empfindlich, wurde noch die vorhergehende Prüfung mittels Quecksilberchlorid eingeführt, die noch etwa 0,02 Prozent Ameisensäure erkennen lassen soll und in folgender Weise verläuft:

$$H \cdot CO_2H + 2\,HgCl_2 = Hg_2Cl_2 + CO_2 + 2\,HCl.$$

Die Ameisensäure bildet also aus Quecksilberchlorid entsprechende Mengen Kalomel und ruft so eine Trübung oder gar Abscheidung hervor. Ähnlich verläuft die Reaktion bei Gegenwart von Azetaldehyd:

$$CH_3 \cdot CHO + 2\,HgCl_2 + H_2O = Hg_2Cl_2 + CH_3 \cdot CO_2H + 2\,HCl.$$

Azetaldehyd ist in letzter Zeit zuweilen als Verunreinigung in der synthetisch aus Azetylen über Azetaldehyd hergestellten Essigsäure nachzuweisen.

Gehaltsbestimmung. Etwa 1 g Essigsäure wird in einem Kölbchen mit eingeriebenem Glasstopfen genau gewogen und mit Wasser auf etwa 20 ccm verdünnt. Zum Neutralisieren dieser Mischung müssen für je 1 g Essigsäure mindestens 16 ccm Normal-Kalilauge verbraucht werden, was einem Mindestgehalte von 96 Prozent Essigsäure entspricht (1 ccm Normal-Kalilauge = 0,06003 g Essigsäure, Phenolphthalein als Indikator).

Über die genaue Wägung einer ungefähr angegebenen Gewichtsmenge s. S. 1. — Nach der im Artikel „Acetum" dargelegten Rechnung entspricht:

$$1\text{ ccm } {}^1/_1\text{-Normal-KOH} = 0{,}06003\text{ g } CH_3 \cdot CO_2H.$$

Bei Anwendung von 1 g Essigsäure und Verbrauch von 16 ccm $^1/_1$-Normal-KOH demnach Prozentgehalt:

$$\frac{16 \cdot 0{,}06003 \cdot 100}{1} = \text{rund 96 Prozent Essigsäure.}$$

Acidum aceticum dilutum — Verdünnte Essigsäure

Gehalt 29,7 bis 30,6 Prozent Essigsäure ($CH_3 \cdot CO_2H$, Mol.-Gew. 60,03).

Klare, farblose, flüchtige, sauer riechende und schmeckende Flüssigkeit.

Eine Mischung von verdünnter Essigsäure und Wasser (1 + 5) wird nach dem Neutralisieren mit Natronlauge durch einige Tropfen Eisenchloridlösung tiefrot gefärbt.

Dichte 1,037 bis 1,038.

Erhitzt man eine Mischung von 3 ccm verdünnter Essigsäure und 3 ccm Natriumhypophosphitlösung eine Viertelstunde lang im siedenden Wasserbade, so darf sie keine dunklere Färbung annehmen (Arsenverbindungen). Die wässerige Lösung (1 + 5) darf weder durch Bariumnitratlösung (Schwefelsäure), noch durch Silbernitratlösung (Salzsäure), noch durch 3 Tropfen Natriumsulfidlösung (Schwermetallsalze) verändert werden. Werden 3 ccm verdünnte Essigsäure mit einer Lösung von 2 g Natriumkarbonat in 10 ccm Wasser und mit 5 ccm Quecksilberchloridlösung eine halbe Stunde lang im siedenden Wasserbad erhitzt, so darf weder Trübung noch Abscheidung eines Niederschlags eintreten (Ameisensäure, Azetaldehyd). Eine Mischung von 20 ccm verdünnter Essigsäure und 1 ccm Kaliumpermanganatlösung darf die rote Farbe innerhalb 1 Stunde nicht verlieren (schweflige Säure, empyreumatische Stoffe, Ameisensäure).

Siehe über diese Prüfungen die Anmerkungen im vorstehenden Artikel.

Gehaltsbestimmung. Zum Neutralisieren von 5 g verdünnter Essigsäure dürfen nicht weniger als 24,7 und nicht mehr als 25,5 ccm Normal-Kalilauge verbraucht werden, was einem Gehalte von 29,7 bis 30,6 Prozent Essigsäure entspricht (1 ccm Normal-Kalilauge = 0,06003 g Essigsäure, Phenolphthalein als Indikator).

Nach der im Artikel „Acetum" dargelegten Rechnung entspricht:

1 ccm $^1/_1$-Normal-KOH = 0,06003 g $CH_3 \cdot CO_2H$.

Bei Anwendung von 5 g verdünnter Essigsäure und Verbrauch von 24,7 bis 25,5 ccm $^1/_1$-Normal-KOH demnach Prozentgehalt:

$$\frac{24{,}7\ (\text{bis}\ 25{,}5) \cdot 0{,}06003 \cdot 100}{5} = \text{rund}\ 29{,}7\ \text{bis}\ 30{,}6\ \text{Prozent Essigsäure.}$$

Zweckmäßig sind „etwa 5 g verdünnte Essigsäure" auf der analytischen Waage genau zu wägen (s. S. 1).

Acidum acetylosalicylicum — Azetylsalizylsäure

Aspirin (E. W.)

$$C_6H_4\langle\begin{matrix} O(CO \cdot CH_3)\ [1] \\ CO_2H\ \ \ \ \ [2] \end{matrix} \qquad \text{Mol.-Gew. } 180{,}06$$

Weiße Kristallnädelchen oder Blättchen von schwach säuerlichem Geruch und Geschmacke. Azetylsalizylsäure löst sich in etwa 300 Teilen Wasser und in 20 Teilen Äther, leicht in Weingeist, Natronlauge oder Natriumkarbonatlösung. Die wässerige Lösung rötet Lackmuspapier.

Die Azetylsalizylsäure ist ein Ester der Salizylsäure, in der die phenolische Hydroxyl-Gruppe azetyliert ist:

$$\underbrace{C_6H_4(OH)CO_2H}_{\text{Salizylsäure}} \rightarrow \underbrace{C_6H_4(O \cdot CO \cdot CH_3)CO_2H}_{\text{Azetylsalizylsäure.}}$$

Ihrer Zusammensetzung nach zerfällt die Azetylsalizylsäure bei dem später vorgeschriebenen Verseifen in Salizylsäure und Essigsäure. Erstere wird durch die Reaktion mittels $FeCl_3$ und den Schmelzpunkt nachgewiesen, letztere durch Überführung in Essigäther mittels „wenig" Weingeist und Schwefelsäure. Es soll wenig Weingeist verwendet werden, damit nicht größere Mengen bei dem Vorhandensein der geringen Anteile von Essigsäure und entstehendem Essigäther den Geruch des letzteren verdecken.

Schmelzpunkt nicht unter 135°.

Zur Bestimmung des Schmelzpunkts wird das Bad vor dem Hineinbringen des Schmelzpunktröhrchens zunächst auf etwa 125° und dann mit so großer Flamme weiter erhitzt, daß zur Steigerung der Temperatur um je 1° höchstens 10 bis 15 Sekunden erforderlich sind.

Auf S. 4ff. ist geschildert, daß man im allgemeinen bei den Schmelzpunktsbestimmungen beim Erhitzen insofern sehr vorsichtig sein muß, als man die Temperatur, sobald dieselbe etwa 10° unterhalb des zu erwartenden Schmelzpunktes liegt, sehr langsam steigern muß, derart, daß zur Temperaturerhöhung um je 1° mindestens eine halbe Minute erforderlich ist. Beachtet man diese Vorsicht nicht, so tritt allgemein Überhitzung und Ablesung eines zu hohen Schmelzpunkts ein. Zugleich aber war dort gesagt, daß eine Ausnahme dieser Regel bei leicht zersetzlichen Substanzen stattfindet, die, längere Zeit unterhalb ihres Schmelzpunkts bzw. nahe ihrem Schmelzpunkt erhitzt, dadurch eine Spaltung erleiden, so daß man dann nicht den normalen Schmelzpunkt, sondern den niedrigeren Zersetzungspunkt abliest. Die leicht zersetzliche Azetylsalizylsäure fällt unter diese Ausnahmen. Deshalb ist vorstehend ausdrücklich gefordert, daß man hier von etwa 125° an die Temperatur derart regelt, daß die Steigerung um 1° höchstens 10 bis 15 Sekunden beansprucht. Zum Schluß der Bestimmung soll also die Schnelligkeit des Erhitzens gegen das übliche Maß etwa verdreifacht werden. Aber selbst bei dieser Vorsicht ist der Schmelzpunkt der Azetylsalizylsäure kein scharfer, genau bestimmbarer. Deshalb lautet auch die Forderung (weniger exakt als sonst) „Schmelzpunkt nicht unter 135°", wobei zu bedenken ist, daß auch bei guten Handelswaren schon unter 135° ein gewisses Sintern eintritt; nur zu „durchsichtigen Tröpfchen" darf die Substanz nicht unter 135° zusammengeflossen sein.

Zusammenfassend sei also folgendes gesagt: Die Bestimmung fällt nicht eindeutig aus. Trotzdem erscheint sie für die Beurteilung der Azetylsalizylsäure von nicht zu unterschätzendem Wert unter Berücksichtigung des Folgenden: Gegen Ende der Bestimmung muß mit der geforderten Schnelligkeit die Temperatur erhöht werden. Sintert sodann die Substanz bei etwa 127° und ist bei etwa 132° bereits geschmolzen, so ist der Schmelzpunkt entschieden zu niedrig, die Ware zu verwerfen. Die Schmelzpunktsbestimmung leistet also wesentliche Dienste bei Feststellung minderwertiger Waren. Ein nicht so eindeutiges Resultat ergibt sie für die Entscheidung, ob eine Ware besonders gut ist oder nicht. Denn ob man den Schmelzpunkt zu 133° bzw. 134° bis 135° festzusetzen hat, hängt größtenteils von der Art des Erhitzens ab. Bleibt das Resultat zweifelhaft, so ist es zweckmäßig, in demselben Schwefelsäurebad neben der zu untersuchenden Substanz eine Probe zweifellos guter Säure zu erhitzen und zu beobachten. Nur darf das Vergleichsobjekt nicht etwa zu alt sein; denn auch gute Präparate zersetzen sich bei längerem Lagern. — Übrigens schreibt das Arzneibuch, um zu langes Erhitzen und damit unzweckmäßiges Zersetzen der Substanz zu vermeiden, noch vor, daß erst in das auf etwa 125° vorgewärmte Schwefelsäurebad das gefüllte Schmelzröhrchen gebracht werde. Bei Anwendung dieser Vorsichtsmaßregel haben wir freilich in unseren Laboratorien keine Änderung des Resultates feststellen können.

Kocht man 0,5 g Azetylsalizylsäure mit 5 ccm Natronlauge 3 Minuten lang und fügt nach dem Erkalten 10 ccm verdünnte Schwefelsäure hinzu, so scheidet sich unter vorübergehender, schwacher Violettfärbung ein weißer, kristallinischer, aus Salizylsäure bestehender Niederschlag aus. Dieser schmilzt, nachdem man ihn mit wenig Wasser gewaschen und dann getrocknet hat, bei etwa 157°; seine wässerige Lösung wird durch Eisenchloridlösung violett gefärbt. Die von dem Niederschlag abfiltrierte Flüssigkeit riecht nach Essigsäure und beim Kochen mit wenig Weingeist und Schwefelsäure nach Essigäther.

Versetzt man die kalt bereitete Lösung von 0,1 g Azetylsalizylsäure in 5 ccm Weingeist mit 20 ccm Wasser, so darf unmittelbar nach dem Hinzufügen von 1 Tropfen verdünnter Eisenchloridlösung (1 + 24) nur eine sehr schwache Violettfärbung auftreten (Salizylsäure). 2 g Azetylsalizylsäure werden mit 5 ccm einer Mischung aus gleichen Raumteilen Äther und Petroläther kräftig geschüttelt, worauf die Flüssigkeit in ein Schälchen filtriert wird; nach dem freiwilligen Verdunsten des Lösungsmittels wird der Rückstand mit 5 ccm Wasser in ein Probierrohr gespült, gut durchgeschüttelt und filtriert. Das Filtrat darf sich nach Zusatz von 1 Tropfen verdünnter Eisenchloridlösung (1 + 24) nur schwach violett färben (durch Oxal-, Wein-, Zitronensäure verdeckte Salizylsäure).

Diese Prüfung ist von der größten Wichtigkeit, weil die Güte der Azetylsalizylsäure von der Abwesenheit freier Salizylsäure abhängt. Zu bemerken ist zu dieser Prüfung des Arzneibuches, daß sie durch die Verdünnung der Eisenchloridlösung (1 + 24) ganz außerordentlich scharf ist. Diese strenge Anforderung ist einerseits notwendig, weil nur bei Verdünnung der Eisenchloridlösung eine durch freie Salizylsäure hervorgerufene geringe violette Färbung deutlich auftritt, während unverdünnte Eisenchloridlösung durch ihre gelbe Eigenfarbe (zumal bei Gegenwart von Alkohol) ein schwaches Violett verdeckt. Die Verdünnung der Eisenchloridlösung ist also geboten, wenn man ein klares Bild erhalten will. Umgekehrt führt die Schärfe der Methode zu der Tatsache, daß auch die besten Azetylsalizylsäuren des Handels (Aspirin miteinbegriffen) bei dieser Prüfung nicht eine völlig negative Reaktion geben, sondern dabei einen ganz geringen violetten Schein zeigen, der sich im Reagenzglas bemerkbar macht, wenn man es von oben nach unten beobachtet, also durch eine möglichst tiefe Flüssigkeitsschicht hindurchsieht. Dabei bleibe es unentschieden, ob diese minimalen Spuren freier Salizylsäure schon in dem Präparat vorhanden waren oder sich vielmehr erst beim Lösen gebildet haben. Denn Azetylsalizylsäure ist äußerst leicht verseifbar. Deshalb darf eine durch $FeCl_3$ auftretende stärkere Färbung auch nur sofort nach Anstellung der Probe in Betracht gezogen werden. Nach kurzer Zeit wird sich durch teilweise Verseifung immer eine intensivere Violettfärbung bemerkbar machen. — Diese Prüfung auf freie Salizylsäure wird aber nach dem D. A. B. 6 noch einmal mit einer gewissen Modifikation wiederholt. Die Reaktion der freien Salizylsäure kann nämlich durch Zusatz gewisser Stoffe betrügerisch „maskiert", d. h. verdeckt werden. Hauptsächlich werden für diesen Zweck Oxal-, Wein-, Zitronensäure benutzt. Das Arzneibuch läßt daher die Azetylsalizylsäure mit einer bestimmten Menge gleicher Raumteile Äther und Petroläther ausschütteln, wobei die genannten Zusatzmittel ungelöst bleiben, freie Salizylsäure aber besonders leicht gelöst wird. Dann filtriert man die Lösung ab, läßt das Lösungsmittel verdunsten und prüft die zurückbleibende, so von eventuellen Maskierungsmitteln befreite Azetylsalizylsäure wiederum in der angegebenen Weise auf freie Salizylsäure bzw. unzulässige Anteile derselben.

Wird 1 g Azetylsalizylsäure mit 20 ccm Wasser 5 Minuten lang geschüttelt, so darf das Filtrat weder durch 3 Tropfen Natriumsulfidlösung (Schwermetallsalze), noch durch Silbernitratlösung (Salzsäure), noch durch Bariumnitratlösung (Schwefelsäure) verändert werden.

0,2 g Azetylsalizylsäure dürfen nach dem Verbrennen keinen wägbaren Rückstand hinterlassen.

Acidum agaricinicum — Agarizinsäure

Agaricinum

$$\begin{matrix} CH_2 \cdot & C(OH) \cdot & CH \cdot C_{16}H_{33} \\ \cdot & \cdot & \cdot \\ CO_2H & CO_2H & CO_2H \end{matrix} + 1^1/_2\, H_2O \qquad \text{Mol.-Gew. } 443{,}3$$

Die Agarizinsäure ist, wie auch obige Formel besagt, als eine Zitronensäure aufzufassen, in die substituierend der Zetyl-Rest ($C_{16}H_{33}$) eingetreten ist.

Weißes, geruch- und geschmackloses, kristallinisches Pulver, wenig löslich in kaltem Wasser, Äther oder Chloroform, leicht löslich in heißer Essigsäure und in heißem Terpentinöle. Agarizinsäure quillt in heißem Wasser auf und löst sich in siedendem Wasser zu einer klaren, stark schäumenden Flüssigkeit, die Lackmuspapier rötet und sich beim Erkalten trübt. Agarizinsäure löst sich in etwa 180 Teilen Weingeist von 20° und in 10 Teilen siedendem Weingeist. Die Lösung von Agarizinsäure in Kalilauge oder Ammoniakflüssigkeit ist klar und schäumt stark beim Schütteln.

Bei 100° getrocknete Agarizinsäure schmilzt bei etwa 140°. Bei stärkerem Erhitzen verkohlt sie unter Ausstoßung weißer Dämpfe und Entwickelung des Geruchs nach verbrennenden Fettsäuren.

Beim Kochen von 0,1 g Agarizinsäure mit 10 ccm verdünnter Schwefelsäure erhält man eine trübe Flüssigkeit, aus der sich beim Stehen im siedenden Wasserbad ölartige Tropfen abscheiden, die beim Erkalten kristallinisch erstarren.

Die ölartigen Tropfen, die sich hier abscheiden und beim Erkalten kristallinisch erstarren, bestehen nach Ernst Schmidts Lehrbuch aus Stearinsäure.

0,2 g Agarizinsäure dürfen nach dem Verbrennen keinen wägbaren Rückstand hinterlassen.

Acidum arsenicosum — Arsenige Säure

As_4O_6 Mol.-Gew. 395,84

Gehalt mindestens 99 Prozent.

Farblose, glasartige, amorphe oder weiße, porzellanartige, kristallinische Stücke oder daraus bereitetes, weißes Pulver.

Die kristallinische arsenige Säure verflüchtigt sich beim langsamen Erhitzen in einem Probierrohr, ohne vorher zu schmelzen, und gibt ein in glasglänzenden Oktaedern oder Tetraedern kristallisierendes Sublimat. Die amorphe Säure verflüchtigt sich in unmittelbarer Nähe des Schmelzpunkts, so daß man ein beginnendes Schmelzen wahrnehmen kann. Beim Erhitzen auf Kohle verflüchtigt sich arsenige Säure unter Verbreitung eines knoblauchartigen Geruchs.

Löslichkeit und Auflösungsgeschwindigkeit in Wasser sind bei der amorphen arsenigen Säure größer als bei der kristallinischen. Die gesättigte Lösung der amorphen arsenigen Säure ist nicht beständig, es scheidet sich allmählich die weniger lösliche, kristallinische arsenige Säure ab. Die kristallinische Säure löst sich sehr langsam in etwa 55 Teilen Wasser von 20°, etwas schneller in 15 Teilen siedendem Wasser. Aus der heiß gesättigten Lösung scheidet sich beim Abkühlen die überschüssige Säure nur sehr langsam ab.

Arsenige Säure löst sich bei gelindem Erwärmen in 10 Teilen Ammoniakflüssigkeit; diese Lösung darf nach Zusatz von 10 Teilen Wasser durch überschüssige Salzsäure nicht gelb gefärbt oder gefällt werden (Arsentrisulfid).

Vorhandenes Arsentrisulfid würde bei der Behandlung mit Ammoniakflüssigkeit unter Bildung von Ammoniumsulfarsenit und Ammoniumarsenit in Lösung gehen:

$$As_2S_3 + 6\,NH_4 \cdot OH = (NH_4)_3AsS_3 + (NH_4)_3AsO_3 + 3\,H_2O.$$

Aus dieser Lösung würde überschüssige Salzsäure das Arsentrisulfid wieder ausscheiden:

$$(NH_4)_3AsS_3 + (NH_4)_3AsO_3 + 6\,HCl = As_2S_3 + 6\,NH_4Cl + 3\,H_2O.$$

Übrigens löst sich As_4O_6 in Ammoniakflüssigkeit erst beim Erwärmen. Liegt das Präparat in Pulverform vor, so verreibt man 0,5 g mit 5 g Ammoniakflüssigkeit in einem Reagenzglase mittels eines Glasstabes und erwärmt dann kurze Zeit im Wasserbade. Eine ganz geringe Trübung, ein „Schleier“ in der Lösung sollte zugelassen werden.

Gehaltsbestimmung. Etwa 1 g gepulverte arsenige Säure wird genau gewogen und mit 1 g Kaliumbikarbonat in einem Meßkölbchen von 100 ccm Inhalt in 5 ccm Wasser unter Erwärmen gelöst; die Lösung wird auf 100 ccm aufgefüllt. 10 ccm dieser Lösung werden mit 2 g Natriumbikarbonat, 20 ccm Wasser und einigen Tropfen Stärkelösung versetzt und mit $^1/_{10}$-Normal-Jodlösung bis zur bleibenden Blaufärbung titriert. Für je 0,1 g arsenige Säure müssen hierbei mindestens 20 ccm $^1/_{10}$-Normal-Jodlösung verbraucht werden, was einem Mindestgehalte von 99 Prozent arseniger Säure entspricht (1 ccm $^1/_{10}$-Normal-Jodlösung = 0,004948 g arsenige Säure, Stärkelösung als Indikator).

Diese jodometrische Gehaltsbestimmung der arsenigen Säure ist auf S. 91 im Prinzip ausführlich geschildert worden; s. dort. Hier sei nur kurz wiederholt: Jod oxydiert nach folgender Formel As_4O_6 zu As_2O_5, indem es selbst zu HJ reduziert wird:

$$As_4O_6 + 4\,H_2O + 4\,J_2 \rightarrow 2\,As_2O_5 + 8\,HJ.$$

Damit die Reaktion quantitativ erfolgt, muß die entstandene Jodwasserstoffsäure unschädlich, d. h. die Lösung alkalisch gemacht werden, was in diesem Falle durch Natriumbikarbonat geschieht. — Die Berechnung ist dabei folgende: Da nach obiger Gleichung 8 Jod dazu gehören, um 1 As_4O_6 (Mol.-Gew. 395,84) zu Arsensäure zu oxydieren, so ergibt sich:

$$\frac{1\,As_4O_6}{1\text{ Mol} = 395{,}84\text{ g}} = \frac{4\,J_2}{8\text{ Grammäquivalent}} = 8000\text{ ccm } ^1/_1\text{-Normal-Jodlösung},$$

$$1\text{ ccm } ^1/_{10}\text{-Normal-Jodlösung} = 0{,}004948\text{ g } As_4O_6.$$

Bei Anwendung von 0,1 g As_4O_6 und Verbrauch von 20 ccm $^1/_{10}$-Normal-Jodlösung demnach Prozentgehalt:

$$\frac{20 \cdot 0{,}004948 \cdot 100}{0{,}1} = \text{rund 99 Prozent } As_4O_6.$$

Acidum benzoicum — Benzoesäure

$C_6H_5 \cdot CO_2H$ Mol.-Gew. 122,05

Hier hat das D. A. B. 6 eine grundlegende Änderung eintreten lassen: Durch die Angabe, daß die Benzoesäure „weiße", seidenartig glänzende Blättchen ... bilden soll, vor allem durch die nachstehende Forderung des scharfen Schmelzpunkts von 122°, ist eindeutig gesagt, daß jetzt statt der bisherigen gefärbten, mit brenzlichen Substanzen beladenen, durch Sublimation aus Harz gewonnenen Säure die chemisch reine Benzoesäure offizinell ist, so daß jetzt für pharmazeutische Zwecke jedenfalls nur das synthetisch erhaltene Produkt verwendet werden wird.

Weiße, seidenartig glänzende Blättchen oder nadelförmige Kristalle, löslich in etwa 270 Teilen Wasser von 20°, leicht löslich in siedendem Wasser, in Weingeist, Äther, Chloroform und in fetten Ölen.

Schmelzpunkt 122°.

Benzoesäure ist mit Wasserdämpfen flüchtig. Beim Erhitzen in einem Probierrohr schmilzt Benzoesäure zu einer fast farblosen Flüssigkeit und sublimiert dann. Übergießt man 0,2 g Benzoesäure mit 20 ccm Wasser und 1 ccm Normal-Kalilauge, schüttelt häufig um, filtriert nach einer Viertelstunde und fügt zu dem Filtrat 1 Tropfen Eisenchloridlösung hinzu, so entsteht ein hellrötlichbrauner Niederschlag.

Die Alkalibenzoate geben nach Zusatz von Eisenchloridlösung einen voluminösen, hellrötlichbraunen, „zimtfarbenen" Niederschlag von Eisenoxydbenzoat. Damit nun die zu prüfende Lösung des Benzoats wirklich neutral, nicht etwa alkalisch ist und dann Eisenoxydhydrat ausfällt, wird bei dieser Identitätsbestimmung ein Überschuß von Benzoesäure verwendet und dieser Überschuß abfiltriert.

Wird 0,1 g Benzoesäure in 10 ccm Wasser durch Erwärmen gelöst, so darf das erkaltete Gemisch 0,1 ccm Kaliumpermanganatlösung nicht sofort entfärben (Zimtsäure).

Bei vorsichtiger Oxydation wird eventuell vorhandene Zimtsäure schnell in Phenylglyzerinsäure $C_6H_5 \cdot CH(OH) \cdot CH(OH) \cdot CO_2H$ verwandelt, so daß die rote Farbe der zugesetzten Kaliumpermanganatlösung sofort verschwindet. — Erst bei stärkerer Oxydation werden Benzaldehyd bzw. Benzoesäure gebildet:

$$C_6H_5 \cdot CH : CH \cdot CO_2H + 2\,O_2 = C_6H_5 \cdot CHO + 2\,CO_2 + H_2O.$$

In einem trockenen Probierrohr reibt man 0,1 g Benzoesäure und 0,5 g gelbes Quecksilberoxyd mit Hilfe eines Glasstabs gleichmäßig zusammen und erhitzt das Gemisch unter ständigem Drehen des Probierrohrs über einer kleinen Flamme. Sobald die hierbei eintretende Gasentwickelung und die Glimmerscheinung vorüber ist, läßt man abkühlen, setzt 10 ccm verdünnte Salpetersäure hinzu, erwärmt bis nahe zum Sieden und filtriert. Das Filtrat darf durch Silbernitratlösung höchstens opalisierend getrübt werden (Chlorbenzoesäuren).

Es wird jetzt, wie schon in der ersten Anmerkung dieses Artikels gesagt ist, pharmazeutisch die synthetisch hergestellte Benzoesäure verwendet, die meist aus Toluol über Benzylchlorid oder Benzalchlorid oder Benzotrichlorid dargestellt wird und daher häufig Verunreinigungen durch organische Chlorverbindungen[1] enthält. Deshalb vorstehende Prüfung, die auf demselben Prinzip beruht wie der Nachweis von organisch gebundenem Chlor; siehe im Allgemeinen Teil S. 69. Es wird nämlich die Benzoesäure verbrannt und das hierbei in Salzsäure umgewandelte Cl durch Silbernitrat nachgewiesen. Freilich findet hier eine wichtige Modifikation statt: Als Verbrennungsagens der Benzoesäure dient HgO, das seinen Sauerstoff schon bei recht mäßiger Hitze an die Säure abgibt; es entsteht dann bei Gegenwart von Chlorverbindungen Sublimat, das bei der außerordentlichen Bildungstendenz des $HgCl_2$ schon bei geringsten Halogenspuren sich bilden wird. Das gebildete Sublimat wird dann durch $AgNO_3$ nachgewiesen. In der Originalarbeit (E. Wende, Ap. Z. 1914, S. 157[2]) heißt es freilich auch ausdrücklich: „Rasche und hohe Erhitzung ist durchaus zu vermeiden, da hierbei der Reagierrohrinhalt versprüht." — Aus den Worten des D. A. B. 6, daß bei dieser Prüfung eine opalisierende Trübung entstehen darf, kann nicht geschlossen werden, daß damit ein geringer Chlorgehalt zugelassen ist. Denn auch bei der Prüfung des gelben Quecksilberoxyds (das hier benutzt wird) auf Salzsäure darf sich eine opalisierende Trübung zeigen.

0,2 g Benzoesäure dürfen beim Erhitzen keinen wägbaren Rückstand hinterlassen. Vor Licht geschützt aufzubewahren.

---

[1] Deren Chlor nicht als Ion vorliegt und sich daher nicht unmittelbar durch $AgNO_3$ nachweisen läßt.

[2] Veranlaßt durch E. Rupp.

Acidum boricum — Borsäure

H_3BO_3 Mol.-Gew. 61,84

Farblose, glänzende, schuppenförmige, fettig anzufühlende Kristalle oder weißes, kristallinisches Pulver. Beim Erhitzen von Borsäure auf ungefähr 75° findet allmählich eine Gewichtsabnahme unter Bildung von Metaborsäure statt; diese schmilzt bei etwa 160° unter weiterem Wasserverluste zu einer glasigen Masse, die bei starkem Erhitzen unter Aufblähen und allmählicher Abgabe ihres gesamten Wassers in Borsäureanhydrid übergeht.

Beim ersten schwachen Erhitzen geht also die Borsäure (wenigstens zum Teil) in Metaborsäure über:

$$H_3BO_3 = HBO_2 + H_2O,$$

während bei dem darauf folgenden starken Erhitzen das Ganze in Borsäureanhydrid verwandelt wird:

$$2\,HBO_2 = B_2O_3 + H_2O.$$

Borsäure löst sich in 22 Teilen Wasser von 20° und in 3 Teilen siedendem Wasser, in 25 Teilen Weingeist sowie in etwa 5 Teilen Glyzerin.

Die wässerige Lösung (1 + 49) färbt nach Zusatz von Salzsäure Kurkumapapier beim Eintrocknen braunrot. Diese Färbung geht beim Befeuchten mit Ammoniakflüssigkeit in Grünschwarz über. Lösungen von Borsäure in Weingeist verbrennen mit grüngesäumter Flamme.

Bei der letztgenannten Identitätsprobe entsteht der Borsäureäthylester, der mit der charakteristischen, grüngesäumten Flamme verbrennt. Am besten führt man die Probe so aus: In ein Reagenzglas gibt man eine Messerspitze Borsäure, dann etwa 2 ccm Schwefelsäure und allmählich ca. 5 ccm Weingeist. Hierauf erhitzt man vorsichtig die schon heiße Flüssigkeit zum Sieden und nähert dann der Flamme die entstehenden Dämpfe, die, nunmehr Feuer fangend, den grünen Flammensaum schön zeigen. Noch besser gelingt die Probe, wenn man Methylalkohol statt des Äthylalkohols verwendet, da der Borsäuremethylester, noch leichter verdampfend, die Reaktion deutlicher zeigt.

Die wässerige Lösung (1 + 49) darf weder durch 3 Tropfen Natriumsulfidlösung (Schwermetallsalze), noch durch Bariumnitratlösung (Schwefelsäure) oder Silbernitratlösung (Salzsäure), noch nach Zusatz von Ammoniakflüssigkeit durch Natriumphosphatlösung (Kalzium-, Magnesiumsalze) verändert werden; nach Zusatz einiger Tropfen Salzsäure darf die Lösung durch 0,5 ccm Kaliumferrozyanidlösung nicht sofort gebläut werden (Eisensalze). Wird ein Gemisch von 0,5 g Borsäure und 2 ccm Schwefelsäure mit 1 ccm Ferrosulfatlösung überschichtet, so darf sich zwischen den beiden Flüssigkeiten keine gefärbte Zone bilden (Salpetersäure, salpetrige Säure).

Über die Prüfung mittels Natriumsulfid s. S. 105. — Nach dem D. A. B. 5 wurde die Prüfung auf Kalziumsalze und die auf Magnesiumsalze gesondert vorgenommen, die erstere durch Ammoniumoxalat, also Bildung von Kalziumoxalat, die letztere durch Natriumphosphat nach Zusatz von Ammoniak, eventuell auch Ammoniumchlorid, also Bildung von Magnesiumammoniumphosphat. Es ist jetzt festgestellt[1], daß bei der zweiten Reaktion, also durch das Hinzufügen von Ammoniak und Natriumphosphat auch Kalziumsalze derart weitgehend als Kalziumphosphat ausgefällt werden, daß das Filtrat durch

---

[1] Th. Paul, R. Dietzel, C. Wagner: Archiv 1926, S. 510.

Ammoniumoxalat nicht mehr verändert wird. Deshalb wurden im D.A.B. 6 die Prüfungen auf Magnesiumsalze und Kalziumsalze, wo möglich, vereint. — Über die Prüfung auf Eisensalze s. S. 102.

Acidum chromicum — Chromsäure

CrO_3 Mol.-Gew. 100,01

Braunrote, stahlglänzende, an der Luft zerfließliche, in Wasser leicht lösliche Kristalle.

Die wässerige Lösung (1 + 9) ist gelbrot und entwickelt beim Erwärmen mit Salzsäure Chlor.

Bei dieser Identitätsreaktion wird die Salzsäure zu Chlor oxydiert:

$$2\,CrO_3 + 12\,HCl = 2\,CrCl_3 + 3\,Cl_2 + 6\,H_2O\,.$$

Die Lösung von 0,1 g Chromsäure in 10 ccm Wasser darf nach Zusatz von 1 ccm Salzsäure durch Bariumnitratlösung nicht sofort verändert werden (Schwefelsäure).

Gemäß der Darstellung der Chromsäure (aus Kaliumdichromat und Schwefelsäure) ist diese Verunreinigung in unerlaubtem Maße nicht zu selten, daher die Prüfung besonders aufmerksam anzustellen.

Wird 1 g Chromsäure geglüht und das entstandene Chromoxyd mit 10 ccm Wasser ausgezogen, so darf der nach dem Verdampfen des Filtrats hinterbleibende Rückstand höchstens 0,01 g betragen (Alkalisalze).

Beim Erhitzen schmilzt Chromsäure zunächst unter geringer Verflüchtigung, gibt dann Sauerstoff ab und zerfällt anfangs in schwarzes chromsaures Chromoxyd $Cr_2O_3 \cdot CrO_3$, das dann bei längerem Glühen (das unter allen Umständen auszuführen ist) in das dunkelgrüne, in Wasser unlösliche Chromoxyd übergeht:

$$4\,CrO_3 = 2\,Cr_2O_3 + 3\,O_2.$$

Die Chromsäure ist außerordentlich hygroskopisch, daher sorgsam vor Feuchtigkeit geschützt aufzubewahren.

Acidum citricum — Zitronensäure

$$\begin{matrix} CH_2 & \cdot\; C(OH) \cdot & CH_2 \\ \cdot & \cdot & \cdot \\ CO_2H & CO_2H & CO_2H \end{matrix} + H_2O \qquad \text{Mol.-Gew. } 210{,}08$$

Farblose, durchscheinende, sauer schmeckende Kristalle, die bei etwa 30° zu verwittern beginnen und beim Erhitzen auf dem Platinblech erst schmelzen, dann unter Bildung stechend riechender Dämpfe verkohlen. Zitronensäure löst sich in 0,6 Teilen Wasser, in 1,5 Teilen Weingeist und in 50 Teilen Äther.

Erhitzt man 5 ccm Zitronensäurelösung (1 + 99) mit 1 ccm Quecksilbersulfatlösung zum Sieden und gibt dann einige Tropfen Kaliumpermanganatlösung (1 + 49) hinzu, so tritt Entfärbung ein, und es entsteht ein weißer Niederschlag.

Vorstehende Identitätsreaktion ist die nach Denigès. Sie beruht darauf, daß Zitronensäure, sobald sie mit oxydierenden Substanzen wie Kaliumpermanganat zusammengebracht wird, unter Entfärbung des Permanganats in Azetondikarbonsäure $\left(CO\begin{matrix} \diagup CH_2 \cdot CO_2H \\ \diagdown CH_2 \cdot CO_2H \end{matrix}\right)$ übergeht, die mit Quecksilbersulfat den angegebenen weißen Niederschlag bildet.

Wird 1 g zerriebene Zitronensäure in einem mit Schwefelsäure gereinigten Probierrohr mit 10 ccm Schwefelsäure 1 Stunde lang im Wasserbad auf 80° bis 90° erhitzt, so darf sich die Flüssigkeit nur gelb, aber nicht braun oder schwarz färben (Weinsäure). Die wässerige Lösung (1 + 9) darf weder durch Bariumnitratlösung (Schwefelsäure) innerhalb einer halben Stunde, noch nach annäherndem Neutralisieren mit Ammoniakflüssigkeit durch Ammoniumoxalatlösung (Kalziumsalze) verändert werden. Wird die Lösung von 1 g Zitronensäure in 10 ccm Wasser mit 5 ccm verdünnter Kalziumchloridlösung versetzt, so darf innerhalb 1 Stunde keine Veränderung eintreten (Oxalsäure).

Bei der Prüfung auf Weinsäure ist eine gewisse Vorsicht geboten: Man zerreibt zunächst zweckmäßig eine größere Menge Säure (in einem besonders mit Schwefelsäure gereinigten Mörser) und entnimmt hiervon 1 g zur Prüfung. Dann muß man während des einstündigen Erhitzens darauf achten, daß nicht Staub oder sonstige Verunreinigungen in das Reagenzglas gelangen. Wird dann die Flüssigkeit bereits innerhalb einer Stunde dunkler als sattgelb, so liegt der Verdacht auf Weinsäure vor. — Die Prüfung auf Oxalsäure ist neu aufgenommen und sehr wichtig. Nach Merck kann man übrigens auch die Prüfung auf Weinsäure mit der auf Oxalsäure vereinen: Eine Lösung von 1 g Zitronensäure in 2 ccm Wasser darf nach Zusatz von 10 Tropfen Kaliumazetatlösung (Liq. Kal. acet.) und 5 ccm Weingeist auch nach zweistündigem Stehen keine Ausscheidung zeigen. Weinsäure gibt hierbei Kaliumbitartrat, Oxalsäure saures Kaliumoxalat.

Die mit 12 ccm Ammoniakflüssigkeit versetzte Lösung von 5 g Zitronensäure in 10 ccm Wasser darf durch 3 Tropfen Natriumsulfidlösung nicht dunkler gefärbt werden als eine Mischung von 10 ccm verdünnter Bleiazetatlösung, die in 550 ccm 0,1 ccm Bleiazetatlösung enthält, und 3 Tropfen Natriumsulfidlösung (unzulässige Mengen Blei- und Kupfersalze). Die Beobachtung ist in 2 gleich weiten und bis zur gleichen Höhe gefüllten Probierrohren vorzunehmen.

Diese Prüfung auf Kupfer, Blei ist gegenüber der des D.A.B. 5 präziser gestaltet. Nach der früheren Forderung sollte die Prüfungsflüssigkeit durch H_2S „nicht oder höchstens schwach gelb gefärbt werden". Jetzt ist nach vorstehender Vorschrift eine Vergleichsflüssigkeit zur Kennzeichnung der maximalen Verfärbung herzustellen. Jedoch liegt hier eine Unklarheit der Arzneibuch-Angabe vor, die zu Irrtümern führen kann und bei der betreffenden Stelle im Artikel Acidum tartaricum auseinandergesetzt ist. Siehe dort.

0,2 g Zitronensäure dürfen nach dem Verbrennen keinen wägbaren Rückstand hinterlassen.

Acidum diaethylbarbituricum — Diäthylbarbitursäure

Veronal (E. W.), Diäthylmalonylharnstoff

```
HN—CO
|    |
OC   C(C2H5)2     Mol.-Gew. 184,11
|    |
HN—CO
```

Zur Erklärung der Bezeichnung Diäthylmalonylharnstoff und zur Kennzeichnung der Reaktionen sei die Zusammensetzung des Veronals durch folgende Formeln abgeleitet:

$$\underbrace{\begin{matrix}H\\H\end{matrix}\!\!>C<\!\!\begin{matrix}CO_2H\\CO_2H\end{matrix}}_{\text{Malonsäure}} \rightarrow \underbrace{\begin{matrix}C_2H_5\\C_2H_5\end{matrix}\!\!>C<\!\!\begin{matrix}CO\,OC_2H_5\\CO\,OC_2H_5\end{matrix}}_{\text{Diäthylmalonsäure-diäthylester}} + \underbrace{\begin{matrix}H\,HN\\H\,HN\end{matrix}\!\!>CO}_{\text{Harnstoff}}$$

$$= \underbrace{\begin{matrix}C_2H_5\\C_2H_5\end{matrix}\!\!>C<\!\!\begin{matrix}CO\cdot HN\\CO\cdot HN\end{matrix}\!\!>CO}_{\text{Diäthylmalonylharnstoff}} + 2\,C_2H_5OH.$$

Farblose, durchscheinende, geruchlose Kristallblättchen von schwach bitterem Geschmacke. Diäthylbarbitursäure löst sich in etwa 170 Teilen Wasser von 20° und in 17 Teilen siedendem Wasser, leicht in Weingeist, Äther oder Natronlauge, schwer in Chloroform. Die wässerige Lösung rötet Lackmuspapier.

Das Präparat löst sich leicht in Natronlauge, weil es den Charakter einer schwachen Säure zeigt, also mit Alkalien leichtlösliche Salze bildet. So ist Medinal das Mono-Natriumsalz der Diäthylbarbitursäure:

$$\begin{matrix}C_2H_5\\C_2H_5\end{matrix}\!\!>C<\!\!\begin{matrix}CO\cdot NaN\\CO\cdot HN\end{matrix}\!\!>CO.$$

Schmelzpunkt 190° bis 191°.

Werden 0,05 g Diäthylbarbitursäure mit 0,2 g getrocknetem Natriumkarbonat gemischt und in einem Probierrohr vorsichtig erhitzt, so tritt ein eigenartiger Geruch auf und darübergehaltenes, mit Wasser angefeuchtetes Lackmuspapier wird gebläut.

Bei vorsichtigem Erhitzen mit Na_2CO_3 zerfällt Diäthylbarbitursäure in Diäthylessigsäure $[(C_2H_5)_2 \cdot CH \cdot CO_2H]$, Kohlendioxyd und Ammoniak, welch letzteres dann das Lackmuspapier bläut.

Der Geruch der Diäthylessigsäure ähnelt dem ranziger Butter.

Die Lösung von 0,01 g Diäthylbarbitursäure in 2 ccm Wasser gibt mit 1 Tropfen einer Lösung von 0,1 g Quecksilberoxyd in 10 Tropfen Salpetersäure einen weißen, in Ammoniakflüssigkeit löslichen Niederschlag.

Diese Identitätsbestimmung beruht auf der Fällbarkeit des Harnstoffs und seiner Derivate durch salpetersaure Quecksilberoxydlösung. Hierbei ist jedoch ein Überschuß des Quecksilbersalzes zu vermeiden, nur der vorgeschriebene eine Tropfen der Lösung zu verwenden!

0,1 g Diäthylbarbitursäure muß sich in 1,5 ccm Natriumkarbonatlösung (1 + 9) lösen (Diäthylazetylharnstoff); aus dieser Lösung wird die Diäthylbarbitursäure nach dem Ansäuern mit verdünnter Schwefelsäure unverändert wieder ausgeschieden. Kocht man 0,1 g Diäthylbarbitursäure mit 10 ccm Wasser, so muß die nach dem Erkalten abfiltrierte Flüssigkeit Lackmuspapier schwach röten; je 2 ccm des Filtrats dürfen durch Bromwasser (fremde organische Stoffe) nicht getrübt und durch 1 Tropfen Silbernitratlösung (Salzsäure) und darauffolgenden Zusatz von 1 Tropfen Bariumnitratlösung (Schwefelsäure) nicht verändert werden. 0,1 g Diäthylbarbitursäure muß sich in 1 ccm Schwefelsäure ohne Färbung lösen. 0,1 g Diäthylbarbitursäure darf sich beim Schütteln mit 1 ccm Salpetersäure nicht färben (fremde organische Stoffe).

Die erste Reinheitsprüfung dieses Abschnittes beruht auf folgendem: Bei nicht ordnungsgemäßer Darstellung des Präparates geht die Kondensation so vor sich, daß nur die eine Karboxylgruppe der Diäthylmalonsäure in Reaktion tritt, während aus der anderen Karboxylgruppe Kohlensäure abgespalten wird. Es wird dann nicht die zyklische

Diäthylbarbitursäure gebildet, sondern in offener Kette der Diäthylazetylharnstoff, der sich in Natriumkarbonatlösung nicht löst:

$$\begin{array}{ccccccc} NH_2 & & COOH & & NH_2 & & \\ | & & | & & | & & \\ CO & + & C(C_2H_5)_2 & = & CO & + H_2O + CO_2 & \\ | & & | & & | & & \\ NH\,H & & CO\,OH & & NH \cdot CO \cdot CH(C_2H_5)_2 & & \end{array}$$

Diäthylazetylharnstoff

0,2 g Diäthylbarbitursäure dürfen bei vorsichtigem Erhitzen nicht verkohlen und nach dem Verbrennen keinen wägbaren Rückstand hinterlassen.

Acidum formicicum — Ameisensäure

Gehalt 24 bis 25 Prozent wasserfreie Ameisensäure ($H \cdot CO_2H$, Mol.-Gew. 46,02).

Klare, farblose, flüchtige Flüssigkeit, die stechend, nicht brenzlich riecht und auch in starker Verdünnung sauer schmeckt. Ameisensäure ist in jedem Verhältnis mit Wasser oder Weingeist mischbar.

Dichte 1,057 bis 1,060.

Ameisensäure gibt mit Bleiessig einen weißen, kristallinischen Niederschlag. Erhitzt man das Gemisch von 1 ccm Ameisensäure, 5 ccm Wasser und 1,5 g gelbem Quecksilberoxyd unter wiederholtem Umschwenken im siedenden Wasserbade, so scheidet sich allmählich unter Gasentwicklung graues Quecksilber ab.

Die voluminösen Kristalle, die Ameisensäure mit Bleiessig gibt, bestehen aus Bleiformiat. — Die Reduktion des Quecksilberoxyds beruht auf folgendem:

Bekanntlich nimmt die Ameisensäure unter den Fettsäuren eine Ausnahmestellung ein durch ihre reduzierende Wirkung, die dadurch erklärt wird, daß die Säure ihrer Konstitution nach nicht nur als solche, sondern auch zugleich als Aldehyd aufzufassen ist:

$$\text{Karboxylgruppe} \rightarrow C\begin{matrix} \diagup H \\ = O \\ \diagdown OH \end{matrix} = C\begin{matrix} \diagup H \\ = O \\ \diagdown OH \end{matrix} \leftarrow \text{Aldehydgruppe.}$$

Sättigt man die Lösung der Ameisensäure mit gelbem Quecksilberoxyd, so bildet sich zunächst nach Formel I: Merkuriformiat.

$$\text{I.}\quad 2\,H \cdot CO_2H + HgO \rightarrow \underbrace{(H \cdot CO_2)_2Hg}_{\text{Merkuriformiat}} + H_2O.$$

Dieses geht langsam bei gewöhnlicher Temperatur, schneller bei schwachem Erhitzen unter Gasentwickelung nach Formel II über in: Merkuroformiat, das sich unter solchen Bedingungen in schönen weißen Kristallen intermediär ausscheidet.

$$\text{II.}\quad 2\,[(H \cdot CO_2)_2Hg] \rightarrow \underbrace{(H \cdot CO_2)_2Hg_2}_{\text{Merkuroformiat}} + CO_2 + CO + H_2O.$$

Erhitzt man nunmehr weiter, so scheidet sich nach Formel III unter starker Gasentwickelung schließlich das metallische Hg ab:

$$\text{III.}\quad (H \cdot CO_2)_2Hg_2 \rightarrow Hg_2 + CO_2 + CO + H_2O.$$

Da die Vorgänge II und III ineinander übergehen, werden sie gewöhnlich in der einen Formel IV zusammengezogen dargestellt:

$$\text{IV.}\quad (H \cdot CO_2)_2Hg \rightarrow Hg + CO_2 + CO + H_2O.$$

Wird das Erhitzen des so erhaltenen grauen Quecksilbergemisches im siedenden Wasserbade so lange fortgesetzt, bis keine Gasentwickelung mehr stattfindet, so darf das Filtrat Lackmuspapier nicht röten (Essigsäure).

Diese Prüfung auf Essigsäure knüpft sich sehr zweckmäßig an die im vorhergehenden Abschnitt vorgeschriebene Identitätsbestimmung an. Man verwendet jetzt die vorher erhaltene Mischung, in der sich unter Gasentwicklung das graue Quecksilber abgeschieden hat, nur setzt man dieses Erhitzen so lange im Wasserbade fort, bis keine Gasentwickelung mehr stattfindet, was etwa 30 Minuten in Anspruch nimmt! Dann ist eben die gesamte Ameisensäure zersetzt, die Reaktion des Filtrats bei einwandfreiem Präparat neutral. Ist aber Essigsäure zugegen, so hat sich Merkuriazetat gebildet, das saure Reaktion zeigt.

Die Mischung von 1 ccm Ameisensäure und 5 ccm Wasser darf nach Zusatz einiger Tropfen Salpetersäure weder durch Bariumnitratlösung (Schwefelsäure), noch durch Silbernitratlösung (Salzsäure), noch nach dem annähernden Neutralisieren mit Ammoniakflüssigkeit durch verdünnte Kalziumchloridlösung (Oxalsäure) oder durch 3 Tropfen Natriumsulfidlösung (Schwermetallsalze) verändert werden.

Gehaltsbestimmung. Etwa 5 g Ameisensäure werden genau gewogen, mit 20 ccm Wasser verdünnt und mit Normal-Kalilauge bis zum Farbumschlage titriert. Hierzu müssen für je 5 g Ameisensäure 26,1 bis 27,2 ccm Normal-Kalilauge verbraucht werden, was einem Gehalte von 24 bis 25 Prozent Ameisensäure entspricht (1 ccm Normal-Kalilauge = 0,04602 g Ameisensäure, Phenolphthalein als Indikator).

Über die genaue Wägung einer ungefähr angegebenen Menge s. S. 1. — Die Gehaltsbestimmung entspricht folgendem Vorgang:

$$\frac{H \cdot CO_2H}{1 \text{ Mol} = 46{,}02 \text{ g}} + \frac{KOH}{1 \text{ Mol} = 1000 \text{ ccm } ^1/_1\text{-Normal-KOH}} = H \cdot CO_2K + H_2O,$$

$$1 \text{ ccm } ^1/_1\text{-Normal-KOH} = 0{,}04602 \text{ g Ameisensäure.}$$

Bei Anwendung von 5 g Ameisensäure und Verbrauch von 26,1 bis 27,2 ccm $^1/_1$-Normal-KOH demnach Prozentgehalt:

$$\frac{26{,}1 \text{ (bis } 27{,}2) \cdot 0{,}04602 \cdot 100}{5} = \text{rund 24 bis 25 Prozent Ameisensäure.}$$

Die titrierte neutrale Lösung darf nicht brenzlich oder stechend riechen (Akrolein).

Acidum gallicum — Gallussäure

$C_6H_2(OH)_3 \cdot CO_2H$ [1, 2, 3, 5] + H_2O Mol.-Gew. 188,06

Farblose oder schwach gelblich gefärbte Nadeln. Gallussäure löst sich in etwa 85 Teilen Wasser von 20°, leicht in siedendem Wasser, in etwa 6 Teilen Weingeist, in 12 Teilen Glyzerin, schwer in Äther.

Die kalt gesättigte wässerige Lösung rötet Lackmuspapier, reduziert ammoniakalische Silberlösung und nimmt nach Zusatz von 1 Tropfen Eisenchloridlösung eine blauschwarze Farbe an.

Die heiß bereitete wässerige Lösung (1 + 19) muß farblos oder darf höchstens schwach gelb gefärbt sein. Die kalt gesättigte wässerige Lösung darf durch eine Lösung von Eiweiß oder weißem Leim (Gerbsäure) nicht gefällt und nach Zusatz von Salzsäure durch Bariumnitratlösung (Schwefelsäure) nicht getrübt werden.

Auf Schwefelsäure soll Gallussäure geprüft werden, weil sie mittels derselben aus Tannin bereitet wird. Ferner würde unzersetztes Tannin, im Gegensatz zu Gallussäure, Eiweiß oder weißen Leim fällen.

0,2 g Gallussäure dürfen durch Trocknen bei 100° höchstens 0,02 g an Gewicht verlieren und nach dem Verbrennen keinen wägbaren Rückstand hinterlassen.

Vor Licht geschützt aufzubewahren.

Acidum hydrochloricum — Salzsäure

Chlorwasserstoffsäure

Gehalt 24,8 bis 25,2 Prozent Chlorwasserstoff (HCl, Mol.-Gew. 36,47).

Klare, farblose, stechend riechende, beim Erhitzen vollständig flüchtige Flüssigkeit. Die mit Wasser verdünnte Salzsäure gibt mit Silbernitratlösung einen weißen, käsigen, in Ammoniakflüssigkeit löslichen Niederschlag. Beim Erwärmen von Salzsäure mit Braunstein entwickelt sich Chlor.

Diese Identitätsbestimmungen sind in ihrer Absicht klar. Salzsäure gibt mit Silbernitrat den weißen, käsigen, in Ammoniakflüssigkeit löslichen Niederschlag von Silberchlorid und entwickelt beim Erwärmen mit Braunstein Chlor nach folgendem Vorgang:

$$MnO_2 + 4\,HCl = MnCl_2 + Cl_2 + 2\,H_2O.$$

K. Enz (Südd. Ap. Z. 1918, S. 208) weist darauf hin, daß völlige Farblosigkeit hier nicht verlangt werden darf. In größerer Schicht ist diese Flüssigkeit stets etwas gelb bis gelbgrünlich, ohne daß eine Blaufärbung durch Kaliumferrozyanid eintritt. — Versetzt man die unverdünnte Salzsäure tropfenweise mit $AgNO_3$-Lösung, so löst sich das entstandene AgCl zunächst wieder in der starken Säure auf und fällt erst nach dem Verdünnen mit Wasser endgültig aus; deshalb läßt das D. A. B. 6 zur Identitätsbestimmung mit Wasser verdünnte Salzsäure anwenden.

Dichte 1,122 bis 1,123.

Eine Mischung von 1 ccm Salzsäure und 3 ccm Natriumhypophosphitlösung darf nach viertelstündigem Erhitzen im siedenden Wasserbade keine dunklere Färbung annehmen (Arsenverbindungen). Die mit Ammoniakflüssigkeit neutralisierte wässerige Lösung (1 + 5) darf nach Zusatz von 3 Tropfen verdünnter Essigsäure weder durch 3 Tropfen Natriumsulfidlösung (Schwermetallsalze) sofort, noch durch Bariumnitratlösung (Schwefelsäure) innerhalb 5 Minuten verändert werden.

Über die Prüfung mittels Natriumhypophosphitlösung s. S. 102, über die mittels Natriumsulfidlösung s. S. 105.

Bei letzterer Prüfung mittels Natriumsulfidlösung findet insofern eine Ausnahme statt, als die Beobachtungszeit nicht wie sonst auf eine halbe Minute ausgedehnt ist. Nur eine sofortige Veränderung ist verboten.

Die wässerige Lösung (1 + 5) darf Jodzinkstärkelösung nicht sofort bläuen (Chlor) und nach Zusatz von Jodlösung bis zur schwach gelblichen Färbung durch Bariumnitratlösung innerhalb 5 Minuten nicht verändert werden (schweflige Säure). Die wässerige Lösung (1 + 5) darf durch 0,5 ccm Kaliumferrozyanidlösung nicht sofort gebläut werden (Eisensalze).

H. Wiebelitz (Ph. Z., 1912, S. 382) weist darauf hin, daß das D. A. B. 4 die Lösung von gelbem Blutlaugensalz frisch bereiten ließ, da alte Lösungen leicht durch Blaufärbung einen größeren Eisengehalt vortäuschen. Erhält man also mit der vorrätigen Lösung des Blutlaugensalzes eine unerlaubte Reaktion auf Eisen, so muß man vor einer Beanstandung jedenfalls die Prüfung mit frisch bereitetem Reagens wiederholen (s. S. 102).

Gehaltsbestimmung. Etwa 5 g Salzsäure werden in einem Kölbchen mit eingeriebenem Glasstopfen, das etwa 25 ccm Wasser enthält, genau gewogen. Die Mischung wird mit Normal-Kalilauge neutralisiert. Hierbei müssen für je 5 g Salzsäure 34,0 bis 34,5 ccm Normal-Kalilauge verbraucht werden, was einem Gehalte von 24,8 bis 25,2 Prozent Chlorwasserstoff entspricht (1 ccm Normal-Kalilauge = 0,03647 g Chlorwasserstoff, Methylorange als Indikator).

Der Vorgang bei der Gehaltsbestimmung ist folgender:

$$\frac{\text{HCl}}{1\text{ Mol} = 36{,}47\text{ g}} + \frac{\text{KOH}}{1\text{ Mol} = 1000\text{ ccm }{}^1/_1\text{-Normal-KOH}} = \text{KCl} + \text{H}_2\text{O},$$

$$1\text{ ccm }{}^1/_1\text{-Normal-KOH} = 0{,}03647\text{ g HCl}.$$

Bei Anwendung von 5 g Salzsäure und Verbrauch von 34,0 bis 34,5 ccm $^1/_1$-Normal-KOH demnach Prozentgehalt:

$$\frac{34\text{ (bis }34{,}5)\cdot 0{,}03647\cdot 100}{5} = \text{rund } 24{,}8 \text{ bis } 25{,}2 \text{ Prozent HCl}.$$

Acidum hydrochloricum dilutum — Verdünnte Salzsäure

Gehalt 12,4 bis 12,6 Prozent Chlorwasserstoff (HCl, Mol.-Gew. 36,47).

Dichte 1,059 bis 1.061.

Gehaltsbestimmung. Etwa 5 g verdünnte Salzsäure werden in einem Kölbchen mit eingeriebenem Glasstopfen, das etwa 25 ccm Wasser enthält, genau gewogen. Die Mischung wird mit Normal-Kalilauge neutralisiert. Hierbei müssen für je 5 g verdünnte Salzsäure 17,0 bis 17,3 ccm Normal-Kalilauge verbraucht werden, was einem Gehalte von 12,4 bis 12,6 Prozent Chlorwasserstoff entspricht (1 ccm Normal-Kalilauge = 0,03647 g Chlorwasserstoff, Methylorange als Indikator).

Titration und Ausrechnung wie bei Acidum hydrochloricum.

Acidum lacticum — Milchsäure

$CH_3 \cdot CH(OH) \cdot CO_2H$ Mol.-Gew. 90,05

Gehalt annähernd 90 Prozent Gesamtsäure, davon etwa 72 Prozent freie Säure, berechnet als Milchsäure.

Hier wird (scheinbar im Gegensatz zu der vorstehend angegebenen Formel) von „Gesamtsäure" und „freier Säure" gesprochen. Siehe darüber die Anmerkung nach der Gehaltsbestimmung.

Klare, farblose oder schwach gelbliche, fast geruchlose, sirupdicke, rein sauer schmeckende, hygroskopische Flüssigkeit, die in Wasser, Weingeist oder Äther in jedem Verhältnis löslich ist.

Dichte 1,206 bis 1,216.

Beim Erwärmen von 1 Tropfen Milchsäure mit 10 ccm Kaliumpermanganatlösung entwickelt sich der Geruch des Azetaldehyds. Milchsäure verbrennt mit schwach leuchtender Flamme.

Die Entstehung des Azetaldehyds aus Milchsäure durch Behandlung mit Kaliumpermanganat erklärt sich nach folgender Gleichung:

$$CH_3 \cdot CH(OH) \cdot CO_2H \rightarrow \underbrace{CH_3 \cdot CHO}_{\text{Azetaldehyd}} + \underbrace{H \cdot CO_2H}_{\text{Ameisensäure}}.$$

Die abgespaltene Ameisensäure ergibt nunmehr oxydiert Kohlensäure und Wasser.

Milchsäure darf bei gelindem Erwärmen nicht nach Fettsäuren riechen. Wird in einem mit Schwefelsäure gereinigten Glase Milchsäure mit Schwefelsäure, die beide zuvor auf etwa 5° abgekühlt werden, unterschichtet, so darf an der Berührungsstelle der beiden Säuren innerhalb einer Viertelstunde höchstens eine schwach gelbliche Zone entstehen (Zucker).

Schon im zweiten Abschnitt des Artikels wurde die Milchsäure als fast geruchlos charakterisiert. Hierzu muß gesagt werden, daß ein äußerst geringer eigentümlicher Geruch jedem Präparate eigen ist. Doch darf die Milchsäure nicht nach „Fettsäuren" (vor allem Buttersäure und Essigsäure) riechen. Verstärkt wird diese Prüfung noch durch die Forderung, daß ein derartiger Geruch auch beim gelinden Erwärmen nicht auftreten soll. Hierzu wird man am besten eine Probe der Säure im offenen Becherglas auf dem Wasserbade erwärmen und die Geruchsprobe anstellen. — Bei der Prüfung auf Zucker ist gemäß den Anforderungen des Arzneibuches erstens darauf zu achten, daß das Reagenzglas gut mit Schwefelsäure gereinigt ist, daß zweitens „beide" Flüssigkeiten, also Milchsäure wie Schwefelsäure auf ca. 5° abgekühlt sind. Denn auch die reinste Milchsäure zeigt bei dieser Probe oberhalb der Temperatur von ca. 20° eine gelbbraune Schichtzone.

Die wässerige Lösung (1 + 9) darf weder durch 3 Tropfen Natriumsulfidlösung (Schwermetallsalze), noch durch Bariumnitratlösung (Schwefelsäure), noch durch Ammoniumoxalatlösung (Kalziumsalze), noch nach Zusatz von einigen Tropfen Salpetersäure durch Silbernitratlösung (Salzsäure) verändert werden. Die weingeistige Lösung (1 + 9) darf durch 5 Tropfen Kaliumazetatlösung nicht getrübt werden (Weinsäure). Die mit Ammoniakflüssigkeit schwach übersättigte wässerige Lösung (1 + 9) darf durch einige Tropfen verdünnte Kalziumchloridlösung nicht getrübt werden (Oxalsäure). Wird 1 ccm Milchsäure in einem Probierrohr in 2 ccm Äther eingetropft, so muß eine vorübergehend entstehende Trübung spätestens nach Zugabe des zehnten Tropfens verschwinden; bei weiterem Zutropfen muß die Mischung klar bleiben (Mannit, Glyzerin).

Vorstehende Reinheitsprüfungen sind in ihrer Absicht klar. Hingewiesen sei nur darauf, daß die bisherige, sehr ungenaue Probe auf Weinsäure mittels Kalkwasser dadurch ersetzt ist, daß jetzt die weingeistige Lösung mit Kaliumazetatlösung versetzt werden soll, die schon evtl. in geringen Anteilen vorhandene Weinsäure als Weinstein ausfällen würde.

Wird 1 g Milchsäure in einem Porzellantiegel vorsichtig erhitzt, so muß sie bis auf einen geringen Ansatz von Kohle verbrennen (Weinsäure, Zitronensäure, Zucker); beim Glühen darf höchstens 0,001 g Rückstand hinterbleiben.

Gehaltsbestimmung. Etwa 5 g Milchsäure werden in einem Meßkölbchen genau gewogen und mit Wasser auf 100 ccm verdünnt. 40 ccm dieser Mischung werden in einem Kölbchen aus Jenaer Glas nach Zusatz von einigen Tropfen Phenolphthaleinlösung mit Normal-Kalilauge neutralisiert. Hierbei müssen für je 2 g annähernd 16 ccm Normal-Kalilauge verbraucht werden, was einem Gehalte von etwa 72 Prozent freier Säure entspricht. Die neutralisierte Flüssigkeit wird mit weiteren 5 ccm Normal-Kalilauge versetzt, 5 Minuten lang auf dem Wasserbad erwärmt und mit Normal-Salzsäure bis zum Verschwinden der Rotfärbung titriert. Hierauf werden 2 ccm Normal-Salzsäure hinzugefügt. Nachdem die Mischung 2 Minuten lang auf dem Wasserbad erwärmt worden ist, wird der Überschuß an Säure mit Normal-Kalilauge zurücktitriert.

Der Gesamtverbrauch an Normal-Kalilauge, vermindert um den Gesamtverbrauch an Normal-Salzsäure, muß annähernd 20 ccm betragen, was annähernd 90 Prozent Gesamtsäure, berechnet als Milchsäure, entspricht (1 ccm Normal-Kalilauge = 0,09005 g Milchsäure, Phenolphthalein als Indikator).

Die Milchsäure erleidet beim Konzentrieren bis zu einem gewissen Grade eine Wasserabspaltung (Anhydridbildung), so daß in dem offizinellen Präparat außer etwa 60 Prozent freier Milchsäure

$$\text{(I)}\quad CH_3{\cdot}CH(OH){\cdot}CO_2H$$

noch rund 30 Prozent Milchsäureanhydrid vorhanden sind, welch letzteres zum überwiegenden Teil, vielleicht sogar ausschließlich aus Laktylmilchsäure, auch Dimilchsäure genannt, besteht:

$$\text{(II)}\quad CH_3{\cdot}CH(OH)CO_2{\cdot}\underset{\displaystyle CH_3}{CH}{\cdot}CO_2H$$

Es sind also hier 2 Moleküle Milchsäure unter Abspaltung von 1 H_2O esterartig zusammengetreten. — Die Gehaltsbestimmung verläuft nun in 2 Phasen: In der ersten wird auf kaltem Wege eine Neutralisation der vorhandenen freien Säure vorgenommen, in der zweiten wird durch Erwärmen mit einer bestimmten Menge überschüssiger $^1/_1$-Normal-Kalilauge das Anhydrid, der Ester, verseift und gemäß der Menge des verbrauchten KOH die Menge des vorhanden gewesenen Anhydrids festgestellt. Es muß aber wohl beachtet werden, daß in der ersten Phase, der Neutralisation bei Zimmertemperatur, nicht nur die freie Milchsäure (I) abgesättigt wird, sondern auch die Laktylmilchsäure (II), da ja letztere die eine Karboxylgruppe noch frei enthält, nur die andere Karboxylgruppe verestert. Das Arzneibuch macht aber keine genaueren Angaben darüber, wieweit diese erste Neutralisation sich auf freie Säure oder das Anhydrid bezieht. Es läßt einfach bei dieser Neutralisation, wie übrigens auch bei der folgenden Verseifung, das Resultat auf freie Milchsäure berechnen. In diesem Sinne schreibt es bei der ersten Phase, der Neutralisation, vor, daß „für je 2 g Milchsäure annähernd 16 ccm $^1/_1$-Normal-Kalilauge verbraucht werden, was einem Gehalte von etwa 72 Prozent freier Säure entspricht." Die Berechnung verläuft so:

$$\frac{CH_3{\cdot}CH(OH){\cdot}CO_2H}{1\ \text{Mol} = 90{,}05\ \text{g}} + \frac{KOH}{1\ \text{Mol} = 1000\ \text{ccm}\ ^1/_1\text{-Normal-KOH}}$$
$$= CH_3{\cdot}CH(OH){\cdot}CO_2K + H_2O,$$
$$1\ \text{ccm}\ ^1/_1\text{-Normal-KOH} = 0{,}09005\ \text{g Milchsäure.}$$

Bei Anwendung von 2 g Milchsäure und Verbrauch von 16 ccm $^1/_1$-Normal-KOH demnach Prozentgehalt:

$$\frac{16\cdot 0{,}09005\cdot 100}{2} = 72\ \text{Prozent Milchsäure.}$$

Nunmehr tritt die zweite Phase ein, die Verseifung des Anhydrids durch Erwärmen mit erneut zugesetzter, überschüssiger $^1/_1$-Normal-Kalilauge. Diese Verseifung erfolgt aber nicht nach dem üblichen Verfahren, sondern nach der auf besonderen Vereinbarungen beruhenden „Milchsäure-Untersuchungsmethode 1911" (s. Ch. Ztg. 1911, S. 1027). Nach erfolgter Verseifung wird nämlich der Überschuß an $^1/_1$-Normal-Kalilauge mit $^1/_1$-Normal-Salzsäure zurücktitriert und nach Zusatz von weiteren 2 ccm $^{1}/_{1}$-Normal-Salzsäure die Mischung nochmals 2 Minuten lang auf dem Wasserbade erhitzt. Das geschieht, um etwa anwesende Kohlensäure unschädlich zu machen, die ohne diese Maßregel auf den Indikator Phenolphthalein als Säure einwirken würde. Nunmehr wird zur Schlußbestimmung der Überschuß an $^{1}/_{1}$-Normal-Salzsäure mit $^{1}/_{1}$-Normal-Kalilauge zurücktitriert. — Hiernach sind zu 3 Malen bestimmte Mengen $^{1}/_{1}$-Normal-Kalilauge verwendet: 1. Zur ersten Neutralisation bei Zimmertemperatur; 2. zur Verseifung; 3. zum Zurücktitrieren des Salzsäure-Überschusses. Dagegen sind bestimmte Mengen $^{1}/_{1}$-Normal-Salzsäure zu 2 Malen verwendet: 1. zur Neutralisation nach der Verseifung; 2. als Säure-Überschuß, damit durch Erhitzen der salzsauren Lösung die Kohlensäure ausgetrieben wird. Der Gesamtverbrauch an $^{1}/_{1}$-Normal-Kalilauge, vermindert um den Gesamtverbrauch an $^{1}/_{1}$-Normal-Salzsäure soll annähernd 20 ccm betragen:

$$\frac{20 \cdot 0{,}09005 \cdot 100}{2} = \text{annähernd 90 Prozent Milchsäure.}$$

Zusammenfassend sei gesagt: Eine normale Milchsäure des D.A.B. 6 enthält rund 60 Prozent freie Milchsäure und 30 Prozent Anhydrid. Bei der ersten Neutralisation wird die gesamte freie Säure erfaßt und die Hälfte des Anhydrids, im ganzen also rund 75 Prozent, berechnet auf freie Milchsäure. Nach der Verseifung sollen dann noch 15 Prozent Milchsäure aus dem Ester resultieren, im ganzen also annähernd 90 Prozent. Bei der ersten Bestimmung soll ein Resultat erreicht werden, das „etwa 72 Prozent freier Säure entspricht.“ Genauere Angaben über das Verhältnis zwischen freier Säure und Anhydrid macht das Arzneibuch nicht, schon deshalb nicht, weil in frischer Ware das Verhältnis zwischen Säure und Anhydrid nicht das endgültige ist, vielmehr erst nach einigen Wochen konstant wird, so daß ein frisches Präparat, das zwar abweichende Teilmengen, doch in Summa den richtigen Säuregehalt zeigt, nicht beanstandet werden kann. — Die Menge der zur Gehaltsbestimmung verwendeten Milchsäure ist übrigens genau auf der analytischen Waage festzustellen; s. S. 1.

Als Indikator ist hier Phenolphthalein angegeben, da in der Milchsäure eine „schwache“ Säure vorliegt. — Ferner soll ein Kolben aus Jenaer Glas angewendet werden, da Kalilauge in der Hitze das gewöhnlich gebrauchte Glas angreift.

Acidum nitricum — Salpetersäure

Gehalt 24,8 bis 25,2 Prozent Salpetersäure (HNO_3, Mol.-Gew. 63,02).

Klare, farblose, beim Erhitzen vollständig flüchtige Flüssigkeit. Salpetersäure löst beim Erwärmen Kupfer unter Entwickelung gelbroter Dämpfe zu einer blauen Flüssigkeit.

Die gelbroten Dämpfe bestehen aus Stickstoffdioxyd NO_2, das aus dem zunächst gebildeten farblosen Stickoxyd NO durch Oxydation an der Luft entsteht. Das NO entsteht beim Behandeln von Cu mit HNO_3 nach folgender Gleichung:

$$3\,Cu + 8\,HNO_3 = 3\,Cu(NO_3)_2 + 2\,NO + 4\,H_2O.$$

Dichte 1,145 bis 1,148.

Die mit Ammoniakflüssigkeit neutralisierte wässerige Lösung (1 + 5) darf nach dem Ansäuern mit 3 Tropfen verdünnter Essigsäure durch 3 Tropfen Natriumsulfidlösung (Schwermetallsalze) nicht, durch Bariumnitratlösung (Schwefelsäure) innerhalb 3 Minuten nicht verändert werden. Durch Silbernitratlösung darf die mit 5 Teilen Wasser verdünnte Salpetersäure nicht verändert werden (Salzsäure).

P. Bohrisch (Ph. Z. 1912, S. 189) teilt hierzu mit, daß völlig von HCl freie Salpetersäure schwer zu erhalten ist. Bei 6 untersuchten Proben fand er in 100 ccm Salpetersäure 0,25 bis 1 mg HCl. Also Vorsicht bei dieser Prüfung!

Bringt man in die wässerige Lösung (1 + 5) Zinkfeile und schüttelt sie nach etwa 2 Minuten mit etwas Chloroform, so darf dieses nicht violett gefärbt werden (Jodsäure).

Ist Jodsäure vorhanden, so wird ein Teil derselben durch den aus Zink und Salpetersäure gebildeten Wasserstoff zu Jodwasserstoff umgesetzt, welch letzterer mit der noch unzersetzten Jodsäure freies, in Chloroform mit violetter Farbe lösliches Jod ergibt:

$$\text{I.}\quad HJO_3 + 6\,H = HJ + 3\,H_2O.$$
$$\text{II.}\quad \underbrace{HJO_3}_{\text{Jodsäure}} + \underbrace{5\,HJ}_{\text{Jodwasserstoff}} = 3\,J_2 + 3\,H_2O.$$

Die wässerige Lösung (1 + 5) darf durch 0,5 ccm Kaliumferrozyanidlösung nicht sofort gebläut werden (Eisensalze).

Gehaltsbestimmung. Etwa 5 g Salpetersäure werden in einem Kölbchen mit eingeriebenem Glasstopfen genau gewogen und mit etwa 25 ccm Wasser verdünnt. Zum Neutralisieren dieser Mischung müssen für je 5 g Salpetersäure 19,7 bis 20,0 ccm Normal-Kalilauge verbraucht werden, was einem Gehalte von 24,8 bis 25,2 Prozent Salpetersäure entspricht (1 ccm Normal-Kalilauge = 0,06302 g Salpetersäure). Als Indikator ist Methylorange anzuwenden, das jedoch erst in der Nähe des Neutralisationspunkts zuzusetzen ist.

Die Gehaltsbestimmung beruht auf folgendem Vorgang:

$$\frac{HNO_3}{1\text{ Mol} = 63{,}02\text{ g}} + \frac{KOH}{1\text{ Mol} = 1000\text{ ccm } ^1/_1\text{-Normal-KOH}} = KNO_3 + H_2O,$$

$$1\text{ ccm } ^1/_1\text{-Normal-KOH} = 0{,}06302 \text{ Salpetersäure.}$$

Bei Anwendung von 5 g Salpetersäure und Verbrauch von 19,7 bis 20 ccm $^1/_1$-Normal-KOH demnach Prozentgehalt:

$$\frac{19{,}7\ (\text{bis } 20)\cdot 0{,}06302\cdot 100}{5} = \text{rund } 24{,}8 \text{ bis } 25{,}2 \text{ Prozent Salpetersäure.}$$

Acidum nitricum crudum — Rohe Salpetersäure

Gehalt 61 bis 65 Prozent Salpetersäure.

Klare, farblose oder schwach gelblich gefärbte, an der Luft rauchende, beim Erhitzen flüchtige Flüssigkeit. Rohe Salpetersäure löst Kupfer unter Entwickelung gelbroter Dämpfe zu einer grünen Flüssigkeit, die beim Verdünnen mit Wasser blau wird.

Dichte 1,372 bis 1,392.

Über die gelbroten Dämpfe, die bei der Behandlung der rohen Salpetersäure mit Kupfer entstehen, siehe die erste Anmerkung im Artikel Acidum nitricum. — Diese rohe Salpetersäure findet Verwendung bei der Gehaltsbestimmung in Emplastrum Hydrargyri und Unguentum Hydrargyri cinereum. Dort ist gesagt, daß die hierzu verwendete Säure frei von Salzsäure sein muß, widrigenfalls das Resultat zu niedrig ausfällt (s. S. 85). In diesem Artikel ist aber eine Vorschrift zur Prüfung auf Salzsäure versäumt, die etwa so lauten müßte: „Durch Silbernitratlösung darf die mit 12 Teilen Wasser verdünnte rohe Salpetersäure nicht verändert werden."

Acidum nitricum fumans — Rauchende Salpetersäure

Gehalt mindestens 86 Prozent Salpetersäure.

Rauchende Salpetersäure ist konzentrierte Salpetersäure, in der Stickstoffoxyde enthalten sind.

Klare, gelbe bis rotbraune, beim Erhitzen flüchtige Flüssigkeit, die erstickende, gelbrote Dämpfe entwickelt.

Dichte mindestens 1,476.

Es ist unbedingt erforderlich, diese Säure kühl, vor Sonnenlicht geschützt und womöglich in einem besonderen Abteil (am besten im Abzug) aufzubewahren. Denn bei jeder Erwärmung macht sich eine derartige Dampfspannung geltend, daß, wenn der Stopfen nicht abgeworfen wird, er sich doch lüftet, so daß die entweichenden Dämpfe Schädigungen herbeiführen können, die Säure außerdem dauernd schwächer wird.

Acidum phenylaethylbarbituricum — Phenyläthylbarbitursäure

Luminal (E. W.)

$$\begin{array}{l} HN{-}CO \\ \;|\qquad | \quad \diagup C_2H_5 \\ OC \quad C \\ \;|\qquad | \quad \diagdown C_6H_5 \\ HN{-}CO \end{array} \qquad \text{Mol.-Gew. } 232{,}1$$

In diesem Präparat liegt ein der Diäthylbarbitursäure (Veronal) ganz analog zusammengesetzter Körper vor, nur daß hier eine Phenylgruppe statt der einen der beiden dortigen Äthylgruppen vorhanden ist. Das „Veronal" ist also eine Diäthylbarbitursäure, das „Luminal" eine Phenyläthylbarbitursäure. Charakteristisch verschieden ist vor allem der Schmelzpunkt. Im übrigen verlaufen die vom Arzneibuch für beide Präparate angegebenen Prüfungen im allgemeinen analog. Deshalb ist der Artikel „Acidum diäthylbarbiturium" hier zum Vergleich und zur Orientierung heranzuziehen: Beim vorsichtigen Erhitzen mit getrocknetem Natriumkarbonat erfolgt ganz analog eine Spaltung in Ammoniak, Kohlendioxyd und Phenyläthylessigsäure:

$$\begin{array}{l} C_6H_5\diagdown \\ C_2H_5{\rightarrow}C\cdot CO_2H\,. \\ \;\;H\diagup \end{array}$$

Letztere riecht freilich nicht, wie die dort entstehende Diäthylessigsäure nach ranziger Butter, sondern mehr aromatisch. — Nach der Behandlung mit Kalilauge (die hier nötig wird, weil der Stoff in Wasser sehr schwer löslich ist) bildet Quecksilberchlorid einen ganz analog zusammengesetzten, in Ammoniakflüssigkeit löslichen Niederschlag, wie Merkurinitrat bei Diäthylbarbitursäure. Hier ist noch ein Niederschlag, hervorgerufen durch Silbernitrat, angegeben. — Beim Behandeln mit Natriumkarbonatlösung wird sich das „Luminal“ als Säure unter Salzbildung auflösen, während Phenyläthylazetylharnstoff

$$\begin{matrix} C_6H_5 \searrow \\ C_2H_5 \rightarrow C \cdot CO \cdot NH \cdot CO \cdot NH_2 \\ H \nearrow \end{matrix}$$

ungelöst bliebe, wie beim Veronal der Diäthylazetylharnstoff.

Weißes, kristallinisches, schwach bitter schmeckendes Pulver, das sich in etwa 1100 Teilen Wasser von 20° und in 40 Teilen siedendem Wasser, in etwa 10 Teilen Weingeist oder in etwa 15 Teilen Äther löst.

Schmelzpunkt 173° bis 174°.

Werden 0,05 g Phenyläthylbarbitursäure mit 0,2 g getrocknetem Natriumkarbonat gemischt und in einem Probierrohr vorsichtig erhitzt, so tritt ein eigenartiger Geruch auf, und darübergehaltenes, mit Wasser angefeuchtetes Lackmuspapier wird gebläut. Werden 0,03 g zerriebene Phenyläthylbarbitursäure mit 1 ccm $^1/_{10}$-Normal-Kalilauge und 5 ccm Wasser 3 Minuten lang geschüttelt, so entsteht in je 1 ccm des Filtrats durch 3 Tropfen Silbernitratlösung oder 1 Tropfen Quecksilberchloridlösung ein weißer, in Ammoniakflüssigkeit löslicher Niederschlag.

0,1 g Phenyläthylbarbitursäure muß sich in 1,5 ccm Natriumkarbonatlösung (1 + 9) lösen (Phenyläthylazetylharnstoff); aus dieser Lösung wird die Phenyläthylbarbitursäure nach dem Ansäuern mit verdünnter Schwefelsäure unverändert wieder ausgeschieden. Kocht man 0,1 g Phenyläthylbarbitursäure mit 10 ccm Wasser, so muß die nach dem Erkalten abfiltrierte Flüssigkeit Lackmuspapier schwach röten; 2 ccm des Filtrats dürfen durch 1 Tropfen Silbernitratlösung (Salzsäure) und darauffolgenden Zusatz von 1 Tropfen Bariumnitratlösung (Schwefelsäure) nicht verändert werden. 0,1 g Phenyläthylbarbitursäure muß sich in 1 ccm Schwefelsäure ohne Färbung lösen (fremde organische Stoffe).

0,2 g Phenyläthylbarbitursäure dürfen nach dem Verbrennen keinen wägbaren Rückstand hinterlassen.

Acidum phenylchinolincarbonicum — Phenylchinolinkarbonsäure

Atophan (E. W.)

$$C_6H_4 \begin{matrix} \diagup C(CO_2H) = CH \\ \quad | \\ \diagdown N = C \cdot C_6H_5 \end{matrix}$$

Mol.-Gew. 249,1

Hier sei noch die bisher übliche Formelzeichnung der Phenylchinolinkarbonsäure (I) hinzugefügt, die somit als Phenylderivat der Chinolinkarbonsäure (II) aufzufassen ist:

(I) [Chinolinring mit CO_2H, C_6H_5, N] (II) [Chinolinring mit CO_2H, N]

Da man die Chinolinkarbonsäure auch als Cinchoninsäure bezeichnet, wird ihr Phenylderivat, das Atophan, auch als Phenylcinchoninsäure bezeichnet.

Gelblichweißes Pulver von bitterem Geschmacke, das in Wasser unlöslich ist. 1 Teil Phenylchinolinkarbonsäure löst sich in je 30 Teilen siedendem Weingeist, Azeton oder Essigäther; in Benzol, Chloroform und in Äther ist sie schwerer löslich.

Schmelzpunkt zwischen 208° und 213°.

0,2 g Phenylchinolinkarbonsäure, mit 5 ccm Wasser angerührt, lösen sich nach Zusatz von 10 Tropfen Natronlauge; 0,1 g löst sich in 2 ccm Schwefelsäure nach kurzem Verrühren mit gelber Farbe. Wird 0,1 g Phenylchinolinkarbonsäure mit 5 ccm Salzsäure gut angerührt und das Gemisch erwärmt, so entsteht eine hellgelbe Lösung, die nach Zusatz der gleichen Menge Bromwasser einen orangeroten Niederschlag gibt.

Die Phenylchinolinkarbonsäure muß sich in Säuren und Alkalien lösen, da sie selbst zugleich Base und Säure ist. — Der Niederschlag, der mit Bromwasser entsteht, ist in seiner Zusammensetzung noch nicht bekannt.

Werden 0,6 g Phenylchinolinkarbonsäure mit 12 ccm Wasser eine halbe Minute lang geschüttelt, so muß das Filtrat neutral reagieren; mit 5 Tropfen Salpetersäure versetzt, darf es nach Zusatz von 1 Tropfen Silbernitratlösung (Salzsäure) innerhalb 1 Minute nur eine Opaleszenz zeigen und durch Bariumnitratlösung (Schwefelsäure) nicht verändert werden.

0,2 g Phenylchinolinkarbonsäure dürfen nach dem Verbrennen keinen wägbaren Rückstand hinterlassen.

Acidum phosphoricum — Phosphorsäure

Gehalt 24,8 bis 25,2 Prozent Phosphorsäure (H_3PO_4, Mol.-Gew. 98,06).

Klare, farb- und geruchlose Flüssigkeit. Phosphorsäure gibt nach dem Neutralisieren durch Natriumkarbonatlösung mit Silbernitratlösung einen gelben, in Ammoniakflüssigkeit und in Salpetersäure löslichen Niederschlag.

Phosphorsäure bildet nach dem Neutralisieren mit $AgNO_3$ den gelben Niederschlag von Ag_3PO_4. Weil dieses Silberphosphat in Ammoniakflüssigkeit und Salpetersäure löslich ist, somit nur die Fällung in neutraler Lösung erfolgen kann, muß die Phosphosäure zu diesem Versuch neutralisiert werden.

Dichte 1,150 bis 1,153.

Hervorzuheben ist, daß nach dem Arzneibuch nur durch diese Bestimmung der Dichte (nicht durch Titration) der Säuregehalt festgestellt wird. Einer maßanalytischen Bestimmung der Phosphorsäure stehen nämlich Schwierigkeiten entgegen, die durch die Verschiedenheit in der Dissoziation der 3 Wasserstoffatome begründet sind. So verhält sich Phosphorsäure gegen Methylorange wie eine einbasische Säure, gegen Phenolphthalein wie eine zweibasische Säure. Möglich ist eine Bestimmung mit Hilfe von Uranylazetat, aber auch nicht ganz zufriedenstellend.

Eine Mischung von 1 ccm Phosphorsäure und 3 ccm Natriumhypophosphitlösung darf nach viertelstündigem Erhitzen im siedenden Wasserbade keine dunklere Färbung annehmen (Arsenverbindungen). Phosphorsäure darf durch Silbernitratlösung weder bei Zimmertemperatur (Salzsäure) noch beim Erwärmen (phosphorige Säure) verändert werden.

Über die Prüfung auf Arsenverbindungen s. S. 102. — Hervorzuheben ist, daß häufig irrtümlicherweise Beanstandungen der Phosphorsäure stattfinden, weil sie angeblich „phosphorige“ Säure enthalte. Ist nämlich das Reagenzglas nur mit kleinsten Mengen organischer Substanz verunreinigt, so führen diese beim Erwärmen mit Silbernitrat eine Dunkelfärbung herbei. Sofern solche eintritt, ist es deshalb ratsam, den Versuch in einem Reagenzglas zu wiederholen, das vorher mit Schwefelsäure gereinigt ist (siehe S. 22).

Die wässerige Lösung (1 + 1) darf durch 0,5 ccm Kaliumferrozyanidlösung nicht sofort gebläut werden (Eisensalze). Die wässerige Lösung (1 + 3) darf weder durch Bariumnitratlösung (Schwefelsäure), noch durch 3 Tropfen Natriumsulfidlösung (Schwermetallsalze), noch durch überschüssige Ammoniakflüssigkeit (Kalzium-, Magnesiumsalze) verändert werden. Wird eine Mischung von 2 ccm Phosphorsäure und 2 ccm Schwefelsäure nach dem Erkalten mit 1 ccm Ferrosulfatlösung überschichtet, so darf sich zwischen den beiden Flüssigkeiten keine gefärbte Zone bilden (Salpetersäure, salpetrige Säure).

Hier konnte die Prüfung auf Magnesiumsalze ebenso mit der auf Kalziumsalze vereinigt werden wie bei Acidum boricum (siehe dort).

Acidum salicylicum — Salizylsäure

$$C_6H_4\langle\begin{matrix}OH & [1]\\ CO_2H & [2]\end{matrix}$$ Mol.-Gew. 138,05

Leichte, weiße, nadelförmige, geruchlose Kristalle von süßlichsaurem, kratzendem Geschmacke. Salizylsäure löst sich in etwa 500 Teilen Wasser von 20° und in 15 Teilen siedendem Wasser, leicht in Weingeist, Äther, schwerer in Fetten, fetten Ölen oder heißem Chloroform.

Das Arzneibuch schreibt „geruchlose" Kristalle vor. Da in der Großtechnik oft Salizylsäure hergestellt wird, die einen deutlichen Salol- oder Phenolgeruch besitzt, ist auf Geruchlosigkeit besonders zu achten. Bei der Geruchsprüfung sei man insofern vorsichtig, als man der erst einige Zeit der Ruhe überlassenen Probe langsam das Gesicht näher bringt, damit die leicht auffliegenden Kristalle nicht die Nasenschleimhaut reizen. — Zweckmäßiger verfährt man, indem man die Säure in ein Porzellanschälchen gibt und darüber ein Becherglas stülpt. Nach einiger Zeit überzeugt man sich, ob in dem abgehobenen Becherglas ein Geruch vorhanden.

Schmelzpunkt 157°.

Bei vorsichtigem Erhitzen im Probierrohr über den Schmelzpunkt verflüchtigt sich Salizylsäure unzersetzt, bei schnellerem Erhitzen aber tritt unter Entwickelung des Phenolgeruchs Zersetzung ein. Die wässerige Lösung wird durch Eisenchloridlösung dauernd violett, in starker Verdünnung rotviolett gefärbt.

Bei schnellem Erhitzen zersetzt sich Salizylsäure in folgender Weise:

$$C_6H_4<^{OH}_{CO_2H} = C_6H_5OH + CO_2.$$

Die Lösung von 1 g Salizylsäure in 5 ccm Schwefelsäure muß nahezu farblos sein (fremde organische Stoffe). 0,5 g Salizylsäure müssen sich in 10 ccm Natriumkarbonatlösung (1 + 9) klar lösen. Wird diese Lösung mit 10 ccm Äther ausgeschüttelt, die abgehobene Ätherschicht mit getrocknetem Natriumsulfat vom Wasser befreit und filtriert, so dürfen 5 ccm des Filtrats nach dem Verdunsten höchstens 0,001 g Rückstand hinterlassen, der geruchlos sein muß (Phenol). Die weingeistige Lösung (1 + 9) darf nach Zusatz von wenig Salpetersäure durch einige Tropfen Silbernitratlösung nicht verändert werden (Salzsäure). Läßt man die weingeistige Lösung (1 + 9) verdunsten, so muß ein vollkommen weißer Rückstand hinterbleiben (Eisensalze, Phenol).

Wird Salizylsäure mit Natriumkarbonatlösung behandelt, so wird unter Entweichen von Kohlensäure Natriumsalizylat gebildet, das sich im Äther, mit dem ausgeschüttelt wird, nicht löst.

$$2\,C_6H_4<^{OH}_{CO_2H} + Na_2CO_3 = 2\,C_6H_4<^{OH}_{CO_2Na} + CO_2 + H_2O.$$

Dagegen würde vorhandenes Phenol frei bleiben (da es als Säure zu schwach ist, um mit Karbonaten unter Entwickelung von Kohlensäure Phenolate zu bilden). Freies Phenol würde daher in den Äther übergehen.

0,2 g Salizylsäure dürfen nach dem Verbrennen keinen wägbaren Rückstand hinterlassen.

Acidum sulfuricum — Schwefelsäure

H_2SO_4 Mol.-Gew. 98,09

Gehalt 94 bis 98 Prozent.

Farb- und geruchlose, bei starkem Erhitzen flüchtige, sirupdicke Flüssigkeit. In der mit Wasser verdünnten Schwefelsäure wird durch Bariumnitratlösung ein weißer Niederschlag erzeugt.

Dichte 1,829 bis 1,834.

Wird 1 ccm einer erkalteten Mischung von 1 ccm Schwefelsäure und 2 ccm Wasser mit 3 ccm Natriumhypophosphitlösung versetzt, so darf die Mischung nach viertelstündigem Erhitzen im siedenden Wasserbade keine dunklere Färbung annehmen (Arsen-, Selenverbindungen).

Über die Prüfung auf Arsenverbindungen siehe S. 102. — Hierzu muß noch bemerkt werden, daß diese Prüfung auf Arsenverbindungen verbunden werden konnte mit der auf Selenverbindungen. Denn Schwefelsäure, die durch Oxyde des Selens verunreinigt ist, trübt sich beim Erhitzen mit der Natriumhypophosphitlösung und färbt sich „dunkler“, wie das Arzneibuch sagt. Es muß aber hierzu bemerkt werden, daß das durch die Natriumhypophosphitlösung zu Metall reduzierte Selen nicht nur braunschwarz, sondern auch in der roten Modifikation fallen kann. Das sagt auch bei der rohen Schwefelsäure das Arzneibuch ausdrücklich, indem es dort fordert, daß sich bei dieser Probe Selenverbindungen nicht durch eine „rote“ Färbung kennzeichnen dürfen. Im Arzneibuch besteht also diesbezüglich ein Widerspruch, indem einmal von einer roten, das andere Mal von einer dunkleren Färbung gesprochen wird. Beide Färbungen dürfen nicht eintreten. Diese Prüfungsmethode ist freilich bei weitem nicht so empfindlich wie die mittels gewisser Alkaloide. Ernst Schmidt (A. Ph. 1914, S. 161) teilte nämlich mit, daß Kodeinphosphat und Morphinhydrochlorid die geringsten Spuren von Selenverbindungen in der Schwefelsäure durch Farbreaktionen erkennen lassen. Man löst z. B. durch Schütteln in etwa 3 ccm Schwefelsäure ungefähr 0,01 g Kodeinphosphat. Selenfreie Schwefelsäure bleibt hierbei ungefärbt, wogegen bei Gegenwart von seleniger Säure entweder sofort oder innerhalb 1 Minute eine mehr oder minder intensive Grünfärbung eintritt, die allmählich in Blaugrün übergeht. Morphinsalze rufen ein ähnliches Blaugrün hervor. — Wir haben tatsächlich Schwefelsäuren untersucht, die der weniger empfindlichen Prüfung des Arzneibuches auf Selenverbindungen völlig entsprachen, aber bei der Prüfung reinen Morphins und Kodeins die von E. Schmidt erwähnten Färbungen ergaben, welche auf ganz geringen Selengehalt der Säure zurückzuführen waren. Daraus folgt: 1. Die Säure des Arzneibuches ist durchaus nicht immer geeignet als Alkaloidreagens. 2. Bekommt man bei der einschlägigen Prüfung genannter Alkaloide oder deren Salze unerwartete Färbungen, so suche man die Schuld zunächst bei der Schwefelsäure.

Wird eine abgekühlte Mischung von 2 ccm Schwefelsäure und 10 ccm Wasser mit 3 Tropfen Kaliumpermanganatlösung versetzt, so darf die Rotfärbung nicht sofort verschwinden (schweflige Säure, salpetrige Säure). Die mit Ammoniakflüssigkeit neutralisierte wässerige Lösung (1 + 9) darf nach dem Ansäuern mit 3 Tropfen verdünnter Essigsäure durch 3 Tropfen Natriumsulfidlösung nicht verändert werden (Schwermetallsalze). Die wässerige Lösung (1 + 19) darf durch Silbernitratlösung nicht getrübt werden (Salzsäure). Werden 2 ccm Schwefelsäure mit 1 ccm Ferrosulfatlösung überschichtet, so darf sich zwischen den beiden Flüssigkeiten keine gefärbte Zone bilden (Salpetersäure, salpetrige Säure).

Bei der Prüfung auf Schwermetallsalze braucht man, um 5 ccm der verdünnten Schwefelsäure (1 + 9) zu neutralisieren, etwa 1,7 g Ammoniakflüssigkeit.

Acidum sulfuricum crudum — Rohe Schwefelsäure

Gehalt mindestens 94 Prozent.

Klare, farblose bis bräunliche, ölige Flüssigkeit.

Dichte mindestens 1,829.

Wird 1 ccm einer erkalteten Mischung von 1 ccm roher Schwefelsäure und 2 ccm Wasser mit 3 ccm Natriumhypophosphitlösung versetzt, so darf die Mischung nach viertelstündigem Erhitzen im siedenden Wasserbade weder eine rote (Selenverbindungen) noch eine braune Färbung (Arsenverbindungen) annehmen.

Wegen der Prüfung auf Selenverbindungen siehe die betreffende Anmerkung bei Acidum sulfuricum. Über die Prüfung auf Arsenverbindungen siehe S. 102. Bezüglich dieser Prüfung ist übrigens hier insofern eine Milderung eingetreten, als bei der reinen Schwefelsäure schon eine „dunklere" Färbung verboten ist, bei der rohen Schwefelsäure dagegen erst eine „braune" Färbung.

Acidum sulfuricum dilutum — Verdünnte Schwefelsäure

Gehalt 15,6 bis 16,3 Prozent Schwefelsäure (H_2SO_4, Mol.-Gew. 98,09).

Klare, farblose Flüssigkeit.

Dichte 1,106 bis 1,111.

Gehaltsbestimmung. Etwa 5 g verdünnte Schwefelsäure werden in einem Kölbchen genau gewogen und mit 25 ccm Wasser versetzt. Zum Neutralisieren dieser Mischung müssen für je 5 g verdünnte Schwefelsäure 15,9 bis 16,6 ccm Normal-Kalilauge verbraucht werden, was einem Gehalte von 15,6 bis 16,3 Prozent Schwefelsäure entspricht (1 ccm Normal-Kalilauge = 0,049045 g Schwefelsäure, Methylorange als Indikator).

Zur Sicherheit sei hier darauf aufmerksam gemacht, daß man beim Verdünnen der Schwefelsäure vorsichtig, d. h. allmählich und unter Umrühren die Säure in das Wasser gibt, nicht umgekehrt das Wasser in die Säure! Bei letzterem Vorgehen findet eine solche Erhitzung statt, daß leicht die Flüssigkeit umherspritzen und Unheil anrichten kann. — Die Gehaltsbestimmung verläuft gemäß folgendem Vorgang:

$$\frac{H_2SO_4}{1\,\text{Mol} = 98{,}09\,\text{g}} + \frac{2\,\text{KOH}}{2\,\text{Mol} = 2000\,\text{ccm}\ {}^1/_1\text{-Normal-KOH}} = K_2SO_4 + 2\,H_2O,$$

$$1\,\text{ccm}\ {}^1/_1\text{-Normal-KOH} = 0{,}049045\,\text{g}\ H_2SO_4.$$

Bei Anwendung von 5 g verdünnter Schwefelsäure und Verbrauch von 15,9 bis 16,6 ccm $^1/_1$-Normal-KOH demnach Prozentgehalt:

$$\frac{15{,}9\ (\text{bis }16{,}6)\cdot 0{,}049045\cdot 100}{5} = \text{rund } 15{,}6 \text{ bis } 16{,}3 \text{ Prozent } H_2SO_4.$$

Acidum tannicum — Gerbsäure

Tannin

Die aus Gallen verschiedener Pflanzen gewonnene Gerbsäure.

Weißes oder schwach gelbliches, leichtes Pulver oder glänzende, kaum gefärbte, lockere Massen. Gerbsäure löst sich in 1 Teil Wasser und in 2 Teilen Weingeist, leicht in Glyzerin; in Äther ist sie fast unlöslich. Die wässerige Lösung rötet Lackmuspapier, riecht schwach eigenartig, jedoch nicht ätherartig und schmeckt zusammenziehend.

Man findet zuweilen bei unvorschriftsmäßiger Gerbsäure einen ätherartigen Geruch, weil der bei der Darstellung benutzte Äther hartnäckig dem Präparate anhaftet.

Aus der wässerigen Lösung (1 + 4) wird die Gerbsäure durch Zusatz von Schwefelsäure oder von gesättigter Natriumchloridlösung abgeschieden. In der wässerigen Lösung erzeugt Eisenchloridlösung eine blauschwarze Färbung, die nach Zusatz von Schwefelsäure unter Abscheidung eines gelbbräunlichen Niederschlags wieder verschwindet.

2 ccm der wässerigen Lösung (1 + 4) müssen beim Vermischen mit 2 ccm Weingeist klar bleiben; diese Mischung darf auch durch Zusatz von 1 ccm Äther nicht getrübt werden (Gummi, Dextrin, Zucker, Salze).

0,2 g Gerbsäure dürfen durch Trocknen bei 100° höchstens 0,024 g an Gewicht verlieren und nach dem Verbrennen keinen wägbaren Rückstand hinterlassen.

Die Aschenbestimmung ist besonders sorgfältig auszuführen, weil sich sehr häufig unvorschriftsmäßige Präparate im Handel finden. Die durch Extraktion mit Ätherweingeist hergestellte Ware ist nämlich nahezu aschenfrei, während die mit Wasser extrahierte Ware meist einen unerlaubt großen Rückstand beim Verbrennen hinterläßt.

Acidum tartaricum — Weinsäure

$$\begin{array}{cc} CH(OH)\cdot & CH(OH) \\ \cdot & \cdot \\ CO_2H & CO_2H \end{array} \quad \text{Mol.-Gew. } 150{,}05$$

Farblose, durchscheinende, säulenförmige Kristalle, die oft in Krusten zusammenhängen, oder weißes, kristallinisches Pulver. Weinsäure schmeckt sauer und verkohlt beim Erhitzen unter Entwickelung des Karamelgeruchs; sie löst sich in 1 Teil Wasser und in 4 Teilen Weingeist.

Die wässerige Lösung dreht den polarisierten Lichtstrahl nach rechts. Für eine 20prozentige wässerige Lösung ist $[\alpha]_D^{20^\circ} = +11{,}98$.

Die zur Bestimmung der optischen Drehung herzustellende Lösung soll „20prozentig" sein, also 20 g zu 100 g, nicht 20 g zu 100 ccm. Es muß deshalb zur Bestimmung auch die Dichte der Lösung festgestellt und das Resultat nach Formel (III) (siehe S. 31) ausgerechnet werden.

Die wässerige Lösung (1 + 2) gibt mit 1 ccm Kaliumazetatlösung einen kristallinischen Niederschlag. Versetzt man die Lösung von 0,05 g Weinsäure in 10 Tropfen Wasser mit Kalkwasser im Überschusse, wozu etwa 25 ccm erforderlich sind, so erfolgt Ausscheidung eines anfangs flockigen, bald kristallinisch werdenden Niederschlags, der in Ammoniumchloridlösung löslich ist.

Bei der ersten Identitätsbestimmung entsteht aus Weinsäure und Kaliumazetatlösung das in Wasser sehr schwer lösliche saure weinsaure Kalium:

$$C_2H_2(OH)_2{\cdot CO_2H \atop \cdot CO_2H} + CH_3\cdot CO_2K = C_2H_2(OH)_2{\cdot CO_2K \atop \cdot CO_2H} + CH_3\cdot CO_2H\,.$$

Bei der zweiten Identitätsbestimmung entsteht aus Weinsäure und überschüssigem Kalziumhydroxyd das Kalziumtartrat, das, ebenfalls in Wasser schwer löslich, dann in Ammoniumchloridlösung löslich ist:

$$C_2H_2(OH)_2{\cdot CO_2H \atop \cdot CO_2H} + Ca(OH)_2 = C_2H_2(OH)_2{\cdot CO_2 \atop \cdot CO_2}{>}Ca + 2\,H_2O\,.$$

10 ccm der wässerigen Lösung (1 + 9) müssen nach Zusatz von 5 Tropfen Bariumnitratlösung innerhalb einer Viertelstunde klar bleiben (Schwefelsäure). Die wässerige Lösung (1 + 9) darf nach annäherndem Neutralisieren mit Ammoniakflüssigkeit weder durch Ammoniumoxalatlösung (Kalziumsalze) noch durch Kalziumsulfatlösung (Oxalsäure, Traubensäure) verändert werden. Die in einem Kölbchen mit 13 ccm Ammoniakflüssigkeit versetzte Lösung von 5 g Weinsäure in 10 ccm Wasser darf nach Zusatz von 2 ccm verdünnter Essigsäure durch 3 Tropfen Natriumsulfidlösung nicht dunkler gefärbt werden als eine Mischung von 10 ccm verdünnter Bleiazetatlösung, die in 550 ccm 0,1 ccm Bleiazetatlösung enthält, und 3 Tropfen Natriumsulfidlösung (unzulässige Mengen Blei- und Kupfersalze). Die Beobachtung ist in 2 gleich weiten und bis zur gleichen Höhe gefüllten Probierrohren vorzunehmen.

Bei der Prüfung auf Schwefelsäure ist die vorgeschriebene Zugabe von genau 5 Tropfen Bariumnitratlösung einzuhalten, da eine größere Menge des Reagens das Eintreten der Reaktion unerwünscht beschleunigt. — Durch Kalziumsulfatlösung wird nicht nur Oxalsäure als oxalsaures Kalzium nachgewiesen, sondern auch Traubensäure durch eine allmählich erfolgende Ausscheidung von traubensaurem Kalzium, während weinsaure Salze durch Gipslösung nicht gefällt werden. Zur annähernden Neutralisation von 5 ccm der Weinsäurelösung (1 + 9) sind übrigens etwa 1,25 ccm Ammoniakflüssigkeit erforderlich. — Die sehr wichtige Prüfung auf Blei- und Kupfersalze ist jetzt weitgehend präzisiert. Im D.A.B. 5 war gesagt, die betreffende Weinsäurelösung soll durch H_2S „nicht oder höchstens schwach gelblich gefärbt werden". Jetzt ist das zugelassene Maximum der Verunreinigung durch eine anzustellende Vergleichsreaktion bestimmt. G. Frerichs (Ap. Z. 1928, S. 513) weist aber darauf hin, daß in der Arzneibuch-Vorschrift eine Unklarheit besteht, die zu argen Irrtümern führen kann. Von den Nahrungsmittelchemikern ist der Bleigehalt der Weinsäure und Zitronensäure auf 20 mg Blei in 1 kg Säure begrenzt. Daher dürfen die nach der Vorschrift des D.A.B. 6 in Arbeit genommenen 5 g Weinsäure als Maximum enthalten: $\frac{20}{200} = 0{,}1$ mg Blei. Diese Bleimenge ist auch enthalten in der Vergleichslösung (sie enthält in 550 ccm = 0,1 ccm Bleiazetatlösung, in 1000 ccm = 10 mg Blei, in 10 ccm also: 0,1 mg Blei). Aber die Säurelösung und die Vergleichslösung haben ein ganz verschiedenes Volumen, die erste von etwa 25 ccm, die zweite von 10 ccm. Sie lassen sich also ohne weiteres nicht kolorimetrisch vergleichen. Deshalb muß die Probe so ausgeführt werden: Die gesamten ca. 25 ccm der Säurelösung gibt man in ein Probierrohr; in ein zweites gleiches Probierrohr gibt man die 10 ccm der Bleilösung und füllt hier mit Wasser bis zur Höhe der ersten Flüssigkeit auf, ehe man in jedes der Gläser die 3 Tropfen Natriumsulfidlösung gibt und die entstandene Färbung vergleicht. — Es existiert noch im Handel ein „Acidum tartaricum (bleifrei)“. Es ist das eine billigere, zur Herstellung von Limonaden usw. durchaus brauchbare Ware, die auch nicht mehr Blei enthält als das offizinelle Präparat, sich von diesem nur durch einen nicht wesentlich höheren Gehalt an Kalziumsalz (Gips) unterscheidet.

0,2 g Weinsäure dürfen nach dem Verbrennen keinen wägbaren Rückstand hinterlassen.

Acidum trichloraceticum — Trichloressigsäure

$CCl_3 \cdot CO_2H$ Mol.-Gew. 163,39

Farblose, leicht zerfließende, rhomboedrische Kristalle von schwach stechendem Geruche. Trichloressigsäure ist in Wasser, Weingeist oder Äther löslich. Die wässerige Lösung rötet Lackmuspapier.

Schmelzpunkt annähernd 55°. Siedepunkt annähernd 195°.

Wird die Lösung von 1 g Trichloressigsäure in 3 ccm Kalilauge zum Sieden erhitzt, so tritt der Geruch des Chloroforms auf.

Diese Identitätsbestimmung entspricht folgendem Vorgang:

$$CCl_3 \cdot CO_2H + 2KOH = CHCl_3 + K_2CO_3 + H_2O.$$

Die frisch bereitete wässerige Lösung (1 + 9) darf durch 1 Tropfen $^1/_{10}$-Normal-Silbernitratlösung höchstens opalisierend getrübt werden (Salzsäure).

Etwa gefundene Salzsäure könnte sowohl von einer mangelhaften Darstellung wie einer bereits stattgehabten Zersetzung herrühren.

0,2 g Trichloressigsäure dürfen beim Erhitzen keinen wägbaren Rückstand hinterlassen.

Wertbestimmung. Etwa 0,5 g Trichloressigsäure, die im Exsikkator über Schwefelsäure sorgfältig getrocknet sind, werden genau gewogen und in 20 ccm Wasser gelöst. Zum Neutralisieren von je 0,5 g Trichloressigsäure dürfen nicht weniger als 30,4 und nicht mehr als 30,6 ccm $^1/_{10}$-Normal-Kalilauge verbraucht werden, was einem Gehalte von 99,3 bis 100 Prozent Trichloressigsäure entspricht (1 ccm $^1/_{10}$-Normal-Kalilauge = 0,016339 g Trichloressigsäure, Phenolphthalein als Indikator).

Diese Bestimmung war im D.A.B. 5 als „Gehaltsbestimmung“ bezeichnet. Das Verfahren soll aber nicht nur nachweisen, daß ein genügender Gehalt an Trichloressigsäure vorhanden ist, daß also eine Mindestmenge von $^1/_{10}$-Normal-Kalilauge zum Neutralisieren verbraucht wird. Vielmehr soll auch durch die Titration festgestellt werden, ob nicht etwa Verunreinigungen durch Mono- oder Dichloressigsäure vorliegen, also Säuren von niedrigerem Molekulargewicht, die bei gleicher Gewichtsmenge mehr KOH verbrauchen würden. Deshalb ist eine Höchst- und Mindestgrenze für den Verbrauch von KOH festgestellt und die bisherige „Gehaltsbestimmung“ richtiger als eine „Wertbestimmung“ bezeichnet. — Über die genaue Wägung einer ungefähr angegebenen kleinen Gewichtsmenge siehe S. 1. — Der Vorgang bei der Titration ist folgender:

$$\frac{CCl_3 \cdot CO_2H}{1\,\text{Mol} = 163{,}39\,\text{g}} + \frac{KOH}{1\,\text{Mol} = 1000\,\text{ccm}\ ^1/_1\text{-Normal-KOH}} = CCl_3 \cdot CO_2K + H_2O,$$

$$1\,\text{ccm}\ ^1/_{10}\text{-Normal-KOH} = 0{,}016339\,\text{g}\ CCl_3 \cdot CO_2H\,.$$

Bei Anwendung von 0,5 g $CCl_3 \cdot CO_2H$ und Verbrauch von 30,4 bis 30,6 ccm $^1/_{10}$-Normal-KOH demnach Prozentgehalt:

$$\frac{30{,}4 \text{ (bis } 30{,}6) \cdot 0{,}016339 \cdot 100}{0{,}5} = \text{rund } 99{,}3 \text{ bis } 100 \text{ Prozent } CCl_3 \cdot CO_2H.$$

Adalin — Adalin (E. W.)

Bromdiäthylazetylkarbamid

$$\begin{array}{l} NH_2 \\ | \\ CO \\ | \\ NH[CO \cdot CBr(C_2H_5)_2] \end{array}$$

Mol.-Gew. 237,04

„Karbamid" ist ein Synonym für „Harnstoff". Es ist also das Adalin als ein Derivat des Harnstoffes aufzufassen, in dessen eine NH_2-Gruppe eine Bromdiäthylessigsäure unter Wasserabspaltung eingetreten ist:

$$\begin{array}{l} C_2H_5 \diagdown \quad \diagup Br \\ \qquad\quad C \\ C_2H_5 \diagup \quad \diagdown CO\,OH + H\,HN - CO - NH_2. \end{array}$$

In dieser Formulierung erkennt man auch die bei der Synthese jedenfalls beabsichtigte Verwandtschaft mit der Diäthylbarbitursäure (Veronal), die im Adalin noch durch eine Bromkomponente modifiziert werden sollte.

Weißes, fast geruch- und geschmackloses, kristallinisches Pulver. Adalin ist mit Wasserdämpfen flüchtig und sublimiert bereits beim Erhitzen auf 60° bis 80° in geringem Maße. In kaltem Wasser und in Petroläther ist es sehr wenig, leichter in heißem Wasser, leicht in Weingeist, Azeton oder Benzol löslich.

Schmelzpunkt 116° bis 118°.

Werden 0,2 Adalin mit 3 ccm Natronlauge erhitzt, so entwickelt sich Ammoniak. Kocht man 0,2 g Adalin in einer Mischung von 10 Tropfen Natronlauge und 5 ccm Wasser bis zur Lösung, filtriert nach dem Erkalten, versetzt das Filtrat mit einigen Tropfen Chloraminlösung, fügt etwas Chloroform hinzu und säuert mit verdünnter Essigsäure an, so wird das Chloroform beim Durchschütteln gelbbraun gefärbt.

Hier liegen Identitätsbestimmungen vor. Bei der ersten Behandlung mit Natronlauge spaltet sich, ähnlich wie bei Diäthylbarbitursäure (siehe dort), Ammoniak ab. Bei der zweiten Behandlung mit verdünnter Lauge wird HBr (unter Bildung von NaBr) abgespalten, das bei der späteren Behandlung durch Chloraminlösung zu freiem Brom oxydiert wird; letzteres löst sich dann beim Durchschütteln mit Chloroform in diesem mit gelbbrauner Farbe. — Einfacher gestaltet sich übrigens die zweite Identitätsbestimmung so: Werden 0,2 g Adalin mit 1 ccm Natronlauge bis zur Lösung erwärmt und wird dann die Lösung mit Salpetersäure übersättigt, so gibt das Filtrat auf Zusatz von $AgNO_3$ eine gelbliche Fällung von AgBr.

Werden 0,2 g Adalin mit 10 ccm Wasser geschüttelt, so darf das Filtrat Lackmuspapier nicht verändern und durch Bariumnitratlösung nicht getrübt werden (Schwefelsäure).

0,2 g Adalin dürfen nach dem Verbrennen keinen wägbaren Rückstand hinterlassen.

Adeps Lanae anhydricus — Wollfett

Auch das beste Wollfett nimmt durch Einwirkung der Luft an der Oberfläche eine dunklere, bräunlich gelbe Farbe an, ist also möglichst vor dem Einfluß der Luft zu schützen.

Das gereinigte, wasserfreie Fett der Schafwolle. Die gelbe, salbenartige Masse riecht nur sehr schwach, schmilzt bei ungefähr 40° und ist in Äther, Petroleumbenzin, Chloroform oder siedendem absolutem Alkohol löslich, in Weingeist wenig löslich und in Wasser unlöslich.

Der Schmelzpunkt eines guten Wollfettes darf nur unbeträchtlich über 40° liegen, da höher schmelzende Präparate schlechter resorbierbar sind.

Wollfett läßt sich, ohne seine salbenartige Beschaffenheit zu verlieren, mit dem doppelten Gewichte Wasser mischen. Schichtet man 1 ccm einer Lösung von Wollfett in Chloroform (1 + 49) vorsichtig auf 1 bis 2 ccm Schwefelsäure, so tritt an der Berührungsstelle beider Flüssigkeiten eine lebhaft braunrote Färbung auf, während die Schwefelsäure grüne Fluoreszenz zeigt.

Diese Farberscheinungen sind Identitätsreaktionen; sie beweisen das Vorhandensein des Alkohols Cholesterin im Wollfett.

Erwärmt man 2 g Wollfett mit 5 ccm Weingeist bis zum Schmelzen des Fettes, fügt 10 ccm Äther hinzu und versetzt das Gemisch mit 2 Tropfen Phenolphthaleinlösung, so muß es farblos bleiben (freies Alkali); wird darauf 0,1 ccm $^1/_{10}$-Normal-Kalilauge zugesetzt, so muß es sich rot färben (freie Säure).

Um sich hier vor eventuellen Täuschungen zu hüten, muß man prüfen, ob das Lösungsmittel, also Weingeist und Äther, wirklich neutral ist (siehe 59, Anm. 3).

Werden 10 g Wollfett mit 50 ccm Wasser unter beständigem Umrühren im siedenden Wasserbade geschmolzen, so muß es sich von der wässerigen Flüssigkeit in kurzer Zeit wieder scharf trennen. Die wässerige Flüssigkeit muß klar sein; sie darf Lackmuspapier nicht verändern. Versetzt man 10 ccm der wässerigen Flüssigkeit mit 10 Tropfen Natronlauge und erhitzt zum Sieden, so darf der Dampf Lackmuspapier nicht bläuen (Ammoniumsalze). Dampft man 10 ccm der wässerigen Flüssigkeit auf dem Wasserbade vollständig ein und verreibt den Rückstand mit 0,2 g Borsäure, so darf beim Erhitzen des Gemisches in einem Glühröhrchen bis zum Schmelzen der Geruch des Akroleins nicht auftreten (Glyzerin). 10 ccm der filtrierten wässerigen Flüssigkeit müssen nach Zusatz von 2 Tropfen Kaliumpermanganatlösung mindestens eine Viertelstunde lang rot gefärbt bleiben (oxydierbare organische Verunreinigungen).

Die Prüfung auf Glyzerin beruht darauf, daß wasserentziehende Substanzen, wie Borsäure, das Glyzerin in den stark riechenden, ungesättigten Aldehyd Akrolein überführen:

$$CH_2\cdot OH—CH\cdot OH—CH_2\cdot OH \longrightarrow CH_2=CH—CHO + 2\,H_2O.$$

1 g Wollfett darf durch einstündiges Trocknen bei 100° kaum an Gewicht verlieren (Wasser) und nach dem Verbrennen höchstens 0,001 g Rückstand hinterlassen.

Adeps suillus — Schweineschmalz

Das aus dem frischen, ungesalzenen, gewaschenen Zellgewebe des Netzes und der Nierenumhüllung gesunder Schweine ausgeschmolzene und vom Wasser befreite Fett.

Schweineschmalz ist weiß, streichbar weich, gleichmäßig, riecht schwach eigenartig und schmeckt mild.

Schmelzpunkt 36° bis 42°.
Jodzahl 46 bis 66. Säuregrad nicht über 2.

Über die Bestimmung des Schmelzpunkts siehe S. 7. Bezüglich des Säuregrades ist zu sagen, daß die Konstante hier sehr niedrig angegeben ist. Nur frische, sehr gute Fette halten diese Forderung.

Bei den allgemeinen Untersuchungsverfahren (siehe S. 59, Anm. 3) ist gelegentlich der Beschreibung der Bestimmung von Säuregrad usw. darauf hingewiesen worden, daß der Alkohol und Äther, in dem das Fett gelöst wird, säurefrei sein muß. Ist das nicht der Fall, so sind die Lösungsmittel vor dem Gebrauch nach Zusatz von Phenolphthalein durch alkoholische Kalilauge zu neutralisieren.

Ferner ist in den allgemeinen Ausführungsbestimmungen des Arzneibuches über den Säuregrad (siehe S. XLVIII) gesagt worden: „Scheidet sich während der Titration ein Teil des Fettes oder Öles aus, so muß ein weiterer Zusatz von Äther-Alkoholmischung erfolgen." Hiernach müßte die Lösung bis zum Ende der Titration klar gehalten werden. Da aber hierzu sehr große Mengen des Lösungsmittels nötig sind, da ferner beim Umschütteln auch die letzten Spuren freier Säure durch die Lauge aus dem sich abscheidenden Fette herausgelöst werden, ist ein weiterer Zusatz des Lösungsmittels unnötig, auch wenn die Lösung sich durch das abgeschiedene Fett trübt.

Geschmolzenes Schweineschmalz muß in einer Schicht von etwa 1 cm Dicke farblos und klar sein.

Schweineschmalz darf nicht ranzig riechen.

Die Untersuchung des Schweineschmalzes richtet sich außer nach den in den „Allgemeinen Bestimmungen" angegebenen Untersuchungsverfahren nach den Ausführungsbestimmungen zu dem Gesetze, betreffend die Schlachtvieh- und Fleischbeschau, vom 3. Juni 1900.

Der Grund, daß hier, abweichend von den sonstigen Gepflogenheiten des Arzneibuches, die Untersuchungsmethoden nicht aufgeführt werden, sondern ein Hinweis auf die Ausführungsbestimmungen eines Gesetzes erfolgt, hat wohl darin seinen Grund, daß diese Ausführungsbestimmungen geändert werden könnten, bevor eine neue Auflage des Arzneibuches erscheint, daß dann also das Arzneibuch veraltet erscheinen würde. — Der Inhalt der in Betracht kommenden Prüfungsvorschriften findet sich in der Ph. Ztrh. 1911, S. 188.

Aether — Äther

$(C_2H_5)_2O$ Mol.-Gew. 74,08

Klare, farblose, leicht bewegliche, eigenartig riechende und schmeckende, leicht flüchtige und sehr leicht entzündbare Flüssigkeit. Äther ist in Wasser wenig, in Weingeist und in fetten oder ätherischen Ölen in jedem Verhältnis löslich.

Dichte 0,713.

Äther zieht beim Aufbewahren leicht Wasser aus der Luft an; die Dichte wird dann höher.

Siedepunkt 34,5°.

Mit Äther getränktes Filtrierpapier darf nach dem Verdunsten des Äthers keinen Geruch zeigen. Läßt man 5 ccm Äther in einer Glasschale bei Zimmertemperatur verdunsten, so hinterbleibt ein feuchter Beschlag, der Lackmuspapier weder röten noch bleichen darf (freie Säuren, schweflige Säure).

Der feuchte Beschlag rührt nicht von dem Wassergehalt des Äthers her. Es wird beim Verdunsten des Äthers der Umgebung so viel Wärme entzogen, daß sich Wassertröpfchen aus der Feuchtigkeit der Luft niederschlagen.

Läßt man 20 ccm Äther in einem mit Glasstopfen verschlossenen Glase vor Licht geschützt über frisch zerkleinertem, erbsengroßem Kaliumhydroxyd stehen, so darf sich innerhalb 1 Stunde weder der Äther noch das Kaliumhydroxyd färben (Aldehyd, Vinylalkohol).

Die Stückchen Kaliumhydroxyd müssen frisch zerschlagen werden weil sich bei längerem Lagern auf der Oberfläche Kaliumkarbonat bildet; hier aber soll unverändertes KOH vorhanden sein, das auf anwesenden Aldehyd bzw. Vinylalkohol verharzend einwirkt, d. h. das dunkel gefärbte Aldehydharz bildet, welches sich auf den Ätzkalistücken in Flecken absetzt. Es ist aber von J. Herzog (Ap. Z. 1914, S. 68) mitgeteilt, daß diese Prüfung insofern zu Täuschungen führen kann, als hier nicht nur Aldehyd oder Vinylalkohol eine Färbung der KOH-Stücke herbeiführen können, sondern auch Äther, der in ganz reinem Zustand abgefüllt ist, dann aber bei der Aufbewahrung den Kork bespült und aus diesem gewisse, bisher noch unbekannte Stoffe herausgelöst hat (siehe auch K. Feist, Ap. Z. 1910, S. 104). Deshalb ist auch nachstehend beim Narkoseäther vorgeschrieben, daß der schließende Kork zur Verhinderung der Extraktion mit Zinnfolie unterlegt werden soll. Freilich färben die beiden Arten von Verunreinigungen verschieden: Bei Gegenwart von Aldehyd, Vinylalkohol werden die Ätzkalistücke langsam gelb, allmählich entstehen braune Flecken; die Färbung bleibt bestehen. Die Inhaltsstoffe des Korkes dagegen bilden schnell (nach etwa 10 bis 20 Minuten) gelbe Flecken, die nach Stunden entweder ganz verblassen oder nur geringe Spuren hinterlassen. Also zu unterscheiden sind die beiden Arten der Verunreinigungen. Immerhin ist die Probe nicht eindeutig.

Hier muß noch folgendes bemerkt werden: Der nachfolgend behandelte „Narkoseäther" wird mittels Vanadin-Schwefelsäure auf Peroxyde geprüft, der „Äther" nicht. Das hat seinen Grund darin, daß Äther, der in öfters geöffneten Flaschen aufbewahrt wird, sich längere Zeit hindurch nicht peroxydfrei hält. Doch ist folgendes dazu zu sagen: Zunächst kann peroxydhaltiger Äther infolge seiner explosiblen Natur beim Abdampfen sehr gefährlich werden (siehe z. B. Ch. Ztg. 1927, S. 981). Dann ist aber in einem Falle, wo die Anwendung von „Äther" vorgeschrieben ist, sicher nur ein von Peroxyden freier Äther anzuwenden, nämlich bei Herstellung und bei der Gehaltsbestimmung von Phosphorus solutus. Wir machten nämlich bei solcher Gehaltsbestimmung folgende Erfahrung: Nachdem aus dem Phosphor des Öles das PJ_3 gebildet, der Überschuß des Jodes mit Natriumthiosulfatlösung zurücktitriert war, entstand sofort wieder eine gelbe Farbe, so daß die Titration unklar wurde, das Resultat auch weitaus zu niedrig ausfiel. Bei näherer Prüfung stellte es sich heraus, daß der Äther, in dem wir die Phosphorlösung vorschriftsmäßig gelöst hatten, Peroxyde enthielt. Diese hatten offenbar einen Teil der entstehenden Jodwasserstoffsäure zu Jod oxydiert. — Der zu dieser Prüfung verwendete Äther muß also ebenso wie der zur Herstellung der Phosphorlösung verwendete Äther auf Peroxyde geprüft und davon frei sein; eventuell ist hier Narkoseäther anzuwenden.

Narkoseäther (Aether pro narcosi) muß den an Äther gestellten Anforderungen genügen, jedoch darf bei der Prüfung mit Kaliumhydroxyd selbst innerhalb 6 Stunden keine Färbung auftreten.

Werden etwa 10 ccm Narkoseäther mit 1 ccm frisch bereiteter Kaliumjodidlösung in einem fast völlig gefüllten, verschlossenen, weißen Glasstöpselglase unter Lichtabschluß häufig geschüttelt, so darf innerhalb 3 Stunden keine Färbung auftreten (Wasserstoffsuperoxyd, Äthylperoxyd).

Über die erste Prüfung des Narkoseäthers mittels Kaliumhydroxyd siehe die vorhergehende Anmerkung. — Die zweite Prüfung mittels KJ beruht darauf, daß sich durch Oxydation das den Äther färbende Jod bilden würde:

$$H_2O_2 + 2\,KJ = 2\,KOH + J_2.$$

Werden 10 ccm Narkoseäther mit 2 ccm Vanadin-Schwefelsäure geschüttelt, so darf sich diese weder rosarot noch blutrot färben (Wasserstoffsuperoxyd, Äthylperoxyd).

Die Prüfung auf Wasserstoffsuperoxyd und Äthylperoxyd mittels KJ erfordert eine Wartezeit von 3 Stunden; nach dieser Prüfung mit Vanadin-Schwefelsäure (Jorissens-Reagens) kann man sogleich den Äther beurteilen. Diese Probe ist außerdem ungemein empfindlich. Äther, der nur 0,01 Prozent H_2O_2 enthält, soll noch eine orangerote Färbung geben. Äther mit nur 0,001 Prozent H_2O_2 noch eine Orangefarbe (Archiv 1926, S. 629). — Die rote Farbe rührt von Peroxovanadansulfat her. Näheres darüber siehe Ph. Z. 1926, S. 1296.

Werden 10 ccm Narkoseäther mit 1 ccm Neßlers Reagens wiederholt geschüttelt, so darf keine Färbung oder Trübung, höchstens eine weiße Opaleszenz auftreten (Aldehyd, Vinylalkohol). Werden 20 ccm Narkoseäther mit 5 ccm Wasser kräftig durchgeschüttelt, und wird das Wasser nach dem Trennen vom Äther mit 1 ccm Natronlauge und 5 Tropfen Nitroprussidnatriumlösung versetzt und sodann sofort mit 1,5 ccm verdünnter Essigsäure angesäuert, so darf die Flüssigkeit keine rötliche oder violette Färbung annehmen (Azeton).

Bei der Prüfung mittels Neßlers Reagens läßt das Arzneibuch eine weiße Opaleszenz zu, weil reiner Äther an sich diese Reaktion gibt, bei warmer Witterung stärker als bei kühler; ein aldehydhaltiger Äther dagegen scheidet aus Neßlers Reagens nach anfänglicher Gelb- und Rotfärbung graues metallisches Quecksilber aus (Bonz u. Sohn, Südd. Ap. Z. 1925, S. 575). — Azeton kann hier als Verunreinigung zugegen sein, weil zur Herstellung von Äther vergällter Branntwein dient, der also Holzgeist und Azeton enthält. Deshalb die bekannte Prüfung mittels Nitroprussidnatrium, siehe S. 98.

Narkoseäther ist in braunen, trockenen, fast ganz gefüllten und gut verschlossenen Flaschen von höchstens 150 ccm Inhalt aufzubewahren. Die zum Verschließen der Flaschen verwendeten Korke sind mit Zinnfolie zu unterlegen, die vorher mit absolutem Alkohol gereinigt worden ist.

Äther und Narkoseäther sind kühl und vor Licht geschützt aufzubewahren.

In der dritten Anmerkung dieses Artikels ist ausgeführt, daß Äther aus ungeschützten Korken einen Fremdstoff herauslöst und daß deshalb die Korke der zur Abfüllung von Narkoseäther gebrauchten Flaschen mit Zinnfolie zu unterlegen sind. Diese Folie ist mit absolutem Alkohol zu reinigen, damit nicht der Hauch von Fett, der immer auf dem Metall, seinerseits den Äther verunreinigt.

Zum Schluß sei folgendes gesagt: Trotz vorsichtigster Aufbewahrung (kühl und vor Licht geschützt) ist die Bildung von Superoxyden usw. auf die Dauer nicht zu vermeiden. Der Aether pro narcosi ist also möglichst frisch abzugeben, der Vorrat nicht größer zu wählen, als unbedingt notwendig ist!

Entsprechend vorsichtig muß man bei der Behandlung des Äthers (nicht nur des Narkoseäthers) sein: Man fülle nicht neuen Vorrat auf den Rest des alten, sondern reinige und trockne vor frischer Einfüllung das Standgefäß.

Aether aceticus — Essigäther

$CH_3 \cdot CO_2C_2H_5$ Mol.-Gew. 88,06

Der sogenannte „Essigäther" müßte richtiger Essigester genannt werden. Denn er stellt in Wirklichkeit einen Ester dar, entstanden aus einer Säure und einem Alkohol unter Wasseraustritt:

$$CH_3 \cdot CO_2H + C_2H_5 \cdot OH = CH_3 \cdot CO_2C_2H_5 + H_2O.$$

Klare, farblose, flüchtige, leicht entzündbare Flüssigkeit von eigenartigem, erfrischendem Geruche. Essigäther ist in Weingeist oder Äther in jedem Verhältnis, in Wasser wenig löslich.

Dichte 0,896 bis 0,900.

Siedepunkt 74° bis 77°.

Mit Wasser angefeuchtetes Lackmuspapier darf durch Essigäther nicht sofort gerötet werden.

Die Rötung soll also nicht sofort eintreten. Eine Rötung nach dem Verdunsten des Essigäthers tritt auch bei vorschriftsmäßigem Präparat ein! Das Lackmuspapier muß aber mit Wasser angefeuchtet sein, sonst zeigt es auch wesentlichen Säuregehalt nicht an.

Mit Essigäther getränktes Filtrierpapier darf gegen Ende der Verdunstung des Essigäthers nicht nach fremden Ätherarten riechen.

10 ccm Wasser dürfen beim kräftigen Schütteln mit 10 ccm Essigäther höchstens um 1 ccm zunehmen (unzulässige Menge Wasser, Weingeist). Werden 5 ccm Schwefelsäure mit 5 ccm Essigäther überschichtet, so darf sich innerhalb einer Viertelstunde zwischen den beiden Flüssigkeiten keine gefärbte Zone bilden (Amylazetat).

Geringe Anteile von Wasser und Weingeist sind zugelassen, nur wesentlichere Anteile sollen nicht vorhanden sein. Zur Feststellung nimmt man das Durchschütteln der Flüssigkeiten zweckmäßig in einem sogenannten Ätherprobierrohre vor, das in jeder größeren Utensilienhandlung vorrätig ist. Dieses Rohr hat eine graduierte Skala, nach der man die Flüssigkeiten in den vorgeschriebenen Mengen zusammengeben und nach dem Umschütteln die sich trennenden Flüssigkeitsmengen direkt ablesen kann. — Bei der Prüfung mittels Schwefelsäure ist nicht an reines Amylazetat gedacht (das sich mit H_2SO_4 nicht färbt), sondern an Fuselöl bzw. Verbindungen desselben; auch Extraktivstoffe des Korkes geben mit Schwefelsäure eine Dunkelfärbung.

Aether bromatus — Äthylbromid

C_2H_5Br Mol.-Gew. 108,96

Wie der Essigäther ist auch das Äthylbromid ein Ester, gebildet aus einer Säure und einem Alkohol unter Wasseraustritt:

$$C_2H_5OH + HBr = C_2H_5Br + H_2O.$$

Das auf die im Arzneibuch angegebene Weise erhaltene Äthylbromid ist mit so viel absolutem Alkohol zu mischen, daß die Dichte 1,440 bis 1,444 beträgt.

Die Angabe der Dichte und des Siedepunktes beziehen sich auf ein Präparat mit etwa 1 Prozent Alkohol. — Es muß aufmerksam darauf geachtet werden, daß hier eine wirklich farblose Flüssigkeit, wie sie das Arzneibuch verlangt, vorliegt. Luft und Licht spalten nämlich leicht Brom (auch Bromwasserstoff) ab und führen somit eine Bräunung des Präparates herbei. Diese Zersetzung wird durch den Zusatz von 1 Prozent Alkohol auszuschalten gesucht.

Es muß noch erwähnt werden: Es sind höchst unangenehme Verwechselungen dieses als Inhalationsanästhetikum verwendeten Äthylbromids mit dem für äußerliche Zwecke gebrauchten Äthylenbromid ($Br \cdot CH_2 \cdot CH_2 \cdot Br$) vorgekommen. Deshalb Vorsicht! Letzteres Mittel zeigt eine ganz andere Dichte und anderen Siedepunkt.

Klare, farblose, flüchtige, stark lichtbrechende, ätherisch riechende, in Wasser unlösliche, in Weingeist oder Äther lösliche Flüssigkeit, die mit Wasser angefeuchtetes Lackmuspapier nicht verändert.

Siedepunkt 36° bis 38,5°.

Läßt man 10 ccm Äthylbromid und 10 ccm Schwefelsäure in einem 3 cm weiten, mit Schwefelsäure gereinigten Glasstöpselglas unter häufigem Umschütteln 1 Stunde lang stehen, so darf die Schwefelsäure innerhalb dieser Zeit nicht gelb gefärbt werden (fremde organische Stoffe).

Es ist dieses die Reaktion, die bei Handelsprodukten am häufigsten zu Beanstandungen führt. Deshalb Vorsicht! Man spült das gut gereinigte Glas, in dem die Reaktion vorgenommen wird, sehr sorgfältig mit Schwefelsäure aus, schüttelt die möglichst vor Licht geschützte Flüssigkeit während der vorgeschriebenen Stunde wiederholt um und beobachtet die Farbe der Schwefelsäure schließlich gegen einen weißen Untergrund.

Läßt man 5 ccm Äthylbromid freiwillig in einem Schälchen verdunsten, so darf sich weder während des Verdunstens noch nach dem Verdunsten ein fremdartiger Geruch bemerkbar machen (Phosphorverbindungen).

Diese Erscheinung könnte bei einem aus rotem Phosphor, Brom und Alkohol dargestellten Präparate stattfinden. Derartige Produkte können sehr giftig wirken und sind daher unter allen Umständen zu beanstanden!

Schüttelt man 5 ccm Äthylbromid mit 5 ccm Jodzinkstärkelösung, so darf sich weder das Äthylbromid noch die Stärkelösung färben (freies Brom). Schüttelt man 5 ccm Äthylbromid mit 5 ccm Wasser einige Sekunden lang und hebt von dem Wasser sofort 2,5 ccm ab, so darf dieses nach Zusatz von 1 Tropfen Silbernitratlösung innerhalb 5 Minuten höchstens opalisierend getrübt werden (Bromwasserstoffsäure).

In braunen, trockenen, fast ganz gefüllten und gut verschlossenen Flaschen von höchstens 100 ccm Inhalt kühl und vor Licht geschützt aufzubewahren.

Aether chloratus — Äthylchlorid

C_2H_5Cl Mol.-Gew. 64,50

Gleich dem Äthylbromid ist auch das Äthylchlorid ein Ester, gebildet aus einem Alkohol und einer Säure unter Wasseraustritt:

$$C_2H_5OH + HCl = C_2H_5Cl + H_2O.$$

Klare, farblose, leicht flüchtige Flüssigkeit von eigenartigem Geruche. Äthylchlorid ist in Wasser wenig, in Weingeist oder Äther in jedem Verhältnis löslich und verbrennt mit grüngesäumter Flamme.

Siedepunkt 12° bis 12,5°.

Schüttelt man 5 ccm Äthylchlorid mit 5 ccm eiskaltem Wasser, so darf das Wasser nach dem Absetzen Lackmuspapier nicht röten und nach Zusatz von 1 Tropfen Silbernitratlösung nicht getrübt werden (Salzsäure). 5 ccm Äthylchlorid dürfen nach dem Verdunsten in einer Glasschale keinen Rückstand hinterlassen. Während des Verdunstens und nach dem Verdunsten darf sich kein eigenartig unangenehmer Geruch bemerkbar machen (Phosphorverbindungen).

Schon bei Aether bromatus war im Arzneibuchtext gesagt, daß man bei der Probe auf HBr nur wenige Sekunden das C_2H_5Br mit dem Wasser schütteln und letzteres sofort abheben soll. Diese Vorsicht ist durch die leichte Verseifbarkeit des Esters C_2H_5Br schon bei Zimmertemperatur geboten. Hier beim Äthylchlorid tritt noch bei dem niedrigen Siedepunkt die Gefahr des Verdunstens hinzu. Deshalb die Anwendung des eiskalten Wassers bei der Prüfung auf Salzsäure. — Betreffs der Prüfung auf Phosphorverbindungen siehe die entsprechende (letzte) Anmerkung bei Äthylbromid.

In zugeschmolzenen oder mit einem geeigneten Verschlusse versehenen Glasröhren kühl und vor Licht geschützt aufzubewahren.

Aethylmorphinum hydrochloricum

Äthylmorphinhydrochlorid

Dionin (E. W.)

$[C_{17}H_{18}(OC_2H_5)O_2N]HCl + 2\,H_2O$ Mol.-Gew. 385,7

Über die Konstitution des Äthylmorphins und seine Beziehungen zu Morphin ist ausführlich im Artikel Morphinum hydrochl. berichtet (siehe dort).

Weiße, feine, geruchlose Nädelchen von bitterem Geschmacke. Äthylmorphinhydrochlorid löst sich in etwa 12 Teilen Wasser und in 25 Teilen Weingeist. Die Lösungen verändern Lackmuspapier nicht.

Äthylmorphinhydrochlorid sintert bei 119° und ist bei 122° bis 123° völlig geschmolzen.

Dieses Schmelzen tritt unter charakteristischer Gasentwickelung ein. Die Blasen steigen so dicht auf (es ist am besten mit einer Lupe zu beobachten), daß man die bereits geschmolzene, völlig mit Gasblasen durchsetzte Masse leicht als noch nicht geschmolzen ansehen kann.

0,01 g Äthylmorphinhydrochlorid löst sich in 10 ccm Schwefelsäure unter Entwickelung von Chlorwasserstoff zu einer klaren, farblosen oder vorübergehend blaßrötlichen Flüssigkeit, die nach Zusatz von 1 Tropfen Eisenchloridlösung beim Erwärmen erst grün und dann tiefblau wird und nach weiterem Zusatz von 2 Tropfen Salpetersäure zu der erkalteten Flüssigkeit eine tiefrote Färbung annimmt. In der wässerigen Lösung (1 + 99) ruft Silbernitratlösung einen weißen, käsigen Niederschlag hervor. Nach Zusatz von wenig Kalilauge zu der wässerigen Lösung (1 + 19) entsteht eine Trübung, die sich beim Umschwenken wieder löst; ein größerer Überschuß erzeugt einen bleibenden, rein weißen Niederschlag.

Diesen weißen Niederschlag mit Kalilauge gibt Äthylmorphin im Gegensatz zu Morphin. Denn Morphin löst sich infolge seiner freien Phenolhydroxylgruppe in Kalilauge als Phenolat auf. Das ist bei Äthylmorphin, dessen Phenolhydroxyl äthyliert ist, nicht der Fall (siehe bei Morphinum hydrochl.).

Wird 1 ccm der wässerigen Lösung (1 + 99) zu der Lösung eines Körnchens Kaliumferrizyanid in 10 ccm Wasser, die mit 1 Tropfen Eisenchloridlösung versetzt ist, gegeben, so darf die braunrote Färbung der Lösung nicht sofort in Blau umschlagen (Morphin).

Das Morphin besitzt (wieder durch den Einfluß der leicht oxydierbaren Phenolhydroxylgruppe) eine stark reduzierende Wirkung. Wirkt deshalb Morphin auf das Gemisch von Kaliumferrizyanid und Eisenchlorid, so wird nach Ansicht einiger Autoren das Morphin zu Oxydimorphin oxydiert und entsprechend das Kaliumferrizyanid zu Kaliumferrozyanid reduziert, welch letzteres dann mit Eisenchlorid das sogenannte „Berliner Blau" gibt. Doch ist der Vorgang nicht ganz geklärt. So wäre z. B. denkbar, daß sowohl das Kaliumferrizyanid wie das Eisenchlorid reduziert würde, worauf auch sehr bald eine blaue Farbe eintreten würde. Jedenfalls wird die hellbraune Mischung von Kaliumferrizyanid mit Eisenchlorid bei Gegenwart von Morphin blau gefärbt werden, nicht aber sofort durch Äthylmorphin, das die stark reduzierende Wirkung nicht besitzt. Allmählich tritt aber auch bei alleiniger Gegenwart von Äthylmorphin eine blaue Färbung ein (siehe bei Morphinum hydrochl.).

Werden 5 ccm der wässerigen Lösung (1 + 99) mit 5 Tropfen Ammoniakflüssigkeit versetzt, so darf keine Trübung entstehen. Erst nach mehrstündigem Stehen scheiden sich Kristalle ab, die lufttrocken bei 90° bis 91° schmelzen müssen (fremde Alkaloide).

Vorstehende Angabe über den Schmelzpunkt der freien Base Äthylmorphin bedarf einer Ergänzung: Trocknet man die isolierte Base an der Luft (am besten, indem man sie auf Filtrierpapier genügende Zeit lang auf einem Tonteller liegen läßt), so zeigt sie, falls aus reinem Salz abgeschieden, den richtigen Schmelzpunkt 90° bis 91°. Es liegt dann offenbar die Base mit Kristallwasser vor: $C_{17}H_{18}(OC_2H_5)O_2N + H_2O$. Hat man dagegen die Base im Trockenschrank (selbst bei niedriger Temperatur) getrocknet, so bleibt offenbar ein Gemisch von wasserfreier und kristallwasserhaltiger Base zurück. Denn die so getrocknete Substanz zeigt einen ganz unklaren und unregelmäßigen Schmelzpunkt; sie zeigt schon bei etwa 60° ein Sintern und ist bei etwa 100° klar geschmolzen. Es sollte daher nicht heißen, der Schmelzpunkt solle bei „lufttrockenen" Kristallen bestimmt werden, sondern bei „an der Luft getrockneten" Kristallen.

0,2 g Äthylmorphinhydrochlorid dürfen durch Trocknen bei 110° höchstens 0,019 g an Gewicht verlieren und nach dem Verbrennen keinen wägbaren Rückstand hinterlassen.

Albargin — Albargin (E. W.)

Gelatosesilber

Gehalt 14,6 bis 15 Prozent Silber (Ag, Atom-Gew. 107,88).

Gelbliches, grobes, glänzendes Pulver, das in Wasser leicht löslich ist.

In der wässerigen Lösung (1 + 9) ruft Gerbsäurelösung einen flockigen Niederschlag, Salzsäure eine starke, weiße Trübung hervor.

Hier liegen die Identitätsreaktionen vor: Gerbsäure zeigt die Anwesenheit der Gelatosen an, Salzsäure die des Silbers.

Die wässerige Lösung (1 + 99) muß vollkommen klar sein und darf Lackmuspapier höchstens schwach röten. Wird 1 g Albargin mit 10 ccm absolutem Alkohol geschüttelt, so darf das Filtrat nach Zusatz von 1 Tropfen verdünnter Salzsäure höchstens opalisierend getrübt werden (Silbersalze).

Über die letzte Prüfung auf „Silbersalze" bzw. ionisiertes Silber siehe die entsprechende Anmerkung bei Argentum proteinicum (S. 173).

Gehaltsbestimmung. Etwa 0,6 g Albargin werden genau gewogen und in 10 ccm Wasser gelöst; die Lösung wird vorsichtig mit 10 ccm Schwefelsäure versetzt. Darauf werden 2 g fein gepulvertes Kaliumpermanganat in kleinen Anteilen unter beständigem Umschwenken eingetragen. Nach viertelstündigem Stehen wird das Gemisch mit 50 ccm Wasser verdünnt und mit Ferrosulfat versetzt, bis eine klare, blaßgelbe Lösung entstanden ist. Die Lösung wird nach Zusatz von 10 ccm Salpetersäure mit $^1/_{10}$-Normal-Ammoniumrhodanidlösung bis zum Farbumschlage titriert. Hierzu müssen für je 0,6 g Albargin 8,12 bis 8,35 ccm $^1/_{10}$-Normal-Ammoniumrhodanidlösung verbraucht werden, was einem Gehalte von 14,6 bis 15 Prozent Silber entspricht (1 ccm $^1/_{10}$-Normal-Ammoniumrhodanidlösung = 0,010788 g Silber, Ferrisalz als Indikator).

Über die genaue Wägung einer kleinen, ungefähr angegebenen Gewichtsmenge siehe S. 1. — Die Methode der Gehaltsbestimmung ist in bezug auf Prinzip und Ausführung genau geschildert auf S. 82. Hier nur die Berechnung. Bei Argentum proteinicum ist dargelegt:

$$\frac{1\ \text{Ag}}{1\ \text{Grammäquivalent} = 107{,}88\ \text{g}} = 1000\ \text{ccm}\ ^1/_1\text{-Normal-NH}_4\text{SCN},$$

$$1\ \text{ccm}\ ^1/_{10}\text{-Normal-NH SCN} = 0{,}010788\ \text{g Ag}.$$

Bei Anwendung von 0,6 g Albargin und Verbrauch von 8,12 bis 8,35 ccm $^1/_{10}$-Normal-NH_4SCN demnach Prozentgehalt:

$$\frac{8{,}12\ (\text{bis}\ 8{,}35)\cdot 0{,}010788\cdot 100}{0{,}6} = \text{rund 14,6 bis 15 Prozent Silber.}$$

Vor Licht geschützt aufzubewahren.

Alcohol absolutus — Absoluter Alkohol

C_2H_5OH Mol.-Gew. 46,05

Gehalt 99,66 bis 99,46 Volumprozent oder 99,44 bis 99,11 Gewichtsprozent Alkohol.

Klare, farblose, flüchtige, leicht entzündbare Flüssigkeit, die mit schwach leuchtender Flamme verbrennt. Absoluter Alkohol riecht eigenartig, schmeckt brennend und verändert Lackmuspapier nicht.

Die wichtige Prüfung mit Lackmuspapier ist nicht zu versäumen.

Dichte 0,791 bis 0,792.

Siedepunkt 78° bis 79°.

Absoluter Alkohol muß sich mit Wasser ohne Trübung mischen. Werden 5 ccm absoluter Alkohol mit 5 ccm Wasser verdünnt, mit 25 bis 30 Tropfen einer weingeistigen Salizylaldehydlösung (1 + 99) und mit 20 ccm Schwefelsäure versetzt, so darf die Mischung nach dem Erkalten keine rötliche oder granatrote Färbung zeigen (Fuselöl).

Diese im Arzneibuch neu eingeführte Probe auf Fuselöl nach Komarowsky ist äußerst empfindlich. Es ist aber dazu zu erwähnen: Das Reagens muß frisch bereitet werden. Außerdem ist der Zusatz der Schwefelsäure zu der Mischung des verdünnten Alkohols mit der Salizylaldehydlösung unter sorgfältiger Kühlung zu bewirken.

Werden 5 ccm Schwefelsäure in einem mit dem zu prüfenden absoluten Alkohol gereinigten Probierrohr mit 5 ccm absolutem Alkohol überschichtet, so darf sich zwischen den beiden Flüssigkeiten auch bei längerem Stehen keine rosarote Zone bilden (Melassespiritus).

20 ccm absoluter Alkohol werden in ein Kölbchen von etwa 100 ccm Inhalt gegeben, das mit einem zweimal rechtwinklig gebogenen, ungefähr 75 cm langen Glasrohr verbunden ist. Das Glasrohr mündet in einen kleinen Meßzylinder. Hierauf wird mit kleiner Flamme vorsichtig erhitzt, bis 2 ccm Destillat übergegangen sind. 1 ccm des Destillats wird mit 4 ccm verdünnter Schwefelsäure gemischt und unter guter Kühlung und stetem Umschütteln nach und nach mit 1 g fein zerriebenem Kaliumpermanganat versetzt. Sobald die Violettfärbung verschwunden ist, wird durch ein kleines, trockenes Filter filtriert und das meist schwach rötlich gefärbte Filtrat einige Sekunden lang gelinde erwärmt, bis es farblos geworden ist. Nach dem Erkalten gibt man aus einer Pipette 3 bis 5 Tropfen dieser Flüssigkeit zu 0,5 ccm einer frisch bereiteten und gut gekühlten Lösung von 0,02 g Guajakol in 10 ccm Schwefelsäure, die sich auf einem auf weißer Unterlage ruhenden Uhrglas befindet, indem man dabei die Ausflußöffnung der Pipette der Oberfläche der Guajakollösung so weit als möglich nähert. Hierbei darf innerhalb 2 Minuten keine rosarote Färbung auftreten (Methylalkohol). Der andere Kubikzentimeter des Destillats wird mit 1 ccm Natronlauge und 5 Tropfen Nitroprussidnatriumlösung versetzt. Hierbei darf keine Rotfärbung auftreten, die nach sofortigem Zusatz von 1,5 ccm verdünnter Essigsäure in Violett übergeht (Azeton).

Diese Prüfungen auf Methylalkohol und Azeton, die aus den Denaturierungsmitteln des Weingeistes herrühren können, sind genau beschrieben auf S. 97 u. 98.

Die rote Farbe einer Mischung von 10 ccm absolutem Alkohol und 1 ccm Kaliumpermanganatlösung darf nicht vor Ablauf von 20 Minuten in Gelb übergehen (Aldehyd). Wird eine Mischung von 10 ccm absolutem Alkohol, 10 ccm Wasser und 1 ccm Silbernitratlösung mit so viel Ammoniakflüssigkeit versetzt, daß der entstandene Niederschlag eben wieder in Lösung gegangen ist, so darf beim Stehen im Dunkeln innerhalb 12 Stunden weder eine Färbung noch eine Trübung auftreten (Aldehyd). Absoluter Alkohol darf weder durch 3 Tropfen Natriumsulfidlösung (Schwermetallsalze), noch durch Ammoniakflüssigkeit verändert werden (Extraktivstoffe, Gerbsäure usw.).

Bei der Prüfung auf Schwermetallsalze mittels Natriumsulfidlösung muß man hier ganz besonders vorsichtig sein, wenn man Irrtümern entgehen will. Auf S. 105 sind Darstellung, Handhabung usw. des Reagens genau geschildert; dort ist ausgeführt, daß ältere Natriumsulfidlösungen, die also bereits eine gewisse Zersetzung (Oxydation) erlitten haben, häufig schon innerhalb der vorgeschriebenen Beobachtungszeit von einer halben Minute auch dann eine weißliche Trübung ergeben, wenn nicht Metalle, etwa Zink, vorhanden sind. Diese Gefahr der Täuschung besteht am ehesten gerade beim Alcohol absolutus. Schon eine etwa 4 Wochen alte Natriumsulfidlösung gibt auch mit dem reinsten absoluten Alkohol sofort eine weißliche Ausscheidung, die übrigens nach Zusatz einiger ccm

Wasser verschwindet, also leicht wasserlöslich ist und schon deshalb kein Sulfid darstellen kann. Aus diesem Grunde wird die Prüfung zweckmäßig so ausgeführt: 5 ccm absoluter Alkohol dürfen nach Zusatz von 2 ccm Wasser durch 3 Tropfen Natriumsulfidlösung nicht verändert werden[1].

5 ccm absoluter Alkohol dürfen beim Verdunsten auf dem Wasserbade keinen wägbaren Rückstand hinterlassen.

Alumen — Alaun

$KAl(SO_4)_2 + 12H_2O$ Mol.-Gew. 474,40

Farblose, durchscheinende, harte, oktaedrische Kristalle oder weißes, kristallinisches Pulver. Alaun löst sich in etwa 9 Teilen Wasser; in Weingeist ist er fast unlöslich.

Die wässerige Lösung schmeckt stark zusammenziehend, rötet Lackmuspapier und gibt mit Natronlauge einen weißen, gallertigen Niederschlag, der im Überschusse des Fällungsmittels löslich ist und sich aus dieser Lösung nach genügendem Zusatz von Ammoniumchloridlösung wieder ausscheidet. In der gesättigten wässerigen Lösung erzeugt Weinsäurelösung im Überschuß innerhalb einer halben Stunde bei zeitweiligem, kräftigem Schütteln einen kristallinischen Niederschlag. Mit Bariumnitratlösung entsteht ein weißer, in verdünnten Säuren unlöslicher Niederschlag. Wird Alaun auf einem Platinblech erhitzt, so schmilzt er leicht, bläht sich dann stark auf und läßt eine schaumige Masse zurück.

Bei diesen Identitätsbestimmungen fällt Natronlauge zunächst Aluminiumhydroxyd (I), das sich im Überschuß des Fällungsmittels zu Natriumaluminat (II) auflöst. Bei Aluminiumchlorid z. B. verläuft die Reaktion so:

(I) $AlCl_3 + 3\,NaOH = 3\,NaCl + Al(OH)_3.$

(II) $Al(OH)_3 + 3\,NaOH = 3\,H_2O + Al(ONa)_3.$

Setzt man jetzt zu dieser Lösung NH_4Cl, so bildet sich zunächst Ammoniumaluminat (III), das aber durch Wasser vollständig hydrolytisch gespalten wird (IV). Es fällt dann Aluminiumhydroxyd wieder aus, wie nach dem ersten Zusatz von Natronlauge:

(III) $Al(ONa)_3 + 3\,NH_4Cl = 3\,NaCl + Al(ONH_4)_3.$

(IV) $Al(ONH_4)_3 + 3\,H_2O = 3\,NH_4OH + Al(OH)_3.$

Durch die Behandlung mit Weinsäurelösung soll das Kalium als saures, weinsaures Kalium ausgefällt werden. Es ist aber auf S. 34 geschildert, daß durch Weinsäurelösung die Reaktion außerordentlich langsam eintritt, sehr viel schneller dagegen durch Zusatz von Weinsäure in Substanz. Siehe daher an angegebener Stelle.

Die wässerige Lösung (1 + 19) darf nach Zusatz von 3 Tropfen verdünnter Essigsäure weder durch 3 Tropfen Natriumsulfidlösung (Schwermetallsalze) nach kräftigem Umschütteln, noch durch 1 ccm Ammoniumoxalatlösung (Kalziumsalze) verändert werden. Die mit einigen Tropfen Salzsäure versetzte wässerige Lösung (1 + 19) darf durch 0,5 ccm Kaliumferrozyanidlösung höchstens schwach gebläut werden (Eisensalze). Ein Gemisch von 1 g gepulvertem Alaun und 3 ccm Natriumhypophosphitlösung darf nach viertelstündigem Erhitzen im siedenden Wasserbade keine dunklere Färbung annehmen (Arsenverbindungen). Erhitzt man 1 g gepulverten Alaun mit 1 ccm Wasser und 3 ccm Natronlauge, so darf sich kein Ammoniak entwickeln (Ammoniumsalze).

---

[1] J. Herzog u. K. Schulze: Ap. Z. 1927, S. 1079.

Zur Prüfung auf Eisensalze ist zu erwähnen, daß diese Reaktion zweckmäßig mit frisch bereiteter Kaliumferrozyanidlösung auszuführen ist (siehe S. 102). Geringe Spuren der Verunreinigung sind übrigens gestattet. — Über die Prüfung mittels Natriumhypophosphitlösung siehe S. 102. — Bezüglich der Prüfung auf Kalziumsalze berichtet G. Brause (Ph. Z. 1928, S. 454), daß Ammoniumoxalat mit Aluminiumsalzen Komplexsalze bilde und daß man deshalb zur Prüfung eine Menge Reagens anwenden müsse, die über die Bildung des Komplexsalzes auch noch zur Fällung der Kalziumverbindung hinreicht: „2 ccm der wässerigen Alaunlösung (1 + 19) dürfen nach Zusatz von 3 Tropfen verdünnter Essigsäure durch 3 ccm Ammoniumoxalatlösung nicht verändert werden."

Alumen ustum — Gebrannter Alaun

$KAl(SO_4)_2$ Mol.-Gew. 258,21

Weiße Krusten oder weißes Pulver. Gebrannter Alaun löst sich in 30 Teilen Wasser innerhalb 48 Stunden zu einer schwach getrübten Flüssigkeit.

Hinsichtlich seiner Reinheit muß gebrannter Alaun den an Alaun gestellten Anforderungen genügen; für die Prüfungen sind die dort angegebenen Gewichtsmengen Alaun auf die Hälfte herabzusetzen.

1 g gebrannter Alaun darf beim Erhitzen höchstens 0,1 g an Gewicht verlieren (unzulässiger Wassergehalt). Das Erhitzen wird in einem Porzellantiegel vorgenommen, der in einen größeren Porzellantiegel in der Weise eingehängt ist, daß der Abstand zwischen den beiden Tiegelwandungen ungefähr 1 cm beträgt. Der Boden des äußeren Tiegels wird bis zur schwachen Rotglut erhitzt.

Es ist hier die besondere Art des Erhitzens vorgeschrieben, weil bei stärkerer Erhitzung nicht nur Wasser, sondern auch Schwefelsäure entweicht, was sich durch Aufsteigen weißer Dämpfe bemerkbar machen würde.

In gut verschlossenen Gefäßen aufzubewahren.

Aluminium sulfuricum — Aluminiumsulfat

$Al_2(SO_4)_3 + 18H_2O$ Mol.-Gew. 666,44

Weiße, kristallinische Stücke, die in etwa 1,2 Teilen Wasser löslich, in Weingeist fast unlöslich sind.

Die wässerige Lösung schmeckt sauer und zusammenziehend, rötet Lackmuspapier und gibt mit Bariumnitratlösung einen weißen, in verdünnten Säuren unlöslichen Niederschlag; mit Natronlauge gibt sie einen weißen, gallertigen Niederschlag, der sich im Überschusse des Fällungsmittels löst und sich nach Zusatz einer genügenden Menge Ammoniumchloridlösung wieder ausscheidet.

Über die diesen Identitätsbestimmungen zugrunde liegenden Vorgänge siehe die entsprechende Anmerkung bei Alumen.

Die filtrierte wässerige Lösung (1 + 9) muß farblos sein und darf nach Zusatz von 3 Tropfen verdünnter Essigsäure weder durch 3 Tropfen Natriumsulfidlösung (Schwermetallsalze), noch durch Ammoniumoxalatlösung (Kalziumsalze) verändert werden. Die filtrierte wässerige Lösung (1 + 9) darf nach Zusatz einer gleichen Menge $^1/_{10}$-Normal-Natriumthiosulfatlösung nicht sofort verändert werden (freie Schwefelsäure).

Bezüglich der Prüfung auf Kalziumsalze ist vorstehend bei Alumen erklärt, weshalb hier die Menge Ammoniumoxalat besonders reichlich zu verwenden ist: 1 ccm der wässerigen Lösung (1 + 9) darf nach Zusatz von 3 Tropfen verdünnter Essigsäure durch 4 ccm Ammoniumoxalatlösung nicht verändert werden.

Die letzte Reaktion auf freie Schwefelsäure erklärt sich so: Mit Lackmuspapier darf hier nicht auf freie Säure geprüft werden, weil die wässerige Lösung des Salzes an sich (durch hydrolytische Spaltung) gegen Lackmus sauer reagiert. Deshalb wird in diesem Falle Natriumthiosulfatlösung hinzugegeben, in der die geringe Menge der Wasserstoffionen, die eben durch die hydrolytische Spaltung entsteht, erst nach längerer Zeit eine schwache Trübung durch Schwefelabscheidung bewirkt. Ist aber wirklich freie Schwefelsäure vorhanden, so scheidet sich sehr bald Schwefel nach folgendem Vorgang aus:

$$H_2SO_4 + Na_2S_2O_3 = Na_2SO_4 + S + H_2O + SO_2.$$

Die mit einigen Tropfen Salzsäure angesäuerte wässerige Lösung (1 + 19) darf durch 0,5 ccm Kaliumferrozyanidlösung höchstens schwach gebläut werden (Eisensalze). Ein Gemisch von 1 g zerriebenem Aluminiumsulfat und 3 ccm Natriumhypophosphitlösung darf nach viertelstündigem Erhitzen im siedenden Wasserbade keine dunklere Färbung annehmen (Arsenverbindungen).

Über die Prüfung auf Arsenverbindungen siehe S. 102.

Alypin hydrochloricum — Alypinhydrochlorid

Benzoyl-äthyl-tetramethyldiamino-isopropanolhydrochlorid
(Alypin E. W.)

$$\begin{array}{c} CH_2N(CH_3)_2 \\ \cdot \\ C_2H_5\cdot CO(CO\cdot C_6H_5) \\ \cdot \\ CH_2N(CH_3)_2HCl \end{array} \qquad \text{Mol.-Gew. } 314{,}7$$

Zur Erklärung der Formel und des wissenschaftlichen Namens sei folgende Ableitung gegeben:

CH_3		$CH_2\cdot NH_2$		$CH_2\cdot N(CH_3)_2$		$CH_2\cdot N(CH_3)_2$
$CH(OH)$	→	$CH(OH)$	→	$CH(OH)$	→	$C_2H_5\cdot CO(CO\cdot C_6H_5)$
CH_3		$CH_2\cdot NH_2$		$CH_2\cdot N(CH_3)_2$		$CH_2\cdot N(CH_3)_2$
Isopropanol = Isopropylalkohol		Diamino-isopropanol		Tetramethyl-diamino-isopropanol		Benzoyl-aethyl-tetramethyldiamino-isopropanol

Weißes, kristallinisches, geruchloses Pulver von bitterem Geschmacke, das auf der Zunge eine vorübergehende Unempfindlichkeit hervorruft. Alypinhydrochlorid ist sehr leicht in Wasser, leicht in Weingeist oder Chloroform, schwer in Äther löslich. Die wässerige Lösung verändert Lackmuspapier nicht oder bläut es nur schwach.

Schmelzpunkt 169°.

Wird 0,1 g Alypinhydrochlorid mit 1 ccm Schwefelsäure und 3 Tropfen Weingeist 2 bis 3 Minuten lang auf 100° erhitzt und die Lösung vorsichtig mit 5 ccm Wasser versetzt, so tritt der Geruch des Benzoesäureäthylesters auf. Beim Erkalten scheiden sich Kristalle ab, die nach Zusatz von Weingeist wieder in Lösung gehen. Silbernitratlösung erzeugt in der wässerigen, mit Salpetersäure angesäuerten Lösung des Alypinhydrochlorids (1 + 99) einen weißen Niederschlag.

0,05 g Alypinhydrochlorid müssen sich in 1 ccm Schwefelsäure unter Entwickelung von Chlorwasserstoff ohne Färbung und in 1 ccm Salpetersäure ohne Färbung lösen (fremde organische Stoffe). Werden 5 ccm der wässerigen Lösung des Alypinhydrochlorids (1 + 99) mit 5 Tropfen Chromsäurelösung versetzt, so darf kein Niederschlag entstehen, auch nicht nach weiterem Zusatz von 1 ccm Salzsäure (Kokain). 1 ccm der gleichen wässerigen Lösung darf durch 5 ccm Natriumbikarbonatlösung nicht verändert werden (Kokain).

0,2 g Alypinhydrochlorid dürfen nach dem Verbrennen keinen wägbaren Rückstand hinterlassen.

Alypin nitricum — Alypinnitrat

Benzoyl-äthyl-tetramethyldiamino-isopropanolnitrat
(Alypin E. W.)

$$\begin{array}{l} CH_2N(CH_3)_2 \\ \cdot \\ C_2H_5 \cdot CO(CO \cdot C_6H_5) \\ \cdot \\ CH_2N(CH_3)_2HNO_3 \end{array}$$

Mol.-Gew. 341,2

Siehe die entsprechende Anmerkung bei Alypin hydrochloricum.

Weißes, kristallinisches, geruchloses Pulver von bitterem Geschmacke, das auf der Zunge eine vorübergehende Unempfindlichkeit hervorruft. Alypinnitrat ist leicht in Wasser, Weingeist oder Chloroform, schwer in Äther löslich. Die wässerige Lösung verändert Lackmuspapier nicht oder bläut es nur schwach.

Schmelzpunkt 163°.

Wird 0,1 g Alypinnitrat mit 1 ccm Schwefelsäure und 3 Tropfen Weingeist 2 bis 3 Minuten lang auf 100° erhitzt und die Lösung vorsichtig mit 5 ccm Wasser versetzt, so tritt der Geruch des Benzoesäureäthylesters auf. Beim Erkalten scheiden sich Kristalle ab, die nach Zusatz von Weingeist wieder in Lösung gehen. Löst man 0,1 g Alypinnitrat in 1 ccm Schwefelsäure und überschichtet die Lösung vorsichtig mit Ferrosulfatlösung, so tritt an der Berührungsstelle eine braunschwarze Zone auf.

0,05 g Alypinnitrat müssen sich in 1 ccm Salpetersäure ohne Färbung lösen (fremde organische Stoffe). Werden 5 ccm der wässerigen Lösung (1 + 99) des Alypinnitrats mit 5 Tropfen Chromsäurelösung versetzt, so darf kein Niederschlag entstehen, auch nicht nach weiterem Zusatz von 1 ccm Salzsäure (Kokain). 1 ccm der gleichen wässerigen Lösung darf durch 5 ccm Natriumbikarbonatlösung nicht verändert werden (Kokain).

0,2 g Alypinnitrat dürfen nach dem Verbrennen keinen wägbaren Rückstand hinterlassen.

Ammonium bromatum — Ammoniumbromid

NH_4Br Mol.-Gew. 97,96

Gehalt des bei 100° getrockneten Salzes mindestens 98,8 Prozent Ammoniumbromid, entsprechend 80,6 Prozent Brom.

Weißes, kristallinisches, beim Erhitzen sich verflüchtigendes Pulver. Ammoniumbromid ist in etwa 1,5 Teilen Wasser klar löslich und entwickelt beim Erwärmen mit Natronlauge Ammoniak. Die wässerige Lösung rötet Lackmuspapier schwach.

Diese Rötung des Lackmuspapiers tritt durch eine teilweise hydrolytische Spaltung des Salzes beim Lösen ein.

Setzt man zu der wässerigen Lösung (1 + 19) 2 ccm verdünnte Salzsäure und 5 Tropfen Chloraminlösung und schüttelt dann mit Chloroform, so färbt sich dieses rotbraun.

Nach dem D.A.B. 5 wurde das Br-Ion so identifiziert, daß man zu der Lösung des Bromids Chlorwasser zusetzte. Das durch Chlor in Freiheit gesetzte Brom löste sich dann in Chloroform mit rotbrauner Farbe. Jetzt wird das Brom durch Chloraminlösung (siehe S. 101) in Freiheit gesetzt und wiederum durch seine Färbung des Chloroforms gekennzeichnet.

Die wässerige Lösung (1 + 19) darf weder durch Bariumnitratlösung (Schwefelsäure), noch nach Zusatz von 3 Tropfen verdünnter Essigsäure durch 3 Tropfen Natriumsulfidlösung (Schwermetallsalze) verändert werden. Die mit einigen Tropfen Salzsäure versetzte wässerige Lösung (1 + 19) darf durch 0,5 ccm Kaliumferrozyanidlösung nicht sofort gebläut werden (Eisensalze). Ein Gemisch von 1 g Ammoniumbromid und 3 ccm Natriumhypophosphitlösung darf nach viertelstündigem Erhitzen im siedenden Wasserbade keine dunklere Färbung annehmen (Arsenverbindungen). 10 ccm der wässerigen Lösung (1 + 19) dürfen nach Zusatz von 3 Tropfen Eisenchloridlösung und etwas Stärkelösung innerhalb 10 Minuten keine Blaufärbung zeigen (Jodwasserstoffsäure).

Eisenchloridlösung setzt aus eventuell vorhandenen Jodiden nach der Gleichung

$$2\,FeCl_3 + 2\,NH_4J = J_2 + 2\,FeCl_2 + 2\,NH_4Cl$$

Jod in Freiheit, das dann mit der Stärke die bekannte Blaufärbung gibt.

1 g Ammoniumbromid darf durch Trocknen bei 100° höchstens 0,01 g an Gewicht verlieren und muß sich beim Erhitzen verflüchtigen, ohne einen wägbaren Rückstand zu hinterlassen.

Wertbestimmung. Etwa 0,4 g des bei 100° getrockneten Ammoniumbromids werden genau gewogen und in 20 ccm Wasser gelöst. Diese Lösung darf nach Zusatz einiger Tropfen Kaliumchromatlösung für je 0,4 g getrocknetes Ammoniumbromid höchstens 41,2 ccm $^1/_{10}$-Normal-Silbernitratlösung bis zum Farbumschlage verbrauchen, was einem Höchstgehalte von 1,2 Prozent Ammoniumchlorid in dem getrockneten Salze entspricht (1 ccm $^1/_{10}$-Normal-Silbernitratlösung = 0,009796 g Ammoniumbromid oder = 0,00535 g Ammoniumchlorid, Kaliumchromat als Indikator; je 0,34 ccm $^1/_{10}$-Normal-Silbernitratlösung, die über den für reines Ammoniumbromid zu berechnenden Wert von 40,8 ccm hinausgehen, entsprechen 1 Prozent Ammoniumchlorid, wenn sonstige Verunreinigungen fehlen).

Diese Wertbestimmung ist in bezug auf Prinzip, Ausführung, Berechnung ausführlich geschildert auf S. 88.

Ammonium carbonicum — Ammoniumkarbonat

Ammoniumkarbonat hat wechselnde Zusammensetzung. Es besteht entweder aus Ammoniumbikarbonat oder einem wechselnden Gemische von Ammoniumbikarbonat und Ammoniumkarbaminat, entsprechend einem Gehalt an Ammoniak von etwa 21 bis 33 Prozent.

Das Ammoniumkarbonat des D. A. B. 5 sollte aus einem Gemisch bestehen von

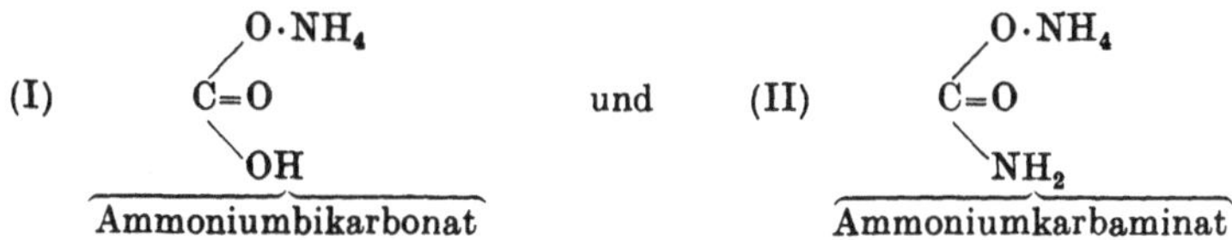

Das D. A. B. 6 gibt an, daß als Ammoniumkarbonat nunmehr neben dem Salzgemisch der alten Zusammensetzung auch das reine Ammoniumbikarbonat (I) abgegeben werden kann.

Die Gründe zu dieser Änderung sind folgende: Der weitaus größte Teil des Ammoniumkarbonats wird als Teiglockerungsmittel verwendet. Diese Verwendung beruht darauf, daß das Salz beim Backprozeß die Gase CO_2 und NH_3 entwickelt. In bezug auf die Menge der entwickelten Kohlensäure sind beide Produkte, das alte wie das neue, ungefähr gleichwertig, da sie etwa denselben Gehalt an CO_2 aufweisen, nämlich 56 Prozent bzw. 55,7 Prozent. In bezug auf den Ammoniakgehalt erscheint zunächst das alte Salz ergiebiger, es enthält rund 33 Prozent gegen 21 Prozent des reinen Ammoniumbikarbonats. Es wurde aber von Th. Paul, M. Landauer, F. Krüger (siehe Archiv 1926, S. 519) nachgewiesen, daß im wesentlichen das Kohlendioxyd teiglockernd wirkt, während dem Ammoniakgas unter den Bedingungen des Backprozesses sogar eine hemmende Wirkung zuzukommen scheint. Also auch im Gebrauch ist das neue Präparat nicht weniger ergiebig. Aber es besitzt noch dazu wesentliche Vorteile, vor allem dadurch, daß es beständiger ist. Das alte Salz, das Gemisch also, bildet zunächst die nachstehend beschriebenen harten, durchscheinenden, kristallinischen Stücke. An der Luft aber zersetzt sich allmählich der zweite Bestandteil, das Ammoniumkarbaminat (II), in Kohlensäure und Ammoniak, die sich verflüchtigen, während das Ammoniumbikarbonat zurückbleibt. Auf diese Weise zeigt sich das alte Salz recht unbeständig. Das neu eingeführte Produkt aber, das als weißes, kristallinisches Pulver beschrieben ist, ist weit beständiger, kann auch in fein gepulvertem Zustande längere Zeit aufbewahrt werden und verleiht dem Gebäck nicht so leicht den laugenhaften Geschmack nach Ammoniak, wie es bei dem alten Präparat der Fall war.

Aus diesen Gründen also kann das neu eingeführte Präparat als Ammoniumkarbonat abgegeben werden, auch unter dem Namen „Hirschhornsalz", weil diese eigentlich historische Bezeichnung einem brenzlichen Produkt zukam, das weder dem neuen noch dem alten Ammoniumkarbonat in der Zusammensetzung gleichkam.

Farblose, dichte, harte, durchscheinende, kristallinische Stücke oder weißes, kristallinisches Pulver von ammoniakalischem Geruche. Ammoniumkarbonat ist in Wasser langsam, aber vollständig löslich, braust beim Übergießen mit Säuren auf und verflüchtigt sich beim Erhitzen.

Die mit verdünnter Essigsäure schwach angesäuerte wässerige Lösung (1 + 19) darf weder durch 3 Tropfen Natriumsulfidlösung (Schwermetallsalze), noch durch Bariumnitratlösung (Schwefelsäure), noch durch Ammoniumoxalatlösung (Kalziumsalze) verändert werden. Die mit Salzsäure übersättigte wässerige Lösung (1 + 19) darf durch Eisenchloridlösung nicht gerötet werden (Rhodanwasserstoffsäure).

Über die Prüfung mittels Na_2S siehe S. 105. — Rhodansalze geben mit Eisenoxydverbindungen das rotfarbige Eisenrhodanid.

Die wässerige Lösung (1 + 19) darf nach Zusatz von 3 Tropfen Silbernitratlösung und dem Übersättigen mit Salpetersäure weder gebräunt (Thioschwefelsäure), noch innerhalb 2 Minuten mehr als opalisierend getrübt werden (Salzsäure). Ein Gemisch von 0,5 g Ammoniumkarbonat und 5 ccm Natriumhypophosphitlösung darf nach viertelstündigem Erhitzen im siedenden Wasserbade keine dunklere Färbung annehmen (Arsenverbindungen).

Thioschwefelsäure bildet mit Silbernitrat weißes thioschwefelsaures Silber, das sich schon bei Zimmertemperatur schnell in schwarzes Schwefelsilber umsetzt. — Über die Prüfung auf Arsenverbindungen siehe S. 102.

Werden 2 g Ammoniumkarbonat mit überschüssiger Salpetersäure auf dem Wasserbade zur Trockne verdampft, so muß ein weißer Rückstand hinterbleiben (empyreumatische Stoffe), der sich bei höherer Temperatur verflüchtigt, ohne einen wägbaren Rückstand zu hinterlassen.

In gut verschlossenen Gefäßen aufzubewahren.

Ammonium chloratum — Ammoniumchlorid

NH_4Cl Mol.-Gew. 53,50

Weißes, kristallinisches Pulver. Ammoniumchlorid löst sich in etwa 3 Teilen Wasser von 20° und in etwa 1,3 Teilen siedendem Wasser sowie in etwa 50 Teilen Weingeist.

Die kalt bereitete wässerige Lösung rötet Lackmuspapier schwach, gibt mit Silbernitratlösung einen weißen, käsigen, in Ammoniakflüssigkeit löslichen Niederschlag und entwickelt beim Erwärmen mit Natronlauge Ammoniak.

Die mit 3 Tropfen verdünnter Essigsäure versetzte wässerige Lösung (1 + 19) darf weder durch 3 Tropfen Natriumsulfidlösung (Schwermetallsalze), noch durch Bariumnitratlösung (Schwefelsäure), noch durch Ammoniumoxalatlösung (Kalziumsalze) verändert werden; die mit einigen Tropfen Salzsäure versetzte wässerige Lösung (1 + 19) darf durch Eisenchloridlösung (Rhodanwasserstoffsäure) nicht gerötet sowie durch 0,5 ccm Kaliumferrozyanidlösung (Eisensalze) nicht sofort gebläut werden. Ein Gemisch von 1 g Ammoniumchlorid und 3 ccm Natriumhypophosphitlösung darf nach viertelstündigem Erhitzen im siedenden Wasserbade keine dunklere Färbung annehmen (Arsenverbindungen).

Wird 1 g Ammoniumchlorid mit 1 ccm Salpetersäure auf dem Wasserbade zur Trockne verdampft, so muß ein weißer Rückstand hinterbleiben, der höchstens am Rande einen gelben Anflug zeigen darf (empyreumatische Stoffe) und der sich bei höherer Temperatur verflüchtigen muß, ohne einen wägbaren Rückstand zu hinterlassen.

In bezug auf die vollständige Verflüchtigung des Ammoniumchlorids bei höherer Temperatur bemerken Riedels Berichte 1912, daß auch bei den guten Handelswaren stets geringe Rückstände hinterbleiben. Andererseits kann diese Prüfung nicht ganz fallen gelassen werden, weil Präparate mit Glührückstand bis zu 2 Prozent (meist NaCl) vorkommen. Die Verfasser schlagen deshalb die Forderung vor: Glührückstand höchstens 0,1 Prozent. — K. Enz (Ap. Z. 1914, S. 177) berichtet, daß vollständige oder fast vollständige Flüchtigkeit nur bei ausgesuchter sublimierter Ware vorkommt, die bisweilen bis 0,2 Prozent Rückstand hinterläßt, während durch Kristallisation gewonnenes Ammoniumchlorid allgemein einen Rückstand von 0,2 bis 1 Prozent ergibt.

Amylenum hydratum — Amylenhydrat

$(CH_3)_2C(OH) \cdot C_2H_5$ Mol.-Gew. 88,10

Klare, farblose, flüchtige Flüssigkeit von eigenartigem Geruch und brennendem Geschmacke. Amylenhydrat verändert mit Wasser angefeuchtetes Lackmuspapier nicht. Es löst sich in 8 Teilen Wasser und ist in Weingeist, Äther, Chloroform, Glyzerin und in fetten Ölen in jedem Verhältnis löslich. Amylenhydrat brennt mit leuchtender und rußender Flamme.

Sehr wichtig für die Beurteilung der Reinheit des Präparates ist die vorgehend geforderte Feststellung, ob es genügend in Wasser löslich ist.

Dichte 0,810 bis 0,815.

Siedepunkt 97° bis 103°.

Die Bestimmung des Siedepunktes ist ebenfalls sehr wichtig. Ein höherer Siedepunkt würde auf eventuelle Beimengung des Gärungsamylalkohols hinweisen.

20 ccm der wässerigen Lösung (1 + 19) dürfen nach Zusatz von 2 Tropfen Kaliumpermanganatlösung die rote Farbe innerhalb 10 Minuten nicht verlieren (Amylen). Erhitzt man 20 ccm der wässerigen Lösung (1 + 19) mit 1 ccm ammoniakalischer Silberlösung 10 Minuten lang im siedenden Wasserbade, so darf weder eine Färbung noch eine braunschwarze Ausscheidung eintreten (Aldehyde).

Das Kölbchen, in dem die Prüfung auf Aldehyde vorgenommen wird, ist vorher mit Schwefelsäure auf das sorgfältigste zu reinigen!

Vor Licht geschützt aufzubewahren.

Amylium nitrosum — Amylnitrit

$(CH_3)_2CH \cdot CH_2 \cdot CH_2(ONO)$ Mol.-Gew. 117,10

Das Amylnitrit ist ein Ester, gebildet aus dem Gärungsamylalkohol und der salpetrigen Säure unter Wasseraustritt:

$$C_5H_{11}\ OH + NO \cdot OH = C_5H_{11} \cdot O \cdot NO + H_2O.$$

Klare, gelbliche, flüchtige Flüssigkeit von fruchtartigem Geruch und brennend würzigem Geschmacke. Amylnitrit ist in Wasser kaum, in absolutem Alkohol und in Äther in jedem Verhältnis löslich. Es brennt mit leuchtender und rußender Flamme.

Dichte 0,872 bis 0,882.

Siedepunkt 95° bis 97°.

Durch einen abweichenden Siedepunkt, dessen Bestimmung hier sehr wichtig ist, können gewisse Verunreinigungen, vor allem Gärungsamylalkohol, der viel höher siedet (129° bis 131°), angezeigt werden. Die Siedepunktsbestimmung muß aber mit großer Vorsicht vorgenommen werden, da die Dämpfe äußerst gesundheitsschädlich wirken!

5 ccm Amylnitrit dürfen beim Durchschütteln mit einer Mischung von 0,1 ccm Ammoniakflüssigkeit und 1 ccm Wasser deren alkalische Reaktion nicht aufheben (unzulässige Menge freie Säure).

Diese Prüfung bezweckt die eventuelle Feststellung gewisser Säuren wie Baldriansäure, auch die von salpetriger oder Salpetersäure, eventuell durch teilweise Spaltung des Präparates entstanden. Ein geringer Säuregehalt ist zugelassen.

Eine Mischung von 1 ccm Amylnitrit, 1,5 ccm Silbernitratlösung, 1,5 ccm Weingeist und einigen Tropfen Ammoniakflüssigkeit darf sich bei gelindem Erwärmen nicht braun oder schwarz färben (Valeraldehyd).

Valeraldehyd wird wie jeder Aldehyd aus ammoniakalischer Silberlösung metallisches Silber ausscheiden.

Beim Abkühlen auf 0° darf sich Amylnitrit nicht trüben (Wasser).

Vor Licht geschützt aufzubewahren.

Anaesthesin — Anästhesin (E. W.)

p-Aminobenzoesäureäthylester

$$C_6H_4 \begin{cases} CO_2C_2H_5 & [1] \\ NH_2 & [4] \end{cases}$$ Mol.-Gew. 165,10

Weißes, feines, kristallinisches Pulver von schwach bitterem Geschmacke, das auf der Zunge eine vorübergehende Unempfindlichkeit hervorruft. Anästhesin ist schwer in Wasser von 20°, etwas leichter in siedendem Wasser, leicht in Weingeist, Äther, Chloroform oder Benzol sowie in 50 Teilen Olivenöl löslich. Die wässerige Lösung verändert Lackmuspapier nicht.

Schmelzpunkt 90° bis 91°.

Versetzt man eine Lösung von 0,1 g Anästhesin in 2 ccm Wasser und 3 Tropfen verdünnter Salzsäure mit 3 Tropfen Natriumnitritlösung und dann mit 2 Tropfen einer Lösung von 0,01 g β-Naphthol in 5 g verdünnter Natronlauge (1 + 2), so entsteht eine dunkelorangerote Färbung.

Durch den Zusatz von Natriumnitritlösung zu der salzsauren Lösung des Anästhesins wird die Aminogruppe diazotiert, d. h. in eine Diazogruppe verwandelt, die dann mit dem Naphthol zu einem Azofarbstoff zusammentritt. (Ausführlich ist die Reaktion erläutert S. 22).

Die weingeistige Lösung (1 + 9) darf nach dem Ansäuern mit Salpetersäure durch Silbernitratlösung nicht verändert werden (Salzsäure). Die Lösung von 0,5 g Anästhesin in 5 ccm Normal-Salzsäure darf durch 3 Tropfen Natriumsulfidlösung nicht verändert werden (Schwermetallsalze).

Über die Prüfung mittels Na_2S siehe S. 105.

0,2 g Anästhesin dürfen nach dem Verbrennen keinen wägbaren Rückstand hinterlassen.

Vor Licht geschützt aufzubewahren.

Apomorphinum hydrochloricum — Apomorphinhydrochlorid

$(C_{17}H_{17}O_2N)HCl + {}^3/_4\,H_2O$ Mol.-Gew. 317,1

Weiße oder grauweiße, in Äther oder Chloroform fast unlösliche Kriställchen. Apomorphinhydrochlorid löst sich in etwa 50 Teilen Wasser und in etwa 40 Teilen Weingeist. Die Lösungen verändern Lackmuspapier nicht und nehmen beim Stehen an der Luft und am Lichte infolge von Zersetzung allmählich eine grüne Färbung an; werden die Lösungen jedoch unter Zusatz von wenig Salzsäure bereitet, so bleiben sie längere Zeit unverändert. Ein größerer Zusatz von Salzsäure bewirkt die Abscheidung weißer Kriställchen von Apomorpinhydrochlorid.

In den beiden letzten Sätzen ist gesagt, daß sich wässerige Lösungen von Apomorphinhydrochlorid, mit wenig Salzsäure versetzt, längere Zeit unverändert halten, daß sich aber das gelöste Alkaloidsalz nach einem größeren Zusatz von Salzsäure in weißen Kriställchen wieder ausscheidet. Beide Eigenschaften sind außerordentlich wichtig! Die erstere führt dazu, daß der Apotheker nach dem letzten Abschnitt dieses Artikels den ärztlich verordneten wässerigen Lösungen eine der angewendeten Menge Apomorphinhydrochlorid gleiche Menge Salzsäure zuzusetzen hat, auch wenn solches vom Arzt nicht vorgeschrieben ist. Die zweite Eigenschaft der Unlöslichkeit des Salzes in nicht zu verdünnter Salzsäure ermöglicht eine Prüfung auf fremde Alkaloide (siehe nachstehend).

An feuchter Luft, besonders unter Mitwirkung des Lichtes, färbt sich Apomorphinhydrochlorid bald grün.

Deshalb ist das Salz zweckmäßig in kleinen dunklen Fläschchen aufzubewahren.

Wird 1 ccm der wässerigen Lösung (1 + 99) mit einigen Tropfen Natriumbikarbonatlösung und einer Spur Jodtinktur versetzt, so färbt sich beim Schütteln mit Äther die ätherische Schicht rubinrot, während die wässerige Schicht eine smaragdgrüne Färbung annimmt. In 1 ccm der wässerigen Lösung (1 + 99) entsteht durch 1 Tropfen Salpetersäure eine weiße, kristallinische Abscheidung und nach weiterem Zusatz von 1 Tropfen Silbernitratlösung ein weißer, käsiger Niederschlag; setzt man alsdann Ammoniakflüssigkeit hinzu, so tritt sofort Schwärzung ein.

Zu diesen Identitätsreaktionen ist zu sagen: Die erste sehr charakteristische und empfindliche Reaktion ist die nach Pellagri. — Durch die Salpetersäure entsteht eine Abscheidung von Apomorphinnitrat. — Durch $AgNO_3$ entsteht zunächst AgCl, das nach dem Ammoniakzusatz sofort zu metallischem Silber reduziert wird.

Die frisch bereitete wässerige Lösung (1 + 99) darf höchstens schwach gefärbt sein. 5 ccm Äther dürfen sich beim Schütteln mit 0,1 g Apomorphinhydrochlorid nicht oder doch nur blaßrötlich färben (Oxydationsprodukte des Apomorphins). Apomorphinhydrochlorid darf bei etwa 100facher Vergrößerung nur nadelförmige Kristalle und deren Bruchstücke erkennen lassen. 0,1 g Apomorphinhydrochlorid wird auf einem kleinen, trockenen Filter mit einer auf 10° abgekühlten Mischung von 1 g Salzsäure und 4 ccm Wasser übergossen; wird das Filtrat mit 1 Tropfen Mayers Reagens versetzt, so darf höchstens eine opalisierende Trübung eintreten (fremde Alkaloide).

Die beiden letzten Sätze haben folgende Bedeutung: Es sind „falsche“ Apomorphinpräparate in den Handel gekommen, die durch gewisse Verunreinigungen teils sehr giftig sind, teils dem Apomorphin entgegengesetzte pharmakologische Wirkungen haben. Über die Natur dieser Verunreinigungen ist man sich nicht ganz klar geworden. Von einer Seite wird aber angenommen, daß es sich hierbei hauptsächlich um eine Verunreinigung durch Chloromorphidhydrochlorid handelt. Die so bezeichnete Substanz ist völlig amorph, ähnelt in der Form auffallend dem gefällten Schwefel, nur daß sie rein weiß ist, während einwandfreies Apomorphinhydrochlorid aus schönen glasglänzenden Kriställchen besteht. Deshalb ist bei der Prüfung nie zu vergessen, sich unter dem Mikroskop davon zu überzeugen, daß das Präparat **nur** die bezeichneten Kristalle oder deren Bruchstücke erkennen läßt. — Auf dieses Chloromorphidhydrochlorid und andere fremde Alkaloide zielt sodann die nächste Forderung: Es wurde in der ersten Anmerkung dieses Artikels bereits gesagt, daß Apomorphinhydrochlorid in nicht zu verdünnter Salzsäure fast unlöslich ist. Behandelt man es deshalb in der angegebenen Weise mit HCl, werden von dem Salz nur geringste Spuren gelöst werden, so daß in dem Filtrat mit Mayers Reagens lediglich die zugelassene opalisierende Trübung entsteht, während fremde Alkaloide durch ihre Löslichkeit in der Salzsäurelösung bedeutende Trübungen bzw. Niederschläge ergeben würden. Nur muß man streng darauf achten, daß wirklich die angewendete Salzsäuremischung beim Aufgießen, wie gefordert, abgekühlt ist. Bei höherer Temperatur löst sich auch reines Apomorphinhydrochlorid wesentlicher, so daß die Gegenwart fremder Alkaloide vorgetäuscht werden kann.

0,2 g Apomorphinhydrochlorid dürfen durch Trocknen über Schwefelsäure höchstens 0,009 g an Gewicht verlieren; beim Stehen an der Luft nimmt das Salz wieder das ursprüngliche Gewicht an.

0,2 g Apomorphinhydrochlorid dürfen nach dem Verbrennen keinen wägbaren Rückstand hinterlassen.

Wird Apomorphinhydrochlorid in Lösung für den inneren Gebrauch verordnet, so ist zur Haltbarmachung eine der angewendeten Menge Apomorphinhydrochlorid gleiche Menge Salzsäure zuzusetzen. Es dürfen nur farblose oder doch nur sehr wenig gefärbte Lösungen abgegeben werden.

Vor Licht geschützt aufzubewahren.

Aqua Amygdalarum amararum — Bittermandelwasser

Bei diesem Präparat ist die alte Bezeichnung „Bittermandelwasser" beibehalten worden, obgleich es nicht mehr aus bitteren Mandeln, sondern künstlich hergestellt wird.

Bei der Bereitung des natürlichen Bittermandelwassers (d. h. bei der Destillation aus bitteren Mandeln) gehen bekanntlich Zyanwasserstoff und Benzaldehyd in freiem Zustande, also getrennt über. Sie verbinden sich dann in dem Destillat bis zu einem gewissen Grade zu Benzaldehydzyanhydrin, bis nämlich ein Gleichgewichtszustand eingetreten ist:

$$C_6H_5\cdot C\begin{matrix}\diagup H \\ \diagdown O\end{matrix} + HCN \rightleftarrows \underbrace{C_6H_5\cdot C\begin{matrix}\diagup H \\ - OH \\ \diagdown CN\end{matrix}}_{\text{Benzaldehydzyanhydrin}}$$

Dieser Gleichgewichtszustand ist wechselnd je nach der bearbeiteten Materialmenge, der Destillationszeit usw. Der wirksame Stoff im natürlichen Bittermandelwasser war also im wesentlichen Benzaldehydzyanhydrin. Dieser Stoff wird jetzt synthetisch hergestellt, ist auf S. 92 des D.A.B. 6 als selbständiges Präparat aufgenommen und gibt, in den angegebenen Verhältnissen in Weingeist und Wasser gelöst, das Aqua Amygdalarum amararum des neuen Arzneibuches.

Gehalt etwa 0,1 Prozent Zyanwasserstoff (HCN, Mol.-Gew. 27,02).
Dichte 0,967 bis 0,977.
Bittermandelwasser ist klar oder nur schwach weißlich getrübt.

H. Wiebelitz (Ph. Z. 1926, S. 1412) schlägt vor, es möchte eine gelbliche Färbung des Präparates gestattet sein, da das Benzaldehydzyanhydrin stark gelb färbe. Unterdessen ist die synthetische Herstellung des Grundstoffes so weit verbessert, daß es ein nicht gefärbtes Bittermandelwasser ergibt. Aber sehr lange haltbar ist auch das jetzige Präparat nicht (siehe G. Bümming, Archiv 1928, S. 231). Nach längerer Zeit gibt es ein trübes, gefärbtes Bittermandelwasser, das freilich durch Behandeln mit Talkum brauchbar gemacht werden kann, wenn es auch etwas schwächer ist, als der zugesetzten Menge Benzaldehydzyanhydrin entspricht. Daraus folgt: I. Der Vorrat an Benzaldehydzyanhydrin ist nicht zu groß zu halten. II. Man stellt zunächst die Mischung etwas stärker her als die Vorschrift besagt, und verdünnt sie dann gemäß dem Untersuchungsbefund mit dem verdünnten Weingeist der angegebenen Konzentration.

Bittermandelwasser darf Lackmuspapier kaum röten. Werden 10 g Bittermandelwasser mit 0,8 ccm $^1/_{10}$-Normal-Silbernitratlösung und einigen Tropfen Salpetersäure vermischt, so muß das Filtrat noch den eigenartigen Geruch des Bittermandelwassers zeigen und darf nach weiterem Zusatz von $^1/_{10}$-Normal-Silbernitratlösung nicht mehr getrübt werden (unzulässige Menge freier Zyanwasserstoff).

Ist das Präparat aus vorschriftsmäßigem Benzaldehydzyanhydrin, das schon auf unzulässige Mengen freier Blausäure geprüft ist, hergestellt, so wird man diese Prüfung hier nicht zu wiederholen brauchen. Ein gekauftes Bittermandelwasser aber kann auch aus Benzaldehyd und freier Blausäure bereitet sein und dann zu viel HCN enthalten.

Deshalb diese Prüfung, die auf folgendem Prinzip beruht: Versetzt man die vorgeschriebene Menge Bittermandelwasser mit Salpetersäure und fügt dann $AgNO_3$ hinzu, so setzt sich dieses nur mit der freien, nicht mit der an Benzaldehyd gebundenen Blausäure um. Versetzt man nun 10 g des Präparates mit einigen Tropfen Salpetersäure und 0,8 ccm $^1/_{10}$-Normal-$AgNO_3$, so soll diese Menge $AgNO_3$ alles HCN ausgefällt haben. Denn das Filtrat darf auf weiteren Zusatz von $AgNO_3$ keine weitere Trübung zeigen.

$$\frac{HCN}{1\,\text{Mol} = 27{,}02\,\text{g}} + \frac{AgNO_3}{1\,\text{Mol} = 10000\,\text{ccm}\ ^1/_{10}\text{-Normal-}AgNO_3} = AgCN + HNO_3,$$

$$0{,}8\,\text{ccm}\ ^1/_{10}\text{-Normal-}AgNO_3 = \frac{27{,}02}{10000} \cdot \frac{4}{5} = 0{,}00216\,\text{g HCN}.$$

Diese rund 0,002 g freie Blausäure dürfen in 10 g Bittermandelwasser vorhanden sein, entsprechend also rund 0,02 Prozent freier Blausäure.

Gehaltsbestimmung. Werden 25 g Bittermandelwasser mit 100 ccm Wasser verdünnt und mit 2 ccm Kaliumjodidlösung und 1 ccm Ammoniakflüssigkeit versetzt, so müssen bis zum Eintritt einer gelblichen Opaleszenz 4,58 bis 4,95 ccm $^1/_{10}$-Normal-Silbernitratlösung verbraucht werden, was einem Gehalte von 0,099 bis 0,107 Prozent Zyanwasserstoff entspricht (1 ccm $^1/_{10}$-Normal-Silbernitratlösung = 0,005404 g Zyanwasserstoff in ammoniakalischer Lösung, Kaliumjodid als Indikator).

Diese Bestimmung bezieht sich auf den Gehalt an Gesamtblausäure, also auf den an freiem wie an gebundenem HCN. Bei dieser zweiten Bestimmung wird zu Beginn Ammoniak zugesetzt, wodurch aus dem Benzaldehydzyanhydrin die Blausäure abgeschieden und das gesamte HCN als Zyanammonium (NH_4CN) gebunden wird. Dieses NH_4CN reagiert bei der Titration mit Silbernitrat nach folgender Formel:

$$AgNO_3 + 2\,NH_4CN = AgCN \cdot NH_4CN + NH_4NO_3.$$

Es bildet sich also unter Verbrauch von 1 $AgNO_3$ auf 2 NH_4CN die in Wasser lösliche Verbindung Zyansilberzyanammonium. Sobald aber nunmehr der geringste Überschuß von Silbernitrat hinzutritt, bildet dieses mit dem als Indikator vorhandenen Jodkalium das gelbliche Jodsilber und zeigt somit das Ende der Titration an. Es muß aber darauf geachtet werden, daß die Titration nur so weit geführt wird, bis in der bis dahin klaren Flüssigkeit der erste Tropfen Silbernitratlösung nach dem Umschwenken eine deutliche, aber schwache, gelbliche Opaleszenz bewirkt.

1 $AgNO_3$ entspricht nach obiger Formel 2 NH_4CN. Die Berechnung erfolgt aber nicht auf Zyanammonium, sondern auf freie Blausäure. Demnach:

$$\frac{1\,AgNO_3}{1\,\text{Mol} = 1000\,\text{ccm}\ ^1/_1\text{-Normal-}AgNO_3} = \frac{2\,HCN}{2\,\text{Mol} = 54{,}04\,\text{g}},$$

$$1\,\text{ccm}\ ^1/_{10}\text{-Normal-}AgNO_3 = \frac{54{,}04}{10000} = 0{,}005404\,\text{g HCN}.$$

Bei Anwendung von 25 g Bittermandelwasser und Verbrauch von 4,58 bis 4,95 ccm $^1/_{10}$-Normal-$AgNO_3$ demnach Prozentgehalt:

$$\frac{4{,}58\ (\text{bis}\ 4{,}95) \cdot 0{,}005404 \cdot 100}{25} = 0{,}099\ \text{bis}\ 0{,}107\ \text{Prozent HCN}.$$

Bittermandelwasser wird, falls es einen höheren Gehalt als den geforderten an Zyanwasserstoff aufweist, durch Zusatz einer Mischung von 1 Teil Weingeist und 3 Teilen Wasser auf den vorgeschriebenen Gehalt gebracht.

Für Aqua Laurocerasi darf Bittermandelwasser abgegeben werden.

Vor Licht geschützt aufzubewahren.

Aqua Calcariae — Kalkwasser

Gehalt 0,15 bis 0,17 Prozent Kalziumhydroxyd ($Ca(OH)_2$, Mol.-Gew. 74,09).

Kalkwasser ist klar, farblos und bläut Lackmuspapier stark.

Gehaltsbestimmung. Zum Neutralisieren von 100 ccm Kalkwasser dürfen nicht weniger als 4 und nicht mehr als 4,5 ccm Normal-Salzsäure verbraucht werden, was einem Gehalte von 0,15 bis 0,17 Prozent Kalziumhydroxyd entspricht (1 ccm Normal-Salzsäure = 0,037045 g Kalziumhydroxyd, Phenolphthalein als Indikator).

Die Gehaltsbestimmung entspricht folgendem Vorgang:

$$\frac{Ca(OH)_2}{1\ \text{Mol} = 74{,}09\ \text{g}} + \frac{2\ HCl}{2\ \text{Mol} = 2000\ \text{ccm}\ {}^1/_1\text{-Normal-HCl}} = CaCl_2 + 2\ H_2O\,,$$

$$1\ \text{ccm}\ {}^1/_1\text{-Normal-HCl} = 0{,}037045\ \text{g}\ Ca(OH)_2\,.$$

Bei Anwendung von 100 ccm Kalkwasser und Verbrauch von 4 bis 4,5 ccm $^1/_1$-Normal-HCl demnach Prozentgehalt:

$$\frac{4\ (\text{bis}\ 4{,}5)\cdot 0{,}037045\cdot 100}{100} = \text{rund}\ 0{,}15\ \text{bis}\ 0{,}17\ \text{Prozent}\ Ca(OH)_2.$$

Aqua destillata — Destilliertes Wasser

H_2O Mol.-Gew. 18,016

Klare, farb-, geruch- und geschmacklose Flüssigkeit, die Lackmuspapier nicht verändert.

10 ccm destilliertes Wasser dürfen durch Silbernitratlösung (Salzsäure), durch Bariumnitratlösung (Schwefelsäure) oder durch Ammoniumoxalatlösung (Kalziumsalze) nicht verändert werden. Auch dürfen 10 ccm destilliertes Wasser weder durch Neßlers Reagens (Ammoniak, Ammoniumsalze), noch durch 3 Tropfen Natriumsulfidlösung, auch nicht nach Zusatz von Ammoniakflüssigkeit (Schwermetallsalze), verändert werden. Eine Mischung von 25 ccm destilliertem Wasser und 50 ccm Kalkwasser muß, in einem gut verschlossenen Gefäß aufbewahrt, innerhalb 1 Stunde klar bleiben (Kohlensäure). Kocht man 100 ccm destilliertes Wasser mit 1 ccm verdünnter Schwefelsäure und 0,3 ccm Kaliumpermanganatlösung 3 Minuten lang, so darf die rote Farbe der Lösung nicht verschwinden (organische Stoffe, salpetrige Säure).

100 ccm destilliertes Wasser dürfen nach dem Verdampfen höchstens 0,001 g Rückstand hinterlassen.

Ein destilliertes Wasser, das nach der Herstellung vorstehenden Anforderungen entspricht und vorschriftsmäßig und nicht zu lange Zeit in Gefäßen von gutem Glase aufbewahrt ist, eignet sich wohl zur Herstellung von Mixturen, Tropfen, auch Höllensteinlösungen usw. Für Medikamente aber, die zur subkutanen oder intravenösen Injektion dienen, muß ein Wasser verwendet werden, an das noch ganz andere Anforderungen zu stellen sind. Deshalb beansprucht wohl gerade der Artikel „Aqua destillata“ des D. A. B. 6 gewisse Ergänzungen.

Zunächst kann nach den Feststellungen Ehrlichs und Wechselmanns (siehe Ap. Z. 1911, S. 931) auch ein Wasser schädlich wirken (wenigstens in Salvarsanlösungen), das zwar völlig frei von lebenden Bakterien ist, aber Bakterienleichen enthält, ein Wasser also, das erst nach mehr oder weniger starker bakterieller Verunreinigung sterilisiert wurde. Nun ist zwar die Herstellung der Salvarsanlösungen dem Apotheker entzogen. Die Ärzte verlangen aber für diese und ähnliche Zwecke „Aqua redestillata" in den Apotheken; auch ist es sicherlich vorteilhaft, wenn die Fachgenossen für besondere Zwecke über ein in jeder Beziehung einwandfreies Wasser verfügen können. Deshalb sei hier kurz über die Erlangung eines solchen Produktes gesprochen.

In unseren Zeitschriften ist eine große Anzahl von Artikeln erschienen, welche Prüfungsmethoden für solches Wasser enthalten (so z. B. Barladean, Ph. Ztrh. 1913, S. 787; Tielmanns u. Mildner, Ap. Z. 1915, S. 675). Aber diese Methoden sind naturgemäß so zeitraubend, daß man, bevor noch die Vorbereitungen zur Untersuchung fertig sind, schon unterdessen selbst ein gutes Wasser herstellen kann. Die Selbstherstellung erscheint also hier als der einzig richtige Weg, und zwar in Geräten, die in verschiedenen Konstruktionen aus einschlägigen Handlungen zu beziehen sind. (Neuerdings beschrieb E. Rupp in der Ap. Z. 1928, S. 420 einen sehr praktischen Kleinapparat, der von Al. Schmidt, Breslau I zu beziehen ist.) Die Geräte nehmen im allgemeinen wenig Platz ein, erfordern auch nicht große Kosten im Betrieb und bilden ein wertvolles, geradezu unerläßliches Inventarstück der modernen Apotheke.

Bei der Darstellung solchen Wassers ist auf 3 Punkte zu achten: 1. Das Wasser ist am besten ein redestilliertes, d. h. gutes destilliertes Wasser muß noch einmal destilliert werden. 2. Dieses redestillierte Wasser muß sofort und einwandfrei sterilisiert werden. 3. Diese Arbeiten haben in Geräten von einwandfreiem Material, evtl. gutem Kaliglas, zu geschehen, damit das frisch destillierte, reine Wasser nicht wieder Verunreinigungen aus schlechtem Glase herauslöst. — ad I: Nach H. Salzmann (siehe Ap. Z. 1911, S. 931) kann man noch so vorsichtig bei dieser Destillation sein, man wird es nicht mit Sicherheit erreichen können, daß das frisch destillierte Wasser wirklich keimfrei ist, höchstens arm an Keimen. Damit diese sich nicht erst vermehren, schreitet man so bald als möglich zur Sterilisation. — ad II: Über Sterilisation macht das neue Arzneibuch nähere Angaben auf S. XXXI usw. — ad III: Hat man Quarzgefäße zur Verfügung, so wird man natürlich aus diesen destillieren. Sonst genügt es, wenn Destillationskolben, Kühler, Auffanggefäß aus gutem Kaliglas hergestellt sind. In Ampullen aus solchem Glas hält sich auch redestilliertes Wasser jahrelang tadellos.

Aber abgesehen von den bakteriellen Fragen, die sich hier ergeben, genügt auch zuweilen nicht die vom D.A.B. 6 angegebene chemische Prüfung. Das trifft vor allem zu auf die Feststellung von Metallen, sobald dieselben nur in sehr geringen Spuren vorhanden sind. Diese geringen Spuren (z. B. von Blei, vor allem von Kupfer) können in gewissen Fällen sehr schädlich wirken: Erstens, wenn das Wasser zu Lösungen des außerordentlich empfindlichen Salvarsans oder gar Silbersalvarsans verwendet werden soll. Zweitens, wenn das Wasser zu Untersuchungen benutzt werden soll, bei denen sich fermentative

Vorgänge abspielen, wenn also etwa Malzextrakte auf ihre diastatische Kraft zu prüfen sind. Denn einzelne Metalle wirken außerordentlich giftig auf Fermente ein (siehe D. Schenk, Ap. Z. 1927, S. 621). Wie schädlich in bezug auf gewisse Zwecke geringste Spuren Kupfer angesehen werden, erhellt daraus, daß nach einem Erlaß des Thüringischen Wirtschaftsministeriums „Salvarsanwasser" nicht durch Destillation aus Kupfergefäßen hergestellt werden soll (siehe B. D. Ph. Ges. 1923, S. 166).

Deshalb muß in gewissen Fällen die Prüfung auf Metalle verschärft werden. Das geschieht entweder, indem man den Rückstand, den man nach dem Abdampfen von 100 ccm destilliertem Wasser gemäß dem letzten Abschnitt des D. A. B. 6 erhält, in wenigen Kubikzentimetern Wasser löst und die Lösung dann sorgfältig mittels Na_2S prüft. Oder man benutzt das sogenannte „Watteverfahren", indem man einige Liter des destillierten Wassers durch ein Wattebäuschchen filtriert. Die Watte hält dann weitgehend durch Adsorption die Metallsalze zurück, so daß man dann auf dem Bäuschchen selbst die Prüfung mittels Na_2S vornehmen kann.

Arecolinum hydrobromicum — Arekolinhydrobromid

$(C_8H_{13}O_2N)HBr$ Mol.-Gew. 236,04

Feine, weiße, luftbeständige Nadeln, die sich leicht in Wasser und in Weingeist, schwer in Äther und in Chloroform lösen.

Schmelzpunkt 170° bis 171°.

Die wässerige Lösung (1 + 19) rötet Lackmuspapier kaum. In 1 ccm der wässerigen Lösung (1 + 19) rufen weder Gerbsäurelösung noch Kalilauge eine Fällung hervor; Jodlösung bewirkt eine braune, Bromwasser eine gelbe und Silbernitratlösung eine blaßgelbe Fällung. Wird 1 ccm der wässerigen Lösung (1 + 19) mit 1 Tropfen Quecksilberchloridlösung versetzt, so tritt eine beim Umschwenken sich sofort wieder lösende Trübung ein; nach weiterem Zusatz von 0,5 ccm Quecksilberchloridlösung entsteht ein Niederschlag, der sich erst dann wieder löst, wenn sofort weitere 4 ccm Quecksilberchloridlösung hinzugefügt werden. Aus dieser Lösung scheiden sich nach einigen Stunden allmählich farblose, durchsichtige Kristalle ab.

Diese farblosen durchsichtigen Kristalle bestehen aus einem Quecksilberchloriddoppelsalz.

0,2 g Arekolinhydrobromid dürfen bei der Aufbewahrung über Schwefelsäure kaum an Gewicht verlieren und nach dem Verbrennen keinen wägbaren Rückstand hinterlassen.

Argentum colloidale — Kolloides Silber

Kollargol (E. W.)

Gehalt mindestens 70 Prozent Silber (Ag, Atom-Gew. 107,88).

Grün- oder blauschwarze, metallisch glänzende Blättchen, die sich in Wasser kolloid lösen. Die wässerige Lösung (1 + 49) ist undurchsichtig und erscheint im auffallenden Lichte trübe. Beim Verdünnen mit sehr viel Wasser wird sie durchsichtig und klar, erscheint jedoch im auffallenden Lichte ebenfalls noch trübe.

Die letztbeschriebene Eigenschaft der kolloiden Lösungen, daß sie, verdünnt, durchsichtig und klar erscheinen, im auffallenden Licht noch deutlich trübe, ist ganz besonders charakteristisch. Überhaupt besteht hier die erste wichtigste Arbeit darin, zu prüfen, ob das gelieferte Präparat wirklich eine brauchbare kolloide Lösung gibt. Es existieren nämlich viele Präparate im Handel, die sich nicht völlig kolloid verteilen, sondern kleine, ungelöste Partikelchen zurücklassen. Das kann aber gefährlich werden, da diese Rückstände in Lösungen, die zu intravenösen Einspritzungen verwendet werden, lebensgefährliche Embolien verursachen können (wie später ausführlicher besprochen wird). Man prüfe deshalb so, daß man zu 10 g Wasser 0,2 g kolloides Silber gibt, einige Minuten ruhig stehen läßt, durch kräftiges Schütteln die Lösung beendet, dann etwa eine halbe Stunde lang nochmals stehen läßt und nun, das Glas vorsichtig neigend, prüft, ob sich ein Bodensatz gebildet hat. In diesem Fall ist das Präparat entschieden minderwertig. — Die durch unlösliche Teile des Präparates herbeigeführte Gefahr ist sogar derart, daß schon empfohlen ist, die Lösungen vor der Anwendung zu filtrieren. — Ferner ist hier von besonderer Wichtigkeit die weitgehende stoffliche Verteilung in den kolloiden Lösungen. Man muß annehmen, daß Präparate mit der größeren Oberfläche die medizinisch wirksameren sind. So beträgt nach Th. Paul, R. Dietzel, C. Wagner (Archiv 1926, S. 485) der Durchmesser der Teilchen in frisch bereiteten Lösungen von Argentum colloidale durchschnittlich etwa 20 $\mu\mu$ = 0,00002 mm. So wichtig also auch eine einschlägige Prüfung auf solche feine Verteilung wäre, sie konnte vorläufig im Arzneibuch nicht gefordert werden, da sie nach den bisher bekannten Methoden mit den Hilfsmitteln des Apothekenlaboratoriums nicht ausführbar ist. Ferner ist von großer Bedeutung bei kolloiden Arzneimitteln eine Prüfung auf ihre Haltbarkeit. Die eben genannten Autoren Th. Paul, R. Dietzel, C. Wagner sagen darüber (l. c.): „Viele kolloiddisperse Systeme sind instabil. Insbesondere wird durch Zusatz von Elektrolyten der Übergang in gröber disperse Systeme häufig sehr beschleunigt (Flockung oder Koagulation). Die Teilchen treten zu größeren Aggregaten zusammen, die Farbe der Lösung verändert sich, die Lösung wird trüb, und schließlich bildet sich ein mit bloßem Auge sichtbarer Niederschlag. Dies gilt vor allem für die Sole der Metalle und ihrer anorganischen Verbindungen. Durch Zusatz von sogenannten Schutzkolloiden (z. B. Eiweiß, Gelatine, Dextrine) wird ihre Beständigkeit wesentlich erhöht. Die Herstellung der meisten Präparate für therapeutische Zwecke erfolgt daher unter Verwendung von Schutzkolloiden. Setzte man diese nicht zu, so würden die kolloiden Lösungen beim Vermischen mit den Körperflüssigkeiten geflockt werden, dadurch an Wirksamkeit verlieren, und die koagulierten Teilchen könnten sogar bei intravenöser Anwendung zu tödlich verlaufenden Thrombosen bzw. Embolien Anlaß geben. Solche Fälle sind bei Verwendung von ungeeignet hergestellten oder verdorbenen Präparaten in letzter Zeit leider mehrfach beobachtet worden.“ Eine Prüfung auf diese ungemein wichtige Elektrolytempfindlichkeit des Präparates konnte im Arzneibuch aufgenommen werden. Sie besteht in der späteren Forderung, daß die Lösung des Argentum colloidale, in bestimmter Konzentration mit Natriumchloridlösung gemischt, nicht ausflocken darf (siehe dort).

Schließlich ist hier zu erwähnen, daß bei diesem Präparat die Gefahr des „Alterns" vorliegt, die im wesentlichen in einer Vergrößerung der kolloiden Teilchen besteht. Auf diese Weise können auch ursprünglich gute Präparate die Gefahr der Embolien herbeiführen. Daraus folgt: Die Herstellung vorrätiger konzentrierter Lösungen zum Zweck der Verdünnung zur Dispensation ist gänzlich unzulässig. Auch das kolloide Silber in Substanz bewahre man sehr sorgfältig auf, in möglichst kleinen Fläschchen, vor Licht und weitestgehend vor Luft geschützt, nicht in größeren Vorräten, als notwendig ist.

Nach Zusatz von verdünnten Mineralsäuren entsteht in der wässerigen Lösung ein Niederschlag, der sich beim Neutralisieren mit Alkalien wieder kolloid löst. Wird kolloides Silber im Porzellantiegel erhitzt, so verkohlt es, wobei der Geruch nach verbrannten Haaren auftritt.

Nach der letzten Forderung ist ein Präparat verlangt, das mit Hilfe von Eiweißstoffen hergestellt ist. Denn nur ein solches verbrennt mit dem bezeichneten Geruch, während auf andere Weise hergestellte Produkte (z. B. mittels Ferrosulfat, -zitrat, -tartrat) diesen Geruch beim Verbrennen nicht aufweisen.

Beim Glühen hinterbleibt ein grauweißer Rückstand, dessen Lösung in Salpetersäure nach dem Filtrieren und nach Zusatz von verdünnter Salzsäure einen weißen, käsigen, in überschüssiger Ammoniakflüssigkeit löslichen Niederschlag gibt.

Der Glührückstand ist grauweiß und löst sich nicht vollständig in Salpetersäure, weil geringe Mengen Chlorsilber zurückbleiben, entstanden aus den im Argentum colloidale stets in geringer Menge vorhandenen Chlorverbindungen. Man filtriert deshalb zweckmäßig die Lösung, ehe man HCl zugibt.

Werden 5 ccm der wässerigen Lösung (1 + 999) mit 5 ccm Natriumchloridlösung (1 + 19) vermischt, so muß die Mischung nach 1 Minute langem Schütteln in der Durchsicht rotbraun und klar, darf aber nicht schwärzlich undurchsichtig sein.

Hier liegt die in der ersten Anmerkung besprochene Prüfung auf Elektrolytempfindlichkeit vor (siehe dort). Als das neue Arzneibuch erschien, hielt nur Kollargol diese Probe aus, die anderen Handelspräparate des Argentum colloidale nicht. Unterdessen haben sich die letzteren Präparate zum Teil gebessert, einige von ihnen entsprechen jetzt dieser Forderung. Aber ein Unterschied besteht noch immer: Die Kollargollösung zeigt sich nach dem Zusatz der Natriumchloridlösung noch nach Tagen klar und durchsichtig; die Lösungen aber auch der besten anderen Handelspräparate zeigen nach einigen Stunden Trübungen oder Ausscheidungen.

Gehaltsbestimmung. Etwa 0,2 g kolloides Silber werden in einem Kolben aus Jenaer Glas von 200 ccm Inhalt genau gewogen, in 10 ccm Wasser gelöst und vorsichtig mit 10 ccm Schwefelsäure versetzt. Darauf werden 2 g fein gepulvertes Kaliumpermanganat in kleinen Anteilen unter beständigem Umschwenken eingetragen. Nach viertelstündigem Stehen wird das Gemisch so lange auf dem Drahtnetz erhitzt, bis die sich kondensierenden Dämpfe die Reste des Kaliumpermanganats herabgespült haben; alsdann wird mit 50 ccm Wasser verdünnt und mit Ferrosulfat versetzt, bis eine klare, blaßgelb gefärbte Lösung entstanden ist. Die erkaltete Lösung wird nach Zusatz von 10 ccm Salpetersäure mit $^1/_{10}$-Normal-Ammoniumrhodanidlösung bis zum Farbumschlage titriert. Hierbei müssen für je 0,2 g kolloides Silber mindestens 13,0 ccm $^1/_{10}$-Normal-Ammoniumrhodanidlösung verbraucht werden, was einem Mindestgehalte von 70 Prozent Silber entspricht (1 ccm $^1/_{10}$-Normal-Ammoniumrhodanidlösung = 0,010788 g Silber, Ferrisalz als Indikator).

Die Gehaltsbestimmung ist in bezug auf Prinzip und Ausführung ausführlich geschildert auf S. 82. Hier nur die Ausrechnung:

$$\frac{1\ \text{Ag}}{1\ \text{Grammäquivalent} = 107{,}88\ \text{g}} = \frac{1\ \text{NH}_4\text{SCN}}{1\ \text{Mol} = 1000\ \text{ccm}\ ^1/_1\text{-Normal-NH}_4\text{SCN}},$$

$$1\ \text{ccm}\ ^1/_{10}\text{-Normal-NH}_4\text{SCN} = 0{,}010788\ \text{g Ag}.$$

Bei Verwendung von 0,2 g kolloidem Silber und Verbrauch von 13 ccm $^1/_{10}$-Normal-NH_4SCN demnach Prozentgehalt:

$$\frac{13 \cdot 0{,}010788 \cdot 100}{0{,}2} = \text{rund 70 Prozent Ag.}$$

Lösungen von kolloidem Silber sind ohne Erwärmen und zur Abgabe frisch. zu bereiten.

Vor Licht geschützt aufzubewahren.

Siehe dazu noch die Arbeit von H. Bechhold und E. Heymann, Archiv 1927, S. 669.

Argentum nitricum — Silbernitrat

$AgNO_3$ Mol.-Gew. 169,89

Gehalt mindestens 99,7 Prozent.

Farblose, durchscheinende, tafelförmige Kristalle oder weiße, durchscheinende Stäbchen von kristallinisch strahligem Bruche, die bei etwa 200° schmelzen. Sie lösen sich in etwa 0,5 Teilen Wasser und in etwa 14 Teilen Weingeist.

Das D.A.B. 5 hatte als Silbernitrat nur die „weißen, durchscheinenden Stäbchen“ vorgeschrieben; jetzt sind zugleich „Kristalle“ zugelassen.

Das muß auch entschieden als richtiger erscheinen. Denn gerade die Kristallform spricht schon an sich dafür, daß die Verunreinigungen in der Mutterlauge geblieben sind. Außerdem wird meist absichtlich den Stangen etwas Chlorsilber zugesetzt, damit diese nicht so spröde sind, nicht so leicht zerbrechen. Stellt man aus solchen Stangen Lösungen her, so zeigt sich (hauptsächlich wenn diese Lösungen konzentriert sind) störend der Rückstand des weißen AgCl! (Zur Aufhebung der Sprödigkeit werden übrigens den Stangen auch vielfach ganz geringe Mengen Kaliumnitrat zugesetzt.)

Die wässerige Lösung gibt mit Salzsäure einen weißen, käsigen Niederschlag, der sich in Ammoniakflüssigkeit leicht löst, in Salpetersäure dagegen unlöslich ist.

Die Lösung von 0,1 g Silbernitrat in 1 ccm Ammoniakflüssigkeit muß farblos (Kupfersalze) und klar (Blei-, Wismutsalze) sein. Die wässerige Lösung darf Lackmuspapier nicht verändern (freie Salpetersäure, Silberoxyd).

Dieser Abschnitt enthält sehr wichtige Prüfungen: Ist Kupfer vorhanden, so entsteht eine blaue Farbe durch eine komplexe Kupferverbindung, die das zweiwertige Kupriammoniak-Ion $Cu(NH_3)_4^{\cdot\cdot}$ enthält. Blei- und Wismutsalze würden Trübung durch Entstehung von Hydroxyden ergeben. Die wässerige Lösung muß neutral sein!

Gehaltsbestimmung. Etwa 0,3 g Silbernitrat werden genau gewogen, in 50 ccm Wasser gelöst und nach Zusatz von 5 ccm Salpetersäure und 5 ccm Ferriammoniumsulfatlösung mit $^1/_{10}$-Normal-Ammoniumrhodanidlösung bis zum Farbumschlage titriert. Für je 0,3 g Silbernitrat müssen hierbei mindestens 17,6 ccm $^1/_{10}$-Normal-Ammoniumrhodanidlösung verbraucht werden, was einem Mindestgehalte von 99,7 Prozent Silbernitrat entspricht (1 ccm $^1/_{10}$-Normal-Ammoniumrhodanidlösung = 0,016989 g Silbernitrat, Ferriammoniumsulfat als Indikator).

Über die genaue Wägung kleiner, ungefähr angegebener Gewichtsmengen siehe S. 1. — Das hier vorliegende maßanalytische Verfahren ist in bezug auf Prinzip und Ausführung genau geschildert auf S. 82. — Hier nur die Ausrechnung:

$$\frac{AgNO_3}{1\ \text{Mol} = 169{,}89\ \text{g}} + \frac{NH_4SCN}{1\ \text{Mol} = 1000\ \text{ccm}\ ^1/_1\text{-Normal-}NH_4SCN} = AgSCN + NH_4NO_3,$$

$$1\ \text{ccm}\ ^1/_{10}\text{-Normal-}NH_4SCN = 0{,}016989\ \text{g}\ AgNO_3.$$

Bei Anwendung von 0,3 g $AgNO_3$ und Verbrauch von 17,6 ccm $^1/_{10}$-Normal-NH_4SCN demnach Prozentgehalt:

$$\frac{17{,}6 \cdot 0{,}016989 \cdot 100}{0{,}3} = \text{rund } 99{,}7 \text{ Prozent } AgNO_3.$$

Vor Licht geschützt aufzubewahren.

Argentum nitricum cum Kalio nitrico

Salpeterhaltiges Silbernitrat

Gehalt 32,3 bis 33,3 Prozent Silbernitrat ($AgNO_3$, Mol.-Gew. 169,89).

Weiße oder grauweiße, harte Stäbchen von porzellanartigem Bruche.

Die wässerige Lösung gibt mit Salzsäure einen weißen, käsigen Niederschlag, der sich in Ammoniakflüssigkeit leicht löst, in Salpetersäure dagegen unlöslich ist.

Die Lösung von 0,3 g salpeterhaltigem Silbernitrat in 1 ccm Ammoniakflüssigkeit muß farblos (Kupfersalze) und klar (Blei-, Wismutsalze) sein. Die wässerige Lösung darf Lackmuspapier nicht verändern (freie Salpetersäure, Silberoxyd).

Gehaltsbestimmung. Etwa 0,5 g salpeterhaltiges Silbernitrat werden genau gewogen, in 50 ccm Wasser gelöst und nach Zusatz von 5 ccm Salpetersäure und 5 ccm Ferriammoniumsulfatlösung mit $^1/_{10}$-Normal-Ammoniumrhodanidlösung bis zum Farbumschlage titriert. Für je 0,5 g salpeterhaltiges Silbernitrat müssen hierbei 9,5 bis 9,8 ccm $^1/_{10}$-Normal-Ammoniumrhodanidlösung verbraucht werden, was einem Gehalte von 32,3 bis 33,3 Prozent Silbernitrat entspricht (1 ccm $^1/_{10}$-Normal-Ammoniumrhodanidlösung = 0,016989 g Silbernitrat, Ferriammoniumsulfat als Indikator).

Die Gehaltsbestimmung ist hier dieselbe wie bei Silbernitrat (siehe dort), die Berechnung folgende:

$$1\ \text{ccm}\ ^1/_{10}\text{-Normal-}NH_4SCN = 0{,}016989\ \text{g}\ AgNO_3.$$

Bei Anwendung von 0,5 g salpeterhaltigem Silbernitrat und Verbrauch von 9,5 bis 9,8 ccm $^1/_{10}$-Normal-NH_4SCN demnach Prozentgehalt:

$$\frac{9{,}5\ (\text{bis } 9{,}8) \cdot 0{,}016989 \cdot 100}{0{,}5} = \text{rund } 32{,}3 \text{ bis } 33{,}3 \text{ Prozent } AgNO_3.$$

Vor Licht geschützt aufzubewahren.

Argentum proteinicum — Albumosesilber

Protargol (E. W.)

Gehalt mindestens 8 Prozent Silber (Ag, Atom-Gew. 107,88).

Feines, gelbes bis braunes, schwach metallisch schmeckendes, in Wasser leicht lösliches Pulver.

Das Argent. proteinic. ist ein in Wasser kolloid lösliches Präparat, enthaltend Silber und Albumosen, die ersten, durch Ammoniumsulfat noch aussalzbaren Abbauprodukte des Eiweiß.

Bei der Prüfung ist zunächst der größte Wert darauf zu legen, daß sich das Präparat in reichlicher Weise in Wasser löst, da zur Herstellung von Protargolsalbe eine sehr konzentrierte Lösung nötig wird. Es ist deshalb zunächst festzustellen, ob das Präparat diese Bedingung erfüllt. Voraussetzung dabei ist, daß der Lösungsversuch richtig angestellt wird, wogegen vielfach gefehlt wird. F. Goldmann gibt (Ap. Z. 1910, S. 274) dazu folgende Vorschrift: Man nimmt eine genügend große und flache Porzellanschale und gießt in dieselbe das kalte Wasser hinein. Darauf wird die bestimmte Menge (z. B. 2 g) Protargol durch Aufstreuen des Präparates aus der Wägeschale oder besser mittels eines Kartenblattes rasenförmig über die Wasseroberfläche verteilt. Nach 15 bis 20 Minuten ist die Lösung ohne jedes Zutun erfolgt. Sobald das geschehen, wird der Rest des Wassers an den Wandungen der Schale herablaufen gelassen, damit hinaufgeschwemmtes Protargol gelöst wird. Erst jetzt mit einem Glasstabe (nicht Metall) umrühren! — Ein gutes Präparat muß hierbei völlig und ohne jeden Rückstand gelöst sein. Aus der Schale gieße man nach etwa halbstündigem Stehen die kolloide Lösung in eine Flasche, um zu sehen, ob sich nicht in der Schale Bodensätze gebildet haben, was bei vielen minderwertigen Präparaten der Fall ist. (Zu dieser Prüfung wird natürlich eine kleinere Menge als 2 g Albumosesilber, in entsprechend kleinerer Menge Wasser gelöst, genügen.)

Wird Albumosesilber im Porzellantiegel erhitzt, so verkohlt es, wobei der Geruch nach verbrannten Haaren auftritt. Beim Glühen hinterbleibt ein grauweißer Rückstand, dessen Lösung in Salpetersäure nach dem Filtrieren mit verdünnter Salzsäure einen weißen, käsigen, in überschüssiger Ammoniakflüssigkeit löslichen Niederschlag gibt. Werden 5 ccm der wässerigen Lösung (1 + 49) mit 5 ccm Natronlauge und 10 ccm Wasser und hierauf mit 2 ccm Kupfersulfatlösung versetzt, so tritt nach wenigen Minuten eine violette Färbung auf. Die wässerige Lösung (1 + 49) gibt nach Zusatz von Eisenchloridlösung einen Niederschlag; werden 2 ccm der wässerigen Lösung (1 + 49) tropfenweise mit Salzsäure versetzt, so entsteht eine Ausscheidung, die sich auf sofortigen Zusatz von weiteren 7 ccm Salzsäure entweder bei Zimmertemperatur oder beim Erwärmen im siedenden Wasserbade wieder löst.

Bei diesen Identitätsreaktionen verkohlt zunächst die Komponente der Albumosen unter Geruch nach verbrannten Haaren. Nach dem Glühen bleibt als grauweißer Rückstand metallisches Silber, das die Reaktionen desselben ergibt. — Mittels Natronlauge und Kupfersulfat tritt die Biuret-Reaktion ein, herrührend von den Albumosen. Nach Zusatz von Eisenchloridlösung tritt Ausflockung des Albumosesilbers ein. Dasselbe geschieht nach Zusatz von wenig Salzsäure, während nach Zusatz von größeren Mengen HCl, eventuell beim Erwärmen, das Albumosesilber sich wieder kolloid löst.

Die wässerige Lösung (1 + 49) darf Lackmuspapier schwach bläuen; sie darf beim Vermischen mit Natriumchloridlösung nicht sogleich getrübt und nach Zusatz von Ammoniakflüssigkeit durch 3 Tropfen Natriumsulfidlösung nur dunkel gefärbt werden; eine Fällung darf nicht eintreten. Wird 1 g Albumosesilber mit 10 ccm 96prozentigem Alkohol 1 Minute lang geschüttelt, so darf das Filtrat durch verdünnte Salzsäure nicht verändert werden (Silbersalze).

Sind Silbersalze vorhanden, ist also ionisiertes Silber zugegen, etwa $AgNO_3$, so wird Natriumchloridlösung die Lösung trüben und Natriumsulfidlösung wird eine Fällung von Schwefelsilber bewirken. Weit empfindlicher zur Prüfung auf ionisiertes Silber ist aber die darauf folgende Prüfung mittels Alkohol. Das Prinzip der Methode besteht darin, daß Alkohol beim Schütteln mit Albumosesilber Silbernitrat herauslösen muß, so daß bei Vorhandensein von $AgNO_3$ das Filtrat mit Salzsäure eine Ausscheidung von Chlorsilber herbeiführen müßte. Bisher wurde für diese Zwecke 90prozentiger Alkohol vorgeschrieben. Es hat sich aber herausgestellt, daß unter der Bezeichnung „Argent. proteinic." sehr verschiedene Präparate in den Handel kommen, die wohl im Silbergehalt übereinstimmen, nicht aber in der Art der Albumosenkomponente (s. z. B. L. Kroeber, Ap. Z. 1914, S. 715 und C. Mannich u. Th. Gollasch, Archiv 1927, S. 96). Von diesen Handelspräparaten lösen sich die meisten (Protargol bildet in dieser Beziehung eine Ausnahme) selbst spurenweise im Wasser des 90prozentigen Alkohols, gelangen so in das Filtrat und geben mit HCl eine Reaktion, gleich als ob eine Verunreinigung durch $AgNO_3$ vorläge. Um diese Täuschung zu verhindern, ist jetzt 96prozentiger Alkohol vorgeschrieben, der die verschiedenen Handelssorten Albumosesilber selbst nicht löst, wohl aber reichlich eventuell vorhandenes $AgNO_3$. Das so erhaltene Filtrat darf dann durch die verdünnte Salzsäure nicht verändert werden. Stärkere Salzsäure darf nicht genommen werden, da es sich um Spuren Ag handeln kann, und AgCl in starker Salzsäure durchaus nicht unlöslich ist.

1 g Albumosesilber darf durch Trocknen bei 80° höchstens 0,03 g an Gewicht verlieren.

Diese Feuchtigkeitsbestimmung ist wichtig. Denn zu feuchte Präparate zersetzen sich leicht unter Entwickelung von Ammoniak.

Gehaltsbestimmung. Etwa 1 g Albumosesilber wird in einem Kolben aus Jenaer Glas von 200 ccm Inhalt genau gewogen, in 10 ccm Wasser gelöst und die Lösung vorsichtig mit 10 ccm Schwefelsäure versetzt. Darauf werden 2 g fein gepulvertes Kaliumpermanganat in kleinen Anteilen unter beständigem Umschwenken eingetragen. Nach viertelstündigem Stehen wird das Gemisch mit 50 ccm Wasser verdünnt und mit Ferrosulfat versetzt, bis eine klare, blaßgelbe Lösung entstanden ist. Die Lösung wird nach Zusatz von 10 ccm Salpetersäure mit $^1/_{10}$-Normal-Ammoniumrhodanidlösung bis zum Farbumschlage titriert. Hierbei müssen für je 1 g Albumosesilber mindestens 7,4 ccm $^1/_{10}$-Normal-Ammoniumrhodanidlösung verbraucht werden, was einem Mindestgehalte von 8 Prozent Silber entspricht (1 ccm $^1/_{10}$-Normal-Ammoniumrhodanidlösung = 0,010788 g Silber, Ferrisalz als Indikator).

Diese Gehaltsbestimmung ist in bezug auf Prinzip und Ausführung auf S. 82 genau geschildert. Hier sei nur gesagt: Durch die Behandlung mit Schwefelsäure und Kaliumpermanganat ist das Silber mineralisiert und kann nun mit Ammoniumrhodanid genau so titriert werden wie Silbernitrat. Die Berechnung erfolgt aber nicht auf Silbersalz, sondern auf metallisches Silber. Nach der Ausrechnung bei Silbernitrat entspricht:

$$1\ AgNO_3 = \frac{1\ Ag}{1\ \text{Grammäquivalent} = 107{,}88\ g} = 1000\ \text{ccm}\ ^1/_1\text{-Normal-}NH_4SCN.$$

Folglich:

$$1\ \text{ccm}\ ^1/_{10}\text{-Normal-}NH_4SCN = 0{,}010788\ g\ Ag.$$

Bei Anwendung von 1 g Albumosesilber und Verbrauch von 7,4 ccm $^{1}/_{10}$-Normal-NH_4SCN demnach Prozentgehalt:

$$\frac{7{,}4 \cdot 0{,}010788 \cdot 100}{1} = \text{rund } 8 \text{ Prozent Ag.}$$

Lösungen von Albumosilber sind ohne Erwärmen zur Abgabe frisch zu bereiten.

Vor Licht geschützt aufzubewahren.

Aspidinolfilicinum oleo solutum — Aspidinolfilizinöl

Filmaronöl (Filmaron E. W.)

Aspidinolfilizinöl ist eine 10prozentige Lösung von Aspidinolfilizin in neutralem Pflanzenöle. Aspidinolfilizin wird aus dem Wurzelstock und den Wedelbasen von Dryopteris filix mas (*Linné*) *Schott* gewonnen.

Gehaltsbestimmung. 5 g Aspidinolfilizinöl werden in einem Arzneiglas von 150 ccm Inhalt in 30 g Äther gelöst und mit 50 g Barytwasser 5 Minuten lang kräftig durchgeschüttelt. Nach Überführung in einen Scheidetrichter läßt man klar absetzen und filtriert die wässerige Schicht sofort ab. 45 g des Filtrats werden nach Zusatz von 2 ccm Salzsäure in einem Scheidetrichter nacheinander mit 15, 10 und 10 ccm Äther ausgeschüttelt. Die ätherischen Flüssigkeiten werden durch ein doppeltes, glattes Filter in ein gewogenes Kölbchen filtriert und durch Destillation vom Äther befreit. Das Gewicht des aus Aspidinolfilizin bestehenden Rückstandes muß nach dem Trocknen bei 60° mindestens 0,4 g betragen.

Der Komplex des Aspidinolfilizins zeichnet sich dadurch aus, daß er sich infolge seiner sauren Eigenschaften in wässerigem Alkali löst und sich damit der ätherischen Lösung des Gemisches entziehen läßt. Säuert man dann die abgetrennte wässerig-alkalische Lösung mit Salzsäure an, so kann man das dadurch wieder ausgeschiedene Aspidinolfilizin mit Äther extrahieren und nach Abdestillieren des Äthers und Trocknen zur Wägung bringen. Arbeitet man aber genau nach den Angaben des Arzneibuches, indem man die ätherische Lösung des Präparates 5 Minuten lang kräftig mit dem Barytwasser durchschüttelt, so erhält man eine Emulsion, die sich nicht wieder in 2 Schichten trennt. Man behebt einigermaßen diese Schwierigkeit, indem man die vorgeschriebene Menge Barytwasser vorerst mit einem gleichen Gewichtsteil Wasser verdünnt und dann genügend, aber nicht zu kräftig durchschüttelt. Natürlich muß man dann auch die doppelte Menge des Filtrats, also 90 g der Barytwasser-Ausschüttelung weiter verarbeiten.

Das so gewonnene Aspidinolfilizin stellt eine gelbbraune bis braune Masse dar, die sich nach längerem Stehen pulvern läßt. Von Alkalien und Alkalikarbonaten wird Aspidinolfilizin unter teilweiser Zersetzung gelöst. Es ist unlöslich in Wasser, schwer löslich in Weingeist und leicht löslich in Chloroform oder Essigäther. Die weingeistige Lösung rötet mit Wasser angefeuchtetes Lackmuspapier schwach.

Die Lösung von 0,1 g Aspidinolfilizin in 4 Tropfen Essigäther muß bei dreitägigem Stehen im verschlossenen Probierrohr klar bleiben (Filixsäure, Flavaspidsäure).

Atropinum sulfuricum — Atropinsulfat

$(C_{17}H_{23}O_3N)_2H_2SO_4 + H_2O$ Mol.-Gew. 694,5

Weißes, kristallinisches Pulver. Atropinsulfat löst sich in 1 Teil Wasser und in 3 Teilen Weingeist; in Äther und in Chloroform ist es fast unlöslich. Die Lösungen sind farblos, verändern Lackmuspapier nicht und schmecken bitter und nachhaltig kratzend. An trockener Luft verliert Atropinsulfat einen Teil seines Kristallwassers; bei 100° wird es wasserfrei.

Werden wenige Milligramm Atropinsulfat mit einigen Tropfen rauchender Salpetersäure in einem Porzellanschälchen auf dem Wasserbad eingetrocknet, so hinterbleibt ein kaum gelblich gefärbter Rückstand, der nach dem Erkalten beim Übergießen mit weingeistiger Kalilauge eine violette Färbung annimmt. Die wässerige, mit Salpetersäure angesäuerte Lösung (1 + 59) gibt mit Bariumnitratlösung einen weißen, in verdünnten Säuren unlöslichen Niederschlag.

Die erste der beiden Identitätsreaktionen ist die Vitalische, die freilich nicht nur für die Base Atropin charakteristisch ist, sondern, wenn auch in etwas abweichenden Farbtönen für Veratrin und Strychnin usw. Deshalb ist für die Identitätsbestimmung weitgehend mit entscheidend die später geforderte Schmelzpunktsbestimmung der abgeschiedenen Base. — Die Probe mit Bariumnitratlösung soll natürlich das Salz als schwefelsaures feststellen.

Die wässerige Lösung (1 + 59) wird durch Natronlauge getrübt; 5 ccm der wässerigen Lösung dürfen jedoch durch 2 ccm Ammoniakflüssigkeit nicht sofort verändert werden (Apoatropin). 0,01 g Atropinsulfat muß sich in 1 ccm Schwefelsäure ohne Färbung lösen; nach Zusatz von 1 Tropfen Salpetersäure darf sich diese Lösung höchstens schwach gelb färben (fremde Alkaloide).

Das aus der wässerigen Lösung (1 + 24) durch Ammoniakflüssigkeit nach einiger Zeit in Kristallen ausgeschiedene Atropin muß nach dem Abfiltrieren, Auswaschen mit Wasser und Trocknen über Schwefelsäure bei 115,5° schmelzen.

Zur Abscheidung der Base braucht man etwa auf 0,1 g Atropin. sulfuric., gelöst in ungefähr 2 ccm Wasser, 3 bis 4 Tropfen Ammoniakflüssigkeit.

Diese Prüfung ist sehr wichtig! Nach dem D.A.B. 4 wurde der Schmelzpunkt des schwefelsauren Atropins bestimmt. Da aber diese Bestimmung nur bei sehr großer Vorsicht einigermaßen eindeutig ausfällt, hat man es schon im D.A.B. 5 vorgezogen, mit Ammoniak die freie Base zur Abscheidung zu bringen und von dieser den Schmelzpunkt zu bestimmen. Es wird so ersichtlich, ob etwa von den Begleitbasen des Atropins (Scopolamin, Belladonnin, Apoatropin, vor allem Hyoszyamin) Beimengungen vorhanden sind. So hat z. B. Hyoszyamin den Schmelzpunkt 108,5 und wird, in mehr als Spuren vorhanden, den Schmelzpunkt des Atropins sehr merklich herabsetzen. Zu erwähnen ist noch, daß zu dieser Schmelzpunktsbestimmung die abgeschiedene Base besser nicht zerrieben wird, da auch hierdurch der Schmelzpunkt herabgesetzt wird (auf ca. 112° bis 113°).

0,2 g Atropinsulfat dürfen durch Trocknen bei 100° höchstens 0,01 g an Gewicht verlieren und nach dem Verbrennen keinen wägbaren Rückstand hinterlassen.

Balsamum Copaivae — Kopaivabalsam

Der aus den Stämmen verschiedener Copaifera-Arten, besonders von Copaifera Jacquinii *Desfontaines*, Copaifera Langsdorffii *Desfontaines*, Copaifera guyanensis *Desfontaines* und Copaifera coriacea *Martius* gewonnene Balsam.

Kopaivabalsam ist eine klare, gelbliche bis gelbbraune, nicht oder nur schwach fluoreszierende, je nach der Herkunft ziemlich bewegliche oder dickliche Flüssigkeit von würzigem Geruch und scharfem, bitterem Geschmacke. Kopaivabalsam gibt mit Chloroform, mit Essigsäure oder absolutem Alkohol klare oder opalisierend getrübte Lösungen, die nur Spuren ungelöster Teile enthalten dürfen.

In der Beschreibung des Balsams trägt das Arzneibuch dem Umstand Rechnung, daß jetzt im Handel der dünnflüssige brasilianische Balsam vorwiegt, während früher der dickflüssige aus Venezuela und Kolumbia im Vordergrunde stand. Um nun den vorhandenen dünnflüssigen Balsam den früheren Forderungen des D.A.B. 5 anzupassen, wurde dem Produkt zur Verdickung häufig Kolophonium zugesetzt, oft bis zu 30 Prozent. Damit diese Verfälschung möglichst ausgeschaltet werde, hat das D.A.B. 6 auch die „ziemlich bewegliche" Flüssigkeit zugelassen. Das hatte wiederum zur Folge, daß die Grenzen für die Dichte sehr weit gesteckt werden mußten, wenn auch damit diese Konstante den Wert einer Reinheitsprüfung verlor. Säurezahl und Verseifungszahl mußten aus demselben Grunde bedeutungslos werden und daher zweckmäßig ganz fortfallen. (Näheres s. H. Thoms und F. Unger, Archiv 1926, S. 603.)

Nach H. Wiebelitz (Ph. Z. 1928, S. 567) ist der Balsam, entgegen der Forderung des D.A.B. 6, nicht in jedem Verhältnis in Essigsäure löslich.

1 ccm Kopaivabalsam gibt mit 1 ccm Petroleumbenzin eine klare Lösung. Nach weiterem Zusatz von Petroleumbenzin wird diese opalisierend bis flockig trübe.

Dichte 0,920 bis 0,995.

Gibt man 3 Tropfen Kopaivabalsam zu einer Mischung von 1 Tropfen Schwefelsäure und 15 ccm Essigsäure, so darf sich die Mischung innerhalb einer halben Stunde nicht rot oder violett färben (Gurjunbalsam).

L. Rosenthaler (Ph. Z. 1926, S. 1506) berichtet, daß er nach dieser neu eingeführten Prüfung auf Gurjunbalsam 3 als rein bezogene Kopaivabalsame untersucht und nach einigen Minuten eine Violettfärbung erhalten habe. Die endgültige Beurteilung dieser neu eingeführten Prüfung bleibt daher noch abzuwarten.

Beim Erwärmen von 1 g Kopaivabalsam auf 105° darf der Geruch des Terpentinöls nicht auftreten; nach 4stündigem Erwärmen von 1 g Kopaivabalsam in einer flachen Porzellanschale auf dem Wasserbade muß der Rückstand nach dem Abkühlen auf Zimmertemperatur ein klares, sprödes, leicht zerreibliches Harz darstellen (fette Öle, Paraffin).

Hierzu sagt wieder Rosenthaler l. c.: „Will man bei dieser Probe nach dem Arzneibuch nur qualitativ vorgehen (also nicht die Menge des Rückstandes bestimmen), so kann man sie nach einem Vorschlag von Stich mit einem Tropfen auf dem Objektträger ausführen und hat dabei noch den Vorteil, daß man den Rückstand mikroskopisch betrachten kann. Er darf vor allem keine Kristalle zeigen (Verfälschung mit Illurinbalsam, identisch mit afrikanischem Balsam)."

Außerordentlich wichtig wäre die Aufnahme einer Prüfung auf das so häufig als Verfälschungsmittel gebrauchte Kolophonium gewesen. Doch betonen H. Thoms u. F. Unger (Archiv 1926, S. 606), daß sämtliche hierfür vorgeschlagene Verfahren eindeutige Ergebnisse nicht geliefert hätten. Trotzdem sei hier aus nachstehend auseinandergesetztem Grunde die von manchen Seiten sehr geschätzte Ammoniakprobe angegeben, die nach der Hagerschen Vorschrift lautet: Eine Mischung von 1 Teil Balsam mit 10 Teilen Liq. Ammonii caustici soll nach eintägigem Stehen nicht gelatinieren. — Da Balsame mit nur geringem Kolophonium-Gehalt hierbei nicht gelatinieren sollen, hat Bosetti folgende Verschärfung der Probe vorgeschlagen: Werden 0,9 g Balsam und 0,1 g Kolophonium in einem Reagenzglas unter gelindem Erwärmen gelöst, der Lösung 10 g Liq. Ammonii caust. zugesetzt, das Gemisch stark geschüttelt und verkorkt beiseite gestellt, so darf dasselbe nach 24 Stunden keine Gallerte bilden (C. & L. 1911, S. 86). — Da jetzt im Handel auffallend viele billige Balsame vorkommen, die nach der Hagerschen Ammoniakprobe eine Gelatinierung zeigen, ist es entschieden vorzuziehen, Balsame zu wählen, die diese Gelatinierung nicht zeigen.

In gewissen Kreisen besteht der Gebrauch, dem echten Kopaivabalsam das ätherische Öl des afrikanischen Balsams zuzusetzen. Dieser Zusatz wird erkannt durch Abdestillieren des ätherischen Öles des Kopaivabalsams mittels Wasserdampf und polarimetrische Untersuchung dieses Öles. Aus diesem Grunde sagen H. Thoms u. F. Unger (Archiv 1926, S. 603), daß dieses Verfahren sich wegen des nicht allgemeinen Vorhandenseins eines Polarisationsapparates für die Apothekenpraxis nicht eigne. Immerhin sei folgendes dazu mitgeteilt: Das ätherische Öl des afrikanischen Balsams ist rechtsdrehend, das des Kopaivabalsams ist linksdrehend[1]. Deshalb verlangt schon L. van Itallie (Schim. B. 1920, S. 96), daß das abdestillierte ätherische Öl eine Drehung von nicht weniger als $\alpha_D^{20°} = -7°$ zeigen darf. Entsprechendes fordert Pharmacop. of the United States, X. Ausgabe. Itallie sagt: Wird das flüchtige Öl von etwa 25 g Kopaivabalsam mit Wasserdampf völlig überdestilliert und mit getrocknetem Natriumsulfat getrocknet, so darf die Drehung im 1 dm Polarimeterrohr nicht weniger als $-7°$ betragen (Prüfung auf afrikanischen Balsam).

Balsamum peruvianum — Perubalsam

Gehalt mindestens 56 Prozent Zinnamein.

Der durch Klopfen und darauffolgendes Anschwelen der Rinde von Myroxylon balsamum (*Linné*) *Harms*, var. Pereirae (*Royle*) *Baillon* gewonnene Balsam.

Perubalsam ist eine dunkelbraune, in dünner Schicht klare, bräunlichgelbe, nicht klebende oder Fäden ziehende, an der Luft nicht eintrocknende, dickliche Flüssigkeit von aromatischem, an Vanille erinnerndem Geruch und kratzendem, schwach bitterem Geschmacke. Perubalsam löst sich klar in dem gleichen Teile Weingeist, nur teilweise in Äther oder Petroläther. Die Lösung von 3 Tropfen Perubalsam in 10 ccm Weingeist färbt sich nach Zusatz von 1 Tropfen Eisenchloridlösung grün bis olivgrün.

Das Arzneibuch sagt, der Balsam sei in dem gleichen Teile Weingeist klar löslich. Das verleitet leicht zu der Anschauung, die Mischung mit 90 proz. Alkohol müsse in jedem Verhältnis klar sein. Es ist aber gerade für reinen Balsam charakteristisch, daß die mit dem gleichen Teil Weingeist hergestellte klare Lösung auf weiteren Alkoholzusatz alsbald trübe wird! (s. Schim. B. 1916, S. 77).

[1] Übrigens dreht das ätherische Öl des auch zum Verfälschen benutzten Gurjunbalsams noch stärker links als das des Kopaivabalsams; auf diese Verfälschung wird aber besonders geprüft.

Dichte 1,145 bis 1,158.

In verschiedenen Lehrbüchern wird ausgeführt, daß sich die Dichte von Perubalsam am besten nach dem „Schwebeverfahren" bestimmen lasse, indem man wenige Tropfen des Balsams in Kochsalzlösung von bestimmter Dichte fallen läßt und beobachtet, ob sie schweben oder als spezifisch schwerer untergehen oder schwimmend bleiben. Wir mußten aber die Erfahrung machen, daß hier diese Methode leicht zu Täuschungen führen kann, schon weil die Tropfen des Perubalsams in Kochsalzlösung nicht die abgegrenzte Kugelform annehmen wie etwa die des Kopaivabalsams in verdünntem Weingeist. Dagegen kann man hier gut die Dichte mit der Mohrschen oder Westphalschen Waage bestimmen, muß nur mit der Ablesung warten, bis sich der Senkkörper in der hoch viskosen Flüssigkeit langsam eingestellt hat und die Waage wirklich im Gleichgewicht steht.

Esterzahl des Zinnameins 235 bis 255.

1 g Perubalsam muß sich in einer Lösung von 3 g Chloralhydrat in 2 ccm Wasser klar lösen (fette Öle).

Es muß hier streng darauf geachtet werden, daß erstens das Chloralhydrat völlig trocken ist und daß zweitens die angegebene Menge Wasser genau abgemessen oder zweckmäßiger genau abgewogen wird. Denn sobald das Chloralhydrat feucht ist oder zu viel Wasser hinzugegeben wird, löst sich auch reiner Perubalsam nicht in der vorgeschriebenen Lösung klar! (Stöcker, Ap. Z. 1911, S. 283; C. & L. 1911, S. 13.)

Schüttelt man in einem Probierrohr 5 Tropfen Perubalsam mit 6 ccm Petroläther, so müssen sich die ungelösten Teile des Perubalsams als klebrige Masse an der Wandung des Gefäßes festsetzen, dürfen aber nicht ganz oder teilweise pulverig zu Boden sinken (künstliche Balsame).

Wenn man bei dieser Probe den Balsam mit dem Petroläther kräftig durchschüttelt, so ergibt sich ein wirklich charakteristisches Bild, das einen wesentlichen Hinweis gibt, ob ein echter oder künstlicher Balsam vorliegt. — Einen weiteren Hinweis soll die folgende Probe geben, nach welcher der Balsam, mit Petroläther kräftig durchgeschüttelt, ein „farbloses oder gelbliches Filtrat" ergeben soll. Ist das Filtrat dunkler als gelblich, so liegt tatsächlich der Verdacht auf Kunstbalsam vor. Umgekehrt geben freilich auch Kunstbalsame hierbei oft fast farblose Filtrate.

2 g Perubalsam werden mit 10 ccm Petroläther kräftig durchgeschüttelt; dampft man 4 ccm des farblosen oder gelblichen Filtrats auf dem mäßig erwärmten Wasserbad ein, so darf der Rückstand den Geruch des Benzaldehyds oder des Terpentinöls nicht entwickeln. Löst man 3 Tropfen des Rückstandes in 10 Tropfen Essigsäureanhydrid, so darf sich die Lösung nach Zusatz von 2 Tropfen Schwefelsäure nicht sofort rotviolett bis blauviolett färben (künstlicher Perubalsam, Gurjunbalsam).

Zur Ausführung dieser Prüfung kann man die nach der vorangegangenen Probe auf künstliche Balsame erhaltene Mischung weiter verwenden, indem man noch die weiteren nötigen Mengen von Balsam und Petroläther zugibt und nochmals kräftig durchschüttelt. Hat man dann die Lösung filtriert, das Lösungsmittel langsam verdampft, so muß man sorgsam den Geruch des Rückstandes auf Benzaldehyd usw. prüfen. Dieser Prüfung soll die mittels Essigsäureanhydrid und Schwefelsäure folgen, also die „Storch-Morawskische Probe", die allgemein zur Feststellung von Harz und Harzölen dient, hier aber nach den bisherigen Erfahrungen nicht eindeutige Resultate liefert. Nach Zusatz der Schwefelsäure entsteht bei den augenblicklich im Handel befindlichen Balsamen immer und sofort eine gewisse Färbung, bei künstlichen Balsamen häufig stärker und intensiver blau, bei Import-Balsamen oft schwächer und mehr in Rot spielend. Aber die Unterschiede finden nicht gleichmäßig statt, auch Import-Balsame aus erster Quelle zeigen zuweilen sofort die starke blaue Färbung bei dieser Probe; auch Übergänge finden statt. Die Beurteilung des Balsams ist also von dem Ausfall dieser Farbreaktion vorläufig (d. h. bis zur Sammlung weiterer Erfahrungen) nicht abhängig zu machen. Diese Probe, die eventuell die Anwesenheit von „künstlichem Balsam und Gurjunbalsam" feststellen soll, erübrigt sich auch. Denn auf künstlichen Balsam wird ja schon geprüft nach dem vorangegangenen Abschnitt mittels Schüttelns mit Petroläther; auf Gurjunbalsam kann sicher geprüft werden in der Art, wie es bei Balsam. Copaiv. (s. dort) angegeben ist.

Schüttelt man 4 ccm des filtrierten Petrolätherauszugs mit 10 ccm Kupferazetatlösung, so darf sich der Petroläther nicht grün färben (Kolophonium).

Diese Prüfung auf Kolophonium ist beschrieben bei Erwähnung der Kupferazetatlösung S. 102.

Gehaltsbestimmung. Ein Gemisch von 2,5 g Perubalsam, 5 ccm Wasser und 5 g Natronlauge wird mit 30 g Äther 10 Minuten lang kräftig geschüttelt. Sodann setzt man 3 g Traganthpulver hinzu und schüttelt nochmals kräftig durch. 24 g der klar filtrierten ätherischen Lösung (= 1,9 g Perubalsam) werden in einem gewogenen Kölbchen verdunstet; der Rückstand wird eine halbe Stunde lang bei 100° getrocknet und nach dem Erkalten gewogen. Sein Gewicht muß mindestens 1,07 g betragen, was einem Mindestgehalte von 56 Prozent Zinnamein entspricht.

Zinnamein ist der besonders charakteristische und wohl auch wirksame Inhaltsstoff des Perubalsams, der neben geringen Anteilen von Vanillin und Estern des Nerolidols (Peruviols) hauptsächlich die beiden Ester Benzoesäure-Benzylester und Zimtsäure-Benzylester enthält. — Schüttelt man nun den Balsam mit der verdünnten Natronlauge und Äther, so binden sich die Harzsäuren an das Alkali und gehen somit in die wässerige Lösung über, während die Ester sich im Äther lösen. Läßt man nun den wässerigen Anteil mit Traganthpulver verquellen und filtriert eine bestimmte Menge des ätherischen Anteils ab, so kann man nach Verdunstung des Lösungsmittels und nach Trocknen das zurückgebliebene „Zinnamein" zur Wägung bringen. — Die Ausrechnung nach dem Arzneibuch ist so gedacht: Zur Bestimmung sind verwendet 2,5 g Balsam und 30 g Äther, zur Weiterarbeit sind aber nur gebraucht 24 g der ätherischen Zinnameinlösung. In dieser sind angenommen 1,07 g Zinnamein, also 24 g — 1,07 g = 22,93 g Äther. Enthielten diese 22,93 g Äther 1,07 g Zinnamein, so haben nach der Gleichung

$$22{,}93 : 1{,}07 = 30 : x, \qquad x = 1{,}4$$

die gesamten 30 g Äther herausgeschüttelt 1,4 g Zinnamein, und zwar aus 2,5 g Perubalsam, so daß dann 100 g Balsam enthalten würden 40 × 1,4 = 56 g Zinnamein, entsprechend 56 Prozent.

Aus dieser Darstellung geht hervor, daß je nach der Menge des erhaltenen Zinnameins die richtige Ausrechnung bei jeder Bestimmung selbständig stattfinden muß. Man zieht von den 24 g der ätherischen Lösung die erhaltene Anzahl Gramm Zinnamein ab. Die in dieser Menge reinen Äthers vorhandene Zinnameinmenge rechnet man um auf die von den 30 g Äther insgesamt aus 2,5 g Balsam herausgeschüttelte Zinnameinmenge. Diese Zahl, mit 40 multipliziert, ergibt dann den Prozentgehalt an Zinnamein.

Zur Bestimmung der Esterzahl des Zinnameins wird der Rückstand in 25 ccm weingeistiger $^1/_2$-Normal-Kalilauge gelöst und eine halbe Stunde lang auf dem Wasserbad am Rückflußkühler erhitzt. Nach Zusatz von 1 ccm Phenolphthaleinlösung wird mit $^1/_2$-Normal-Salzsäure bis zum Verschwinden der Rotfärbung titriert. Für je 1 g Zinnamein dürfen hierzu nicht mehr als 16,6 und nicht weniger als 15,9 ccm $^1/_2$-Normal-Salzsäure verbraucht werden.

Nach obiger Forderung sollen zur Verseifung von 1 g Zinnamein verbraucht werden (25 — 16,6) = 8,4 ccm ½-Normal-Kalilauge bis (25 — 15,9) = 9,1 ccm ½-Normal-Kalilauge. Das entspricht nach den auf S. 60 dieses Buches gegebenen Erläuterungen einer Esterzahl von rund 235 bis 255, wie es auch oben in diesem Artikel gesagt ist. Es bleibt deshalb noch die Erklärung, aus welchem Grunde diese Grenzzahlen angegeben sind: Vorstehend ist bereits gesagt, daß das Zinnamein hauptsächlich aus Zimtsäure-Benzylester (Molekulargewicht 238,1) und Benzoesäure-Benzylester (Molekulargewicht 212,1) besteht. Diese beiden Ester sind in wechselnden Mengen vorhanden; das Molekulargewicht des ersteren ist größer als das des zweiten. Je mehr also von dem ersteren Ester vorhanden ist, je weniger Moleküle sind in 1 g Zinnamein vorhanden, je kleiner wird die Esterzahl sein. Je mehr von dem zweiten Ester vorhanden, je größer wird die Esterzahl sein. Es sind bisher im Höchstfall 70 Prozent Benzylbenzoat (Benzoesäure-Benzylester) gefunden. Eine solche Mischung aus 70 Prozent Benzylbenzoat und 30 Prozent Zimtsäure-Benzylester gibt (wie leicht aus den Molekulargewichten zu errechnen) die hier zugelassene höchste Esterzahl 255,88. Umgekehrt können nicht mehr als 100 Prozent Zimtsäurebenzylester vorhanden sein. Dieser Ester besitzt (wie wieder leicht aus dem Molekulargewicht zu errechnen ist) die Esterzahl 235,66 also die für Zinnamein niedrigst zugelassene Esterzahl.

Eine eingehende Mitteilung, welche die einzelnen Prüfungsmethoden ausführlich beleuchtet, findet sich in der Ph. Z. 1928, S. 683.

Balsamum tolutanum — Tolubalsam

Der aus Einschnitten in die Rinde von Myroxylon balsamum (*Linné*) *Harms*, var. genuinum *Baillon* ausfließende Balsam.

Tolubalsam ist eine im frischen Zustand zähflüssige bis knetbare, mit Kristallen durchsetzte, allmählich fest und zerreiblich werdende, bräunlichgelbe bis braune Masse von angenehm aromatischem, an Vanille erinnerndem Geruch und schwach säuerlichem, kratzendem Geschmacke.

Im D.A.B. 5 war Tolubalsam als eine „bräunliche, kristallinische Masse, die nach dem Austrocknen zu einem gelblichen Pulver zerreiblich ist", beschrieben. Die im Importhandel befindlichen Sorten roher Ware stellen aber im frischen Zustande zähflüssige bis knetbare, fadenziehende Massen dar, die auch nach der Reinigung nur sehr langsam erhärten. Deshalb bewog gerade die Beschreibung des D.A.B. 5 dazu, daß die echten Tolubalsame oft künstlich durch Zusatz von Kolophonium in festere Konsistenz gebracht wurden. Diesen Tatsachen Rechnung tragend, hat das D.A.B. 6 jetzt auch die „zähflüssigen Massen" als Tolubalsam zugelassen. (Näheres s. H. Thoms u. F. Unger, Archiv 1926, S. 613.)

Tolubalsam ist in Chloroform, Kalilauge oder siedendem Weingeist klar oder nur schwach trübe, in Schwefelkohlenstoff nur zum Teil löslich. Die weingeistige Lösung rötet Lackmuspapier und wird durch Eisenchloridlösung grün gefärbt. Säurezahl 112 bis 168. Verseifungszahl 154 bis 210.

Erhitzt man 1 g Tolubalsam mit 5 ccm Wasser kurze Zeit zum Sieden, so muß das klare Filtrat beim Kochen mit 0,03 g Kaliumpermanganat den Geruch des Benzaldehyds entwickeln.

Bei dieser Reaktion wird die im Tolubalsam vorhandene Zimtsäure zu Benzaldehyd oxydiert:

$$C_6H_5 \cdot CH : CH \cdot CO_2H + 2O_2 = C_6H_5 \cdot CHO + 2CO_2 + H_2O.$$

Nach L. Rosenthaler (Ph. Z. 1926, S. 1507) soll es übrigens genügen, wenn das Kaliumpermanganat zum warmen Filtrat gegeben wird, das Kochen soll sich erübrigen lassen.

5 g Tolubalsam werden mit 30 g Schwefelkohlenstoff in einem Kölbchen am Rückflußkühler unter Umschwenken auf dem Wasserbade gelinde erwärmt; die Schwefelkohlenstofflösung wird nach dem Filtrieren vorsichtig eingedunstet und der Rückstand mit 5 g Petroläther aufgenommen. Das Filtrat darf beim Schütteln mit 10 ccm Kupferazetatlösung nicht grün gefärbt werden (Kolophonium).

Diese Prüfung auf Kolophonium ist auf S. 102 beschrieben. Hier kommt nur eine Modifikation hinzu: Petroläther allein durchdringt nur unvollkommen den Tolubalsam. Daher ist es sehr zweckmäßig, den Balsam mit dem stärker lösenden Schwefelkohlenstoff vorzubehandeln, ihn „aufzuschließen". (Wegen der Feuergefährlichkeit des Schwefelkohlenstoffs ist hierbei größte Vorsicht geboten!)

Zur Bestimmung der Säurezahl wird die Lösung von 1 g Tolubalsam in 50 ccm Weingeist mit 10 ccm weingeistiger $^1/_2$-Normal-Kalilauge und 200 ccm Wasser versetzt und nach Zusatz von 1 ccm Phenolphthaleinlösung mit $^1/_2$-Normal-Salzsäure bis zum Verschwinden der Rotfärbung titriert. Hierzu dürfen nicht mehr als 6 und nicht weniger als 4 ccm $^1/_2$-Normal-Salzsäure verbraucht werden.

Zur Bestimmung der Verseifungszahl wird die Lösung von 1 g Tolubalsam in 50 ccm Weingeist mit 20 ccm weingeistiger $^1/_2$-Normal-Kalilauge versetzt und die Mischung eine halbe Stunde lang auf dem Wasserbad am Rückflußkühler erhitzt. Dann verdünnt man mit 200 ccm Wasser und titriert nach Zusatz von 1 ccm Phenolphthaleinlösung mit $^1/_2$-Normal-Salzsäure bis zum Verschwinden der Rotfärbung. Hierzu dürfen nicht mehr als 14,5 und nicht weniger als 12,5 ccm $^1/_2$-Normal-Salzsäure verbraucht werden.

Über Säure- und Verseifungszahl siehe S. 57.

1 g Tolubalsam darf nach dem Verbrennen höchstens 0,01 g Rückstand hinterlassen.

Barium chloratum — Bariumchlorid

$BaCl_2 + 2H_2O$ Mol.-Gew. 244,35

Farblose, tafelförmige, an der Luft beständige Kristalle. Bariumchlorid löst sich in 2,5 Teilen Wasser von 20° und 1,5 Teilen siedendem Wasser; in Weingeist ist es fast unlöslich.

Die wässerige Lösung gibt mit verdünnter Schwefelsäure einen weißen, in verdünnten Säuren unlöslichen Niederschlag, mit Silbernitratlösung einen weißen, käsigen, in Ammoniakflüssigkeit löslichen Niederschlag.

Die wässerige Lösung (1 + 19) darf Lackmuspapier (Salzsäure) nicht röten und nach Zusatz von 3 Tropfen verdünnter Essigsäure durch 3 Tropfen Natriumsulfidlösung (Schwermetallsalze) nicht verändert werden. Die mit einigen Tropfen Salzsäure angesäuerte wässerige Lösung (1 + 19) darf durch 0,5 ccm Kaliumferrozyanidlösung nicht sofort gebläut werden (Eisensalze). Wird 1 g Bariumchlorid in 20 ccm Wasser gelöst, die Lösung in der Siedehitze mit 4 ccm heißer verdünnter Schwefelsäure versetzt und nach dem Erkalten filtriert, so darf das klare Filtrat nach dem Verdunsten und schwachen Glühen keinen wägbaren Rückstand hinterlassen (Alkalisalze).

Über die Prüfung mittels Natriumsulfidlösung s. S. 105, über die mittels Kaliumferrozyanidlösung S. 102.

Barium sulfuricum — Bariumsulfat

$BaSO_4$ Mol.-Gew. 233,5

Weißes, durch Fällung gewonnenes, lockeres Pulver, das in Wasser und in verdünnten Säuren unlöslich ist.

Dieses Kontrastmittel bei der Röntgendurchleuchtung des menschlichen Körpers ist jetzt im Arzneibuch neu aufgenommen. Da es dem Körper in verhältnismäßig sehr großen Mengen einverleibt wird (in weit größeren Mengen als die eigentlichen Arzneimittel), so kann es außerordentlich nachteilig, ja giftig wirken, sobald es auch nur in geringen Mengen schädliche Verunreinigungen enthält. Hierzu kommt, daß auch häufig Verwechselungen vorgekommen sind, daß man statt des im Magen bzw. Darm unlöslichen Bariumsulfates lösliche Bariumsalze abgegeben hat, die als solche sehr giftig wirken. Aus diesen Gründen ist hier größte Vorsicht bei Untersuchung wie Abgabe geboten!

Ganz besonders sei darauf hingewiesen, daß das Bariumsulfat des D.A.B. 6 ein „durch Fällung gewonnenes, lockeres Pulver“ darstellen soll. Näheres darüber siehe nachstehend.

Wird Bariumsulfat mit Natriumkarbonatlösung einige Minuten lang gekocht und das Filtrat nach dem Übersättigen mit Salzsäure mit Bariumnitratlösung versetzt, so entsteht ein weißer Niederschlag. Wird der auf dem Filter verbliebene Rückstand nach dreimaligem Auswaschen mit wenig Wasser auf dem Filter mit verdünnter Salzsäure übergossen, so gibt das so erhaltene Filtrat mit verdünnter Schwefelsäure einen weißen Niederschlag.

Hier liegen die üblichen Identitätsreaktionen vor, der teilweise „Aufschluß“ des in Wasser nicht löslichen Bariumsulfates durch Kochen mit Natriumkarbonatlösung.

Hierbei erfolgt teilweise die Umsetzung:

$$BaSO_4 + Na_2CO_3 = BaCO_3 + Na_2SO_4.$$

In das Filtrat gelangt also gelöst das Natriumsulfat und kann durch Bariumnitrat erkannt werden. Auf dem Filter verbleiben $BaCO_3$, überschüssiges $BaSO_4$ und Reste des Na_2SO_4. Die letzteren macht man durch Auswaschen mit Wasser unschädlich, löst das $BaCO_3$ in Salzsäure auf und weist das entstandene Bariumchlorid durch Schwefelsäure nach.

5 g Bariumsulfat werden mit 5 ccm Essigsäure und 45 ccm Wasser zum Sieden erhitzt und nach dem Absetzen des ungelösten Bariumsulfats filtriert. 25 ccm des völlig klaren Filtrats dürfen durch einige Tropfen verdünnte Schwefelsäure

innerhalb 1 Stunde nicht verändert werden (lösliche Bariumsalze, Bariumkarbonat).

Hier liegt die wichtigste Prüfung vor (siehe die erste Anmerkung dieses Artikels). Deshalb ist auch die Beobachtung auf 1 Stunde festgesetzt! Zur Prüfung ist hier die schwache Essigsäure vorgeschrieben, weil starke Säuren, etwa heiße Salzsäure, in Spuren auch Bariumsulfat lösen würden.

Erhitzt man 10 g Bariumsulfat mit 30 ccm Wasser und 20 ccm Salzsäure in einem Kölbchen, dessen Öffnung mit einem mit Bleiazetatlösung angefeuchteten Streifen Filtrierpapier bedeckt ist, allmählich bis zum Sieden, so darf das Papier nicht dunkel gefärbt werden (Schwefelwasserstoff).

Sind Sulfide vorhanden, so müßte sich bei dieser Behandlung Schwefelwasserstoff entwickeln, der schon in geringsten Mengen das bleihaltige Papier durch Bildung von Schwefelblei schwärzen würde. Die Prüfung ist aufgenommen, weil Schwefelzink in Präparaten des Handels angetroffen wurde. Auch ist schon, worauf besonders hingewiesen sei, statt Bariumsulfat das Bariumsulfid abgegeben worden, was zu schweren Vergiftungsfällen geführt hat!

Wird die Flüssigkeit sodann filtriert, nach Zusatz von einigen Tropfen Salpetersäure zum Sieden erhitzt, mit Ammoniakflüssigkeit bis zur alkalischen Reaktion versetzt und, falls eine Abscheidung eingetreten ist, filtriert, so darf nach Zusatz von 3 Tropfen Natriumsulfidlösung keine Dunkelfärbung, Trübung oder Abscheidung eines Niederschlags eintreten (Schwermetallsalze).

Bei dieser Prüfung auf Schwermetallsalze wird die filtrierte Flüssigkeit zunächst mit Salpetersäure erhitzt, damit eventuell vorhandenes Ferrosalz zu Ferrisalz oxydiert wird. Letzteres müßte durch den Überschuß an Ammoniak als Eisenhydroxyd ausfallen und würde als „Abscheidung" abfiltriert werden, wonach das Filtrat mittels Natriumsulfidlösung (siehe S. 105) auf Schwermetallsalze geprüft wird.

Werden 2 g Bariumsulfat mit 10 ccm Salpetersäure zum Sieden erhitzt, so darf das nach dem Erkalten erhaltene Filtrat weder nach Zusatz von 6 ccm Ammoniummolybdatlösung (Phosphorsäure) innerhalb 1 Stunde einen gelben Niederschlag abscheiden noch nach dem Verdünnen mit dem gleichen Raumteil Wasser durch Silbernitratlösung (Salzsäure) mehr als opalisierend getrübt werden. Ein Gemisch von 1 g Bariumsulfat, 10 ccm Wasser, 1 ccm verdünnter Schwefelsäure und 2 Tropfen Kaliumpermanganatlösung darf innerhalb 10 Minuten nicht farblos werden (schweflige Säure). Ein Gemisch von 2 g Bariumsulfat und 5 ccm Natriumhypophosphitlösung darf nach viertelstündigem Erhitzen im siedenden Wasserbade keine dunklere Färbung annehmen (Arsenverbindungen).

Wenn nach der vorletzten Prüfung Kaliumpermanganatlösung entfärbt wird, so kann die Ursache nicht nur auf vorhandener schwefliger Säure beruhen, sondern auch auf eventuell vorhandenem Ferrosalz, dessen Vorhandensein nach dem voranstehenden Absatz zugelassen ist. Deshalb wird man auf schweflige Säure eindeutiger mit Kaliumjodatstärke-Papier prüfen (H. Bümming, Archiv 1928, S. 39).

Werden 5 g fein gesiebtes Bariumsulfat in einem mit Teilung versehenen Glasstöpselzylinder von 50 ccm Inhalt, dessen Gradteilung 14 cm lang ist, nach Hinzufügen von Wasser bis zum Teilstrich 50 ccm 1 Minute lang geschüttelt und sodann der Ruhe überlassen, so darf die Bariumsulfataufschwemmung innerhalb einer Viertelstunde nicht unter den Teilstrich 15 ccm herabsinken.

Hier liegt eine für Deutsche Arzneibücher neuartige Bestimmung vor, die sich auf die Formart des Mittels, geboten durch den Verwendungszweck, erstreckt. Präparate nämlich von zu hohem spezifischen Gewicht, die infolgedessen in wässerigen Aufschwemmungen nicht genügend lange suspendiert bleiben, sondern rasch sedimentieren und somit nicht den genügenden Kontrast bilden, sind zur Verwendung bei der Röntgendurchleuchtung ungeeignet. Deshalb vorstehende Prüfung auf die Sedimentierungsgeschwindigkeit.

Wenn aus der ärztlichen Verordnung nicht zweifelsfrei hervorgeht, daß ein weniger reines oder weniger fein präpariertes Barium sulfuricum gemeint ist, so ist stets Barium sulfuricum der vorstehend beschriebenen Beschaffenheit abzugeben.

Wenn in der ärztlichen Verordnung das Wort „sulfuricum" abgekürzt (sulf., sulfur.) ist, so ist stets Barium sulfuricum abzugeben.

Siehe die erste Anmerkung zu diesem Artikel.

Benzaldehyd — Benzaldehyd

$C_6H_5 \cdot CHO$ Mol.-Gew. 106,05

Farblose oder etwas gelbliche, stark lichtbrechende, eigenartig riechende Flüssigkeit. Benzaldehyd ist in etwa 300 Teilen Wasser und in jedem Verhältnis in Weingeist oder Äther löslich.

Dichte 1,046 bis 1,050.

Über das Aussehen des Benzaldehyds sagen die Berichte von Schimmel & Co. (1927, S. 117): Ein guter Aldehyd ist immer farblos. — In bezug auf die Dichte ist bemerkenswert, daß der Aldehyd durch Sauerstoffaufnahme aus der Luft sich allmählich teilweise zu Benzoesäure oxydiert, so daß das entstehende Gemisch aus Aldehyd und Säure immer schwerer wird. Dieser Vorgang ist bei öfterem Öffnen der Flasche nicht zu verhüten. Bei weiterem Fortschreiten der Oxydation beginnt die Benzoesäure auszukristallisieren. Deshalb ist Benzaldehyd möglichst in kleinen, vollen, gut verschlossenen Flaschen aufzubewahren. Gildemeister (Band II, S. 607) fügt noch hinzu, daß ein Zusatz von 10 Prozent Spiritus konservierend wirkt, während bei einem Zusatz von nur 5 Prozent die Oxydationserscheinungen noch kräftiger auftreten.

Siedepunkt 178° bis 182°.

Verbrennt man ein zusammengefaltetes und mit 0,2 g Benzaldehyd getränktes Stückchen Filtrierpapier in einer Porzellanschale und läßt die rußenden Dämpfe in ein vorher mehrmals mit Wasser ausgespültes Gefäß von 1 Liter Inhalt eintreten, so darf die durch Ausspülen des Gefäßes mit 10 ccm Wasser erhaltene und filtrierte Flüssigkeit nach Zusatz von je einigen Tropfen Salpetersäure und Silbernitratlösung höchstens opalisierend getrübt werden (Chlorverbindungen).

Benzaldehyd wird meist aus Toluol gewonnen, so daß durch die vorgenommene Chlorierung des Toluols auch im Benzaldehyd noch organisch gebundenes Chlor vorhanden sein kann. Die hier angegebene Prüfung beruht darauf, daß beim Verbrennungsprozeß das organisch gebundene Chlor in Salzsäure übergeführt wird, welch letztere dann durch Silbernitrat nachgewiesen werden kann. Die Methode ist ausführlich in bezug auf Prinzip und Ausführung geschildert auf S. 69.

Werden 0,2 g Benzaldehyd mit 10 ccm Wasser und einigen Tropfen Natronlauge geschüttelt, und wird das Gemisch sodann nach Zusatz von wenig Ferrosulfat und 1 Tropfen Eisenchloridlösung mit 2 ccm Salzsäure erwärmt, so darf selbst nach mehrstündigem Stehen weder ein blauer Niederschlag noch eine grünblaue Färbung auftreten (Zyanwasserstoff).

Zyanwasserstoff kann in dem Präparat vorhanden sein, wenn es aus Bittermandelöl hergestellt ist. Eventuell vorhandener Zyanwasserstoff müßte nach dem angegebenen Verfahren mit $FeCl_3$ und $FeSO_4$ „Berliner Blau" bilden.

Die Lösung von 1 g Benzaldehyd in 25 ccm Weingeist wird mit 25 ccm Wasser und 10 ccm verdünnter Schwefelsäure sowie mit 3 g Zinkfeile versetzt und das Gemisch auf dem Wasserbad erwärmt, bis der Geruch des Benzaldehyds verschwunden ist. Befreit man sodann die Mischung durch Abdampfen in einer Porzellanschale vom Weingeist, filtriert und kocht das Filtrat mit einigen Tropfen Chlorkalklösung, so darf es sich nicht rot oder purpurviolett färben (Nitrobenzol).

Nitrobenzol ($C_6H_5NO_2$) würde bei der Reduktion in Anilin ($C_6H_5NH_2$) verwandelt werden, welch letzteres dann die bekannte Färbung mit Chlorkalklösung gibt. — Viel einfacher als das vom D. A. B. 6 vorgeschriebene Verfahren aber ist folgende, in Hagers Handbuch der Pharmaz. Praxis (1925, Band I, S. 656) aufgenommene Methode nach P. Hasse: „In ein Probierröhrchen gibt man 1 Tropfen Benzaldehyd, füllt das Röhrchen halb mit Wasser, gibt 0,2 g Natriumbisulfit hinzu und schüttelt. Ist der Benzaldehyd rein, so verschwindet sein Geruch vollständig infolge der Bildung der Bisulfitverbindung, der Geruch des Nitrobenzols dagegen bleibt. Ist der Benzaldehydgeruch nicht vollständig verschwunden, so fügt man nochmals Natriumbisulfit hinzu, damit sicher ein Überschuß vorhanden ist. Tritt ein störender Geruch von Schwefeldioxyd auf, so fügt man etwas neutrales Natriumsulfit hinzu, wodurch das Schwefeldioxyd gebunden wird."

In gut verschlossenen Gefäßen aufzubewahren.

Benzaldehydcyanhydrin — Mandelsäurenitril

$C_6H_5 \cdot CH(OH) \cdot CN$ Mol.-Gew. 133,06

Das Präparat ist in das Arzneibuch neu aufgenommen, weil es zur Herstellung des jetzt auf künstlichem Wege herzustellenden Bittermandelwassers dient. Die auf Benzaldehydzyanhydrin bezüglichen Angaben finden sich daher zumeist schon im Artikel Aqua Amygdalarum amararum. Siehe dort.

Gehalt mindestens 89,4 Prozent Mandelsäurenitril.

Gelbe, ölige, nach Benzaldehyd riechende Flüssigkeit, die in Wasser fast unlöslich, in Weingeist, Äther oder Chloroform leicht löslich ist.

Dichte 1,115 bis 1,120.

10 ccm der Lösung von 0,5 g Mandelsäurenitril in 25 ccm Weingeist und 74,5 ccm Wasser werden nach Zusatz von wenig Ferrosulfat, 1 Tropfen Eisenchloridlösung und 1 ccm Natronlauge 1 Minute lang gekocht; wird sodann mit Salzsäure angesäuert, so tritt Blaufärbung unter Abscheidung eines blauen Niederschlags ein. Fügt man 1 Tropfen Mandelsäurenitril zu Schwefelsäure, so tritt eine stark karmesinrote Färbung auf.

Lackmuspapier darf durch die Lösung von 0,5 g Mandelsäurenitril in 25 ccm Weingeist und 74,5 ccm Wasser kaum gerötet werden. Werden 10 ccm der gleichen Lösung mit 0,8 ccm $^1/_{10}$-Normal-Silbernitratlösung und einigen Tropfen Salpetersäure vermischt, so muß das Filtrat noch den eigenartigen Geruch des Bittermandelwassers zeigen und darf nach weiterem Zusatz von $^1/_{10}$-Normal-Silbernitratlösung nicht mehr getrübt werden (unzulässige Menge freier Zyanwasserstoff).

Diese Angaben entsprechen denen bei Aqua Amygdalarum amararum. Siehe dort.

Gehaltsbestimmung. Etwa 0,5 g Mandelsäurenitril werden in einem Meßkölbchen von 100 ccm Inhalt genau gewogen und in 25 ccm Weingeist gelöst; hierauf wird mit Wasser bis zur Marke aufgefüllt. Versetzt man nunmehr 25 ccm dieser Lösung mit 100 ccm Wasser, 2 ccm Kaliumjodidlösung und 1 ccm Ammoniakflüssigkeit, so müssen für je 0,125 g Mandelsäurenitril bis zum Eintritt einer gelblichen Opaleszenz mindestens 4,2 ccm $^1/_{10}$-Normal-Silbernitratlösung verbraucht werden, was einem Mindestgehalt von 89,4 Prozent Mandelsäurenitril entspricht (1 ccm $^1/_{10}$-Normal-Silbernitratlösung = 0,026612 g Mandelsäurenitril, Kaliumjodid als Indikator).

Diese Gehaltsbestimmung entspricht völlig der bei Bittermandelwasser. Nur die Berechnung ist eine andere, insofern dort das Resultat auf Zyanwasserstoff berechnet wird, hier auf den gesamten Komplex Benzaldehydzyanhydrin. Bei beiden Präparaten wird das gesamte HCN als Zyanammonium gebunden, das dann mit Silbernitrat nach der Formel reagiert:

$$AgNO_3 + 2\,NH_4CN = AgCN \cdot NH_4CN + NH_4NO_3$$

Es entspricht also:

$$\frac{1 \text{ Mol } AgNO_3}{1000 \text{ ccm } ^1/_1\text{-Normal-}AgNO_3} = \frac{2 \text{ Mol Benzaldehydzyanhydrin}}{266{,}12 \text{ g}},$$

$$1 \text{ ccm } ^1/_{10}\text{-Normal-}AgNO_3 = 0{,}026612 \text{ g Benzaldehydzyanhydrin.}$$

Bei Verwendung von 0,125 g Benzaldehydzyanhydrin und Verbrauch von 4,2 ccm $^1/_{10}$-Normal-$AgNO_3$ demnach Prozentgehalt:

$$\frac{4{,}2 \cdot 0{,}026612 \cdot 100}{0{,}125} = \text{rund } 89{,}4 \text{ Prozent Benzaldehydzyanhydrin.}$$

Benzinum Petrolei — Petroleumbenzin

Niedrig siedende Anteile des Petroleums. Petroleumbenzin ist eine farblose, nicht fluoreszierende, leicht entzündbare, flüchtige Flüssigkeit, die eigenartig riecht und in Äther und in absolutem Alkohol in jedem Verhältnis löslich, in Wasser dagegen unlöslich ist.

Werden 50 ccm Petroleumbenzin destilliert, so müssen zwischen 50° und 75° mindestens 40 ccm übergehen.

Dichte 0,661 bis 0,681.

2 ccm ammoniakalische Silberlösung dürfen beim Schütteln mit 10 ccm Petroleumbenzin nicht verändert werden (Schwefelverbindungen).

Auf den richtigen Siedepunkt und die Dichte des Präparates ist besonders zu achten, nicht nur, weil unter dem Namen Benzin häufig höher siedende und spezifisch schwerere Anteile des Petroleums abgegeben werden, sondern auch, weil das Präparat bei längerer Aufbewahrung aus der Luft Sauerstoff aufnimmt und dann Produkte bildet, die höher sieden und eine höhere Dichte besitzen. Deshalb sollte man aber auch, wenn Dichte und Siedepunkt eines Präparates nur unwesentlich außerhalb der angegebenen Grenzen liegen, das Präparat zur pharmazeutischen Verwendung zulassen.

Benzoe — Benzoe

Das aus Siam kommende Harz mehrerer Styrax-Arten, besonders von Styrax tonkinense (*Pierre*) *Craib* und Styrax benzoides *Craib*.

Benzoe besteht aus flachen oder gerundeten, gelblichweißen, braunroten oder gelbbraunen, innen weißlichen Stücken, die beim Erwärmen auf dem Wasserbad einen angenehmen Geruch, bei stärkerem Erhitzen stechend riechende Dämpfe entwickeln.

Erwärmt man Benzoe mit Weingeist, filtriert und vermischt das Filtrat mit Wasser, so erhält man eine milchige Flüssigkeit, die Lackmuspapier rötet. 1 g nzoe erweicht beim Erwärmen mit 10 ccm Schwefelkohlenstoff; aus der farblosen Flüssigkeit kristallisiert beim Erkalten Benzoesäure aus.

Hierzu berichtet L. Rosenthaler (Ph. Z. 1926, S. 1507), daß er nach der Vorschrift des Arzneibuches nie ein Auskristallisieren der Benzoesäure aus dem Schwefelkohlenstoff beobachtet habe, daß man sogar beim Verdunsten der Lösung durchaus nicht sicher Kristalle erhalte. Mit Sicherheit erziele man aber die Abscheidung von Benzoesäurekristallen auf folgende Weise: „Man kocht in einem 100 ccm-Erlenmeyer-Kolben 1 g Benzoe, 1 g Natronlauge und 10 ccm Wasser 5 Minuten lang, übersättigt dann mit Salzsäure, kocht noch einmal auf und filtriert heiß durch ein Faltenfilter."

Erwärmt man 1 g zerriebene Benzoe mit 0,1 g Kaliumpermanganat und 10 ccm Wasser, so darf sich kein Geruch nach Benzaldehyd entwickeln (zimtsäurehaltige Benzoe).

Die Prüfung bezweckt den Nachweis, daß das allein zugelassene Siamharz vorliegt, nicht etwa Sumatrabenzoe. Letztere enthält Zimtsäure, die durch Oxydation mittels Kaliumpermanganat in Benzaldehyd übergeht: $C_6H_5 \cdot CH : CH \cdot CO_2H \rightarrow C_6H_5 \cdot CHO$.

Etwa entstandener Benzaldehyd macht sich durch den Geruch nach Bittermandelöl bemerkbar. — Zur Ausführung bemerkt P. Bohrisch (Ph. Ztrh. 1922, S. 334), daß hier ein Erwärmen bei der Prüfung überflüssig, ja unzweckmäßig sei (weil beim Erwärmen auch die aromatischen Bestandteile des Harzes stärker riechen). Der Autor empfiehlt: Man schüttelt das Benzoepulver in einem kleinen Glasstöpselzylinder mit dem Permanganat und dem Wasser. Tritt kein sofortiger Geruch nach Benzaldehyd auf, läßt man das Gemisch noch eine halbe Stunde gut verschlossen stehen und wiederholt die Geruchsprobe.

Der beim vollkommenen Ausziehen von 1 g Benzoe mit siedendem Weingeist hinterbleibende Rückstand darf nach dem Trocknen bei 100° höchstens 0,02 g wiegen.

1 g Benzoe darf nach dem Verbrennen höchstens 0,01 g Rückstand hinterlassen.

Über den nach Ausziehen mit siedendem Weingeist hinterbleibenden Rückstand und über den Verbrennungsrückstand sagen die Jahresberichte von Caesar & Loretz (1926, S. 83): „Die vorgeschriebenen Höchstzahlen lassen sich für reine Mandeln wohl erfüllen, hingegen nicht für Blockware zur Tinkturenbereitung. Man hätte die Zahlen des D.A.B. 5 beibehalten sollen." — Das frühere Arzneibuch ließ einen in siedendem Weingeist unlöslichen Rückstand von 5 Prozent zu und einen Verbrennungsrückstand von 2 Prozent.

Bismutum bitannicum — Wismutbitannat

Tannismut (E. W.)

Gehalt mindestens 17,9 Prozent Wismut (Bi, Atom-Gew. 209,0).

Wismutbitannat ist ein leichtes, bräunliches Pulver von sehr schwach säuerlichem Geschmacke, das in Wasser fast unlöslich ist.

Werden 0,2 g Wismutbitannat unter Erwärmen mit 10 ccm Wasser geschüttelt, so rötet das Filtrat Lackmuspapier und gibt mit Eisenchloridlösung eine Blaufärbung. Mit wenig Wasser angeschütteltes Wismutbitannat wird durch einige Tropfen Natriumsulfidlösung braunschwarz gefärbt.

Bei diesen Identitätsbestimmungen gibt Eisenchlorid mit der Tannin-Komponente die bekannte Blaufärbung, Natriumsulfidlösung gibt das braunschwarze Wismutsulfid (Bi_2S_3).

2 g Wismutbitannat werden im Porzellantiegel verascht, der Rückstand wird unter Erwärmen in 15 ccm Salpetersäure gelöst und die Lösung mit 25 ccm Wasser versetzt. Diese Lösung darf weder durch 1 Tropfen Bariumnitratlösung (Schwefelsäure) innerhalb 3 Minuten, noch durch 10 ccm verdünnte Schwefelsäure (Blei-, Bariumsalze) verändert, noch durch 1 Tropfen Silbernitratlösung (Salzsäure) mehr als opalisierend getrübt werden. Die gleiche Lösung muß nach Zusatz von überschüssiger Ammoniakflüssigkeit ein farbloses Filtrat geben (Kupfersalze).

Bei der letzten Prüfung wird aus der Lösung des salpetersauren Wismuts das Wismut durch überschüssige Ammoniakflüssigkeit als basisches Salz gefällt, wobei das Filtrat bei Gegenwart von Kupfersalzen durch Bildung komplexer Kupriammoniak-Ionen $[Cu(NH_3)_4^{\cdot\cdot}]$ blau gefärbt wäre.

Werden 2 ccm der gleichen Lösung (d. h. der nach dem vorhergehenden Abschnitt bereiteten Wismutnitratlösung) mit 5 ccm Wasser verdünnt und mit 1 ccm Natriumsulfidlösung kräftig geschüttelt, so darf die vom Niederschlag abfiltrierte Flüssigkeit nach dem Übersättigen mit 2 ccm Ammoniakflüssigkeit durch Ammoniumoxalatlösung höchstens schwach getrübt werden (Kalziumsalze). 6 ccm der gleichen Lösung werden mit 20 ccm Wasser vermischt und mit einer Lösung von 2 g Ammoniumkarbonat in 20 ccm Wasser versetzt; das Gemisch wird kurze Zeit gekocht und der Niederschlag von basischem Wismutkarbonat heiß abfiltriert. Der nach dem Verdampfen des Filtrats hinterbleibende Rückstand darf nach dem Durchfeuchten mit 1 Tropfen Schwefelsäure und nachfolgendem Glühen höchstens 0,003 g betragen (Magnesium-, Alkalisalze).

Gemäß diesem Abschnitt werden die Prüfungen einerseits auf Kalziumsalze, andererseits auf Magnesium-, Alkalisalze in gesondert zubereiteten Lösungen vorgenommen, indem zur ersten Prüfung die Fällung des Bi mittels Na_2S, zur zweiten Prüfung die Fällung mittels Ammoniumkarbonat stattfinden soll. Wie aber bei Bismut. subnitric. ausführlicher dargelegt ist (siehe dort), kann man diese Prüfungen wesentlich vereinfachen, indem man eine einmalige Fällung mittels Ammoniumchlorid und Ammoniakflüssigkeit vornimmt, worauf man das Filtrat für beide Prüfungen verwenden kann. Natürlich muß man dann auch die für beide Prüfungen hinreichende Menge der nach dem vorstehenden Arzneibuchabschnitt bereiteten salpetersauren Wismutlösung in Arbeit nehmen. Hiernach lautet die Vorschrift:

8 ccm der Lösung werden mit 50 ccm Wasser, 9 ccm Ammoniumchloridlösung und 3 ccm Ammoniakflüssigkeit versetzt; das Gemisch wird kurz aufgekocht und der Niederschlag heiß abfiltriert. 10 ccm des Filtrats dürfen durch Ammoniumoxalatlösung höchstens schwach getrübt werden (Kalziumsalze). Weitere 50 ccm des Filtrats werden verdampft. Der nach dem Verdampfen hinterbleibende Rückstand darf nach dem Durchfeuchten mit 1 Tropfen Schwefelsäure und nachfolgendem Glühen höchstens 0,003 g betragen (Kalzium-, Magnesium-, Alkalisalze).

Werden 0,5 g Wismutbitannat mit 5 ccm Natronlauge erhitzt, so darf sich kein Ammoniak entwickeln (Ammoniumsalze), auch nicht nach Zusatz von je 0,5 g Zinkfeile und Eisenpulver (Salpetersäure).

Hier wird eventuell vorhandene Salpetersäure zu Ammoniak reduziert. Die Angabe des Arzneibuches ist übrigens insofern nicht eindeutig, als aus den Worten „so darf sich kein Ammoniak entwickeln" nicht mit Bestimmtheit zu ersehen ist, ob dieses sich eventuell entwickelnde Ammoniak nur durch den Geruchssinn oder durch Lackmuspapier festzustellen ist. Hält man die letztere Probe für richtig, so muß man sich davor hüten, daß die geringen Spuren von Natronlauge, die trotz aller Vorsicht sehr leicht beim Erhitzen mit den Dämpfen mitgerissen werden, nicht ihrerseits das rote Lackmuspapier bläuen und Ammoniak vortäuschen. Man kann tatsächlich diese Probe nur sicher vor solcher Täuschung ausführen, wenn man oben in das Reagenzglas vor dem Erhitzen ein Bäuschchen Watte hineinsteckt.

Gehaltsbestimmung. In einem flachen, nicht zu kleinen Porzellantiegel werden 0,5 g Wismutbitannat erhitzt, bis die Masse vollständig verglimmt ist. Auf die verkohlte, teilweise veraschte Masse gibt man nach dem Abkühlen einige Tropfen Salpetersäure, erhitzt zunächst vorsichtig auf einer Asbestplatte, bis die Salpetersäure verdampft ist, und glüht später auf freier Flamme kräftig. Das Befeuchten mit Salpetersäure und das nachfolgende Glühen muß mehrmals wiederholt werden, bis der Tiegelinhalt ein gleichbleibendes Gewicht angenommen hat. Das Gewicht des Wismutoxyds muß mindestens 0,100 g betragen, was einem Mindestgehalte von 17,9 Prozent Wismut entspricht.

Wird dieser Rückstand in 5 ccm Salzsäure unter Erwärmen gelöst, die Lösung mit 5 ccm Natriumhypophosphitlösung in dem mit einem Uhrglas bedeckten Tiegel eine Viertelstunde lang auf dem Wasserbad erwärmt, so darf die Mischung keine dunklere Färbung annehmen (Arsenverbindungen).

Die Gehaltsbestimmung erfolgt ganz ähnlich der bei Bismut. subnitric. (siehe dort), nur daß hier erst der organische Anteil verbrannt wird. — Über die Prüfung auf Arsenverbindungen siehe S. 102.

Bismutum nitricum — Wismutnitrat

$Bi(NO_3)_3 + 5\,H_2O$ Mol.-Gew. 485,1

Gehalt mindestens 42,1 Prozent Wismut (Bi, Atom-Gew. 209,0).

Farblose, durchsichtige Kristalle, die mit Wasser angefeuchtetes Lackmuspapier röten, sich beim Erhitzen anfangs verflüssigen und darauf unter Entwickelung von gelbroten Dämpfen zersetzen. Wismutnitrat löst sich teilweise in Wasser unter Abscheidung eines weißen Niederschlags; dieses Gemisch wird durch einige Tropfen Natriumsulfidlösung braunschwarz gefärbt.

Bei diesen Identitätsprüfungen rühren die gelbroten Dämpfe (Stickoxyde) von der Salpetersäure her; mit Wasser liefert Wismutnitrat verschiedene basische Wismut-Salpetersäureverbindungen, die mit Natriumsulfid das braunschwarze Wismutsulfid (Bi_2S_3) ergeben.

0,2 g Wismutnitrat müssen sich bei Zimmertemperatur in 10 ccm verdünnter Schwefelsäure klar lösen (Blei-, Bariumsalze). Diese Lösung muß nach Zusatz von überschüssiger Ammoniakflüssigkeit ein farbloses Filtrat geben (Kupfersalze). 0,5 g Wismutnitrat müssen sich in 5 ccm Salpetersäure klar lösen; die Hälfte dieser Lösung darf durch 0,5 ccm Silbernitratlösung höchstens opalisierend getrübt werden (Salzsäure). Wird die andere Hälfte der Lösung mit der gleichen Menge Wasser verdünnt und mit 0,5 ccm Bariumnitratlösung versetzt, so darf die Lösung innerhalb 3 Minuten nicht verändert werden (Schwefelsäure).

0,4 g Wismutnitrat werden in 4 ccm Salpetersäure gelöst; die Lösung wird mit 35 ccm Wasser gemischt. Wird in 10 ccm dieser Lösung das Wismut durch 1 ccm Natriumsulfidlösung ausgefällt, so darf die nach kräftigem Umschütteln vom Niederschlag abfiltrierte Flüssigkeit nach dem Übersättigen mit 2 ccm Ammoniakflüssigkeit durch Ammoniumoxalatlösung höchstens schwach getrübt werden (Kalziumsalze). 10 ccm der gleichen Lösung werden mit einer Lösung von 1 g Ammoniumkarbonat in 10 ccm Wasser versetzt; das Gemisch wird kurze Zeit gekocht und der Niederschlag von basischem Wismutkarbonat heiß abfiltriert. Der nach dem Verdampfen des Filtrats hinterbleibende Rückstand darf nach dem Durchfeuchten mit 1 Tropfen Schwefelsäure und nachfolgendem Glühen höchstens 0,002 g betragen (Magnesium-, Alkalisalze). Erhitzt man 1 g Wismutnitrat mit 1 ccm Wasser und 3 ccm Natronlauge, so darf sich kein Ammoniak entwickeln (Ammoniumsalze).

Gehaltsbestimmung. Wird 1 g Wismutnitrat bis zum Entweichen des Kristallwassers vorsichtig erhitzt und darauf geglüht, so müssen mindestens 0,469 g Wismutoxyd hinterbleiben, was einem Mindestgehalte von 42,1 Prozent Wismut entspricht.

Wird dieser Rückstand in 5 ccm Salzsäure unter Erwärmen gelöst und die Lösung mit 5 ccm Natriumhypophosphitlösung in dem mit einem Uhrglas bedeckten Tiegel eine Viertelstunde lang auf dem Wasserbad erwärmt, so darf die Mischung keine dunklere Färbung annehmen (Arsenverbindungen).

Die Gehaltsbestimmung erfolgt analog der bei Bismut. subnitric. (siehe dort). — Über die Prüfung auf Arsenverbindungen siehe S. 102.

Bismutum oxyjodogallicum — Wismutoxyjodidgallat

Airol (E. W.)

$C_6H_2(OH)_3 \cdot CO_2Bi(OH)J$ [1, 2, 3, 5] Mol.-Gew. 522,0

Gehalt mindestens 20 Prozent Jod.

Wismutoxyjodidgallat ist ein dunkelgraugrünes, geruchloses Pulver, das in Wasser und Äther fast unlöslich ist. Es ist löslich in warmer verdünnter Salzsäure.

Setzt man zu der salzsauren Lösung von Wismutoxyjodidgallat (1 + 9) 5 Tropfen Chloraminlösung und schüttelt dann mit Chloroform, so färbt sich dieses violett. Wird ein Gemisch von 0,1 g Wismutoxyjodidgallat und 5 ccm Wasser mit 1 ccm Natriumsulfidlösung geschüttelt, so färbt es sich braunschwarz. Wird die vom braunschwarzen Niederschlag abfiltrierte Flüssigkeit mit 2 Tropfen Eisenchloridlösung versetzt, so tritt neben einem schwarzen Niederschlag eine blauschwarze Färbung auf.

Bei diesen Identitätsbestimmungen werden alle 3 Komponenten festgestellt: Jod wird durch Chloraminlösung (S. 101) in Freiheit gesetzt und löst sich dann violett in Chloroform; Natriumsulfid liefert das braunschwarze Bi_2S_3; Eisenchlorid liefert mit Gallussäure die bekannte Färbung bzw. den Niederschlag.

1,5 g Wismutoxyjodidgallat werden in einem nicht zu kleinen Porzellantiegel mit 5 ccm Salpetersäure übergossen; das Gemisch wird über kleiner Flamme vorsichtig zur Trockne verdampft und der Rückstand geglüht. Etwa die Hälfte des Glührückstandes wird unter Erwärmen in 15 ccm verdünnter Salpetersäure gelöst und die Lösung mit 10 ccm Wasser gemischt. Diese Lösung darf weder durch 1 Tropfen Bariumnitratlösung (Schwefelsäure), noch durch 10 ccm verdünnte Schwefelsäure (Blei-, Bariumsalze) verändert, noch durch 1 Tropfen Silbernitratlösung (Salzsäure) mehr als opalisierend getrübt werden; nach Zusatz von überschüssiger Ammoniakflüssigkeit muß sie ein farbloses Filtrat geben (Kupfersalze). Wird der Rest des Glührückstandes unter Erwärmen in 5 ccm Salzsäure gelöst und die Lösung mit 5 ccm Natriumhypophosphitlösung in dem mit einem Uhrglas bedeckten Tiegel eine Viertelstunde lang auf dem Wasserbad erwärmt, so darf das Gemisch keine dunklere Färbung annehmen (Arsenverbindungen).

Werden 0,5 g Wismutoxyjodidgallat mit 5 ccm Natronlauge erhitzt, so darf sich kein Ammoniak entwickeln (Ammoniumsalze), auch nicht nach Zugabe von je 0,5 g Zinkfeile und Eisenpulver (Salpetersäure).

Über die Prüfung auf Ammoniumsalze bzw. Salpetersäure sei folgendes gesagt:

Hier wird eventuell vorhandene Salpetersäure zu Ammoniak reduziert. Die Angabe des Arzneibuches ist übrigens insofern nicht eindeutig, als aus den Worten „so darf sich kein Ammoniak entwickeln" nicht mit Bestimmtheit zu ersehen ist, ob dieses sich entwickelnde Ammoniak nur durch den Geruchssinn oder durch Lackmuspapier festzustellen ist. Hält man die letztere Probe für richtig, so muß man sich hüten, daß die geringen Spuren von Natronlauge, die trotz aller Vorsicht sehr leicht beim Erhitzen mit den Dämpfen mitgerissen werden, nicht ihrerseits das rote Lackmuspapier bläuen und Ammoniak vortäuschen. Man kann tatsächlich diese Probe nur sicher vor solcher Täuschung ausführen, wenn man oben in das Reagenzglas vor dem Erhitzen ein Bäuschchen Watte hineinsteckt. Eine sehr schwache Bläuung des roten Lackmuspapiers dürfte hier zuzulassen sein (siehe auch die entsprechende Bemerkung bei Bism. subgallic.).

Gehaltsbestimmung. Ein Gemisch von 0,5 g Wismutoxyjodidgallat, 20 ccm $^1/_{10}$-Normal-Silbernitratlösung und 20 ccm Salpetersäure wird in einem Kolben 3 Minuten lang im Sieden gehalten, sodann mit 50 ccm Wasser verdünnt und zum Erkalten stehengelassen. Zu dem Gemische gibt man so viel Kaliumpermanganatlösung, daß die rote Farbe des Kaliumpermanganats bestehen bleibt, und entfärbt dann durch Zusatz von wenig Ferrosulfat. Nach Zusatz von 5 ccm Ferriammoniumsulfatlösung wird das überschüssige Silbernitrat mit $^1/_{10}$-Normal-Ammoniumrhodanidlösung bis zum Farbumschlage titriert. Hierzu dürfen höchstens 12,1 ccm $^1/_{10}$-Normal-Ammoniumrhodanidlösung verbraucht werden, was einem Mindestgehalte von 20 Prozent Jod entspricht (1 ccm $^1/_{10}$-Normal-Silbernitratlösung = 0,012692 g Jod, Ferriammoniumsulfat als Indikator).

Bei dem Wismutoxyjodidgallat wird nicht die übliche Wismutbestimmung gefordert (wie bei Wismutbitannat usw.), sondern die Bestimmung des Jodes, weil dieses Resultat besonders charakteristisch für den Wert des Präparates ist. Da das Molekulargewicht der Substanz 522 ist, das Atomgewicht des Jodes 126,92 so sollte nach der Gleichung

$$522 : 126{,}92 = 100 : x, \qquad x = 24{,}3$$

der Jodgehalt über 24 Prozent betragen. Wenn das Arzneibuch nur „mindestens 20 Prozent" fordert, so bleibt diese Forderung nicht unerheblich hinter dem theoretisch berechneten Werte zurück.

Die Bestimmung beruht darauf, daß bei der vorgeschriebenen Behandlung das Jod des Wismutoxyjodidgallats mit einem äquivalenten Teil des Silbernitrats unter Bildung von Jodsilber in Reaktion tritt. Titriert man dann mit der $^1/_{10}$-Normal-Ammoniumrhodanidlösung (die der $^1/_{10}$-Normal-$AgNO_3$-Lösung äquivalent ist) zurück, erfährt man, wieviel Silber als AgJ gebunden, wieviel Jod vorhanden ist. Da bei dieser Behandlung sich leicht salpetrige Säure (durch Reduktion der Salpetersäure) bildet, diese salpetrige Säure aber die Endreaktion unscharf macht, muß sie durch Kaliumpermanganat oxydiert, unschädlich gemacht werden, worauf man den Überschuß des $KMnO_4$ durch Ferrosulfat beseitigt. Das so entstehende Ferrisulfat wirkt dann als

Indikator mit. Über die Titration mit Ammoniumrhodanidlösung siehe S. 82.

Es sollen bei der Bestimmung mindestens verbraucht werden 20—12,1 = 7,9 ccm $^1/_{10}$-Normal-Silbernitratlösung. Da 1 $AgNO_3$ = 1 AgJ, so folgt:

$$\frac{1\ AgNO_3}{1\ \text{Mol} = 1000\ \text{ccm}\ ^1/_1\text{-Normal-}AgNO_3} = \frac{1\ \text{Jod}}{1\ \text{Grammäquivalent} = 126{,}92},$$

$$1\ \text{ccm}\ ^1/_{10}\text{-Normal-}AgNO_3 = 0{,}012692\ \text{g Jod}.$$

Bei Anwendung von 0,5 g Wismutoxyjodidgallat und Verbrauch von 7,9 ccm $^1/_{10}$-Normal-$AgNO_3$ demnach Prozentgehalt:

$$\frac{7{,}9 \cdot 0{,}012692 \cdot 100}{0{,}5} = \text{rund 20 Prozent Jod.}$$

Vor Licht geschützt aufzubewahren.

Bismutum subcarbonicum — Basisches Wismutkarbonat

Gehalt 80,7 bis 82,5 Prozent Wismut (Bi, Atom-Gew. 209,0).

Weißes oder gelblichweißes, geruch- und geschmackloses Pulver, das in Wasser oder Weingeist unlöslich ist und beim Glühen einen graugelben Rückstand hinterläßt.

Basisches Wismutkarbonat färbt sich nach dem Anschütteln mit wenig Wasser durch einige Tropfen Natriumsulfidlösung braunschwarz und entwickelt beim Übergießen mit Salzsäure Kohlendioxyd.

Bei diesen Identitätsbestimmungen zeigt Natriumsulfidlösung durch Bildung des braunschwarzen Wismutsulfids (Bi_2S_3) die Wismutverbindung an.

5 g basisches Wismutkarbonat werden unter Erwärmen in einem Kölbchen von mindestens 100 ccm Inhalt in 30 ccm Salpetersäure gelöst. 6 ccm dieser Lösung werden mit 6 ccm Natronlauge versetzt und nach dem Umschütteln filtriert. Das nach dem Ansäuern mit einigen Tropfen Essigsäure auf etwa 5 ccm eingedampfte Filtrat darf durch Kaliumdichromatlösung nicht verändert werden (Bleisalze).

Zur Prüfung dieses Präparates auf Blei wird zunächst eine salpetersaure Lösung hergestellt und in dieser das Wismut durch Natronlauge ausgefällt. In dem mit Essigsäure angesäuerten Filtrat würde bei Gegenwart von Bleisalzen durch Kaliumdichromatlösung das gelbgefärbte Bleichromat ($PbCrO_4$) entstehen.

6 ccm der salpetersauren Lösung müssen nach Zusatz von überschüssiger Ammoniakflüssigkeit ein farbloses Filtrat geben (Kupfersalze). Der Rest der salpetersauren Lösung wird mit 42 ccm Wasser vermischt. Diese Lösung darf weder durch 1 Tropfen Bariumnitratlösung (Schwefelsäure), noch durch 10 ccm verdünnte Schwefelsäure (Bariumsalze), noch durch 1 ccm verdünnte Salzsäure (Silbersalze) verändert, noch durch 1 Tropfen Silbernitratlösung (Salzsäure) mehr als opalisierend getrübt werden. Werden 2 ccm der gleichen Lösung mit 5 ccm Wasser verdünnt und mit 1,5 ccm Natriumsulfidlösung kräftig geschüttelt, so darf das Filtrat nach dem Übersättigen mit 2 ccm Ammoniakflüssigkeit durch Ammoniumoxalatlösung höchstens schwach getrübt werden (Kalziumsalze). 6 ccm der gleichen Lösung werden mit 20 ccm Wasser vermischt und mit einer Lösung von 2 g Ammoniumkarbonat in 20 ccm Wasser versetzt; das Gemisch wird kurze Zeit gekocht und der Niederschlag heiß abfiltriert. Der nach dem Verdampfen des Filtrats hinterbleibende Rückstand darf nach dem Durchfeuchten mit 1 Tropfen Schwefelsäure und nachfolgendem Glühen höchstens 0,003 g betragen (Magnesium-, Alkalisalze).

Gemäß den Angaben dieses Abschnittes werden die Prüfungen einerseits auf Kalziumsalze, andererseits auf Magnesium-, Alkalisalze in gesondert zubereiteten Lösungen vorgenommen, indem zur ersten Prüfung die Fällung des Wismuts mittels Na_2S, zur zweiten Prüfung die Fällung mittels Ammoniumkarbonat stattfinden soll. Wie aber bei Bismut. subnitric. ausführlicher dargelegt ist (siehe dort), kann man diese Prüfungen wesentlich vereinfachen, indem man eine einmalige Fällung mittels Ammoniumchlorid und Ammoniakflüssigkeit vornimmt, worauf man dann das Filtrat für beide Prüfungen verwenden kann. Natürlich muß man dann auch die für beide Prüfungen hinreichende Menge der nach dem vorstehenden Abschnitt bereiteten salpetersauren Wismutlösung in Arbeit nehmen. Hiernach lautet die Vorschrift: 8 ccm der Lösung werden mit 50 ccm Wasser, 8 ccm Ammoniumchloridlösung und 2,5 ccm Ammoniakflüssigkeit versetzt; das Gemisch wird kurz aufgekocht und der Niederschlag heiß abfiltriert. 10 ccm des Filtrats dürfen durch Ammoniumoxalatlösung höchstens schwach getrübt werden (Kalziumsalze). Weitere 50 ccm des Filtrats werden verdampft. Der nach dem Verdampfen hinterbleibende Rückstand darf nach dem Durchfeuchten mit einem Tropfen Schwefelsäure und nachfolgendem Glühen höchstens 0,003 g betragen (Kalzium-, Magnesium-, Alkalisalze).

Beim Erwärmen von 1 g basischem Wismutkarbonat mit 5 ccm Natronlauge darf sich kein Ammoniak entwickeln (Ammoniumsalze).

Werden 0,2 g basisches Wismutkarbonat mit 10 ccm verdünnter Schwefelsäure zum Sieden erhitzt, so darf das nach dem Erkalten über Diphenylamin-Schwefelsäure geschichtete Filtrat an der Berührungsfläche der beiden Flüssigkeiten keine blaue Zone bilden (Salpetersäure). Eine Lösung von 1 g basischem Wismutkarbonat in 10 ccm Natriumhypophosphitlösung darf nach viertelstündigem Erhitzen im siedenden Wasserbade keine dunklere Färbung annehmen (Arsenverbindungen).

Gehaltsbestimmung. 1 g basisches Wismutkarbonat muß nach dem Glühen im Porzellantiegel 0,900 bis 0,920 g Wismutoxyd hinterlassen, was einem Gehalte von 80,7 bis 82,5 Prozent Wismut entspricht.

Die Gehaltsbestimmung erfolgt analog der bei Bismut. subnitric.; siehe dort.

Bismutum subgallicum — Basisches Wismutgallat

Dermatol (E. W.)

$C_6H_2(OH)_3 \cdot CO_2Bi(OH)_2$ [1, 2, 3, 5] Mol.-Gew. 412,1

Gehalt mindestens 46,6 Prozent Wismut (Bi, Atom-Gew. 209,0).

Basisches Wismutgallat ist ein zitronengelbes, amorphes, geruch- und geschmackloses, in Wasser, Weingeist oder Äther unlösliches Pulver, das beim Erhitzen, ohne zu schmelzen, verkohlt und beim Glühen einen graugelben Rückstand hinterläßt.

Wird ein Gemisch von 0,1 g basischem Wismutgallat und 5 ccm Wasser mit 1 ccm Natriumsulfidlösung geschüttelt, so färbt es sich braunschwarz. Wird die vom Niederschlag abfiltrierte Flüssigkeit mit 2 Tropfen Eisenchloridlösung versetzt, so tritt neben einem schwarzen Niederschlag eine blauschwarze Färbung auf.

Bei diesen Identitätsbestimmungen zeigt Natriumsulfidlösung durch Bildung des braunschwarzen Wismutsulfids (Bi_2S_3) die Wismutverbindung an, Eisenchlorid durch die bekannte blauschwarze Färbung bzw. den schwarzen Niederschlag die Komponente der Gallussäure.

2 g basisches Wismutgallat werden im Porzellantiegel verascht, der Rückstand wird in der Wärme in 15 ccm Salpetersäure gelöst und die Lösung mit 25 ccm Wasser versetzt. Diese Lösung darf weder durch 1 Tropfen Bariumnitratlösung (Schwefelsäure) innerhalb 3 Minuten, noch durch 10 ccm verdünnte Schwefelsäure (Blei-, Bariumsalze) verändert, noch durch 1 Tropfen Silbernitratlösung (Salzsäure) mehr als opalisierend getrübt werden. 5 ccm der gleichen Lösung müssen nach Zusatz von überschüssiger Ammoniakflüssigkeit ein farbloses Filtrat geben (Kupfersalze). Werden 2 ccm der gleichen Lösung mit 5 ccm Wasser verdünnt und mit 1 ccm Natriumsulfidlösung kräftig geschüttelt, so darf das Filtrat nach dem Übersättigen mit 2 ccm Ammoniakflüssigkeit durch Ammoniumoxalatlösung höchstens schwach getrübt werden (Kalziumsalze). 4 ccm der gleichen Lösung werden mit 15 ccm Wasser vermischt und mit einer Lösung von 2 g Ammoniumkarbonat in 15 ccm Wasser versetzt; das Gemisch wird kurze Zeit gekocht und der Niederschlag von basischem Wismutkarbonat heiß abfiltriert. Der nach dem Verdampfen des Filtrats hinterbleibende Rückstand darf nach dem Durchfeuchten mit 1 Tropfen Schwefelsäure und nachfolgendem Glühen höchstens 0,002 g betragen (Magnesium-, Alkalisalze).

Gemäß der zweiten Hälfte des vorstehenden Abschnittes werden die Prüfungen einerseits auf Kalziumsalze, andererseits auf Magnesium-, Alkalisalze in gesondert zubereiteten Lösungen vorgenommen, indem zur ersten Prüfung die Fällung des Wismuts mittels Na_2S, zur zweiten Prüfung die Fällung mittels Ammoniumkarbonat stattfinden soll. Wie aber bei Bismut. subnitric. ausführlicher dargelegt ist (siehe dort), kann man diese Prüfungen wesentlich vereinfachen, indem man eine einmalige Fällung mittels Ammoniumchlorid und Ammoniakflüssigkeit vornimmt, worauf man dann das Filtrat für beide Prüfungen verwenden kann. Natürlich muß man dann auch die für beide Prüfungen hinreichende Menge der nach dem vorigen Abschnitt bereiteten salpetersauren Wismutlösung in Arbeit nehmen. Hiernach lautet die Vorschrift: 6 ccm der Lösung werden mit 35 ccm Wasser, 8 ccm Ammoniumchloridlösung und 2 ccm Ammoniakflüssigkeit versetzt; das Gemisch wird kurz aufgekocht und der Niederschlag heiß abfiltriert. 10 ccm des Filtrats dürfen durch Ammoniumoxalatlösung höchstens schwach getrübt werden (Kalziumsalze). Weitere 33 ccm des Filtrats werden verdampft. Der nach dem Verdampfen hinterbleibende Rückstand darf nach dem Durchfeuchten mit einem Tropfen Schwefelsäure und nachfolgendem Glühen höchstens 0,002 g betragen (Kalzium-, Magnesium-, Alkalisalze).

1 g basisches Wismutgallat muß sich in 5 ccm Natronlauge klar lösen. Diese Lösung darf beim Erwärmen kein Ammoniak entwickeln (Ammoniumsalze); sie darf auch nach Zusatz von je 0,5 g Zinkfeile und Eisenpulver bei weiterem Erwärmen darübergehaltenes, mit Wasser angefeuchtetes Lackmuspapier höchstens sehr schwach bläuen (Salpetersäure).

Bezüglich der Prüfung auf Ammoniumsalze siehe die betreffende Anmerkung zu Bismutum bitannicum. — Eventuell vorhandene Salpetersäure würde durch die Behandlung mit Zinkfeile und Eisenpulver zu Ammoniak reduziert werden. G. Frerichs und Fr. Rick (Ap. Z. 1913, S. 917) sagen bezüglich dieser Probe: Eine sehr schwache Bläuung von angefeuchtetem Lackmuspapier haben wir sowohl bei Handelspräparaten wie auch bei selbst hergestelltem Präparat beobachtet.

Wird 1 g basisches Wismutgallat mit 10 ccm Weingeist geschüttelt, so darf die abfiltrierte Flüssigkeit beim Eindampfen höchstens 0,001 g Rückstand hinterlassen (freie Gallussäure).

Gehaltsbestimmung. In einem nicht zu kleinen, mit einem Uhrglas bedeckten Porzellantiegel werden 0,5 g basisches Wismutgallat über einer kleinen Flamme derart erhitzt, daß sich der Boden des Tiegels 6 bis 8 cm über der Flamme befindet. Nachdem die Masse eine dunklere Färbung angenommen hat, wird die Flamme entfernt und das Uhrglas ein wenig abgehoben. Das hierbei eintretende Verglimmen der Masse wird in der Weise geregelt, daß man das Uhrglas abwechselnd auflegt und wieder abhebt. Nachdem das basische Wismutgallat vollständig verglimmt ist, erhitzt man im offenen Tiegel allmählich bis zum Glühen. Der Glührückstand wird in wenig Salpetersäure gelöst, die Lösung zur Trockne eingedampft und der Trockenrückstand geglüht. Das Gewicht des erhaltenen Wismutoxyds muß mindestens 0,260 g betragen, was einem Mindestgehalte von 46,6 Prozent Wismut entspricht.

Diese Angaben machen zwar auch dem Ungeübteren die Gehaltsbestimmung möglich, jedoch ist das Verfahren sehr umständlich. Ein Geübterer wird leichter zum Ziele kommen, wenn er auf die bereits teilweise verkohlte, dann erkaltete Asche Salpetersäure (eventuell auch einige Tropfen rauchende Salpetersäure) gibt und dadurch die vollkommene Verbrennung der organischen Substanz beschleunigt. Es kann deshalb folgendes Verfahren vorgeschlagen werden: In einen möglichst flachen, nicht zu kleinen Tiegel bringt man etwa 0,5 g (genau gewogen) des Präparates. Dann verascht man in gewöhnlicher Weise, indem man mit einem Brenner erst schwach, dann stärker glüht. Dabei setzt man die Flamme zunächst seitwärts an den Tiegel, nicht unter den Tiegel. Dann glimmt die Masse ruhig ab. Auf die verkohlte, teilweise veraschte Masse gibt man nach dem Abkühlen einige Tropfen Salpetersäure und erhitzt jetzt, um ein Spritzen zu vermeiden, vorsichtig, indem man am besten den Tiegel auf eine Asbestplatte stellt und die Flamme in größere Entfernung darunter bringt. Ist die Salpetersäure allmählich verdampft, so erhitzt man stärker. Erst jetzt nimmt man die Asbestplatte fort und glüht den Tiegelinhalt. Sollte nunmehr noch metallisches Wismut vorhanden sein, so muß das Befeuchten mit Salpetersäure und das Glühen wiederholt werden.

Wird dieser Rückstand in 5 ccm Salzsäure unter Erwärmen gelöst und die Lösung mit 5 ccm Natriumhypophosphitlösung in dem mit einem Uhrglas bedeckten Tiegel eine Viertelstunde lang auf dem Wasserbad erwärmt, so darf die Mischung keine dunklere Färbung annehmen (Arsenverbindungen).

Bismutum subnitricum — Basisches Wismutnitrat

Gehalt 70,9 bis 73,6 Prozent Wismut (Bi, Atom-Gew. 209,0).

Weißes, mikrokristallinisches Pulver, das mit Wasser angefeuchtetes Lackmuspapier rötet.

Es kommt bisweilen vor, daß anfänglich einwandfreie Präparate einen Geruch nach salpetriger Säure zeigen. Solche Ware ist in dünner Schicht auszubreiten und verliert so bei gelinder Wärme den erwähnten Geruch.

Basisches Wismutnitrat färbt sich beim Übergießen mit Natriumsulfidlösung braunschwarz, beim Erhitzen entwickelt es gelbrote Dämpfe.

Siehe die gleichartige Bestimmung unter Bismutum nitricum.

0,2 g basisches Wismutnitrat müssen sich bei Zimmertemperatur in 10 ccm verdünnter Schwefelsäure klar (Blei-, Kalzium-, Bariumsalze) und ohne Gasentwickelung (Kohlensäure) lösen. Diese Lösung muß nach Zusatz von überschüssiger Ammoniakflüssigkeit ein farbloses Filtrat geben (Kupfersalze). 0,5 g basisches Wismutnitrat müssen sich in 5 ccm Salpetersäure klar lösen. Die Hälfte dieser Lösung darf durch 0,5 ccm Silbernitratlösung höchstens opalisierend getrübt werden (Salzsäure); die andere Hälfte darf nach dem Verdünnen mit der gleichen Menge Wasser durch 0,5 ccm Bariumnitratlösung innerhalb 3 Minuten nicht verändert werden (Schwefelsäure).

0,4 g basisches Wismutnitrat werden in 4 ccm Salpetersäure gelöst; die Lösung wird mit 35 ccm Wasser gemischt. Wird in 10 ccm dieser Lösung das Wismut durch 1 ccm Natriumsulfidlösung ausgefällt, so darf die nach kräftigem Umschütteln vom Niederschlag abfiltrierte Flüssigkeit nach dem Übersättigen mit 2 ccm Ammoniakflüssigkeit durch Ammoniumoxalatlösung höchstens schwach getrübt werden (Kalziumsalze). 10 ccm der gleichen Lösung werden mit einer Lösung von 1 g Ammoniumkarbonat in 10 ccm Wasser versetzt; das Gemisch wird kurze Zeit gekocht und der Niederschlag von basischem Wismutkarbonat heiß abfiltriert. Der nach dem Verdampfen des Filtrats hinterbleibende Rückstand darf nach dem Durchfeuchten mit 1 Tropfen Schwefelsäure und nachfolgendem Glühen höchstens 0,002 g betragen (Magnesium-, Alkalisalze).

Gemäß vorstehendem Abschnitt werden die Prüfungen einerseits auf Kalziumsalze, andererseits auf Magnesium-, Alkalisalze in gesondert zubereiteten Lösungen vorgenommen, indem zur ersten Prüfung die Fällung des Bi mittels Na_2S, zur zweiten Prüfung die Fällung mittels Ammoniumkarbonat stattfinden soll. Hierzu ist zunächst zu bemerken, daß die vorgeschriebene Menge der Natriumsulfidlösung zu knapp bemessen ist. Arbeitet man genau nach dem Arzneibuch, so bleiben im Filtrat Anteile des Wismutsalzes zurück, die dann nach Zusatz von Ammoniakflüssigkeit bzw. Ammoniumoxalatlösung als weißer Niederschlag ausfallen. Wohl kann das leicht vermieden werden, wenn man statt des vorgeschriebenen einen Kubikzentimeters Natriumsulfidlösung 2 ccm des Reagens verwendet. Aber man kann das nicht ganz angenehme Prüfen mit Na_2S hier völlig umgehen, indem man die Prüfung auf Kalziumsalze mit der auf Magnesiumsalze und Alkalisalze verbindet. Gleichzeitig kürzt man dadurch den Gang der Untersuchung noch ganz erheblich ab. Augenscheinlich sind die zwei Prüfungen nach dem Arzneibuch getrennt vorzunehmen, weil es einerseits als das Zweckmäßigste angesehen wurde, zur Prüfung auf Magnesium-, Alkalisalze das Wismut mittels Ammoniumkarbonats auszufällen. Andererseits fällt das Ammoniumkarbonat aber auch Kalksalze als kohlensauren Kalk aus. Deshalb wurde vorgeschrieben, zur Prüfung auf Kalksalze noch gesondert das Wismut durch Natriumsulfid auszufällen. Wir stellten aber fest (siehe J. Herzog u. K. Schulze Ap. Z. 1927, S. 1079), daß aus der salpetersauren Lösung des Wismutsalzes, sobald sie durch Ammoniakflüssigkeit schwach alkalisch gemacht ist, das Wismut durch Ammoniumchloridlösung ebenso quantitativ ausgefällt werden kann wie durch Ammoniumkarbonatlösung. Das Wismut fällt dann quantitativ als Oxychlorid aus. Wir haben wiederholt die Fällung ausgeführt, das Filtrat eingedampft, den nach dem Glühen erhaltenen Rückstand mit Natriumsulfidlösung geprüft und niemals eine positive Reaktion auf Bi bekommen. Das Ammoniumchlorid hält zugleich noch evtl. vorhandene Magnesiumsalze in Lösung. Deshalb braucht man statt der zwei umständlichen Fällungen des Wismutsalzes (einerseits zur Prüfung auf Kalziumsalze, andererseits zur

Prüfung auf Magnesium-, Alkalisalze) nur eine Fällung auszuführen und kann so arbeiten:

0,4 g basisches Wismutnitrat werden in 4 ccm Salpetersäure gelöst; die Lösung wird mit 35 ccm Wasser gemischt. 20 ccm der Lösung werden mit 15 ccm Wasser, 6 ccm Ammoniumchloridlösung und 2 ccm Ammoniakflüssigkeit versetzt; das Gemisch wird kurz aufgekocht und der Niederschlag heiß abfiltriert. 10 ccm des Filtrats dürfen durch Ammoniumoxalatlösung höchstens schwach getrübt werden (Kalziumsalze). Weitere 20 ccm des Filtrats werden verdampft. Der nach dem Verdampfen hinterbleibende Rückstand darf nach dem Durchfeuchten mit einem Tropfen Schwefelsäure und nachfolgendem Glühen höchstens 0,002 g betragen (Kalzium-, Magnesium-, Alkalisalze).

Durch die letzte Forderung wird zwar die Forderung des Arzneibuches um eine Kleinigkeit verschärft, da bei dieser Versuchsanordnung die Kalziumsalze, deren Anwesenheit in Spuren zugelassen ist, im Glührückstand ebenfalls vorhanden sind. Wir haben aber bei der Untersuchung sämtlicher offizineller Wismutsalze, die uns von verschiedenen Fabriken zur Verfügung standen, nach vorstehender Methode niemals unzulässig hohe Werte gefunden.

Erhitzt man 1 g basisches Wismutnitrat mit 1 ccm Wasser und 3 ccm Natronlauge, so darf sich kein Ammoniak entwickeln (Ammoniumsalze).

Gehaltsbestimmung. 1 g basisches Wismutnitrat muß beim Glühen 0,790 bis 0,820 g Wismutoxyd hinterlassen, was einem Gehalte von 70,9 bis 73,6 Prozent Wismut entspricht.

Hier muß zum Schlusse ziemlich stark geglüht werden, damit nicht Wismutnitrat — auch nur zum Teil — unzersetzt bleibt und durch sein höheres Molekulargewicht einen größeren Gehalt an Wismutoxyd vortäuscht. Es ist deshalb ein Glühen bis zum konstanten Gewicht angebracht. Von Vanino und Treubert existiert noch eine Wismutbestimmung, bei der die Verbindungen mittels Formaldehyd zu metallischem Bi reduziert werden. Diese Methode kann in gewissen Fällen vorteilhaft zur Kontrolle hinzugezogen werden (siehe Südd. Ap. Z. 1920, S. 274).

Wird dieser Rückstand in 5 ccm Salzsäure unter Erwärmen gelöst und die Lösung mit 5 ccm Natriumhypophosphitlösung in dem mit einem Uhrglas bedeckten Tiegel eine Viertelstunde lang auf dem Wasserbad erwärmt, so darf die Mischung keine dunklere Färbung annehmen (Arsenverbindungen).

Bismutum subsalicylicum — Basisches Wismutsalizylat

$$C_6H_4\begin{cases} OH & [1] \\ CO_2BiO & [2] \end{cases}$$

Mol.-Gew. 362,0

Gehalt 56,5 bis 58,5 Prozent Wismut (Bi, Atom-Gew. 209,0).

Basisches Wismutsalizylat ist ein weißes, geruch- und geschmackloses, in Wasser und Weingeist unlösliches Pulver, das beim Erhitzen, ohne zu schmelzen, verkohlt und beim Glühen einen gelben Rückstand hinterläßt.

Übergießt man basisches Wismutsalizylat mit verdünnter Eisenchloridlösung (1 + 19), so färbt sich das Gemisch violett. 0,5 g basisches Wismutsalizylat färben sich nach dem Anschütteln mit 5 ccm Wasser durch einige Tropfen Natriumsulfidlösung braunschwarz.

Bei diesen Identitätsbestimmungen zeigt Natriumsulfidlösung durch Bildung des braunschwarzen Wismutsulfids (Bi_2S_3) die Wismutverbindung an, Eisenchlorid durch die violette Färbung die Salizylsäurekomponente.

Werden 0,5 g basisches Wismutsalizylat mit 5 ccm Wasser geschüttelt, so darf das Filtrat Lackmuspapier nicht sofort röten (freie Salizylsäure). 1,5 g basisches Wismutsalizylat werden im Porzellantiegel verascht, der Rückstand wird in der Wärme in 10 ccm Salpetersäure gelöst und die Lösung mit Wasser auf 30 ccm verdünnt. Diese Lösung darf weder durch 1 Tropfen Bariumnitratlösung (Schwefelsäure), noch durch 10 ccm verdünnte Schwefelsäure (Blei-, Bariumsalze) verändert, noch durch 1 Tropfen Silbernitratlösung (Salzsäure) mehr als opalisierend getrübt werden; nach Zusatz von überschüssiger Ammoniakflüssigkeit muß sie ein farbloses Filtrat geben (Kupfersalze). Werden 2 ccm der gleichen Lösung mit 5 ccm Wasser verdünnt und mit 1 ccm Natriumsulfidlösung kräftig geschüttelt, so darf das Filtrat nach dem Übersättigen mit 2 ccm Ammoniakflüssigkeit durch Ammoniumoxalatlösung höchstens schwach getrübt werden (Kalziumsalze). 6 ccm der gleichen Lösung werden mit 20 ccm Wasser vermischt und mit einer Lösung von 2 g Ammoniumkarbonat in 20 ccm Wasser versetzt; das Gemisch wird kurze Zeit gekocht und der Niederschlag von basischem Wismutkarbonat heiß abfiltriert. Der nach dem Verdampfen des Filtrats hinterbleibende Rückstand darf nach dem Durchfeuchten mit 1 Tropfen Schwefelsäure und nachfolgendem Glühen höchstens 0,003 g betragen (Magnesium-, Alkalisalze).

Gemäß der zweiten Hälfte des vorstehenden Abschnittes werden die Prüfungen einerseits auf Kalziumsalze, andererseits auf Magnesium-, Alkalisalze in gesondert zubereiteten Lösungen vorgenommen, indem zur ersten Prüfung die Fällung des Wismuts mittels Na_2S, zur zweiten Prüfung die Fällung mittels Ammoniumkarbonat stattfinden soll. Wie aber bei Bismut. subnitric. ausführlicher dargelegt ist (siehe dort), kann man diese Prüfungen wesentlich vereinfachen, indem man eine e i n m a l i g e Fällung mittels Ammoniumchlorid und Ammoniakflüssigkeit vornimmt, worauf man dann das Filtrat für b e i d e Prüfungen verwenden kann. Natürlich muß man dann auch die für beide Prüfungen hinreichende Menge der nach dem vorigen Abschnitt bereiteten salpetersauren Wismutlösung in Arbeit nehmen. Hiernach lautet die Vorschrift für die abgekürzte Methode so, wie sie bei Bismutum bitannicum angegeben ist (siehe S. 188, Abs. 7).

Werden 0,5 g basisches Wismutsalizylat mit 5 ccm Natronlauge erhitzt, so darf sich kein Ammoniak entwickeln (Ammoniumsalze); wird das Gemisch nach Zusatz von je 0,5 g Zinkfeile und Eisenpulver weiter erhitzt, so darf darüber gehaltenes, mit Wasser angefeuchtetes Lackmuspapier höchstens sehr schwach gebläut werden (Salpetersäure).

Über die Prüfung auf Ammoniumsalze bzw. Salpetersäure siehe die entsprechende Anmerkung zu Bismutum subgallicum.

G e h a l t s b e s t i m m u n g. 0,5 g basisches Wismutsalizylat werden im Porzellantiegel verascht. Wird der Rückstand in wenig Salpetersäure gelöst, die Lösung zur Trockne verdampft und der Trockenrückstand geglüht, so müssen 0,315 g bis 0,326 g Wismutoxyd zurückbleiben, was einem Gehalte von 56,5 bis 58,5 Prozent Wismut entspricht.

Diese Prüfung ist in gleicher Weise auszuführen, wie bei Bismutum subgallicum angegeben. Siehe dort.

Wird dieser Rückstand in 5 ccm Salzsäure unter Erwärmen gelöst und die Lösung mit 5 ccm Natriumhypophosphitlösung in dem mit einem Uhrglas bedeckten Tiegel eine Viertelstunde lang auf dem Wasserbad erwärmt, so darf das Gemisch keine dunklere Färbung annehmen (Arsenverbindungen).

V o r L i c h t g e s c h ü t z t a u f z u b e w a h r e n.

Bismutum tribromphenylicum — Tribromphenolwismut

Xeroform (E. W.)

Zusammensetzung annähernd $(C_6H_2Br_3O)_2Bi(OH) \cdot Bi_2O_3$

Gehalt mindestens 44,9 Prozent Wismut (Bi, Atom-Gew. 209,0).

Tribromphenolwismut ist ein gelbes, in Wasser, Weingeist oder Äther fast unlösliches Pulver.

Tribromphenolwismut färbt sich nach dem Anschütteln mit wenig Wasser durch einige Tropfen Natriumsulfidlösung braunschwarz. Werden 0,4 g Tribromphenolwismut mit 2 ccm Natronlauge und 4 ccm Wasser zum Sieden erhitzt, so gibt das Filtrat nach Zusatz von Salzsäure im Überschuß einen weißen, flockigen Niederschlag, der nach dem Umkristallisieren aus verdünntem Weingeist bei etwa 93° schmilzt.

Bei diesen Identitätsbestimmungen zeigt Natriumsulfidlösung durch Bildung des braunschwarzen Wismutsulfids (Bi_2S_3) die Wismutverbindung an. Durch die weitere Behandlung des Präparates mit Natronlauge und dann mit Salzsäure gewinnt man Tribromphenol, das rein bei 94° schmilzt.

Werden 0,5 g Tribromphenolwismut mit 5 ccm Weingeist geschüttelt und wird 1 ccm des Filtrats mit 15 ccm Wasser verdünnt, so darf sich kein flockiger Niederschlag abscheiden (freies Tribromphenol). Werden 0,5 g Tribromphenolwismut mit 5 ccm Natronlauge geschüttelt, so darf sich das Gemisch nicht gelbrot färben (basisches Wismutgallat).

Gehaltsbestimmung. 0,5 g Tribromphenolwismut werden in einem kleinen Scheidetrichter mit 5 ccm Salpetersäure angeschüttelt und nach Zugabe von 5 ccm Äther kräftig geschüttelt. Nach dem Absetzen läßt man die salpetersaure Lösung in einen gewogenen Porzellantiegel abfließen und wiederholt die Ausschüttelung in derselben Weise mit 5 ccm Salpetersäure. Die vereinigten salpetersauren Lösungen werden auf dem Wasserbade verdampft; der Rückstand wird zunächst vorsichtig, dann stärker geglüht. Das Gewicht des erhaltenen Wismutoxyds muß mindestens 0,250 g betragen, was einem Mindestgehalte von 44,9 Prozent Wismut entspricht.

Bei dieser Gehaltsbestimmung muß ein anderer Weg eingeschlagen werden wie bei den übrigen Wismut-Präparaten, weil Tribromphenolwismut beim Veraschen leicht verpufft. Man zersetzt das Präparat durch Salpetersäure in Wismutnitrat und Tribromphenol, schüttelt letzteres durch Äther aus, extrahiert noch einmal mit Salpetersäure, dampft die Lösungen des salpetersauren Wismuts ein und bestimmt nach Glühen die Menge des vorhandenen Bi_2O_3.

Wird dieser Rückstand in 5 ccm Salzsäure unter Erwärmen gelöst und die Lösung mit 5 ccm Natriumhypophosphitlösung in dem mit einem Uhrglas bedeckten Tiegel eine Viertelstunde lang auf dem Wasserbad erwärmt, so darf die Mischung keine dunklere Färbung annehmen (Arsenverbindungen).

Bolus alba — Weißer Ton

Weißliche, zerreibliche, leicht abfärbende, erdige Masse oder weißliches Pulver. Weißer Ton besteht im wesentlichen aus wasserhaltigem Aluminiumsilikat von wechselnder Zusammensetzung. Mit wenig Wasser befeuchtet, liefert er eine bildsame Masse von eigenartigem Geruche, die sich auch in viel Wasser und in verdünnten Säuren nicht auflöst.

Weißer Ton darf beim Übergießen mit Salzsäure nicht aufbrausen (Kohlensäure) und beim Abschlämmen keinen sandigen Rückstand hinterlassen. Schüttelt man in einem mit Glasstopfen verschlossenen Glaszylinder 7 g weißen Ton mit 65 ccm Methylenblaulösung und 35 ccm Wasser 2 Minuten lang kräftig, so muß die nach einiger Zeit über dem blau gefärbten Bodensatze stehende, klare Flüssigkeit farblos sein. Verreibt man 5 g weißen Ton mit 7,5 ccm Wasser, so darf die entstehende Masse nicht gießbar sein.

Bei der Prüfung mittels Methylenblaulösung liegt eine Probe des weißen Tons auf seine Adsorptionsfähigkeit vor. Man nimmt dabei an, daß die medizinische Wirkung des Tons proportional seiner Entfärbungsfähigkeit ist. Näheres darüber siehe im Artikel „Carbo medicinalis", S. 218. Erst eine geraume Zeit nach dem Schütteln kann man feststellen, ob der blaue Farbstoff sich auf dem Ton niedergeschlagen hat, die darüber stehende Flüssigkeit farblos ist. — Die letzte Probe wird nur von besonderen Handelssorten erfüllt. Sie ist in folgender Absicht gefordert: der Heilwert der Tone soll neben ihrem Adsorptionsvermögen auch auf ihrer Wasseraufsaugekraft beruhen. Diese soll durch die im letzten Satz geforderte Prüfung nachgewiesen werden.

Borax — Borax

$Na_2B_4O_7 + 10 H_2O$ Mol.-Gew. 381,44

Gehalt 52,3 bis 54,3 Prozent wasserfreies Natriumtetraborat ($Na_2B_4O_7$, Mol.-Gew. 201,28).

Harte, weiße Kristalle oder kristallinische Stücke oder weißes, kristallinisches Pulver. Beim Erhitzen schmilzt Borax in seinem Kristallwasser, verliert nach und nach unter Aufblähen das Kristallwasser und geht bei stärkerem Erhitzen in eine glasige Masse über. Borax löst sich in etwa 25 Teilen Wasser von 20°, in etwa 0,7 Teilen siedendem Wasser, reichlich in Glyzerin; in Weingeist ist er fast unlöslich.

Die wässerige Lösung des Borax bläut Lackmuspapier und färbt, mit Salzsäure angesäuert, Kurkumapapier beim Eintrocknen braunrot. Beim Befeuchten mit wenig Ammoniakflüssigkeit geht diese Färbung in Grünschwarz über. Borax färbt beim Erhitzen am Platindrahte die Flamme gelb.

Die wässerige Lösung (1 + 49) darf weder nach dem Ansäuern mit verdünnter Essigsäure durch 3 Tropfen Natriumsulfidlösung (Schwermetallsalze) noch durch Ammoniumoxalatlösung (Kalziumsalze) verändert werden. Nach dem Ansäuern mit Salpetersäure, wobei eine Gasentwickelung nicht stattfinden darf (Kohlensäure), darf die wässerige Lösung (1 + 49) weder durch Bariumnitratlösung (Schwefelsäure) sofort verändert noch durch Silbernitratlösung (Salzsäure) mehr als opalisierend getrübt werden; mit einigen Tropfen Salzsäure angesäuert, darf sie durch 0,5 ccm Kaliumferrozyanidlösung nicht sofort gebläut werden (Eisensalze). Wird die wässerige Lösung (1 + 49) mit 2 ccm Ammoniummolybdatlösung erwärmt, so darf kein gelber Niederschlag entstehen (Phosphorsäure). Wird eine erkaltete Mischung von 1 ccm der wässerigen Lösung (1 + 49) und 1 ccm Schwefelsäure mit 1 ccm Ferrosulfatlösung überschichtet, so darf sich zwischen den beiden Flüssigkeiten keine gefärbte Zone bilden (Salpetersäure). Ein Gemisch von 0,2 g Borax und 3 ccm Natriumhypophosphitlösung darf nach viertelstündigem Erhitzen im siedenden Wasserbade keine dunklere Färbung annehmen (Arsenverbindungen).

Bei der Prüfung auf Eisensalze ist eventuell eine frische Kaliumferrozyanidlösung zu bereiten. Siehe S. 102. — Über die Prüfung auf Arsenverbindungen siehe S. 102.

Gehaltsbestimmung. Zum Neutralisieren einer Lösung von 2 g Borax in 50 ccm Wasser dürfen nicht weniger als 10,4 und nicht mehr als 10,8 ccm Normal-Salzsäure verbraucht werden, was einem Gehalte von 52,3 bis 54,3 Prozent wasserfreiem Natriumtetraborat entspricht (1 ccm Normal-Salzsäure = 0,10064 g wasserfreies Natriumtetraborat, Methylorange als Indikator).

Borsäure beeinflußt unter normalen Umständen Methylorange nicht in merkbarer Weise. Man kann deshalb mit Hilfe dieses Indikators das Natriumtetraborat wie ein Alkali titrieren. Der Vorgang ist demnach folgender:

$$\frac{Na_2B_4O_7}{\text{wasserfrei; 1 Mol} = 201{,}28\,g} + \frac{2\,HCl}{2000\,\text{ccm}\ ^1/_1\text{-Normal-HCl}} + 5\,H_2O = 2\,NaCl + 4\,H_3BO_3,$$

$$1\ \text{ccm}\ ^1/_1\text{-Normal-HCl} = 0{,}10064\ g\ \text{wasserfreies}\ Na_2B_4O_7.$$

Bei Anwendung von 2 g Borax und Verbrauch von 10,4 bis 10,8 ccm $^1/_1$-Normal-HCl demnach Prozentgehalt:

$$\frac{10{,}4\ (\text{bis}\ 10{,}8) \cdot 0{,}10064 \cdot 100}{2} = \text{rund } 52{,}3 \text{ bis } 54{,}3 \text{ Prozent}$$

wasserfreies $Na_2B_4O_7$.

Bromoformium — Bromoform

$CHBr_3$ Mol.-Gew. 252,77

Farblose, chloroformähnlich riechende Flüssigkeit, die annähernd 99 Prozent Bromoform und annähernd 1 Prozent absoluten Alkohol enthält. Bromoform schmeckt süßlich und ist sehr wenig in Wasser, leicht in Äther oder Weingeist löslich.

Genau zu achten ist zunächst auf die Farblosigkeit des Präparates. Denn im Handel werden vielfach zersetzte, schwach rötlichgelbe Präparate geliefert. Diese sind sehr schwer zu reinigen, daher zurückzugeben.

Dichte 2,814 bis 2,818.
Erstarrungspunkt 5° bis 6°.
Bei 148° bis 150° müssen 90 Volumprozent des Bromoforms überdestillieren.

Die Dichte des Bromoforms wird im allgemeinen im Pyknometer zu bestimmen sein, da die Senk- (Thermometer-) Körper der gewöhnlichen Westphalschen Waagen von der schweren Flüssigkeit emporgehoben werden, in ihr „schwimmen". Siehe über die Ausführung S. 26, 27. — Die Bestimmung des Erstarrungspunktes ist sehr wichtig. Siehe darüber S. 9. — Auf Seite XLV sagt das Arzneibuch, daß „bei der Prüfung von Flüssigkeiten, bei denen innerhalb gewisser Temperaturgrenzen bestimmte Anteilsmengen übergehen sollen, als Siedegefäße die üblichen Fraktionierkölbchen zu verwenden sind." Hier muß eine Ausnahme stattfinden, indem man zur Bestimmung den im vorhergehenden Abschnitt des Arzneibuches beschriebenen Siedekolben a_2 verwendet.

Schüttelt man 1 ccm Bromoform einige Sekunden lang mit 5 ccm Wasser und hebt von dem Wasser sofort 2,5 ccm ab, so darf dieses weder Lackmuspapier sofort röten, noch nach Zusatz von Silbernitratlösung mehr als opalisierend getrübt werden (Bromwasserstoffsäure). Beim Schütteln von 2 ccm Bromoform und 2 ccm Wasser mit 0,5 ccm Jodzinkstärkelösung darf weder die Jodzinkstärkelösung sofort gebläut, noch das Bromoform sofort gefärbt werden (Brom).

Das zu Beginn des Abschnittes vorgeschriebene schnelle Arbeiten ist durchaus einzuhalten, weil das ungemein leicht zersetzliche Präparat sonst durch die bei der Prüfung entstehenden Zersetzungsprodukte Verunreinigungen vortäuscht.

Bromoform darf nicht erstickend riechen (Bromkohlenoxyd, Bromwasserstoffsäure). Beim Schütteln gleicher Raumteile Bromoform und Schwefelsäure in einem 3 cm weiten, mit Schwefelsäure gereinigten Glasstöpselglase darf die Schwefelsäure innerhalb 10 Minuten nicht gefärbt werden (fremde organische Stoffe).

Diese Prüfung ist mit besonderer Sorgfalt auszuführen, weil sie von sehr vielen Handelspräparaten nicht gehalten wird. Ein ganz sauberes, mit Schwefelsäure noch vorher gut gespültes Glas ist zur Anstellung der Probe unerläßlich; sodann muß das Glas sofort nach dem Zusammengeben und Umschütteln der Flüssigkeiten an einen dunklen Ort (z. B. in einen Schrank) gestellt werden.

Bromoform ist in kleinen, trockenen, gut verschlossenen Flaschen vor Licht geschützt aufzubewahren.

Durch den Einfluß von Luft und Licht erleidet das Bromoform noch leichter eine Zersetzung als das Chloroform. Daher sorgfältig, wie vorgeschrieben, abfüllen und aufbewahren!

Bromum — Brom

Br Atom-Gew. 79,92

Dunkelrotbraune, vollkommen flüchtige, bei ungefähr 63° siedende Flüssigkeit, die bei Zimmertemperatur gelbrote, stechend riechende und die Schleimhäute stark reizende Dämpfe entwickelt. Brom löst sich in etwa 30 Teilen Wasser; in Weingeist, Äther, Schwefelkohlenstoff oder Chloroform ist es mit rotbrauner Farbe leicht löslich.

Dichte etwa 3,1.

20 Tropfen Brom müssen mit 10 ccm Natronlauge eine dauernd klar bleibende Flüssigkeit geben (organische Bromverbindungen). 10 ccm der gesättigten wässerigen Lösung müssen, mit 1 g Eisenpulver geschüttelt, ein Filtrat geben, das nach Zusatz von Eisenchloridlösung durch Stärkelösung nicht gebläut wird (Jod).

In Natronlauge muß sich das Brom unter Bildung von Natriumbromat und Natriumbromid lösen:

$$6\,Br + 6\,NaOH = NaBrO_3 + 5\,NaBr + 3\,H_2O.$$

Hierbei würden nicht nur organische Verunreinigungen (wie Bromoform) in ungelösten Tröpfchen oder Trübungen zurückbleiben, sondern auch anorganische Verunreinigungen (etwa Eisenverbindungen). — Die gesättigte wässerige Lösung des Broms bildet, mit dem überschüssigen Eisenpulver geschüttelt, Eisenbromür und mit eventuell vorhandenem Jod Eisenjodür. Durch den Zusatz von Eisenchlorid müßte sich daher bei Gegenwart von gebildetem Eisenjodür nach der Formel

$$FeJ_2 + 2\,FeCl_3 = 3\,FeCl_2 + J_2$$

freies Jod bilden, das Stärke bläut.

Bromural — Bromural (E. W.)

α-Bromisovalerianylharnstoff

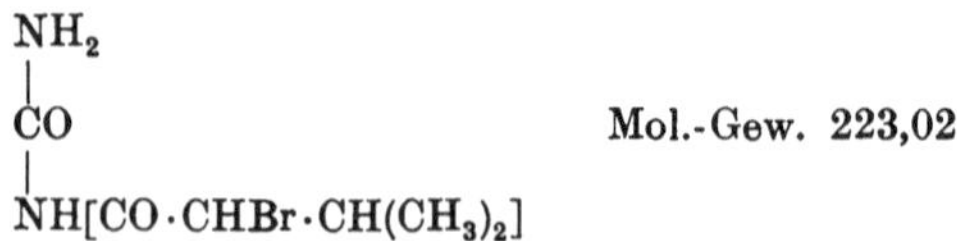

Gehalt 33,3 bis 35,7 Prozent Brom (Br, Atom-Gew. 79,92).

Weißes, schwach bitter schmeckendes, kristallinisches Pulver, das in Weingeist oder Äther leicht, in Wasser von 20° nur wenig löslich ist; in siedendem Wasser löst es sich unter Zersetzung.

Schmelzpunkt unscharf bei 147° bis 149°.

Wird 0,1 g Bromural mit 2 ccm Salpetersäure und 3 Tropfen Silbernitratlösung gekocht, so erfolgt Abscheidung eines gelblichweißen Niederschlags. Wird 0,1 g Bromural mit 2 ccm Natronlauge gekocht, so wird darübergehaltenes, mit Wasser angefeuchtetes Lackmuspapier gebläut. Versetzt man darauf mit verdünnter Schwefelsäure im Überschuß und kocht auf, so entwickelt sich der Geruch der Baldriansäure.

Bei diesen Identitätsbestimmungen wird durch das Kochen mit Silbernitrat und Salpetersäure das gelblichweiße Bromsilber abgeschieden; beim Erhitzen mit Natronlauge tritt Verseifung ein, worauf aus dem Harnstoff sich Ammoniak abspaltet; zugleich entsteht das Natriumsalz der Isovaleriansäure; letztere wird durch überschüssige Schwefelsäure in Freiheit gesetzt.

0,1 g Bromural muß sich in 5 ccm Schwefelsäure farblos lösen (fremde organische Stoffe).

0,2 g Bromural dürfen nach dem Verbrennen keinen wägbaren Rückstand hinterlassen.

Gehaltsbestimmung. 0,3 g Bromural kocht man gelinde mit 10 ccm Kalilauge eine Viertelstunde lang in einem Kölbchen mit aufgesetztem Trichter, verdünnt mit etwa 50 ccm Wasser und versetzt mit Salpetersäure im Überschusse. Nach Zusatz von 20 ccm $^1/_{10}$-Normal-Silbernitratlösung, 5 ccm Salpetersäure und 5 ccm Ferriammoniumsulfatlösung titriert man mit $^1/_{10}$-Normal-Ammoniumrhodanidlösung bis zum Farbumschlage. Hierzu dürfen nicht mehr als 7,5 und nicht weniger als 6,6 ccm $^1/_{10}$-Normal-Ammoniumrhodanidlösung verbraucht werden, was einem Gehalte von 33,3 bis 35,7 Prozent Brom entspricht (1 ccm $^1/_{10}$-Normal-Silbernitratlösung = 0,007992 g Brom, Ferriammoniumsulfat als Indikator).

Die Bestimmung beruht darauf, daß bei der vorgeschriebenen Behandlung die aus dem Bromural abgespaltene Bromwasserstoffsäure mit einem äquivalenten Teil des Silbernitrats unter Bildung von Bromsilber in Reaktion tritt. Titriert man dann mit der $^1/_{10}$-Normal-Ammoniumrhodanidlösung (die der $^1/_{10}$-Normal-$AgNO_3$-Lösung äquivalent ist) zurück, so erfährt man, wieviel Silber als AgBr gebunden, wieviel Brom vorhanden ist. — Über die Titration mit Ammoniumrhodanidlösung siehe S. 82. — Da das Molekulargewicht des Bromurals 223,02 ist, das Atomgewicht des Broms 79,92, so sollte nach der Gleichung

$$223{,}02 : 79{,}92 = 100 : x, \qquad x = 35{,}84$$

der Bromgehalt rund 35,84 Prozent betragen. Der geforderte Wert steht also dem theoretisch berechneten nahe. Da ferner ein $AgNO_3$ einem AgBr entspricht, so folgt:

$$\frac{1\ AgNO_3}{1\ \text{Mol} = 1000\ \text{ccm}\ ^1/_1\text{-Normal-}AgNO_3} = \frac{1\ \text{Brom}}{1\ \text{Grammäquivalent} = 79{,}92\ \text{g}}$$

$$1\ \text{ccm}\ ^1/_{10}\text{-Normal-}AgNO_3 = 0{,}007992\ \text{g Brom.}$$

Bei Anwendung von 0,3 g Bromural und Verbrauch von 12,5 bis 13,4 ccm $^1/_{10}$-Normal-$AgNO_3$ demnach Prozentgehalt:

$$\frac{12{,}5\ (\text{bis}\ 13{,}4) \cdot 0{,}007992 \cdot 100}{0{,}3} = 33{,}3\ \text{bis}\ 35{,}7\ \text{Prozent Brom.}$$

Calcaria chlorata — Chlorkalk

Der Chlorkalk wird als eine Verbindung von Kalziumhypochlorit ($Ca(OCl)_2$) und Kalziumchlorid ($CaCl_2$), gemengt mit größeren oder geringeren Mengen von Kalziumhydroxyd ($Ca(OH)_2$) und Wasser angesehen. Ob eine wirkliche Verbindung $\left[Ca{<}^{OCl}_{Cl}\right]$ vorliegt, ist strittig.

Gehalt mindestens 25 Prozent wirksames Chlor (Cl, Atom-Gew. 35,46).

Weißes oder weißliches Pulver von eigenartigem Geruche. Chlorkalk ist in Wasser nur teilweise löslich. Die wässerige Lösung bläut zunächst Lackmuspapier und bleicht es dann.

Das Bläuen des Lackmuspapieres erfolgt zunächst durch die Einwirkung des im Chlorkalk stets vorhandenen Ätzkalks, während die folgende bleichende Wirkung durch das freiwerdende Chlor herbeigeführt wird.

Bei längerem Liegen an der Luft wird Chlorkalk feucht und verliert allmählich das wirksame Chlor. Durch Wärme und Licht wird seine Zersetzung begünstigt.

Das Feuchtwerden erfolgt hauptsächlich durch das vorhandene $CaCl_2$, das Freiwerden des Chlors durch Einwirkung der atmosphärischen Kohlensäure.

Chlorkalk gibt mit verdünnter Essigsäure unter reichlicher Chlorentwickelung eine Lösung, in der nach dem Filtrieren Ammoniumoxalatlösung einen weißen Niederschlag erzeugt.

Gehaltsbestimmung. 5 g Chlorkalk werden in einer Reibschale mit Wasser zu einem feinen Brei verrieben und mit weiteren Mengen Wasser in einen Meßkolben von 500 ccm Inhalt gespült. 50 ccm der auf 500 ccm verdünnten und gut durchgeschüttelten trüben Flüssigkeit (= 0,5 g Chlorkalk) werden mit einer Lösung von 1 g Kaliumjodid in 20 ccm Wasser gemischt und mit 2,5 ccm Salzsäure angesäuert. Zur Bindung des ausgeschiedenen Jodes müssen mindestens 35,2 ccm $^1/_{10}$-Normal-Natriumthiosulfatlösung verbraucht werden, was einem Mindestgehalte von 25 Prozent wirksamem Chlor entspricht (1 ccm $^1/_{10}$-Normal-Natriumthiosulfatlösung = 0,003546 g wirksames Chlor, Stärkelösung als Indikator).

Bei der Gehaltsbestimmung sind 5 g Chlorkalk in Arbeit zu nehmen (später nur 0,5 g zu verwenden), damit die Bestimmung möglichst aus einer Durchschnittsprobe erfolgt. Es wird hierbei nicht die Bestimmung des wirksamen Bestandteiles, des Kalziumhypochlorits, vorgenommen, sondern die Bestimmung des Chlors, das durch die Behandlung mit Salzsäure frei wird. Dieses Chlor macht aus dem überschüssig zugesetzten Jodkalium gemäß der Gleichung

$$Cl_2 + 2\,KJ = J_2 + 2\,KCl$$

eine äquivalente Menge Jod frei, welch letzteres wieder durch Natriumthiosulfatlösung bestimmt wird. Die Formel des Kalziumhypochlorits kommt also überhaupt nicht in Betracht, sondern nur die Tatsache, daß 1 Chlor = 1 Jod und daß ein Grammäquivalent Jod gebunden wird durch 10000 ccm $^1/_{10}$-Normal-$Na_2S_2O_3$.

$$\frac{1\,Na_2S_2O_3}{1\text{ Mol} = 1000\text{ ccm }^1/_1\text{-Normal-}Na_2S_2O_3} = \frac{1\,Cl}{1\text{ Grammäquivalent} = 35{,}46\text{ g}},$$

$$1\text{ ccm }^1/_{10}\text{-Normal-}Na_2S_2O_3 = 0{,}003546\text{ g Chlor.}$$

Bei Anwendung von 0,5 g Chlorkalk und Verbrauch von 35,2 ccm $^1/_{10}$-Normal-$Na_2S_2O_3$ demnach Prozentgehalt:

$$\frac{35{,}2 \cdot 0{,}003546 \cdot 100}{0{,}5} = \text{rund 25 Prozent wirksames Chlor.}$$

Wässerige Lösungen von Chlorkalk sind zur Abgabe frisch zu bereiten und filtriert abzugeben.
Chlorkalk ist kühl und trocken aufzubewahren.

Calcaria usta — Gebrannter Kalk

Ätzkalk

CaO Mol.-Gew. 56,07

Dichte, weißliche Massen, die durch Brennen von weißem Marmor erhalten werden. Mit der Hälfte seines Gewichts Wasser befeuchtet, muß sich der gebrannte Kalk stark erhitzen und zu einem weißen Pulver von Kalziumhydroxyd, gelöschtem Kalk, zerfallen. Mit 3 bis 4 Teilen Wasser gibt der gelöschte Kalk einen dicken, gleichmäßigen Brei, den Kalkbrei, und mit 10 oder mehr Teilen Wasser eine milchige, weiße Flüssigkeit, die Kalkmilch. Kalkbrei und Kalkmilch bläuen Lackmusdapier stark.

Beim Befeuchten, also „Löschen", des gebrannten Kalkes findet folgender Vorgang statt:

$$CaO + H_2O = Ca{<}^{OH}_{OH}$$

Der gelöschte Kalk muß sich in verdünnter Salzsäure fast ohne Aufbrausen (Kohlensäure) bis auf einen geringen Rückstand lösen. Diese Lösung gibt nach dem Verdünnen mit Wasser und nach Zusatz von Natriumazetatlösung mit Ammoniumoxalatlösung einen weißen Niederschlag.

Die Kalziumverbindung soll als solche mittels Ammoniumoxalatlösung identifiziert werden, also durch das Ausfallen von Kalziumoxalat. Die Lösung ist aber mit HCl bereitet; die starke Salzsäure würde das Kalziumoxalat in Lösung halten und muß deshalb in diesem Falle unschädlich gemacht werden. Das gelingt durch Zufügen von Natriumazetat aus folgendem Grunde: Essigsäure ist außerordentlich schwach dissoziiert. Gibt man zu HCl das $CH_3 \cdot CO_2Na$, so bildet sich das stark dissoziierte NaCl, während das $H^{\cdot}$ und das $C_2H_3O_2'$ sich zu wenig dissoziierter $CH_3 \cdot CO_2H$ vereinigen. Aus der starken Säure ist eine schwache geworden.

In gut verschlossenen Gefäßen trocken aufzubewahren.

Calcium carbonicum praecipitatum — Gefälltes Kalziumkarbonat

$CaCO_3$ Mol.-Gew. 100,07

Weißes, mikrokristallinisches, in Wasser unlösliches Pulver.

Nach W. Zimmermann (Ap. Z. 1919, S. 13) soll zweckmäßig eine Vorprobe ausgeführt werden, die tatsächlich wichtig ist: Das mikroskopische Bild soll festgestellt werden, da bisweilen Präparate im Handel sind, die nicht gefällt, sondern einfach durch Pulverisieren von Kreide (auch Marmor) hergestellt werden. Hierzu schüttelt man eine Probe mit Wasser an und vergleicht das mikroskopische Bild mit dem eines Präparates, das man auf gleiche Weise aus einwandfreiem Kalziumsalz gewonnen hat. Präparate, die durch Pulverisieren hergestellt sind, zeigen dann weit größere, unregelmäßigere Teilchen als gefälltes Kalziumkarbonat.

Gefälltes Kalziumkarbonat braust beim Übergießen mit Säuren auf; seine Lösung in verdünnter Essigsäure gibt mit Ammoniumoxalatlösung einen weißen Niederschlag.

Werden 3 g gefälltes Kalziumkarbonat mit 50 ccm ausgekochtem Wasser geschüttelt, so darf das Filtrat Lackmuspapier nicht bläuen (Alkalikarbonate, Kalziumhydroxyd) und nach dem Verdunsten höchstens 0,01 g Rückstand (wasserlösliche Salze) hinterlassen.

Bei dieser Prüfung unterliegt man leicht einer Täuschung, wenn man das rote Lackmuspapier nicht in das Filtrat eintaucht, sondern etwa 1 Tropfen aus dem Filter bzw. Trichter auf das Lackmuspapier tropfen läßt. In letzterem Falle zeigt sich nämlich am Rande des verlaufenden Tropfens auch dann ein deutliches Blau, wenn ein gutes Präparat des Handels vorliegt und der Abdampfrückstand geringer ist als 0,01 g. Das scheint daran zu liegen, daß Spuren des feinen Pulvers durch das Filter gehen und, im Tropfen auf das Lackmuspapier gelangend, sich an den äußeren Rand ziehen und dort nach kurzer Zeit eine schwache Reaktion herbeiführen. Daraus folgt: Erstens muß man zur Prüfung auf Alkalikarbonate und Kaliumhydroxyd das Lackmuspapier in das Filtrat eintauchen. Zweitens muß man sehr sorgfältig filtrieren (blankes Filtrat!). Sonst erhält man auch bei einwandfreien Präparaten einen zu großen Abdampfrückstand.

1 g gefälltes Kalziumkarbonat muß sich in einer Mischung von 6 ccm verdünnter Essigsäure und 14 ccm Wasser beim Erwärmen klar lösen. Diese Lösung darf nach Zusatz von 30 ccm Wasser weder durch überschüssige Ammoniakflüssigkeit (Aluminiumsalze, Kalziumphosphat), noch durch überschüssiges Kalkwasser (Magnesiumsalze) eine Ausscheidung geben, noch durch Bariumnitratlösung (Schwefelsäure) sofort verändert oder nach Zusatz von Salpetersäure durch Silbernitratlösung (Salzsäure) innerhalb 5 Minuten mehr als opalisierend getrübt werden. Die mit Hilfe von Salzsäure hergestellte wässerige Lösung (1 + 49) darf durch 0,5 ccm Kaliumferrozyanidlösung höchstens schwach gebläut werden (Eisensalze).

Das Kalziumkarbonat löst sich sehr langsam in der mit Wasser gemischten verdünnten Essigsäure. Am besten erhitzt man das Gemisch bis auf etwa 50° bis 60° und läßt es dann vor der Beurteilung unter bisweiligem Umschütteln etwa eine halbe Stunde lang stehen. — Über die Prüfung auf Eisensalze mittels frischer Kaliumferrozyanidlösung siehe S. 102.

Calcium carbonicum praecipitatum pro usu externo

Gefälltes Kalziumkarbonat für den äußeren Gebrauch

$CaCO_3$ Mol.-Gew. 100,07

Dieses Präparat ist hier aufgenommen, weil sich die Arzneibuch-Kommission davon überzeugen ließ, daß ein gefälltes Kalziumkarbonat noch immer eines der besten Mittel zum Reinigen und daher zum Konservieren der Zähne ist, sobald es nur fein genug, leicht genug ist und somit den Schmelz der Zähne nicht angreift. Damit diese notwendige Leichtigkeit des Präparates festgestellt wird, ist die am Schluß dieses Artikels angeführte Prüfung auf den Rauminhalt (Spezifisches Volumen) aufgenommen. Die übrigen Proben entsprechen im allgemeinen denen des Calcium carbonicum praecipitatum.

Weißes, mikrokristallinisches, in Wasser unlösliches Pulver.

Gefälltes Kalziumkarbonat für den äußeren Gebrauch braust beim Übergießen mit Säuren auf; seine Lösung in verdünnter Essigsäure gibt mit Ammoniumoxalatlösung einen weißen Niederschlag.

Werden 3 g gefälltes Kalziumkarbonat für den äußeren Gebrauch mit 50 ccm ausgekochtem Wasser geschüttelt, so darf das Filtrat Lackmuspapier nicht bläuen (Alkalikarbonate, Kalziumhydroxyd) und nach dem Verdunsten höchstens 0,01 g Rückstand (wasserlösliche Salze) hinterlassen.

1 g gefälltes Kalziumkarbonat für den äußeren Gebrauch muß sich in einer Mischung von 6 ccm verdünnter Essigsäure und 14 ccm Wasser beim Erwärmen klar lösen. Diese Lösung darf nach Zusatz von 30 ccm Wasser weder durch überschüssige Ammoniakflüssigkeit (Aluminiumsalze, Kalziumphosphat), noch durch überschüssiges Kalkwasser (Magnesiumsalze) eine Ausscheidung geben, noch nach Zusatz von Salpetersäure durch Silbernitratlösung (Salzsäure) innerhalb 5 Minuten mehr als opalisierend getrübt werden. Die mit Hilfe von Salzsäure hergestellte wässerige Lösung (1 + 49) darf durch 0,5 ccm Kaliumferrozyanidlösung höchstens schwach gebläut werden (Eisensalze).

Über das Lösen in verdünnter Essigsäure siehe S. 206, Abs. 4.

Werden 25 g gefälltes Kalziumkarbonat für den äußeren Gebrauch ohne Schütteln in einen mit Teilung versehenen Zylinder von 100 ccm Inhalt gebracht, so müssen sie nach zehnmaligem leichten Aufstoßen des Zylinders auf die flache Hand einen Raum von mindestens 65 ccm einnehmen.

Zu der letzten Prüfung siehe die erste Anmerkung dieses Artikels.

Calcium glycerino-phosphoricum

Glyzerinphosphorsaures Kalzium

$CH_2(OH)\cdot CH(OH)\cdot CH_2(OPO_3Ca) + 2H_2O$ Mol.-Gew. 246,20

Es liegt hier das sekundäre Kalziumsalz der veresterten Phosphorsäure vor:

$$O = P \begin{cases} O\,H\cdot HO\cdot CH_2\cdot CH\cdot(OH)\cdot CH_2(OH) \\ O \\ O \end{cases} \!\!> Ca$$

Gehalt mindestens 84 Prozent wasserfreies glyzerinphosphorsaures Kalzium.

Weißes, geruchloses Pulver von schwach bitterem Geschmacke, das sich in etwa 40 Teilen Wasser löst. Die wässerige Lösung bläut Lackmuspapier.

Wird die kalt bereitete wässerige Lösung (1 + 39) zum Sieden erhitzt, so erfolgt Abscheidung eines weißen Niederschlags, der sich beim Erkalten wieder löst. Die wässerige Lösung (1 + 39) gibt mit Ammoniumoxalatlösung einen weißen Niederschlag, der nach Zusatz von verdünnter Essigsäure nicht verschwindet; nach Zusatz von Bleiazetatlösung gibt sie einen weißen, in Salpetersäure öslichen Niederschlag.

Die erstgenannte Identitätsreaktion ist für das Präparat sehr charakteristisch. Es kann bei diesen Eigenschaften auch in wässeriger Lösung sterilisiert werden, da sich die Lösung beim Erhitzen zwar trübt, aber beim Erkalten wieder klärt.

Wird die wässerige Lösung (1 + 39) mit 3 ccm Ammoniummolybdatlösung erwärmt, so darf keine Abscheidung eines gelben Niederschlags eintreten (Phosphorsäure).

Also eine gelbe Färbung, die hier schon etwa nach 1½ Minuten eintritt, ist gestattet, nur ein Niederschlag ist verboten, der freilich auch bei guten Präparaten nach längerem Erwärmen eintritt.

Die mit Salpetersäure angesäuerte wässerige Lösung (1 + 39) darf durch Silbernitratlösung (Salzsäure) höchstens opalisierend getrübt und durch Bariumnitratlösung (Schwefelsäure) nicht verändert werden. Die wässerige Lösung (1 + 39) darf durch 3 Tropfen Natriumsulfidlösung nicht verändert werden (Schwermetallsalze).

1 g glyzerinphosphorsaures Kalzium muß nach dem Glühen 0,51 bis 0,53 g Rückstand hinterlassen.

Gehaltsbestimmung. Wird die Lösung von 1 g glyzerinphosphorsaurem Kalzium in 50 ccm Wasser nach Zusatz von 2 Tropfen Methylorangelösung mit Normal-Salzsäure titriert, so müssen bis zum Farbumschlage mindestens 4 ccm verbraucht werden, was einem Gehalte von mindestens 84 Prozent wasserfreiem glyzerinphosphorsaurem Kalzium entspricht (1 ccm Normal-Salzsäure = 0,21017 g wasserfreies glyzerinphosphorsaures Kalzium, Methylorange als Indikator). Fügt man zu der gegen Methylorange neutralen Lösung Phenolphthaleinlösung und titriert nun mit Normal-Kalilauge, so müssen bis zum Eintritt der Rotfärbung ebensoviel Kubikzentimeter Normal-Kalilauge verbraucht werden, wie zur ersten Titration Normal-Salzsäure erforderlich waren.

Diese Gehaltsbestimmung beruht auf folgenden Tatsachen: Alle 3 Wasserstoffatome der dreibasischen Phosphorsäure können als Ionen auftreten. Doch ist die Ionisation nicht sehr weitgehend, und die Abspaltung der 3 H-Atome erfolgt stufenweise. Mit dem Indikator Methylorange läßt sich die Phosphorsäure als einbasische Säure titrieren, mit dem Indikator Phenolphthalein als zweibasische Säure. Titriert man z. B. die Phosphorsäure mit Natronlauge, so wird das zunächst entstehende **primäre** NaH_2PO_4 schon neutral reagieren gegen Methylorange, aber noch sauer gegen Phenolphthalein. Titriert man jetzt weiter mit Natronlauge, so wird das entstehende **sekundäre** Na_2HPO_4 basisch reagieren gegen Methylorange, aber neutral gegen Phenolphthalein. Analog verhalten sich die primären und sekundären Salze der Glyzerinphosphorsäure. Das sekundäre glyzerinphorsaure Kalzium (nachstehende Formel I) reagiert demnach alkalisch gegen Methylorange. Titriert man es jetzt mit $^1/_1$-Normal-Salzsäure, wird die Lösung neutral gegen Methylorange, sobald das primäre Salz gebildet ist:

$$\text{(I)}\quad \underbrace{2\,[CH_2(OH)\cdot CH(OH)\cdot CH_2(OPO_3Ca)]}_{\text{2 Mol wasserfreies glyzerinphosphorsaures Kalzium} = 420{,}34\text{ g}} + \underbrace{2\,HCl}_{\text{2 Mol} = 2000\text{ ccm } ^1/_1\text{-Normal-HCl}}$$

$$= CaCl_2 + \underbrace{\begin{matrix} CH_2(OH)\cdot CH(OH)\cdot CH_2(OPO_3H) \\ CH_2(OH)\cdot CH(OH)\cdot CH_2(OPO_3H) \end{matrix}\!\!>\!Ca}_{\text{neutral gegen Methylorange}}$$

Aus obiger Gleichung folgt:

420,34 g Glyzerophosphat = 2000 ccm $^1/_1$-Normal-HCl,

1 ccm $^1/_1$-Normal-HCl = 0,21017 g Glyzerophosphat.

Bei Anwendung von 1 g Glyzerophosphat und Verbrauch von 4 ccm $^1/_1$-Normal-HCl demnach Prozentgehalt:

$$\frac{4\cdot 0{,}21017\cdot 100}{1} = \text{rund 84 Prozent Glyzerophosphat (wasserfrei).}$$

Die nach Formel (I) erhaltene Lösung reagiert nun neutral gegen Methylorange, aber nach Obigem sauer gegen Phenolphthalein. Gibt man daher zu der zwiebelrot gefärbten Lösung (I) Kalilauge hinzu, so verschwindet die rötliche Farbe und man kann nach Zugabe von Phenolphthalein mit Kalilauge titrieren, bis der Umschlag des Phenolphthaleins eingetreten, d. h. wieder sekundäres Salz entstanden ist:

$$\text{(II)}\quad \underbrace{\begin{matrix} CH_2(OH)\cdot CH(OH)\cdot CH_2(OPO_3H) \\ CH_2(OH)\cdot CH(OH)\cdot CH_2(OPO_3H) \end{matrix}\!\!>\!Ca}_{\text{sauer gegen Phenolphthalein}} + 2\,KOH$$

$$= \underbrace{CH_2(OH)\cdot CH(OH)\cdot CH_2(OPO_3Ca) + CH_2(OH)\cdot CH(OH)\cdot CH_2(OPO_3K_2)}_{\text{neutral gegen Phenolphthalein}} + 2\,H_2O$$

Aus den beiden Gleichungen (I) und (II) geht hervor, daß die verbrauchten Mengen $^1/_1$-Normal-KOH und $^1/_1$-Normal-HCl gleich sein müssen (vgl. dazu F. Stadlmayr: Archiv 1926, S. 630).

Calcium hypophosphorosum — Kalziumhypophosphit

$Ca(H_2PO_2)_2$ Mol.-Gew. 170,18

Es liegt hier das Salz der unterphosphorigen Säure vor, von deren 3 Wasserstoffatomen 1 durch Metall ersetzt ist:

$$O{=}P\begin{matrix}\diagup OH\\ -H\\ \diagdown H\end{matrix} \rightarrow O{=}P\begin{matrix}\diagup O-Ca-O\diagdown\\ -H \qquad\qquad H-\\ \diagdown H \qquad\qquad H\diagup\end{matrix}P{=}O$$

Farblose, glänzende Kristalle oder weißes, kristallinisches Pulver. Kalziumhypophosphit ist luftbeständig, geruchlos und schmeckt schwach laugenartig. Es löst sich in etwa 8 Teilen Wasser.

Beim Erhitzen im Probierrohr verknistert Kalziumhypophosphit und zersetzt sich bei höherer Temperatur unter Entwickelung eines selbstentzündlichen Gases, das mit helleuchtender Flamme verbrennt. Gleichzeitig schlägt sich im kälteren Teile des Probierrohrs gelber und roter Phosphor nieder. Der weißliche Glührückstand wird beim Erkalten rötlichbraun.

Dieser Vorgang ist so zu erklären: Die Salze der unterphosphorigen Säure zersetzen sich durch Erhitzen unter Entwickelung von Wasserstoff und Phosphorwasserstoff. Letzterer entzündet sich an der Luft, verbrennt zu Wasser und Phosphor, von denen sich letzterer am oberen Teil des Reagenzglases als gelber oder roter Phosphor absetzt. Der weißliche, nach dem Erkalten hell-rötlichbraune Glührückstand ist ein weiteres Zersetzungsprodukt, ein Gemenge aus Kalziumphosphat bzw. -pyrophosphat und -metaphosphat, gemischt mit etwas rotem Phosphor.

Die wässerige Lösung (1 + 19) verändert Lackmuspapier nicht und gibt beim Erwärmen mit Silbernitratlösung eine schwarze Ausscheidung; mit Ammoniumoxalatlösung gibt sie einen weißen, in Essigsäure fast unlöslichen, in verdünnter Salzsäure leicht löslichen Niederschlag.

Die Reduktion des Silbernitrats kommt der unterphosphorigen Säure zu.

Die wässerige Lösung (1 + 19) darf höchstens schwach getrübt sein (Phosphorsäure, Kohlensäure). Die nötigenfalls filtrierte, klare, wässerige Lösung (1 + 19) darf durch Kalziumsulfatlösung (Bariumsalze) nicht, nach dem Ansäuern mit verdünnter Salzsäure durch Bariumnitratlösung (Schwefelsäure) innerhalb 3 Minuten nicht verändert werden; ferner darf sie nach dem Ansäuern mit 10 Tropfen verdünnter Essigsäure durch Bleiazetatlösung (Phosphorsäure, phosphorige Säure) nicht sofort getrübt und durch 3 Tropfen Natriumsulfidlösung (Schwermetallsalze) nicht verändert werden. Die mit einigen Tropfen Salzsäure angesäuerte wässerige Lösung (1 + 19) darf durch 0,5 ccm Kaliumferrozyanidlösung nicht sofort gebläut werden (Eisensalze).

Ein Gemisch von 1 g Kalziumhypophosphit und 5 ccm Salzsäure darf nach viertelstündigem Erhitzen im siedenden Wasserbade keine dunklere Färbung annehmen (Arsenverbindungen).

Über die Prüfung auf Eisensalze mittels frischer Kaliumferrozyanidlösung siehe S. 102, über die Prüfung auf Arsenverbindungen ebenda.

Calcium lacticum — Kalziumlaktat

$[CH_3 \cdot CH(OH) \cdot CO_2]_2Ca + 5H_2O$ Mol.-Gew. 308,23

Gehalt 70,5 bis 73 Prozent wasserfreies Kalziumlaktat.

Gehalt des wasserfreien Salzes 17,2 bis 18,4 Prozent Kalzium (Ca, Atom-Gew. 40,07).

Weißes, fast geruch- und geschmackloses Pulver, das sich in 20 Teilen Wasser langsam löst; in heißem Wasser ist Kalziumlaktat leichter löslich.

Daß hier das Pulver als „fast" geruch- und geschmacklos bezeichnet wird, wird zu manchen Meinungsverschiedenheiten führen. Ein gewisser Eigengeruch wird sich auch an den besten Präparaten zeigen, ein Geruch aber, der an Buttersäure erinnert, weist auf ein minderwertiges Produkt hin.

Die wässerige Lösung (1 + 19) gibt mit Ammoniumoxalatlösung einen weißen, in Essigsäure und Ammoniakflüssigkeit unlöslichen Niederschlag. Wird die wässerige Lösung nach Zusatz von verdünnter Schwefelsäure mit Kaliumpermanganatlösung erhitzt, so tritt der Geruch des Azetaldehyds auf, und die rote Farbe der Lösung verschwindet.

Die letztgenannte Identitätsreaktion beruht darauf, daß die Kaliumpermanganatlösung, indem sie sich unter Reduktion entfärbt, die Milchsäure zu Azetaldehyd oxydiert:

$$2[CH_3 \cdot CH(OH) \cdot CO_2H] + O_2 = 2[CH_3 \cdot CHO] + 2CO_2 + 2H_2O.$$

Die unter gelindem Erwärmen bereitete wässerige Lösung (1 + 19) muß klar und farblos sein. 20 ccm dieser Lösung dürfen durch Phenolphthaleinlösung nicht gerötet werden (Kalziumoxyd); bis zum Eintritt der Rotfärbung dürfen höchstens 0,5 ccm $^1/_{10}$-Normal-Kalilauge verbraucht werden (unzulässige Menge freie Säure). Die wässerige Lösung (1 + 19) darf nach Zusatz von 3 Tropfen verdünnter Essigsäure durch 3 Tropfen Natriumsulfidlösung nicht verändert werden (Schwermetallsalze). Die mit Salzsäure versetzte wässerige Lösung (1 + 19) darf weder durch Bariumnitratlösung (Schwefelsäure) verändert noch durch 0,5 ccm Kaliumferrozyanidlösung (Eisensalze) sofort gebläut werden. Die wässerige Lösung (1 + 19) darf nach Zusatz von Salpetersäure durch Silbernitratlösung höchstens opalisierend getrübt werden (Salzsäure). Ein Gemisch von 1 g Kalziumlaktat und 3 ccm Natriumhypophosphitlösung darf nach viertelstündigem Erhitzen im siedenden Wasserbade keine dunklere Färbung annehmen (Arsenverbindungen).

Über die Prüfung auf Arsenverbindungen siehe S. 102.

Gehaltsbestimmung. 1 g Kalziumlaktat darf durch Trocknen bei 100° nicht mehr als 0,295 g und nicht weniger als 0,270 g an Gewicht verlieren (unzulässiger Wassergehalt).

Werden 0,5 g des bei 100° getrockneten Salzes verascht und geglüht, und wird der Rückstand in 10 ccm Normal-Salzsäure gelöst, so dürfen zum Neutralisieren dieser Lösung nicht mehr als 5,7 und nicht weniger als 5,4 ccm Normal-Kalilauge verbraucht werden, was einem Gehalte von 17,2 bis 18,4 Prozent Kalzium entspricht (1 ccm Normal-Salzsäure = 0,020035 g Kalzium, Methylorange als Indikator).

Da 1 Mol Kalziumlaktat (308,23 g) 5 Mol = 90,08 g H_2O enthält, so beträgt die theoretisch berechnete Menge des Wassers nach der Gleichung

$$308{,}23:90{,}08 = 100:x, \qquad x = \text{rund } 29{,}2$$

rund 29,2 Prozent. Gibt also 1 g des Salzes 0,295 g Wasser ab, enthält es etwas Feuchtigkeit; gibt es nur 0,270 g Wasser ab, ist es schwach verwittert.

Da ferner ein Mol wasserfreies Kalziumlaktat (308,23 — 90,08 = 218,15 g) 2 Grammäquivalent = 40,07 g Kalzium enthält, so beträgt die theoretisch berechnete Menge des Kalziums nach der Gleichung

$$218{,}15:40{,}07 = 100:x, \qquad x = 18{,}37$$

18,37 Prozent. — Nach dem Veraschen und Glühen des Salzes bleibt Kalziumoxyd zurück. Nach der Gleichung

$$CaO + 2\,HCl = CaCl_2 + H_2O$$

wird 1 CaO abgesättigt durch 2 HCl. Daher:

$$\frac{2\,HCl}{2\text{ Mol} = 2000\text{ ccm } {}^1/_1\text{-Normal-HCl}} = \frac{1\,Ca}{2\text{ Grammäquivalent} = 40{,}07\text{ g}},$$

$$1\text{ ccm } {}^1/_1\text{-Normal-HCl} = 0{,}020035\text{ g Ca}.$$

Bei Verwendung von 0,5 g Kalziumlaktat und Verbrauch von 4,3 bis 4,6 ccm $^1/_1$-Normal-HCl demnach Prozentgehalt:

$$\frac{4{,}3\ (\text{bis } 4{,}6)\cdot 0{,}020035\cdot 100}{0{,}5} = \text{rund } 17{,}2 \text{ bis } 18{,}4 \text{ Prozent Kalzium.}$$

Zur Ausführung sei bemerkt: Die Veraschung des Kalziumlaktats nach der Vorschrift des Arzneibuches ist eine ungemein langwierige. Es bleibt beim Verbrennen zunächst eine kegelförmige Masse zurück. Selbst wenn man diese sorgfältig zerdrückt, erfordert die dann folgende völlige Verbrennung noch viele Stunden. Auch die Anwendung der Hälfte der vorgeschriebenen Substanzmenge läßt nicht viel Zeit gewinnen. Es sei deshalb noch die einschlägige Vorschrift der Britischen Pharmakopoe 1914 angeführt, die kaum weniger exakte und doch viel schneller erreichbare Resultate ergibt: Der aus 1 g Kalziumlaktat durch Trocknen gewonnene Rückstand wird mit Schwefelsäure durchfeuchtet und vorsichtig abgeraucht. Nach Abkühlen gibt man nochmals Schwefelsäure hinzu und verascht nunmehr vollends. Der weiße Rückstand soll ein Gewicht zeigen von nicht weniger als 0,41 g und nicht mehr als 0,45 g (bei dieser Behandlung ergibt jedes Mol Kalziumlaktat (308,23 g) 1 Mol Kalziumsulfat (136,14 g). Nach der theoretischen Berechnung müßte demnach 1 g Kalziumlaktat ergeben: 0,44 g Kalziumsulfat).

Calcium phosphoricum — Kalziumphosphat

Im wesentlichen sekundäres Kalziumphosphat

($CaHPO_4 + 2\,H_2O$ Mol.-Gew. 172,15).

Kalziumphosphat ist ein leichtes, weißes, kristallinisches, in Wasser sehr wenig lösliches Pulver, das sich in verdünnter Essigsäure schwer, in Salzsäure oder Salpetersäure leicht und ohne Aufbrausen löst.

Kocht man Kalziumphosphat mit verdünnter Essigsäure, so gibt das Filtrat mit Ammoniumoxalatlösung einen weißen Niederschlag. Beim Befeuchten mit Silbernitratlösung wird Kalziumphosphat gelb gefärbt.

Bei der letzten Prüfung entsteht orthophosphorsaures Silber.

Ein Gemisch von 1 g Kalziumphosphat und 3 ccm Natriumhypophosphitlösung darf nach viertelstündigem Erhitzen im siedenden Wasserbade keine dunklere Färbung annehmen (Arsenverbindungen).

Es kommen im Handel arsenhaltige Präparate vor (siehe z. B. Mitteilung von L. Kroeber: Ap. Z. 1911, S. 1058). Deshalb Vorsicht!

Die mit Hilfe von Salpetersäure hergestellte wässerige Lösung (1 + 19) darf durch Silbernitratlösung (Salzsäure) höchstens opalisierend getrübt und durch Bariumnitratlösung (Schwefelsäure) nicht sofort verändert werden; mit überschüssiger Ammoniakflüssigkeit versetzt, muß sie einen rein weißen Niederschlag geben, der durch 3 Tropfen Natriumsulfidlösung nicht dunkler gefärbt werden darf (Schwermetallsalze).

1 g Kalziumphosphat muß durch Glühen 0,250 g bis 0,262 g an Gewicht verlieren.

Beim Glühen geht das offizinelle sekundäre Kalziumphosphat unter Verlust von Wasser in Kalziumpyrophosphat über:

$$\frac{2\,(CaHPO_4 + 2\,H_2O)}{344{,}3} = \frac{5\,H_2O}{90{,}08} + Ca_2P_2O_7.$$

Da also 344,3 Teile Phosphat 90,08 Teile Wasser verlieren, so verlieren 100 Teile nach der Gleichung

$$344{,}3 : 90{,}08 = 100 : x, \qquad x = 26{,}16$$

26,16 Teile Wasser, die das Arzneibuch auf 25 bis 26,2 Prozent abgerundet hat.

Das D.A.B. 5 hatte noch verlangt, daß der Glührückstand „beim Durchfeuchten mit Silbernitratlösung höchstens schwach gelb gefärbt werde (Trikalziumphosphat)“. Das hatte folgenden Sinn: Der Rückstand müßte bei Vorliegen von reinem sekundären Kalziumphosphat aus Kalziumpyrophosphat bestehen, das mit Silbernitrat eine rein weiße Färbung von Silberpyrophosphat ergibt. Da aber die Präparate meist einen geringen Anteil Trikalziumphosphat $Ca_3(PO_4)_2$ enthalten, der sich beim Glühen nicht zersetzt und mit Silbernitrat gelbes Silberphosphat liefert, gestattete das Arzneibuch höchstens eine schwach gelbe Färbung. — Diese im D.A.B. 6 fortgelassene Prüfung sollte mindestens in Zweifelsfällen ausgeführt werden. Sie ist recht charakteristisch.

Calcium sulfuricum ustum — Gebrannter Gips

Zusammensetzung annähernd $CaSO_4 + {}^1/_2 H_2O$

Weißes Pulver, das erhalten wird, indem man natürlich vorkommenden Gips $CaSO_4 + 2\,H_2O$, durch Erhitzen teilweise entwässert.

10 g gebrannter Gips müssen nach dem Mischen mit 5 ccm Wasser innerhalb 10 Minuten erhärten.

Diese Prüfung muß selbstverständlich auf das sorgfältigste vorgenommen werden. Sie kann allein dafür bürgen, daß der gebrannte Gips dem beabsichtigten Zweck entspricht, bei Verbänden schnell und genügend zu erhärten.

In gut verschlossenen Gefäßen aufzubewahren.

Der Abschluß vor der Feuchtigkeit der Luft ist absolut notwendig, damit der gebrannte Gips nicht wieder das Wasser, das ihm durch Erhitzen entzogen, ganz oder teilweise bei unsachgemäßer Aufbewahrung wieder anzieht und dann, mit Wasser angerührt, nicht mehr erhärtet.

Camphora — Kampfer

$C_{10}H_{16}O$ Mol.-Gew. 152,1

Nach dem D.A.B. 5 war nur der natürliche Kampfer offizinell. Jetzt heißt es am Schluß dieses Artikels ausdrücklich: „Für Kampfer darf auch synthetischer Kampfer verwendet werden." Die Methoden zur Feststellung, ob natürlicher oder künstlicher Kampfer vorliegt, haben daher nicht mehr die frühere große Bedeutung. Immerhin sei darüber folgendes ausgeführt: Die Bestimmung der spezifischen Drehung ($[\alpha]_D^{20°}$) ist ungemein wichtig zur Prüfung des Kampfers auf Reinheit und wird außerdem vielfach als absolut maßgebend für die Unterscheidung von natürlichem und synthetischem Kampfer angesehen. Es ist nämlich in der Literatur häufig angegeben, daß im Gegensatz zu der optischen Aktivität des natürlichen Kampfers das synthetische Produkt (weil razemisch) optisch inaktiv wäre. Das ist aber keineswegs der Fall. Vielmehr zeigt der synthetische Kampfer meist eine geringe spezifische Drehung, die für eine Lösung in absolutem Alkohol (2 g zu 10 ccm) zwischen -2^0 und $+5^0$ zu schwanken pflegt. Aber im Handel ist auch synthetischer Kampfer von erheblich stärkerer Drehung vorhanden. So stellt eine Hamburger Firma nach eigenem Verfahren in größeren Mengen einen synthetischen Kampfer her, dessen spezifische Drehung oft $+30^0$ und mehr beträgt, je nach der Natur des Ausgangsmaterials. Ja, es macht sogar durchaus keine Schwierigkeiten, in kleinen Mengen einen künstlichen Kampfer mit der optischen Drehung des natürlichen Kampfers zu erhalten. Doch ist solche Ware im Handel zur Zeit nicht zu haben. Aus diesen Tatsachen folgt: Wohl zeigt der synthetische Kampfer allgemein eine gewisse optische Aktivität, bisweilen sogar eine beträchtliche, erreicht aber in den Handelsprodukten nicht die spezifische Drehung des natürlichen Kampfers. Deshalb ist augenblicklich in der Praxis die Bestimmung der spezifischen Drehung nebst der des Schmelzpunktes maßgebend für Reinheit und natürliche Herkunft des Kampfers. (Im übrigen müßte ja auch ein synthetischer Kampfer, der den Schmelzpunkt und die spezifische Drehung des Naturkampfers zeigt, mit diesem als identisch angesehen werden.)

In gewissen Fällen wird aber noch eine Farbreaktion nach P. Bohrisch (Ph. Ztrh. 1916, S. 702) gute Dienste leisten können. B. fand nämlich, daß der Naturkampfer eine Verunreinigung (herrührend aus dem Kampferöl) enthält, die dem synthetischen Produkt fehlt. Diese Verunreinigung, deren genauere Natur noch nicht bekannt ist, gibt mit Vanillin-Salzsäure eine Farbreaktion, die bei dem synthetischen Kampfer ausbleibt und somit nach den bisherigen Erfahrungen eine gute Unterscheidung gestattet. Die Vorschrift lautet: 1. Versetzt man in einem Reagenzglas 0,1 g Kampfer mit etwa 1 ccm Vanillin-Salzsäure

(1 Teil Vanillin, 99 Teile Salzsäure) und erwärmt vorsichtig im Wasserbade, so entsteht bei natürlichem Kampfer zunächst eine rosa Färbung; diese geht bei etwa 60° in eine blaugrüne Färbung über und letztere schlägt bei 75° bis 90° in ein schönes Blau oder Grün um. 2. Bringt man 0,1 g gepulverten natürlichen Kampfer auf ein Uhrglas, setzt 10 Tropfen eines erkalteten Gemisches gleicher Teile Vanillin-Salzsäure und Schwefelsäure hinzu, deckt ein anderes Uhrglas darüber (um ein Entweichen von HCl-Dämpfen zu verhüten) und beobachtet auf weißer Unterlage, so sieht man nach etwa einer halben Stunde eine Rosafärbung, die nach ca. 2 Stunden in Grün, nach etwa 5 Stunden in Indigoblau umschlägt. Noch nach 24 Stunden ist dieses Indigoblau erhalten. Synthetischer Kampfer färbt sich bei gleicher Behandlung erst gelb; nach einiger Zeit tritt völlige Entfärbung des Gemisches unter gleichzeitiger Trübung ein. — Zweierlei wäre gegen diese Farbreaktion einzuwenden. Einerseits könnte man durch besondere langwierige Reinigung dem natürlichen Kampfer die fragliche Verunreinigung entziehen (das geschieht z. B. durch sorgfältigstes Umkristallisieren) und somit den Nichteintritt der Farbreaktion bewirken; umgekehrt braucht man nur synthetischen Kampfer unter Zusatz einer Spur Kampferöl zu sublimieren, um im Sublimat die Farbreaktion mit Vanillin-Salzsäure zu erhalten. Da aber diese beiden Mittel für Handelsprodukte vorläufig nicht angewendet werden, behält die Probe nach Bohrisch noch durchaus ihren Wert.

Die durch Zentrifugieren und durch Sublimation gereinigten Destillationsprodukte des Holzes von Cinnamomum camphora (*Linné*) *Nees* et *Ebermaier*.

Farblose oder weiße, kristallinische, mürbe Stücke oder weißes, kristallinisches Pulver.

Kampfer riecht eigenartig durchdringend und schmeckt brennend scharf, etwas bitter, hinterher kühlend. Erwärmt man Kampfer in offener Schale, so verflüchtigt er sich in kurzer Zeit vollständig; angezündet verbrennt er mit rußender Flamme. In Wasser ist er nur sehr wenig, in Äther, Chloroform, Weingeist oder Ölen reichlich löslich.

Schmelzpunkt 175° bis 179°.

Nach Salamon (Schim. B. 1924, S. 98) soll weitestgehend gereinigter Kampfer den Schmelzpunkt 179° zeigen und pharmazeutisch verwendetes Material nicht unter 176° schmelzen.

Kampfer dreht den polarisierten Lichtstrahl nach rechts. Für eine Lösung in absolutem Alkohol, die in 10 ccm 2 g Kampfer enthält, ist $[\alpha]_D^{20^\circ} = +44{,}22^\circ$.

Über die Feststellung der spezifischen Drehung siehe S. 30.

Verbrennt man 0,1 g Kampfer auf einem Kupferbleche von 4 qcm, das in eine Porzellanschale gelegt ist, und läßt die rußenden Dämpfe in ein vorher mehrmals mit Wasser ausgespültes Gefäß von 1 Liter Inhalt eintreten, so darf die durch Ausspülen des Gefäßes mit 10 ccm Wasser erhaltene und filtrierte Flüssigkeit nach Zusatz von einigen Tropfen Salpetersäure und 0,5 ccm $^1/_{10}$-Normal-Silbernitratlösung innerhalb 5 Minuten nicht verändert werden.

Über diese Prüfung auf organisch gebundenes Chlor siehe S. 69.

Um Kampfer zu pulvern, besprengt man ihn zuvor mit Äther oder Weingeist.

Für Kampfer darf auch synthetischer Kampfer verwendet werden.

Camphora synthetica — Synthetischer Kampfer

$C_{10}H_{16}O$ Mol.-Gew. 152,1

Vergleiche dazu die erste Anmerkung des Artikels „Kampfer".

Die durch Sublimation oder Kristallisation gereinigte, auf synthetischem Wege aus dem Pinen des Terpentinöls gewonnene, razemische Form des Kampfers.

Farblose oder weiße, kristallinische, mürbe Stücke oder weißes, kristallinisches Pulver.

Synthetischer Kampfer riecht eigenartig durchdringend und schmeckt brennend scharf, etwas bitter, hinterher kühlend. Erwärmt man synthetischen Kampfer in offener Schale, so verflüchtigt er sich in kurzer Zeit vollständig; angezündet verbrennt er mit rußender Flamme. In Wasser ist er nur sehr wenig, in Äther, Chloroform, Weingeist oder Ölen reichlich löslich.

Schmelzpunkt nicht unter 170°.

Hier ist also ein nicht unwesentlich niedrigerer Schmelzpunkt zugelassen als beim natürlichen Kampfer.

Synthetischer Kampfer dreht den polarisierten Lichtstrahl nicht oder nur schwach. Für eine Lösung in absolutem Alkohol, die in 10 ccm 2 g synthetischen Kampfer enthält, ist $[\alpha]_D^{20°} = -2°$ bis $+5°$.

Vergleiche dazu die erste Anmerkung des Artikels „Kampfer". Über die Feststellung der spezifischen Drehung siehe S. 30.

Verbrennt man 0,1 g synthetischen Kampfer auf einem Kupferbleche von 4 qcm, das in eine Porzellanschale gelegt ist, und läßt die rußenden Dämpfe in ein vorher mehrmals mit Wasser ausgespültes Gefäß von 1 Liter Inhalt eintreten, so darf die durch Ausspülen des Gefäßes mit 10 ccm Wasser erhaltene und filtrierte Flüssigkeit nach Zusatz von einigen Tropfen Salpetersäure und 0,5 ccm $^1/_{10}$-Normal-Silbernitratlösung nach 5 Minuten höchstens eine Opaleszenz zeigen.

Über diese Prüfung auf organisch gebundenes Chlor siehe S. 69 Während übrigens beim natürlichen Kampfer verlangt wird, daß bei dieser Prüfung innerhalb 5 Minuten keine Veränderung eintritt, ist hier nach 5 Minuten eine Opaleszenz gestattet. Es sind also hier geringste Spuren Chlor, herrührend aus der Darstellung, ausdrücklich zugelassen.

Um synthetischen Kampfer zu pulvern, besprengt man ihn zuvor mit Äther oder Weingeist.

Cantharides — Spanische Fliegen

Gehalt mindestens 0,7 Prozent Kantharidin.

Der bei einer 40° nicht übersteigenden Temperatur getrocknete, möglichst wenig beschädigte Käfer Lytta vesicatoria *Fabricius*.

Spanische Fliegen sind glänzendgrün und besonders in der Wärme blauschillernd, 1,5 bis gegen 3 cm lang, 5 bis 8 mm breit.

Spanische Fliegen riechen stark und eigenartig.

Das Pulver spanischer Fliegen ist graubraun und zeigt sich unter der Lupe mit glänzendgrünen Teilchen durchsetzt. Unter dem Mikroskope fallen besonders die kleinen, borstenförmigen Haare verschiedener Länge und Dicke, ferner die schwarzbraun erscheinenden, undurchsichtigen Trümmer der Flügeldecken auf.

Spanische Fliegen dürfen nicht nach Ammoniak riechen.

1 g spanische Fliegen darf nach dem Verbrennen höchstens 0,08 g Rückstand hinterlassen.

Gehaltsbestimmung. 9 g mittelfein gepulverte spanische Fliegen übergießt man in einem Arzneiglas mit 20 g Chloroform und 1 g Salzsäure, läßt das Gemisch unter häufigem Umschütteln 24 Stunden lang stehen und fügt 40 g Äther hinzu. Nun schüttelt man das Gemisch 5 Minuten lang und filtriert nach halbstündigem Stehen 41 g der Äther-Chloroformlösung (= 6 g spanische Fliegen) durch ein trockenes, gut bedecktes Filter von 8 cm Durchmesser in ein gewogenes Kölbchen. Hierauf destilliert man die Äther-Chloroformlösung bei mäßiger Wärme bis auf etwa 5 g ab und läßt das zurückbleibende Chloroform aus dem schräg gestellten Kölbchen an der Luft verdunsten. Nachdem man die letzten Anteile des Chloroforms durch Einblasen eines Luftstroms entfernt hat, übergießt man den Rückstand mit 10 ccm einer Mischung von 19 Raumteilen Petroleumbenzin und 1 Raumteil absolutem Alkohol und läßt das verschlossene Kölbchen unter zeitweiligem Umschwenken 12 Stunden lang stehen. Alsdann gießt man die Flüssigkeit durch einen mit einem Wattebäuschchen verschlossenen Trichter und wäscht den kristallinischen Rückstand unter leichtem Umschwenken etwa viermal mit je 5 ccm der Petroleumbenzin-Alkoholmischung nach, bis diese farblos abläuft. Die auf die Watte gelangten Kristalle löst man durch Auftropfen von 5 ccm Chloroform und gibt die Lösung in das Kölbchen zurück. Das Chloroform läßt man unter gelindem Erwärmen verdunsten und trocknet den Rückstand 12 Stunden lang im Exsikkator. Das Gewicht des Rückstandes muß mindestens 0,042 g betragen, was einem Mindestgehalte von 0,7 Prozent Kantharidin entspricht.

Zu dieser Bestimmung ist folgendes zu sagen: In den Kanthariden ist das Kantharidin nur zum Teil frei vorhanden. Um das Gesamt-Kantharidin zu erhalten, wird dem Extraktionsmittel Salzsäure zugesetzt. Die eigentliche Extraktion geschieht mit dem angegebenen Chloroform-Äthergemisch, das nicht nur das Kantharidin herauslöst, sondern auch daneben Fette und harzige Stoffe. Destilliert man nun vom Filtrat das Lösungsmittel ab, so muß man vorsichtig darauf achten, daß man nicht etwa zur Trockne abdampft, sondern nur, wie vorgeschrieben, bis auf etwa 5 g. Der Rest des Lösungsmittels muß an der Luft verdunsten. Geschieht das nicht, so werden die Harze hart und unlöslich und lassen sich bei dem nun folgenden Reinigungsprozeß nicht von dem Petroleumbenzin-Alkoholgemisch herauswaschen, das nur die Verunreinigungen löst, nicht das Kantharidin. So wird man bei dieser Vorsicht meist auch ohne besondere Reinigung (die nachstehend beschrieben ist) sofort gut kristallisierte, wenn auch grünlich gefärbte Kantharidinrückstände erhalten. — Eine weitere Vorsichtsmaßregel ist beim Trocknen des Kantharidins zu beobachten. Der Stoff ist mit Wasserdämpfer flüchtig, auch beginnt er in trockenem Zustand bei 100° zu sublimieren. Daher das jetzt vorgeschriebene Trocknen im Exsikkator. Vergleiche dazu H. Thoms und F. Unger, Archiv 1926, S. 616.

Ist das so erhaltene Kantharidin nicht gut kristallinisch, sondern harzig und dunkel gefärbt, so löst man es in dem Kölbchen durch dreimal zu wiederholendes, mäßiges Erwärmen mit je 2 ccm Natronlauge, vereinigt die alkalischen Lösungen in einem Scheidetrichter und spült das Kölbchen dreimal mit je 2 ccm Wasser nach. Nachdem man diese Lösung mit Salzsäure angesäuert hat, gibt man 10 ccm Chloroform in den Scheidetrichter und schüttelt 10 Minuten lang. Nach vollständiger Klärung gießt man die Chloroformlösung in ein gewogenes Kölbchen und wiederholt die Ausschüttelung noch zweimal mit je 5 ccm Chloroform in der gleichen Weise. Hierauf destilliert man die vereinigten Chloroformlösungen bei mäßiger Wärme bis auf etwa 5 g ab und behandelt den Rückstand mit der Petroleumbenzin-Alkoholmischung in der vorher beschriebenen Weise.

Dieses nur für gewisse Fälle vorgesehene Reinigungsverfahren beruht darauf, daß bei der Behandlung mit Natronlauge die Säureanhydridgruppe des Kantharidins aufgespalten wird, das entstandene Salz somit in die wässerige Lösung übergeht. Durch Ansäuern mit

Salzsäure soll dann das Kantharidin wieder regeneriert, mit Chloroform ausgeschüttelt und nochmals, wie vorher beschrieben, gereinigt werden. — H. Thoms u. F. Unger (l. c.) halten freilich diese Reinigungsmethode wegen Eintritts von Substanzverlusten doch für bedenklich.

Spanische Fliegen sind gut getrocknet in gut verschlossenen Gefäßen aufzubewahren.

Carbo Ligni pulveratus — Gepulverte Holzkohle

Käufliche Holzkohle wird in genügend geschlossenen Gefäßen erhitzt, bis keine Dämpfe mehr entweichen, und nach dem Erkalten sogleich fein gepulvert.

Gepulverte Holzkohle muß schwarz sein und ohne Flamme verbrennen.

Wird 1 g gepulverte Holzkohle mit 10 ccm Weingeist gekocht, so muß der klar filtrierte Auszug farblos sein und darf nach dem Verdampfen keinen wägbaren Rückstand hinterlassen.

1 g gepulverte Holzkohle darf nach dem Verbrennen höchstens 0,1 g Rückstand hinterlassen.

Nach den Jahresberichten von Caesar & Loretz (1924, S. 28) schwankt der Aschengehalt der jetzt lieferbaren Handelssorten zwischen 7,5 und 18,5 Prozent. Man wird deshalb in dieser Beziehung eine gewisse Rücksicht nehmen müssen.

Carbo medicinalis — Medizinische Kohle

Schwarzes, geruch- und geschmackloses Pulver, das bei Rotglut ohne Flamme verbrennt.

Zunächst sei über das Herstellungsmaterial der medizinischen Kohle folgendes gesagt: E. Merck schrieb schon im Jahre 1917 (Ap. Z. S. 223): „Man war seither der Ansicht, daß Tierkohle an und für sich viel stärker adsorbiere als Pflanzenkohle, und daß hochwertige Präparate nur aus tierischem Material, vor allem aus Blut zu gewinnen seien. Größere Darstellungsversuche, die ich dann unternahm, ergaben in der Tat, daß auch aus pflanzlichen Ausgangsstoffen unter geeigneten Bedingungen hochwertige Kohle erhalten werden kann.“ — Allmählich brach sich dann auch allgemein die Anschauung Bahn, daß nicht die Herkunft der Kohle und damit nicht ihre chemische Zusammensetzung, sondern ihre Oberflächenbeschaffenheit maßgebend ist für ihren Wert. Dem Rechnung tragend, gibt das Arzneibuch nicht an, aus welchem Material die medizinische Kohle herzustellen ist.

Sodann über den Wert der medizinischen Kohle: Von medizinischer Seite wird berichtet, es sei durch Versuche an Tieren nachgewiesen, daß Gifte, an Kohle adsorbiert, Giftwirkung nicht entfalten. Tiere, die mehrfach tötliche Dosen von Giften (wie Strychnin) erhielten und darauf Kohle, überwanden entweder die Gefahr oder zeigten überhaupt keine Vergiftungserscheinungen. Noch stärker soll Kohle auf kolloide Gifte wirken, so daß Tiere die 100 fach tötliche Dosis von Diphtherietoxin ohne Vergiftungserscheinungen ertragen, sobald das Toxin durch Kohle gebunden wird. — Die Wirkung solcher Kohle ist also eine Adsorptionswirkung, die in gewissem Maße an dem Grade gemessen werden kann, in dem die Kohle Farbstoffe aus Lösungen adsorbiert, also die Lösungen entfärbt. Zu diesem Zweck wird jetzt meist Methylenblaulösung verwendet. In diesem Sinne verlangt auch das Arzneibuch vom weißen Ton, daß 7 g davon 65 ccm Methylenblaulösung entfärben sollen (s. S. 199). Eine ähnliche Forderung ist hier aufgestellt, nur weitaus schärfer: 0,1 g medizinische Kohle soll mindestens 35 ccm Methylenblaulösung entfärben. Das bedeutet also rund die 35fache Wirkung gegenüber der des weißen Tons! Aber noch etwas anderes tritt dazu: Man nahm zunächst an, daß die Adsorptionskraft einer Kohle, gemessen an einem Stoff, auch allgemein gelte für die Adsorptionskraft dieser Kohle gegenüber anderen Stoffen. Jetzt spricht man von einer spezifischen Adsorptionskraft. So soll es Kohlen geben, die Methylenblaulösung weitgehend entfärben, aber nicht in demselben Maße Sublimat adsorbieren, d. h. entgiften. Deshalb soll bei der ungemeinen Wichtigkeit dieses Arzneimittels die medizinische Kohle, wie nachstehend geschildert, nicht nur auf ihre Adsorptionskraft gegen Methylenblaulösung geprüft werden, sondern auch auf die gegen Sublimat.

Werden 3 g medizinische Kohle mit 60 ccm Wasser gekocht, so muß das Filtrat farblos sein und darf Lackmuspapier nicht verändern.

Eine Färbung des Auszuges würde organische Stoffe, die der Verkohlung entgangen sind, eine alkalische oder saure Reaktion unvollständig ausgewaschene Aktivierungsmittel bzw. eine zum Ausziehen der Rohkohle benutzte Säure anzeigen.

10 ccm des Filtrats dürfen durch Bariumnitratlösung (Schwefelsäure) höchstens schwach und durch Silbernitratlösung (Salzsäure) höchstens opalisierend getrübt werden; wird die Mischung von 2 ccm des Filtrats mit 2 ccm Schwefelsäure nach dem Erkalten mit 1 ccm Ferrosulfatlösung überschichtet, so darf sich zwischen den beiden Flüssigkeiten keine gefärbte Zone bilden (Salpetersäure); 20 ccm des Filtrats dürfen nach dem Verdampfen und Trocknen höchstens 0,01 g Rückstand hinterlassen.

Die beim Kochen eines Gemisches von 0,5 g medizinischer Kohle, 20 ccm Wasser und 5 ccm Salzsäure entweichenden Dämpfe dürfen einen mit Bleiazetatlösung benetzten Papierstreifen nicht bräunen (Schwefelwasserstoff); das Filtrat muß farblos sein. Werden 10 ccm des Filtrats mit 5 ccm Ammoniakflüssigkeit versetzt, so darf keine Blaufärbung (Kupfersalze) und höchstens eine geringe Abscheidung von Flöckchen (Eisen-, Aluminiumsalze) eintreten; filtriert man die ammoniakalische Flüssigkeit und fügt Ammoniumoxalatlösung hinzu, so darf höchstens eine schwache Trübung eintreten (Kalziumsalze).

Wird 1 g medizinische Kohle mit einer Mischung von 10 ccm Salzsäure und 20 ccm Wasser 5 Minuten lang gekocht und das Gemisch nach dem Erkalten mit Wasser auf 40 ccm ergänzt, so dürfen 30 ccm des Filtrats nach dem Eindampfen und Trocknen bei 110° höchstens 0,02 g Rückstand hinterlassen.

So sind also festgestellt die wasserlöslichen und die säurelöslichen Stoffe.

Werden 0,25 g medizinische Kohle mit 10 ccm Natronlauge zum Sieden erhitzt, so muß das Filtrat farblos sein (unvollständige Verkohlung).

Es handelt sich hier um teerartige Verbindungen, die dem Filtrat eine Färbung erteilen würden.

5 g medizinische Kohle werden mit 50 ccm Wasser und 2 g Weinsäure in einen Kolben gebracht. Der Kolben wird sorgfältig mit einem langen Kühler verbunden, der durch ein gasdicht angeschlossenes, gebogenes Rohr unter den Flüssigkeitsspiegel eines Vorlegekölbchens führt. Das mit 2 ccm Normal-Kalilauge und 10 ccm

Wasser beschickte Vorlegekölbchen wird mit Eis gekühlt; nun wird so lange destilliert, bis etwa 25 ccm Flüssigkeit übergegangen sind. Werden 25 ccm des mit Wasser auf 50 ccm ergänzten Inhalts des Vorlegekölbchens mit etwa 0,05 g Ferrosulfat langsam bis zum gerade beginnenden Sieden erhitzt, so darf nach Zusatz von 2 Tropfen verdünnter Eisenchloridlösung (1 + 9) und vorsichtigem Übersättigen mit Salzsäure keine Blaufärbung entstehen (Zyanverbindungen).

Bei Vorhandensein von giftigen Zyanverbindungen würde bei der Destillation die Blausäure übergehen, die wegen ihrer ungemeinen Flüchtigkeit unter den angegebenen Vorsichtsmaßregeln aufzufangen ist. In der mit Kalilauge beschickten Vorlage müßte sich Zyankalium bilden, das durch Ferrosulfat in Ferrozyankalium übergeführt wird. Letzteres bildet mit Eisenoxydsalzen das Berliner Blau. — Über den sehr viel einfacheren Nachweis der Blausäure nach G. Lockemann siehe P. W. Danckwortt (Ap. Z. 1927, S. 1262).

1 g medizinische Kohle darf durch Trocknen bei 120° höchstens 0,12 g an Gewicht verlieren. 0,5 g mit einigen Tropfen Weingeist befeuchtete medizinische Kohle dürfen nach dem Verbrennen höchstens 0,02 g Rückstand hinterlassen.

Wertbestimmung. In einem mit Glasstopfen verschlossenen Glaszylinder schüttelt man 0,1 g bei 120° getrocknete und feingesiebte medizinische Kohle mit 25 ccm Methylenblaulösung, fügt nach der Entfärbung weitere 5 ccm Methylenblaulösung zu, schüttelt und wiederholt den Zusatz von je 5 ccm Methylenblaulösung so lange, als nach kräftigem Umschütteln noch Entfärbung eintritt. Hierbei müssen insgesamt mindestens 35 ccm Methylenblaulösung innerhalb 5 Minuten entfärbt werden.

Siehe dazu den zweiten Teil der ersten Anmerkung.

0,2 g bei 120° getrocknete und feingesiebte medizinische Kohle werden in einem mit Glasstopfen verschlossenen Glase von etwa 300 ccm Inhalt mit 200 ccm einer wässerigen Quecksilberchloridlösung (3 + 997) 5 Minuten lang geschüttelt und durch ein trockenes Filter filtriert. Die ersten 25 ccm des Filtrats werden verworfen. Zu den nächsten 100 ccm des Filtrats gibt man 25 ccm $^1/_{10}$-Normal-Natriumarsenitlösung und 3 g Kaliumbikarbonat hinzu, erhitzt die Mischung und erhält sie etwa 5 Minuten lang im Sieden. Nach dem Abkühlen fügt man 3 ccm verdünnte Salzsäure sowie etwas Stärkelösung hinzu und titriert mit $^1/_{10}$-Normal-Jodlösung bis zum Farbumschlage. Hierzu müssen mindestens 8,8 ccm $^1/_{10}$-Normal-Jodlösung verbraucht werden, so daß höchstens 16,2 ccm $^1/_{10}$-Normal-Natriumarsenitlösung zur Reduktion des nicht adsorbierten Quecksilberchlorids erforderlich sind, was einer Adsorption von mindestens 0,08 g Quecksilberchlorid durch 0,1 g Kohle entspricht (1 ccm $^1/_{10}$-Normal-Natriumarsenitlösung = 0,013575 g Quecksilberchlorid, Stärkelösung als Indikator).

Hier liegt die im zweiten Teil der ersten Anmerkung besprochene Adsorptionsprüfung gegenüber Sublimat vor.

Prinzip der Methode: Die Kohle wird mit einer bestimmten überschüssigen Menge $HgCl_2$ geschüttelt und in einer angegebenen Menge des Filtrats das nicht adsorbierte Quecksilbersalz bestimmt. Diese Bestimmung zerfällt in 2 Teile:

I. Das nicht adsorbierte $HgCl_2$ wird durch Behandlung mit einer bestimmten überschüssigen Menge $^1/_{10}$-Normal-Natriumarsenitlösung zu metallischem Quecksilber reduziert. Hierbei wird also um so mehr $^1/_{10}$-Normal-Natriumarsenitlösung unverbraucht bleiben, je mehr $HgCl_2$ von der Kohle adsorbiert ist.

II. Die noch vorhandene, nicht verbrauchte Natriumarsenitlösung wird durch $^1/_{10}$-Normal-Jodlösung zurücktitriert. Je mehr hierbei von der $^1/_{10}$-Normal-Jodlösung verbraucht wird, je mehr $^1/_{10}$-Normal-

Natriumarsenitlösung war bei der Reduktion des noch vorhandenen $HgCl_2$ unverbraucht geblieben, je mehr $HgCl_2$ war also von der Kohle adsorbiert.

Zu I: Die Reduktion des überschüssigen $HgCl_2$ mittels $^1/_{10}$-Normal-Natriumarsenitlösung erfolgt in alkalischer Lösung gemäß folgendem Vorgang:

$$4\,HgO + As_4O_6 = 4\,Hg + 2\,As_2O_5.$$

Zu II: Die Rücktitration der überschüssigen $^1/_{10}$-Normal-Natriumarsenitlösung erfolgt nach folgender Gleichung:

$$As_4O_6 + 4\,J_2 + 4\,H_2O = 2\,As_2O_5 + 8\,HJ.$$

Diese Titration muß, damit sie quantitativ erfolgt, in alkalischer Lösung durchgeführt werden (siehe S. 87), jedoch in bikarbonathaltiger, nicht in karbonathaltiger, weil letztere selbst auf Jod einwirken würde. Das $KHCO_3$ ist aber durch den Erhitzungsprozeß zum größten Teil in K_2CO_3 übergeführt worden. Deshalb muß vor der Titration II Salzsäure zugefügt werden, um das $KHCO_3$ zu regenerieren:

$$K_2CO_3 + HCl = KHCO_3 + KCl.$$

Berechnung: In der zur Titration I oben angegebenen Formel entspricht ein HgO einem $HgCl_2$. Daher:

$$1\,HgO = \frac{1\,HgCl_2}{1\,Mol = 271{,}5\,g} = \frac{^1/_4\,As_4O_6\ ^{*)}}{^1/_4\,Mol = 20000\,ccm\ ^1/_{10}\text{-Normal-Natriumarsenitlösung}},$$

$$1\,ccm\ ^1/_{10}\text{-Normal-Natriumarsenitlösung} = 0{,}013575\,g\,HgCl_2.$$

Wenn also 16,2 ccm Natriumarsenitlösung zur Reduktion des nicht adsorbierten $HgCl_2$ verbraucht sind, entspricht das einer Menge von $16{,}2 \cdot 0{,}013575$ = rund 0,22 g $HgCl_2$. In den zur Titration I verbrauchten 100 ccm waren vor der Adsorption vorhanden 0,3 g $HgCl_2$. Sind davon 0,22 g zurückgeblieben, so sind in diesem Teil der Lösung durch die Kohle (und zwar durch die Hälfte der Kohle, also 0,1 g Kohle!) adsorbiert 0,3 — 0,22 = 0,08 g Quecksilberchlorid.

Cera alba — Weißes Wachs

Das aus dem gelben Wachs durch Bleichen an der Sonne gewonnene weiße oder gelblichweiße Wachs.

Dichte 0,956 bis 0,961.

Schmelzpunkt 62° bis 66,5°.

Der Bleichprozeß macht das Wachs dichter. Daher ist beim weißen Wachs eine größere Dichte vorgeschrieben als beim gelben. Über die zweckmäßigste Bestimmung des Schmelzpunktes siehe S. 9 und die früheren.

Säurezahl 16,8 bis 22,1. Esterzahl 65,9 bis 82,1. Das Verhältnis von Säurezahl zu Esterzahl muß 1:3,0 bis 1:4,3 sein.

Bei der Bestimmung der Säure- und Esterzahl ist das neue Arzneibuch den Vorschlägen von Berg-Bohrisch-Kürschner (Ph. Ztrh. 1910, S. 555, 589 und Ph. Z. 1911, S. 115) gefolgt, indem es zur Be-

---

*) $^1/_4$ Mol As_4O_6 entspricht 20000 ccm $^1/_{10}$-Normal-Natriumarsenitlösung, weil 1 As_4O_6 8 Jod entspricht, weil also 1 Mol As_4O_6 gibt: 8000 ccm $^1/_1$-Normal-Natriumarsenitlösung = 80000 ccm $^1/_{10}$-Normal-Natriumarsenitlösung.

handlung des Wachses statt des Weingeistes ein Gemisch von Xylol und Alkohol anwenden läßt, so daß durch den höheren Siedepunkt des Xylols und die dadurch bedingte höhere Erhitzung in jedem Falle eine vollständige Verseifung erzielt wird.

Zur Bestimmung der Dichte mischt man 2 Teile Weingeist mit 7 Teilen Wasser, läßt die Flüssigkeit so lange stehen, bis alle Luftbläschen daraus verschwunden sind, und bringt Kügelchen von weißem Wachs hinein. Die Kügelchen müssen in der Flüssigkeit schweben oder zum Schweben gelangen, wenn durch Zusatz von Wasser die Dichte der Flüssigkeit auf 0,956 bis 0,961 gebracht wird. Die Wachskügelchen werden so hergestellt, daß man das weiße Wachs bei möglichst niedriger Temperatur schmilzt und mit Hilfe eines Glasstabs in ein Probierrohr mit Weingeist dicht über dessen Oberfläche vorsichtig eintropfen läßt. Der Weingeist ist zuvor auf 55^0 zu erwärmen und in ein Becherglas zu stellen, das so viel Wasser von Zimmertemperatur enthält, daß das Probierrohr zur Hälfte eintaucht. Bevor die so erhaltenen allseitig abgerundeten Körper zur Bestimmung der Dichte benutzt werden, müssen sie 24 Stunden lang an der Luft gelegen haben.

Die Art, in der die Bereitung geeigneter Wachs-Kügelchen zweckmäßig zu geschehen hat, ist jetzt im Arzneibuch so präzisiert, daß die Herstellung hiernach leicht gelingt. — Da der Moment, in dem die Kügelchen in der Flüssigkeit schweben oder zum Schweben gelangen, schwer zu fassen ist, hat A. Lißner (Ap. Z. 1910, S. 489) vorgeschlagen: Man stelle die Dichte der Flüssigkeit fest, in der durch Alkoholzusatz die Kugeln gerade zu Boden fallen und dann die Dichte der Flüssigkeit, in der durch Wasserzusatz die Kugeln wieder an die Oberfläche steigen. Das arithmetische Mittel der beiden Dichte-Zahlen stellt dann die Dichte des Wachses dar.

Zur Bestimmung der Säurezahl werden 4 g weißes Wachs mit 20 g Xylol und 20 g absolutem Alkohol am Rückflußkühler auf einem Asbestdrahtnetz über einer kleinen Flamme erhitzt und 10 Minuten lang im Sieden erhalten. Hierauf titriert man die heiße Flüssigkeit nach Zusatz von 1 ccm Phenolphthaleinlösung sofort mit weingeistiger $^1/_2$-Normal-Kalilauge bis zum Farbumschlage. Hierzu dürfen nicht weniger als 2,40 und nicht mehr als 3,15 ccm weingeistige $^1/_2$-Normal-Kalilauge verbraucht werden.

Zur Bestimmung der Esterzahl fügt man der Mischung weitere 30 ccm weingeistige $^1/_2$-Normal-Kalilauge hinzu und erhält sie 2 Stunden lang unter zeitweiligem, kräftigem Umschütteln in lebhaftem Sieden. Nun fügt man 80 g absoluten Alkohol hinzu, erhitzt 5 Minuten lang und titriert die heiße Flüssigkeit sofort mit $^1/_2$-Normal-Salzsäure bis zum Verschwinden der Rotfärbung. Hierauf läßt man die Flüssigkeit nochmals 5 Minuten lang sieden, wobei die rote Färbung gewöhnlich wieder eintritt. In diesem Falle wird nochmals bis zum Verschwinden der Rotfärbung titriert. Hierzu dürfen insgesamt nicht mehr als 20,6 und nicht weniger als 18,3 ccm $^1/_2$-Normal-Salzsäure verbraucht werden.

Die Bestimmung der Säure- und Esterzahl ist ausführlich beschrieben auf S. 57ff. Hier sei nochmals erwähnt, daß beide Konstanten nach der Formel berechnet werden:

$$\frac{a \cdot 28{,}055}{s},$$

wobei a die Anzahl der Kubikzentimeter $^1/_2$-Normal-Kalilauge bedeutet, deren KOH gebunden ist, s die Menge der angewendeten Substanz in Gramm.

Werden 5 g weißes Wachs in einem Kölbchen mit 85 g Weingeist und 15 ccm Wasser übergossen, und wird das Gemisch, nachdem das Gewicht des Kölbchens mit Inhalt festgestellt ist, 5 Minuten lang auf dem Wasserbad unter häufigem

Umschütteln im Sieden erhalten, darauf durch Einstellen in kaltes Wasser auf Zimmertemperatur abgekühlt und der verdampfte Weingeist durch Zusatz einer Mischung von 85 Teilen Weingeist und 15 Teilen Wasser ersetzt, so dürfen 50 ccm des mit Hilfe eines trockenen Filters erhaltenen Filtrats nach Zusatz von 1 ccm Phenolphthaleinlösung bis zum Farbumschlage höchstens 2,3 ccm $^1/_{10}$-Normal-Kalilauge verbrauchen (Stearinsäure, Harze).

Diese Bestimmung ist nicht zu verwechseln mit derjenigen der Säurezahl. Vielmehr liegt hier die Prüfung auf Stearinsäure nach Buchner vor. Es geht beim Sieden der weingeistigen Mischung wohl die Zerotinsäure in Lösung, scheidet sich aber beim Erkalten zum größten Teil ab und geht nur in geringer Menge in das Filtrat über. In dieses gelangen aber die eventuell vorhandenen Beimengungen wie Stearinsäure bzw. Harze, die sich beim Sieden gelöst haben, beim Abkühlen nicht ausscheiden und sich daher durch Alkali titrieren lassen. Die Prüfung ist sehr wichtig und zuverlässig! Der vom Arzneibuch zugestandene Verbrauch von 2,3 ccm $^1/_{10}$-Normal-Kalilauge entspricht etwa der Menge der in Lösung gebliebenen Zerotinsäure.

Weißes Wachs darf nicht ranzig riechen, beim Kauen nicht an den Zähnen haften (Talg) und sich beim Kneten in der warmen Hand nicht schlüpfrig anfühlen (Zeresin).

Cera flava — Gelbes Wachs

Gelbes Wachs wird durch sorgfältiges Ausschmelzen der entleerten Waben gewonnen, die von Honigbienen und deren Rassen und Spielarten hergestellt werden. Aus Zeresin bestehende Kunstwaben sowie Teile von ihnen dürfen nicht verwendet werden.

Für das gelbe Wachs gelten die gleichen Anmerkungen wie für das weiße Wachs. Wiederholt sei hier nur, daß über die zweckmäßigste Bestimmung des Schmelzpunktes nachzulesen ist S. 9 und die früheren.

Gelbe bis graugelbe, körnig brechende, in geschmolzenem Zustand schwach nach Honig riechende Stücke.

Dichte 0,948 bis 0,958.

Schmelzpunkt 62° bis 66,5°.

Säurezahl 16,8 bis 22,1. Esterzahl 65,9 bis 82,1. Das Verhältnis von Säurezahl zu Esterzahl muß 1 : 3,0 bis 1 : 4,3 sein.

Die Bestimmung der Dichte, der Säurezahl, der Esterzahl und die Prüfung auf Stearinsäure und Harze wird nach den bei Cera alba beschriebenen Verfahren ausgeführt.

Gelbes Wachs darf beim Kauen nicht an den Zähnen haften (Talg) und sich beim Kneten in der warmen Hand nicht schlüpfrig anfühlen (Zeresin).

Cerussa — Bleiweiß

Basisches Bleikarbonat

Zusammensetzung annähernd $(PbCO_3)_2 \cdot Pb(OH)_2$

Gehalt mindestens 78,9 Prozent Blei.

Weißes, schweres Pulver oder weiße, leicht zerreibliche Stücke.

Bleiweiß ist in Wasser unlöslich; in verdünnter Salpetersäure und in verdünnter Essigsäure löst es sich unter Entwickelung von Kohlendioxyd zu einer Flüssigkeit, in der durch Natriumsulfidlösung ein schwarzer, durch verdünnte Schwefelsäure ein weißer Niederschlag hervorgerufen wird.

Werden 2 g Bleiweiß mit 20 ccm Wasser geschüttelt, so dürfen 5 ccm des klaren Filtrats durch 3 Tropfen Natriumsulfidlösung höchstens schwach gebräunt werden (wasserlösliche Bleisalze). 10 ccm des Filtrats dürfen beim Verdampfen höchstens 0,005 g Rückstand hinterlassen (Alkalisalze). Wird 1 g Bleiweiß mit einer Mischung von 2 ccm Salpetersäure und 4 ccm Wasser behandelt, so darf höchstens 0,01 g ungelöst bleiben (fremde Beimengungen). Der in dieser Lösung durch Natronlauge entstehende Niederschlag muß sich im Überschusse des Fällungsmittels lösen (Erdalkalisalze).

Durch den allmählichen Zusatz von NaOH zur Lösung von salpetersaurem Blei wird zunächst Bleihydroxyd Pb $(OH)_2$ ausgeschieden, das sich in einem Überschuß von Lauge zu dem „Plumbit" Pb $(ONa)_2$ auflöst. Ungelöst zurückbleiben würden die Verbindungen der alkalischen Erden.

Wird zu dieser alkalischen Lösung 1 Tropfen verdünnte Schwefelsäure hinzugefügt, so muß die an der Einfallstelle entstehende, weiße Trübung beim Umschütteln verschwinden (Bariumsalze).

An der Einfallstelle muß in jedem Falle Bleisulfat gebildet werden, das sich beim Umschütteln in der überschüssigen Natronlauge wieder löst, während etwa vorhandenes Bariumsalz hierbei Bariumsulfat bilden würde, das sich beim Umschütteln nicht wieder löst.

Wird die alkalische Lösung mit Schwefelsäure im Überschusse versetzt und filtriert, so darf das Filtrat durch Kaliumferrozyanidlösung nicht sofort verändert werden (Zink-, Kupfer-, Eisensalze).

Gehaltsbestimmung. 1 g Bleiweiß muß nach dem Glühen mindestens 0,85 g Bleioxyd hinterlassen, was einem Mindestgehalte von 78,9 Prozent Blei entspricht.

Nach der oben angegebenen Formel des basischen Bleikarbonats berechnet sich ein Gehalt an Bleioxyd von rund 86 Prozent. Da hier nur 85 Prozent PbO verlangt sind, ist auf einen Feuchtigkeitsgehalt und geringe Abweichungen in der Zusammensetzung Rücksicht genommen. Das Glühen ist nicht im Platintiegel, sondern im Porzellantiegel vorzunehmen! (Siehe S. 18).

Cetaceum — Walrat

Der gereinigte, feste Anteil des Inhalts besonderer Höhlen im Körper der Potwale, hauptsächlich des Physeter macrocephalus *Lacepède.*

Walrat bildet weiße, glänzende, im Bruche großblättrig-kristallinische, fettig anzufühlende Stücke; er schmeckt mild und fade und schmilzt zu einer farblosen, klaren Flüssigkeit, die schwach, aber nicht ranzig riecht und auf Papier einen Fettfleck hinterläßt. Walrat ist in Äther, Chloroform, Schwefelkohlenstoff oder siedendem Weingeist löslich.

Schmelzpunkt 45° bis 54°.
Jodzahl bis 8.
Säurezahl bis 2,3. Esterzahl 116 bis 132,8.

Zur Jodzahl ist zu bemerken: Der Hauptbestandteil des Walrats ist bekanntlich Palmitinsäure-Zetylester, neben dem noch Ester der Laurin-, Myristin- und Stearinsäure mit hochmolekularen Alkoholen vorkommen. Die Jodzahl bei reinem Walrat sollte hiernach = 0 sein. Wenn trotzdem eine Jodzahl bis 8 zugelassen ist, ist damit ein kleiner entsprechender Anteil von Walratöl erlaubt.

Zur Säure- und Esterzahl ist zu bemerken: Die hauptsächlichsten Verfälschungen des Walrats sind Stearinsäure, Paraffin (auf die nachstehend noch besondere Prüfungen vorgesehen sind) und Fette wie

z. B. Sebum. Das neue Arzneibuch hat noch eine Bestimmung der Säure- und Esterzahl vorgeschrieben, weil man so am besten die wirkliche Zusammensetzung des Präparates kennen lernt. Eine kleine Säurezahl mußte zugelassen werden, weil sich beim Lagern des Walrats stets eine gewisse Säuremenge bildet. Ist aber die Säurezahl des Arzneibuches überschritten, liegt entweder zu alter bzw. verdorbener Vorrat oder der Verdacht einer Verfälschung durch Stearinsäure vor. Paraffin würde die Esterzahl erniedrigen, Talg dieselbe erhöhen. — Damit Walrat sich gut erhält, nicht zu „sauer" wird, ist er am besten in Blechkästen, jedenfalls geschützt vor direktem Licht, möglichst auch vor Luft, sorgfältig aufzubewahren.

Erwärmt man 1 g Walrat mit 10 g Ammoniakflüssigkeit in einem Probierrohr, bis der Walrat geschmolzen ist, und schüttelt gut durch, so darf das Filtrat nicht milchig getrübt sein sowie nach Zusatz von Salzsäure nicht sofort eine flockige Ausscheidung geben (Stearinsäure).

Bei Gegenwart von Stearinsäure würde sich Stearin-Ammoniumseife bilden, die ein durch die Seife milchig getrübtes Filtrat geben würde, worauf sich nach Zusatz von Salzsäure sofort die freie Stearinsäure flockig ausscheiden müßte.

Werden 0,25 g Walrat 1 Minute lang mit 5 ccm weingeistiger Kalilauge gekocht, und wird die heiße Flüssigkeit mit 3 ccm Wasser von etwa 15° versetzt, so darf nicht sofort eine Trübung entstehen (Paraffine).

Die durch das Kochen mit weingeistiger Kalilauge gebildeten Seifen würden auch nach dem Wasserzusatz zunächst noch eine klare Lösung geben, die sich erst allmählich gelatinierend trübt, während Paraffin sofort die verbotene Trübung zeigen würde.

Aus der heißen Lösung in absolutem Alkohol (1 + 49) kristallisiert Walrat beim Erkalten wieder aus; die von den ausgeschiedenen Kristallen nach mehrstündigem Stehen abfiltrierte Flüssigkeit darf mit Wasser angefeuchtetes Lackmuspapier nicht verändern (Stearinsäure, Alkalien).

Zur Bestimmung der Säurezahl werden 3 g Walrat in 20 ccm Petroleumbenzin gelöst. Die Lösung wird nach Zusatz von 5 ccm absolutem Alkohol und 1 ccm Phenolphthaleinlösung mit weingeistiger $^1/_2$-Normal-Kalilauge bis zum Farbumschlage titriert; hierzu dürfen höchstens 0,25 ccm weingeistige $^1/_2$-Normal-Kalilauge verbraucht werden.

Zur Bestimmung der Esterzahl werden weitere 25 ccm weingeistige $^1/_2$-Normal-Kalilauge zugesetzt, worauf man das Kölbchen 24 Stunden lang verschlossen stehen läßt. Nach dieser Zeit titriert man mit $^1/_2$-Normal-Salzsäure bis zum Verschwinden der Rotfärbung. Hierzu dürfen nicht mehr als 12,6 ccm und nicht weniger als 10,8 ccm $^1/_2$-Normal-Salzsäure verbraucht werden.

Die Bedeutung der Säure- und Esterzahl ist in der ersten Anmerkung dieses Artikels dargelegt, die Bestimmung dieser Konstanten auf S. 57. Hier sei nur darauf hingewiesen, daß die Bestimmung der Esterzahl bei Walrat „kalt" vorgenommen wird und daß die Berechnung beider Konstanten nach der Formel geschieht

$$\frac{a \cdot 28{,}055}{s},$$

wobei a die Anzahl der Kubikzentimeter $^1/_2$-Normal-Kalilauge bedeutet, deren KOH gebunden ist, s die Menge der angewendeten Substanz in Gramm.

Charta sinapisata — Senfpapier

100 qcm liefern mindestens 0,0119 g Allylsenföl ($C_3H_5 \cdot NCS$, Mol.-Gew. 99,12). Mit gepulvertem, von fettem Öle befreitem, schwarzem Senf überzogenes Papier. Der Überzug muß dem Papiere fest anhaften. Senfpapier darf weder sauer noch ranzig riechen und muß nach dem Eintauchen in Wasser sofort einen starken Geruch nach Senföl entwickeln.

Bestimmung des Senföls. 100 qcm in Streifen geschnittenes Senfpapier werden in einem Kolben von etwa 200 ccm Inhalt mit 50 ccm Wasser von 20° bis 25° übergossen. Den verschlossenen Kolben läßt man unter wiederholtem Umschwenken 2 Stunden lang stehen und destilliert dann unter sorgfältiger Kühlung. Zur Verhütung des Schäumens erhitzt man zunächst sehr langsam mit kleiner Flamme bis zum Sieden und dann mit größerer Flamme weiter. Die zuerst übergehenden 30 ccm werden in einem Meßkölbchen von 100 ccm Inhalt, das 10 ccm Ammoniakflüssigkeit und 10 ccm Weingeist enthält, aufgefangen und mit 10 ccm $^1/_{10}$-Normal-Silbernitratlösung versetzt. Dem Kölbchen wird ein kleiner Trichter aufgesetzt und die Mischung 1 Stunde lang auf dem Wasserbad erhitzt. Nach dem Abkühlen und Auffüllen mit Wasser bis zur Marke dürfen für 50 ccm des klaren Filtrats nach Zusatz von 6 ccm Salpetersäure und 5 ccm Ferriammoniumsulfatlösung bis zum Farbumschlage höchstens 3,8 ccm $^1/_{10}$-Normal-Ammoniumrhodanidlösung verbraucht werden, was einem Mindestgehalte von 0,0119 g Allylsenföl in 100 qcm entspricht (1 ccm $^1/_{10}$-Normal-Silbernitratlösung = 0,004956 g Allylsenföl, Ferriammoniumsulfat als Indikator).

Läßt man zu dieser Gehaltsbestimmung das Senfmehl, das sich auf dem Papier befindet, mit Wasser bei 20° bis 25° stehen, so wirkt das Ferment des Senfsamens, das Myrosin, zerlegend auf das vorhandene Glykosid Sinigrin (myronsaures Kalium) in folgender Weise ein:

$$\underbrace{C_{10}H_{16}KNS_2O_9}_{\text{Sinigrin}} + H_2O = \underbrace{C_3H_5 \cdot NCS}_{\text{Allylsenföl}} + \underbrace{C_6H_{12}O_6}_{\text{Glykose}} + KHSO_4.$$

So ist also Allylsenföl entstanden. Es wird in eine Mischung von Weingeist und Ammoniakflüssigkeit übergetrieben, zur Bildung von Thiosinamin usw. usw. Mit dem Entstehen des Senföles verläuft nunmehr die Gehaltsbestimmung genau so weiter, wie sie in Prinzip und Ausführung im Artikel Senföl-Bestimmungen S. 83 geschildert ist.

Nur ein Punkt ist noch zu erwähnen: Nach dem D.A.B. 5 erfolgten vor dem Abdestillieren des Senföles Zusätze von Olivenöl und Weingeist, damit die Schaumbildung beim Erhitzen möglichst vermieden werde. Diese Zusätze sollen jetzt als unnötig bzw. schädlich unterbleiben. Wenn man, wie ausdrücklich angegeben, zunächst sehr langsam erhitzt, koaguliert das die Schaumbildung verursachende Eiweiß schon, bevor die Flüssigkeit ins Sieden kommt.

Bei der Berechnung geht man von der Tatsache aus, daß 1 Molekül Senföl (1 Atom S) mit 2 Molekülen $AgNO_3$ Schwefelsilber (Ag_2S) bildet. Folglich:

$$2 \text{ Mol } AgNO_3 = 20000 \text{ ccm } ^1/_{10}\text{-Normal-}AgNO_3$$
$$= 1 \text{ Mol Allylsenföl} = 99{,}12 \text{ g Senföl},$$

$$1 \text{ ccm } ^1/_{10}\text{-Normal-}AgNO_3 = 0{,}004956 \text{ g Allylsenföl}.$$

Zu dem aus 100 qcm Senfpapier destillierten Öl, das zunächst mit NH_3 behandelt ist, sind 10 ccm $^1/_{10}$-Normal-$AgNO_3$ hinzugesetzt, worauf nach Erhitzen usw. das Ganze auf 100 ccm aufgefüllt wurde. In den zur Titration verwendeten 50 ccm kommen deshalb zur Berechnung:

5 ccm $^1/_{10}$-Normal-$AgNO_3$ und das Senföl aus 50 qcm Senfpapier. Sind nunmehr 3,8 ccm $^1/_{10}$-Normal-Ammoniumrhodanidlösung zum Zurücktitrieren nötig, so sind 5 — 3,8 = 1,2 ccm $^1/_{10}$-Normal-$AgNO_3$ verbraucht worden.

1 ccm $^1/_{10}$-Normal-$AgNO_3$ = 0,004956 g Allylsenföl
1,2 „ $^1/_{10}$-Normal-$AgNO_3$ = 0,0059472 g „

Diese 0,0059472 g Allylsenföl sind enthalten auf der Fläche von 50 qcm Senfpapier. Das ergibt auf 100 qcm Senfpapier den doppelten Gehalt, also rund 0,0119 g Allylsenföl.

Vor Feuchtigkeit geschützt aufzubewahren.

Chininum ferro-citricum — Eisenchininzitrat

Gehalt 9 bis 10 Prozent Chinin und 21 Prozent Eisen.

Glänzende, durchscheinende, dunkelolivgrüne bis braune Blättchen. Eisenchininzitrat schmeckt eisenartig und bitter. In Wasser ist Eisenchininzitrat langsam in jedem Verhältnis löslich, in Weingeist dagegen wenig löslich. Die mit Salzsäure angesäuerte wässerige Lösung gibt sowohl mit Kaliumferrozyanid- als auch mit Kaliumferrizyanidlösung eine blaue, mit Jodlösung eine braune Fällung.

Bei diesen Identitätsbestimmungen geben sowohl Kaliumferrozyanidlösung wie Kaliumferrizyanidlösung eine blaue Fällung, weil in dem Präparat Ferro- sowie Ferrisalz vorliegt; Jodlösung ergibt eine braune Fällung mit der Alkaloidkomponente.

Gehaltsbestimmung. 1,2 g des bei 100° getrockneten Eisenchininzitrats werden in einem Arzneiglas von 75 ccm Inhalt mit 5 g Wasser übergossen; das Glas wird lose verschlossen. Nachdem man das Eisenchininzitrat durch kurzes Erhitzen im Wasserbade gelöst hat, gießt man nach dem Erkalten 5 g Natronlauge sowie 30 g Äther hinzu, verschließt das Gefäß gut und schüttelt 5 Minuten lang kräftig durch. Nun fügt man 0,5 g Traganth hinzu, schüttelt nochmals etwa 2 Minuten lang und gießt nach weiteren 5 Minuten 25 g der klaren Ätherlösung (= 1 g Eisenchininzitrat) in ein gewogenes Kölbchen ab. Nach dem Eindunsten auf dem Wasserbad und Trocknen bei 100° muß der Rückstand mindestens 0,09 g betragen.

Bei dieser Bestimmung des Gehaltes an Chinin, die sehr glatt vor sich geht, muß man nur darauf achten, daß die 1,2 g Eisenchininzitrat in den 5 g Wasser wirklich gelöst sind. Der folgende Zusatz von Natronlauge fällt den Eisenanteil als Eisenhydroxyd und setzt die Base Chinin in Freiheit, die dann mit Äther extrahiert wird.

1 g Eisenchininzitrat wird in einem Porzellantiegel mit Salpetersäure durchfeuchtet. Die Salpetersäure wird bei gelinder Wärme verdunstet und der Rückstand geglüht, bis alle Kohle verbrannt ist. Hierbei müssen mindestens 0,3 g Eisenoxyd hinterbleiben; der daraus bereitete wässerige Auszug darf weder Lackmuspapier bläuen noch beim Verdampfen auf dem Wasserbad einen wägbaren Rückstand hinterlassen.

Man bestimmt hier den Anteil des Eisens als Eisenoxyd. Zieht man dieses Eisenoxyd mit Wasser aus, so sollte man sich begnügen, wenn dieser wässerige Auszug beim Verdampfen keinen wägbaren Rückstand hinterläßt; eine schwache Bläuung des Lackmuspapiers sollte nicht zu Beanstandungen führen.

1 g Eisenchininzitrat darf durch Trocknen bei 100° höchstens 0,1 g an Gewicht verlieren.

Man wird zweckmäßig diese Bestimmung des Wassergehaltes mit der des Chinins verbinden, indem man die getrocknete, gewogene Substanz auf Chinin weiter verarbeitet und bei der Berechnung des Chiningehaltes von der festgestellten Gewichtsmenge des getrockneten Eisenchininzitrates ausgeht.

Wird das aus einer größeren Menge Eisenchininzitrat in der vorstehend beschriebenen Weise abgeschiedene Chinin mit stark verdünnter Schwefelsäure bis zur schwach alkalischen oder neutralen Reaktion versetzt und die Lösung zur Trockne verdampft, so muß das so gewonnene Chininsulfat den an Chininsulfat gestellten Anforderungen genügen.

Vor Licht geschützt aufzubewahren.

Chininum hydrochloricum — Chininhydrochlorid

$(C_{20}H_{24}O_2N_2)HCl + 2H_2O$ Mol.-Gew. 396,7

Gehalt mindestens 81,7 Prozent Chinin.

Weiße, nadelförmige Kristalle. Chininhydrochlorid schmeckt bitter und gibt mit 3 Teilen Weingeist oder mit 32 Teilen Wasser farblose, nicht fluoreszierende Lösungen, die Lackmuspapier höchstens schwach bläuen.

5 ccm der wässerigen Lösung (1 + 199) werden nach Zusatz von 1 ccm verdünntem Bromwasser (1 + 4) durch Ammoniakflüssigkeit im Überschusse grün gefärbt.

Diese bekannte Thalleiochinreaktion wird jetzt, da Chlorwasser wegen seiner geringen Haltbarkeit nicht mehr im Arzneibuch aufgenommen ist, mit Bromwasser ausgeführt.

In der wässerigen Lösung (1 + 199) ruft verdünnte Schwefelsäure eine starke blaue Fluoreszenz hervor. Die wässerige, mit Salpetersäure angesäuerte Lösung des Chininhydrochlorids gibt mit Silbernitratlösung einen weißen Niederschlag.

Die wässerige Lösung (1 + 49) darf durch Bariumnitratlösung (Schwefelsäure) nicht sofort, durch verdünnte Schwefelsäure (Bariumsalze) nicht getrübt werden. 0,05 g Chininhydrochlorid dürfen sich in 1 ccm Schwefelsäure oder in 1 ccm Salpetersäure mit höchstens blaßgelber Farbe lösen.

Beim Lösen des Salzes in Schwefelsäure, wobei sich das Entweichen der gasförmigen Salzsäure bemerkbar macht, würde eine Braun- bzw. Schwarzfärbung auf Zucker, eine Rotfärbung auf Salizin hinweisen. — Beim Lösen in Salpetersäure würde eine Rotfärbung auf Morphin, die bekannte Rotbraunfärbung auf Bruzin hinweisen.

1 g Chininhydrochlorid muß sich in 7 ccm einer Mischung aus 2 Raumteilen Chloroform und 1 Raumteil absolutem Alkohol vollständig lösen (fremde Alkaloide).

2 g Chininhydrochlorid werden in einem erwärmten Mörser in 20 ccm Wasser von 60° gelöst; die Lösung wird mit 1 g zerriebenem, unverwittertem Natriumsulfat versetzt und die Masse gleichmäßig durchgearbeitet. Nach dem Erkalten läßt man sie unter wiederholtem Umrühren eine halbe Stunde lang bei 15° stehen. Hierauf wird die Masse in einem trockenen Stücke Leinwand von etwa 100 qcm Flächeninhalt ausgepreßt und die abgepreßte Flüssigkeit durch ein Filter von 7 cm Durchmesser filtriert. Werden 5 ccm des Filtrats bei 15° in einem trockenen Probierrohr mit 4 ccm Ammoniakflüssigkeit versetzt, so entsteht ein Niederschlag, der sich beim Umschwenken wieder klar lösen muß (unzulässige Menge fremder Chinaalkaloide).

Die Prüfung ist erörtert bei Chinin. sulfuric., wo genau dieselbe Bestimmung auszuführen ist. Nur wird hier zunächst das Hydrochlorid mittels Natriumsulfat in das Sulfat übergeführt und dann entsprechend fortgefahren wie bei Chinin. sulfuric. (Siehe dort.)

0,2 g Chininhydrochlorid dürfen durch Trocknen bei 100° höchstens 0,018 g an Gewicht verlieren und nach dem Verbrennen keinen wägbaren Rückstand hinterlassen.

Vor Licht geschützt aufzubewahren.

Chininum sulfuricum — Chininsulfat

$(C_{20}H_{24}O_2N_2)_2H_2SO_4 + 8\,H_2O$ Mol.-Gew. 890,6

Gehalt mindestens 72,1 Prozent Chinin.

Weiße, feine Kristallnadeln, die leicht verwittern und dabei bis zu 6 Molekeln Wasser verlieren können. Chininsulfat schmeckt bitter und gibt mit 6 Teilen siedendem Weingeist oder 800 Teilen Wasser von 20° sowie mit 25 Teilen siedendem Wasser farblose, nicht fluoreszierende Lösungen, die Lackmuspapier höchstens schwach bläuen.

5 ccm der kalt gesättigten wässerigen Lösung werden nach Zusatz von 1 ccm verdünntem Bromwasser (1 + 4) durch Ammoniakflüssigkeit im Überschusse grün gefärbt.

Diese bekannte Thalleiochinreaktion wird jetzt, da Chlorwasser wegen seiner geringen Haltbarkeit nicht mehr im Arzneibuch aufgenommen ist, mit Bromwasser ausgeführt.

In der kalt gesättigten wässerigen Lösung ruft 1 Tropfen verdünnte Schwefelsäure starke, blaue Fluoreszenz hervor. Die wässerige, mit Salpetersäure angesäuerte Lösung gibt mit Bariumnitratlösung eine allmählich zunehmende weiße Trübung.

Das Chinin. sulfuric. enthält bei der Größe des Moleküls einen verhältnismäßig so geringen Anteil von Schwefelsäure, daß mit Bariumnitratlösung lediglich eine Trübung eintritt, die sich auch nur sehr allmählich verstärkt; zudem liegt bei der Schwerlöslichkeit des Salzes nur eine sehr wenig konzentrierte Lösung vor.

Die wässerige, mit Salpetersäure angesäuerte Lösung darf durch Silbernitratlösung nicht verändert werden (Salzsäure). 0,05 g Chininsulfat dürfen sich in 1 ccm Schwefelsäure oder in 1 ccm Salpetersäure mit höchstens blaßgelber Farbe lösen.

Siehe die entsprechende Anmerkung bei Chinin. hydrochloricum.

1 g Chininsulfat muß sich in 7 ccm einer Mischung aus 2 Raumteilen Chloroform und 1 Raumteil absolutem Alkohol bei kurzem Erwärmen auf 40° bis 50° vollständig lösen; diese Lösung muß auch nach dem Erkalten klar bleiben (fremde Alkaloide).

Chininsulfat löst sich nicht so leicht in dem Alkohol-Chloroformgemisch wie das Hydrochlorid. Deshalb ist hier ein kurzes Erwärmen nötig. — Wenn das Chininsulfat verwittert ist, kann es eine etwas größere Menge des Gemisches zur Lösung erfordern (G. Frerichs: Ap. Z. 1917, S. 156).

Ein Gemisch von 2 g bei 40° bis 50° völlig verwittertem Chininsulfat und 20 ccm Wasser wird in einem Probierrohr eine halbe Stunde lang unter häufigem Umschütteln in ein auf 60° bis 65° erwärmtes Wasserbad gestellt. Alsdann bringt man das Probierrohr in Wasser von 15° und läßt es unter häufigem Schütteln 2 Stunden lang darin stehen. Hierauf wird die Masse in einem trockenen Stücke Leinwand von etwa 100 qcm Flächeninhalt ausgepreßt und die abgepreßte Flüssigkeit durch ein Filter von 7 cm Durchmesser filtriert. Werden 5 ccm des Filtrats bei 15° in einem trockenen Probierrohr mit 4 ccm Ammoniakflüssigkeit versetzt, so entsteht ein Niederschlag, der sich beim Umschwenken wieder klar lösen muß (unzulässige Menge fremder Chinaalkaloide).

Es liegt hier die Kerner-Wellersche Probe vor, die im Prinzip darauf beruht, daß zunächst das Chininsulfat viel schwerer in Wasser löslich ist als die Sulfate der Nebenalkaloide Cinchonin, Chinidin usw. Es wird deshalb nur eine kleine Menge Alkaloid in Lösung gehen, wenn fast reines Chininsalz vorliegt; dagegen wird die Lösung eine um so größere Menge Alkaloide enthalten, je mehr Nebenalkaloide vorhanden sind. Setzt man jetzt Ammoniak hinzu, so fallen anfangs die freien Basen aus der Lösung aus, lösen sich aber wieder in dem Überschuß von NH_3. Es ist jedoch bemerkenswert (und das ist der zweite wichtige Punkt bei dieser Methode), daß die Nebenalkaloide schwerer in Ammoniak löslich sind als Chinin. Es werden sich deshalb die Salze der Nebenalkaloide, sobald sie in unzulässiger Menge vorhanden sind, dadurch bemerkbar machen, daß sie sich erstens reichlicher in Wasser lösen, daß sie zudem, in Freiheit gesetzt, einer größeren Menge von NH_3 zur Auflösung bedürfen und somit nach der Prüfungsangabe des Arzneibuches mit der vorgeschriebenen Menge Ammoniak eine klare Lösung nicht geben. — Hierzu ist noch zu bemerken, daß nach dem D.A.B. 6 die angegebene Menge Ammoniakflüssigkeit, die einen Überschuß bedeuten soll, nicht wie bisher allmählich, sondern auf einmal zugesetzt wird.

Daß hier die Anwendung von völlig verwittertem Chininsulfat vorgeschrieben wird, hat in folgendem seinen Grund: Chinin- und Cinchonidinsulfat kristallisieren zusammen. Unter diesen Umständen gehen bei Anwendung der unverwitterten Kristalle relativ kleine Mengen in die wässerige Lösung. Durch das Verwittern und den damit erfolgten Zerfall der Kristalle werden dieselben für Wasser leichter ausziehbar. — Ein exaktes Arbeiten und genaues Innehalten der Vorschrift ist nötig, ebenso die genaue Einstellung des Ammoniaks.

Wie übrigens das Arzneibuch noch vorschreibt, soll die gesamte durch Leinwand abgepreßte Flüssigkeit filtriert und von diesem (gut umgeschüttelten) Filtrat sollen 5 ccm mit NH_3 versetzt werden. Das Filtrierpapier adsorbiert nämlich geringe Mengen Alkaloid, hauptsächlich zu Beginn des Filtrierens, so daß man zweckmäßig einen Teil des Gesamtfiltrats als Durchschnittsprobe anwendet.

Man achte bei dieser Probe schließlich genau auf die Abkühlungstemperatur von 15°. Eine Erhöhung der Temperatur um 1° kann einen Mehrverbrauch an Ammoniak von 0,2 bis 0,3 ccm bedingen.

0,2 g Chininsulfat dürfen durch Trocknen bei 100° höchstens 0,032 g an Gewicht verlieren und nach dem Verbrennen keinen wägbaren Rückstand hinterlassen.

In gut verschlossenen Gefäßen und vor Licht geschützt aufzubewahren.

Chininum tannicum — Chinintannat

Gehalt 30 bis 32 Prozent Chinin.

Gelblichweißes, amorphes, geruch- und fast geschmackloses Pulver. Chinintannat ist in kaltem Wasser nur wenig löslich, in heißem Wasser ballt es sich zu einer gelben, zähen Masse zusammen, in heißem Weingeist ist es klar oder schwach trübe löslich. Die Lösungen werden durch Eisenchloridlösung blauschwarz gefärbt.

Werden 0,4 g Chinintannat mit 20 ccm Wasser und 0,4 ccm Salpetersäure geschüttelt, so darf das Filtrat durch 3 Tropfen Natriumsulfidlösung (Schwermetallsalze) nicht verändert, durch Silbernitratlösung (Salzsäure) und durch 2 Tropfen Bariumnitratlösung (Schwefelsäure) nicht sofort getrübt werden.

Gehaltsbestimmung. 1,2 g des bei 100° getrockneten Chinintannats werden in einem Arzneiglas von 75 ccm Inhalt mit 5 g Natronlauge zu einem gleichmäßigen Breie angeschüttelt. Dann fügt man 30 g Äther hinzu, verschließt das Gefäß gut und schüttelt 5 Minuten lang kräftig durch. Nach Zugabe von 0,5 g Traganth schüttelt man nochmals etwa 2 Minuten lang durch und gießt nach weiteren 5 Minuten 25 g der klaren ätherischen Lösung (= 1 g Chinintannat) in ein gewogenes Kölbchen ab. Nach dem Eindunsten auf dem Wasserbad und Trocknen bei 100° muß der Rückstand mindestens 0,3 g betragen.

Wird das aus einer größeren Menge Chinintannat in gleicher Weise abgeschiedene Chinin mit stark verdünnter Schwefelsäure bis zur schwach alkalischen oder neutralen Reaktion versetzt und die Lösung zur Trockne verdampft, so muß das so gewonnene Chininsulfat den an Chininsulfat gestellten Anforderungen genügen.

0,2 g Chinintannat dürfen durch Trocknen bei 100° höchstens 0,02 g an Gewicht verlieren und nach dem Verbrennen keinen wägbaren Rückstand hinterlassen.

Vor Licht geschützt aufzubewahren.

Da die wichtigsten Verbesserungsvorschläge, die in bezug auf diesen Artikel des D. A. B. 5 gemacht wurden, berücksichtigt worden sind, erübrigen sich weitere Bemerkungen zu vorstehendem geänderten Text des D. A. B. 6.

Chloralum hydratum — Chloralhydrat

$CCl_3 \cdot CH(OH)_2$ Mol.-Gew. 165,40

Der Trichloraldehyd, das Chloral $\left(CCl_3 \cdot C\begin{smallmatrix} H \\ O \end{smallmatrix}\right)$ addiert leicht Wasser und geht dann in das Chloralhydrat über: $CCl_3 \cdot C\begin{smallmatrix} H \\ OH \\ OH \end{smallmatrix}$. Ebenso addiert Trichloraldehyd Alkohol und bildet dann das Chloralalkoholat:

$$CCl_3 \cdot C\begin{smallmatrix} H \\ OH \\ OC_2H_5 \end{smallmatrix} .$$

Das letztgenannte Alkoholat ist von der Darstellung her nach ungenügender Reinigung zuweilen im Chloralhydrat vorhanden. Daher die spätere Prüfung auf Chloralalkoholat.

Farblose, durchsichtige, trockene Kristalle. Chloralhydrat riecht stechend und schmeckt schwach bitter und brennend; es löst sich leicht in Wasser, Weingeist und in Äther, weniger leicht in Chloroform, Schwefelkohlenstoff oder fetten Ölen.

Chloralhydrat soll farblose Kristalle bilden. Es kommt aber vor, daß anfangs tadellose Präparate bei längerer Aufbewahrung gelblich werden und einzelne stärker gefärbte Kristalle aufweisen. Auf unsere Anfrage erklärte eine erste, für dieses Präparat maßgebende Fabrik, daß sie über den Grund der Verfärbung bzw. Zersetzung nichts sagen könne, sie habe aber schon leider öfters die Erfahrung gemacht, daß die besten Arzneibuchpräparate nach einiger Zeit ohne erkennbaren Grund diese Erscheinung zeigen. Demnach bleibt in solchen Fällen nur ein Umtausch übrig. Siehe dazu auch eine entsprechende Mitteilung von W. Zimmermann (Ap. Z. 1919, S. 13).

Mit Natronlauge gibt Chloralhydrat eine trübe, unter Abscheidung von Chloroform sich klärende Lösung.

Die Reaktion geht unter Bildung von Chloroform und Natriumformiat in folgender Weise vor sich:

$$CCl_3 \cdot CH(OH)_2 + NaOH = CHCl_3 + H \cdot CO_2Na + H_2O.$$

Chloralhydrat sintert bei 49° und ist bei 53° völlig geschmolzen.

Will man vor der Schmelzpunktsbestimmung das Chloralhydrat trocknen, so muß das mit den ganzen Kristallen geschehen, nicht nach dem Verreiben zu Pulver. Denn das Pulver ist stark hygroskopisch. Wirklich trockenes, frisch zerriebenes Chloralhydrat zeigt übrigens einen höheren Schmelzpunkt als den des D.A.B. 6, etwa 56° bis 58°.

Die Lösung von 1 g Chloralhydrat in 10 ccm Weingeist darf Lackmuspapier erst beim Trocknen schwach röten und durch Silbernitratlösung nicht sofort verändert werden (Salzsäure, Zersetzungsprodukte). Eine Lösung von 1 g Chloralhydrat in 5 ccm Wasser darf beim Erwärmen nicht nach Benzol riechen. Versetzt man 2 g Chloralhydrat in einer vorher mit Schwefelsäure gereinigten Glasstöpselflasche mit 10 ccm Schwefelsäure und gibt 4 Tropfen Formaldehydlösung hinzu, so darf sich das Gemisch innerhalb einer halben Stunde nicht färben (fremde organische Stoffe).

Diese Probe ist gegen die Fassung des früheren Arzneibuches wesentlich verschärft durch den Zusatz des Formaldehyds.

Wird 1 g Chloralhydrat mit 5 ccm Kalilauge erwärmt, die wässerige Lösung filtriert und das Filtrat mit Jodlösung bis zur Gelbfärbung versetzt, so darf nach einstündigem Stehen keine Abscheidung von Jodoform wahrnehmbar sein (Chloralalkoholat).

Diese Prüfung auf Chloralalkoholat beruht auf der bekannten Identifizierung des Alkohols, nach der letzterer mit Jod in alkalischer Lösung schon bei längerem Stehen Jodoform bildet. Natürlich darf bei Anstellung dieser Probe nicht alkoholische Jodlösung benutzt werden.

0,2 g Chloralhydrat dürfen nach dem Verbrennen keinen wägbaren Rückstand hinterlassen.

Vor Licht geschützt aufzubewahren.

Chloramin — Chloramin

p-Toluolsulfonchloramidnatrium

Mianin (E. W.)

$$C_6H_4 \begin{cases} CH_3 & [1] \\ SO_2N \begin{matrix} Na \\ Cl \end{matrix} + 3\,H_2O & [4] \end{cases} \qquad \text{Mol.-Gew. } 281{,}64$$

Zur Erläuterung der Formel sei folgende Ableitung gegeben:

CH_3 — ⬡ — $SO_2 \cdot OH$	→	CH_3 — ⬡ — $SO_2 \cdot N<^H_H$	→	CH_3 — ⬡ — $SO_2 \cdot N<^{Na}_{Cl}$
p-Toluolsulfonsäure		p-Toluolsulfamid		p-Toluolsulfonchloramidnatrium.

Gehalt mindestens 25 Prozent wirksames Chlor (Cl, Atom-Gew. 35,46).

Im Artikel Chlorkalk (S. 204) lautet wie hier die Forderung „Gehalt mindestens 25 Prozent wirksames Chlor". Es war dort schon erläutert, daß bei der Gehaltsbestimmung nicht etwa die Bestimmung des wirksamen Bestandteiles, also des Kalziumhypochlorits vorgenommen wird, sondern die Bestimmung des Chlors, das durch die Behandlung des Chlorkalks mit Salzsäure frei wird und aus überschüssigem Kaliumjodid eine äquivalente Menge Jod frei macht, die dann durch $Na_2S_2O_3$ titrimetrisch bestimmt werden kann. So soll auch hier nach dem Arzneibuch zunächst nicht der Gehalt an Chloramin bestimmt werden, sondern in ähnlichem Sinne wie beim Chlorkalk das „wirksame Chlor".

Im allgemeinen wird angenommen: Die oxydierende Wirkung des Chloramins, auf die es im Arzneibuch ankommt, beruht darauf, daß in angesäuerter wässeriger Lösung unterchlorige Säure und aus dieser Chlor abgespalten wird nach folgenden Gleichungen:

(I) $CH_3 \cdot C_6H_4 \cdot SO_2 \cdot N \cdot NaCl + H_2O + HCl = CH_3 \cdot C_6H_4 \cdot SO_2 \cdot NH_2 + NaCl + HOCl.$

(II) $HOCl + HCl = H_2O + Cl_2.$

Die Wirkung des Chloramins ist aber endgültig noch nicht festgestellt. So wird von beachtenswerter Seite angegeben (siehe R. Eckert, Ph. Z. 1926, S. 1607), daß in den meisten Fällen die Wirkung des Chloramins auf ein Abgeben von Sauerstoff zurückzuführen ist, der nach folgender Gleichung (I) entsteht und nach Gleichung (II) entsprechend Jod frei macht:

(I) $CH_3 \cdot C_6H_4 \cdot SO_2 \cdot N \cdot NaCl + H_2O = CH_3 \cdot C_6H_4 \cdot SO_2 \cdot NH_2 + NaCl + O.$

(II) $2\,KJ + 2\,HCl + O = 2\,KCl + H_2O + J_2.$

Man solle deshalb beim Chloramin vielleicht besser von einer Oxydationswirkung sprechen. — Jedoch für die Gehaltsbestimmung ist das gleichgültig, da 1 O ebenso wie 2 Cl aus 2 KJ in Freiheit setzt: 2 J. Um also Verwirrung zu vermeiden, bleibt man wohl am besten bei dem Begriff „wirksames Chlor", worunter man (nach Eckert: l. c.) „diejenige Menge Chlor versteht, die der Menge Jod äquivalent ist, welche bei Gegenwart überschüssiger Kaliumjodidlösung in angesäuerter Lösung durch Natriumthiosulfatlösung titriert wird."

Weißes oder höchstens schwach gelbliches, kristallinisches Pulver von schwach chlorartigem Geruche. Chloramin ist leicht löslich in Wasser, in Weingeist und in Glyzerin, unlöslich in Chloroform, Äther oder Benzol.

Die wässerige Lösung bläut Lackmuspapier zunächst und bleicht es dann. Die wässerige Lösung (1 + 99) wird nach dem Ansäuern mit verdünnter Schwefelsäure durch Jodzinkstärkelösung blau gefärbt. Werden 0,2 g Chloramin vorsichtig im Porzellantiegel erhitzt, so zersetzt es sich unter schwacher Verpuffung; nach dem Veraschen und Glühen hinterbleibt ein die Flamme gelb färbender Rückstand, dessen wässerige Lösung nach dem Ansäuern mit Salzsäure mit Bariumnitratlösung einen weißen Niederschlag gibt.

Die Identitätsreaktion auf Chlor findet ihre Erklärung durch die in der zweiten Anmerkung dieses Artikels gegebenen Erläuterungen. Die letzte Identitätsreaktion beruht darauf, daß bei der Verbrennung der schwefelhaltige Anteil der Verbindung zu Schwefelsäure oxydiert wird.

Die wässerige Lösung (1 + 19) darf höchstens schwach getrübt sein. Werden 0,5 g Chloramin mit 5 ccm Natronlauge erhitzt, so darf sich kein Chloroform abscheiden (Chloralformamid).

Bei Gegenwart von Chloralformamid würde sich hier Chloroform abscheiden gemäß dem entsprechenden Vorgang, wie er bei Chloralhydrat geschildert ist (siehe S. 231).

Gehaltsbestimmung. 5 g Chloramin werden in einem Meßkolben in Wasser gelöst; die Lösung wird auf 250 ccm aufgefüllt. Werden 25 ccm dieser Lösung mit 1 g Kaliumjodid und 1 ccm Salzsäure versetzt, so müssen zur Bindung des ausgeschiedenen Jodes mindestens 35,2 ccm $^1/_{10}$-Normal-Natriumthiosulfatlösung verbraucht werden, was einem Mindestgehalte von 25 Prozent wirksamem Chlor entspricht (1 ccm $^1/_{10}$-Normal-Natriumthiosulfatlösung = 0,003546 g wirksames Chlor = 0,014082 g Chloramin, Stärkelösung als Indikator).

Die Bedeutung des Begriffes „wirksames Chlor" ist in der zweiten Anmerkung dieses Artikels geschildert. Hier sei hinzugefügt: Der Gehalt soll mindestens 25 Prozent „wirksames Chlor" betragen, d. h. 100 Teile Chloramin sollen aus überschüssigem Kaliumjodid in angesäuerter Lösung so viel durch Natriumthiosulfat titrierbares Jod in Freiheit setzen, daß dieses Jod 25 Teilen Chlor entspricht.

$$\frac{1\,Na_2S_2O_3}{1\text{ Mol} = 1000\text{ ccm }^1/_1\text{-Normal-}Na_2S_2O_3} = 1\text{ Jod} = \frac{1\text{ Chlor}}{1\text{ Grammäquivalent} = 35{,}46\text{ g}},$$

$$1\text{ ccm }^1/_{10}\text{-Normal-}Na_2S_2O_3 = 0{,}003546\text{ g Chlor.}$$

Bei Anwendung von 0,5 g Chloramin und Verbrauch von 35,2 ccm $^1/_{10}$-Normal-$Na_2S_2O_3$ demnach wirksames Chlor in 100 g Chloramin:

$$\frac{35{,}2\cdot 0{,}003546\cdot 100}{0{,}5} = \text{rund 25 Prozent wirksames Chlor.}$$

Nach dem Wortlaut des Arzneibuches kann aber das Resultat auch auf den Gehalt an Chloramin berechnet werden. Aus der zweiten Anmerkung dieses Artikels geht hervor, daß 1 Molekül Chloramin aus überschüssigem Kaliumjodid in angesäuerter Lösung so viel Jod freimachen soll, daß dieses Jod 2 Atomen Chlor entspricht. Daher (da 1 $Na_2S_2O_3$ = 1 Jod = 1 Chlor):

$$\frac{1\text{ Mol Chloramin}}{281{,}64\text{ g}} = \frac{2\text{ Mol }Na_2S_2O_3}{2000\text{ ccm }^1/_1\text{-Normal-}Na_2S_2O_3},$$

$$1\text{ ccm }^1/_{10}\text{-Normal-}Na_2S_2O_3 = 0{,}014082\text{ g Chloramin.}$$

Bei Anwendung von 0,5 g Chloramin und Verbrauch von 35,2 ccm $^1/_{10}$-Normal-$Na_2S_2O_3$ demnach Prozentgehalt:

$$\frac{35{,}2\cdot 0{,}014082\cdot 100}{0{,}5} = \text{rund 99,1 Prozent Chloramin.}$$

Chloramin ist in gut verschlossenen Gefäßen kühl und vor Licht geschützt aufzubewahren.

Chloroformium — Chloroform

$CHCl_3$ Mol.-Gew. 119,39

Klare, farblose, flüchtige Flüssigkeit, die 99 bis 99,4 Prozent Chloroform und 1 bis 0,6 Prozent absoluten Alkohol enthält. Chloroform riecht eigenartig, schmeckt süßlich, ist in Wasser sehr wenig löslich, dagegen in jedem Verhältnis löslich in absolutem Alkohol, Äther, fetten oder ätherischen Ölen.

Dichte 1,474 bis 1,478.

Siedepunkt 60° bis 62°.

Bei der Wichtigkeit dieses Arzneimittels sind die Prüfungen bezüglich Siedepunkt und Dichte mit ganz besonderer Vorsicht auszuführen. Über die Apparatur zur Siedepunktsbestimmung siehe S. 13.

Schüttelt man 10 ccm Chloroform mit 5 ccm Wasser und hebt sofort etwa 2,5 ccm Wasser ab, so darf dieses Lackmuspapier nicht röten und, wenn es vorsichtig über eine mit gleich viel Wasser verdünnte Silbernitratlösung geschichtet wird, keine Trübung hervorrufen (Salzsäure). Beim Schütteln von 2 ccm Chloroform und 2 ccm Wasser mit 0,5 ccm Jodzinkstärkelösung darf weder die Jodzinkstärkelösung gebläut noch das Chloroform gefärbt werden (Chlor). Chloroform darf nicht erstickend riechen (Phosgen).

Hier soll also auf Salzsäure, Chlor und Phosgen aus folgenden Gründen geprüft werden: Reines Chloroform ist nur wenig haltbar, Luft und Licht erzeugen bald Zersetzungsprodukte. Bei Überschuß von Sauerstoff scheint die Reaktion so zu verlaufen: $2\,CHCl_3 + 5\,O = 2\,CO_2 + H_2O + 3\,Cl_2$, bei Mangel an Sauerstoff aber so: $CHCl_3 + O = COCl_2 + HCl$. — Um diese Zersetzung möglichst zu verhindern, soll erstens das Chloroform vor Licht geschützt aufbewahrt werden, zweitens einen Zusatz von rund 1 Prozent Alkohol erhalten. Das sind auch sehr wirksame Mittel. Da aber trotzdem eine Zersetzung eintreten kann, sind diese drei Prüfungen sorgfältigst auszuführen und geben bei entsprechender Aufmerksamkeit ein zuverlässiges Bild von der Beschaffenheit des Präparates. Denn die Prüfungen auf HCl und Cl sind äußerst empfindlich. Zwar nicht so eindeutig ist der „erstickende" Geruch nach Phosgen, aber dieses Produkt ergibt beim Schütteln mit Wasser wieder die leicht feststellbare Salzsäure:

$$C\begin{cases}Cl\\=O\\Cl\end{cases} + H_2O = 2\,HCl + CO_2.$$

Mit Chloroform getränktes Filtrierpapier darf nach dem Verdunsten des Chloroforms keinen Geruch zeigen. Läßt man 20 ccm Chloroform und 15 ccm Schwefelsäure in einem 3 cm weiten, mit Schwefelsäure gereinigten Glasstöpselglas unter häufigem Umschütteln 1 Stunde lang stehen, so darf die Schwefelsäure innerhalb dieser Zeit nicht gefärbt werden (fremde organische Stoffe).

Chloroform wird bei dieser Behandlung mit Schwefelsäure nicht angegriffen, wohl aber gewisse Verunreinigungen wie Amylverbindungen, herrührend aus fuselhaltigem Alkohol. — Ist bei dieser Prüfungsart auf organische Verunreinigungen mittels Schwefelsäure schon immer darauf hingewiesen worden, daß peinlichste Sauberkeit der Gefäße dabei nötig ist, damit nicht etwaige Verunreinigungen der Gläser eine Unbrauchbarkeit des Präparates vortäuschen, so ist der Hinweis hier ganz besonders geboten. Am Schluß des Versuches beobachte man genau gegen einen weißen Untergrund, ob eine Verfärbung eingetreten. Ist man sich über den Ausfall der Prüfung nicht ganz klar, so muß man zugleich einen blinden Versuch anstellen. Man benutzt also zwei reine Gläschen. In dem einen befindet sich nur die Schwefelsäure, in dem anderen Schwefelsäure + Chloroform. Nach 1 Stunde vergleiche man die Schwefelsäureschichten. — Ganz besonders muß man sich hier davor hüten, daß nicht ein Partikelchen Kork oder sonst organische Substanz in die Flüssigkeit gerät und Färbung herbeiführt!

5 ccm Chloroform dürfen nach vorsichtigem Verdunsten auf dem Wasserbade keinen Rückstand hinterlassen.

Narkosechloroform (Chloroformium pro narcosi).

Beim Narkosechloroform sollen im allgemeinen Prüfungen auf dieselben Verunreinigungen stattfinden wie beim Chloroform, nur beim Narkosechloroform im Hinblick auf seinen Zweck in außerordentlich verschärftem Maße.

Dichte und Siedepunkt wie bei Chloroform.

25 ccm Narkosechloroform dürfen nach dem freiwilligen Verdunsten bei Zimmertemperatur keinen wägbaren Rückstand und keinen unangenehmen Geruch hinterlassen.

Beim Chloroform sollen 5 ccm vorsichtig auf dem Wasserbade verdunstet werden, hier 25 ccm bei Zimmertemperatur! Zu dieser Forderung führte die Erfahrung, daß ein Narkosechloroform, auf diese Weise in größerer Menge verdunstet, einen an Chloral erinnernden Rückstand hinterließ.

Versetzt man 10 ccm Narkosechloroform mit 1 Tropfen einer Lösung von 0,01 g Dimethylaminoazobenzol in 10 ccm Narkosechloroform, so darf keine violettrote Färbung auftreten (Salzsäure). Beim Schütteln von 2 ccm Narkosechloroform und 2 ccm Wasser mit 0,5 ccm Jodzinkstärkelösung darf weder die Jodzinkstärkelösung gebläut noch das Narkosechloroform gefärbt werden (Chlor). Läßt man eine Lösung von 0,1 g Benzidin in 20 ccm Narkosechloroform in einem verschlossenen Glasstöpselglase 24 Stunden lang an einem vor Licht geschützten Orte stehen, so darf höchstens eine schwach gelbe, keineswegs aber zitronengelbe Färbung oder Trübung oder Ausscheidung von Flocken eintreten (Phosgen).

Die Prüfung auf Salzsäure ist hier ungemein verschärft. Der Indikator Dimethylaminoazobenzol schlägt schon bei geringsten Spuren HCl in das Rötliche um, während bei Abwesenheit von HCl das Chloroform gelblich gefärbt wird. Noch 0,000016 g Salzsäure sollen auf diese Weise in 10 ccm Chloroform nachweisbar sein. — Ebenso ist die Prüfung auf Phosgen wesentlich verschärft und präziser gestaltet, da das Urteil durch den Geruchsinn nicht gleichmäßig verläßlich ist. Bei dieser neuen Prüfung mittels Benzidin nach Th. Budde (Ph. Z. 1913, S. 532) zeigt sich bei Gegenwart von 0,1 Prozent Phosgen nach wenigen Sekunden ein gelblich weißer Niederschlag; bei 0,005 Prozent Phosgen ist noch deutlich eine Trübung zu erkennen.

Läßt man 20 ccm Narkosechloroform, 15 ccm Schwefelsäure und 4 Tropfen Formaldehydlösung in einem 3 cm weiten, mit Schwefelsäure gereinigten Glasstöpselglas unter häufigem Umschütteln eine halbe Stunde lang stehen, so darf die Schwefelsäure innerhalb dieser Zeit nicht gefärbt werden (fremde organische Stoffe). Werden 5 ccm Narkosechloroform in einem mit Narkosechloroform gut gespülten Glase nach Zusatz von 5 ccm Wasser und 3 Tropfen Neßlers Reagens gut durchgeschüttelt, so darf innerhalb einer Viertelstunde höchstens schwache Gelbfärbung eintreten (Aldehyd).

Die Prüfung mit Schwefelsäure und Formaldehydlösung wird technisch so ausgeführt, wie die entsprechende, weniger scharfe Prüfung des Chloroforms mit Schwefelsäure. Siehe die einschlägige, vorstehende Anmerkung. — Bei der Prüfung auf Aldehyde soll vor allem auf Anwesenheit von Chloral gefahndet werden.

Narkosechloroform ist sofort nach der Prüfung in braunen, trockenen, fast ganz gefüllten und gut verschlossenen Flaschen von höchstens 60 ccm Inhalt aufzubewahren. Die Flaschen müssen entweder mit Glasstöpseln oder mit Korken, die eine Unterlage von Zinnfolie haben, verschlossen werden. Die Zinnfolie ist vorher mit absolutem Alkohol zu reinigen.

Die Forderung, daß Flaschen mit Narkosechloroform nicht durch ungeschützte Korke geschlossen werden sollen, beruht darauf, daß Chloroform aus unbedeckten Korken gewisse Stoffe herauslöst und dadurch langsam, aber sicher verunreinigt wird. Die als Unterlage der Korke benutzte Zinnfolie ist mit Alkohol zu behandeln, damit sie von dem anhaftenden Fetthauch befreit wird, der sonst in das Chloroform übergeht. Vergleiche auch die entsprechende Anmerkung bei Narkoseäther, S. 146.

Chloroform und Narkosechloroform sind vor Licht geschützt aufzubewahren.

Chrysarobinum — Chrysarobin

Die durch Umkristallisieren aus Benzol gereinigten Ausscheidungen aus Höhlungen der Stämme von Andira araroba *Aguiar.*

Von Wichtigkeit für die Prüfung sind besonders die hinreichende Löslichkeit in Chloroform sowie der Aschengehalt.

Chrysarobin ist ein gelbes, leichtes, kristallinisches Pulver, das sich in etwa 300 Teilen siedendem Weingeist und in etwa 45 Teilen Chloroform von 40° bis auf einen geringen Rückstand löst. Streut man Chrysarobin auf Schwefelsäure, so entsteht eine rötlichgelbe Lösung. Chrysarobin schmilzt beim Erhitzen, stößt gelbe Dämpfe aus und verkohlt wenig. 0,01 g Chrysarobin wird mit 20 ccm Wasser gekocht und filtriert. Das Filtrat verändert Lackmuspapier nicht und zeigt eine schwach braunrötliche Färbung, die durch Eisenchloridlösung nicht verändert wird. Wird Ammoniakflüssigkeit mit Chrysarobin geschüttelt, so nimmt die Mischung im Laufe eines Tages eine karminrote Farbe an.

Beim Schütteln mit Ammoniakflüssigkeit wird Chrysarobin durch den Sauerstoff der Luft zu Chrysophansäure oxydiert, die dann ein entsprechendes, rot gefärbtes Ammoniumsalz bildet.

Bringt man ein Stäubchen Chrysarobin auf 1 Tropfen rauchende Salpetersäure und breitet die rote Lösung in dünner Schicht aus, so wird sie beim Betupfen mit Ammoniakflüssigkeit violett.

1 g Chrysarobin darf nach dem Verbrennen höchstens 0,003 g Rückstand hinterlassen.

An den Apotheker tritt oft die Frage heran, wie die lästigen Chrysarobinflecke aus Wäsche usw. zu entfernen sind. Das geschieht (nach Ph. Z. 1910, S. 313) am besten durch Benzol, auch Chloroform oder absoluten Alkohol. Erwärmung des Lösungsmittels steigert die Wirkung.

Cocainum hydrochloricum — Kokainhydrochlorid

Cocainum hydrochloricum P. I.

$(C_{17}H_{21}O_4N)HCl$ Mol.-Gew. 339,6

Farb- und fast geruchlose, durchscheinende Kristalle von bitterem Geschmacke, die auf der Zunge eine vorübergehende Unempfindlichkeit hervorrufen. Kokainhydrochlorid ist in Wasser oder Weingeist leicht löslich. Die wässerige Lösung verändert Lackmuspapier nicht.

Schmelzpunkt nicht unter 182°.

Mit den Worten „Schmelzpunkt nicht unter 182°“ ist schon gesagt, daß der Schmelzpunkt kein scharfer ist. Tatsächlich bedarf diese Bestimmung hier einer besonderen Erläuterung: Erhitzt man nämlich zum Schluß der Bestimmung langsam, wie es das Arzneibuch allgemein vorschreibt, so schmilzt auch ein völlig vorschriftsmäßiges Präparat niedriger als angegeben, bei etwa 180°. Erhitzt man aber schnell, d. h. mit voller Flamme bis zum Schluß, so schmilzt ebendasselbe Produkt erst bei etwa 190°, ja selbst oberhalb 200°. Und zwar erfolgt das Schmelzen unter starker Gasentwicklung und Aufwallen der Schmelze bis zur Höhe der Kapillare. Es liegt hier offenbar ein Zersetzungspunkt (nicht Schmelzpunkt) vor. Siehe darüber Näheres S. 3.

In je 1 ccm der wässerigen Lösung (1 + 99) rufen Quecksilberchloridlösung nach dem Ansäuern mit Salzsäure einen weißen, Jodlösung einen braunen, Kalilauge einen weißen, in Weingeist oder Äther leicht löslichen Niederschlag hervor; Silbernitratlösung erzeugt in der wässerigen Lösung nach dem Ansäuern mit Salpetersäure einen weißen Niederschlag. Wird 0,01 g Kokainhydrochlorid mit 1 ccm Schwefelsäure 5 Minuten lang im siedenden Wasserbad erhitzt, so macht sich nach vorsichtigem Zusatz von 2 ccm Wasser der Geruch des Benzoesäuremethylesters bemerkbar; beim Erkalten scheiden sich nach einigen Stunden Kristalle ab, die sich nach dem Hinzufügen von 1 ccm Weingeist wieder lösen. 1 ccm der wässerigen Lösung (1 + 99) gibt nach Zusatz von 1 bis 2 Tropfen Chromsäurelösung einen Niederschlag, der sich beim Umschwenken sofort wieder löst. Nach Zusatz weiterer Tropfen Chromsäurelösung findet eine bleibende Ausscheidung statt. Werden einige Tropfen der wässerigen Lösung (1 + 99) auf einem Uhrglas mit einem kleinen Kristall Kaliumpermanganat versetzt, so findet eine Ausscheidung von violett gefärbten Kriställchen statt.

Die Erklärungen für die Vorgänge bei den Identitätsproben sind folgende: Durch $HgCl_2$ bildet sich eine Quecksilberchlorid-Doppelverbindung, durch Jodlösung ein Perjodid der Base, durch Kalilauge die freie Base; durch $AgNO_3$ wird die Salzsäure identifiziert. — Beim Erhitzen mit Schwefelsäure werden zunächst Methylalkohol und Benzoesäure abgespalten, worauf sich dann ein Teil der beiden Spaltstücke zu Benzoesäuremethylester verbindet. Die Kristalle, die sich dabei ausscheiden und sich in Weingeist wieder lösen, bestehen aus Benzoesäure. — Mit Chromsäure bildet sich Kokainchromat, mit Kaliumpermanganat entsprechend Kokainpermanganat.

0,01 g Kokainhydrochlorid muß sich in 1 ccm Schwefelsäure unter Entwickelung von Chlorwasserstoff ohne Färbung und ebenso in 1 ccm Salpetersäure ohne Färbung lösen (fremde organische Stoffe). Wird 1 ccm der wässerigen Lösung (1 + 99) mit 1 Tropfen verdünnter Schwefelsäure und 1 Tropfen Kaliumpermanganatlösung versetzt, so muß die Lösung violett gefärbt werden. Die violette Färbung darf bei staubsicherem Abschluß der Lösung und bei einer 20° nicht übersteigenden Temperatur im Laufe einer halben Stunde kaum eine Abnahme zeigen (Zinnamylverbindungen).

Das angewandte Glas ist vor der Prüfung besonders zu reinigen. Zur Beurteilung, ob eine Abnahme der Färbung eingetreten, ist am besten ein blinder Versuch (d. h. eine Kaliumpermanganatlösung der gleichen Konzentration ohne Kokain) anzusetzen. Der Versuch ist sehr wichtig. (Die Kaliumpermanganatlösung ist hier sehr verdünnt, ergibt deshalb keine kristallinische Ausscheidung.)

Wird die Lösung von 0,025 g Kokainhydrochlorid in 20 ccm Wasser mit 0,5 ccm einer Mischung von 1 Teil Ammoniakflüssigkeit und 9 Teilen Wasser ohne Schütteln vorsichtig gemischt, so darf beim ruhigen Stehen innerhalb 1 Stunde keine Trübung entstehen. Werden alsdann die Wandungen des Glases mit einem Glasstab unter zeitweiligem, kräftigem Umschütteln gerieben, so muß sich das

Kokain flockig-kristallinisch ausscheiden und die Flüssigkeit selbst wieder vollkommen klar werden (fremde Kokabasen).

Diese Probe nach Mac Lagan bezweckt vor allem den eventuellen Nachweis des Isatropylkokains, das sich im Gegensatz zu den schönen Kristallen des Kokains unter milchiger Trübung ausscheidet. Aber erstens ist zur Vorschrift des D. A. B. 6 zu sagen, daß sie von einer sehr kleinen, wohl zu kleinen Menge des Kokainhydrochlorids ausgehen läßt. Zweitens gelingt die Probe nach dem D. A. B. 6 nur nach großer Mühe und auch so nicht einmal regelmäßig. Denn die freie Kokainbase besitzt weitgehend die Eigenschaft, übersättigte Lösungen zu bilden, so daß sie sich sehr häufig nicht ausscheidet, trotz kräftigen Umschüttelns und Reibens mit einem Glasstabe. Man kommt aber ganz einfach zum Ziel, wenn man nur die Reihenfolge der Zusätze ändert: Man wägt in ein besonders mit Schwefelsäure gereinigtes Kölbchen (am besten mit Glasstopfen; 100 g „Jodkölbchen") 80 g Wasser, setzt dann 5 Tropfen Ammoniakflüssigkeit hinzu und nach Umschwenken die 0,1 g Kokainhydrochlorid in Substanz. Schüttelt man nunmehr 1 bis 2 Minuten lang kräftig, so wird man bei gutem Präparat mit Gewißheit die Ausscheidung der schönen Kristalle, der freien Base, aus völlig klarer Lösung konstatieren können. (Die Reaktion gelingt auf diese Weise wahrscheinlich so leicht, weil das Kokainhydrochlorid in Spuren freie Base enthält, die hier „impfend" wirkt; vielleicht ist die Ursache auch darin zu suchen, daß auf diese Weise die Base in einzelnen Tröpfchen, also größeren Partikelchen ausfällt.)

Das gesammelte und nach dem Auswaschen mit wenig Wasser im Exsikkator getrocknete Kokain muß bei 97,5° bis 98° schmelzen.

Hier liegt eine besonders wichtige Prüfung vor: Bei Ausführung der vorangehenden Probe war die freie Kokainbase ausgeschieden. Diese sammelt man auf einem Filter, befreit sie durch mehrmaliges Auswaschen mit Wasser von den anhaftenden geringen Anteilen Chlorammonium und trocknet dann Filter und Kristalle bei niederer Temperatur, etwa bei 50°. Dann bringt man die Kristalle in einen Mörser, zerreibt sie und bestimmt sorgfältig den Schmelzpunkt (der im Gegensatz zu dem des salzsauren Salzes scharf ist). Zeigt sich der Schmelzpunkt zwischen 97° und 98°, so bürgt das weitgehend sowohl für Identität wie Reinheit des Präparates.

0,2 g Kokainhydrochlorid dürfen durch Trocknen bei 100° kaum an Gewicht verlieren und nach dem Verbrennen keinen wägbaren Rückstand hinterlassen.

Es ist wiederholt beobachtet, daß dem Kokainhydrochlorid in betrügerischer Absicht Novokainhydrochlorid zugesetzt wurde. Schon in sehr geringen Anteilen ist dieses Novokainhydrochlorid zu erkennen, da es bei der „Diazoreaktion", also bei der auf Seite 465 des Arzneibuches vorgeschriebenen Behandlung mit salpetriger Säure und β-Naphthol den schön scharlachroten Azofarbstoff bildet, Kokain aber nicht. Außerdem ist natürliches Kokain linksdrehend, Novokain inaktiv. Vor allem aber stelle man bei Verdacht die genannte Diazoreaktion an. — Über eine ungefähre quantitative Bestimmung der Bestandteile eines solchen Gemisches von Kokain und Novokain siehe A. Lauffs: Ap. Z. 1927, S. 621.

Cocainum nitricum — Kokainnitrat

$(C_{17}H_{21}O_4N)HNO_3 + 2\,H_2O$ Mol.-Gew. 402,2

Die Einführung des Kokainnitrats hat folgenden Grund: Es liegt häufig das Bedürfnis vor, dem ätzenden Silbernitrat das anästhesierende Kokain zuzufügen. Dazu ist das Kokainhydrochlorid wegen der Bildung bzw. Ausscheidung von Chlorsilber nicht verwendbar, wohl aber das Kokainnitrat. — Die Prüfungen entsprechen hier im allgemeinen denen des Hydrochlorids. Siehe also bei Cocain. hydrochloricum. Nur ist der Schmelzpunkt dieses Salzes ein anderer, ebenso natürlich der Säureanteil.

Farb- und fast geruchlose Kristalle von bitterem Geschmacke, die auf der Zunge eine vorübergehende Unempfindlichkeit hervorrufen. Kokainnitrat ist in Wasser oder Weingeist leicht löslich. Die wässerige Lösung verändert Lackmuspapier nicht. Schmelzpunkt 58° bis 63°.

In je 1 ccm der wässerigen Lösung (1 + 99) rufen Quecksilberchloridlösung nach dem Ansäuern mit Salzsäure einen weißen, Jodlösung einen braunen und Kalilauge einen weißen, in Weingeist oder Äther leicht löslichen Niederschlag hervor. Wird 1 ccm der wässerigen Lösung (1 + 99) mit 1 ccm Schwefelsäure gemischt und die Mischung vorsichtig mit Ferrosulfatlösung überschichtet, so entsteht zwischen den beiden Flüssigkeiten eine braunschwarze Zone. 1 ccm der wässerigen Lösung (1 + 99) gibt nach Zusatz von 1 bis 2 Tropfen Chromsäurelösung einen Niederschlag, der sich beim Umschwenken sofort wieder löst. Nach Zusatz weiterer Tropfen Chromsäurelösung findet eine bleibende Ausscheidung statt. Werden einige Tropfen der wässerigen Lösung (1 + 99) auf einem Uhrglas mit einem kleinen Kristall Kaliumpermanganat versetzt, so findet eine Ausscheidung von violett gefärbten Kriställchen statt.

0,01 g Kokainnitrat muß sich in 1 ccm Schwefelsäure ohne Färbung lösen (fremde organische Stoffe). Wird 1 ccm der wässerigen Lösung (1 + 99) mit 1 Tropfen verdünnter Schwefelsäure und 1 Tropfen Kaliumpermanganatlösung versetzt, so muß die Lösung violett gefärbt werden. Die violette Färbung darf bei staubsicherem Abschluß der Lösung und bei einer 20° nicht übersteigenden Temperatur im Laufe einer halben Stunde kaum eine Abnahme zeigen (Zinnamylverbindungen). Wird die Lösung von 0,025 g Kokainnitrat in 20 ccm Wasser mit 0,5 ccm einer Mischung von 1 Teil Ammoniakflüssigkeit und 9 Teilen Wasser ohne Schütteln vorsichtig gemischt, so darf beim ruhigen Stehen innerhalb 1 Stunde keine Trübung entstehen. Werden alsdann die Wandungen des Glases mit einem Glasstab unter zeitweiligem, kräftigem Umschütteln gerieben, so muß sich das Kokain flockig-kristallinisch ausscheiden und die Flüssigkeit selbst wieder vollkommen klar werden (fremde Kokabasen). Das gesammelte und nach dem Auswaschen mit wenig Wasser im Exsikkator getrocknete Kokain muß bei 97,5° bis 98° schmelzen.

0,2 g Kokainnitrat dürfen durch Trocknen über Schwefelsäure höchstens 0,018 g an Gewicht verlieren und nach dem Verbrennen keinen wägbaren Rückstand hinterlassen.

Codeinum phosphoricum — Kodeinphosphat

$[C_{17}H_{18}(OCH_3)O_2N]H_3PO_4 + 1^1/_2\,H_2O$ Mol.-Gew. 424,3

Wie das Dionin ein Äthylmorphin, so ist das Kodein ein Methylmorphin, d. h. die Phenolgruppe des Morphins ist beim Kodein methyliert. Ausführlicheres siehe bei Morphin.

Farblose Kristalle oder weißes, kristallinisches Pulver. Kodeinphosphat schmeckt bitter und löst sich in etwa 3,2 Teilen Wasser, schwerer in Weingeist. Die wässerige Lösung rötet Lackmuspapier schwach.

0,01 g Kodeinphosphat gibt mit 10 ccm Schwefelsäure eine farblose oder vorübergehend blaßrötliche Lösung; setzt man 1 Tropfen Eisenchloridlösung hinzu, so färbt sich die Lösung beim Erwärmen blau. Die blaue Farbe der erkalteten Lösung geht nach Zusatz von 2 Tropfen Salpetersäure in eine tiefrote über.

Diese Prüfung ist neben Identitäts- zugleich Reinheitsprobe. Denn eine beständige rötliche Färbung des Kodeinphosphats durch Schwefelsäure würde Anwesenheit von Narzein, Narkotin oder anderen fremden Opiumbasen anzeigen. Hierzu ist aber noch zu bemerken, daß die angewendete Schwefelsäure völlig frei von Selenverbindungen sein muß, da Kodeinsalz als empfindlichstes Reagens auf solche Verunreinigungen mit selenhaltiger Schwefelsäure eine Grünfärbung ergibt, die allmählich in Blau übergeht. Siehe näheres bei Acidum sulfuricum. Beobachtet man hier also derartige Färbungen, suche man zunächst die Schuld bei der Säure!

Die Blaufärbung durch Eisenchlorid ist eine sehr charakteristische Identitätsprobe. Zugleich ist durch die Schwefelsäure das Kodein zum Teil in Apomorphin übergeführt, welch letzteres dann mit Salpetersäure die tiefrote Färbung gibt.

In der wässerigen Lösung (1 + 99) ruft Silbernitratlösung einen gelben Niederschlag hervor, der in Salpetersäure löslich ist. Werden 5 ccm der wässerigen Lösung (1 + 19) mit 1 ccm Kalilauge versetzt, so tritt zunächst nur eine weißliche, durch kleine ölartige Tröpfchen bewirkte Trübung ein; nach längerem Stehen erfolgt eine reichliche Ausscheidung von farblosen, prismatischen Kristallen.

Der durch Silbernitratlösung entstehende gelbe, in Salpetersäure lösliche Niederschlag ist Silberphosphat. — Die durch Kalilauge abgeschiedenen Kristalle bestehen aus der freien Base Kodein, die sich, da ihre Phenolgruppe methyliert ist, im Gegensatz zu Morphin (siehe dort) in überschüssigem KOH nicht löst. Kodein besitzt aber auch die Eigenschaft (wie Kokain), übersättigte Lösungen zu bilden, so daß die Ausscheidung der schönen Kristalle erst nach Stunden eintritt. Man kann den Vorgang etwas beschleunigen durch starkes Kühlen und zeitweises Schütteln.

Wird 1 ccm der wässerigen Lösung (1 + 99) zu der Lösung eines Körnchens Kaliumferrizyanid in 10 ccm Wasser, die mit 1 Tropfen Eisenchloridlösung versetzt ist, gegeben, so darf die braunrote Färbung der Lösung nicht sofort in Blau umschlagen (Morphin).

Siehe die entsprechende Anmerkung bei Aethylmorphin. hydrochloricum.

Die wässerige, mit Salpetersäure angesäuerte Lösung (1 + 99) darf weder durch Silbernitratlösung (Salzsäure) noch durch Bariumnitratlösung (Schwefelsäure) verändert werden. Wird Kodeinphosphat am Platindrahte durch Annähern an die Flamme geschmolzen, bis zur Verbrennung des größten Teiles der Kohle verascht und der Rückstand mit Salzsäure befeuchtet, so darf sich die Flamme weder gelb (Natriumsalze) noch violett (Kaliumsalze) färben.

Bei anderen Alkaloidsalzen wird Abwesenheit von Kalium- und Natriumsalzen dadurch erwiesen, daß kein wägbarer Verbrennungsrückstand bleibt. Solche Prüfung ist hier unmöglich, da der Phosphatanteil glühbeständig ist. Deshalb vorstehende Probe, bei der sich freilich im allgemeinen eine kurze Zeit auftretende Natriumflamme nicht wird vermeiden lassen.

Wird 1 ccm der wässerigen Lösung (1 + 99) mit 3 Tropfen Kalilauge versetzt, so darf beim Erhitzen der Lösung darübergehaltenes, mit Wasser angefeuchtetes Lackmuspapier nicht gebläut werden (Ammoniumsalze).

0,2 g Kodeinphosphat dürfen durch Trocknen bei 100° nicht mehr als 0,014 g und nicht weniger als 0,012 g an Gewicht verlieren.

Enthält das Präparat mehr als 7 Prozent Wasser, so wird es bald feucht, zeigt auf der Verpackung die Bildung von Schimmelpilzen und riecht dann dumpfig. Enthält es umgekehrt weniger als 6 Prozent Wasser, ist es zu weitgehend verwittert. Deshalb ist diese Bestimmung notwendig.

Coffeinum — Koffein

```
CH3N—CO
 |    |
 OC   C—NCH3 + H2O      Mol.-Gew. 212,13
 |    ||    \
CH3N—C——N  //CH
```

Weiße, glänzende, biegsame, schwach bitter schmeckende Nadeln. Koffein löst sich in 80 Teilen Wasser, in 50 Teilen Weingeist und in 9 Teilen Chloroform; in Äther ist es wenig löslich. Die wässerige Lösung ist farblos und verändert Lackmuspapier nicht. Die Lösung von 1 Teil Koffein in 2 Teilen siedendem Wasser erstarrt beim Erkalten zu einem Kristallbrei. An der Luft verliert Koffein einen Teil seines Kristallwassers; bei 100° wird es wasserfrei. Bei vorsichtigem Erhitzen im Probierrohr verflüchtigt es sich über 100° in geringer Menge und sublimiert bei etwa 180°, ohne zu schmelzen.

Schmelzpunkt 234° bis 235°.

Dampft man 0,01 g Koffein in einem Porzellanschälchen mit 10 Tropfen Wasserstoffsuperoxydlösung und 1 Tropfen Salzsäure ein, so hinterbleibt ein gelbroter Rückstand, der sich beim Befeuchten mit 1 Tropfen Ammoniakflüssigkeit purpurrot färbt.

Hier liegt die bekannte Murexidreaktion vor: Behandelt man Harnsäure bzw. gewisse Derivate derselben mit oxydierenden Substanzen und befeuchtet den Rückstand mit Ammoniakflüssigkeit, so entsteht eine schön purpurrote Färbung. Es bildet sich hierbei das Ammoniumsalz der Purpursäure. — Als oxydierendes Agens wird Wasserstoffsuperoxyd neben Salzsäure verwendet, so daß das entstehende Chlor hier oxydierend wirkt:

$$H_2O_2 + 2\,HCl = Cl_2 + 2\,H_2O.$$

In 1 ccm der wässerigen Lösung (1 + 99) rufen 0,5 ccm Gerbsäurelösung einen starken Niederschlag hervor, der sich nach weiterem Zusatz von 10 ccm des Fällungsmittels wieder löst.

1 ccm der wässerigen Lösung (1 + 99) darf weder durch Jodlösung getrübt noch durch Ammoniakflüssigkeit gefärbt werden.

Eine Färbung durch Ammoniakflüssigkeit würde auf gewisse Verunreinigungen wie Extraktivstoffe hinweisen.

In 1 ccm Schwefelsäure und in 1 ccm Salpetersäure muß sich je 0,01 g Koffein ohne Färbung lösen (fremde Alkaloide).

0,2 g Koffein müssen sich beim Erhitzen ohne Verkohlung verflüchtigen und dürfen keinen wägbaren Rückstand hinterlassen.

Coffeinum-Natrium benzoicum — Koffein-Natriumbenzoat

Die Bezeichnung „Coffeinum-Natrium benzoicum" soll (im Gegensatz zu der des „Theobromino-Natrium salicylicum") darauf hindeuten, daß es sich hier nicht um eine chemische Verbindung des Koffeins handelt, sondern um ein Gemisch desselben mit Natriumbenzoat.

Gehalt mindestens 38 Prozent Koffein ($C_8H_{10}O_2N_4$, Mol.-Gew. 194,11).

Weißes, amorphes Pulver oder weiße, körnige Masse. Koffein-Natriumbenzoat ist geruchlos, schmeckt süßlich-bitter und löst sich in 2 Teilen Wasser und in 50 Teilen Weingeist. Die wässerige Lösung (1 + 19) verändert Lackmuspapier nicht oder bläut es nur schwach.

1 ccm der wässerigen Lösung (1 + 19) scheidet nach Zusatz von Salzsäure einen weißen, in Äther löslichen Niederschlag ab. In 1 ccm der wässerigen Lösung (1 + 19) ruft Eisenchloridlösung einen hellrötlichbraunen, nach Zusatz von Salzsäure und Weingeist wieder verschwindenden Niederschlag hervor. Wird Koffein-Natriumbenzoat mit Chloroform erwärmt, so hinterläßt das Filtrat beim Verdunsten einen kristallinischen Rückstand, der das Verhalten des Koffeins zeigt.

Die erste Identitätsprüfung beruht darauf, daß Salzsäure aus der wässerigen Lösung Benzoesäure ausscheidet, die sich in Äther löst. — Der durch Eisenchloridlösung gebildete hellrötlichbraune Niederschlag ist Ferribenzoat. — Das durch Chloroform extrahierte Koffein wird nach Verdunsten des Lösungsmittels vor allem durch die Murexidprobe nachgewiesen.

Die wässerige Lösung (1 + 4) muß farblos sein und darf sich nach einigem Stehen höchstens schwach rötlich färben.

Diese Prüfung ist sehr wichtig, da der gute Ausfall derselben wesentlich für die Haltbarkeit des gelösten Präparates in Ampullen spricht.

0,1 g Koffein-Natriumbenzoat muß sich in 1 ccm Schwefelsäure ohne Aufbrausen (Kohlensäure) und ohne Färbung (fremde organische Stoffe) lösen. Die wässerige Lösung (1 + 19) darf durch Bariumnitratlösung (Schwefelsäure) und nach dem Ansäuern mit 3 Tropfen verdünnter Essigsäure durch 3 Tropfen Natriumsulfidlösung (Schwermetallsalze) nicht verändert werden. 2 ccm der wässerigen Lösung (1 + 19) dürfen, mit 3 ccm Weingeist versetzt und mit Salpetersäure angesäuert, durch Silbernitratlösung höchstens opalisierend getrübt werden (Salzsäure).

0,2 g Koffein-Natriumbenzoat dürfen durch Trocknen bei 100° höchstens 0,01 g an Gewicht verlieren.

Gehaltsbestimmung. In einem Arzneiglas von etwa 50 ccm Inhalt löst man 0,5 g Koffein-Natriumbenzoat in 1 ccm Wasser, gibt zu der Lösung 25 g Chloroform und 2,5 g Natronlauge und schüttelt das Gemisch 5 Minuten lang kräftig durch. Nach Zusatz von 0,3 g Traganthpulver schüttelt man nochmals einige Minuten lang und gießt nach weiteren 5 Minuten 20 g der Chloroformlösung (= 0,4 g Koffein-Natriumbenzoat) durch ein Wattebäuschchen in ein gewogenes Kölbchen. Nach dem Verdunsten des Chloroforms und Trocknen des Rückstandes bei 100° müssen mindestens 0,15 g Rückstand hinterbleiben, was einem Mindestgehalte von 38 Prozent Koffein entspricht.

Zu dieser Gehaltsbestimmung sagen J. Gadamer und E. Neuhoff (Archiv 1926, S. 553): „Die äußerst schwach alkalische, fast neutrale Reaktion des Koffeins verbietet seine Bestimmung auf maßanalytischem Wege.“ Deshalb die gravimetrische Methode, bei der das Koffein durch Chloroform, in dem es sehr leicht löslich, extrahiert wird. Da aber das Koffein auch in Wasser wesentlich löslich ist, würde letzteres auch nach mehrmaliger Ausschüttelung etwas Koffein zurückhalten, das Resultat also zu niedrig ausfallen, wenn hier nicht ein Kunstgriff angewendet wäre: Die wässerige Lösung wird stark alkalisch gemacht. So wird das Resultat schon nach einmaligem Ausschütteln praktisch quantitativ. — Berechnung: Da von 20 g der Chloroformlösung „(= 0,4 g Koffein-Natriumbenzoat)“ ein Rückstand von 0,15 g Koffein zurückbleiben soll, würde das einem Koffeingehalt von 0,15 × 250 = 37,5 Prozent entsprechen, während 38 Prozent verlangt sind. Aber abgesehen von der Geringfügigkeit dieser Differenz ist die Berechnung nur eine abgekürzte. Denn genau gerechnet entsprechen die 20 g Chloroformlösung nicht 0,4 g Koffein-Natriumbenzoat, da sie nur 19,85 g Chloroform und außerdem 0,15 g Koffein enthalten. Die gesamten zum Extrahieren verwendeten 25 g Chloroform hätten also nach der Gleichung

$$19{,}85:0{,}15 = 25:x, \qquad x = 0{,}1889$$

0,1889 g Koffein extrahiert, und zwar aus 0,5 g Präparat, was einem Prozentgehalte von rund 37,8 Koffein entspricht.

Hier sei nur noch besonders bemerkt, daß 0,3 g Traganthpulver zum Verquellen vielfach nicht ausreichen, daß man besser etwa 0,6 g verwendet.

Coffeinum-Natrium salicylicum — Koffein-Natriumsalizylat

Für dieses Präparat gelten die im Artikel Coffeinum-Natrium benzoicum gegebenen Anmerkungen so weit, als nicht die verschiedenen Komponenten (hier Salizylsäure, dort Benzoesäure) gewisse Unterschiede bewirken. Siehe also zunächst den vorstehenden Artikel.

Gehalt mindestens 40 Prozent Koffein ($C_8H_{10}O_2N_4$, Mol.-Gew. 194,11).

Weißes, amorphes Pulver oder weiße, körnige Masse. Koffein-Natriumsalizylat ist geruchlos, schmeckt süßlich-bitter und löst sich in 2 Teilen Wasser und in 50 Teilen Weingeist. Die wässerige Lösung (1 + 19) verändert Lackmuspapier nicht oder rötet es nur schwach.

Beim Erhitzen in einem engen Probierrohr entwickeln 0,05 g Koffein-Natriumsalizylat weiße, nach Phenol riechende Dämpfe und geben einen kohlehaltigen, mit Säuren aufbrausenden Rückstand, der die Flamme gelb färbt.

Diese Identitätsprobe beruht darauf, daß sich das salizylsaure Natrium unter Bildung von Phenol zersetzt und dann kohlensaures Natron ergibt, das mit Säuren aufbraust.

1 ccm der wässerigen Lösung (1 + 19) scheidet nach Zusatz von Salzsäure weiße, in Äther lösliche Kristalle ab; durch Eisenchloridlösung wird die wässerige Lösung, selbst bei starker Verdünnung (1 + 999), blauviolett gefärbt. Wird Koffein-Natriumsalizylat mit Chloroform erwärmt, so hinterläßt das Filtrat beim Verdunsten einen kristallinischen Rückstand, der das Verhalten des Koffeins zeigt.

Bei diesen Identitätsprüfungen scheidet Salzsäure die in Äther lösliche Salizylsäure aus: Im übrigen siehe über diesen Abschnitt den entsprechenden Teil des vorhergehenden Artikels.

Die wässerige Lösung (1 + 4) muß farblos sein und darf sich nach einigem Stehen höchstens schwach rötlich färben.

Die zugelassene schwach rötliche Färbung wird eventuell durch Anwesenheit geringster Spuren von Eisen verursacht. Hierzu bemerkt noch P. Bohrisch (Ph. Ztrh. 1923, S. 364): Bei dieser Prüfung hat man sich besonders zu vergewissern, ob die konzentrierte wässerige Lösung alkalisch reagiert. Ein alkalisch reagierendes Präparat ist unbedingt zu verwerfen, da sich die Lösung in diesem Falle nach einiger Zeit infolge von Zersetzungsvorgängen dunkel färbt und dann nicht mehr zu verwenden ist. Eine schwache Gelbfärbung der konzentrierten Lösung besagt an und für sich nichts. Hauptsache ist, daß solche Lösung nicht infolge alkalischer Reaktion (eventuell erst nach Tagen) nachdunkelt.

0,1 g Koffein-Natriumsalizylat muß sich in 1 ccm Schwefelsäure ohne Aufbrausen (Kohlensäure) und ohne Färbung (fremde organische Stoffe) lösen. Die wässerige Lösung (1 + 19) darf durch Bariumnitratlösung (Schwefelsäure) und nach dem Ansäuern mit 3 Tropfen verdünnter Essigsäure durch 3 Tropfen Natriumsulfidlösung (Schwermetallsalze) nicht verändert werden. 2 ccm der wässerigen Lösung (1 + 19) dürfen, mit 3 ccm Weingeist versetzt und mit Salpetersäure angesäuert, durch Silbernitratlösung höchstens opalisierend getrübt werden (Salzsäure).

Diese Prüfung auf HCl wird wie bei Natrium salicylicum mit Hilfe von Weingeist angestellt, damit dieser die freiwerdende Salizylsäure in Lösung hält.

0,2 g Koffein-Natriumsalizylat dürfen durch Trocknen bei 100° höchstens 0,01 g an Gewicht verlieren.

Gehaltsbestimmung. In einem Arzneiglas von etwa 50 ccm Inhalt löst man 0,5 g Koffein-Natriumsalizylat in 1 ccm Wasser, gibt zu der Lösung 25 g Chloroform und 2,5 g Natronlauge und schüttelt das Gemisch 5 Minuten lang kräftig durch. Nach Zusatz von 0,3 g Traganthpulver schüttelt man nochmals einige Minuten lang und gießt nach weiteren 5 Minuten 20 g der Chloroformlösung (= 0,4 g Koffein-Natriumsalizylat) durch ein Wattebäuschchen in ein gewogenes Kölbchen. Nach dem Verdunsten des Chloroforms und Trocknen des Rückstandes bei 100° müssen mindestens 0,16 g Rückstand hinterbleiben, was einem Mindestgehalte von 40 Prozent Koffein entspricht.

Über die Gehaltsbestimmung siehe den vorangehenden Artikel.

Colchicinum — Kolchizin

$C_{22}H_{25}O_6N + \frac{1}{2}\, CHCl_3$ Mol.-Gew. 458,9

Gehalt 87 Prozent Kolchizin.

Als Kolchizin wurde bisher allgemein das amorphe Präparat abgegeben, wie es das Ergänzungsbuch zum Arzneibuch für das Deutsche Reiche 4. Ausgabe, S. 84 beschreibt: „Gelbe Blättchen oder ein weißgelbes, amorphes Pulver, das sich am Lichte dunkler färbt.“ — Bekannt war außerdem bereits ein kristallisiertes Chloroform-Kolchizin von der Formel $C_{22}H_{25}O_6N + 2\, CHCl_3$, das also 2 Moleküle Kristallchloroform enthält. Das D.A.B. 6 hat sich aber für ein neueres Präparat entschieden, das $\frac{1}{2}$-Molekül Kristallchloroform enthält: $C_{22}H_{25}O_6N + \frac{1}{2}\, CHCl_3$. Damit sich der Apotheker überzeugt, daß wirklich das letztere Präparat vorliegt (also, wie oben angegeben, das mit einem Gehalt von 87 Prozent Kolchizin), wird nachstehend gefordert, daß durch Trocknen bei 100° höchstens 13 Prozent (Chloroform) verdunsten dürfen.

Weißes bis gelblichweißes Kristallpulver von eigenartigem Geruch und stark bitterem Geschmacke. Kolchizin löst sich in etwa 20 Teilen Wasser, 2 Teilen Weingeist oder 1 Teil Chloroform; in Äther ist es sehr schwer löslich. Die wässerige Lösung ist gelb und verändert Lackmuspapier nicht.

Kolchizin schmilzt unscharf; es erweicht bei etwa 120°, sintert bei etwa 135° und ist bei etwa 150° geschmolzen.

Die Lösung von 0,01 g Kolchizin in 1 ccm Weingeist färbt sich nach Zusatz von 1 Tropfen Eisenchloridlösung granatrot. 0,01 g Kolchizin löst sich in 2 ccm verdünnter Salzsäure mit stark gelber Farbe. Diese Lösung verändert sich nach Zusatz von 1 Tropfen Eisenchloridlösung nicht; erhitzt man sie zum Sieden, so tritt eine dunkelolivgrüne Färbung auf. Schüttelt man die Lösung nach dem Erkalten mit etwa 2 ccm Chloroform, so färbt sich dieses rot oder rotbraun. Die Lösung von 0,01 g Kolchizin in 1 ccm Schwefelsäure ist stark gelb gefärbt; nach Zusatz von 1 Tropfen Salpetersäure geht die Farbe über Grün, Blau, Violett und Rot allmählich wieder in Gelb über.

Stellt man die Anschüttelung von 0,2 g Kolchizin mit 2 ccm Wasser 1 Minute lang in ein siedendes Wasserbad, so wird die Lösung zunächst milchig getrübt und klärt sich dann unter Abscheidung kleiner Öltropfen und Auftreten des Geruchs des Chloroforms. Schüttelt man die Flüssigkeit bis zum Erkalten, so werden die Öltröpfchen wieder gelöst. Die Hälfte dieser Lösung gibt mit 0,5 ccm Phenollösung einen Niederschlag; die andere Hälfte darf durch Pikrinsäurelösung nicht verändert werden (fremde Alkaloide).

0,2 g Kolchizin dürfen durch Trocknen bei 100° höchstens 0,026 g an Gewicht verlieren und nach dem Verbrennen keinen wägbaren Rückstand hinterlassen.

Hierzu ist zu bemerken, daß bei 100° das Chloroform-Kolchizin nicht das gesamte Chloroform abgibt (siehe J. Gadamer u. E. Neuhoff, Archiv 1926, S. 553).

Vor Licht geschützt aufzubewahren.

Collodium — Kollodium

Kollodium ist eine farblose oder nur schwach gelblich gefärbte, neutral reagierende, sirupdicke Flüssigkeit, die in dünner Schicht nach dem Verdunsten des Ätherweingeistes ein farbloses, fest zusammenhängendes Häutchen hinterläßt.

Gehaltsbestimmung. Erwärmt man 10 g Kollodium auf dem Wasserbad und setzt tropfenweise unter beständigem Rühren 10 ccm Wasser hinzu, so scheiden sich gallertartige Flocken ab. Dampft man dieses Gemisch auf dem Wasserbad ein und trocknet den Rückstand bei 100°, so muß sein Gewicht 0,4 bis 0,42 g betragen.

Es empfiehlt sich, das Wasser zu dem auf dem Wasserbade befindlichen Kollodium warm zuzugeben.

Colophonium — Kolophonium

Das von Terpentinöl befreite Harz verschiedener Pinus-Arten.

Kolophonium besteht aus glasartigen, durchsichtigen, oberflächlich bestäubten, großmuschelig brechenden, in scharfkantige Stücke zerspringenden, gelblichen oder hellbräunlichen Stücken, die im Wasserbade zu einer zähen, klaren Flüssigkeit schmelzen und bei stärkerem Erhitzen schwere, weiße, aromatisch riechende Dämpfe ausstoßen.

Säurezahl 151,5 bis 179,6.

Kolophonium löst sich langsam in der gleichen Menge Weingeist oder Essigsäure. In Äther oder Chloroform ist Kolophonium völlig, in Schwefelkohlenstoff oder Benzol völlig oder fast völlig, in Petroleumbenzin nur zum Teil löslich. Die weingeistige Lösung rötet mit Wasser angefeuchtetes Lackmuspapier.

Zur Bestimmung der Säurezahl löst man 1 g gepulvertes Kolophonium bei Zimmertemperatur in 25 ccm weingeistiger $^1/_2$-Normal-Kalilauge und versetzt die Lösung nach Zusatz von 1 ccm Phenolphthaleinlösung sofort mit $^1/_2$-Normal-Salzsäure bis zum Verschwinden der Rotfärbung. Hierzu dürfen nicht mehr als 19,6 und nicht weniger als 18,6 ccm $^1/_2$-Normal-Salzsäure verbraucht werden.

Über Bestimmung und Berechnung der Säurezahl siehe S. 57ff.

Cortex Chinae — Chinarinde

Gehalt mindestens 6,5 Prozent Alkaloide, berechnet auf Chinin ($C_{20}H_{24}O_2N_2$) und Cinchonin ($C_{19}H_{22}ON_2$); der Berechnung wird das Mol.-Gew. 309,2 zugrunde gelegt.

1 g Chinarinde darf nach dem Verbrennen höchstens 0,05 g Rückstand hinterlassen.

Gehaltsbestimmung. 2 g fein gepulverte Chinarinde übergießt man in einem Arzneiglas von etwa 100 ccm Inhalt mit 1 g Salzsäure und 5 ccm Wasser und erhitzt das Gemisch 10 Minuten lang im siedenden Wasserbade. Nach dem Erkalten fügt man 15 g Chloroform und nach kräftigem Umschütteln 5 g Natronlauge hinzu und schüttelt das Gemisch 10 Minuten lang kräftig durch. Alsdann setzt man 25 g Äther und nach erneutem Umschütteln 1 g Traganthpulver hinzu. Nachdem man wieder einige Minuten lang durchgeschüttelt hat, gießt man 30 g der klaren Äther-Chloroformlösung (= 1,5 g Chinarinde) durch ein Wattebäuschchen in ein Kölbchen, fügt 10 ccm Weingeist hinzu und destilliert die Mischung bis zum Verschwinden des Äther-Chloroformgeruchs ab. Den Rückstand nimmt man mit 10 ccm Weingeist unter gelindem Erwärmen auf, verdünnt die Lösung mit 10 ccm Wasser und titriert nach Zusatz von 2 Tropfen Methylrotlösung mit $^1/_{10}$-Normal-Salzsäure bis zum Farbumschlage. Hierzu müssen mindestens 3,15 ccm $^1/_{10}$-Normal-Salzsäure verbraucht werden, was einem Mindestgehalte von 6,5 Prozent Alkaloiden entspricht (1 ccm $^1/_{10}$-Normal-Salzsäure = 0,03092 g Alkaloide, berechnet auf Chinin und Cinchonin, Methylrot als Indikator).

Die Alkaloidbestimmungen sind in einem allgemeinen Artikel (S. 75) besprochen worden. Siehe zunächst dort. Hier liegen aber noch einige Besonderheiten vor. Im allgemeinen Artikel ist gesagt, daß die Alkaloide meist in der Droge nicht frei vorliegen, sondern an organische Säuren gebunden, also in Form von Salzen. Man müsse deshalb zunächst stärkere Alkalien wie z. B. Natronlauge zusetzen, um die Alkaloide in Freiheit setzen und mit Äther, Chloroform ausschütteln zu können. — Geht man aber hier so vor, wird das Resultat zu niedrig (siehe J. Gadamer u. E. Neuhoff: Archiv 1926, S. 532): Die zahlreichen Alkaloide der Chinarinde, von denen Chinin und Cinchonin die wichtigsten sind, liegen als chinasaure und chinagerbsaure Salze vor. Wendet man nunmehr direkt Natronlauge an, so werden offenbar die groben Alkaloidtannatmassen nicht genügend durchdrungen, also zerlegt. Behandelt man aber zunächst, wie vorgeschrieben, die Rinde mit Salzsäure, so entstehen dadurch Alkaloidhydrochloride und freie Gerbsäuren. Wohl werden bei dem nunmehr folgenden Neutralisieren die Alkaloidtannate wieder zurückgebildet werden, aber offenbar in so feiner Verteilung, daß die Zerlegung jetzt durch überschüssiges Alkali vollständig ist. — Im übrigen verläuft die Bestimmung äußerst glatt und eindeutig. Eine gewisse Erfahrung erfordert höchstens die richtige Beurteilung des Indikator-Umschlages.

Berechnung: Im allgemeinen Teil ist bereits gesagt, daß das Ergebnis lediglich auf Chinin und Cinchonin (zu gleichen Teilen) bezogen wird. Das Mittel der Molekulargewichte dieser einsäurigen Basen beträgt 309,2. Daher:

$$\frac{\text{1 Mol Salzsäure}}{\text{1000 ccm } ^1/_1\text{-Normal-HCl}} = \text{309,2 g Chinaalkaloide,}$$

$$\text{1 ccm } ^1/_{10}\text{-Normal-HCl} = \text{0,03092 g Chinaalkaloide.}$$

Bei Verwendung von 1,5 g Chinarinde und Verbrauch von 3,15 ccm $^1/_{10}$-Normal-HCl demnach Prozentgehalt:

$$\frac{3{,}15 \cdot 0{,}03092 \cdot 100}{1{,}5} = \text{rund 6,5 Prozent Alkaloide.}$$

5 ccm der titrierten Flüssigkeit müssen, mit 1 ccm verdünntem Bromwasser (1 + 4) vermischt, nach Zusatz von Ammoniakflüssigkeit eine grüne Färbung annehmen.

Cortex Granati — Granatrinde

Gehalt mindestens 0,4 Prozent Gesamtalkaloide; der Berechnung ist das Mol.-Gew. 147,5 zugrunde gelegt.

Gehaltsbestimmung. 6 g fein gepulverte Granatrinde übergießt man in einem Arzneiglas von 150 ccm Inhalt mit 60 g Äther sowie nach kräftigem Umschütteln mit 10 g Natronlauge und läßt das Gemisch unter häufigem Umschütteln eine halbe Stunde lang stehen. Nach dem Absetzen gießt man die ätherische Lösung möglichst vollständig durch ein Wattebäuschchen in ein Arzneiglas von 100 ccm Inhalt, gibt 1 ccm Wasser hinzu und schüttelt das Gemisch kräftig durch. Nach Klärung der Flüssigkeit setzt man 2 g getrocknetes Natriumsulfat hinzu, schüttelt einige Minuten lang kräftig durch und läßt das Gemisch 10 Minuten lang stehen. Nun gießt man 30 g der ätherischen Lösung (= 3 g Granatrinde) durch ein Wattebäuschchen in ein Kölbchen, dunstet den Äther mittels Durchleitens eines Luftstroms auf ungefähr die Hälfte ab, fügt 5 ccm $^1/_{10}$-Normal-Salzsäure und 10 ccm Wasser hinzu und destilliert den Rest des Äthers unter häufigem Umschwenken vollständig ab. Nach Zusatz von 2 Tropfen Methylrotlösung zu der erkalteten Lösung titriert man mit $^1/_{10}$-Normal-Kalilauge bis zum Farbumschlage. Hierzu dürfen höchstens 4,18 ccm $^1/_{10}$-Normal-Kalilauge erforderlich sein, so daß mindestens 0,82 ccm $^1/_{10}$-Normal-Salzsäure zur Sättigung der vorhandenen Alkaloide verbraucht werden, was einem Mindestgehalte von 0,4 Prozent Gesamtalkaloiden entspricht (1 ccm $^1/_{10}$-Normal-Salzsäure = 0,01475 g Granatrindenalkaloide, Methylrot als Indikator).

Die Alkaloidbestimmungen sind in einem allgemeinen Artikel (S. 75) besprochen. Siehe zunächst dort. Hier liegen aber noch einige Besonderheiten vor (siehe J. Gadamer und E. Neuhoff: Archiv 1926, S. 534). Wie allgemein, so wird auch hier bei der Extraktion der Alkaloide aus der Droge ein starkes Alkali, in diesem Falle Natronlauge, zugesetzt, damit die Alkaloide in Freiheit gesetzt und durch Äther ausgeschüttelt werden können. Es fällt aber die vorgeschriebene große Menge des Alkali auf, die in folgendem ihren Grund hat:

Die freien Alkaloide sind leicht löslich in Äther, aber auch nicht unwesentlich in Wasser, so daß nach dem Nernstschen Verteilungssatz bei einmaliger Ausschüttelung mit Äther ein Teil der Basen im Wasser zurückbleiben würde. Der große Überschuß an Alkali vermindert diese Löslichkeit in der wässerigen Phase und erhöht sie somit im organischen Lösungsmittel. — Dann muß die ätherische Lösung gereinigt werden, da sie (wohl von anhaftendem NaOH) trübe ist und ungereinigt zu hohe Resultate ergibt. Diese Reinigung geschieht durch das Schütteln mit Wasser, welch letzteres dann wieder durch das getrocknete Natriumsulfat unschädlich gemacht wird. — Ferner darf man von der nunmehr klaren Alkaloidlösung nicht etwa den Äther abdestillieren, da hierbei ein Verlust an dem leicht flüchtigen Pelletierin eintreten würde. Umgekehrt ist aber ein Verdampfen bei Zimmertemperatur nützlich, da auf diese Weise aus der Droge in den Äther übergegangene Aminbasen entfernt, also später nicht mittitriert werden. Dem Rechnung tragend, wird erst etwa die Hälfte des Äthers durch einen Luftstrom verdampft; dann werden erst die Alkaloide durch eine bestimmte Menge $^1/_{10}$-Normal-Säure gebunden, worauf nunmehr der Äther abdestilliert und die Menge der Alkaloide durch Rücktitration mittels $^1/_{10}$-Normal-KOH bestimmt werden kann.

Berechnung: Sowohl die Rinde des Stammes wie die der Wurzel

enthält mehrere einander nahestehende Alkaloide. Außer dem Hauptalkaloid Pelletierin sind vorhanden: Isopelletierin, Pseudopelletierin Methylisopelletierin. Als Mittel der Molekulargewichte wird 147,5 zugrunde gelegt. Daher:

$$\frac{1 \text{ Mol Salzsäure}}{1000 \text{ ccm } {}^1/_1\text{-Normal-HCl}} = 147{,}5 \text{ g Alkaloide,}$$

$$1 \text{ ccm } {}^1/_{10}\text{-Normal-HCl} = 0{,}01475 \text{ g Alkaloide.}$$

Bei Verwendung von 3 g Granatrinde und Verbrauch von 0,82 ccm $^1/_{10}$-Normal-HCl demnach Prozentgehalt:

$$\frac{0{,}82 \cdot 0{,}01475 \cdot 100}{3} = \text{rund } 0{,}4 \text{ Prozent Alkaloide.}$$

Cotarninium chloratum — Kotarninchlorid

Styptizin (E. W.)

$C_{12}H_{14}O_3NCl + 2\,H_2O$ Mol.-Gew. 291,6

Das Kotarnin ist ein Oxydations- und Spaltungsprodukt des Narkotins. — Es muß bei diesem Artikel folgendes vorausgeschickt werden: Es liegt hier nicht etwa das Hydrochlorid einer Base vor. Das Kotarnin bildet seine Salze vielmehr so, daß die OH-Gruppe der Ammoniumbase unter Wasseraustritt durch einen Säurerest ersetzt wird. Bei Zutritt von Salzsäure tritt also folgender Vorgang ein:

$$\overset{|}{\underset{/\!/}{N}}{<}^{CH_3}_{OH} + HCl = \overset{|}{\underset{/\!/}{N}}{<}^{CH_3}_{Cl} + H_2O.$$

Darauf weist auch die Bezeichnung „Cotarninium chloratum“ „Kotarninchlorid“ hin.

Blaßgelbes, mikrokristallinisches Pulver, das sich in 1 Teil Wasser und 4 Teilen absolutem Alkohol löst. Aus der alkoholischen Lösung wird Kotarninchlorid durch Äther kristallinisch gefällt.

Kotarninchlorid bräunt sich beim raschen Erhitzen bei etwa 180° und zersetzt sich bei etwa 190°, ohne zu schmelzen. In der wässerigen, mit Salpetersäure angesäuerten Lösung (1 + 19) ruft Silbernitratlösung einen weißen Niederschlag hervor.

Fügt man zu der Lösung von 0,1 g Kotarninchlorid in 3 ccm Wasser 3 Tropfen Natronlauge hinzu, so verursacht jeder Tropfen eine weiße Trübung, die beim Umschwenken wieder verschwinden muß (fremde Alkaloide). Schüttelt man nun mit 0,3 ccm Äther, so scheidet sich sehr bald ein weißer, kristallinischer Niederschlag ab; die überstehende Flüssigkeit muß dann klar und darf höchstens schwach gelb gefärbt sein. Der nach dem Abfiltrieren und Auswaschen mit äthergesättigtem Wasser erhaltene Niederschlag muß nach dem Trocknen im Exsikkator bei 130° bis 132° schmelzen.

Hier liegt die wichtigste Bestimmung vor, da der richtige Schmelzpunkt der freien Base weitestgehend die Identität und Reinheit des Präparates verbürgt.

1 ccm der wässerigen Lösung des Kotarninchlorids (1 + 4) darf durch Ammoniakflüssigkeit nicht getrübt werden (fremde Alkaloide).

0,2 g Kotarninchlorid dürfen durch Trocknen bei 100° höchstens 0,025 g an Gewicht verlieren und nach dem Verbrennen keinen wägbaren Rückstand hinterlassen.

Cresolum crudum — Rohes Kresol

Gehalt mindestens 50 Prozent m-Kresol
($C_6H_4(CH_3)OH$ [1, 3], Mol.-Gew. 108,06).

Das Rohkresol besteht im wesentlichen aus den 3 Isomeren

OH, CH_3	OH, CH_3	OH, CH_3
o-Kresol	m-Kresol	p-Kresol

Klare, gelbliche oder gelblichbraune, bei der Aufbewahrung dunkler werdende, brenzlich riechende Flüssigkeit, die in viel Wasser bis auf wenige Flocken, in Weingeist oder Äther völlig löslich ist.

Bei der Destillation von 50 g rohem Kresol müssen mindestens 46 g zwischen 199° und 204° übergehen.

Über die Siedepunktsbestimmungen solcher Flüssigkeiten, bei denen innerhalb bestimmter Temperaturgrenzen gewisse Anteilsmengen übergehen sollen, siehe S. 14. — Die Bedeutung dieser Forderung liegt in folgendem: Das Rohkresol besteht, wie oben erwähnt, im wesentlichen aus den drei Isomeren, dem o-, m- und dem p-Kresol, von denen das o-Kresol als das wenigst wirksame, das m-Kresol als das wirksamste angesehen wird. Deshalb soll das Cresolum crudum möglichst wenig o-Kresol und möglichst viel, mindestens 50 Prozent m-Kresol enthalten. Diese Forderung ist deshalb nicht allzuschwer zu erfüllen, weil das reine o-Kresol bei 190,8° siedet, das reine p-Kresol erst bei 201,8°, das reine m-Kresol bei 202,8°. Wird deshalb das Rohkresol wiederholt fraktioniert, und die ersten Anteile, die hauptsächlich aus o-Kresol bestehen, zu anderer Verwertung (für Desinfektionszwecke usw.) besonders aufgefangen, so bildet die höher siedende Fraktion, hauptsächlich bestehend aus einem Gemisch von m- und p-Kresol, das Rohkresol des Arzneibuches.

Schüttelt man 10 ccm rohes Kresol mit 50 ccm Natronlauge und 50 ccm Wasser in einem Meßzylinder von 200 ccm Inhalt, so dürfen nach halbstündigem Stehen nur wenige Flocken ungelöst bleiben (Naphthalin). Setzt man dann 30 ccm Salzsäure und 10 g Natriumchlorid hinzu, schüttelt und läßt darauf ruhig stehen, so sammelt sich die ölartige Kresolschicht oben an; sie muß mindestens 9 ccm betragen.

Wird das Kresol mit der verdünnten Natronlauge geschüttelt, so lösen sich die Kresole als Kresolate auf [$C_6H_4(CH_3)ONa$], während Naphthalin und andere Kohlenwasserstoffe, selbst wenn sie sich zunächst bei der auftretenden Reaktionswärme lösen, nach halbstündigem Stehen und damit eintretender Abkühlung wieder zur Ausscheidung kommen. Es stellt sich aber in der Praxis als nicht eindeutig genug heraus, daß es hier heißt, es sollen „nur wenige Flocken ungelöst bleiben". Sollen diese wenigen Flocken aus Naphthalin bestehen, so sind damit ganz geringe Spuren dieses Stoffes gestattet. Diese ungenaue Angabe hat schon oft zu Meinungsverschiedenheiten Anlaß gegeben, da von einer Seite die geringsten Spuren Naphthalin (auch nur durch den Geruch erkennbar) beanstandet, von der anderen Seite zugelassen werden.

Da in den letzten Jahren im Handel öfters Präparate angetroffen werden, die, mit Natronlauge behandelt, nach einer halben Stunde eine fast klare Lösung geben, wird man an ein gutes Präparat mit Recht die Anforderung stellen können, daß es, in der vorgeschriebenen Weise behandelt, nach einer halben Stunde eine vollständige, höchstens schwach opalisierende Lösung ergibt.

Setzt man nunmehr zu dieser alkalischen Lösung Salzsäure im Überschuß, so wird das Kresol wieder abgeschieden, das sich, durch Natriumchlorid „ausgesalzen", an der Oberfläche sammelt. Es liegt hier eine hinreichend genaue quantitative Bestimmung der Kresole vor. Denn während trotz des Kochsalzes ein kleiner Teil der Kresole in der Salzlösung gelöst bleibt, enthält das ausgeschiedene Kresol wiederum eine etwa gleiche Menge Wasser, so daß sich diese beiden Fehler ungefähr aufheben. Enthielt das untersuchte Kresol zuviel Wasser, so beträgt die Kresolschicht weniger als 9 ccm. Doch ist zu bedenken, daß bei einem so großen Wassergehalt das Rohkresol kaum klar sein würde. — Es ist aber hier zu beachten: Der vom D.A.B. 6 angegebene Überschuß der zuzusetzenden Salzsäure ist nur gering. Hat man nicht genau die Mengen Säure oder Lauge abgemessen, kann es vorkommen, daß nicht genug HCl vorhanden, daß also ein Rest der Kresole noch an Alkali gebunden. Deshalb ist vor dem Ablesen zum Schluß zu prüfen, ob ein weiterer Zusatz von HCl noch Kresol ausscheidet!

Ein Gemisch von 0,5 ccm der so abgeschiedenen Kresole und 30 ccm Wasser muß sich mit 1 Tropfen Eisenchloridlösung blauviolett färben.

Gehaltsbestimmung. 10 g rohes Kresol und 30 g Schwefelsäure erhitzt man in einem weithalsigen Kolben von etwa 1 Liter Inhalt 1 Stunde lang auf dem Wasserbad und läßt dann die Mischung auf Zimmertemperatur abkühlen. Nun fügt man in einem Gusse 90 ccm rohe Salpetersäure hinzu und schwenkt kräftig um, bis eine gleichmäßige Mischung entstanden ist; da nach etwa 1 Minute eine heftige Entwickelung der stark giftigen, roten Dämpfe von Stickoxyden einsetzt, ist die Mischung in einem gut ziehenden Abzug vorzunehmen. Man läßt nach Ablauf der Reaktion den Kolben noch eine Viertelstunde lang stehen, gießt dann den Inhalt in eine Porzellanschale, die 40 ccm Wasser enthält, und spült den Kolben mit ebensoviel Wasser nach. Nach 2 Stunden zerkleinert man die entstandenen Kristalle mit einem Pistill, bringt sie auf ein bei 100° getrocknetes und gewogenes Saugfilter und wäscht mit 100 ccm Wasser, die man vorher zum Ausspülen des Kolbens und der Schale benutzt hat, in kleinen Anteilen nach. Die Kristalle werden mit dem Filter bei 50° vorgetrocknet, sodann 2 Stunden lang im Trockenschranke bei einer 100° nicht übersteigenden Temperatur getrocknet und nach dem Erkalten gewogen. Das Gewicht des so erhaltenen Trinitro-m-Kresols muß mindestens 8,7 g betragen; sein Schmelzpunkt darf nicht unter 105° liegen.

Schon oben ist erwähnt, daß das m-Kresol als das wirksamste der drei Isomeren angesehen wird. Es ist deshalb die m-Kresolbestimmung nach Raschig eingeführt, die auf folgenden Tatsachen beruht: Wird ein Gemisch der drei Isomeren erst mit Schwefelsäure sorgfältig nach Vorschrift behandelt, somit sulfuriert, und dann mit starker Salpetersäure versetzt, so verbrennen o- und p-Kresol vollständig, während m-Kresol zum großen Teil in Trinitro-m-Kresol übergeführt wird, das schöne gelbe Kristalle bildet. Und zwar erfolgt die Bildung dieser gelben Kristalle bei guten Präparaten, die nicht zuviel Verunreinigungen enthalten, in ganz bestimmtem Verhältnis. Raschig hat bei Hunderten von Analysen festgestellt, daß, wenn er bei Anwendung von 10 g Kresol die so erhaltene Menge Trinitro-m-Kresol durch den Faktor 1,74 dividiert und dann mit 10 multipliziert, direkt der Prozentgehalt an m-Kresol resultiert. Beträgt also nach der Mindestforderung des D.A.B. 6 das Gewicht des gewonnenen Trinitro-m-Kresols 8,7 g, so bedeutet das einen m-Kresolgehalt von $\frac{8,7 \times 10}{1,74} = 50$ Prozent. Zur Ausführung ist folgendes zu bemerken: Hat man das Rohkresol die vorgeschriebene Zeit mit Schwefelsäure behandelt (eine Stunde lang, nicht kürzere Zeit!), so muß das Gemisch völlig abgekühlt und dann in einem Guß mit der vorgeschriebenen Menge Salpetersäure versetzt werden (gießt man in einzelnen Portionen die Säure hinzu, kann es Explosionen geben!). Nach der Zugabe der Säure schwenke man ziemlich energisch den Kolben eine halbe Minute lang oder wenigstens so lange, bis eine vollständig homogene Mischung entstanden. Sonst erhält man ungenaue Resultate (siehe F. Raschig, Ph. Z. 1910, S. 1055). Dann aber beobachte man äußerste Vorsicht: Nach etwa einer Minute beginnt unter Erwärmen und Sieden der Flüssigkeit eine äußerst stürmische Reaktion, bei der große Mengen von Stickoxyden entweichen. Die Reaktion ist also nicht anders als in einem gut schließenden und ableitenden Abzug vorzunehmen! — Endlich berücksichtige man beim Trocknen des abfiltrierten Trinitro-m-Kresols, daß dieses in nassem Zustande einen sehr niedrigen Schmelzpunkt zeigt (wohl auch deshalb, weil noch Säurereste darin vorhanden). Deshalb nehme man zunächst das vom D.A.B. 6 vorgeschriebene Vortrocknen bei etwa 50° vor, wenn nicht das Schmelzen schon sehr unerwünscht im Trockenschrank bei der höheren Temperatur stattfinden soll.

Crocus — Safran

Die getrockneten Narbenschenkel von Crocus sativus *Linné*.

In diesem Artikel sind die pharmakognostischen Abschnitte fortgelassen, nur die rein chemischen Prüfungen berücksichtigt.

Safran darf nicht süß schmecken (Zucker) und beim Erwärmen mit Kalilauge keinen Geruch nach Ammoniak entwickeln (Ammoniumsalze).

Im D.A.B. 5 war die letzte Forderung so gefaßt: „Mit Kalilauge erwärmt darf Safran kein Ammoniak entwickeln (Ammoniumsalze)“. Es war nicht dabei gesagt, ob das sich eventuell entwickelnde Ammoniak durch den Geruchsinn nachzuweisen war oder durch rotes Lakmuspapier. Diese ungenaue Forderung konnte sehr leicht zu Trugschlüssen führen. Denn auch der reinste Crocus entwickelt beim Erwärmen mit Kalilauge durch Entstehen unbekannter Basen Dämpfe, die das rote Lackmuspapier bläuen. Es ist aber bei reinem Crocus trotz dieses Bläuens von rotem Lackmuspapier beim Erhitzen mit Kalilauge ein Geruch nach Ammoniak nicht wahrzunehmen. Deshalb ist vom D.A.B. 6 bei dieser Probe ausdrücklich nur das Entstehen eines Geruches nach Ammoniak verboten.

0,1 g Safran darf an Petroleumbenzin höchstens 0,005 g lösliche Stoffe abgeben (Fett, Paraffinöl).

0,1 g Safran darf durch Trocknen bei 100° höchstens 0,012 g an Gewicht verlieren; er muß hierbei brüchig werden (Glyzerin, Fett, Öl).

0,1 g über Schwefelsäure getrockneter Safran wird mit 100 ccm Wasser 3 Stunden lang unter wiederholtem Schütteln bei Zimmertemperatur stehengelassen und die Flüssigkeit dann filtriert. Wird 1 ccm des Filtrats mit 9 ccm Wasser verdünnt, so muß die Flüssigkeit, in einem Probierrohr von oben betrachtet, mindestens die gleiche Farbentiefe haben wie eine gleich hohe Schicht einer Lösung von 0,05 g Kaliumdichromat in 100 ccm Wasser.

Diese Prüfung auf die Färbekraft des Safrans ist durch die Forderung der Herstellung einer Vergleichslösung sehr viel exakter gestaltet. Caesar & Loretz (C. & L. 1926, S. 85) vermissen eine Prüfungsvorschrift auf Nitrofarbstoffe, und empfehlen hierzu die von Bettink vorgeschlagene Methode (C. & L. 1924, S. 254). Hiernach wird 0,1 g Safran mit 10 ccm destilliertem Wasser $^1/_2$ Minute lang geschüttelt und die Flüssigkeit durch einen Wattebausch abfiltriert. 5 ccm des Filtrates werden mit 5 ccm konzentrierter Schwefelsäure gemischt, wonach auf die noch warme Mischung 3 ccm Ferrosulfatlösung (1 : 3) vorsichtig geschichtet werden. Bei Anwesenheit eines Nitrofarbstoffes soll eine dunkle Zone entstehen.

Des weiteren soll der Rest des wässerigen Filtrates im Wasserbad auf 50° erwärmt und mit 3 Tropfen schwefliger Säure versetzt werden, wodurch bei Anwesenheit eines Nitrofarbstoffes die gelbe Farbe verschwindet.

0,2 g Safran dürfen nach dem Verbrennen höchstens 0,013 g Rückstand hinterlassen.

In gut verschlossenen Gefäßen und vor Licht geschützt aufzubewahren.

Cuprum sulfuricum — Kupfersulfat

$CuSO_4 + 5\,H_2O$ Mol.-Gew. 249,72

Blaue, durchscheinende, wenig verwitternde Kristalle, die sich in etwa 3 Teilen Wasser von 20° sowie in etwa 0,8 Teilen siedendem Wasser lösen; in Weingeist ist Kupfersulfat fast unlöslich.

Die wässerige Lösung rötet Lackmuspapier, gibt mit Bariumnitratlösung einen weißen, in verdünnten Säuren unlöslichen Niederschlag und Ammoniakflüssigkeit im Überschuß eine klare, tiefblaue Flüssigkeit.

Die tiefblaue Farbe deutet darauf hin, daß das $Cu^{\cdot\cdot}$-Ion in das Kupriammonium-Ion $Cu(NH_3)_4^{\cdot\cdot}$ übergegangen ist.

Wird die Lösung von 0,2 g Kupfersulfat in 10 ccm Wasser mit 10 ccm verdünnter Schwefelsäure und 2 ccm Natriumsulfidlösung versetzt, so darf die nach kräftigem Schütteln abfiltrierte farblose Flüssigkeit nach Zusatz von überschüssiger Ammoniakflüssigkeit höchstens grünlich gefärbt, nicht aber getrübt werden (Eisen-, Zinksalze) und nach weiterem Zusatz von Natriumphosphatlösung höchstens schwach getrübt werden (Kalzium-, Magnesiumsalze).

Nach dem Ausfällen des Kupfers durch Na_2S darf das Filtrat durch Ammoniakflüssigkeit grünlich gefärbt, wenn auch nicht getrübt werden. Ein geringer Eisengehalt ist also mit Recht jetzt zugelassen. — Über die neueingeführte gemeinsame Prüfung auf Kalzium-, Magnesiumsalze durch Natriumphosphatlösung siehe Näheres im Artikel „Acidum boricum“ S. 121.

Cuprum sulfuricum crudum — Rohes Kupfersulfat

Blaue, durchscheinende, wenig verwitternde Kristalle oder kristallinische Krusten.

Die wässerige Lösung rötet Lackmuspapier, gibt mit Bariumnitratlösung einen weißen, in verdünnten Säuren unlöslichen Niederschlag und mit Ammoniakflüssigkeit im Überschuß eine klare oder fast klare, tiefblaue Flüssigkeit.

Dextrinum — Dextrin

Weißes oder gelbliches, trockenes, amorphes, fast geruchloses, süßlich schmeckendes Pulver, das in heißem Wasser leicht, in verdünntem Weingeist wenig löslich, in absolutem Alkohol und in Äther fast unlöslich ist.

Die wässerige Lösung wird durch Jodlösung weinrot gefärbt und verändert Lackmuspapier nicht.

Mit dem Namen Dextrin bezeichnet man Substanzen, die als Zwischenprodukte bei der Umwandlung von Stärke in Traubenzucker entstehen und bei weiterer Säure-Behandlung in letzteren übergehen. Die Umwandlung der Stärke in Dextrin erscheint beendet, sobald das Produkt nicht mehr mit Jod die bekannte Blaufärbung gibt, sondern das hier geforderte Weinrot. Da von der Dextrinlösung etwas Jod ohne Färbung aufgenommen wird, ist es erforderlich, erst die Sättigung der Flüssigkeit mit Jod abzuwarten und dann noch etwas Jod hinzuzufügen. Da ferner die Umwandlung der Stärke meist mittels Oxalsäure geschieht, folgt nachstehend eine spezielle Prüfung auf diese Säure. Auch ist schon vorstehend allgemein gefordert, daß die wässerige Lösung Lackmuspapier nicht verändern soll.

Im Glyzerinpräparate darf Dextrin bei etwa 200facher Vergrößerung keine rundlichen oder elliptischen Körner mit einem zentral oder exzentrisch gelegenen Luftbläschen zeigen (Röstdextrin).

Sämtliche Handelssorten Dextrin, die wir bisher beschaffen konnten, entsprachen dieser Forderung nicht, da sie stets bei der vorgeschriebenen Vergrößerung die verbotenen rundlichen oder elliptischen Körner zeigten. Wohl erkannte man eine Veränderung der charakteristischen Stärkekörner dadurch, daß diese Körner im Glyzerinpräparat bald unter dem Mikroskop ein Zerfallen zeigten. Aber die Struktur war zunächst deutlich zu erkennen. Bisher scheint im Handel ein Dextrin D.A.B. 6 nicht zu existieren. (Neuerdings erhielten wir wohl ein Dextrin, das ein einwandfreies Bild unter dem Mikroskop, aber eine Verunreinigung durch Oxalsäure zeigte.)

Die wässerige Lösung (1 + 19) darf nach dem Ansäuern mit Essigsäure durch verdünnte Kalziumchloridlösung (Oxalsäure) oder durch Ammoniumoxalatlösung (Kalziumsalze) höchstens schwach getrübt werden. Die wässerige Lösung (1 + 19) darf weder nach dem Ansäuern mit 3 Tropfen verdünnter Essigsäure noch nach dem Übersättigen mit Ammoniakflüssigkeit durch 3 Tropfen Natriumsulfidlösung verändert werden (Schwermetallsalze).

1 g Dextrin darf durch Trocknen bei 100° höchstens 0,1 g an Gewicht verlieren und nach dem Verbrennen höchstens 0,005 g Rückstand hinterlassen.

Diacetylmorphinum hydrochloricum

Diazetylmorphinhydrochlorid

Heroinhydrochlorid (Heroin E. W.)

$[C_{17}H_{17}O(OCO \cdot CH_3)_2N]HCl$ Mol.-Gew. 405,7

Das Heroin ist ein Derivat des Morphins (siehe Morphinum hydrochl.), dessen beide Hydroxylgruppen (die alkoholische und die Phenolhydroxylgruppe) azetyliert sind.

Weißes, kristallinisches, geruchloses Pulver von bitterem Geschmacke. Diazetylmorphinhydrochlorid löst sich leicht in Wasser, schwerer in Weingeist und ist in Äther unlöslich. Die wässerige Lösung rötet Lackmuspapier schwach.

Beim Erhitzen einer Lösung von 0,05 g Diazetylmorphinhydrochlorid in 1 ccm Weingeist mit 1 ccm Schwefelsäure tritt der Geruch des Essigäthers auf; wird die erkaltete Mischung zu der Lösung eines Körnchens Kaliumferrizyanid in 10 ccm Wasser, die mit 1 Tropfen Eisenchloridlösung versetzt ist, gegeben, so schlägt die braunrote Färbung der Lösung in Blau um, und es entsteht ein blauer Niederschlag. In 1 ccm der mit Salpetersäure angesäuerten wässerigen Lösung (1 + 99) ruft 1 Tropfen Silbernitratlösung einen weißen, käsigen Niederschlag hervor.

Diese Identitätsreaktionen sind so zu erklären: Durch die Schwefelsäure werden die beiden Azetylreste abgespalten und bilden dann mit dem zugleich zugesetzten Weingeist Essigester. Mit der Abspaltung der Azetylreste ist aber auch die Rückbildung zu Morphin eingetreten, das die bekannte reduzierende Wirkung besitzt und die Bildung von Berliner Blau bewirkt (siehe Morphin. hydrochlor.). — Die Silbernitratlösung kennzeichnet das Salz als salzsaures.

Fügt man zu 5 ccm der wässerigen Lösung (1 + 99) 1 Tropfen Ammoniakflüssigkeit hinzu, so darf sich die Lösung nicht sofort trüben (fremde Alkaloide). Schüttelt man nun mit 0,5 ccm Äther, so scheidet sich sofort ein weißer, kristallinischer Niederschlag ab, der nach dem Auswaschen mit äthergesättigtem Wasser und Trocknen im Exsikkator bei 171° schmilzt.

Statt des nicht ganz eindeutigen Schmelzpunkts des Salzes wird jetzt sehr viel richtiger derjenige der freien Base festgestellt, der weitestgehend für Identität und zugleich Reinheit des Präparates bürgt.

Wird die Lösung eines Körnchens Kaliumferrizyanid in 10 ccm Wasser mit 1 Tropfen Eisenchloridlösung versetzt, so darf nach Zusatz von 1 ccm der wässerigen Lösung (1 + 99) die dadurch in der braunroten Lösung hervorgerufene, allmählich eintretende Grünfärbung innerhalb 5 Minuten nicht in Blau umschlagen (Morphin).

Die Erklärung hierzu siehe S. 150 bei Aethylmorphinum hydrochloricum.

1 ccm der wässerigen Lösung (1 + 99) darf durch Bariumnitratlösung(Schwefelsäure) oder durch verdünnte Schwefelsäure (Bariumsalze) nicht verändert werden.

0,2 g Diazetylmorphinhydrochlorid dürfen nach dem Verbrennen keinen wägbaren Rückstand hinterlassen.

Dimethylamino-phenyldimethylpyrazolonum

Dimethylamino-phenyldimethylpyrazolon

Pyramidon (E. W.) — Pyrazolonum dimethylaminophenyldimethylicum

$(C_{11}H_{11}ON_2)N(CH_3)_2$ Mol.-Gew. 231,2

Über die Konstitution dieser Verbindung bzw. ihren Zusammenhang mit Phenyldimethylpyrazolon (Antipyrin) siehe dort.

Kleine, farblose Kristalle von schwach bitterem Geschmacke, die sich sehr leicht in Weingeist, weniger leicht in Äther und in 20 Teilen Wasser lösen. Die wässerige Lösung bläut Lackmuspapier schwach.

Schmelzpunkt 108°.

Eisenchloridlösung färbt die mit Salzsäure schwach angesäuerte wässerige Lösung (1 + 19) blauviolett.

Bei dieser Reaktion erscheint bisweilen anstatt der gewünschten violetten Färbung eine rote Farbe, die Ungeübtere stutzig machen kann. Man darf eben nur schwach ansäuern oder man verdünne bei Eintritt der roten Farbe mit Wasser, worauf die verlangte Violettfärbung erscheint.

Versetzt man die wässerige Lösung (1 + 19) mit einigen Tropfen Silbernitratlösung, so tritt zunächst eine kräftige Violettfärbung auf; nach kurzer Zeit scheidet sich metallisches Silber als grauschwarzer Niederschlag ab.

Die wässerige Lösung (1 + 19) darf durch 3 Tropfen Natriumsulfidlösung (Schwermetallsalze) nicht verändert werden und darf sich nach dem Ansäuern mit 1 ccm verdünnter Schwefelsäure und nach Zusatz von 1 Tropfen Silbernitratlösung (Salzsäure) nicht trüben.

Das hier vorgeschriebene Ansäuern mit 1 ccm verdünnter Schwefelsäure (nicht weniger anwenden!) ist notwendig, damit bei Zusatz des $AgNO_3$ nicht die vorher beschriebene Reduktion zu Ag eintritt.

Werden 0,02 g Dimethylamino-phenyldimethylpyrazolon in 5 ccm Wasser gelöst und der Lösung 2 Tropfen Schwefelsäure und 2 Tropfen Natriumnitritlösung hinzugefügt, so muß die Flüssigkeit nach dem Verschwinden der zunächst auftretenden, blauvioletten Färbung farblos werden (Phenyldimethylpyrazolon).

Diese Prüfung auf Phenyldimethylpyrazolon (Antipyrin) beruht auf folgendem: Antipyrin (siehe unter Phenyldimethylpyrazolonum) geht bei der Behandlung mit salpetriger Säure in das schön grün gefärbte Nitrosoantipyrin über. Behandelt man dagegen reines Pyramidon in derselben Weise, so entsteht eine schöne blauviolette Farbe, die langsam beim Stehen, schneller bei kräftigem Schütteln abblaßt, bis schließlich die Flüssigkeit farblos wird. Enthält nun das Pyramidon größere Anteile Antipyrin, so entsteht sofort die grüne Färbung des Nitrosoantipyrins, die blauviolette Pyramidon-Reaktion überdeckend. Sind aber nur geringe Anteile Antipyrin vorhanden, so entsteht zunächst das Blauviolett des Pyramidons, das, allmählich verschwindend, dem Grün des Nitrosoantipyrins Platz macht.

0,2 g Dimethylamino-phenyldimethylpyrazolon dürfen nach dem Verbrennen keinen wägbaren Rückstand hinterlassen.

Vor Licht geschützt aufzubewahren.

Dioxyanthrachinonum — 1,8-Dioxyanthrachinon

Istizin (E. W.)

$(HO)C_6H_3<^{CO}_{CO}>C_6H_3(OH)$ [1, 8] Mol.-Gew. 240,1

Zur Erklärung der Formel sei die Ableitung gegeben:

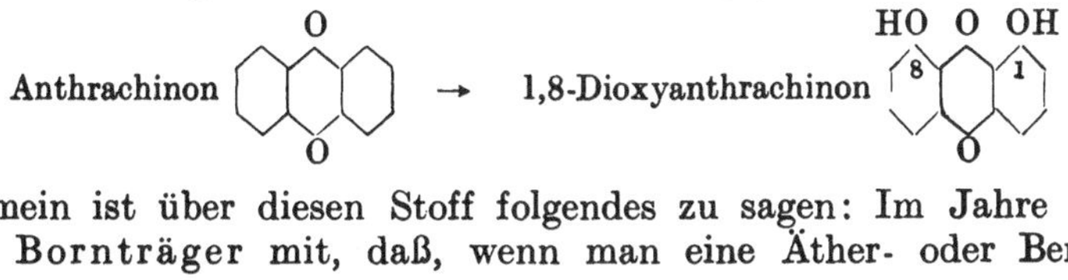

Allgemein ist über diesen Stoff folgendes zu sagen: Im Jahre 1880 teilte Bornträger mit, daß, wenn man eine Äther- oder Benzin-

Lösung von Aloe (die kräftig gelb gefärbt ist) mit Ammoniakflüssigkeit durchschüttele, diese Ammoniakflüssigkeit eine schön rote Farbe annehme. Bald aber erkannte man, daß diese Reaktion allgemein den (laxierend wirkenden) Stoffen zukäme, die Abkömmlinge des Anthrachinons sind, bzw. den Drogen, die solche Abkömmlinge des Anthrachinons enthalten. Diese Reaktion ist also eine Gruppenreaktion wird als Bornträgersche Reaktion allgemein angewendet und von unserem Arzneibuch auch zur Kennzeichnung von Drogen wie Folia Sennae oder von Präparaten wie Extract. Frangulae fluid., Extr. Rhei vorgeschrieben. Auch wird die Ausführung dieser Bornträgerschen Reaktion nachstehend zur Identifizierung des Dioxyanthrachinons gefordert, das synthetisch hergestellt wird. Nur ist die Reaktion hier etwas modifiziert, indem die zu prüfende Substanz erst mit Kalilauge gekocht, dann aus dem Filtrat, welches das Phenolat enthält, wieder mit Salzsäure in Freiheit gesetzt und nunmehr erst mit Äther ausgeschüttelt werden soll. Dieser ganze Umweg ist unnötig: Eine winzige Messerspitze Dioxyanthrachinon löst sich in etwa 10 ccm Äther, die Flüssigkeit gelb färbend. Wird die ätherische Lösung mit Ammoniakflüssigkeit geschüttelt, tritt die Bornträgersche Reaktion ein, d. h. Rotfärbung der ammoniakalischen Flüssigkeit, während die Ätherschicht gelb bleibt.

Orangegelbes, kristallinisches, geruch- und geschmackloses Pulver, das bei vorsichtigem Erhitzen sublimiert und sich sehr schwer in Wasser und in kalten organischen Lösungsmitteln, leichter in heißer Essigsäure, heißem Benzol oder heißem Xylol löst.

Schmelzpunkt 190° bis 192°.

0,1 g 1,8-Dioxyanthrachinon löst sich in 1 ccm Schwefelsäure mit kirschroter Farbe und fällt beim Verdünnen mit Wasser in eigelben Flocken aus. 0,01 g 1,8-Dioxyanthrachinon liefert nach dem Kochen mit 10 ccm einer Kaliumhydroxydlösung (1 + 99) ein Filtrat, das, mit Salzsäure schwach übersättigt, dann sofort mit 10 ccm Äther ausgeschüttelt, diesen gelb färbt. Schüttelt man dann den abgehobenen Äther mit 5 ccm Ammoniakflüssigkeit, so färbt sich die wässerige Schicht kirschrot, während der Äther gelb gefärbt bleibt.

Siehe die erste Anmerkung dieses Artikels.

Werden 0,3 g 1,8-Dioxyanthrachinon mit 15 ccm Wasser gut durchgeschüttelt, so darf das Filtrat Lackmuspapier nicht verändern und weder durch Silbernitratlösung (Salzsäure) noch durch Bariumnitratlösung (Schwefelsäure) verändert werden.

0,2 g 1,8-Dioxyanthrachinon dürfen nach dem Verbrennen keinen wägbaren Rückstand hinterlassen.

Dulcin — Dulzin (E. W.)

p-Phenetylkarbamid

$$C_6H_4\begin{cases} OC_2H_5 & [1] \\ NHCONH_2 & [4] \end{cases} \qquad \text{Mol.-Gew. } 180{,}11$$

Das Dulzin entsteht durch Erhitzen von Para-Phenetidin (bzw. dessen Hydrochlorid) mit Harnstoff:

$$C_6H_4(OC_2H_5)NH\text{:}H + H_2N\text{:}CONH_2 = C_6H_4(OC_2H_5)NHCONH_2 + NH_3.$$

Aus der Formel des Dulzins geht hervor, wie nahe es chemisch verwandt dem Phenazetin ist. Es ist daher erklärlich, wie ähnlich die Prüfungen beider Stoffe geschehen sollen.

Farbloses, glänzendes, luftbeständiges, kristallinisches Pulver. Dulzin wird von Wasser sehr schwer benetzt. Es löst sich in etwa 800 Teilen Wasser von 20°, in etwa 50 Teilen siedendem Wasser sowie in 25 Teilen Weingeist. Die Lösung von 0,1 g in 300 ccm Wasser schmeckt noch deutlich süß.

Schmelzpunkt 172° bis 173°.

Wird Dulzin im Probierrohr über den Schmelzpunkt erhitzt, so zersetzt es sich unter Entwickelung von Ammoniak und Bildung eines weißen Sublimats. 0,02 g Dulzin werden mit 4 Tropfen verflüssigtem Phenol und 4 Tropfen Schwefelsäure bis zum beginnenden Sieden erhitzt; wird die Mischung nach dem Abkühlen in 10 ccm Wasser gelöst und mit Kalilauge unterschichtet, so entsteht nach einigen Minuten eine blaue Zone.

Bei der ersten Identitätsreaktion entsteht das Ammoniak aus dem Harnstoffrest. — Die im letzten Satz angegebene Farbenreaktion ist eine bekannte Identitätsprobe.

Werden 3 ccm der weingeistigen Lösung (1 + 29) mit 3 ccm Wasser und 3 Tropfen $^1/_{10}$-Normal-Jodlösung erhitzt, so darf keine Rotfärbung eintreten (p-Phenetidin).

Hier liegt dieselbe Prüfung vor wie bei Phenazetin: Bei Gegenwart von p-Phenetidin bildet sich durch Jod das Jodphenetidin

$$C_6H_3 \cdot J \less \begin{matrix} OC_2H_5 \\ NH_2 \end{matrix}.$$

5 ccm der weingeistigen Lösung (1 + 29) dürfen nach Zusatz von 3 Tropfen Natriumsulfidlösung nicht verändert werden (Schwermetallsalze). 0,2 g Dulzin werden mit 10 ccm Wasser zum Sieden erhitzt; das nach dem Abkühlen erhaltene Filtrat darf Lackmuspapier (Alkalien, Säuren) nicht verändern und darf nach Zusatz von einigen Tropfen Salpetersäure und 0,5 ccm Silbernitratlösung höchstens eine Opaleszenz zeigen. 0,5 g Dulzin müssen sich in 200 ccm siedendem Wasser beim Umschütteln vollkommen klar lösen (Di-p-phenetylkarbamid).

Nach der in der ersten Anmerkung angegebenen Darstellung kann sich zugleich mit dem Dulzin das Di-p-phenetylkarbamid

$$CO \less \begin{matrix} NH \cdot C_6H_4 \cdot OC_2H_5 \\ NH \cdot C_6H_4 \cdot OC_2H_5 \end{matrix}$$

bilden, das bei dieser Prüfung sich dadurch kenntlich machen muß, daß es in Wasser fast unlöslich ist. Es kann durch Erhitzen mit Harnstoff ebenfalls in Dulzin übergeführt werden.

Werden 0,2 g Dulzin mit 2 ccm Schwefelsäure geschüttelt, so darf höchstens eine schwach gelbbraun gefärbte Lösung entstehen (fremde organische Stoffe). 0,2 g Dulzin dürfen nach dem Verbrennen keinen wägbaren Rückstand hinterlassen.

Emetinum hydrochloricum — Emetinhydrochlorid

Weißes, kristallinisches Pulver, das bitter schmeckt und sich am Lichte gelblich färbt. Emetinhydrochlorid löst sich leicht in Wasser oder Weingeist. Die Lösungen verändern Lackmuspapier nicht oder röten es nur schwach.

1 ccm der wässerigen Lösung (1 + 99) gibt mit Kaliumjodidlösung einen weißen, mit Neßlers Reagens einen gelblichweißen Niederschlag. 0,01 g Emetinhydrochlorid löst sich in 1 ccm Schwefelsäure unter Entwickelung von Chlorwasserstoff farblos oder höchstens mit schwach gelber Farbe auf; nach Zusatz von 1 Tropfen Salpetersäure nimmt die Lösung eine braunrote Farbe an. Versetzt

man 5 ccm der wässerigen Lösung (1 + 99) mit 2 ccm Kalilauge, so entsteht ein weißer Niederschlag, der nach dem Abfiltrieren, Auswaschen mit 5 ccm Wasser und Trocknen im Exsikkator bei etwa 68° schmilzt.

Hier liegt wieder die wichtige Bestimmung des Schmelzpunkts der freien Base vor. P. Kroll (Ap. Z. 1928, S. 791) weist aber darauf hin: Die Anwendung der vorgeschriebenen Kalilauge ist unzweckmäßig. Erstens läßt sich das überschüssige KOH schlecht auswaschen. Sodann hält KOH das eventuell als Verunreinigung vorhandene Cephaelin in Lösung, das doch, wenn zugegen, mit ausfallen und den Schmelzpunkt herabsetzen soll. Deshalb empfiehlt Kroll, Ammoniak statt KOH anzuwenden: Die vom Arzneibuch angegebene Lösung des Alkaloidsalzes alkalisiert man mit einigen Tropfen Ammoniakflüssigkeit und wäscht den Niederschlag mit etwa 10 ccm Wasser aus. — Der Schmelzpunkt der abgeschiedenen getrockneten Base ist freilich nicht scharf; tatsächlich zeigen manche Präparate nach vorhergehendem Sintern einen nicht unwesentlich höheren Schmelzpunkt

Die Lösung von 0,1 g Emetinhydrochlorid in 2 ccm Wasser muß klar und farblos oder darf höchstens schwach gelblich gefärbt sein; sie darf durch Bariumnitratlösung nicht verändert werden (Schwefelsäure).

0,2 g Emetinhydrochlorid dürfen durch Trocknen bei 100° höchstens 0,02 g an Gewicht verlieren und nach dem Verbrennen keinen wägbaren Rückstand hinterlassen.

Vor Licht geschützt aufzubewahren.

Emplastrum Hydrargyri — Quecksilberpflaster

Gehalt 18,7 bis 20,1 Prozent Quecksilber (Hg, Atom-Gew. 200,6).

Quecksilberpflaster ist grau und darf mit der Lupe keine Quecksilberkügelchen erkennen lassen.

Gehaltsbestimmung. 3 g Quecksilberpflaster erhitzt man mit 20 ccm roher Salpetersäure etwa 10 Minuten lang auf dem Wasserbad in einem Kölbchen mit aufgesetztem Trichter. Sobald in dem sandigen Bodensatze von Bleinitrat keine Quecksilberkügelchen mehr erkennbar sind, fügt man, den Trichter abspülend, 25 ccm Wasser hinzu und erhitzt von neuem, bis sich die Fettschicht klar abgeschieden hat. Nach dem Erkalten gießt man die Lösung durch ein Flöckchen Watte in ein Meßkölbchen von 100 ccm Inhalt, zerkleinert die Fettscheibe, spült sie und das Kölbchen vier- bis fünfmal mit je etwa 5 ccm Wasser nach, versetzt die vereinigten wässerigen Flüssigkeiten mit so viel Kaliumpermanganatlösung (1 + 19), daß eine bleibende Rötung eintritt oder sich braune Flocken abscheiden, und entfärbt oder klärt das Gemisch durch Zusatz von wenig Ferrosulfat. Man füllt darauf die Lösung mit Wasser bis zur Marke auf. 25 ccm der filtrierten Lösung werden nach Zusatz von 5 ccm Ferriammoniumsulfatlösung mit $^1/_{10}$-Normal-Ammoniumrhodanidlösung bis zum Farbumschlage titriert. Hierzu müssen 14,0 bis 15,0 ccm $^1/_{10}$-Normal-Ammoniumrhodanidlösung verbraucht werden, was einem Gehalte von 18,7 bis 20,1 Prozent Quecksilber entspricht (1 ccm $^1/_{10}$-Normal-Ammoniumrhodanidlösung = 0,01003 g Quecksilber, Ferriammoniumsulfat als Indikator).

Die Methode selbst ist in Prinzip und Ausführung im Artikel „Quecksilber-Bestimmungen“ (S. 84) ausführlich besprochen (siehe dort). Hier sei nur wiederholt, daß bei dieser Bestimmung Chlorionen störend wirken, daß man daher eine salzsäurefreie rohe Salpetersäure anwenden muß. Diese ist eventuell zu ersetzen durch ein Gemisch aus 15 ccm Acid. nitric. pur. und 5 ccm (salzsäurefreiem) Acid. nitricum fumans (s. E. Rupp: Ap. Z. 1911, S. 357).

Berechnung:

$$Hg(NO_3)_2 \left[\text{entsprechend} \frac{1\ Hg}{\text{Atom-Gew. } 200{,}6}\right]$$

$$+ \frac{2\ NH_4SCN}{2\ \text{Mol} = 2000\ \text{ccm}\ {}^1/_1\text{-Normal-Lösung}} = Hg(SCN)_2 + 2\ NH_4NO_3,$$

$$1\ \text{ccm}\ {}^1/_{10}\text{-Normal-}NH_4SCN = 0{,}01003\ \text{g Hg}.$$

Bei Anwendung von 0,75 g Pflaster und Verbrauch von 14 bis 15 ccm $^1/_{10}$-Normal-NH_4SCN demnach Prozentgehalt:

$$\frac{14\ (\text{bis } 15) \cdot 0{,}01003 \cdot 100}{0{,}75} = \text{rund } 18{,}7 \text{ bis } 20{,}1 \text{ Prozent Hg}.$$

Eucalyptolum — Eukalyptol

Zineol

$C_{10}H_{18}O$ Mol.-Gew. 154,1

Der durch fraktionierte Destillation gewonnene Hauptbestandteil der flüchtigen Öle von Eucalyptus- und Melaleuca-Arten.

Eukalyptol ist eine farblose, optisch inaktive Flüssigkeit von kampferähnlichem Geruch und eigentümlichem, kühlendem Geschmacke; angezündet, verbrennt es mit rußender Flamme. Eukalyptol ist in Wasser fast unlöslich, klar löslich in Äther, Chloroform, Terpentinöl sowie in 2 Raumteilen 70prozentigem Alkohol.

Hier ist nicht die Forderung zu übersehen, daß das Zineol = Eukalyptol (im Gegensatz zu Eukalyptus-Öl) optisch inaktiv sein soll!

Dichte 0,923 bis 0,926.

Erstarrungspunkt 0° bis + 1°. Siedepunkt 175° bis 177°.

Leitet man Bromdämpfe in ein Probierrohr, dessen Innenseite mit 2 Tropfen Eukalyptol befeuchtet ist, so entstehen zahlreiche rotgelbe, stark verzweigte Kristalle.

Bei der Einwirkung von Brom auf Eukalyptol bildet sich ein Dibromadditionsprodukt. Es ist übrigens nicht zweckmäßig, größere Mengen der beiden Stoffe anzuwenden. Eindeutig und leicht gelingt die Probe, wenn man genau nach den Angaben des Arzneibuches vorgeht.

Schüttelt man 1 ccm Eukalyptol mit 2 ccm einer Resorzinlösung (1 + 1), so erstarrt das Gemisch innerhalb 5 Minuten vollständig zu einer festen Kristallmasse.

Bei der Einwirkung der konzentrierten Resorzinlösung auf Eukalyptol bildet sich eine feste molekulare Additionsverbindung, die sich im Überschuß der konzentrierten Resorzinlösung wieder auflöst.

Die Tendenz zur Bildung dieser Molekülverbindung ist so groß, daß die Reaktion zur quantitativen Bestimmung des Eukalyptols im Oleum Eucalypti (siehe dort) verwendet werden kann. Übrigens tritt die Bildung der Verbindung und damit das Erstarren schon bald nach dem Umschütteln, nicht erst nach Minuten ein.

Versetzt man eine Lösung von 1 ccm Eukalyptol in 5 ccm Weingeist unter Umschütteln tropfenweise mit Bromwasser, so dürfen höchstens 10 Tropfen verbraucht werden, um eine etwa eine halbe Stunde lang bleibende Gelbfärbung der Lösung zu erzielen (Terpentinöl).

Diese Prüfung bezweckt den Nachweis von Terpentinöl und anderen ungesättigten Verbindungen, die ebenfalls Brom anlagern und daher die

Mischung bald entfärben würden. Eine solche frühzeitige Entfärbung kann aber nicht nur bei Gegenwart der genannten Verunreinigungen eintreten, sondern auch bei Verwendung eines zu alten, zu schwach gewordenen Bromwassers. Tritt eine zu frühzeitige Entfärbung ein, ist es geboten, vor einer Beanstandung den Versuch mit frisch hergestelltem Bromwasser zu wiederholen!

Vor Licht geschützt aufzubewahren.

Eukodal — Eukodal (E. W.)

Dihydrooxycodeinonum hydrochloricum — Dihydrooxykodeinonhydrochlorid

$(C_{18}H_{21}O_4N)HCl + 3\,H_2O$ Mol.-Gew. 405,7

Das Eukodal ist ein Umwandlungsprodukt des Opiumalkaloids Thebain. Zur Erklärung der Bezeichnung „Dihydrooxykodeinon" sei folgendes gesagt: Die Base steht sehr nahe dem Kodein, über dessen Konstitution näheres im Artikel „Morphin. hydrochlor." angegeben ist; siehe dort. Das Eukodal unterscheidet sich aber vom Kodein durch folgendes: I. Es besitzt eine Ketogruppe an Stelle der entsprechenden sekundären Alkoholgruppe des Kodeins: Es liegt also ein „Kodeinon" vor. II. Durch Behandlung mit H_2O_2 ist ein H zu OH oxydiert. Daher ein „Oxykodeinon". III. Die im Kodein vorhandene hydrozyklische Doppelbindung ist im Eukodal durch Wasserstoff abgesättigt. Daher „Dihydrooxykodeinon".

Weißes, kristallinisches, bitter schmeckendes Pulver, das in 6 Teilen Wasser und in 60 Teilen Weingeist löslich ist. Die Lösungen verändern Lackmuspapier nicht.

Die wässerige Lösung dreht den polarisierten Lichtstrahl nach links. Für eine 5prozentige wässerige Lösung ist $[\alpha]_D^{20^\circ}$ = etwa — 125°.

Wird die Lösung von 0,2 g Eukodal in 5 ccm Wasser mit einigen Tropfen Ammoniakflüssigkeit versetzt, so scheidet sich ein weißer Niederschlag aus, der nach dem Abfiltrieren, Auswaschen mit wenig Wasser und Trocknen bei 218° bis 220° schmilzt.

Hier liegt die Bestimmung des Schmelzpunkts der freien Base vor, die bei richtigem Resultat ebenso für die Identität wie für die Reinheit des Präparates spricht.

Wird die Lösung von 0,05 g Eukodal in 2 ccm Schwefelsäure mit 1 Tropfen Salpetersäure versetzt, so entsteht eine rotbraune Färbung. Wird 0,01 g Eukodal mit 1 ccm Formaldehyd-Schwefelsäure versetzt, so entsteht eine tiefgelbe Färbung, die nach kurzer Zeit in Violettrot und später in Violettblau übergeht.

Die letztgenannte Farbreaktion ist dieselbe, wie sie beim Morphin und Kodein eintritt. Sie ist als Marquissche Reaktion, S. 375, geschildert.

Silbernitratlösung ruft in der mit einigen Tropfen Salpetersäure angesäuerten wässerigen Lösung (1 + 99) einen weißen, käsigen Niederschlag hervor.

0,1 g Eukodal muß sich in 2 ccm Wasser klar und farblos lösen; versetzt man diese Lösung nach Zusatz von Salpetersäure mit Bariumnitratlösung, so darf keine Trübung eintreten (Schwefelsäure). 0,01 g Eukodal muß sich in 1 ccm Schwefelsäure unter Entwickelung von Chlorwasserstoff farblos oder doch nur mit schwach gelblicher Färbung lösen (fremde organische Stoffe). Wird 1 ccm der wässerigen Lösung (1 + 99) zu der Lösung eines Körnchens Kaliumferrizyanid in 10 ccm Wasser, die mit 1 Tropfen Eisenchloridlösung versetzt ist, gegeben, so darf die braunrote Färbung der Lösung nicht sofort in Blau umschlagen (Morphin).

Anwesendes Morphin würde sich durch seine stark reduzierende Wirkung bemerkbar machen. Siehe Näheres bei Aethylmorphinum hydrochloricum, S. 150.

0,2 g Eukodal dürfen durch Trocknen bei 100° höchstens 0,03 g an Gewicht verlieren und nach dem Verbrennen keinen wägbaren Rückstand hinterlassen.

Extracta — Extrakte

Extrakte sind eingedickte Auszüge aus Pflanzenstoffen oder aus eingedickten Pflanzensäften.

Hinsichtlich der Beschaffenheit der Extrakte unterscheidet man:

1. dünne Extrakte, die ihrem Flüssigkeitsgrade nach dem frischen Honig gleichen,
2. dicke Extrakte, die, erkaltet, sich nicht ausgießen lassen,
3. Trockenextrakte, die sich zerreiben lassen.

Zur Herstellung der Extrakte werden die Auszüge nach den Einzelvorschriften ohne Verzug im luftverdünnten Raume bis zur gewünschten Konsistenz eingedampft.

In dieser Forderung ist eine grundlegende Änderung bezüglich der Herstellung der Extrakte eingetreten: Man hat schon lange erkannt, daß beim Eindampfen der Extraktbrühen auf dem Wasserbade durch den Einfluß der Luft und der hohen Temperatur tiefgreifende Zersetzungen der pflanzlichen Inhaltsstoffe eintreten. Selbstverständlich hat das auch einen entsprechenden Einfluß auf die medizinische Wirkung der Extrakte. (So wird z. B. berichtet, daß ein Aloeextrakt, das im „Vakuum" hergestellt ist, sehr viel wirksamer sei und zugleich milder wirke als ein nach der früheren Vorschrift bereitetes Produkt.) Deshalb ist jetzt gefordert, daß bei Herstellung von diesen Extrakten (für Fluidextrakte gelten andere Vorschriften; siehe dort) das Eindampfen der Auszüge nur im luftverdünnten Raume zu geschehen hat, und zwar unmittelbar nach Bereitung der Auszüge.

Die Trockenextrakte werden unmittelbar nach dem Eindampfen zerrieben, gleichzeitig mit den nicht zu großen Vorratsgefäßen über gebranntem Kalke nachgetrocknet und dann ohne Verzug in die Gefäße gefüllt.

Wird 1 g Extrakt verascht, der Rückstand mit einigen Tropfen Salpetersäure befeuchtet, die Salpetersäure verdampft, der Rückstand geglüht und unter Erwärmen in 5 ccm verdünnter Salzsäure gelöst, die Lösung mit 3,5 ccm Ammoniakflüssigkeit versetzt, so darf das mit verdünnter Essigsäure schwach angesäuerte und auf 10 ccm verdünnte Filtrat mit 3 Tropfen Natriumsulfidlösung keine Fällung geben. Eine etwa auftretende Färbung darf nicht dunkler sein als die einer Mischung von 1 ccm Kupfersulfatlösung, die in 1000 ccm 0,5 g Kupfersulfat enthält, 1 ccm verdünnter Essigsäure, 8 ccm Wasser und 3 Tropfen Natriumsulfidlösung (unzulässige Menge Kupfer). Die Beobachtung ist in 2 gleich weiten Probierrohren vorzunehmen.

Bei der Bereitung von Extrakten liegt stets die Gefahr vor, daß aus der Apparatur geringe Anteile von Metallen, vor allem Kupfer, in das Endprodukt gelangen. Das D.A.B. 5 verlangte völlige Abwesenheit von Schwermetallsalzen, indem es forderte, daß die durch Verbrennen der Extrakte erhaltenen Rückstände nach dem Auflösen in verdünnter Salzsäure „durch Schwefelwasserstoffwasser nicht verändert werden." Diese Forderung war zu rigoros bzw. in der Praxis nicht zu erfüllen. Jetzt ist ein ganz geringer Gehalt an Schwermetallsalzen zugelassen, aber bezüglich der zugelassenen Höchstgrenze scharf präzisiert, indem die eventuell auftretende Reaktion verglichen werden soll mit derjenigen einer Lösung von geringem, genau angegebenem Kupfersulfat-Gehalt.

Trockenextrakte müssen in gut verschlossenen Gefäßen und vor Feuchtigkeit geschützt aufbewahrt werden.

Extractum Belladonnae — Tollkirschenextrakt

Gehalt 1,48 bis 1,52 Prozent Hyoszyamin ($C_{17}H_{23}O_3N$, Mol.-Gew. 289,2).

Zur Bestimmung des Gehaltes an Hyoszyamin in dem noch nicht eingestellten Tollkirschenextrakt löst man 2,5 g des Trockenextrakts in einem Arzneiglas in 5 ccm Wasser unter gelindem Erwärmen, fügt zu der Lösung nach dem Erkalten 25 g Äther sowie nach kräftigem Umschütteln 2 g Ammoniakflüssigkeit hinzu und schüttelt 5 Minuten lang kräftig durch. Nach Zusatz von 1 g Traganthpulver schüttelt man nochmals so lange, bis sich die ätherische Schicht vollständig geklärt hat, gießt 20 g der klaren ätherischen Lösung (= 2 g des Trockenextrakts) durch ein Wattebäuschchen in ein Kölbchen, destilliert den Äther ab und erwärmt auf dem Wasserbade bis zum Verschwinden des Äthergeruchs. Nachdem man den Rückstand in 1 ccm Weingeist gelöst hat, gibt man 5 ccm $^1/_{10}$-Normal-Salzsäure, 5 ccm Wasser und 1 Tropfen Methylrotlösung hinzu und titriert mit $^1/_{10}$-Normal-Kalilauge bis zum Farbumschlage. Aus der Anzahl der zur Sättigung des vorhandenen Hyoszyamins verbrauchten ccm $^1/_{10}$-Normal-Salzsäure ergibt sich durch Multiplikation mit 2,892 und Division durch 2 der Prozentgehalt des Trockenextrakts.

Tollkirschenextrakt, das einen höheren Gehalt an Hyoszyamin aufweist, ist mit Dextrin auf den vorgeschriebenen Gehalt einzustellen. Durch Division des gefundenen Prozentgehalts durch 1,5 erhält man die Menge, auf die man 1 g des Extrakts verdünnen muß.

Tollkirschenextrakt ist braun und in Wasser nicht klar löslich.

Gehaltsbestimmung. Die Gehaltsbestimmung des eingestellten Extrakts erfolgt in der gleichen Weise, wie vorstehend beschrieben ist. Es dürfen nicht mehr als 3,98 und nicht weniger als 3,95 ccm $^1/_{10}$-Normal-Kalilauge verbraucht werden, so daß mindestens 1,02 und höchstens 1,05 ccm $^1/_{10}$-Normal-Salzsäure zur Sättigung des vorhandenen Hyoszyamins erforderlich sind, was einem Gehalte von 1,48 bis 1,52 Prozent Hyoszyamin entspricht (1 ccm $^1/_{10}$-Normal-Salzsäure = 0,02892 g Hyoszyamin, Methylrot als Indikator).

Die Gehaltsbestimmung verläuft glatt und gibt zuverlässige Resultate, wenn man sich nur genau nach der Vorschrift richtet. Das Extrakt ist chlorophyllarm; nach Reinigung der ätherischen Alkaloidlösung mittels Traganth muß eine klare und nur wenig gefärbte Lösung resultieren. Der Rückstand dieser ätherischen Lösung muß, mit Alkohol aufgenommen und mit $^1/_{10}$-Normal-Salzsäure und Wasser versetzt, eine nur schwach gefärbte und leicht getrübte Flüssigkeit ergeben, so daß der Farbumschlag beim Titrieren gut sichtbar ist[1]. Über den Gebrauch der Feinbürette siehe S. 40, über den Gebrauch des Methylrot S. 48.

Berechnung:

$$\frac{1 \text{ Mol Hyoszyamin}}{289{,}2 \text{ g Hyoszyamin}} = \frac{1 \text{ Mol Salzsäure}}{1000 \text{ ccm } ^1/_1\text{-Normal-Salzsäure}},$$

$$1 \text{ ccm } ^1/_{10}\text{-Normal-Salzsäure} = 0{,}02892 \text{ g Hyoszyamin}.$$

Bei Anwendung von 2 g Tollkirschenextrakt und Verbrauch von 1,02 bis 1,05 ccm $^1/_{10}$-Normal-HCl demnach Prozentgehalt:

$$\frac{1{,}02 \text{ (bis } 1{,}05) \cdot 0{,}02892 \cdot 100}{2} = \text{rund } 1{,}48 \text{ bis } 1{,}52 \text{ Prozent Hyoszyamin.}$$

[1] J. Gadamer und E. Neuhoff: Archiv 1926, S. 540.

Die mit Salzsäure schwach angesäuerte, titrierte Flüssigkeit wird in einem Scheidetrichter mit Äther ausgeschüttelt, die abgelassene wässerige Schicht bis zur schwach alkalischen Reaktion mit Ammoniakflüssigkeit versetzt und wiederum in einem Scheidetrichter mit Äther ausgeschüttelt. Der nach dem Verdunsten der zweiten ätherischen Lösung erhaltene Rückstand muß nach dem Abdampfen mit 5 Tropfen rauchender Salpetersäure und nach dem Erkalten beim Übergießen mit weingeistiger Kalilauge eine violette Färbung annehmen.

Hier liegt die bekannte Reaktion nach Vitali vor, zur Identitätsbestimmung des Hyoszyamins. — Die titrierte Flüssigkeit wird hier zweimal mit Äther ausgeschüttelt. Aus der schwach angesäuerten Lösung schüttelt der Äther den Indikator aus und macht ihn so unschädlich, aus der dann alkalisierten Flüssigkeit extrahiert er das Alkaloid.

Extractum Chinae spirituosum — Weingeistiges Chinaextrakt

Gehalt mindestens 12 Prozent Alkaloide, berechnet auf Chinin ($C_{20}H_{24}O_2N_2$) und Cinchonin ($C_{19}H_{22}ON_2$); der Berechnung wird das Mol.-Gew. 309,2 zugrunde gelegt.

Weingeistiges Chinaextrakt ist rotbraun, in Wasser trübe löslich und schmeckt bitter.

Gehaltsbestimmung. 2 g zerriebenes weingeistiges Chinaextrakt löst man in einem Arzneiglas von etwa 75 ccm Inhalt in 1 g Salzsäure und 10 ccm Wasser durch etwa 5 Minuten langes Erwärmen im Wasserbade, fügt nach dem Erkalten 15 g Chloroform sowie nach kräftigem Umschütteln 5 g Natronlauge hinzu und schüttelt die Mischung 10 Minuten lang kräftig durch. Alsdann fügt man 25 g Äther und nach erneutem Umschütteln 1,5 g Traganth hinzu. Nachdem man wieder einige Minuten lang durchgeschüttelt hat, gießt man die klare Äther-Chloroformlösung durch ein Wattebäuschchen in ein Kölbchen. Zu 20 g des Filtrats (= 1 g weingeistiges Chinaextrakt) fügt man 10 ccm Weingeist hinzu und destilliert die Mischung bis zum Verschwinden des Äther-Chloroformgeruchs. Den Rückstand nimmt man mit 10 ccm Weingeist unter gelindem Erwärmen auf, verdünnt die Lösung mit 10 ccm Wasser und titriert nach Zusatz von 2 Tropfen Methylrotlösung mit $^1/_{10}$-Normal-Salzsäure bis zum Farbumschlage. Hierzu müssen mindestens 3,88 ccm $^1/_{10}$-Normal-Salzsäure verbraucht werden, was einem Mindestgehalte von 12 Prozent Alkaloiden entspricht (1 ccm $^1/_{10}$-Normal-Salzsäure = 0,03092 g Alkaloide, berechnet auf Chinin und Cinchonin, Methylrot als Indikator).

Die Gehaltsbestimmung verläuft glatt und gibt zuverlässige Resultate, wenn man sich genau nach der Vorschrift des Arzneibuches richtet. Nur auf einen Punkt ist aufmerksam zu machen: Vor dem Traganthzusatz soll man Äther hinzufügen und umschütteln. Schüttelt man hier zu stark, so bildet sich leicht eine Emulsion, die beim Öffnen der Flasche herausspritzen kann. Ein starkes Umschütteln ist hier auch nicht nötig, weil schon mit Chloroform kräftig ausgeschüttelt wird. Deshalb gibt man den Äther zu, schüttelt mäßig und nach dem Traganthzusatz noch einmal kräftig.

Über den Gebrauch der Feinbürette siehe S. 40, über den Gebrauch des Methylrot S. 48.

Berechnung:

$$\frac{1 \text{ Mol Salzsäure}}{1000 \text{ ccm } ^1/_1\text{-Normal-HCl}} = 309{,}2 \text{ g Chinaalkaloide,}$$

$$1 \text{ ccm } ^1/_{10}\text{-Normal-HCl} = 0{,}03092 \text{ g Alkaloide.}$$

Bei Anwendung von 1 g Extrakt und Verbrauch von 3,88 ccm $^1/_{10}$-Normal-HCl demnach Prozentgehalt:

$$\frac{3{,}88 \cdot 0{,}03092 \cdot 100}{1} = \text{rund 12 Prozent Chinaalkaloide.}$$

5 ccm der titrierten Flüssigkeit müssen, mit 1 ccm verdünntem Bromwasser (1 + 4) vermischt, nach Zusatz von Ammoniakflüssigkeit eine grüne Färbung annehmen.

Hier liegt die bekannte Thalleiochinreaktion vor, zur Identitätsbestimmung gewisser Chinaalkaloide. Statt des früher angewendeten Chlorwassers wird jetzt verdünntes Bromwasser verwendet.

Extractum Ferri pomati — Eisenhaltiges Apfelextrakt

Gehalt mindestens 5 Prozent Eisen.

Eisenhaltiges Apfelextrakt ist grünschwarz, in Wasser klar löslich und schmeckt süß, eisenartig, aber nicht scharf.

Gehaltsbestimmung. Etwa 1 g eisenhaltiges Apfelextrakt wird in einem Kolben mit eingeriebenem Glasstopfen genau gewogen, unter gelindem Erwärmen in 20 ccm Wasser gelöst und die Lösung in der Siedehitze in einem Gusse mit 30 ccm Wasserstoffsuperoxydlösung versetzt. Das Gemisch wird alsdann eine halbe Minute lang kräftig geschüttelt und stehengelassen, bis die Gasentwickelung fast ganz aufgehört hat, dann unter Umschwenken mit 5 ccm Schwefelsäure versetzt und nochmals zum Sieden erhitzt. Nach dem Erkalten wird die Lösung mit halbprozentiger Kaliumpermanganatlösung bis zur schwachen, etwa eine halbe Minute lang bestehen bleibenden Rötung und nach Entfärbung mit 2 g Kaliumjodid versetzt. Die Mischung läßt man 1 Stunde lang im verschlossenen Glase stehen. Zur Bindung des ausgeschiedenen Jodes müssen für je 1 g eisenhaltiges Apfelextrakt mindestens 9,0 ccm $^1/_{10}$-Normal-Natriumthiosulfatlösung verbraucht werden, was einem Mindestgehalte von 5 Prozent Eisen entspricht (1 ccm $^1/_{10}$-Normal-Natriumthiosulfatlösung = 0,005584 g Eisen, Stärkelösung als Indikator).

Nach dem D.A.B. 5 führte man hier die Eisenbestimmung so aus, daß man das Extrakt einäscherte, den so mineralisierten Rückstand in Säure auflöste und das Eisen jodometrisch bestimmte, wie es auf Seite 90 dieses Buches geschildert ist. Jetzt verfährt man viel einfacher nach dem Vorschlage von F. Lehmann (Ap. Z. 1913, S. 708), indem man die organische Substanz auf kaltem Wege „zerstört" (besser „unschädlich macht"), und zwar durch Behandlung mit Wasserstoffsuperoxyd und Schwefelsäure. Zur Entfernung der etwa noch vorhandenen H_2O_2-Reste setzt man dann die Kaliumpermanganatlösung hinzu, die sich sehr schnell entfärbt, so lange noch Wasserstoffsuperoxyd vorhanden ist. Sobald das nicht mehr der Fall, wird sich die rote Farbe der Kaliumpermanganatlösung länger halten, aber nach etwa $^1/_2$ Minute durch den Einfluß der noch zurückgebliebenen organischen Substanz auch verschwinden. Deshalb soll man nur so lange Kaliumpermanganat zusetzen, bis die rote Färbung etwa ½ Minute bestehen bleibt, bis also das H_2O_2 zerstört ist. — Erst nach völliger Entfärbung des Kaliumpermanganats darf das KJ zugesetzt werden! Der weitere Verlauf der Bestimmung ist geschildert auf S. 90. Nach den dortigen Angaben entspricht:

$$1 \text{ ccm } ^1/_{10}\text{-Normal-}Na_2S_2O_3 = 0{,}005584 \text{ g Fe.}$$

Bei Anwendung von 1 g Extrakt und Verbrauch von 9 ccm $^1/_{10}$-Normal-$Na_2S_2O_3$ demnach Prozentgehalt:

$$\frac{9 \cdot 0{,}005584 \cdot 100}{1} = \text{rund 5 Prozent Eisen.}$$

Extractum Filicis — Farnextrakt

Gehalt mindestens 25 Prozent Rohfilizin.

Das Farnwurzelpulver wird durch Perkolation mit Äther erschöpft, wozu ungefähr 5 Teile nötig sind. Die vereinigten Auszüge werden filtriert, von der Hauptmenge des Äthers durch Destillation befreit und zu einem dünnen, von Äther völlig freien Extrakte bei einer 50° nicht übersteigenden Temperatur eingedampft.

Nach dieser Vorschrift soll das fertige Extrakt völlig frei von Äther sein. G. Bümming (Ap. Z. 1927, S. 859) weist hierzu mit Recht darauf hin, daß unmittelbar durch den Geruchsinn der Äther im Extrakt wegen des scharfen Eigengeruches desselben nicht gut wahrnehmbar sei. Er empfiehlt, das Extrakt in einem zur Hälfte damit gefüllten Reagenzglase gelinde im Wasserbade zu erwärmen. Dann sieht man eventuell den Äther in Blasen aufsteigen und kann dann deutlicher den Äthergeruch wahrnehmen. — Eventuell kann man auch den verdunstenden Äther zur Entflammung bringen, indem man die Öffnung des Reagenzglases einer Flamme nähert.

Farnextrakt ist grün bis braungrün, in Wasser unlöslich und schmeckt widerlich und kratzend.

Dichte nicht unter 1,04.

Hierzu weist G. Bümming (l. c.) darauf hin, daß sowohl das Britische Arzneibuch 1914 wie das X. Arzneibuch der Vereinigten Staaten von Nordamerika sich mit einer niedrigeren Dichte begnügen; in diesen Büchern wird das spezifische Gewicht „nicht unter 1" verlangt. Der Autor weist hierzu noch darauf hin, daß die bisher von ihm untersuchten Farnextrakte stets unter der vom D.A.B. 6 verlangten Dichte 1,04 geblieben seien. Auch wir haben diese Erfahrung gemacht. — Bümming erwähnt auch, daß das Extrakt stark absetze, und daß es deshalb geboten sei, die Ware vor Bestimmung der Dichte gut durchzumischen, wie es ja auch vor den späteren Prüfungen und im letzten Satz dieses Artikels ausdrücklich gefordert wird. Schließlich sei noch erwähnt, daß man die Dichte hier wohl mit der Mohrschen oder Westphalschen Waage bestimmen kann, daß man dann aber mit der Ablesung so lange warten muß, bis sich die Waage unter der Hemmung der dicken Flüssigkeit wirklich eingestellt hat.

0,1 g Farnextrakt wird in 10 ccm Weingeist unter gelindem Erwärmen gelöst und die Lösung mit etwa 0,2 g Talk kräftig durchgeschüttelt. 1 ccm des Filtrats gibt nach dem Verdünnen mit 9 ccm Weingeist eine lichtgrüne Lösung, die nach Zusatz von 1 Tropfen verdünnter Eisenchloridlösung (1 + 9) eine braune Färbung annimmt.

Das gut durchmischte Farnextrakt darf im Glyzerin-Jodpräparate keine Stärkekörnchen zeigen.

Diese Forderung ist zu rigoros. Vereinzelte Stärkekörner werden sich fast immer, auch in guten Extrakten, zeigen.

Gehaltsbestimmung. 5 g des bei 50° gut durchmischten Farnextrakts werden in einem Arzneiglas von 200 ccm Inhalt in 30 g Äther gelöst und mit 100 g Barytwasser 5 Minuten lang kräftig durchgeschüttelt. Man läßt dann in einem Scheidetrichter klar absetzen und filtriert die wässerige Flüssigkeit sofort. 82 g des Filtrats (= 4 g Farnextrakt) werden nach Zusatz von 4 ccm Salzsäure in einem Scheidetrichter nacheinander mit 25, mit 15 und mit 10 ccm Äther ausgeschüttelt. Die ätherischen Auszüge werden nacheinander durch ein doppeltes, glattes Filter in ein gewogenes Kölbchen filtriert und durch Destillation vom Äther befreit. Das Gewicht des Rückstandes muß nach dem Trocknen bei 100° mindestens 1 g betragen, was einem Mindestgehalte von 25 Prozent Rohfilizin entspricht.

Das „Filizin“, der wirksame Träger des Mittels, ist kein einheitlicher Stoff, sondern ein Gemenge verschiedener Stoffe, das vorwiegend Filixsäure enthält. Dieser Komplex, das „Rohfilizin“, zeichnet sich dadurch aus, daß es sich infolge der sauren Eigenschaften seiner Komponenten in wässerigem Alkali löst und sich damit der ätherischen Lösung (die Fett, ätherisches Öl usw. zurückbehält) entziehen läßt. Säuert man die abgetrennte wässerig-alkalische Lösung wieder mit Salzsäure an, so kann man das ausgeschiedene Rohfilizin mit Äther extrahieren und nach Abdestillieren des Äthers wägen. — Da bei dieser Bestimmung die Beschaffenheit des Filizins unbekannt bleibt, ist das Verfahren leider kein entscheidendes zu nennen. Es gibt sogar viele schlechte Extrakte mit „hohem“ Filizingehalt. Der Einkauf dieses Extraktes muß also in jedem Falle aus einer bewährten Quelle geschehen und bleibt Vertrauenssache.

Zur Bestimmung ist folgendes zu sagen: Die das Filizin enthaltende Ätzbarytlösung ist sofort nach dem Trennen vom Äther weiter zu verarbeiten, da sie sonst bald Veränderungen, Trübungen durch den Einfluß der Kohlensäure der Luft zeigt. — Nicht eindeutig ist ferner die Berechnung des Rohfilizingehaltes. G. Bümming (l. c.) führt dazu aus, daß man nach oberflächlicher Berechnung 80 g des mit dem Extrakt geschüttelten Barytwassers nehmen würde, um 4 g Farnextrakt zu entsprechen. Das Barytwasser nehme aber neben dem Filizin auch Äther auf. Außerdem bleibe später trotz dreimaligen Ausschüttelns mit Äther noch etwas Filizin zurück; man müsse deshalb eine größere Menge der Barytwasserlösung verwenden, um eine 4 g Farnextrakt wirklich entsprechende Menge zu erhalten. Aus diesem Grunde läßt auch das D.A.B. 6 82 g Filtrat verwenden. Nach Bümming aber werden zweckmäßig nach der alten Frommeschen Vorschrift zur Weiterverarbeitung 86 g der Barytwasserlösung, entsprechend 4 g Farnextrakt, verwendet. Das sei um so notwendiger, als die Resultate sonst in Widerspruch geraten mit denen nach den Vorschriften des Schweizer Arzneibuches IV, des Britischen Arzneibuches 1914 und verschiedener anderer Arzneibücher, die genau nach Fromme arbeiten lassen. — Diese Forderung Bümmings unterstützt G. Frerichs (Ap. Z. 1927, S. 940) mit dem sehr bemerkenswerten Hinweis, daß bei der Filizinbestimmung in Rhizoma Filicis (siehe dort) auch das D.A.B. 6 die Mengenverhältnisse nach Fromme beibehalten habe.

Vor der Abgabe ist Farnextrakt bei 50° gut zu durchmischen.

Extractum Hyoscyami — Bilsenkrautextrakt

Gehalt 0,47 bis 0,55 Prozent Hyoszyamin ($C_{17}H_{23}O_3N$, Mol.-Gew. 289,2).

Zur Bestimmung des Gehaltes an Hyoszyamin in dem noch nicht eingestellten Bilsenkrautextrakt löst man 5 g des Trockenextrakts in einem Arzneiglas in 5 ccm Wasser unter gelindem Erwärmen, fügt zu der Lösung nach dem Erkalten 25 g Äther sowie nach kräftigem Umschütteln 2 g Ammoniakflüssigkeit hinzu und schüttelt 5 Minuten lang kräftig durch. Nach Zusatz von 1 g Traganthpulver schüttelt man nochmals so lange, bis sich die ätherische Schicht vollständig geklärt hat, gießt 20 g der klaren ätherischen Lösung (= 4 g des Trockenextrakts) durch ein Wattebäuschchen in ein Kölbchen, destilliert den Äther ab und erwärmt auf dem Wasserbade bis zum Verschwinden des Äthergeruchs. Nachdem man den Rückstand in 1 ccm Weingeist gelöst hat, gibt man 5 ccm $^1/_{10}$-Normal-Salzsäure, 5 ccm Wasser und 1 Tropfen Methylrotlösung hinzu und titriert mit $^1/_{10}$-Normal-Kalilauge bis zum Farbumschlage. Aus der Anzahl der zur Sättigung des vorhandenen Hyoszyamins verbrauchten ccm $^1/_{10}$-Normal-Salzsäure ergibt sich durch Multiplikation mit 2,892 und Division durch 4 der Prozentgehalt des Trockenextrakts.

Bilsenkrautextrakt, das einen höheren Gehalt an Hyoszyamin aufweist, ist mit Dextrin auf den vorgeschriebenen Gehalt einzustellen. Durch Division des gefundenen Prozentgehalts durch 0,5 erhält man die Menge, auf die man 1 g des Extrakts verdünnen muß.

Bilsenkrautextrakt ist dunkelbraun und in Wasser nicht klar löslich.

Gehaltsbestimmung. Die Gehaltsbestimmung des eingestellten Extrakts erfolgt in der gleichen Weise, wie vorstehend beschrieben ist. Es dürfen nicht mehr als 4,35 und nicht weniger als 4,24 ccm $^1/_{10}$-Normal-Kalilauge verbraucht werden, so daß mindestens 0,65 ccm und höchstens 0,76 ccm $^1/_{10}$-Normal-Salzsäure zur Sättigung des vorhandenen Hyoszyamins erforderlich sind, was einem Gehalte von 0,47 bis 0,55 Prozent Hyoszyamin entspricht (1 ccm $^1/_{10}$-Normal-Salzsäure = 0,02892 g Hyoszyamin, Methylrot als Indikator).

Die Gehaltsbestimmung verläuft glatt und gibt zuverlässige Resultate, wenn man sich nur genau nach der Vorschrift des D.A.B. 6 richtet. Das Extrakt ist chlorophyllarm; nach Reinigung der ätherischen Alkaloidlösung mittels Traganth muß eine klare und nur wenig gefärbte Lösung resultieren. Der Rückstand dieser ätherischen Lösung muß, mit Alkohol aufgenommen und mit $^1/_{10}$-Normal-Salzsäure und mit Wasser versetzt, eine nur schwach gefärbte und leicht getrübte Flüssigkeit ergeben, so daß der Farbumschlag beim Titrieren gut sichtbar wird[1]. Über den Gebrauch der Feinbürette siehe S. 40, über den des Methylrot S. 48.

Berechnung:

$$\frac{\text{1 Mol Hyoszyamin}}{\text{289,2 g Hyoszyamin}} = \frac{\text{1 Mol Salzsäure}}{\text{1000 ccm } ^1/_1\text{-Normal-Salzsäure}},$$

$$\text{1 ccm } ^1/_{10}\text{-Normal-Salzsäure} = \text{0,02892 g Hyoszyamin.}$$

Bei Anwendung von 4 g Extrakt und Verbrauch von 0,65 bis 0,76 ccm $^1/_{10}$-Normal-Salzsäure demnach Prozentgehalt:

$$\frac{0{,}65\ (\text{bis } 0{,}76) \cdot 0{,}02892 \cdot 100}{4} = \text{0,47 bis 0,55 Prozent Hyoszyamin.}$$

Die mit Salzsäure schwach angesäuerte, titrierte Flüssigkeit wird in einem Scheidetrichter mit Äther ausgeschüttelt, die abgelassene wässerige Schicht bis zur schwach alkalischen Reaktion mit Ammoniakflüssigkeit versetzt und wiederum in einem Scheidetrichter mit Äther ausgeschüttelt. Der nach dem Verdunsten

---

[1] J. Gadamer und E. Neuhoff: Archiv 1926, S. 540.

der zweiten ätherischen Lösung erhaltene Rückstand muß nach dem Abdampfen mit 5 Tropfen rauchender Salpetersäure und nach dem Erkalten beim Übergießen mit weingeistiger Kalilauge eine violette Färbung annehmen.

Hier liegt die bekannte Reaktion nach Vitali vor, zur Identitätsbestimmung des Hyoszyamins. — Die titrierte Flüssigkeit wird hier zweimal mit Äther ausgeschüttelt. Aus der schwach angesäuerten Lösung schüttelt der Äther den Indikator aus und macht ihn so unschädlich, aus der dann alkalisierten Flüssigkeit extrahiert er das Alkaloid.

Extractum Opii — Opiumextrakt

Extractum Opii P. I.

Gehalt etwa 20 Prozent Morphin ($C_{17}H_{19}O_3N$, Mol.-Gew. 285,2).

Zur Bestimmung des Gehaltes an Morphin im noch nicht eingestellten Opiumextrakt löst man 1,5 g des Trockenextrakts in einem Arzneiglas in 20 g Wasser, versetzt die Lösung unter Vermeidung starken Schüttelns mit 1 ccm einer Mischung von 17 g Ammoniakflüssigkeit und 83 g Wasser und filtriert sofort durch ein trockenes Faltenfilter von 8 cm Durchmesser in ein Kölbchen. 15 g des Filtrats (=1 g des Trockenextrakts) versetzt man unter Umschwenken mit 5 ccm Essigäther und noch 2,5 ccm der Mischung von 17 g Ammoniakflüssigkeit und 83 g Wasser. Alsdann verschließt man das Kölbchen, schüttelt den Inhalt 10 Minuten lang, fügt hierauf noch 10 ccm Essigäther hinzu und läßt unter zeitweiligem, leichtem Umschwenken eine Viertelstunde lang stehen. Nun bringt man zuerst die Essigätherschicht möglichst vollständig auf ein glattes Filter von 7 cm Durchmesser, gibt zu der im Kölbchen zurückgebliebenen wässerigen Flüssigkeit nochmals 5 ccm Essigäther, bewegt die Mischung einige Augenblicke lang und bringt zunächst wieder die Essigätherschicht auf das Filter. Nach dem Ablaufen der ätherischen Flüssigkeit läßt man das Filter lufttrocken werden, gießt dann die wässerige Lösung, ohne auf die an den Wänden des Kölbchens haftenden Kristalle Rücksicht zu nehmen, auf das Filter und spült dieses sowie das Kölbchen dreimal mit je 2,5 ccm mit Äther gesättigtem Wasser nach. Nachdem das Kölbchen gut ausgelaufen und das Filter vollständig abgetropft ist, trocknet man beide bei 100°, löst dann die Morphinkristalle in 10 ccm $^1/_{10}$-Normal-Salzsäure, gießt die Lösung in ein Kölbchen, wäscht Filter, Kölbchen und Stopfen sorgfältig mit Wasser nach und verdünnt die Lösung schließlich auf etwa 50 ccm. Nach Zusatz von 2 Tropfen Methylrotlösung titriert man mit $^1/_{10}$-Normal-Kalilauge bis zum Farbumschlage. Aus der Anzahl der zur Sättigung des vorhandenen Morphins verbrauchten ccm $^1/_{10}$-Normal-Salzsäure ergibt sich durch Multiplikation mit 2,852 der Prozentgehalt des Trockenextrakts.

Opiumextrakt, das einen höheren Gehalt an Morphin aufweist, ist mit Milchzucker auf den vorgeschriebenen Gehalt einzustellen. Durch Division des gefundenen Prozentgehalts durch 20 erhält man die Menge, auf die man 1 g des Extrakts verdünnen muß.

Opiumextrakt ist graubraun, in Wasser trübe löslich und schmeckt bitter.

Gehaltsbestimmung. Die Gehaltsbestimmung des eingestellten Extrakts erfolgt in der gleichen Weise, wie vorstehend beschrieben ist. Es dürfen nicht mehr als 3,05 und nicht weniger als 2,90 ccm $^1/_{10}$-Normal-Kalilauge verbraucht werden, so daß mindestens 6,95 und höchstens 7,10 ccm $^1/_{10}$-Normal-Salzsäure zur Sättigung des vorhandenen Morphins erforderlich sind, was einem Gehalte von 19,82 bis 20,25 Prozent Morphin entspricht (1 ccm $^1/_{10}$-Normal-Salzsäure = 0,02852 g Morphin, Methylrot als Indikator).

Die Methode ist in Prinzip und Ausführung genau im „Allgemeinen Teil", S. 79, geschildert. — Hier sei nur noch speziell bemerkt: Das Opiumextrakt löst sich, wie auch oben im Text gesagt, in Wasser nur trübe. Auf diese Trübung ist am Anfang der Bestimmung, sobald man also das Extrakt gelöst hat, keine Rücksicht zu nehmen.

Berechnung:

$$\frac{1 \text{ Mol Morphin}}{285{,}2 \text{ g Morphin}} = \frac{1 \text{ Mol Salzsäure}}{1000 \text{ ccm } ^1/_1\text{-Normal-Salzsäure}},$$

$$1 \text{ ccm } ^1/_{10}\text{-Normal-Salzsäure} = 0{,}02852 \text{ g Morphin}.$$

Bei Anwendung von 1 g Opiumextrakt und Verbrauch von 6,95 bis 7,10 ccm $^1/_{10}$-Normal-Salzsäure demnach Prozentgehalt:

$$\frac{6{,}95 \text{ (bis } 7{,}10) \cdot 0{,}02852 \cdot 100}{1} = 19{,}82 \text{ bis } 20{,}25 \text{ Prozent Morphin.}$$

Werden 5 ccm der titrierten Flüssigkeit zu der Lösung eines Körnchens Kaliumferrizyanid in 10 ccm Wasser, die mit 1 Tropfen Eisenchloridlösung und einigen Tropfen Salzsäure versetzt ist, gegeben, so muß die braunrote Färbung der Lösung in Blau umschlagen.

Diese Identitätsbestimmung des Morphins beruht auf der starken Reduktionswirkung des Alkaloids. Man nimmt an, daß das Kaliumferrizyanid hierbei zu Kaliumferrozyanid reduziert wird, welch letzteres dann mit Eisenchloridlösung Berliner Blau gibt.

Extractum Strychni — Brechnußextrakt

Extractum Strychni P. I.

Gehalt 15,75 bis 16,21 Prozent Alkaloide, berechnet auf Strychnin ($C_{21}H_{22}O_2N_2$) und Bruzin ($C_{23}H_{26}O_4N_2$); der Berechnung wird das Mol.-Gew. 364,2 zugrunde gelegt.

Zur Bestimmung des Alkaloidgehaltes im noch nicht eingestellten Brechnußextrakt löst man 0,5 g des Trockenextrakts in einem Arzneiglas in 4 ccm Wasser und 1,5 g verdünnter Schwefelsäure unter gelindem Erwärmen, gibt zu dieser Lösung nach dem Erkalten 8 g Chloroform sowie nach kräftigem Umschütteln 0,5 g Natronlauge und 3 g Natriumkarbonatlösung hinzu und schüttelt 5 Minuten lang kräftig durch. Alsdann fügt man 17 g Äther hinzu und schüttelt nochmals 5 Minuten lang. Nach Zusatz von 1 g Traganthpulver schüttelt man hierauf noch so lange, bis sich die Äther-Chloroformschicht vollständig geklärt hat, gießt 20 g der klaren Äther-Chloroformlösung (= 0,4 g des Trockenextrakts) durch ein Wattebäuschchen in ein Kölbchen und destilliert bis auf einige Kubikzentimeter ab. Nun gibt man 5 ccm $^1/_{10}$-Normal-Salzsäure und 5 ccm Wasser in das Kölbchen, erwärmt auf dem Wasserbade bis zum Verschwinden des Äther-Chloroformgeruchs, fügt nach dem Erkalten 1 Tropfen Methylrotlösung hinzu und titriert mit $^1/_{10}$-Normal-Kalilauge bis zum Farbumschlage. Aus der Anzahl der zur Sättigung der vorhandenen Alkaloide verbrauchten Kubikzentimeter $^1/_{10}$-Normal-Salzsäure ergibt sich durch Multiplikation mit 3,642 und Division durch 0,4 der Prozentgehalt des Trockenextrakts.

Brechnußextrakt, das einen höheren Gehalt an Alkaloiden aufweist, ist mit Milchzucker auf den vorgeschriebenen Gehalt einzustellen. Durch Division des gefundenen Prozentgehalts durch 16 erhält man die Menge, auf die man 1 g des Extrakts verdünnen muß.

Brechnußextrakt ist braun, in Wasser trübe löslich und schmeckt sehr bitter.

Gehaltsbestimmung. Die Gehaltsbestimmung des eingestellten Brechnußextrakts erfolgt in der gleichen Weise, wie vorstehend beschrieben ist. Es dürfen nicht mehr als 3,27 ccm und nicht weniger als 3,22 ccm $^1/_{10}$-Normal-Kalilauge verbraucht werden, so daß mindestens 1,73 ccm und höchstens 1,78 ccm $^1/_{10}$-Normal-Salzsäure zur Sättigung der vorhandenen Alkaloide erforderlich sind, was einem Gehalte von 15,75 bis 16,21 Prozent Alkaloide entspricht (1 ccm $^1/_{10}$-Normal-Salzsäure gleich 0,03642 g Strychnin und Bruzin, Methylrot als Indikator).

Zu dieser Gehaltsbestimmung ist folgendes zu bemerken: Da hier ein stark gerbsäurehaltiges Extrakt vorliegt, ist zunächst ein „Aufschluß" durch Mineralsäure (hier verdünnte Schwefelsäure) zu bewirken, ähnlich wie bei Cort. Chinae (siehe S. 246). Diesem Aufschluß folgt zunächst eine annähernde Neutralisation der zugesetzten Säure durch Natronlauge, dann die Abscheidung der Alkaloide durch Natriumkarbonatlösung. Nach der Behandlung mit Traganth darf man die klare Äther-Chloroformlösung nicht zur Trockne abdestillieren, muß vielmehr einige Kubikzentimeter zurücklassen, da andernfalls das Auflösen des an den Kolbenwandungen anbackenden Rückstandes erschwert ist. Dann aber muß man nach Hinzufügen der $^{1}/_{10}$-Normal-Salzsäure und des Wassers das Äther-Chloroformgemisch völlig durch Erhitzen entfernen, da bei Gegenwart von Chloroform der deutliche Umschlag des Indikators gestört wird[1]. — Über den Gebrauch des Methylrot siehe S. 48, über den der Feinbürette S. 40.

Berechnung: Nach dem am Eingang dieses Artikels der Berechnung zugrunde gelegten Molekulargewichte (siehe auch S. 77) entspricht:

$$\frac{1 \text{ Mol Salzsäure}}{1000 \text{ ccm } ^{1}/_{1}\text{-Normal-HCl}} = 364{,}2 \text{ g Brechnußalkaloide},$$

$$1 \text{ ccm } ^{1}/_{10}\text{-Normal-Salzsäure} = 0{,}03642 \text{ g Strychnin und Bruzin.}$$

Bei Anwendung von 0,4 g Brechnußextrakt und Verbrauch von 1,73 bis 1,78 ccm $^{1}/_{10}$-Normal-HCl demnach Prozentgehalt:

$$\frac{1{,}73 \text{ (bis } 1{,}78) \cdot 0{,}03642 \cdot 100}{0{,}4} = 15{,}75 \text{ bis } 16{,}21 \text{ Prozent Alkaloide.}$$

Versetzt man 2 ccm der titrierten Flüssigkeit mit 0,5 ccm verdünntem Bromwasser (1 + 4), so färbt sich die Lösung vorübergehend rot; nach weiterem Zusatz von 0,5 ccm verdünntem Bromwasser (1 + 4) entsteht eine milchiggelbe Trübung. Unterschichtet man dieses Gemisch mit dem gleichen Raumteil Schwefelsäure, so entsteht an der Berührungsfläche eine rötlichviolette Färbung, die sich beim Stehen der ganzen Lösung mitteilt.

Nach dem D.A.B. 5 ist nur der Nachweis des unwichtigen Loganins verlangt worden, das, mit verdünnter Schwefelsäure nach der entsprechenden Vorschrift behandelt, eine violette Färbung gibt. Jetzt sind neue auf Strychnin und Bruzin hinweisende Identitätsreaktionen angegeben. Durch den Zusatz von wenig verdünntem Bromwasser wird zunächst der Indikator zerstört und es tritt eine allmählich stärker werdende, vorübergehende Rotfärbung ein (Bruzin); nach weiterem Zusatz von Bromwasser entsteht eine milchiggelbe Trübung durch sich abscheidendes Bromstrychnin, worauf nach Unterschichten mit Schwefelsäure die oben gekennzeichnete Farberscheinung eintritt (Strychnin).

Extracta fluida — Fluidextrakte

Fluidextrakte sind Auszüge aus Pflanzenteilen, die so hergestellt sind, daß die Menge des Fluidextrakts gleich der Menge der verwendeten, lufttrockenen Pflanzenteile ist.

Fluidextrakte werden in folgender Weise bereitet.

[1] J. Gadamer und E. Neuhoff: Archiv 1926, S. 538.

100 Teile der nach Vorschrift gepulverten Pflanzenteile werden mit der vorgeschriebenen Menge des Lösungsmittels gleichmäßig durchfeuchtet und in einem gut verschlossenen Gefäße 12 Stunden lang stehengelassen. Das Gemisch wird durch Sieb 3 geschlagen und darauf in den Perkolator, dessen untere Öffnung mit einem Mullbausch lose verschlossen wird, so fest eingedrückt, daß größere Lufträume sich nicht bilden können. Darüber wird eine Lage Filtrierpapier gedeckt und so viel des Lösungsmittels aufgegossen, daß der Auszug aus der unteren Öffnung des Perkolators abzutropfen beginnt, während die Pflanzenteile noch von dem Lösungsmittel bedeckt bleiben. Nunmehr wird die untere Öffnung geschlossen, der Perkolator zugedeckt und 48 Stunden lang bei Zimmertemperatur stehengelassen. Nach dieser Zeit läßt man unter Nachfüllen des Lösungsmittels den Auszug in eine enghalsige Flasche in der Weise abtropfen, daß bei Anwendung von

1 kg	Droge	und	darunter	10	bis	15	Tropfen
2 „	„	„	„	20	„	25	„
3 „	„	„	„	30	„	35	„
10 „	„	„	„	40	„	70	„

in der Minute abfließen.

Hier liegt eine nicht unwichtige Neuerung des D.A.B. 6 vor: Im früheren Arzneibuch war eine bestimmte gleichbleibende Höchstgeschwindigkeit für das Abtropfen der Fluidextrakte vorgeschrieben, ohne Beziehung auf die Menge des Perkolator-Inhaltes, auf die Größe des Perkolators. Es ist aber selbstverständlich, daß man bei Bearbeitung größerer Extraktmengen in entsprechend größeren Perkolatoren schneller abtropfen lassen kann, ohne die Güte des Extraktes zu mindern; und zwar schon deshalb, weil im größeren Perkolator bei dessen größerem Durchschnitt ein schnelleres Abtropfen stattfinden kann, ohne daß deshalb die Flüssigkeitsschichten schneller durch die Droge hindurchfließen. Deshalb hat jetzt das D.A.B. 6 die vorgeschriebene Geschwindigkeit des Abtropfens in Beziehung gesetzt zur wechselnden Menge der angewendeten Droge[1].

Den zuerst erhaltenen, einer Menge von 85 Teilen der trockenen Pflanzenteile entsprechenden Auszug, den Vorlauf, stellt man beiseite und gießt in den Perkolator so lange von dem Lösungsmittel nach, bis die Pflanzenteile vollkommen ausgezogen sind.

Bei narkotischen Extrakten wird dies in folgender Weise festgestellt. 10 ccm der ablaufenden Flüssigkeit werden mit 3 Tropfen verdünnter Salzsäure auf dem Wasserbad eingedampft; der Rückstand wird in 5 ccm Wasser gelöst und die Lösung filtriert. Sie darf nach Zusatz von Mayers Reagens nicht sofort getrübt werden.

Die bis zur Erschöpfung der Pflanzenteile gewonnenen weiteren Auszüge, die Nachläufe, werden, sofern bei den einzelnen Artikeln nichts anderes vorgeschrieben ist, mit dem letzten Auszug beginnend, bei möglichst niedriger Temperatur, am besten im luftverdünnten Raume zu einem dünnen Extrakt eingedampft. Dieses wird mit dem Vorlauf vermischt und der Mischung so viel des vorgeschriebenen Lösungsmittels zugesetzt, daß 100 Teile Fluidextrakt erhalten werden.

Im Artikel „Extracta", S. 261, ist ausführlicher besprochen, daß und weshalb das Eindampfen der Extraktbrühen fortan nur im luftverdünnten Raume zu geschehen hat. Bezüglich der Fluidextrakte gilt diese Vorschrift nur für Extractum Secalis cornuti fluidum, weil dieses Präparat medizinisch ganz besonders wichtig ist. Bezüglich der

[1] Siehe J. Herzog: B. D. Ph. Ges. 1906, S. 359.

anderen Fluidextrakte hat man diese Forderung nicht erhoben, vielmehr ausdrücklich gesagt, das Eindampfen solle geschehen: „.... bei möglichst niedriger Temperatur, am besten im luftverdünnten Raume." Diese Milderung erfolgte in wohl überlegter Rücksicht darauf, daß der größte Teil der Extraktivstoffe bei Fluidextrakten schon im Vorlauf gewonnen wird, bei dessen Herstellung überhaupt kein Abdampfen stattfindet; nebenbei geschah es auch in Rücksicht auf diejenigen Apotheker, die nicht im Besitze eines Vakuum-Apparates sind und doch Fluidextrakte selbst herstellen wollen.

Das fertige Fluidextrakt wird 8 Tage lang bei Zimmertemperatur stehengelassen und dann filtriert.

Werden 2 g Fluidextrakt verascht, und wird der Rückstand mit einigen Tropfen Salpetersäure befeuchtet, die Salpetersäure verdampft, der Rückstand geglüht und unter Erwärmen in 5 ccm verdünnter Salzsäure gelöst, die Lösung mit 3,5 ccm Ammoniakflüssigkeit versetzt, so darf das mit verdünnter Essigsäure schwach angesäuerte und auf 10 ccm verdünnte Filtrat mit 3 Tropfen Natriumsulfidlösung keine Fällung geben. Eine etwa auftretende Färbung darf nicht dunkler sein als die einer Mischung von 1 ccm Kupfersulfatlösung, die in 1000 ccm 0,5 g Kupfersulfat enthält, 1 ccm verdünnter Essigsäure, 8 ccm Wasser und 3 Tropfen Natriumsulfidlösung (unzulässige Menge Kupfer). Die Beobachtung ist in 2 gleich weiten Probierrohren vorzunehmen.

Siehe hierzu die letzte entsprechende Anmerkung zum Artikel „Extracta", S. 261.

Zur Gewinnung eines (wenn auch bedingten) Urteils über die Güte der Fluidextrakte und Tinkturen wird vielfach die Bestimmung der Dichte und des Trockenrückstandes empfohlen. Wir haben diese Frage im Artikel „Tincturae" behandelt (siehe dort). Außerdem haben wir bei den einzelnen Fluidextrakten, so weit angängig, die betreffenden Konstanten angegeben. Über die Bestimmung des Trockenrückstandes siehe S. 21.

Extractum Chinae fluidum — Chinafluidextrakt

Gehalt mindestens 3,5 Prozent Alkaloide, berechnet auf Chinin ($C_{20}H_{24}O_2N_2$) und Cinchonin ($C_{19}H_{22}ON_2$); der Berechnung wird das Mol.-Gew. 309,2 zugrunde gelegt.

Chinafluidextrakt ist klar, rotbraun, riecht und schmeckt kräftig nach Chinarinde und ist in Wasser trübe, in Weingeist fast klar löslich.

Gehaltsbestimmung. 4 g Chinafluidextrakt werden in einem Arzneiglas von etwa 75 ccm Inhalt mit einer Mischung von 10 g Chloroform und 10 g Äther kräftig durchgeschüttelt und mit 1,5 g Kalilauge versetzt. Nun schüttelt man abermals 10 Minuten lang und fügt weitere 20 g Äther hinzu. Alsdann schüttelt man erneut kräftig durch, gibt 0,5 g Traganth hinzu, schüttelt nochmals einige Minuten lang und gießt die klare Äther-Chloroformlösung durch ein Wattebäuschchen in ein Kölbchen. Zu 30 g des Filtrats (= 3 g Chinafluidextrakt) fügt man 10 ccm Weingeist hinzu und destilliert die Mischung bis zum Verschwinden des Äther-Chloroformgeruchs. Den Rückstand nimmt man mit 10 ccm Weingeist unter gelindem Erwärmen auf, verdünnt die Lösung mit 10 ccm Wasser und titriert nach Zusatz von 2 Tropfen Methylrotlösung mit $^1/_{10}$-Normal-Salzsäure bis zum Farbumschlage. Hierzu müssen mindestens 3,4 ccm $^1/_{10}$-Normal-Salzsäure verbraucht werden, was einem Mindestgehalte von 3,5 Prozent Alkaloiden entspricht (1 ccm $^1/_{10}$-Normal-Salzsäure = 0,03092 g Alkaloide, berechnet auf Chinin und Cinchonin, Methylrot als Indikator).

Die Gehaltsbestimmung verläuft glatt und gibt zuverlässige Resultate, wenn man sich genau nach der Vorschrift des Arzneibuches richtet. Nur auf einen Punkt ist aufmerksam zu machen: Vor dem Traganthzusatz soll man Äther hinzufügen und „kräftig" umschütteln. Schüttelt man hier zu stark, so bildet sich leicht eine Emulsion, die beim Öffnen der Flasche herausspritzen kann. Ein besonders kräftiges Umschütteln ist hier auch nicht nötig, weil schon mit Äther-Chloroform tüchtig durchgeschüttelt ist. Deshalb gibt man den Äther zu, schüttelt jetzt nicht zu stark, aber nach dem Traganthzusatz noch einmal sehr kräftig. — Über den Gebrauch der Feinbürette siehe S. 40, über den des Methylrot S. 48.

Berechnung:

1 ccm $^1/_{10}$-Normal-HCl = 0,03092 g Alkaloide.

Bei Anwendung von 3 g Extrakt und Verbrauch von 3,4 ccm $^1/_{10}$-Normal-HCl demnach Prozentgehalt:

$$\frac{3{,}4 \cdot 0{,}03092 \cdot 100}{3} = \text{rund } 3{,}5 \text{ Prozent Alkaloide.}$$

5 ccm der titrierten Flüssigkeit müssen, mit 1 ccm verdünntem Bromwasser (1 + 4) vermischt, nach Zusatz von Ammoniakflüssigkeit eine grüne Färbung annehmen.

Hier liegt die bekannte Thalleiochinreaktion vor, zur Identitätsbestimmung gewisser Chinaalkaloide. Statt des früher angewendeten Chlorwassers wird jetzt verdünntes Bromwasser verwendet.

Extractum Condurango fluidum — Kondurangofluidextrakt

Kondurangofluidextrakt ist braun und riecht und schmeckt kräftig nach Kondurangorinde.

Wird das Filtrat eines Gemisches von 1 ccm Kondurangofluidextrakt und 4 ccm Wasser zum Sieden erhitzt, so trübt es sich stark, wird jedoch nach dem Erkalten wieder fast klar. 2 ccm der erkalteten, mit 8 ccm Wasser verdünnten Flüssigkeit scheiden nach Zusatz von Gerbsäurelösung einen reichlichen, flockigen Niederschlag aus.

Zu der ersten Forderung des letzten Absatzes bemerkt P. Bohrisch (Ph. Ztrh. 1919, S. 2 u. 17): Nicht selten bleiben gute, gehaltreiche Extrakte auch nach dem Erkalten trübe, so daß diese Trübung nicht immer als Kennzeichen eines schlechten, minderwertigen Kondurangofluidextraktes anzusehen ist, die Angabe des Arzneibuches also mit Vorsicht aufgefaßt werden muß.

Konstanten: Dichte etwa 1,04 bis 1,06; Trockenrückstand etwa 15 bis 20 Prozent.

Extractum Frangulae fluidum — Faulbaumfluidextrakt

Faulbaumfluidextrakt ist dunkelrotbraun und schmeckt bitter.

1 ccm Faulbaumfluidextrakt wird mit 1 ccm Wasser verdünnt und die Mischung mit 10 ccm Äther durchgeschüttelt. Werden hierauf 5 ccm der klar abgehobenen, zitronengelben Ätherschicht mit 5 ccm Wasser und einigen Tropfen Ammoniakflüssigkeit durchgeschüttelt, so zeigt die wässerige Schicht nach dem Absetzen eine kirschrote Färbung.

Es liegt hier die Bornträgersche Reaktion vor, deren Eintritt durch Anwesenheit von Emodin bedingt ist. Frangula-Emodin ist die Bezeichnung für eine Anzahl isomerer Substanzen, deren Zusammensetzung dem Trioxymethylanthrachinon entspricht (siehe dazu auch den Artikel Dioxyanthrachinon).

E. Richter (Ap. Z. 1917, S. 63) schlägt folgende quantitative Emodin-Bestimmung vor: 5 ccm Fluidextrakt werden mit 5 ccm Wasser verdünnt und die Flüssigkeit mit 50 ccm Äther 1 Minute lang geschüttelt. Nach dem Absetzen mißt man 20 ccm der ätherischen Schicht in eine tarierte Schale ab und verdunstet dieselben durch Einstellen in warmes Wasser von 38° bis zur Trockne. Der Rückstand muß mehr als 0,02 g wiegen und sich in 5 ccm Ammoniakflüssigkeit mit kirschroter Farbe lösen.

Konstanten: Dichte etwa 1,03 bis 1,05; Trockenrückstand etwa 18 bis 24 Prozent.

Extractum Hydrastis fluidum — Hydrastisfluidextrakt

Gehalt mindestens 2,2 Prozent Hydrastin ($C_{21}H_{21}O_6N$, Mol.-Gew. 383,2).

Hydrastisfluidextrakt ist dunkelbraun und von bitterem Geschmacke. Durch 1 Tropfen Hydrastisfluidextrakt werden 200 ccm Wasser deutlich gelb gefärbt.

Diese einfache kolorimetrische Probe gibt bereits einen nicht unwichtigen Hinweis auf die Vollwertigkeit des Fluidextraktes.

Gehaltsbestimmung. 6 g Hydrastisfluidextrakt dampft man nach Zusatz von 12 ccm Wasser in einem gewogenen Kölbchen von etwa 100 ccm Inhalt im siedenden Wasserbad auf etwa 6 g ein, fügt 1 g verdünnte Salzsäure hinzu und bringt die Flüssigkeit mit Wasser auf ein Gewicht von 15 g. Dann gibt man 1 g Talk hinzu, schüttelt kräftig um und filtriert 10 g der Lösung (= 4 g Hydrastisfluidextrakt) durch ein trockenes Filter von 6 cm Durchmesser in ein Arzneiglas von 100 ccm Inhalt, fügt 25 g Äther und nach kräftigem Durchschütteln 4 g Ammoniakflüssigkeit hinzu. Nachdem das Gemisch einige Minuten lang kräftig durchgeschüttelt ist, setzt man 15 g Petroleumbenzin hinzu und schüttelt von neuem einige Minuten lang. Nach Zusatz von 1,5 g Traganthpulver schüttelt man hierauf kräftig noch so lange, bis sich die ätherische Schicht vollständig geklärt hat, gießt 30 g der Äthermischung (= 3 g Hydrastisfluidextrakt) durch ein Wattebäuschchen in ein Kölbchen und destilliert die Flüssigkeit bis auf einige Kubikzentimeter ab. Nun gibt man 5 ccm $^1/_{10}$-Normal-Salzsäure und 5 ccm Wasser in das Kölbchen und erwärmt auf dem Wasserbade bis zum Verschwinden des Äthergeruchs, fügt nach dem Erkalten 2 Tropfen Methylorangelösung hinzu und titriert mit $^1/_{10}$-Normal-Kalilauge bis zum Farbumschlage. Hierzu dürfen höchstens 3,28 ccm $^1/_{10}$-Normal-Kalilauge verbraucht werden, so daß mindestens 1,72 ccm $^1/_{10}$-Normal-Salzsäure zur Sättigung des vorhandenen Hydrastins erforderlich sind, was einem Mindestgehalte von 2,2 Prozent Hydrastin entspricht (1 ccm $^1/_{10}$-Normal-Salzsäure = 0,03832 g Hydrastin, Methylorange als Indikator).

Das D.A.B. 5 ließ die Hydrastin-Bestimmung auf gewichtsanalytischem Wege vornehmen; das D.A.B. 6 schreibt eine maßanalytische Bestimmung vor.

Das Hydrastisrhizom und damit das Fluidextrakt enthalten außer dem hauptsächlich wirksamen Hydrastin noch reichliche Mengen Berberin und etwas Kanadin. Die Bestimmung soll sich nach Möglichkeit nur auf das Hydrastin erstrecken. Zunächst muß man den bei der Bestimmung störenden Alkohol entfernen. Die zurückgebliebene, stark getrübte wässerige Lösung wird dann durch Zusatz verdünnter Salzsäure möglichst geklärt und durch die vorgeschriebene Behandlung mit Talk gereinigt. Schüttelt man nunmehr mit Äther nach Zusatz von Ammoniakflüssigkeit aus, so gehen in den Äther neben den Alkaloiden reichliche Mengen gelb gefärbter Substanzen über, die nachher die Erkennung des Farbumschlages beim Titrieren fast unmöglich machen würden. Deshalb scheidet man jetzt die störenden gefärbten Stoffe, vor allem das Berberin, möglichst weitgehend durch Zusatz von Petroleumbenzin aus. Nach Klärung der Äther-Petroleumbenzinmischung durch Traganth destilliert man das organische Lösungsmittel bis auf einen kleinen Rest ab, setzt die $^1/_{10}$-Normal-Salzsäure und das Wasser hinzu und nimmt nach Entfernung der letzten Reste des organischen Lösungsmittels die Titration vor. Das geschieht hier nicht mit Hilfe des Indikators Methylrot, sondern mit der des Methylorange, weil die p_H-Stufe der Hydrastinsalzlösungen nahe an 4 liegt (siehe S. 78)[1].

Erwähnt sei nur noch: Um unnötige Verluste beim Überspülen des Extraktrückstandes aus einer Schale, wie sie das D.A.B. 5 vorschrieb, zu vermeiden, wird die Entfernung des Alkohols jetzt direkt in dem Kölbchen vorgenommen, in dem das weitere Arbeiten erfolgt. Hierzu muß man aber das Kölbchen (wie bei allen derartigen Arbeiten) in das siedende Wasserbad setzen, nicht auf das Wasserbad, da sonst das Verdunsten außerordentlich lange Zeit erfordert.

Berechnung:

$$\frac{1 \text{ Mol HCl}}{1000 \text{ ccm } ^1/_1\text{-Normal-HCl}} = \frac{1 \text{ Mol Hydrastin}}{383{,}2 \text{ g Hydrastin}},$$

$$1 \text{ ccm } ^1/_{10}\text{-Normal-HCl} = 0{,}03832 \text{ g Hydrastin.}$$

Bei Anwendung von 3 g Extrakt und Verbrauch von 1,72 ccm $^1/_{10}$-Normal-HCl demnach Prozentgehalt:

$$\frac{1{,}72 \cdot 0{,}03832 \cdot 100}{3} = \text{rund } 2{,}2 \text{ Prozent Hydrastin.}$$

Versetzt man die titrierte Flüssigkeit nach Zusatz von 1 ccm verdünnter Schwefelsäure mit 5 ccm Kaliumpermanganatlösung und schüttelt bis zur Entfärbung, so zeigt die Flüssigkeit eine blaue Fluoreszenz, die nach dem Verdünnen mit Wasser auf etwa 50 ccm stärker hervortritt.

Diese Bestimmung bezweckt eine Identifizierung des isolierten Hydrastins, das bei der Oxydation das Spaltprodukt Hydrastinin ergibt. Letzteres kennzeichnet sich durch die Fluoreszenz seiner Salze in wässeriger Lösung; verdünnt man solche Lösung mit Wasser, so nimmt bis zu einem bestimmten Grade der Verdünnung die Stärke der Fluoreszenz zu.

Extractum Secalis cornuti fluidum — Mutterkornfluidextrakt

Extractum fluidum Secalis cornuti P. I.

Mutterkornfluidextrakt ist rotbraun, klar und riecht eigenartig.

Die Vorschrift zur Darstellung dieses Fluidextraktes wurde weitgehend verändert: Die Nachläufe sollen nicht mehr eingedampft werden,

[1] J. Gadamer und E. Neuhoff: Archiv 1926, S. 545.

der Abdampfrückstand dieser Nachläufe soll also nicht mehr dem Vorlauf zugesetzt werden, sondern aus den Nachläufen werden die wirksamen Basen durch Natriumkarbonat gefällt, abfiltriert und dem Vorlauf hinzugefügt, worauf schließlich das Fluidextrakt so weit verdünnt wird, daß 1 Teil Fluidextrakt einem Teil Droge entspricht. Durch diese veränderte Darstellung hat sich auch die Farbe des Fluidextraktes geändert, ist nicht wie bisher eindeutig „rotbraun" zu nennen. Die Farbe ist jetzt vielmehr meist die eines sehr dunklen Rotweines, zuweilen mit einem starken Stich ins Braune (siehe dazu auch H. Kaiser u. K. Eggensperger, Südd. Ap. Z. 1927, S. 841).

Eine Mischung von 1 g Mutterkornfluidextrakt und 5 g Wasser wird mit 2 Tropfen Ammoniakflüssigkeit alkalisch gemacht, mit 10 ccm Äther gut ausgeschüttelt und der abgehobene Äther in einem Becherglase verdunstet. Den sehr geringen Rückstand nimmt man mit 2 ccm Essigsäure, der 1 Tropfen verdünnte Eisenchloridlösung (1 + 24) zugesetzt ist, auf und schichtet die Essigsäurelösung vorsichtig über 2 ccm Schwefelsäure. An der Berührungsstelle der beiden Flüssigkeiten tritt eine blauviolette Zone auf.

Hier liegt die Keller-Frommesche Farbreaktion vor, nach der gewisse Alkaloide des Mutterkorns mit eisenchloridhaltiger Schwefelsäure eine blauviolette Färbung ergeben. Hierzu bemerken G. Bümming und S. Kroll (Ph. Z. 1928, S. 16): Die Ausführung dieser Farbreaktion bietet keine Schwierigkeit bei der Droge, bei der sie mit dem isolierten Alkaloid vorgenommen wird. Aber sie fällt bei diesem Fluidextrakte nicht gleichmäßig aus, auch da nicht, wo die verwendete Droge zur vollen Zufriedenheit die blauviolette Zone ergeben hat. Die Autoren nahmen daher an, daß der zu prüfende ätherische Rückstand zuweilen zu stark durch Fette, Harze, Extraktivstoffe verunreinigt sei, durch Stoffe also, die mit Schwefelsäure sich bräunen, daher das Blau verdecken. Deshalb reinigten sie den Rückstand durch ein- bis zweimaliges Abwaschen mit 2 bis 3 ccm niedrig siedendem Petroläther oder Pentan. Dieser enthielt nunmehr statt der kleinen, bräunlichen Öltröpfchen einen gelblichweißen, amorphen Körper, der jetzt einwandfrei die farbige Zone ergab. (Siehe auch die ausführliche Arbeit von H. Eschenbrenner, Ph. Z. 1928, S. 13.)

Eine Mischung von 10 ccm Mutterkornfluidextrakt und 10 ccm Weingeist wird mit 5 Tropfen verdünnter Salzsäure versetzt und das Filtrat auf 5 ccm eingedampft. Mischt man diese 5 ccm Flüssigkeit mit 10 ccm Wasser und setzt zu 5 ccm des Filtrats 1 ccm Mayers Reagens hinzu, so tritt sofort eine Trübung auf, und nach kurzer Zeit entsteht ein reichlicher, flockiger Niederschlag.

Bei der Droge „Secale cornutum" ist eine quantitative Bestimmung der Mutterkornalkaloide vorgesehen, die aber beim Fluidextrakt nicht anwendbar ist. Deshalb wurde, um wenigstens eine weitere, allgemein orientierende Feststellung der vorhandenen Basen zu ermöglichen, diese Prüfung mit Mayers Reagens vorgesehen, dem neu in das Arzneibuch aufgenommenen allgemeinen Alkaloidreagens (s. S. 770 des D.A.B.6). Auf einen zusammenfassenden Artikel von R. Brieger (Ph. Z. 1928, S. 60) sei noch hingewiesen.

Mutterkornfluidextrakt ist nur zum inneren Gebrauche zu verwenden.

Faex medicinalis — Medizinische Hefe

Medizinische Hefe ist ausgewaschene, entbitterte, untergärige Bierhefe, die bei einer Temperatur von höchstens 40° getrocknet und dann mittelfein gepulvert ist.

Die medizinische Hefe soll eine untergärige Bierhefe sein, weil die arzneiliche Wirkung dieser Hefe als die beste geschildert wird. Natürlich muß das Produkt für Medizinalzwecke entbittert werden. Die Trocknung soll bei höchstens 40° vorgenommen werden, weil bei höherer Temperatur die Gärkraft völlig zerstört wird, die wieder als medizinisch wichtig von manchen Seiten angesehen wird. Siehe darüber nachstehend.

Medizinische Hefe stellt ein hellbraunes Pulver dar, das eigenartig riecht und schmeckt und mit Wasser angefeuchtetes Lackmuspapier schwach rötet.

Medizinische Hefe besteht aus einzelnen, rundlichen oder eiförmigen Zellen von 8 bis 10 μ Durchmesser.

Medizinische Hefe darf nicht widerlich oder faulig riechen oder schmecken.

Die Prüfungen auf Geschmack und Geruch sind sehr wichtig, da manche Handelssorten in dieser Beziehung sehr wenig befriedigen.

Medizinische Hefe darf in Jodlösung nur vereinzelt blauschwarz gefärbte Teilchen zeigen (Stärke); in Weingeist darf sie keine Kristalle erkennen lassen (Zucker); in einer sterilisierten Lösung von 1 g Honig in 19 ccm Wasser muß 0,1 g medizinische Hefe eine lebhafte Gärung hervorrufen (tote Hefezellen).

Eine Prüfung auf Stärke soll vorgenommen werden, weil diese zuweilen ein Verfälschungsmittel der Hefe ist; ferner wird Abwesenheit von Zucker gefordert, weil dieser wohl bei der Herstellung des Materials zugesetzt sein kann, aber im fertigen Produkt völlig vergoren sein muß.

Die für diese Besprechung wichtigste Prüfung ist die, ob die medizinische Hefe noch genügende Gärkraft besitzt. Dazu ist zunächst folgendes zu sagen: Die Hefe enthält Enzyme, von denen die Zymase den Traubenzucker so spaltet, daß schließlich Äthylalkohol und Kohlensäure entstehen. Lebende Hefe, also fortpflanzungsfähige Hefe, wird diese Spaltung in einem geeigneten Medium während ihres Lebensprozesses bewirken. Aber auch tote, nicht mehr fortpflanzungsfähige Hefe kann Gärkraft besitzen, wenn ihre Zymase nicht oder nur zum Teil zerstört ist. Lebende Hefe wird also zugleich gärfähig sein; gärfähige Hefe ist aber nicht immer zugleich lebende. Von verschiedenen autoritativen Stellen ist nun angegeben, daß bei der Gärleistung der Trockenhefe weniger als 1 Prozent auf noch vorhandene lebende, fortpflanzungsfähige Hefe zurückzuführen ist; wir haben es also bei Faex medicinalis in der Hauptsache mit der Wirkung des Fermentes zu tun.

Bringt man nach Vorschrift des Arzneibuches in das Gärgefäß (am besten das einfache Gärungssaccharometer nach Einhorn) die zu prüfende Hefe und die sterilisierte Honiglösung, so wird man zunächst vergeblich auf die geforderte lebhafte Gärung warten. Auch bei bester Trockenhefe beginnt erst nach etwa 5 Stunden, zunächst langsam ansteigend, die Abscheidung der Kohlensäure; nach etwa 24 Stunden ist die Gärung dann so weit fortgeschritten, daß der geschlossene Schenkel des Einhorn-Röhrchens mit Kohlensäure gefüllt ist. — Diese Langsamkeit des Prozesses ist vor allem darauf zurückzuführen, daß nur die kleine Menge Hefe von 0,1 g genommen werden soll, daß ferner der

Gärungsprozeß bei Zimmertemperatur, nicht bei geeigneter höherer Temperatur vorgeschrieben ist. Zur Verbesserung dieser Prüfungsmethode haben Th. Sabalitschka und R. Weidlich (Ap. Z. 1927, S. 1011) eine Reihe sehr beachtenswerter Verbesserungsvorschläge gemacht, die es ermöglichen, schnell, sicher und mit einfacher Apparatur die Gärfähigkeit der Hefe zu erweisen: Vor allem ziehen die Autoren die schon bekannte Tatsache heran, daß ein Zusatz von Natriumbikarbonat die Gärung beschleunigt. Sodann verwenden sie eine weit größere Hefemenge als die vom D. A. B. 6 vorgeschriebene und ersetzen die Honiglösung durch eine solche des jetzt offizinellen Traubenzuckers. Bei der nunmehr rasch verlaufenden Gärung glauben sie auf eine Sterilisation der Traubenzuckerlösung verzichten zu können. Eventuell — schlagen sie vor — könnte dieselbe Traubenzuckerlösung zur Kontrolle ohne Hefezusatz während der gleichen Zeit unter denselben Bedingungen beobachtet werden. Somit kommen die Autoren zu folgender Prüfungsvorschrift:

In einer mit 2 Tropfen Natriumbikarbonatlösung 0,2/10,0 versetzten Lösung von 0,5 g Traubenzucker in 10 ccm Wasser muß 1 g medizinische Hefe innerhalb 2 bis 3 Stunden eine lebhafte Kohlensäure-Entwickelung hervorrufen (Ermittelung der Zymase-Wirkung).

Nach den Erfahrungen in unserem Laboratorium führt dieses Verfahren tatsächlich schnell und sicher zum Ziele. Bei guter Hefe sind nach 2 bis 3 Stunden etwa 5 ccm Kohlensäure abgeschieden; dann geht die Gärung aber noch weiter.

Zur Pillenbereitung darf nur eine medizinische Hefe verwendet werden, die 2 Stunden lang im Trockenschranke bei etwa 100° erhitzt worden ist.

0,1 g medizinische Hefe zur Pillenbereitung darf in einer sterilisierten Lösung von 1 g Honig in 19 ccm Wasser keine Gärung hervorrufen (lebende Hefezellen).

Aus naheliegenden Gründen darf die zur Pillenbereitung verwendete medizinische Hefe keine Gärkraft mehr besitzen; das Fehlen solcher Gärkraft wird analog vorstehender Vorschrift so erwiesen:

In einer mit 2 Tropfen Natriumbikarbonatlösung 0,2/10,0 versetzten Lösung von 0,5 g Traubenzucker in 10 ccm Wasser darf 1 g medizinische Hefe zur Pillenbereitung innerhalb 3 Stunden keine Kohlensäure-Entwickelung hervorrufen (nicht abgetötete Zymase).

Ferrum carbonicum cum Saccharo

Zuckerhaltiges Ferrokarbonat

Ferrum carbonicum saccharatum

Gehalt 9,5 bis 10 Prozent Eisen.

Grünlichgraues, mittelfeines Pulver, das süß und schwach nach Eisen schmeckt. In Salzsäure löst sich zuckerhaltiges Ferrokarbonat unter reichlicher Kohlendioxydentwickelung zu einer grünlichgelben Flüssigkeit, die nach dem Verdünnen mit Wasser sowohl mit Kaliumferrozyanid- als auch mit Kaliumferrizyanidlösung einen blauen Niederschlag gibt.

Die letztgenannte Eigenschaft des Präparates beruht darauf, daß hier sowohl Eisenoxydul- wie Eisenoxydsalz vorhanden ist.

Die mit Hilfe einer möglichst geringen Menge Salzsäure hergestellte Lösung von zuckerhaltigem Ferrokarbonat in Wasser (1 + 49) darf durch Bariumnitratlösung nicht sofort verändert werden (Schwefelsäure).

Die Prüfung soll deshalb vorgenommen werden, weil die Darstellung von Ferrosulfat ausgeht.

Gehaltsbestimmung. 0,5 g zuckerhaltiges Ferrokarbonat werden in 5 ccm verdünnter Schwefelsäure ohne Anwendung von Wärme gelöst, die Lösung mit halbprozentiger Kaliumpermanganatlösung bis zur schwachen, kurze Zeit bestehen bleibenden Rötung und nach der Entfärbung mit 2 g Kaliumjodid versetzt. Die Mischung läßt man 1 Stunde lang im verschlossenen Glase stehen. Zur Bindung des ausgeschiedenen Jodes müssen 8,50 bis 8,95 ccm $^1/_{10}$-Normal-Natriumthiosulfatlösung verbraucht werden, was einem Gehalte von 9,5 bis 10 Prozent Eisen entspricht (1 ccm $^1/_{10}$-Normal-Natriumthiosulfatlösung = 0,005584 g Eisen, Stärkelösung als Indikator.)

Die Bestimmung des Eisengehaltes ist auf S. 90 in Prinzip und Ausführung genau geschildert (siehe dort). Nach den dortigen Ausführungen entspricht

1 ccm $^1/_{10}$-Normal-Natriumthiosulfatlösung = 0,005584 g Fe.

Bei Anwendung von 0,5 g zuckerhaltigem Ferrokarbonat und Verbrauch von 8,50 bis 8,95 ccm $^1/_{10}$-Normal-$Na_2S_2O_3$ demnach Prozentgehalt:

$$\frac{8{,}5\ (\text{bis}\ 8{,}95) \cdot 0{,}005584 \cdot 100}{0{,}5} = \text{rund } 9{,}5 \text{ bis } 10 \text{ Prozent Eisen.}$$

In gut verschlossenen Gefäßen aufzubewahren.

Ferrum lacticum — Ferrolaktat

$[CH_3 \cdot CH(OH) \cdot CO_2]_2Fe + 3\,H_2O$ Mol.-Gew. 287,97

Gehalt mindestens 97,3 Prozent wasserhaltiges Ferrolaktat, entsprechend 18,9 Prozent Eisen.

Grünlichweiße, aus kleinen nadelförmigen Kristallen bestehende Krusten oder kristallinisches Pulver von eigenartigem Geruche. Ferrolaktat löst sich bei fortgesetztem Schütteln in einer verschlossenen Flasche langsam in etwa 40 Teilen ausgekochtem Wasser von 20° und in 12 Teilen siedendem Wasser. In Weingeist ist es sehr schwer löslich.

Nur das Ferrolaktat in Kristallkrusten ist so haltbar, daß es auch nach längerer Aufbewahrung in Wasser klar löslich ist. Das erheblich billigere Pulver oxydiert sich sehr bald und gibt dann trübe Lösungen (G. Frerichs, Ap. Z. 1917, S. 203). — Das Wasser muß für die vorstehende Prüfung ausgekocht, d. h. von Luft befreit sein, damit es nicht durch seinen Sauerstoffgehalt oxydierend wirkt.

Die wässerige Lösung ist grüngelb und rötet Lackmuspapier; sie gibt mit Kaliumferrizyanidlösung einen dunkelblauen, mit Kaliumferrozyanidlösung einen anfänglich hellblauen Niederschlag, der sich allmählich dunkelblau färbt. Ferrolaktat verkohlt beim Erhitzen unter Entwickelung eines karamelartigen Geruchs.

Der tiefblaue Niederschlag durch Kaliumferrizyanid stellt die Anwesenheit von Ferrosalz fest, der hellblaue Niederschlag durch Kaliumferrozyanid soll erweisen, daß nur geringe Mengen Eisenoxydsalz vorhanden sind. Allmählich wird sich aber auch dieser hellblaue Niederschlag durch die Oxydationswirkung der Luft tiefer blau färben. — Hier ist übrigens die Anwendung von frisch abgekochtem Wasser beim Lösen des Ferrolaktats geboten, damit nicht die in länger aufbewahrtem Wasser stets vorhandene Luft und Kohlensäure umsetzend wirken.

Die wässerige Lösung (1 + 49) darf durch Bleiazetatlösung höchstens opalisierend getrübt werden (Weinsäure, Zitronensäure, Äpfelsäure); die mit Salzsäure angesäuerte wässerige Lösung darf durch 3 Tropfen Natriumsulfidlösung nicht dunkler gefärbt werden (fremde Schwermetallsalze). Die mit Salpetersäure angesäuerte wässerige Lösung darf weder durch Bariumnitratlösung (Schwefelsäure) sofort verändert noch durch Silbernitratlösung (Salzsäure) mehr als opalisierend getrübt werden.

Werden 30 ccm der wässerigen Lösung (1 + 49) nach Zusatz von 3 ccm verdünnter Schwefelsäure einige Minuten lang gekocht und mit 5 ccm Natronlauge versetzt, so darf das Filtrat beim Erhitzen mit 10 ccm alkalischer Kupfertartratlösung keinen roten Niederschlag abscheiden (Zucker).

Das Kochen mit verdünnter Schwefelsäure soll nicht unmittelbar reduzierende Zucker erst hydrolysieren (z. B. Rohrzucker invertieren).

Beim Verreiben von Ferrolaktat mit Schwefelsäure darf nach halbstündigem Stehen der Mischung keine Braunfärbung eintreten (Zucker, Gummi, Weinsäure). Wird 1 g Ferrolaktat in einem Porzellantiegel mit Salpetersäure durchfeuchtet, die Säure bei gelinder Wärme verdunstet und der Rückstand geglüht, bis alle Kohle verbrannt ist, so darf der Rückstand an Wasser nichts abgeben und mit Wasser angefeuchtetes Lackmuspapier nicht bläuen (Alkalikarbonate).

Gehaltsbestimmung. Etwa 0,2 g fein gepulvertes Ferrolaktat werden in einem Kölbchen von 100 ccm Inhalt genau gewogen und in 10 g Wasserstoffsuperoxydlösung unter Umschwenken gelöst. Die Lösung wird mit 5 ccm Schwefelsäure versetzt, zum Sieden erhitzt und 2 Minuten lang im Sieden erhalten. Nach dem Erkalten verdünnt man mit etwa 25 ccm Wasser, gibt 2 g Kaliumjodid hinzu und läßt die Mischung 1 Stunde lang im verschlossenen Glase stehen. Zur Bindung des ausgeschiedenen Jodes müssen für je 0,2 g Ferrolaktat mindestens 6,77 ccm $^1/_{10}$-Normal-Natriumthiosulfatlösung verbraucht werden, was einem Mindestgehalte von 18,9 Prozent Eisen entspricht (1 ccm $^1/_{10}$-Normal-Natriumthiosulfatlösung = 0,005584 g Eisen, Stärkelösung als Indikator).

Die Bestimmung des Eisens ist auf Seite 90 in Prinzip und Ausführung ausführlich geschildert worden. Dort ist auch gesagt, daß vorhandenes Ferrosalz durch Kaliumpermanganat zu Ferrisalz oxydiert werden muß, worauf der Überschuß des Kaliumpermanganats entweder durch Weinsäure oder durch noch vorhandene organische Substanz (Zucker) reduziert wird. Diese zur Bestimmung notwendige Oxydation des Ferrosalzes zu Ferrisalz kann hier mit Hilfe von Kaliumpermanganat nicht ausgeführt werden, weil bei der Reduktion des Kaliumpermanganats durch Milchsäure Mangandioxyd entsteht, das sich durch den Zusatz von Weinsäure nur schwer entfernen läßt. Deshalb wird hier nach einem Vorschlag von F. Lehmann (Ap. Z. 1911, S. 125) die Oxydation durch Wasserstoffsuperoxydlösung bewirkt, der Überschuß derselben durch Aufkochen entfernt. Darauf verläuft die Bestimmung wie üblich, so daß wieder nach Seite 90 entspricht:

1 ccm $^1/_{10}$-Normal-Natriumthiosulfatlösung = 0,005584 g Eisen.

Bei Anwendung von 0,2 g Ferrolaktat und Verbrauch von 6,77 ccm $^1/_{10}$-Normal-$Na_2S_2O_3$ demnach Prozentgehalt:

$$\frac{6{,}77 \cdot 0{,}005584 \cdot 100}{0.2} = \text{rund } 18{,}9 \text{ Prozent Eisen.}$$

Über den Gebrauch der Feinbürette siehe S. 40.

Ferrum oxydatum cum Saccharo — Eisenzucker

Ferrum oxydatum saccharatum

Gehalt 2,8 bis 3 Prozent Eisen.

Der Eisenzucker wird noch vielfach aufgefaßt als ein „Saccharat", also eine Verbindung von Eisen mit Zucker. Demgegenüber fassen C. Mannich und C. A. Rojahn (B. D. Ph. Ges. 1922, S. 161) die Schlüsse aus Arbeiten anderer Autoren und die Ergebnisse eigener Arbeit in folgenden Sätzen zusammen: „Diese Betrachtungen führen zu dem Schluß, daß der Eisenzucker kein Saccharat ist, sondern das Eisen als kolloides Eisenoxydhydrat enthält. Seine Lösungen sind kolloider Natur, das in ihnen kolloid gelöste Eisenoxydhydrat fixiert eine gewisse Menge Zucker und Alkali durch Adsorption. — Eine Lösung des offizinellen Eisenzuckers ist nach dem Gesagten ebenso wie der offizinelle Eisenoxychloridliquor eine kolloide Lösung von Eisenoxydhydrat. Trotzdem ist ein wesentlicher Unterschied vorhanden: in der Eisenoxychloridlösung sind die Kolloidteilchen positiv geladen, in der Eisenzuckerlösung negativ. Obgleich nach Untersuchungen von H. W. Fischer ein Zweifel kaum bestand, haben wir doch eine Eisenzuckerlösung der Elektrokataphorese unterworfen und dabei festgestellt, daß die Kolloidteilchen zur Anode wandern, d. h. negativ geladen sind."

Rotbraunes, süßes Pulver von schwachem Eisengeschmacke. Eisenzucker muß mit 20 Teilen heißem Wasser eine völlig klare, rotbraune, Lackmuspapier nur schwach bläuende Lösung geben, die durch Kaliumferrozyanidlösung zunächst nicht verändert, nach Zusatz von Salzsäure aber schmutzig grün und dann rein blau gefärbt wird.

Geringe alkalische Reaktion wird bei der Darstellung nach der Vorschrift des Arzneibuches immer vorhanden sein, weil hierdurch die Löslichkeit des Präparates bedingt ist. Doch darf der Alkaliüberschuß bei guten Präparaten nur gering sein[1]. — Durch Zusatz von Kaliumferrozyanid tritt zunächst (schon wegen der alkalischen Reaktion) eine Blaufärbung nicht ein, nach Zusatz von Salzsäure aber erfolgt die allmähliche Bildung von Eisenchlorid, so daß sich dann das Entstehen von Berliner Blau zuerst durch eine schmutzig grüne, dann rein blaue Farbe (bzw. blauen Niederschlag) bemerkbar macht.

Die mit überschüssiger, verdünnter Salpetersäure erhitzte und wieder erkaltete wässerige Lösung (1 + 19) darf durch Silbernitratlösung höchstens opalisierend getrübt werden (Salzsäure).

Gehaltsbestimmung. 1 g Eisenzucker wird in 10 ccm verdünnter Schwefelsäure unter Erwärmen auf dem Wasserbade gelöst, die Lösung nach dem vollständigen Verschwinden der rotbraunen Farbe und nach dem Erkalten mit halbprozentiger Kaliumpermanganatlösung bis zur schwachen, kurze Zeit bestehen bleibenden Rötung und nach der Entfärbung mit 2 g Kaliumjodid versetzt. Die Mischung läßt man 1 Stunde lang im verschlossenen Glase stehen. Zur Bindung des ausgeschiedenen Jodes müssen 5,01 bis 5,37 ccm $^1/_{10}$-Normal-Natriumthiosulfatlösung verbraucht werden, was einem Gehalte von 2,8 bis 3 Prozent Eisen entspricht (1 ccm $^1/_{10}$-Normal-Natriumthiosulfatlösung = 0,005584 g Eisen, Stärkelösung als Indikator).

---

[1] Es befinden sich Präparate im Handel, die sich ebenfalls sehr gut in Wasser lösen, aber mit Hilfe von weinsauren Salzen hergestellt sind und in diesem Falle keine alkalische Reaktion zeigen.

Die Bestimmung des Gehaltes an Eisen ist auf S. 90 in Prinzip und Ausführung genau geschildert. Nach der dortigen Erklärung entspricht:

$$1\ \text{ccm}\ {}^1/_{10}\text{-Normal-}Na_2S_2O_3 = 0{,}005584\ \text{g Eisen.}$$

Bei Anwendung von 1 g Eisenzucker und Verbrauch von 5,01 bis 5,37 ccm $^1/_{10}$-Normal-$Na_2S_2O_3$ demnach Prozentgehalt:

$$\frac{5{,}01\ (\text{bis}\ 5{,}37)\cdot 0{,}005584\cdot 100}{1} = \text{rund}\ 2{,}8\ \text{bis}\ 3\ \text{Prozent Eisen.}$$

Über den Gebrauch der Feinbürette siehe S. 40.

Ferrum pulveratum — Gepulvertes Eisen

Fe Atom-Gew. 55,84

Gehalt mindestens 97,6 Prozent.

Feines, schweres, etwas metallisch glänzendes, graues Pulver, das vom Magneten angezogen wird und sich in verdünnter Schwefelsäure oder Salzsäure unter Entwickelung von Wasserstoff löst. Diese Lösung gibt auch nach starker Verdünnung mit Kaliumferrizyanidlösung einen tiefblauen Niederschlag.

1 g gepulvertes Eisen darf beim Lösen in 15 ccm verdünnter Salzsäure höchstens 0,01 g Rückstand hinterlassen (Kohlenstoff, Kieselsäure); das entweichende Gas darf einen mit Bleiazetatlösung benetzten Papierstreifen sofort höchstens bräunlich färben (Schwefelwasserstoff).

Es ist zu beachten, daß die Färbung des Bleiazetatpapieres nicht „sofort“ stärker als bräunlich sein soll. Nach längerer Zeit wird stets eine Schwärzung eintreten.

Erwärmt man diese salzsaure Lösung mit 5 ccm Salpetersäure und versetzt sie dann mit überschüssiger Ammoniakflüssigkeit, so darf das Filtrat nicht bläulich gefärbt sein (Kupfer); durch 3 Tropfen Natriumsulfidlösung darf es kaum verändert werden (fremde Schwermetalle). 0,4 g gepulvertes Eisen und 0,4 g Kaliumchlorat werden in einem geräumigen Probierrohr allmählich mit 4 ccm Salzsäure übergossen. Nach Beendigung der Einwirkung wird das Gemisch bis zur Entfernung des freien Chlores erwärmt und dann filtriert. Eine Mischung von 1 ccm des Filtrats und 3 ccm Natriumhypophosphitlösung darf nach viertelstündigem Erhitzen im siedenden Wasserbade keine bräunliche Färbung zeigen (Arsenverbindungen).

Auf S. 104 ist schon besprochen, daß diese Prüfung des D.A.B. 6 auf Arsenverbindungen bei gewissen Eisenpräparaten einer wichtigen, nachstehend nochmals besprochenen Änderung bedarf. Sodann ist zu bemerken, daß bei dem Zugeben von Salzsäure zum Eisen und Kaliumchlorat eine ziemlich heftige Reaktion einsetzt. Deshalb ist auch das geräumige Probierrohr vorgeschrieben und in jedem Falle das Reagenzglas vorsichtig, d. h. mit der Öffnung vom Gesicht abgewendet, zu halten. G. Frerichs (Ap. Z. 1917, S. 203) schlägt vor, das Probierrohr mit 0,4 g Eisenpulver und 0,4 g Kaliumchlorat in ein Becherglas mit kaltem Wasser zu stellen und die 4 ccm Salzsäure tropfenweise zuzugeben. Dann könne man auch bei der gelinder einsetzenden Reaktion ein Reagenzglas von normaler Größe verwenden. — Jedenfalls ist die Lösung des Eisens mit Vorsicht vorzunehmen. Nachdem das geschehen und das freie Chlor durch Erwärmen entfernt war, ließ das D.A.B. 5 zur Prüfung auf Arsenverbindungen Zinnchlorürlösung anwenden. Durch dieses Reagens wurde zunächst die braune Flüssigkeit hellgrünlich (weil das Eisenoxydsalz zu Oxydulsalz reduziert wird), so daß man dann in der hellen Flüssigkeit auch eine sehr schwache, durch geringe Spuren Arsen herbeigeführte „dunklere Färbung“ deutlich erkennen konnte. Jetzt aber wird auf Arsenverbindungen durch die neueingeführte Natriumhypophosphitlösung (S. 102) geprüft, welche nicht die Aufhellung der gelbbraunen Flüssigkeit in eine hellgrüne bewirkt. In dieser gelbbraunen Flüssigkeit wird aber ganz selbstverständlich die Erkennung einer durch Arsengehalt entstehenden Färbung sehr erschwert: Während sonst die Natriumhypophosphitlösung ein sehr empfindliches Reagens ist, zeigt sie hier nur wesentlich größere Spuren Arsen noch mit Deutlichkeit an, wenn man wirklich nach dem Wortlaut des Arzneibuches vorgeht. Diesen Fehler beseitigt man, wenn man zu der Mischung von 1 ccm der zu untersuchenden eisenhaltigen Flüssigkeit mit 3 ccm Natriumhypophosphitlösung etwa 0,5 g (einige Körnchen) kristallisiertes Zinnchlorür zusetzt und durch Umschwenken löst. Dann verschwindet die gelbbraune Farbe, es entsteht eine helle klare Flüssigkeit, in der man, nunmehr den Angaben des D. A. B. 6 folgend, eine Färbung durch Arsenverbindungen scharf erkennen kann (siehe G. Brause, Ph. Z. 1926, S. 1398 bzw. G. Looff, Ap. Z. 1890, S. 263 bzw. Ph. Ztrh. 1890, S. 699).

Gehaltsbestimmung. Etwa 0,5 g gepulvertes Eisen werden in einem Meßkölbchen von 100 ccm Inhalt genau gewogen und unter Erwärmen auf dem Wasserbad in 40 ccm verdünnter Schwefelsäure gelöst; die Lösung wird nach dem Erkalten mit Wasser bis zur Marke aufgefüllt. 5 ccm dieser Lösung werden mit halbprozentiger Kaliumpermanganatlösung bis zur schwachen Rötung versetzt und dann durch Zusatz von Weinsäurelösung wieder entfärbt. Nun setzt man 5 ccm verdünnte Schwefelsäure und 1,5 g Kaliumjodid hinzu und läßt die Mischung 1 Stunde lang im verschlossenen Glase stehen. Zur Bindung des ausgeschiedenen Jodes müssen für je 0,025 g gepulvertes Eisen mindestens 4,37 ccm $^1/_{10}$-Normal-Natriumthiosulfatlösung verbraucht werden, was einem Mindestgehalte von 97,6 Prozent Eisen entspricht (1 ccm $^1/_{10}$-Normal-Natriumthiosulfatlösung = 0,005584 g Eisen, Stärkelösung als Indikator).

Die Bestimmung des Eisengehaltes ist auf S. 90 in Prinzip und Ausführung genau geschildert. Hier sei nur erwähnt, daß die Wägung der „etwa“ 0,5 g Ferrum pulv. sehr genau zu geschehen hat (siehe S. 1). Nach der Erklärung auf S. 90 entspricht:

$$1 \text{ ccm } ^1/_{10}\text{-Normal-}Na_2S_2O_3 = 0{,}005584 \text{ g Eisen.}$$

Bei Anwendung von 0,025 g Eisen und Verbrauch von 4,37 ccm $^1/_{10}$-Normal-$Na_2S_2O_3$ demnach Prozentgehalt:

$$\frac{4{,}37 \cdot 0{,}005584 \cdot 100}{0{,}025} = \text{rund } 97{,}6 \text{ Prozent Eisen.}$$

Ferrum reductum — Reduziertes Eisen

Fe Atom-Gew. 55,84

Gesamtgehalt mindestens 96,5 Prozent Eisen, davon mindestens 90 Prozent metallisches Eisen.

Feines, schweres, glanzloses, grauschwarzes Pulver, das vom Magneten angezogen wird und beim Erhitzen an der Luft unter Verglimmen in schwarzes

Eisenoxyduloxyd übergeht. Reduziertes Eisen löst sich in verdünnter Schwefelsäure oder Salzsäure unter Entwickelung von Wasserstoff. Diese Lösung gibt auch nach starker Verdünnung mit Kaliumferrizyanidlösung einen tiefblauen Niederschlag.

1 g reduziertes Eisen darf beim Lösen in 15 ccm verdünnter Salzsäure höchstens 0,01 g Rückstand hinterlassen; das entweichende Gas darf einen mit Bleiazetatlösung benetzten Papierstreifen sofort höchstens bräunlich färben (Schwefelwasserstoff).

Siehe die entsprechende Bemerkung bei Ferrum pulv.

Erwärmt man diese salzsaure Lösung mit 5 ccm Salpetersäure und versetzt sie dann mit überschüssiger Ammoniakflüssigkeit, so darf das Filtrat nicht bläulich gefärbt sein (Kupfer); durch 3 Tropfen Natriumsulfidlösung darf es kaum verändert werden (fremde Schwermetalle). Kocht man 2 g reduziertes Eisen mit 10 ccm Wasser, so darf das Filtrat Lackmuspapier nicht bläuen (Alkalikarbonate) und nach dem Verdunsten höchstens 0,003 g Rückstand (wasserlösliche Salze) hinterlassen. 0,4 g reduziertes Eisen und 0,4 g Kaliumchlorat werden in einem geräumigen Probierrohr allmählich mit 4 ccm Salzsäure übergossen. Nach Beendigung der Einwirkung wird das Gemisch bis zur Entfernung des freien Chlores erwärmt und dann filtriert. Eine Mischung von 1 ccm des Filtrats und 3 ccm Natriumhypophosphitlösung darf nach viertelstündigem Erhitzen im siedenden Wasserbade keine bräunliche Färbung zeigen (Arsenverbindungen).

Die letztgenannte Prüfung auf Arsenverbindungen ist in Abweichung vom Arzneibuchtext genau so auszuführen, wie es an der entsprechenden Stelle bei Ferrum pulv. ausführlich geschildert ist. Das reduzierte Eisen ist zunächst sehr vorsichtig mit Kaliumchlorat und Salzsäure zur Lösung zu bringen. Ist dann das freie Chlor entfernt, 1 ccm des Filtrats mit 3 ccm Natriumhypophosphitlösung versetzt, so ist die gelbbraune Flüssigkeit erst durch einige Körnchen kristallisiertes Zinnchlorür aufzuhellen, ehe man nach dem Wortlaut des Arzneibuches im Wasserbad erhitzt.

Gehaltsbestimmung. Etwa 0,5 g reduziertes Eisen werden in einem Meßkölbchen von 100 ccm Inhalt genau gewogen und unter Erwärmen auf dem Wasserbad in 40 ccm verdünnter Schwefelsäure gelöst; die Lösung wird nach dem Erkalten mit Wasser bis zur Marke aufgefüllt. 5 ccm dieser Lösung werden mit halbprozentiger Kaliumpermanganatlösung bis zur schwachen Rötung versetzt und dann durch Zusatz von Weinsäurelösung wieder entfärbt. Nun setzt man 5 ccm verdünnte Schwefelsäure und 1,5 g Kaliumjodid hinzu und läßt die Mischung 1 Stunde lang im verschlossenen Glase stehen. Zur Bindung des ausgeschiedenen Jodes müssen für je 0,025 g reduziertes Eisen mindestens 4,32 ccm $^1/_{10}$-Normal-Natriumthiosulfatlösung verbraucht werden, was einem Mindestgehalte von 96,5 Prozent Eisen entspricht (1 ccm $^1/_{10}$-Normal-Natriumthiosulfatlösung = 0,005584 g Eisen, Stärkelösung als Indikator).

Hier liegt eine Bestimmung des Gesamteisens vor, die analog derjenigen von Ferrum pulv. ist. Es muß aber bemerkt werden, daß der Eisengehalt des Ferrum reduct. nicht nur aus metallischem Eisen besteht, sondern zum kleinen Teil aus Eisenoxyduloxyd, das bei der Reduktion unangegriffen geblieben ist. Das wird auch zum Ausdruck gebracht durch die Bemerkung am Anfang des Artikels „Gesamtgehalt mindestens 96,5 Prozent Eisen, davon mindestens 90 Prozent metallisches Eisen“. Wenn trotzdem eine besondere Bestimmung des metallischen Eisens fortgeblieben ist, so erklärt sich das wohl dadurch, daß man bei sonst einwandfreien Präparaten aus der Menge des Gesamteisens einen ungefähr zutreffenden Schluß auf den Gehalt an metallischem Eisen ziehen kann. Das Ferrum reduct. enthält nämlich (wie aus der Bemerkung hervorgeht, daß es sich bis auf etwa 1 Prozent in verdünnter Säure lösen soll) bis 1 Prozent fremde Verunreinigungen. Von den übrigen 99 Prozent sollen 96,5 Prozent aus Eisen bestehen, so daß 2,5 Prozent für den Sauerstoff des Eisenoxyduloxyds übrig bleiben. Da aber das Eisenoxyduloxyd (Fe_3O_4) zusammengesetzt ist aus 167,52 Gewichtsteilen Eisen (Fe_3) und 64 Gewichtsteilen Sauerstoff (O_4), so ergibt sich aus der Gleichung:

$$64 : 167{,}52 = 2{,}5 : x, \qquad x = \text{rund } 6{,}5,$$

daß die im Ferrum reduct. vorhandenen 2,5 Prozent Sauerstoff mit 6,5 Prozent Eisen zu Eisenoxyduloxyd verbunden sind. Zieht man endlich diese an Sauerstoff gebundenen 6,5 Prozent Eisen von den geforderten 96,5 Prozent Gesamteisen ab, so bleiben rund 90 Prozent Fe übrig, die als metallisches Eisen im Ferrum reduct. vorhanden sein sollen. — Für die Fachgenossen, die trotzdem noch eine besondere Bestimmung des metallischen Eisens ausführen wollen, sei bemerkt, daß hierzu die Vorschrift des D. A. B. 4 wenig geeignet erscheint, daß man aber nach der Methode des D. A. B. 3 mittels Quecksilberchlorid ganz brauchbare Resultate erhält. — Übrigens bemerkt P. W. Danckwortt (Ph. Z. 1923, S. 895), daß der Gehalt an metallischem Eisen im Ferrum reductum langsam abnimmt, auch wenn das Präparat gut verschlossen und vor Licht geschützt aufbewahrt wird.

Ferrum sulfuricum — Ferrosulfat

$FeSO_4 + 7\,H_2O$ Mol.-Gew. 278,02

Kristallinisches, an trockener Luft verwitterndes, hellgrünes Pulver, das sich in etwa 1,8 Teilen Wasser mit bläulichgrüner Farbe löst. Selbst eine sehr verdünnte Lösung von Ferrosulfat gibt mit Kaliumferrizyanidlösung einen tiefblauen und mit Bariumnitratlösung einen weißen, in verdünnten Säuren unlöslichen Niederschlag.

Die mit ausgekochtem und wieder erkaltetem Wasser frisch bereitete Lösung (1 + 19) muß klar sein (basisches Ferrisulfat) und darf Lackmuspapier nur schwach röten.

Reines Ferrosulfat gibt mit frisch ausgekochtem und dann wieder abgekühltem Wasser eine klare Lösung von schwach saurer Reaktion. Hat das Salz aber eine geringe Oxydation erlitten

$$[2\,(FeSO_4 + 7\,H_2O) + O = Fe_2SO_4(OH)_4 + H_2SO_4 + 11\,H_2O],$$

so wird sich durch Bildung von basischem Ferrisulfat in wässeriger Lösung eine Trübung und durch Entstehen der Schwefelsäure stark saure Reaktion zeigen. — Ist das Wasser nicht frisch abgekocht, so kann schon durch dessen Gehalt an Sauerstoff eine geringe Oxydation des Salzes eintreten.

2 g Ferrosulfat werden in etwa 20 ccm Wasser gelöst und durch Erwärmen mit Salpetersäure oxydiert; wird diese Lösung mit einem Überschusse von Ammoniakflüssigkeit versetzt, so darf die Hälfte des farblosen Filtrats durch 3 Tropfen Natriumsulfidlösung nicht verändert werden (Kupfer-, Mangan-, Zinksalze). Die andere Hälfte des Filtrats darf nach dem Abdampfen und Glühen höchstens 0,001 g Rückstand hinterlassen (Alkali-, Erdalkalisalze).

Ferrum sulfuricum crudum — Eisenvitriol

Grüne Kristalle oder kristallinische Bruchstücke, die meist etwas feucht, bisweilen an der Oberfläche weißlich bestäubt oder braun gefleckt sind. Eisenvitriol gibt mit 2 Teilen Wasser eine etwas trübe, Lackmuspapier rötende Flüssigkeit von zusammenziehendem Geschmacke.

Die wässerige Lösung (1 + 4) darf keinen erheblichen ockerartigen Bodensatz (basisches Ferrisulfat) absetzen und muß nach dem Filtrieren eine blaugrüne Farbe zeigen. Die wässerige Lösung (1 + 19) darf nach dem Ansäuern mit 2 Tropfen verdünnter Salzsäure durch 1 Tropfen Natriumsulfidlösung höchstens schwach gebräunt werden (Kupfersalze).

Ferrum sulfuricum siccatum — Getrocknetes Ferrosulfat

Ferrum sulfuricum siccum

Gehalt mindestens 30,2 Prozent Eisen (Fe, Atom-Gew. 55,84).

Ferrosulfat wird in einer Porzellanschale auf dem Wasserbad allmählich erwärmt, bis es 35 bis 36 Prozent an Gewicht verloren hat.

Getrocknetes Ferrosulfat ist ein weißliches Pulver, das sich in Wasser langsam zu einer meist getrübten Flüssigkeit löst. Hinsichtlich seiner Reinheit muß es den an Ferrosulfat gestellten Anforderungen genügen.

Gehaltsbestimmung. Etwa 0,1 g getrocknetes Ferrosulfat wird genau gewogen, in 5 ccm verdünnter Schwefelsäure gelöst und die Lösung mit halbprozentiger Kaliumpermanganatlösung bis zur schwachen Rötung versetzt. Nachdem die Lösung durch Zusatz von Weinsäurelösung wieder entfärbt worden ist, setzt man 1,5 g Kaliumjodid hinzu und läßt die Mischung 1 Stunde lang in einem verschlossenen Glase stehen. Zur Bindung des ausgeschiedenen Jodes müssen für je 0,1 g getrocknetes Ferrosulfat mindestens 5,4 ccm $^1/_{10}$-Normal-Natriumthiosulfatlösung verbraucht werden, was einem Mindestgehalte von 30,2 Prozent Eisen entspricht (1 ccm $^1/_{10}$-Normal-Natriumthiosulfatlösung = 0,005584 g Eisen, Stärkelösung als Indikator).

Die Bestimmung ist analog derjenigen von Ferrum pulveratum. Das Prinzip der Methode ist geschildert auf S. 90, der Gebrauch der Feinbürette auf S. 40.

Berechnung:

$$1 \text{ ccm } ^1/_{10}\text{-Normal-}Na_2S_2O_3 = 0{,}005584 \text{ g Eisen.}$$

Bei Anwendung von 0,1 g getrocknetem Ferrosulfat und Verbrauch von 5,4 ccm $^1/_{10}$-Normal-$Na_2S_2O_3$ demnach Prozentgehalt:

$$\frac{5{,}4 \cdot 0{,}005584 \cdot 100}{0{,}1} = \text{rund } 30{,}2 \text{ Prozent Eisen.}$$

Flores Cinae — Zitwerblüten

Gehalt mindestens 2 Prozent Santonin.

Die getrockneten, noch geschlossenen Blütenköpfchen von Artemisia cina *Berg.*

1 g Zitwerblüten darf nach dem Verbrennen höchstens 0,1 g Rückstand hinterlassen.

Gehaltsbestimmung. 10 g mittelfein gepulverte Zitwerblüten übergießt man in einem Arzneiglas von etwa 150 ccm Inhalt mit 100 g Benzol und läßt das Gemisch unter häufigem Umschütteln eine halbe Stunde lang stehen. Hieraus filtriert man 80 g der Benzollösung (= 8 g Zitwerblüten) durch ein trockenes, gut bedecktes Faltenfilter von 18 cm Durchmesser in ein Kölbchen, destilliert die Benzollösung ab und entfernt die letzten Anteile des Benzols durch Einblasen eines Luftstroms. Den Rückstand übergießt man mit 40 ccm einer Mischung von 15 g absolutem Alkohol und 85 g Wasser und erhitzt eine Viertelstunde lang am Rückflußkühler. Die heiße Lösung gießt man alsdann durch einen mit einem Wattebäuschchen verschlossenen Trichter in ein zweites Kölbchen und wäscht das erste Kölbchen und das Wattebäuschchen zweimal mit je 5 ccm der heißen obigen Alkoholmischung nach. Nach dem Erkalten gibt man etwa 0,1 g weißen Ton hinzu und erhitzt wiederum eine Viertelstunde lang am Rückflußkühler. Danach filtriert man die heiße Lösung durch ein glattes Filter von 6 cm Durchmesser in ein gewogenes Kölbchen, wäscht Filter und Kölbchen dreimal mit je 5 ccm der obigen Alkoholmischung nach und läßt das Kölbchen verschlossen unter zeitweiligem, leichtem Umschwenken an einem vor Licht geschützten Orte bei etwa 15° bis 20° 24 Stunden lang stehen. Alsdann filtriert man die alkoholische Lösung, ohne auf die an den Wänden des Kölbchens haftenden Kristalle Rücksicht zu nehmen, durch ein glattes Filter von 6 cm Durchmesser, spült dieses sowie das Kölbchen dreimal mit je 2 ccm Wasser nach und trocknet beide. Darauf wird das auf dem Filter befindliche Santonin durch Auftropfen von 5 ccm Chloroform gelöst und die Lösung in das Kölbchen zurückgegeben. Das Chloroform läßt man unter gelindem Erwärmen verdunsten und trocknet den Rückstand 1 Stunde lang bei 100°. Das Gewicht des kristallinischen Rückstandes muß nach Addition von 0,04 g mindestens 0,16 g betragen, was einem Mindestgehalte von 2 Prozent Santonin entspricht.

Die Bestimmung des Gehaltes an Santonin erwies sich hier als unbedingt erforderlich, weil nach dem Weltkrieg immer wieder Zitwerblüten im Handel auftauchen, die völlig santoninfrei und demnach wirkungslos sind. Auch wechselt der Santoningehalt je nach der Jahreszeit der Einsammlung. Die Gehaltsbestimmung an Santonin ist also eine unbedingt notwendige Wertbestimmung.

Eine weitgehend orientierende Vorprüfung gibt das D.A.B. 6 im pharmakognostischen Teil des Artikels „Flores Cinae" mit den Worten: „Zitwerblütenpulver ist gelblichgrün und färbt sich mit weingeistiger $^1/_2$-Normal-Kalilauge sofort tief orange". Die Droge muß also für diese Prüfung gepulvert werden. Dann gibt sie, mit weingeistiger $^1/_2$-Normal-Kalilauge im Reagenzglas angeschüttelt, schon nach wenigen Sekunden eine schön orangerote Färbung, falls sie nur einigermaßen vollwertig ist. Dagegen entsteht eine bräunliche Farbe, wenn die Droge bereits vom Santonin befreit oder santoninfrei an sich ist.

Dieser Vorprobe hat, sobald das Ergebnis positiv ist, dann vorstehende exaktere Gehaltsbestimmung zu folgen, die auf folgendem beruht: Als Extraktionsmittel ist Benzol gewählt, weil dieses wohl glatt das Santonin herauslöst, daneben aber verhältnismäßig geringe Anteile der Extraktivstoffe. Der erhaltene Auszug wird vom Lösungsmittel Benzol befreit, der Rückstand unter Erhitzen mit 15gewichtsprozentigem Alkohol behandelt. Dabei bleibt ein Teil der Verunreinigungen zurück, so daß nach dem Filtrieren der Lösung durch einen Wattebausch und Nachspülen desselben eine Vorreinigung erzielt ist. Nun erfolgt eine weitergehende Reinigung des Santonins durch Umkristallisieren. Das geschieht, indem man das Santonin in dem 15prozentigen Alkohol nochmals erhitzt, und zwar unter Zusatz des die Verunreinigungen wirksam adsorbierenden weißen Tons. Die Lösung wird abfiltriert, das Filter 3mal mit je 5 ccm des 15prozentigen Alkohols (zweckmäßig heißen Alkohols) nachgewaschen, das Filtrat zum Auskristallisieren für 24 Stunden beiseite gestellt. Dieses Auskristallisieren soll nach dem D.A.B. 6 bei 15° bis 20° geschehen. Es ist sehr zweckmäßig, fast notwendig, möglichst die unterste angegebene Grenze der Temperatur, also 15°, einzuhalten. Dabei ist geboten, zeitweilig das Gefäß „umzuschwenken", damit nicht die Lösung übersättigt bleibt, damit also wirklich das Santonin gemäß seiner Konzentration auskristallisiert. Aber die Mutterlauge, also der von den Kristallen abfiltrierte 15prozentige Alkohol hält naturgemäß noch Santonin in Lösung, gemäß Feststellung 0,036 g. Deshalb sollen, nachdem die Bestimmung gemäß den Angaben des Arzneibuches zu Ende geführt ist, dem Gewicht des kristallinischen Rückstandes 0,04 g rechnerisch hinzugefügt werden (eine Korrektur, die natürlich nur als eine ungefähre gelten kann, da Temperaturschwankungen, Reinheit der Santoninlösungen usw. von Einfluß sind). Resultiert nun unter Berücksichtigung dieser Korrektur das Ergebnis 0,16 g Santonin in 8 g Droge, so entspricht das einem Prozentgehalt von $\frac{0,16 \cdot 100}{8} = 2$ Prozent Santonin.

Diese Gehaltsbestimmung beruht auf den Angaben von R. Eder u. W. Schneiter, Schweizer Ap. Z. 1925, Nr. 29/32. Näheres darüber siehe: H. Thoms u. F. Unger, Archiv 1926, S. 617.

Folia Belladonnae — Tollkirschenblätter

Folium Belladonnae P. I.

Gehalt mindestens 0,3 Prozent Hyoszyamin ($C_{17}H_{23}O_3N$, Mol.-Gew. 289,2).

1 g Tollkirschenblätter darf nach dem Verbrennen höchstens 0,15 g Rückstand hinterlassen.

Gehaltsbestimmung. 10 g fein gepulverte Tollkirschenblätter übergießt man in einem Arzneiglas von 250 ccm Inhalt mit 100 g Äther sowie nach kräftigem Umschütteln mit 7 g Ammoniakflüssigkeit und läßt das Gemisch unter häufigem, kräftigem Umschütteln 1 Stunde lang stehen. Nach dem Absetzen gießt man die ätherische Lösung durch ein Wattebäuschchen in ein Arzneiglas von 150 ccm Inhalt, gibt 1 g Talk und nach 3 Minuten langem Schütteln 5 ccm Wasser hinzu. Nachdem man das Gemisch 3 Minuten lang durchgeschüttelt hat, läßt man es bis zur vollständigen Klärung stehen, filtriert 50 g der ätherischen Lösung (= 5 g Tollkirschenblätter) durch ein trockenes, gut bedecktes Filter in ein Kölbchen und destilliert etwa zwei Drittel des Äthers ab. Den erkalteten Rückstand bringt man in einen Scheidetrichter, spült das Kölbchen dreimal mit je 5 ccm Äther nach und gibt 5 ccm $^1/_{10}$-Normal-Salzsäure und 5 ccm Wasser hinzu. Hierauf schüttelt man 3 Minuten lang kräftig, läßt die salzsaure Lösung nach vollständiger Klärung in ein Kölbchen abfließen und wiederholt das Ausschütteln noch dreimal in derselben Weise mit je 5 ccm Wasser. Nun setzt man zu der salzsauren Lösung 2 Tropfen Methylrotlösung hinzu und titriert mit $^1/_{10}$-Normal-Kalilauge bis zum Farbumschlage. Hierzu dürfen höchstens 4,48 ccm $^1/_{10}$-Normal-Kalilauge verbraucht werden, so daß mindestens 0,52 ccm $^1/_{10}$-Normal-Salzsäure zur Sättigung des vorhandenen Hyoszyamins erforderlich sind, was einem Mindestgehalte von 0,3 Prozent Hyoszyamin entspricht (1 ccm $^1/_{10}$-Normal-Salzsäure = 0,02892 g Hyoszyamin, Methylrot als Indikator).

Über die Alkaloidbestimmungen siehe im „Allgemeinen Teil" S. 75. Hier liegen noch besondere Schwierigkeiten dadurch vor, daß das im reichen Maße vorhandene und sich in Äther lösende Chlorophyll und Harz die Bildung von feinsten Suspensionen begünstigen. Hierdurch wiederum ist die zur Titration gelangende salzsaure Alkaloidlösung schwach grün gefärbt und erschwert die Erkennung des Indikatorumschlages. Diese Schwierigkeit ist beseitigt, wenn man sich genau nach vorstehender Vorschrift[1] richtet und auf gewisse Punkte besonders achtet: Die Droge wird mit Äther unter Zusatz von Ammoniak behandelt. Gießt man jetzt die ätherische Lösung ab, so muß man mit einem dicken Glasstab die Droge ziemlich fest ausdrücken, damit man eine genügende Menge des Filtrates später erhält. Jetzt aber folgt die überaus wichtige Klärung des ätherischen Auszuges, die man so erreicht, daß man erst mit Talkum schüttelt, dann mit der kleinen vorgeschriebenen Menge Wasser wiederum schüttelt und nun bis zur völligen Klärung stehen läßt. Hier liegt ein Moment vor, das am ehesten zu Fehlresultaten führt: Die genannten Autoren sagen hierzu folgendes: „Wichtig ist, daß die Ätherlösung völlig blank ist; selbst der geringste Schleier, der von fein verteiltem Speckstein und Pflanzenteilen herrührt, führt zu Überwerten bis zu 100 Prozent. Vermutlich ist an diesen feinst suspendierten Teilchen Ammoniak so fest adsorbiert, daß es sich beim Abdestillieren des Äthers nicht verflüchtigt, während es dann beim Ausschütteln mit $^1/_{10}$-Normalsäure an diese gebunden wird und so einen Überwert hervorruft[2]." — Um diese notwendige Klärung der Ätherlösung zu erreichen, lassen wir sie nicht nur Stunden, sondern, wenn möglich, einen ganzen Tag lang stehen und filtrieren sie dann durch ein gehärtetes Filter. Geschieht das, so verläuft nunmehr die Bestimmung glatt nach dem Wortlaut des D.A.B. 6 bis zum Schluß. — Über den Gebrauch der Feinbürette s. S. 40, über den des Methylrot S. 48.

Berechnung:

1 ccm $^1/_{10}$-Normal-Salzsäure = 0,02892 g Hyoszyamin.

Bei Anwendung von 5 g Tollkirschenblättern und Verbrauch von 0,52 ccm $^1/_{10}$-Normal-HCl demnach Prozentgehalt:

$$\frac{0{,}52 \cdot 0{,}02892 \cdot 100}{5} = \text{rund } 0{,}3 \text{ Prozent Hyoszyamin.}$$

Die mit Salzsäure schwach angesäuerte, titrierte Flüssigkeit wird in einem Scheidetrichter mit Äther ausgeschüttelt, die abgelassene wässerige Schicht bis zur schwach alkalischen Reaktion mit Ammoniakflüssigkeit versetzt und wiederum im Scheidetrichter mit Äther ausgeschüttelt. Der nach dem Verdunsten der zweiten ätherischen Lösung erhaltene Rückstand muß nach dem Abdampfen mit 5 Tropfen rauchender Salpetersäure und nach dem Erkalten beim Übergießen mit weingeistiger Kalilauge eine violette Färbung annehmen.

Hier liegt die bekannte Reaktion nach Vitali vor, zur Identifizierung des Hyoszyamins. Die titrierte Flüssigkeit wird hier zweimal mit Äther ausgeschüttelt. Aus der schwach angesäuerten Lösung schüttelt der Äther den Indikator aus und macht ihn so unschädlich, aus der dann alkalisierten Flüssigkeit extrahiert er das Alkaloid.

Folia Hyoscyami — Bilsenkrautblätter

Folium Hyoscyami P. I.

Gehalt mindestens 0,07 Prozent Hyoszyamin ($C_{17}H_{23}O_3N$, Mol.-Gew. 289,2).

1 g Bilsenkrautblätter darf nach dem Verbrennen höchstens 0,3 g Rückstand hinterlassen.

[1] J. Gadamer und E. Neuhoff: Archiv 1926, S. 538.

[2] Dieselben: l. c., S. 539.

Gehaltsbestimmung. 20 g fein gepulverte Bilsenkrautblätter übergießt man in einem Arzneiglas von 250 ccm Inhalt mit 100 g Äther sowie nach kräftigem Umschütteln mit 7 g Ammoniakflüssigkeit und läßt das Gemisch unter häufigem Umschütteln 1 Stunde lang stehen. Nach dem Absetzen gießt man die ätherische Lösung durch ein Wattebäuschchen in ein Arzneiglas von 150 ccm Inhalt, gibt 1 g Talk und nach 3 Minuten langem Schütteln 5 ccm Wasser hinzu. Nachdem man das Gemisch 3 Minuten lang durchgeschüttelt hat, läßt man es bis zur vollständigen Klärung stehen, filtriert 50 g der ätherischen Lösung (= 10 g Bilsenkrautblätter) durch ein trockenes, gut bedecktes Filter in ein Kölbchen und destilliert etwa zwei Drittel des Äthers ab. Den erkalteten Rückstand bringt man in einen Scheidetrichter, spült das Kölbchen dreimal mit je 5 ccm Äther nach und gibt 5 ccm $^{1}/_{10}$-Normal-Salzsäure und 5 ccm Wasser hinzu. Hierauf schüttelt man 3 Minuten lang kräftig, läßt die salzsaure Lösung nach vollständiger Klärung in ein Kölbchen abfließen und wiederholt das Ausschütteln noch dreimal in derselben Weise mit je 5 ccm Wasser. Nun setzt man zu der salzsauren Lösung 2 Tropfen Methylrotlösung hinzu und titriert mit $^{1}/_{10}$-Normal-Kalilauge bis zum Farbumschlage. Hierzu dürfen höchstens 4,76 ccm $^{1}/_{10}$-Normal-Kalilauge verbraucht werden, so daß mindestens 0,24 ccm $^{1}/_{10}$-Normal-Salzsäure zur Sättigung des vorhandenen Hyoszyamins erforderlich sind, was einem Mindestgehalte von 0,07 Prozent Hyoszyamin entspricht (1 ccm $^{1}/_{10}$-Normal-Salzsäure = 0,02892 g Hyoszyamin, Methylrot als Indikator).

Bei dieser wichtigen Alkaloidbestimmung ist alles das zu beachten, was in der entsprechenden Anmerkung zum Artikel „Folia Belladonnae“ ausführlich auseinandergesetzt ist. Siehe also dort. Speziell sei hier nur noch folgendes gesagt: Man erhält schon bei Anwendung der 10 g Fol. Belladonnae und 100 g Äther nicht ganz leicht die vorgeschriebenen 50 g Filtrat. Das gelingt hier noch schwerer oder überhaupt nicht, wenn man nach der Vorschrift **20 g** Fol. Hyoscyami mit ebenfalls 100 g Äther behandelt. Deshalb übergießt man zweckmäßig die 20 g Droge mit 125 g Äther. Die 50 g Filtrat entsprechen dann 8 g Bilsenkrautblätter, so daß man somit von dieser Drogenmenge bei der Schlußrechnung auszugehen hat.

Die mit Salzsäure schwach angesäuerte, titrierte Flüssigkeit wird in einem Scheidetrichter mit Äther ausgeschüttelt, die abgelassene wässerige Schicht bis zur schwach alkalischen Reaktion mit Ammoniakflüssigkeit versetzt und wiederum im Scheidetrichter mit Äther ausgeschüttelt. Der nach dem Verdunsten der zweiten ätherischen Lösung erhaltene Rückstand muß nach dem Abdampfen mit 5 Tropfen rauchender Salpetersäure und nach dem Erkalten beim Übergießen mit weingeistiger Kalilauge eine violette Färbung annehmen.

Hier liegt die bekannte Reaktion nach Vitali vor, zur Identifizierung des Hyoszyamins. — Über das zweimalige Ausschütteln der titrierten Flüssigkeit mit Äther siehe den Schluß des vorstehenden Artikels.

Formaldehyd solutus — Formaldehydlösung

Formalin (E. W.)

Der Formaldehyd $HC\langle^{H}_{O}$ zeigt die charakteristischen Eigenschaften der Aldehyde, besitzt also die Fähigkeit, sich zu polymerisieren und zu reduzieren; letzteres unter Bildung von Ameisensäure.

Gehalt mindestens 35 Prozent Formaldehyd (HCHO, Mol.-Gew. 30,02).

Klare, farblose, stechend riechende, wässerige Flüssigkeit, die wechselnde Mengen Methylalkohol enthält und Lackmuspapier höchstens schwach rötet. Formaldehydlösung mischt sich mit Wasser oder Weingeist in jedem Verhältnis, nicht aber mit Äther.

Dichte 1,075 bis 1,086.

Nach obiger Forderung darf das Präparat Lackmuspapier höchstens schwach röten. Besitzt aber die Formaldehydlösung wirklich den nachstehend ausdrücklich zugelassenen Gehalt an Ameisensäure, so rötet sie kräftig Lackmuspapier, was dann ebenfalls zuzulassen ist (G. Frerichs, Ap. Z. 1917, S. 218). — Die Dichte hängt hier nicht allein vom Gehalt an Formaldehyd ab, sondern auch weitgehend von den wechselnden Mengen des noch vorhandenen, nicht zur Oxydation gelangten Methylalkohols. Da nun die Mengen des vorhandenen Methylalkohols in den Präparaten des Handels weitgehend schwanken, hat das D.A.B. 6 bezüglich der vorgeschriebenen Grenzen für die Dichte einen sehr weiten Spielraum zugelassen[1]. — Der Gehalt an Methylalkohol ist hier aber durchaus nicht unwichtig. Ist er sehr gering, so ist die Formaldehydlösung nicht sehr haltbar, sondern trübt sich verhältnismäßig bald unter Ausscheidung eines polymeren Produktes (Di- oder Trioxymethylen). Diese Polymerisation tritt stets ein, wenn die Temperatur unter 0^0 sinkt. Solche Trübung ist an sich für die meisten Verwendungszwecke (z. B. Desinfektion) gleichgültig, zumal die Abscheidung geringer ist, als es den Anschein hat. Außerdem ist die Trübung meist leicht zu beseitigen, indem man das Gefäß in einen warmen Raum bringt oder vorsichtig in warmes Wasser stellt und zuweilen umschüttelt. Doch muß man sich hüten, die Formaldehydlösung längere Zeit, etwa 14 Tage lang der Kälte auszusetzen, weil die Ausscheidung dann schwer löslich wird.

Aus diesem Grunde fordert auch das Arzneibuch in der Schlußbemerkung die besondere Art der Aufbewahrung.

Formaldehydlösung hinterläßt beim Eindampfen auf dem Wasserbad eine weiße, amorphe, in Wasser nicht sofort lösliche Masse.

Diese Identitätsprüfung beruht darauf, daß beim Eindampfen auf dem Wasserbad ein Polyformaldehyd zurückbleibt, der Paraformaldehyd: $(HCHO)_n$.

Wird Formaldehydlösung mit Ammoniakflüssigkeit stark alkalisch gemacht und hierauf auf dem Wasserbad eingedampft, so verbleibt ein weißer, kristallinischer, in Wasser sehr leicht löslicher Rückstand.

Dieser Rückstand besteht aus Hexamethylentetramin = Urotropin, das nach folgender Gleichung entsteht:

$$6\,HCHO + 4\,NH_3 = 6\,H_2O + \underset{\text{Hexamethylentetramin.}}{(CH_2)_6N_4}$$

Formaldehydlösung scheidet aus ammoniakalischer Silberlösung allmählich metallisches Silber ab. Alkalische Kupfertartratlösung wird beim Erhitzen mit Formaldehydlösung unter Abscheidung eines roten Niederschlags entfärbt.

Es sind dieses die Identitätsreaktionen durch Reduktionserscheinungen, die den Aldehyden eigen sind.

Die mit 4 Teilen Wasser verdünnte Formaldehydlösung darf weder durch Silbernitratlösung (Salzsäure), noch durch Bariumnitratlösung (Schwefelsäure), noch nach Zusatz von 3 Tropfen verdünnter Essigsäure durch 3 Tropfen Natrium-

[1] Die Grenzen für die Dichte mußten übrigens auch deshalb erweitert werden, weil die Schwankungen im Formaldehydgehalte jetzt größer sein dürfen. Vom D.A.B. 5 wurden 35 Prozent Formaldehyd gefordert, jetzt ist ein Mindestgehalt von 35 Prozent verlangt, ein höherer Gehalt also zugelassen.

sulfidlösung (Schwermetallsalze) verändert werden. 1 ccm Formaldehydlösung darf nach Zusatz von 2 Tropfen Phenolphthaleinlösung zur Neutralisation höchstens 0,05 ccm Normal-Kalilauge verbrauchen (unzulässige Menge Säure).

Die beim Eindampfen von 10 g Formaldehydlösung hinterbleibende weiße Masse darf nach dem Verbrennen höchstens 0,001 g Rückstand hinterlassen.

Gehaltsbestimmung. Etwa 1 g Formaldehydlösung wird in einem Meßkölbchen von 100 ccm Inhalt, der 2,5 ccm Wasser und 2,5 ccm Normal-Kalilauge enthält, genau gewogen; das Kölbchen wird nach dem Umschütteln mit Wasser bis zur Marke gefüllt. 10 ccm dieser Lösung versetzt man mit 50 ccm $^1/_{10}$-Normal-Jodlösung und fügt 20 ccm Normal-Kalilauge hinzu. Man läßt eine Viertelstunde lang bei Zimmertemperatur stehen und fügt dann 10 ccm verdünnte Schwefelsäure zu. Hierbei müssen für je 0,1 g Formaldehydlösung mindestens 23,3 ccm $^1/_{10}$-Normal-Jodlösung verbraucht werden, so daß zur Bindung des überschüssigen Jodes höchstens 26,7 ccm $^1/_{10}$-Normal-Natriumthiosulfatlösung erforderlich sind, was einem Mindestgehalte von 35 Prozent Formaldehyd entspricht (1 ccm $^1/_{10}$-Normal-Jodlösung = 0,001501 g Formaldehyd, Stärkelösung als Indikator).

Das D.A.B. 6 hat die bekannte jodometrische Bestimmung nach G. Romijn (Zeitschrift für analyt. Chemie 1897, S. 18) hier eingeführt: Der Formaldehyd wird in alkalischer Lösung durch Zusatz einer bestimmten Menge überschüssiger $^1/_{10}$-Normal-Jodlösung quantitativ zu Ameisensäure oxydiert, der Überschuß der $^1/_{10}$-Normal-Jodlösung durch $^1/_{10}$-Normal-Natriumthiosulfatlösung nach Übersättigen mit Säure zurücktitriert:

$$\frac{\text{HCHO}}{1\text{ Mol} = 30{,}02\text{ g Formaldehyd}} + \frac{J_2}{2000\text{ cm }^1/_1\text{-Normal-Jodlösung}} + H_2O = HCO_2H + 2\,HJ.$$

Die Methode ist außerordentlich elegant und gibt sehr exakte Resultate. Nur ist folgendes zu bedenken: Der Überschuß an Jod muß ein erheblicher sein; deshalb werden hier auch 50 ccm $^1/_{10}$-Normal-Jodlösung angewendet, obgleich nur rund 23 ccm zur Oxydation verbraucht werden. Um nicht eine zu große Menge an Jodlösung vorschreiben zu müssen, wurde die Menge des Formaldehyds möglichst klein gewählt. Deshalb ist die angewendete Menge von „etwa 1 g Formaldehydlösung" äußerst genau zu wägen (s. S. 1) und die ganze Bestimmung sehr exakt durchzuführen. Versuchsfehler verändern das Resultat ganz außerordentlich durch die Umrechnung!

Berechnung: Nach obiger Formel entspricht

1 ccm $^1/_{10}$-Normal-Jodlösung = 0,001501 g Formaldehyd.

Bei Anwendung von 0,1 g Formaldehydlösung und Verbrauch von 23,3 ccm $^1/_{10}$-Normal-Jodlösung demnach Prozentgehalt:

$$\frac{23{,}3 \cdot 0{,}001501 \cdot 100}{0{,}1} = \text{rund 35 Prozent Formaldehyd.}$$

Vor Licht geschützt und bei einer Temperatur von nicht unter 9^0 aufzubewahren.

Siehe die zweite Anmerkung dieses Artikels.

Gelatina alba — Weißer Leim

Farblose oder nahezu farblose, durchsichtige, geruch- und geschmacklose, dünne Tafeln von glasartigem Glanze.

Die offizinelle Gelatine soll also „farblos oder nahezu farblos“ sein. Hierzu ist zu bemerken: Wenn Dünnblatt-Gelatine in der Durchsicht häufig farblos erscheint, so ist das nur auf die dünne Beobachtungsschicht zurückzuführen. Sobald man mehrere Blätter übereinanderlegt, ist selbst bei bester Gelatine eine gewisse Färbung wahrnehmbar (siehe Südd. Ap. Z. 1925, S. 381).

Weißer Leim quillt in kaltem Wasser stark auf, ohne sich zu lösen. In heißem Wasser löst er sich leicht zu einer klebrigen, klaren oder opalisierenden Flüssigkeit, die beim Erkalten noch in der Verdünnung (1 + 99) gallertartig erstarrt. In Weingeist oder Äther ist weißer Leim unlöslich.

Die Probe der Gallertbildung ist eine sehr wichtige, da nur eine wirklich gute, glutinreiche Gelatine die Fähigkeit besitzt, noch in einer Lösung 1 : 100 beim Erkalten eine Gallerte zu bilden. Aber die Lösung darf nur möglichst kurze Zeit erhitzt werden, da längeres Erwärmen das Glutin zersetzt, somit die Möglichkeit zur Gallertbildung fortfällt. Nach H. Kühl (Ch. Ztg. 1917, S. 481) wird die Probe am besten so vorgenommen, daß man zum Lösen der Gelatine destilliertes Wasser von etwa 60° verwendet und die erhaltene Lösung möglichst rasch, also an einem kühlen Ort, im bedeckten Becherglas abkühlen läßt.

Nach Zusatz von Gerbsäurelösung entsteht selbst in sehr verdünnten wässerigen Lösungen des weißen Leimes ein weißer, flockiger Niederschlag.

In einem Kolben von etwa 500 ccm Inhalt läßt man 20 g weißen Leim in 60 ccm Wasser einige Stunden lang quellen und löst dann durch Erwärmen auf dem Wasserbade. Nach dem Verdünnen mit 50 ccm Wasser und Zusatz von 10 ccm Phosphorsäure wird die schweflige Säure im Kohlendioxydstrome durch Erwärmen im siedenden Wasserbad in eine gut gekühlte Vorlage, die 20 ccm $^1/_{10}$-Normal-Jodlösung enthält, übergetrieben. Man beginnt mit dem Erwärmen, sobald die Luft aus dem Kölbchen durch das Kohlendioxyd verdrängt ist, und erwärmt unter andauerndem Durchleiten von Kohlendioxyd mindestens 1 Stunde lang. Nachdem die schweflige Säure vollständig übergetrieben ist, kocht man die Jodlösung bis zur Entfernung des überschüssigen Jodes und gibt zu der heißen Lösung einige Tropfen Salzsäure und 0,8 ccm Bariumnitratlösung hinzu. Nach dem Erkalten darf im Filtrate durch weiteren Zusatz von Bariumnitratlösung keine Trübung mehr entstehen (unzulässige Menge schweflige Säure).

Nach dem D. A. B. 5 war ein Gehalt an schwefliger Säure in der offizinellen Gelatine überhaupt nicht zugelassen. Abgesehen aber davon, daß sich die einschlägige Prüfungsvorschrift als unsicher erwies, stellte es sich heraus, daß die im Handel vorhandenen Gelatinesorten wohl nie ganz frei von SO_2 sind. Deshalb sind jetzt wohl Spuren von schwefliger Säure zugelassen, aber in der erlaubten Höchstmenge begrenzt. Zur Feststellung wird die vorhandene schweflige Säure nach Zusatz von Phosphorsäure im Kohlendioxydstrom übergetrieben und in Jodlösung aufgefangen, wodurch Oxydation zu Schwefelsäure eintritt (das Übertreiben soll im CO_2-Strom erfolgen, da sonst infolge von Oxydation des SO_2 durch den Luftsauerstoff unrichtige Ergebnisse resultieren). Nach Entfernen des überschüssigen Jodes gibt man zu der 20 g Gelatine entsprechenden Flüssigkeit zur Fällung der eventuell vorhandenen Schwefelsäure nach Zufügen von Salzsäure die 0,8 ccm Bariumnitratlösung. Diese sollen zur Fällung der vorhandenen Schwefelsäure genügen. Das Filtrat soll durch weiteren Zusatz von Bariumnitrat nicht mehr getrübt werden.

Berechnung: $\frac{1\,Ba(NO_3)_2}{1\,Mol = 261,4\,g} = \frac{1\,SO_2}{1\,Mol = 64,07\,g}$.

Die 0,8 ccm der 5prozentigen Bariumnitratlösung enthalten rund 0,04 g $Ba(NO_3)_2$ und entsprechen daher nach der Gleichung

$$261,4 : 64,07 = 0,04 : x, \qquad x = \text{rund } 0,01$$

rund 0,01 g SO_2. Diese 0,01 g SO_2 sind in 20 g Gelatine zugelassen, entsprechend einer Höchstmenge von rund 0,05 Prozent.

1 g weißer Leim darf nach dem Verbrennen höchstens 0,02 g Rückstand hinterlassen.

Löst man den durch Verbrennen von 10 g weißem Leim erhaltenen Rückstand in 3 ccm verdünnter Salpetersäure und übersättigt die Lösung mit Ammoniakflüssigkeit, so darf keine blaue Färbung auftreten (Kupfersalze).

Glandulae Thyreoideae siccatae — Getrocknete Schilddrüsen

Gehalt mindestens 0,18 Prozent Jod (Atom-Gew. 126,92).

Die zerkleinerte, bei gelinder Wärme getrocknete und gepulverte Schilddrüse von Rindern oder Schafen.

Getrocknete Schilddrüsen stellen ein gelbbraunes, mittelfeines Pulver von schwachem, eigentümlichen Geruche dar. Ihr Gehalt an Jod muß ausschließlich den Schilddrüsen entstammen. 1 Teil getrocknete Schilddrüsen entspricht etwa 5 Teilen frischen Schilddrüsen.

Die erste ungemein wichtige Kunde von dem Jodgehalt der Schilddrüse stammte von E. Baumann, der aus der Drüse das „Jodothyrin" isolierte und dieses als die wirksame Substanz betrachtete. Dieses „Jodothyrin" ist als einheitliche Substanz nicht anzusehen. Ferner wurde von Oswald isoliert das „Thyreoglobulin", ein Zellglobulin der Schilddrüse. Schließlich gelang es dem Amerikaner E. C. Kendall, das „Thyroxin" zu isolieren, einen chemisch einheitlichen, kristallisierenden Stoff, der Jod in organischer Bindung enthält. Es spricht schon jetzt manches dafür, daß die Wirkung der Schilddrüse auf das Vorhandensein dieses Thyroxins beruht. Da aber diese Fragen noch nicht völlig geklärt erscheinen, sollen sie hier außer Betracht bleiben. Es sei nur noch erwähnt, daß dem Thyroxin, dessen physiologische Eigenschaften jedenfalls denen des betreffenden Hormons sehr nahe stehen, nach den Arbeiten von Harington die Konstitution eines Dijod-oxyphenyläthers des Dijodtyrosins zugeschrieben wird:

```
   J       J
HO<  >—O—<  >CH₂·CH(NH₂)·CO₂H.
   J       J
```

(NB.! Die nunmehr im Arzneibuchtext folgenden mikroskopischen Prüfungen sind hier fortgelassen, da sie nicht zu den chemischen oder physikalischen gehören. Es sei nur erwähnt, daß man nach diesen Prüfungen Fälschungen wie Zusatz von Trockenhefe, Stärke, Milchzucker usw. erkennen kann.)

1 g getrocknete Schilddrüsen wird in einem Becherglase mit 10 ccm Wasser übergossen und das Gemisch unter zeitweiligem Umschwenken 1 Stunde lang stehen gelassen. Darauf filtriert man durch ein kleines, mit Wasser angefeuchtetes, glattes Filter und wäscht Becherglas und Filter mit 5 ccm Wasser nach. Erhitzt man das Filtrat bis zum Sieden und gibt 1 Tropfen verdünnte Essigsäure hinzu,

so muß sich ein flockiger Niederschlag von Eiweiß ausscheiden (zu hohe Temperatur bei der Trocknung). Nach dem Erkalten und Absetzen des Niederschlags filtriert man die Lösung durch ein kleines Filter = wässeriger Auszug. Die auf dem Filter gesammelten getrockneten Schilddrüsen werden in das Becherglas zurückgegeben und mit 10 ccm Weingeist übergossen; das Gemisch wird unter zeitweiligem Umschwenken 1 Stunde lang stehengelassen. Darauf filtriert man durch ein kleines, glattes Filter und wäscht Becherglas und Filter mit 5 ccm Weingeist nach = weingeistiger Auszug. Die auf dem Filter gesammelten getrockneten Schilddrüsen werden wiederum in das Becherglas zurückgegeben und mit 10 ccm Äther übergossen; das Gemisch wird mit einem Uhrglas bedeckt 1 Stunde lang stehengelassen. Darauf filtriert man durch ein kleines, glattes Filter und wäscht Becherglas und Filter mit 5 ccm Äther nach = ätherischer Auszug.

Nun verdampft man in einem Porzellantiegel von etwa 25 ccm Inhalt unter anfangs gelindem Erwärmen nacheinander den ätherischen, weingeistigen und wässerigen Auszug bis auf insgesamt etwa 0,5 ccm, gibt 5 g einer Mischung von 5 Teilen Kaliumkarbonat, 5 Teilen getrocknetem Natriumkarbonat und 3 Teilen Kaliumnitrat hinzu und erwärmt das Gemisch auf dem Wasserbade bis zur Trockne. Danach erhitzt man zunächst gelinde, dann stärker bis zum Schmelzen des Gemisches. Nach dem Erkalten löst man die Schmelze unter Erwärmen in etwa 40 ccm Wasser und führt die Lösung in ein Becherglas von etwa 200 ccm Inhalt über. Nach Zusatz von 0,2 g gepulvertem Kaliumpermanganat kocht man etwa 2 Minuten lang, gibt vorsichtig unter Umschwenken etwa 20 ccm verdünnte Schwefelsäure hinzu, bis Lackmuspapier gerötet wird, und kocht eine halbe Stunde lang unter Ergänzung des verdampfenden Wassers. Alsdann versetzt man die Lösung vorsichtig mit 2 bis 3 g getrocknetem Natriumkarbonat, bis Lackmuspapier gebläut wird, und 0,2 g Talk, kocht 1 Minute lang und setzt zu der Flüssigkeit, die noch deutlich die Farbe des Kaliumpermanganats aufweisen muß, 0,5 ccm Weingeist hinzu. Nachdem man bis zur Entfernung des Weingeistes 10 Minuten lang unter Ergänzung des verdampfenden Wassers gekocht hat, filtriert man die heiße Lösung durch ein glattes Filter von 12 cm Durchmesser in einen Kolben und wäscht Becherglas und Filter dreimal mit je 20 ccm heißer Natriumsulfatlösung (1 + 19) nach. Zu der farblosen Lösung gibt man nach dem Erkalten vorsichtig 20 ccm verdünnte Schwefelsäure hinzu und versetzt mit 0,1 g Kaliumjodid. Nach Zusatz von Stärkelösung muß die Lösung durch 0,1 ccm $^1/_{10}$-Normal-Natriumthiosulfatlösung entfärbt werden (fremde Jodverbindungen). Nimmt die Lösung vor Ablauf von 1 Minute wieder eine blaue Färbung an, so ist die Prüfung von Anfang an zu wiederholen.

Zunächst prüft man, ob die Trocknung des Präparates nicht bei zu hoher Temperatur geschehen ist. Dazu behandelt man das Präparat mit Wasser. Ist es vorschriftsmäßig getrocknet, werden sich Eiweißstoffe lösen, die beim Kochen nach Zusatz von Essigsäure koagulieren. Das Filtrat dieses Eiweißniederschlages gibt den „wässerigen Auszug der Schilddrüsen". Neben diesem wässerigen Auszug bereitet man aus den anfangs abfiltrierten Schilddrüsen einen weingeistigen und einen ätherischen Auszug. Den Rückstand dieser Auszüge prüft man darauf, ob Jod in die Auszüge übergangen ist, was bei reinem Schilddrüsenpräparat nur in ganz geringem Maße der Fall sein darf. Findet man hier mehr Jod als zugelassen, muß man schließen, daß dem Produkt fremde organische oder anorganische Jodverbindungen zur Fälschung oder mindestens zur Ergänzung zugesetzt sind. Die Bestimmung des Jodgehaltes erfolgt analog der nachfolgenden Gehaltsbestimmung.

Gehaltsbestimmung. 1 g getrocknete Schilddrüsen wird in einem Porzellantiegel von etwa 50 ccm Inhalt mit 7 g einer Mischung von 5 Teilen Kaliumkarbonat, 5 Teilen getrocknetem Natriumkarbonat und 3 Teilen Kaliumnitrat gemischt und mit 3 g der Salzmischung bedeckt. Man erhitzt den Tiegel zunächst etwa 10 Minuten lang schwach und dann stärker bis zum Schmelzen der Masse.

Nach dem Erkalten löst man die weißlichgraue Schmelze unter Erwärmen in 75 ccm Wasser und führt die Lösung in ein Becherglas von etwa 400 ccm Inhalt über. Nach Zugabe von 0,3 g gepulvertem Kaliumpermanganat kocht man 2 Minuten lang, gibt vorsichtig unter Umschwenken 40 ccm verdünnte Schwefelsäure hinzu, bis Lackmuspapier gerötet wird, und kocht eine halbe Stunde lang unter Ergänzung des verdampfenden Wassers. Alsdann versetzt man die Lösung vorsichtig mit 2 bis 3 g getrocknetem Natriumkarbonat, bis Lackmuspapier gebläut wird, und mit 0,3 g Talk, kocht 1 Minute lang und setzt zu der Flüssigkeit, die noch deutlich die Farbe des Kaliumpermanganats aufweisen muß, 0,5 ccm Weingeist hinzu. Nachdem man bis zur Entfernung des Weingeistes 10 Minuten lang unter Ergänzung des verdampfenden Wassers gekocht hat, filtriert man die heiße Lösung durch ein glattes Filter von 12 cm Durchmesser in einen Kolben und wäscht Becherglas und Filter dreimal mit je 20 ccm einer heißen Lösung von Natriumsulfat (1 + 19) nach. Zu der farblosen Lösung gibt man nach dem Erkalten vorsichtig 20 ccm verdünnte Schwefelsäure hinzu, versetzt mit 0,1 g Kaliumjodid und titriert mit $^1/_{10}$-Normal-Natriumthiosulfatlösung bis zur Entfärbung. Hierzu müssen mindestens 0,85 ccm $^1/_{10}$-Normal-Natriumthiosulfatlösung verbraucht werden, was einem Mindestgehalte von 0,18 Prozent Jod entspricht (1 ccm $^1/_{10}$-Normal-Natriumthiosulfatlösung $= \frac{0{,}012692}{6} = 0{,}002115$ g Jod, weil das zu bestimmende Jod in Form von Jodat vorliegt, Stärkelösung als Indikator). Nimmt die titrierte Lösung vor Ablauf von 3 Minuten wieder eine blaue Färbung an, so ist die Bestimmung von Anfang an zu wiederholen.

Zur Gehaltsbestimmung wird zunächst die organische Substanz unschädlich gemacht, die Jodverbindung mineralisiert, was durch Erhitzen mit Kaliumkarbonat, Natriumkarbonat und Kaliumnitrat geschieht. Von dieser Salzmischung soll noch ein Teil auf die zu glühende Mischung gegeben werden, um Jodverlusten vorzubeugen. Die wässerige Lösung der Schmelze wird nun mit Kaliumpermanganat behandelt, was einen doppelten Zweck hat: Erstens soll die Jodverbindung zu Jodsäure oxydiert werden, zweitens soll die salpetrige Säure unschädlich gemacht werden, die am Schluß bei der jodometrischen Bestimmung ein falsches Resultat herbeiführen würde. Jetzt säuert man an und kocht eine halbe Stunde lang wie beschrieben.

Nachdem die Lösung wieder alkalisiert ist, wird nochmals kurz gekocht, um die Oxydation wirklich zu Ende zu führen. Damit das möglichst gesichert, ist ausdrücklich gesagt, daß die Flüssigkeit noch deutlich die Farbe des Kaliumpermanganats aufweisen muß. Der Talk wird nur zugesetzt, um bei Abscheidung des Braunsteins das Stoßen der Flüssigkeit möglichst zu vermeiden. Nunmehr wird der Überschuß des Permanganats durch Weingeist entfernt und der überschüssige Weingeist verdampft, worauf die Lösung filtriert, der Rückstand mit Natriumsulfatlösung nachgespült wird, nicht mit Wasser, da letzteres Stoffe, die schädlich für die Titration sind, herauslösen würde. In der Lösung, die nunmehr das Jod als jodsaures Salz enthält, erfolgt die jodometrische Bestimmung in folgendem Sinne:

$$KJO_3 + 5\,KJ + 6\,H_2SO_4 = 3\,J_2 + 6\,KHSO_4 + 3\,H_2O.$$

Von den 6 Atomen Jod also, die hier frei werden, entstammt nur eines dem Jodgehalt des Schilddrüsenpräparates. Deshalb entspricht nicht, wie sonst, 1 ccm $^1/_{10}$-Normal-$Na_2S_2O_3 = 0{,}012692$ g Jod, sondern $\frac{0{,}012692}{6} = 0{,}002115$ g Jod. Daher bei Anwendung von 1 g getrockneter

Schilddrüse und Verbrauch von 0,85 ccm $^1/_{10}$-Normal-Natriumthiosulfatlösung Prozentgehalt:

$$\frac{0{,}85 \cdot 0{,}002115 \cdot 100}{1} = \text{rund } 0{,}18 \text{ Prozent Jod.}$$

Sehr wichtig ist der letzte Satz dieses Abschnittes, nach dem die ganze Bestimmung zu wiederholen ist, wenn nach beendeter Titration die blaue Farbe zu schnell wieder eintritt. Diese Erscheinung ist zunächst auf unvollständige Zerstörung der salpetrigen Säure zurückzuführen; das Resultat ist dann als unzuverlässig anzusehen. Nach K. Winterfeld und H. Roederer vermeidet man diese Schwierigkeit durch eine Modifikation der Bestimmungsmethode, angegeben in Ap. Z. 1928, S. 132. — Ein weiteres Verfahren zur Bestimmung des Jodes in Schilddrüsen-Präparaten wird von E. Schulek und A. Stasiak (Ph. Ztrh. 1928, S. 113) empfohlen.

0,2 g getrocknete Schilddrüsen dürfen durch Trocknen bei 100° höchstens 0,012 g an Gewicht verlieren und nach dem Verbrennen höchstens 0,01 g Rückstand hinterlassen.

Glycerinum — Glyzerin

$CH_2(OH) \cdot CH(OH) \cdot CH_2(OH)$ Mol.-Gew. 92,06

Gehalt 84 bis 87 Prozent wasserfreies Glyzerin.

Klare, farblose, süße, sirupartige Flüssigkeit, die bei großen Mengen einen schwach wahrnehmbaren, eigenartigen Geruch besitzt und in jedem Verhältnis in Wasser, Weingeist und in Ätherweingeist, nicht aber in Äther, Chloroform oder fetten Ölen löslich ist und Lackmuspapier nicht verändert.

Aussehen und Geruch des Glyzerins sind vor der eigentlichen Untersuchung aufmerksam zu prüfen. Zunächst füllt man zweckmäßig eine größere weiße Flasche mit der zu untersuchenden Ware, stellt die Flasche auf eine weiße Unterlage und prüft genau, ob sich nicht ein düsterer Schein oder eine schwach blaurötliche Farbe bemerkbar macht. Als Vergleichsobjekt stellt man am besten die Vorratsflasche mit einwandfreiem Glyzerin daneben. Es ist nämlich im Handel üblich, gelbliche Ware zu „schönen", d. h. mit einem blauen Farbstoff, meist Methylenblau, zu versetzen. Dann erscheint zwar die Flüssigkeit in dünner Schicht farblos, zeigt aber in größerer Schicht den erwähnten „düsteren" Schein, der bei guter Ware nicht vorkommen darf. — Über den Geruch des Glyzerins folgendes: Ein eigentümlicher Geruch ist bei Glyzerin immer vorhanden, doch ist er bei guter Ware äußerst schwach. Diese Tatsache ist auch bei der nachstehenden Prüfung „zwischen den Händen" zu berücksichtigen und Vorsicht bei Beurteilung der Ware anzuwenden.

Dichte 1,221 bis 1,231.

Verreibt man etwa 1 g Glyzerin zwischen den Händen, so darf kein fremdartiger Geruch wahrnehmbar sein. Eine Mischung von 1 ccm Glyzerin und 3 ccm Natriumhypophosphitlösung darf nach halbstündigem Erhitzen im siedenden Wasserbade keine dunklere Färbung annehmen (Arsenverbindungen).

Folgende sehr empfehlenswerte Prüfungsart, die bei ins Gewicht fallendem Arsengehalt sofort ein Urteil gestattet, hat W. Zimmermann (Ap. Z. 1918, S. 507) angegeben: Einige ccm Glyzerin werden mit 1 bis

2 Tropfen verdünnter Salzsäure angesäuert und mit starkem Schwefelwasserstoffwasser überschichtet. Bei arsenhaltigem Glyzerin tritt an der Berührungsfläche eine oft schwache, aber deutliche gelbe Zone von Arsentrisulfid auf. Will man den Beweis noch weiter führen, mischt man die Flüssigkeiten und gibt Ammoniakflüssigkeit im Überschuß hinzu, wodurch die gelbe Farbe unter Bildung von Ammoniumsulfarsenit verschwindet, nach Ansäuern aber unter nochmaliger Ausscheidung von As_2S_3 wieder auftritt.

Die wässerige Lösung (1 + 5) darf durch Bariumnitratlösung (Schwefelsäure) nicht sofort verändert und durch Silbernitratlösung (Salzsäure) höchstens opalisierend getrübt werden. Die wässerige Lösung (1 + 5) darf weder durch Ammoniumoxalatlösung (Kalziumsalze), noch durch verdünnte Kalziumchloridlösung (Oxalsäure), noch nach Zusatz von 3 Tropfen verdünnter Essigsäure durch 3 Tropfen Natriumsulfidlösung (Schwermetallsalze) verändert werden. Die wässerige Lösung (1 + 5) darf nach Zusatz von einigen Tropfen Salzsäure durch 0,5 ccm Kaliumferrozyanidlösung nicht sofort gebläut werden (Eisensalze).

5 ccm Glyzerin müssen, in offener Schale bis zum Sieden erhitzt und angezündet, bis auf einen dunklen Anflug verbrennen (fremde Beimengungen, Zucker); bei weiterem Erhitzen darf kein wägbarer Rückstand hinterbleiben. Wird eine Mischung von 1 ccm Glyzerin und 1 ccm Ammoniakflüssigkeit im Wasserbad auf 60° erwärmt, so darf sie sich nicht gelb färben (Akrolein); wird sie nach dem Entfernen aus dem Wasserbade sofort mit 3 Tropfen Silbernitratlösung versetzt, so darf innerhalb 5 Minuten weder eine Färbung noch eine braunschwarze Ausscheidung eintreten (reduzierende Stoffe).

Zur Prüfung auf Akrolein bringe man das Thermometer in das Reagenzglas, in dem sich die Mischung von Glyzerin und Ammoniak befindet, damit die Temperatur von 60° nicht überschritten werde. Das Glas ist vor dem Versuch mit heißer Schwefelsäure auf das sorgfältigste zu reinigen!

Die Mischung von 1 ccm Glyzerin und 1 ccm Natronlauge darf beim Erwärmen im siedenden Wasserbade sich weder färben (Traubenzucker), noch Ammoniak (Ammoniumverbindungen) entwickeln, noch den Geruch von leimartigen Stoffen erkennen lassen. 5 ccm Glyzerin dürfen sich beim Kochen mit 5 ccm verdünnter Schwefelsäure nicht gelb färben (Schönungsmittel).

Wird eine Mischung von 50 ccm Glyzerin, 50 ccm Wasser und 10 ccm $^1/_{10}$-Normal-Kalilauge eine Viertelstunde lang im siedenden Wasserbad erwärmt, so müssen zum Neutralisieren der abgekühlten Flüssigkeit mindestens 4 ccm $^1/_{10}$-Normal-Salzsäure verbraucht werden, Phenolphthalein als Indikator (unzulässige Menge Fettsäureester).

Die im Glyzerin vorhandenen Fettsäureester werden bei dem Erwärmen mit Kalilauge verseift, so daß die freigewordenen Fettsäuren einen entsprechenden Teil der zugesetzten Kalilauge absättigen. Da zum Zurücktitrieren mindestens 4 ccm $^1/_{10}$-Normal-Salzsäure nötig sein sollen, dürfen nicht mehr Fettsäuren (in Form von Estern) vorliegen, als 6 ccm $^1/_{10}$-Normal-Kalilauge zu sättigen vermögen. — Diese Forderung hat der Industrie anfangs sehr große Schwierigkeiten bereitet. Aber jetzt kommen weitaus in der Mehrzahl Handelswaren auf den Markt, die diese Probe vortrefflich halten, oft nur ca. 2 bis 3 ccm $^1/_{10}$-Normal-Kalilauge bei obiger Behandlung erfordern. Trotzdem wird man am besten diese Probe zuerst anstellen, damit, wenn diese Prüfung nicht gehalten wird, die anderen Untersuchungen nicht unnütz ausgeführt werden.

Gossypium depuratum — Gereinigte Baumwolle

Im Jahre 1927 trat wiederholt der „Fachnormenausschuß Krankenhaus, Gruppe Verbandstoffe" in Berlin zur Beratung über die „Normung" von Verbandwatten und Verbandstoffen zusammen (s. Ap. Z. 1927, S. 920 und 1393; Ph. Z. 1927, S. 939, 1403, 1472). Vertreten waren die maßgebenden Behörden, Männer der Industrie, namhafte Ärzte, auch der Deutsche Apotheker-Verein usw. usw. Es wurden Richtlinien aufgestellt, die noch der endgültigen Annahme harren, aber so wichtig sind, daß ihr Inhalt hier zur Besprechung mit herangezogen werden muß.

Die weißen, entfetteten, bis 4 cm langen, einzelligen, bandartig flachen, bis über 40 μ breiten und häufig um ihre Achse gedrehten Haare der Samen von Gossypium-Arten.

Nach den vorstehend erwähnten „Richtlinien" sollen unterschieden werden:

I Augenwatte, Faserlänge etwa 25 bis 28 mm,
II Wundwatte, Faserlänge etwa 25 mm,
III Saugwatte, Faserlänge etwa 20 mm.

Die Faserlänge kann so bestimmt werden: Man faßt ein kleines Flöckchen zwischen Daumen und Zeigefinger der rechten Hand und zieht mit den gleichen Fingern der linken Hand alle Fasern ab, die sich bei leichtem Ziehen entfernen lassen. Dann zupft man wieder von rechts nach links, dann von links nach rechts, und setzt das so lange fort — ohne die Faser zu zerreißen! — bis nur eine Faserschicht zwischen den Fingern ist. Diese legt man vorsichtig auf dunklen Stoff (Rockärmel), so daß sich die Faserlänge deutlich abhebt, und kann dann leicht die Länge feststellen. (Ein exakteres Verfahren ist noch von A. Lohmann, Ph. Z. 1927, S. 1403 angegeben.)

Gereinigte Baumwolle muß frei sein von anderen Teilen des Samens und von harten Flocken. Mit Wasser durchfeuchtet, darf sie Lackmuspapier nicht verändern (Säuren, Alkalien).

Zur Prüfung auf harte Flocken, Samenteile hält man dünne Schichten der Watte (sowohl aus der Oberschicht wie aus den inneren Lagen!) gegen das Licht; I Augenwatte muß fast völlig frei von Knoten sein. II Wundwatte hat äußerlich ein gutes, fast knotenfreies Aussehen, während die inneren Schichten ein kürzeres und teilweise knotiges Material aufweisen. Diese Knötchen sind z. T. gebleichte Laubreste, z. T. kurze Fasern, die zusammengeballt sind, aber ebenso entfettet wie die anderen Fasern, also nicht störend für die Wundbehandlung. Die Verschiedenheit der Oberschicht und der inneren Lagen bei dieser Wundwatte erklärt sich so, daß das Grundmaterial zu $^1/_3$ gemischt ist aus dem Material der Augenwatte und zu $^2/_3$ aus Linters[1], und daß diese beiden Materialien vor dem Krempelprozeß gemischt und beim Krempeln oben und unten mit einer dünnen Decke aus dem Material der Augenwatte versehen werden. III Saugwatte, ausschließlich aus Linters gearbeitet, stellt äußerlich ein homogenes Produkt dar. Gegen das Licht

[1] Unter „Linters" versteht man die letzten Reste der Baumwollhaare, die den abgezupften Samenkapseln noch anhaften und durch besondere Maschinen von den Schalen der Kapseln abgeschlagen werden.

gehalten treten die Knötchen aus Laub- und Schalenresten stark in Erscheinung, doch enthalten sie keinerlei schädliche Stoffe. Die zusammengeballten Fasern sind ebenso saugfähig wie die lockeren Fasern.

Nach dem Arzneibuch soll die Watte neutral sein. Alkali darf auch entschieden nicht vorhanden sein, rotes Lackmuspapier also durch die mit Wasser befeuchtete Watte nicht gebläut werden. Dagegen zeigt auch die beste im Handel vorhandene Watte (selbst die Augenwatte) eine schwach saure Reaktion. Im oben erwähnten Fachnormenausschuß machten die Vertreter der Industrie geltend, daß sich beim Krempeln säurefreier Watte so große technische Schwierigkeit ergeben, daß dieselben sehr schwer zu überwinden wären. Nach Beendigung der Entfettung müsse ein ganz geringer Zusatz von Säure erfolgen. Schließlich glaubten die Vertreter der Ärzte (auch Augenärzte) sich diesem Argument der Industrie fügen zu müssen. Sie stellten nur die Bedingung, daß Mineralsäuren nicht vorhanden sein sollen (was wohl schon durch die spätere Prüfung auf Salzsäure, und Schwefelsäure bis zu einem gewissen Grade gesichert erscheint) und daß die zugelassene Menge organischer Säure eng und genau begrenzt werde.

Der mit der zehnfachen Menge siedendem Wasser bereitete Auszug darf durch Silbernitratlösung (Salzsäure) höchstens opalisierend getrübt, durch Bariumnitratlösung (Schwefelsäure) und Ammoniumoxalatlösung (Kalziumsalze) nicht sofort verändert werden. Die in 10 ccm des Auszugs nach Zusatz von einigen Tropfen verdünnter Schwefelsäure und 3 Tropfen Kaliumpermanganatlösung entstehende Rotfärbung darf innerhalb 5 Minuten nicht verschwinden (reduzierende Stoffe).

Wird gereinigte Baumwolle auf ausgekochtes und möglichst unter Luftabschluß abgekühltes Wasser geworfen, so muß sie sich sofort voll Wasser saugen und untersinken.

Diese Prüfung bezweckt die überaus wichtige Feststellung genügender Entfettung, daher genügender Aufsaugefähigkeit der Watte. Das auf Wasser geworfene Wattebäuschchen soll sich sofort voll Flüssigkeit saugen und untergehen. Man machte aber die Beobachtung, daß der Vorgang oft nicht eindeutig verläuft: Wenn man Wasser verwendet, das vor dem Versuch Gelegenheit hatte, eine etwas höhere Temperatur anzunehmen, kann der Sauerstoff übersättigt gelöst sein. Wirft man jetzt die Watte hinein, so kann sich auf dieser plötzlich das Gas ausscheiden und das Niedersinken verzögern oder gar verhindern; oft genug steigen dann bereits untergegangene Bäuschchen wieder in die Höhe. Deshalb ist jetzt die besondere Anordnung gegeben, daß das Wasser durch Auskochen möglichst von Sauerstoff befreit und unter Luftabschluß abgekühlt sein soll (siehe R. E. Liesegang, Ph. Z. 1915, S. 320).

1 g gereinigte Baumwolle darf nach dem Verbrennen höchstens 0,003 g Rückstand hinterlassen.

Guajacolum carbonicum — Guajakolkarbonat

Duotal (E. W.)

$$CO\left\langle\begin{array}{l}O\cdot C_6H_4\cdot OCH_3 \quad [1, 2]\\ O\cdot C_6H_4\cdot OCH_3 \quad [1, 2]\end{array}\right.$$

Mol.-Gew. 274,1

Durch geeignete Behandlung des Guajakols (bzw. seiner Natriumverbindung) mit Phosgen, der Dichlorverbindung der Kohlensäure, entsteht das Guajacolum carbonicum:

CH_3O ⬡ ⬡ OCH_3
O H | O | H O
Cl ‖ Cl
\C/

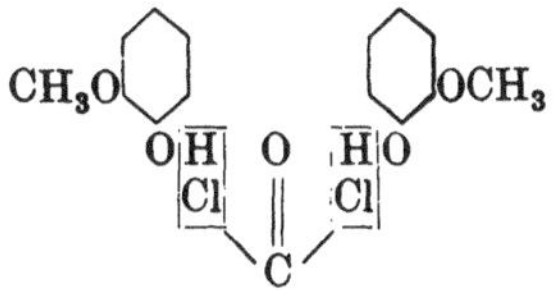

Gemäß dieser Zusammensetzung muß das Präparat beim Verseifen in Guajakol und Kohlensäure zerfallen.

Weißes, kristallinisches, fast geruchloses Pulver. Guajakolkarbonat ist leicht löslich in Chloroform und in heißem Weingeist, schwer löslich in kaltem Weingeist oder Äther, unlöslich in Wasser.

Schmelzpunkt 86° bis 88°.

Kocht man 0,2 g Guajakolkarbonat mit 10 ccm einer filtrierten Lösung von 0,5 g Kaliumhydroxyd in 12 ccm absolutem Alkohol 2 Minuten lang, so scheidet sich ein weißer, kristallinischer Niederschlag ab, der nach dem Abfiltrieren und Trocknen beim Übergießen mit verdünnter Schwefelsäure unter Aufbrausen reichlich Kohlendioxyd entwickelt. Verdünnt man das Filtrat mit 5 ccm Wasser, verdampft den Alkohol auf dem Wasserbad und schüttelt den Rückstand nach Zusatz von 5 ccm verdünnter Schwefelsäure mit Äther aus, so hinterläßt die Ätherschicht beim Verdunsten des Äthers einen nach Guajakol riechenden Rückstand, dessen weingeistige Lösung durch 1 Tropfen Eisenchloridlösung grün gefärbt wird.

Hier liegt eine Identitätsbestimmung beider Komponenten des Esters Guajacolum carbonicum vor, die Feststellung also der Kohlensäure und die des Guajakols. Zunächst wird der Ester in absolut alkoholischer Kalilauge verseift. Dabei bildet die frei werdende Kohlensäure Kaliumkarbonat, das sich ausscheidet und dann durch Aufbrausen mit Säure kenntlich macht. Das Filtrat wird vom Alkohol befreit, der Rückstand angesäuert und mit Äther extrahiert. Das isolierte Guajakol zeigt dann den charakteristischen Geruch und die Grünfärbung durch Eisenchlorid.

Die Lösung von 0,5 g Guajakolkarbonat in 10 ccm heißem Weingeist darf mit Wasser angefeuchtetes Lackmuspapier nicht verändern; nach Zusatz von 1 Tropfen Eisenchloridlösung darf keine Blau- oder Grünfärbung eintreten (Guajakol). Schüttelt man 1 g Guajakolkarbonat mit 10 ccm Wasser, so darf das Filtrat nach dem Ansäuern mit Salpetersäure durch Silbernitratlösung nicht verändert werden (Salzsäure). 0,1 g Guajakolkarbonat muß sich in 1 ccm Schwefelsäure fast farblos lösen (fremde organische Stoffe).

0,2 g Guajakolkarbonat dürfen nach dem Verbrennen keinen wägbaren Rückstand hinterlassen.

Hexamethylentetraminum — Hexamethylentetramin

Urotropin (E. W.)

$(CH_2)_6N_4$ Mol.-Gew. 140,13

Das Hexamethylentetramin, entstanden durch Einwirkung von Ammoniak auf Formaldehyd

$$6\,HCHO + 4\,NH_3 = (CH_2)_6N_4 + 6\,H_2O,$$

zerfällt unter gewissen Bedingungen in seine Komponenten. Siehe die späteren Prüfungen.

Farbloses, kristallinisches Pulver von anfangs süßem, später bitterlichem Geschmacke. Beim Erhitzen verflüchtigt es sich, ohne zu schmelzen. Hexamethylentetramin löst sich in etwa 1,5 Teilen Wasser und in 10 Teilen Weingeist. Die wässerige Lösung bläut Lackmuspapier sehr schwach, wird durch Phenolphthaleinlösung aber nicht gerötet.

Die wässerige Lösung von Hexamethylentetramin (1 + 1,5) wird durch Phenolphthaleinlösung tatsächlich nicht gerötet, wohl aber (auch bei reinstem Präparat) die verdünnte wässerige Lösung (etwa 1 + 19).

Beim Erhitzen der wässerigen Lösung (1 + 19) mit verdünnter Schwefelsäure tritt der Geruch des Formaldehyds auf. Fügt man hierauf Natronlauge im Überschusse hinzu und erwärmt von neuem, so entwickelt sich Ammoniak. Fügt man zu 5 ccm der wässerigen Lösung (1 + 19) 5 Tropfen Silbernitratlösung, so entsteht ein weißer Niederschlag, der sich beim Umschütteln im Überschusse der Hexamethylentetraminlösung wieder löst.

Der in der wässerigen Lösung des Urotropins durch Silbernitrat entstehende Niederschlag ist eine molekulare Verbindung, wahrscheinlich von der Formel

$$2C_6H_{12}N_4 \cdot 3AgNO_3.$$

Die Reaktion wird am besten so ausgeführt: Fügt man zu 5 ccm der Lösung (1 + 19) wenige Tropfen Silbernitratlösung, so entsteht ein weißer Niederschlag, der sich beim Umschütteln wieder löst. Nach Zugabe von einigen weiteren Tropfen Silbernitratlösung bildet sich ein dauernder Niederschlag, der sich im Überschusse von Hexamethylentetraminlösung wiederum löst. — Beim Erhitzen des in Wasser gelösten Urotropins mit verdünnter Schwefelsäure zersetzt sich das Präparat in seine Komponenten Ammoniak und Formaldehyd. Letzterer macht sich sofort durch seinen stechenden Geruch kenntlich, ersteres nach Übersättigen mit Natronlauge ebenfalls durch den Geruch.

Die wässerige Lösung (1 + 19) darf weder durch 3 Tropfen Natriumsulfidlösung (Schwermetallsalze), noch durch Bariumnitratlösung (Schwefelsäure) verändert werden; nach Zusatz von 2 ccm Salpetersäure und einigen Tropfen Silbernitratlösung darf sie höchstens eine Opaleszenz zeigen (Salzsäure). Werden 5 ccm der wässerigen Lösung (1 + 19) mit 5 Tropfen Neßlers Reagens versetzt, so darf nach einmaligem Aufkochen weder eine Färbung noch eine Trübung auftreten (Ammoniumsalze, Paraformaldehyd).

Urotropin ist eine (schon durch längeres Kochen mit Wasser) leicht Ammoniak abspaltende Verbindung. Dazu kommt, daß Neßlers Reagens in größerer Menge die Zersetzung durch seinen Alkaligehalt fördert. Deshalb soll man zur Prüfung nur 5 Tropfen Neßlers Reagens hinzunehmen und einmal kurz aufkochen. Ammoniumsalze führen bei dieser Reaktion eine Färbung oder Fällung herbei, Paraformaldehyd eine Trübung. — Bei der Prüfung auf Salzsäure verwendet man zweckmäßig nur 1 Tropfen Silbernitratlösung, da sich sonst leicht die oben genannte molekulare Verbindung bildet.

Die Lösung von 0,1 g Hexamethylentetramin in 2 ccm Schwefelsäure muß farblos sein (fremde organische Stoffe).

Bei dieser Prüfung müssen auch sehr kleine Mengen Wasser abwesend sein. Ist das Hexamethyltetramin feucht oder das Reagenzglas, so tritt bei Zusatz von Schwefelsäure Erwärmung und Schwärzung ein.

0,2 g Hexamethylentetramin dürfen nach dem Verbrennen keinen wägbaren Rückstand hinterlassen.

Homatropinum hydrobromicum — Homatropinhydrobromid

$(C_{16}H_{21}O_3N)$ HBr Mol.-Gew. 356,1

Weißes, geruchloses, kristallinisches, leicht in Wasser, schwerer in Weingeist lösliches Pulver.

Schmelzpunkt annähernd 214°.

In je 1 ccm der wässerigen Lösung (1 + 19) geben Quecksilberchloridlösung oder 1 Tropfen Kalilauge eine weiße, Jodlösung eine braune und Silbernitratlösung eine gelbliche Fällung. Die durch die Kalilauge hervorgerufene Fällung wird durch einen Überschuß des Fällungsmittels wieder gelöst.

Es liegen hier die allgemeinen Alkaloidreaktionen vor.

Wird 0,01 g Homatropinhydrobromid mit 5 Tropfen rauchender Salpetersäure in einem Porzellanschälchen auf dem Wasserbade zur Trockne verdampft, so hinterbleibt ein kaum gelblich gefärbter Rückstand, der nach dem Erkalten beim Übergießen mit weingeistiger Kalilauge nicht violett gefärbt werden darf (Atropin), sondern eine rotgelbe Färbung annehmen muß.

Es liegt hier die sogenannte Vitalische Probe vor, die bekanntlich zur Identifizierung von Atropin und Veratrin angewendet wird.

Die wässerige Lösung (1 + 19) darf Lackmuspapier nicht verändern und durch Gerbsäurelösung nicht gefällt werden (fremde Alkaloide).

0,2 g Homatropinhydrobromid dürfen bei der Aufbewahrung über Schwefelsäure nicht an Gewicht verlieren und nach dem Verbrennen keinen wägbaren Rückstand hinterlassen.

Hydrargyrum — Quecksilber

Hg Atom-Gew. 200,6

Gehalt 99,6 bis 100 Prozent.

Flüssiges, silberweißes Metall, das bei ungefähr — 39° erstarrt und bei ungefähr 357° siedet.

Dichte 13,546.

Quecksilber muß eine glänzende Oberfläche haben, die auch beim Schütteln mit Luft nicht verändert werden darf. Es muß sich in Salpetersäure ohne Rückstand lösen (Zinn, Antimon).

Die Bestimmungen des Siede- und Erstarrungspunktes von metallischem Quecksilber sind zwar sehr wichtig, aber kaum im Apothekenlaboratorium auszuführen. Außer diesen Konstanten hatte das D.A.B. 5 noch angegeben, das Quecksilber müsse sich beim Erhitzen völlig verflüchtigen. Die Feststellung dieser völligen Verflüchtigung hatte aber viel gegen sich wegen der Giftigkeit der Quecksilberdämpfe und ist deshalb vom D.A.B. 6 nicht mehr gefordert. Deshalb führe man zunächst den Lösungsversuch in Salpetersäure aus und schüttele außerdem längere Zeit hindurch das Metall mit Luft. Es werden sich dabei die eventuell vorhandenen fremden Metalle in Oxyde verwandeln, die für sich (oder mit Quecksilber fein verteilt) eine matte Schicht bilden, so daß die glänzende Oberfläche dadurch verändert wird.

Weil aber alle diese oder ähnliche Prüfungen keine hinreichende Beurteilung des Quecksilbers gestatten, hat das D.A.B. 6 noch die folgende exakte Bestimmung des Metalls gefordert (die nur dann zu Fehlschlüssen führt, wenn das Quecksilber, was sehr unwahrscheinlich ist, in wesentlichen Mengen Silber enthält, das ja ebenfalls mit Ammoniumrhodanid in Reaktion tritt).

Gehaltsbestimmung. Etwa 0,3 g Quecksilber werden in einem Kölbchen genau gewogen und mit 10 ccm Salpetersäure etwa 10 Minuten lang auf dem Wasserbad erhitzt; während des Erhitzens wird auf das Kölbchen ein Trichter gesetzt. Sobald keine Quecksilberkügelchen mehr erkennbar sind, spült man nach dem Abkühlen den Trichter mit etwa 20 ccm Wasser nach und fügt so viel Kaliumpermanganatlösung (1 + 19) hinzu, daß die Lösung rot gefärbt ist oder sich braune Flocken abscheiden. Man entfärbt oder klärt dann das Gemisch durch Zusatz von wenig Ferrosulfat, setzt 5 ccm Ferriammoniumsulfatlösung hinzu und titriert mit $^1/_{10}$-Normal-Ammoniumrhodanidlösung bis zum Farbumschlage. Hierbei müssen für je 0,3 g Quecksilber 29,8 bis 29,9 ccm $^1/_{10}$-Normal-Ammoniumrhodanidlösung verbraucht werden, was einem Gehalte von 99,6 bis 100 Prozent Quecksilber entspricht (1 ccm $^1/_{10}$-Normal-Ammoniumrhodanidlösung = 0,01003 g Quecksilber, Ferriammoniumsulfat als Indikator).

Die Quecksilberbestimmungen sind auf S. 84 ausführlich geschildert, zuerst die hier angewendete rhodantitrimetrische Methode. Siehe also dort. An dieser Stelle sei nur betont, daß die „etwa 0,3 g Quecksilber“ sehr genau abgewogen werden müssen. Das geschieht zweckmäßig so: In ein Kölbchen, das auf der analytischen Waage genau tariert ist, bringt man auf der Rezepturwaage aus einer fein ausgezogenen Glaskapillare einige Tröpfchen Quecksilber, die etwa 0,3 g entsprechen. Dann wird die Quecksilbermenge genau auf der analytischen Waage festgestellt (siehe S. 1).

Berechnung:

$$Hg(NO_3)_2 \left[\text{entsprechend} \frac{1\,Hg}{\text{Atom-Gew. } 200{,}6}\right] + \frac{2\,NH_4SCN}{2\text{ Mol} = 2000\text{ ccm } ^1/_1\text{-Normal-}NH_4SCN} = Hg(SCN)_2 + 2\,NH_4NO_3,$$

$$1\text{ ccm } ^1/_{10}\text{-Normal-}NH_4SCN = 0{,}01003\text{ g Quecksilber.}$$

Bei Anwendung von 0,3 g Quecksilber und Verbrauch von 29,8 bis 29,9 ccm $^1/_{10}$-Normal-NH_4SCN demnach Prozentgehalt:

$$\frac{29{,}8\ (\text{bis } 29{,}9) \cdot 0{,}01003 \cdot 100}{0{,}3} = \text{rund } 99{,}6 \text{ bis } 100 \text{ Prozent Quecksilber.}$$

Hydrargyrum bichloratum — Quecksilberchlorid

Sublimat

$HgCl_2$ Mol.-Gew. 271,5

Schwere, weiße, durchscheinende, rhombische Kristalle oder weißes, kristallinisches Pulver.

Quecksilberchlorid löst sich in etwa 15 Teilen Wasser von 20°, in 3 Teilen siedendem Wasser, in 3 Teilen Weingeist und in etwa 17 Teilen Äther. Beim Erhitzen im Probierrohr schmilzt es und verflüchtigt sich vollständig.

Diese Angaben über Löslichkeit sind sehr wichtig, weil diese Proben zugleich Reinheitsproben sind. Denn durch Löslichkeit in siedendem Wasser, Weingeist, Äther soll auch die Abwesenheit von Kalomel und Arsen bzw. Merkuriarseniat erwiesen werden. (Ganz geringe Spuren von Kalomel zeigen übrigens fast die sämtlichen Handelssorten des Sublimats.) — J. D. Riedel (Ber. 1912) teilt mit, daß sich die Handelsware beim Erhitzen nie restlos verflüchtigt, daß aber der Glührückstand höchstens 0,1% betragen soll.

Die wässerige Lösung (1 + 19) gibt mit Natronlauge einen gelben Niederschlag, mit einigen Tropfen Kaliumjodidlösung einen roten Niederschlag, der sich nach weiterem Zusatz von Kaliumjodidlösung mit gelblicher Farbe löst. Die wässerige Lösung rötet Lackmuspapier.

Durch den Zusatz von Natronlauge entsteht Quecksilberoxyd ($HgCl_2 + 2\,NaOH = HgO + 2\,NaCl + H_2O$), durch den Zusatz von Kaliumjodid ($HgCl_2 + 2\,KJ = HgJ_2 + 2\,KCl$) entsteht Quecksilberjodid, das sich im Überschuß des Kaliumjodids als Quecksilberjodidjodkalium (K_2HgJ_4) löst. — Die wässerige Lösung des Sublimats reagiert sauer, weil das Salz eine hydrolytische Spaltung erleidet. Durch genügenden Zusatz von Alkalichlorid tritt die saure Reaktion zurück, weil sich Komplexsalze bilden, die sich chemisch und auch physiologisch (durch geringere Giftigkeit) vom Sublimat unterscheiden. Auf dieser Erscheinung beruht auch die letzte Forderung des nächsten Absatzes, nach der Zusatz von Natriumchlorid die saure Reaktion des Sublimats aufheben soll, widrigenfalls im $HgCl_2$ freie Säure vorhanden ist.

1 g Quecksilberchlorid muß sich in 5 ccm siedendem Wasser lösen (Quecksilberchlorür). Werden 0,5 g Quecksilberchlorid mit etwa 5 ccm Natronlauge erwärmt, so darf sich kein Ammoniak entwickeln (Ammoniumsalze). 5 ccm der wässerigen Lösung von Quecksilberchlorid (1 + 19) dürfen nach Zusatz von 5 ccm Natriumchloridlösung Lackmuspapier nicht mehr röten (freie Säure).

Siehe die vorstehende Anmerkung.

0,2 g Quecksilberchlorid dürfen beim Erhitzen keinen wägbaren Rückstand hinterlassen.

Hydrargyrum bijodatum — Quecksilberjodid

HgJ_2 Mol.-Gew. 454,4

Scharlachrotes Pulver, das beim Erhitzen im Probierrohr zuerst gelb wird, dann schmilzt und bei weiterem Erhitzen ein gelbes Sublimat bildet. Die gelbe Farbe dieses Sublimats ist nur bei höherer Temperatur beständig, beim Abkühlen geht sie in Scharlachrot über. Quecksilberjodid löst sich in etwa 250 Teilen Weingeist von 20° und in etwa 40 Teilen siedendem Weingeist; in Wasser ist es fast unlöslich, dagegen löst es sich leicht in Kaliumjodidlösung.

Das Quecksilberjodid ist dimorph. Das zeigt dieser Stoff auch beim Sublimieren, indem er dabei zunächst gelbe rhombische Tafeln oder Prismen bildet, die bei gewöhnlicher Temperatur nach kurzer Zeit in Aggregate von roten Quadratoktaedern übergehen. — Die Löslichkeitsproben sind wie beim Sublimat zugleich Reinheitsprüfungen. Denn es können dabei in Weingeist unlösliche Verbindungen wie Quecksilberjodür, Quecksilberoxyd, Quecksilberarseniat nachgewiesen werden.

Die erkaltete weingeistige Lösung muß farblos sein. Wird 1 g Quecksilberjodid mit 20 ccm Wasser geschüttelt, so darf das Filtrat durch 3 Tropfen Natriumsulfidlösung nur schwach dunkel gefärbt und durch Silbernitratlösung nur opalisierend getrübt werden (Quecksilberchlorid).

Diese Prüfung auf Quecksilberchlorid ist ähnlich der entsprechenden Prüfung bei Kalomel, nur hier nicht so scharf.

0,2 g Quecksilberjodid dürfen beim Erhitzen keinen wägbaren Rückstand hinterlassen.

Vor Licht geschützt aufzubewahren.

Hydrargyrum chloratum — Quecksilberchlorür

Kalomel

Hg_2Cl_2 Mol.-Gew. 472,1

Aus sublimiertem Quecksilberchlorür hergestelltes, feinst geschlämmtes, bei etwa 100facher Vergrößerung deutlich kristallinisches, weißes bis gelblichweißes, bei starkem Reiben tiefer gelblich werdendes Pulver. Es zersetzt sich am Lichte und verflüchtigt sich beim Erhitzen im Probierrohr, ohne vorher zu schmelzen.

Das Arzneibuch unterscheidet dieses durch Sublimation gewonnene Kalomel von dem im nächsten Abschnitt beschriebenen „durch Dampf bereiteten" Quecksilberchlorür. Im chemischen Sinne sind beide Produkte identisch, unterscheiden sich aber weitgehend durch den Zerteilungsgrad, d. h. ihre Oberflächenentwickelung. Nach Th. Paul, R. Dietzel und C. Wagner (siehe Archiv 1926, S. 484) beträgt die Oberfläche von 1 g des gewöhnlichen Kalomels etwa 1300 qcm, diejenige des Dampfkalomels etwa 2600 qcm, also gerade das doppelte. Ganz besonders bemerkenswert ist, daß die pharmakologische Wirkung der beiden Präparate in annähernd demselben Verhältnis steht, das letztere Präparat also etwa doppelt so stark wirkt als das erstere. Angesichts dieser verschiedenen Wirksamkeit erscheint eine scharfe Unterscheidung der beiden Produkte besonders wünschenswert. Das Arzneibuch liefert dazu 2 Angaben: 1. Die Beschreibung der Farbe. 2. Die Beschreibung des Bildes unter dem Mikroskop bei 100facher Vergrößerung.

Zu 1. Das Arzneibuch beschreibt das sublimierte Kalomel als „weißes bis gelblichweißes, bei starkem Reiben tiefer gelblich werdendes Pulver", das Dampfkalomel als „weißes, bei starkem Reiben gelblich werdendes Pulver". Da wir aber bisweilen das erste Präparat (Hydrarg. chloratum) von auffallend heller, fast weißer Farbe erhielten, fragten wir einen maßgebenden Fabrikanten an, der folgende Antwort gab:

Kommt Kalomel aus den Sublimationsgefäßen, so ist es zunächst weiß. Wird es dann von den enthaltenen Verunreinigungen an Sublimat durch Waschen und Schlämmen befreit, so nimmt das Präparat nach jeder Waschung eine stärker gelbliche Farbe an, so daß die Häufigkeit, in der dieser Waschprozeß nötig wird, die Farbe des fertigen Präparates schließlich bedingt.

Zu 2. Das Arzneibuch beschreibt das sublimierte Kalomel bei etwa 100facher Vergrößerung als „deutlich kristallinisch", das Dampfkalomel bei gleicher Vergrößerung als „nur vereinzelte Kristalle zeigend". Demgegenüber glauben wir durch dauernde Prüfung der im Handel befindlichen, aus erster Quelle bezogenen Präparate festgestellt zu haben: Es sind so viel Übergänge zwischen den beiden Präparaten bezüglich der Bilder unter dem Mikroskop zu beobachten, daß man auch auf diese Weise nicht den Unterschied zwischen sublimiertem Kalomel und Dampfkalomel exakt feststellen kann (siehe auch Südd. Ap. Z. 1925, S. 485).

Übergießt man Quecksilberchlorür mit Ammoniakflüssigkeit, so zersetzt es sich unter Schwärzung. In dem Filtrate ruft nach dem Übersättigen mit Salpetersäure Silbernitratlösung einen weißen Niederschlag hervor. Quecksilberchlorür ist in Wasser und Weingeist unlöslich.

Beim Übergießen von Quecksilberchlorür mit Ammoniakflüssigkeit bildet sich das intensiv gefärbte „schwarze Präzipitat" nach folgender Gleichung:

$$Hg_2Cl_2 + 2NH_4OH = NH_2Hg_2Cl + NH_4Cl + 2H_2O.$$

Im Filtrat gibt dann das Ammoniumchlorid mit Silbernitrat die Chloridreaktion.

Beim Erwärmen von 1 g Quecksilberchlorür mit Natronlauge darf sich kein Ammoniak entwickeln (Quecksilberstickstoffverbindungen). Schüttelt man 1 g Quecksilberchlorür mit 10 ccm Wasser, läßt das Gemisch eine halbe Stunde lang zum Absetzen stehen und filtriert die überstehende Flüssigkeit durch ein doppeltes mit Wasser angefeuchtetes Filter, so darf das klare Filtrat durch Silbernitratlösung (Quecksilberchlorid) höchstens opalisierend getrübt und durch Natriumsulfidlösung (Schwermetallsalze) nicht verändert werden.

Hier liegt die wichtigste Prüfung auf Quecksilberchlorid vor, die sehr sorgfältig ausgeführt werden muß: Die Ausschüttelung des Kalomels mit dem Wasser stelle man zum Absetzen mindestens eine halbe Stunde beiseite, gebe ohne Aufschütteln des Bodensatzes die überstehende Flüssigkeit auf ein doppeltes, gut genäßtes Filter und gieße die Flüssigkeit immer wieder auf das Filter, bis sie absolut klar durchläuft. Nur ein völlig blankes Filtrat ist zu verwenden; gehen die geringsten Spuren Kalomel durch das Filter, geben sie sofort nach Zusatz von Na_2S eine starke Färbung.

Wird 1 g Quecksilberchlorür mit 5 ccm Salzsäure geschüttelt, so darf es sich nicht dunkler färben (Arsenverbindungen).

Diese Prüfung ist von G. Frerichs (Ap. Z. 1917, S. 219) mitgeteilt. Die Angaben bedürfen aber einer gewissen Ergänzung: Die Probe beruht darauf, daß Quecksilberchlorür auf Arsenverbindungen reduzierend wirkt; sie ist sehr scharf. Schon bei Gegenwart von ganz geringen Verunreinigungen durch Arsen zeigen sich Dunkelfärbungen (Gelb- bzw. Braunfärbungen) in der Flüssigkeit oder gar Ausscheidungen von braunen Flocken, genau wie wir sie von Bettendorfs Reagens her kennen. Aber es muß hervorgehoben werden, daß diese Prüfung auch bei Kalomel, das völlig frei von Arsenverbindungen ist, eine gewisse Verfärbung allmählich, also nach einiger Zeit, ergibt. Es tritt nämlich eine ganz geringe Schwärzung des Kalomels ein, so daß das weißliche Pulver einen grauen Schein annimmt. Diese Reaktion ist wegen des Farbtons nicht zu verwechseln mit der durch Arsen hervorgebrachten. Aber die Forderung, daß das Quecksilberchlorür sich „nicht dunkler färben darf", ist wörtlich nicht zu erfüllen. — Die Ursache dieser Schwärzung ist noch nicht eindeutig aufgeklärt.

0,2 g Quecksilberchlorür dürfen beim Erhitzen keinen wägbaren Rückstand hinterlassen.

Vor Licht geschützt aufzubewahren.

Hydrargyrum chloratum vapore paratum

Durch Dampf bereitetes Quecksilberchlorür

Hg_2Cl_2 Mol.-Gew. 472,1

Bei diesem Artikel berücksichtige man die Anmerkungen des vorigen Artikels, hauptsächlich die erste und die letzte Anmerkung.

Durch schnelles Abkühlen des Quecksilberchlorürdampfes hergestelltes, weißes, bei starkem Reiben gelblich werdendes Pulver, das bei etwa 100facher Vergrößerung nur vereinzelte Kriställchen zeigt. Es zersetzt sich am Lichte und ist beim Erhitzen im Probierrohr, ohne vorher zu schmelzen, flüchtig.

Übergießt man durch Dampf bereitetes Quecksilberchlorür mit Ammoniakflüssigkeit, so zersetzt es sich unter Schwärzung. In dem Filtrate ruft nach dem Übersättigen mit Salpetersäure Silbernitratlösung einen weißen Niederschlag hervor. Durch Dampf bereitetes Quecksilberchlorür ist in Wasser und Weingeist unlöslich.

Beim Erwärmen von 1 g durch Dampf bereitetem Quecksilberchlorür mit Natronlauge darf sich kein Ammoniak entwickeln (Quecksilberstickstoffverbindungen). Schüttelt man 1 g durch Dampf bereitetes Quecksilberchlorür mit 10 ccm Wasser, läßt das Gemisch eine halbe Stunde lang zum Absetzen stehen und filtriert die überstehende Flüssigkeit durch ein doppeltes, mit Wasser angefeuchtetes Filter, so darf das klare Filtrat durch Silbernitratlösung (Quecksilberchlorid) höchstens opalisierend getrübt und durch Natriumsulfidlösung (Schwermetallsalze) nicht verändert werden. Wird 1 g durch Dampf bereitetes Quecksilberchlorür mit 5 ccm Salzsäure geschüttelt, so darf es sich nicht dunkler färben (Arsenverbindungen).

0,2 g durch Dampf bereitetes Quecksilberchlorür dürfen beim Erhitzen keinen wägbaren Rückstand hinterlassen.

Vor Licht geschützt aufzubewahren.

Hydrargyrum cyanatum — Quecksilberzyanid

$Hg(CN)_2$ Mol.-Gew. 252,6

Farblose, durchscheinende, säulenförmige Kristalle. Quecksilberzyanid löst sich in etwa 12 Teilen Wasser von 20°, in 3 Teilen siedendem Wasser und in 12 Teilen Weingeist; in Äther ist es schwer löslich.

Beim schwachen Erhitzen eines Gemisches von 1 Teil Quecksilberzyanid und 1 Teil Jod im Probierrohr entsteht zuerst ein gelbes, später rot werdendes und darüber ein weißes, aus nadelförmigen Kristallen bestehendes Sublimat.

Beim Erhitzen des Gemisches von Quecksilberzyanid und Jod bildet sich ein Sublimat, das in seinem unteren Teile aus dem gelben, später rotwerdenden Quecksilberjodid besteht, in dem oberen Teile aus den farblosen, feinen Kristallen des Jodzyans.

Die wässerige Lösung (1 + 19) darf Lackmuspapier nicht verändern (Quecksilberoxyzyanid, Quecksilberchlorid) und nach Zusatz von 1 ccm Salpetersäure und 2 Tropfen Silbernitratlösung keinen Niederschlag geben (Quecksilberchlorid).

Nach G. Frerichs (Ap. Z. 1917, S. 219) darf hier die Menge der Salpetersäure und der Silbernitratlösung nicht zu groß genommen werden, weil sonst ein kristallinischer Niederschlag entsteht von $Hg(CN)_2 \cdot AgNO_3 + 2 H_2O$. Deshalb beachte man die vom D.A.B. 6 vorgeschriebenen Zusatzmengen von Salpetersäure und Silbernitrat.

0,1 g Quecksilberzyanid muß sich beim Erhitzen im Probierrohr vollständig verflüchtigen.

Hydrargyrum oxycyanatum — Quecksilberoxyzyanid

Hydrargyrum oxycyanatum cum Hydrargyro cyanato
Zyanidhaltiges Quecksilberoxyzyanid

Als „Quecksilberoxyzyanid" kam zuerst ein Gemisch von Quecksilberoxyzyanid und Quecksilberzyanid in den Handel. Erst später lehrte Holdermann[1] ein reines Quecksilberoxyzyanid herstellen, von der Zusammensetzung also: $Hg(CN)_2 \cdot HgO$. Daher erscheint zunächst die Annahme berechtigt, daß das Arzneibuch unter der Bezeichnung

[1] Siehe auch J. Herzog: Ap. Z. 1915, S. 79.

„Quecksilberoxyzyanid" wirklich das zweite, allein diesem Namen entsprechende Präparat hätte aufführen müssen. Dagegen sprechen aber 3 Gründe: 1. Das reine Präparat löst sich erst in rund 80 Teilen Wasser, das alte zyanidhaltige Gemisch bereits in rund 20 Teilen Wasser. Die Ärzte aber sind daran gewöhnt, eine 5prozentige Lösung zu verschreiben, deren Herstellung nur mit dem Gemisch möglich ist. 2. Die guten keimtötenden Eigenschaften des Präparates sind festgestellt an dem alten Gemisch. 3. Vor allem ist das reine Oxyzyanid ein sehr gefährliches Präparat, das sich leicht unter heftiger Explosion zersetzt, zumal wenn Kristalle zwischen Glasstopfen und Flaschenhals kommen und so beim Schließen des Gefäßes zerrieben werden. Aus diesen Gründen ist im D.A.B. 6 das alte Gemisch von Quecksilber-Oxyzyanid und -Zyanid aufgenommen, und zwar unter der eigentlich irreführenden Bezeichnung „Quecksilberoxyzyanid". — Demnach sind im vorliegenden Gemische 2 Komponenten vorhanden: I rund 34 Prozent $Hg(CN)_2 \cdot HgO$. II rund 66 Prozent $Hg(CN)_2$. Daraus folgt, daß auch 2 Gehaltsbestimmungen nötig werden: 1. Die des HgO in Komponente I. 2. Die des Gesamt-$Hg(CN)_2$, also des $Hg(CN)_2$ in Komponente I und II.

Gehalt 33,3 bis 35,2 Prozent Quecksilberoxyzyanid ($Hg(CN)_2 \cdot HgO$, Mol.-Gew. 469,2), entsprechend 15,37 bis 16,25 Prozent Quecksilberoxyd (HgO, Mol.-Gew. 216,6), und 84,6 bis 83,8 Prozent Gesamt-Quecksilberzyanid ($Hg(CN)_2$, Mol.-Gew. 252,6).

Quecksilberoxyzyanid ist ein Gemisch von etwa 34 Prozent Quecksilberoxyzyanid und etwa 66 Prozent Quecksilberzyanid.

Weißes bis gelblichweißes Pulver, das sich langsam in etwa 19 Teilen Wasser löst. Die wässerige Lösung (1 + 19) bläut Lackmuspapier.

Die Präparate des Handels lösen sich meist nicht klar. Es bleibt ein grauer Schleier, der mit dem Alter des Präparates sich bedeutend verstärkt. Ein grauer, durch Filtration leicht zu beseitigender Schleier sollte zugelassen werden. — Außerdem sagt hierzu E. Rupp (Südd. Ap. Z. 1913, S. 696): Beim Lösen des Salzes soll Erwärmen über freier Flamme vermieden werden, da am Gefäßboden liegende Oxyzyanidpartikel hierbei leicht überhitzt und unter Quecksilberabscheidung zersetzt werden.

Wird die wässerige Lösung (1 + 19) tropfenweise mit Kaliumjodidlösung bis zur Gelbfärbung und dann mit Ammoniakflüssigkeit versetzt, so färbt sie sich zuerst dunkelgelb, dann scheidet sich ein braunroter Niederschlag ab, der sich nach weiterem Zusatz von Kaliumjodidlösung wieder farblos löst.

Bei der Zugabe des Kaliumjodids zur Lösung des Quecksilberzyanids erfolgt folgende Umsetzung des Zyanids:

$$Hg(CN)_2 + 2KJ = HgJ_2 + 2KCN;$$

zugleich findet folgender Vorgang statt

$$HgO + H_2O + 2KJ = HgJ_2 + 2KOH.$$

Damit liegen zugleich die Bestandteile des Neßlerschen Reagens vor ($HgJ_2 \cdot 2KJ$ bzw. K_2HgJ_4 und KOH), das mit Ammoniak den dunkelgelben dann braunroten Niederschlag gibt, der sich im Überschuß von Kaliumjodid wieder auflöst.

Die wässerige Lösung (1 + 19) darf nach Zusatz von 1 ccm Salpetersäure mit 2 Tropfen Silbernitratlösung keinen Niederschlag geben (Quecksilberchlorid).

Gehaltsbestimmung. 1 g Quecksilberoxyzyanid wird nach Zusatz von 1 g Natriumchlorid in 50 ccm warmem Wasser gelöst; die Lösung wird nach dem Erkalten mit 3 Tropfen Methylorangelösung versetzt und mit Normal-Salzsäure bis zum Farbumschlage titriert. Hierzu müssen 1,42 bis 1,50 ccm Normal-Salzsäure verbraucht werden, was einem Gehalte von 15,37 bis 16,25 Prozent Quecksilberoxyd oder 33,3 bis 35,2 Prozent Quecksilberoxyzyanid entspricht (1 ccm Normal-Salzsäure = 0,1083 g Quecksilberoxyd = 0,2346 g Quecksilberoxyzyanid, Methylorange als Indikator).

Diese quantitative Bestimmung des HgO ist ausführlich geschildert auf S. 86. Dort ist mitgeteilt, daß das vorhandene HgO sich einfach alkalimetrisch bestimmen läßt. Danach gilt die Gleichung:

$$\frac{\text{HgO}}{1\ \text{Mol} = 216{,}6\ \text{g}} + \frac{2\ \text{HCl}}{2\ \text{Mol} = 2000\ \text{ccm}\ {}^1/_1\text{-Normal-HCl}} = \text{HgCl}_2 + \text{H}_2\text{O},$$

$$1\ \text{ccm}\ {}^1/_1\text{-Normal-HCl} = 0{,}1083\ \text{g HgO}.$$

Bei Anwendung von 1 g Substanz und Verbrauch von 1,42 bis 1,50 ccm $^1/_1$-Normal-HCl demnach Prozentgehalt:

$$\frac{1{,}42\ (\text{bis}\ 1{,}5) \cdot 0{,}1083 \cdot 100}{1} = 15{,}37\ \text{bis}\ 16{,}25\ \text{Prozent Quecksilberoxyd.}$$

Nach Zusatz von 4 g Kaliumjodid wird die hellgelb gewordene Lösung wiederum mit Normal-Salzsäure bis zum Farbumschlage titriert. Hierzu müssen 6,64 bis 6,70 ccm Normal-Salzsäure verbraucht werden, was einem Gehalte von 83,8 bis 84,6 Prozent Gesamt-Quecksilberzyanid entspricht (1 ccm Normal-Salzsäure = 0,1263 g Quecksilberzyanid, Methylorange als Indikator).

Auf S. 86 ist ausführlicher geschildert, daß bei vorstehender Behandlung das Quecksilberzyanid in das komplexe Quecksilberjodidjodkalium übergeführt wird, wobei entsprechende Mengen KCN entstehen, die sich mit Hilfe des Indikators Methylorange quantitativ alkalimetrisch bestimmen lassen. Demnach:

$$\frac{1\ \text{Hg(CN)}_2}{1\ \text{Mol} = 252{,}6\ \text{g}} = 2\ \text{KCN} = \frac{2\ \text{HCl}}{2\ \text{Mol} = 2000\ \text{ccm}\ {}^1/_1\text{-Normal-HCl}},$$

$$1\ \text{ccm}\ {}^1/_1\text{-Normal-HCl} = 0{,}1263\ \text{g Hg(CN)}_2.$$

Bei Anwendung von 1 g Substanz und Verbrauch von 6,64 bis 6,70 ccm $^1/_1$-Normal-HCl demnach Prozentgehalt:

$$\frac{6{,}64\ (\text{bis}\ 6{,}70) \cdot 0{,}1263 \cdot 100}{1} = \text{rund}\ 83{,}8\ \text{bis}\ 84{,}6\ \text{Prozent Gesamt-Quecksilberzyanid.}$$

Über den Gebrauch der Feinbürette siehe S. 40.

Zu den Gehaltsbestimmungen teilen E. Rupp und F. Lewy (Ap. Z. 1928, S. 228) folgendes mit: Zunächst hatte E. Rupp zur Bestimmung des Gesamtquecksilberzyanids vorstehende Umsetzung mittels Jodkalium zu Kaliumzyanid vorgeschlagen. Die Kostspieligkeit des Jodids gab dem Verfasser später Gelegenheit, das sehr viel billigere Natriumthiosulfat vorzuschlagen, das unter Bildung von Natriumthiosulfatomerkuroat ebenfalls Alkalizyanid ergibt:

$$\text{Hg(CN)}_2 + 2\ \text{Na}_2\text{S}_2\text{O}_3 = \text{Na}_2[\text{Hg(S}_2\text{O}_3)_2] + 2\ \text{NaCN}.$$

Da das D.A.B. 6 für die Bestimmung nicht weniger als 4 g Kaliumjodid verwenden läßt, schlagen die Verfasser dringend die Anwendung von $Na_2S_2O_3$ vor unter Titration mit $^1/_{10}$-Normal-Salzsäure für beide Bestimmungen (die des Quecksilberoxyds und die des Gesamtquecksilberzyanids):

„In einem Titrierbecher macht man 45 bis 50 ccm Wasser lauwarm und löst darin 0,5 g Quecksilberoxyzyanid nebst 0,5 bis 0,6 g Chlornatrium. Nach Erkaltung versetzt man mit 3 Tropfen Methylorange und titriert mit $^1/_{10}$-Normal-Salzsäure bis zum Farbumschlage. Hierzu müssen 7,1 bis 7,5 ccm verbraucht werden, was einem Gehalt von 15,37 bis 16,25 Prozent Quecksilberoxyd entspricht (1 ccm $^1/_{10}$-Normal-Säure = 0,01083 g HgO).

Nach Zusatz von 1,8 bis 2 g gepulvertem Natriumthiosulfat (Handwaage) wird die hellgelb gewordene Lösung wieder mit $^1/_{10}$-Normal-Säure bis zum Farbumschlage titriert. Hierzu müssen 33,2 bis 33,5 ccm verbraucht werden, was einem Gehalt von 83,8 bis 84,6 Prozent Gesamtquecksilberzyanid entspricht (1 ccm $^1/_{10}$-Normal-Säure = 0,01263 g $Hg(CN)_2$)."

Die Herstellung einer Lösung von Quecksilberoxyzyanid durch Erwärmen darf nur auf dem Wasserbad erfolgen.

Vor Licht geschützt aufzubewahren.

Siehe die zweite Anmerkung dieses Artikels.

Hydrargyrum oxydatum — Quecksilberoxyd

Rotes Quecksilberoxyd

HgO Mol.-Gew. 216,6

Gelblichrotes, feinst geschlämmtes, kristallinisches Pulver, das sich beim Erhitzen im Probierrohr unter Abscheidung von Quecksilber verflüchtigt. Quecksilberoxyd ist in Wasser fast unlöslich. In verdünnter Salpetersäure ist es leicht löslich.

Die Lösung von 0,5 g Quecksilberoxyd in 5 ccm verdünnter Salzsäure darf höchstens eine schwache Trübung zeigen (Quecksilber, Quecksilberoxydul).

Daß sich Quecksilberoxyd in verdünnter Salzsäure zu einer höchstens schwach getrübten Flüssigkeit lösen darf, bedeutet die Zulassung geringer Verunreinigungen durch metallisches Quecksilber oder Merkurooxyd, das mit Salzsäure Kalomel bildet. Es liegt hier also eine Reinheitsprüfung vor, die um so wichtiger ist, als sich häufig Präparate im Handel befinden, die nicht unwesentliche Mengen an Oxydul, auch an metallischem Quecksilber enthalten. Letztgenannte Verunreinigung kann um so mehr im Präparate vorhanden sein, als Quecksilberoxyd durch den Einfluß des Lichtes allmählich unter Schwärzung in Quecksilber und Sauerstoff zerfällt. Aus diesem Grund ist auch für die Aufbewahrung Lichtschutz vorgeschrieben.

Wird 1 g Quecksilberoxyd mit 20 ccm Oxalsäurelösung 1 Stunde lang unter häufigem Umschütteln bei Zimmertemperatur stehengelassen, so darf es keine wesentliche Farbveränderung erleiden (gelbes Quecksilberoxyd).

Das rote Quecksilberoxyd soll mit Oxalsäurelösung in der vorgeschriebenen Konzentration und Zeit „keine wesentliche Farbveränderung" erleiden, während das nachstehende gelbe Quecksilberoxyd bei derselben Behandlung „allmählich in ein weißes, kristallinisches Pulver sich umwandeln soll". Diese Forderungen beruhen darauf, daß beide Präparate schließlich in das kristallinische Quecksilberoxalat übergehen, daß diese Umsetzung aber verhältnismäßig schnell eintreten soll bei dem besonders fein verteilten gelben Oxyd, sehr viel langsamer bei dem sehr viel weniger fein verteilten roten Oxyd. Es muß aber betont werden, daß die Reaktionen nicht so scharf unterschiedlich bei den beiden Präparaten verlaufen, wie der Text des Arzneibuches es besagt. Auch bei dem roten Oxyd ist die Farbveränderung, die Umwandlung in das Oxalat, nicht so „unwesentlich". Umgekehrt dauert die volle Umsetzung des gelben Quecksilberoxyds (mit Oxalsäurelösung genau so angeschüttelt wie das rote Oxyd) eine geraume Zeit. Es kommt dazu, daß das rote Oxyd in verschiedener Feinheit in den Handel kommt, oft recht hell und dann von schnellerer Umsetzbarkeit ist. Hier ist also kein derart prinzipieller Unterschied vorhanden, es finden Ähnlichkeiten, Übergänge statt.

Wird ein Gemisch von 1 g Quecksilberoxyd, 2 ccm Wasser und 2 ccm Schwefelsäure nach dem Erkalten mit 1 ccm Ferrosulfatlösung überschichtet, so darf sich zwischen den beiden Flüssigkeiten keine gefärbte Zone bilden (Salpetersäure). Die Lösung von 0,2 g Quecksilberoxyd in etwa 20 Tropfen Salpetersäure und 10 ccm Wasser darf durch 3 Tropfen Silbernitratlösung höchstens opalisierend getrübt werden (Salzsäure).

Hier sind nur 3 Tropfen Silbernitratlösung anzuwenden, da sich bei Verwendung größerer Mengen $AgNO_3$ der kristallinische Niederschlag eines Doppelsalzes bildet.

0,2 g Quecksilberoxyd dürfen beim Erhitzen keinen wägbaren Rückstand hinterlassen.

Vor Licht geschützt aufzubewahren.

Hydrargyrum oxydatum via humida paratum

Gelbes Quecksilberoxyd

HgO Mol.-Gew. 216,6

Für diesen Artikel gelten dieselben Anmerkungen wie für den vorstehenden zu „Hydrargyrum oxydatum".

Gelbes, amorphes Pulver, das sich beim Erhitzen im Probierrohr unter Abscheidung von Quecksilber verflüchtigt. Gelbes Quecksilberoxyd ist in Wasser fast unlöslich. In verdünnter Salpetersäure ist es leicht löslich.

Die Lösung von 0,5 g gelbem Quecksilberoxyd in 5 ccm verdünnter Salzsäure darf höchstens eine schwache Trübung zeigen (Quecksilber, Quecksilberoxydul). 1 g gelbes Quecksilberoxyd muß sich beim Schütteln mit 20 ccm Oxalsäurelösung allmählich in ein weißes, kristallinisches Pulver umwandeln (rotes Quecksilberoxyd). Die Lösung von 0,2 g gelbem Quecksilberoxyd in etwa 20 Tropfen Salpetersäure und 10 ccm Wasser darf durch 3 Tropfen Silbernitratlösung höchstens opalisierend getrübt werden (Salzsäure).

0,2 g gelbes Quecksilberoxyd dürfen beim Erhitzen keinen wägbaren Rückstand hinterlassen.

Vor Licht geschützt aufzubewahren.

Hydrargyrum praecipitatum album

Weißes Quecksilberpräzipitat

Gehalt mindestens 98,3 Prozent weißes Quecksilberpräzipitat; der Berechnung wird die Formel NH_2HgCl, Mol.-Gew. 252,1, zugrunde gelegt.

Weiße Stücke oder weißes, amorphes Pulver. Weißes Quecksilberpräzipitat ist in Wasser fast unlöslich; in Salpetersäure löst es sich beim Erwärmen. Wird weißes Quecksilberpräzipitat mit Natronlauge erwärmt, so scheidet sich unter Entwickelung von Ammoniak gelbes Quecksilberoxyd ab.

Erhitzt man in einem Kölbchen 10 ccm verdünnte Essigsäure auf etwa 70° und setzt 0,2 g fein zerriebenes weißes Quecksilberpräzipitat hinzu, so muß nach mehrfachem Umschwenken in kurzer Zeit eine klare Lösung entstehen (unvorschriftsmäßige Herstellung, Quecksilberchlorür).

In Riedels Berichten (1910, S. XXVIII) heißt es über diese Prüfung: „In kurzer Zeit geht das Präzipitat vollkommen in Lösung; nach Verlauf von etwa 15 Minuten aber beginnt die Lösung sich zu trüben und Kalomel als weißen Niederschlag abzuscheiden. Das ist normal." — Es fragt sich hier nur, ob die Abscheidung von Kalomel nach 15 Minuten wirklich normal ist. Die früher allgemein aus Holzessig hergestellte Essigsäure enthielt Spuren von Ameisensäure, die durch das Arzneibuchverfahren nicht nachweisbar waren, aber ihrerseits die Reduktion zu Kalomel bewirken konnten. Die jetzt vielfach aus Azetylen hergestellte Essigsäure enthält die Ameisensäure nicht. Es ist jedenfalls Tatsache, daß bei unseren letztjährigen Prüfungen des weißen Präzipitates nach dem obigen Verfahren mittels Essigsäure auch nach etwa 15 Minuten die Abscheidung von Kalomel nicht eintrat.

Beim Erhitzen im Probierrohr muß sich weißes Quecksilberpräzipitat, ohne zu schmelzen, unter Zersetzung vollständig verflüchtigen (schmelzbares Präzipitat).

Das „schmelzbare" Präzipitat besitzt eine ähnliche Zusammensetzung $[(NH_3)_2 \cdot HgCl_2]$ wie das weiße Präzipitat, wird auch auf ähnliche Weise dargestellt, soll aber nicht mit dem offizinellen Präparat verwechselt werden.

Gehaltsbestimmung. Etwa 0,2 g fein zerriebenes weißes Quecksilberpräzipitat werden in einer Glasstöpselflasche genau gewogen, mit etwa 50 ccm Wasser übergossen, mit 2 g Kaliumjodid versetzt und unter häufigem Umschütteln etwa 10 Minuten lang bis zur vollständigen Lösung stehengelassen. Die Lösung wird sodann nach Zusatz von 2 Tropfen Methylorangelösung mit $^1/_{10}$-Normal-Salzsäure bis zum Farbumschlage titriert. Hierbei müssen für je 0,2 g weißes Quecksilberpräzipitat mindestens 15,6 ccm $^1/_{10}$-Normal-Salzsäure verbraucht werden, was einem Mindestgehalte von 98,3 Prozent weißem Quecksilberpräzipitat entspricht (1 ccm $^1/_{10}$-Normal-Salzsäure = 0,012605 g weißes Quecksilberpräzipitat, Methylorange als Indikator).

Auf S. 85 ist ausführlich geschildert, daß nach dem Verfahren von E. Rupp und F. Lehmann das weiße Quecksilberpräzipitat durch Behandlung mit Kaliumjodid in Quecksilberjodidjodkalium übergeführt wird, während zugleich NH_3 und KOH entstehen, die sich alkalimetrisch bestimmen lassen. Nach der dortigen Formel entspricht:

$$\frac{1\,NH_2HgCl}{1\text{ Mol} = 252{,}1\text{ g}} = (1\,NH_3 + 1\,KOH) = \frac{2\,HCl}{2\text{ Mol} = 2000\text{ ccm } ^1/_1\text{-Normal-HCl}},$$

$$1\text{ ccm } ^1/_{10}\text{-Normal-HCl} = 0{,}012605\text{ g } NH_2HgCl.$$

Bei Anwendung von 0,2 g weißem Quecksilberpräzipitat und Verbrauch von 15,6 ccm $^1/_{10}$-Normal-HCl demnach Prozentgehalt:

$$\frac{15{,}6 \cdot 012605 \cdot 100}{0{,}2} = \text{rund } 98{,}3 \text{ Prozent } NH_2HgCl.$$

Vor Licht geschützt aufzubewahren.

Hydrargyrum salicylicum
Anhydro-Hydroxymerkurisalizylsäure

$$C_6H_3\begin{cases}OH \\ CO \\ Hg\end{cases}\!\!>O \quad \begin{matrix}[1] \\ [2] \\ [6]\end{matrix} \text{ und } \begin{matrix}[1] \\ [2] \\ [4]\end{matrix} \qquad \text{Mol.-Gew. } 336{,}6$$

Man hielt früher das Hydrarg. salicylic. für ein Quecksilbersalz der Salizylsäure, das „sekundäre" Merkurisalizylat

$$C_6H_4\begin{cases}O \\ COO\end{cases}\!\!>Hg.$$

Durch die Arbeiten von Dimroth aber ist festgestellt, daß hier das Quecksilber kernständig gebunden, die Verbindung als das Anhydrid einer Hydroxymerkurisalizylsäure aufzufassen ist:

$$\text{(I) } C_6H_3\begin{cases}OH \\ COOH \\ HgOH\end{cases} \quad \rightarrow \quad \text{(II) } C_6H_3\begin{cases}OH \\ CO \\ Hg\end{cases}\!\!>O$$

Hydroxymerkurisalizylsäure — Anhydro-Hydroxymerkurisalizylsäure.

Diese kernständige Bindung des Quecksilbers ist von großer Bedeutung, da somit das Metall nicht ionisiert vorliegt, vielmehr erst im Körper eine langsame Ionisation erfährt, wodurch eine besonders milde Wirkung verbürgt wird. Hervorzuheben ist aber: Das Hydrarg. salicyl. ist je nach der Darstellung verschieden zusammengesetzt. Man faßt das jetzt im Handel befindliche Produkt nicht als einen einheitlichen Körper auf, sondern nimmt an, daß darin die beiden Isomeren vorhanden sind, die das Arzneibuch an der Spitze des Artikels durch die beiden Formelbilder kennzeichnet (1, 2, 6 und 1, 2, 4).

Gehalt mindestens 92 Prozent, entsprechend 54,8 Prozent Quecksilber.

Weißes bis hellrosa gefärbtes, geruch- und geschmackloses Pulver, das in Wasser und in Weingeist fast unlöslich ist. Es löst sich klar in Natronlauge und in Natriumkarbonatlösung bei 20° und beim Erwärmen in gesättigter Natriumchloridlösung.

Es ist hier nicht nur ein weißes Pulver vorgeschrieben, sondern auch ein „hellrosa gefärbtes" zugelassen, weil solche Rosafärbung (von Eisen herrührend) fast unvermeidlich ist. — Daß sich das Hydrarg. salicyl. in Natronlauge und (unter schwacher Kohlensäureentwickelung) in Natriumkarbonatlösung löst, beruht darauf, daß sich dabei das Natriumsalz der Hydroxymerkurisalizylsäure bildet. Wäre das Hg nicht im Benzolkern (also an C) gebunden, sondern läge das früher angenommene Quecksilbersalz der Salizylsäure vor, so müßte sich bei der Behandlung mit Natronlauge Quecksilberoxyd ausscheiden. — Die Löslichkeit in gesättigter Kochsalzlösung beim Erwärmen besteht nach Dimroth in einer Anlagerung von NaCl:

$$C_6H_3\cdot Hg\cdot COO\cdot OH + NaCl = C_6H_3\cdot HgCl\cdot COONa\cdot OH.$$

Versetzt man 0,1 g Anhydro-Hydroxymerkurisalizylsäure mit 3 Tropfen Eisenchloridlösung, so entsteht ein schmutziggrüne Färbung, die nach Zusatz von etwa 5 ccm Wasser violett wird. Erhitzt man etwa 0,1 g Anhydro-Hydroxymerkurisalizylsäure in einem sehr engen Probierrohr nach Zusatz eines Körnchens Jod, so bildet sich ein Sublimat von Quecksilberjodid.

Hier liegen die Identitätsreaktionen vor, einerseits der Salizylsäure, andererseits des Quecksilbers.

Je 0,1 g Anhydro-Hydroxymerkurisalizylsäure muß in 1 ccm Natronlauge vollständig, in 10 ccm $^1/_{10}$-Normal-Jodlösung bis auf wenige Flocken löslich sein.

Die leichte Löslichkeit in Natronlauge beweist nach der vorigen Anmerkung die Abwesenheit von Merkurisalizylat. Dieselbe Probe also, die oben als Identitätsprüfung stattfand, tritt hier als wichtige Reinheitsprüfung auf. Ferner ist wichtig die Löslichkeit in $^1/_{10}$-Normal-Jodlösung. Da nämlich die $^1/_{10}$-Normal-Jodlösung auch Kaliumjodid enthält, so bilden sich bei diesem Lösungsvorgange nach der Formel:

$$C_6H_3\begin{cases}OH\\CO\\Hg\end{cases}\!\!>O + J_2 + 3\,KJ = C_6H_3\begin{cases}OH\\COOK\\J\end{cases} + K_2HgJ_4$$

das Salz der Jodsalizylsäure und Quecksilberjodid, welch letzteres durch das anwesende Kaliumjodid gelöst bleibt. Die „wenigen Flocken", die ungelöst bleiben dürfen, sind als Salizylsäure anzusehen.

Gehaltsbestimmung. Etwa 0,3 g Anhydro-Hydroxymerkurisalizylsäure werden in einem Kölbchen genau gewogen und mit Hilfe von 1 g Natriumkarbonat in 9 ccm Wasser gelöst; die Lösung wird mit 1,5 g feingepulvertem Kaliumpermanganat mittels eines Glasstabs gut durchgemischt. Nach 5 Minuten gibt man vorsichtig 5 ccm Schwefelsäure unter Drehen und Neigen des Kölbchens hinzu, verdünnt nach weiteren 5 Minuten mit etwa 40 ccm Wasser und bringt den Niederschlag durch allmählichen Zusatz von 4 bis 8 ccm mit Wasser verdünnter konzentrierter Wasserstoffsuperoxydlösung (1 + 9) ganz oder nahezu vollständig zum Verschwinden. Die farblose Lösung versetzt man dann tropfenweise bis zur schwachen Rosafärbung mit Kaliumpermanganatlösung, entfärbt durch wenig Ferrosulfat und titriert nach Zusatz von etwa 5 ccm Ferriammoniumsulfatlösung mit $^1/_{10}$-Normal-Ammoniumrhodanidlösung bis zum Farbumschlage. Hierbei müssen für je 0,3 g Anhydro-Hydroxymerkurisalizylsäure mindestens 16,4 ccm $^1/_{10}$-Normal-Ammoniumrhodanidlösung verbraucht werden, was einem Mindestgehalte von 92 Prozent Anhydro-Hydroxymerkurisalizylsäure = 54,8 Prozent Quecksilber entspricht (1 ccm $^1/_{10}$-Normal-Ammoniumrhodanidlösung = 0,01683 g Anhydro-Hydroxymerkurisalizylsäure oder = 0,01003 g Quecksilber, Ferriammoniumsulfat als Indikator).

Es war schon oben gesagt, daß die Zusammensetzung des Hydrarg. salicyl. je nach der Darstellung wechselt. Deshalb gaben die bisherigen Methoden zur Gehaltsbestimmung meist abweichende Resultate. Man begnügt sich daher jetzt mit der Bestimmung des Gesamtquecksilbers nach Mineralisierung der organischen Substanz. Das kann man insofern, als in jedem Falle die Abwesenheit von ionisiertem, stärker wirkendem Quecksilber durch die klare Löslichkeit des Präparates in Lauge verbürgt ist. Richtiger wäre es freilich gewesen, nach einem Vorschlage von E. Rupp und H. Gersch (Archiv 1927, S. 323) hier eine genaue Darstellungsvorschrift zu geben. — Die Gehaltsbestimmung des D. A. B. 6 erfolgt nach der Methode von E. Rupp und K. Kropat (Ap. Z. 1912, S. 378). Die Mineralisierung geschieht ähnlich wie bei Argentum proteinicum mittels Kaliumpermanganat in stark schwefelsaurer Lösung. Um den Braunstein unschädlich zu machen, d. h. zu Mangansulfat zu reduzieren, verwendet E. Rupp in anderen Fällen Ferrosulfat. Das ist hier untunlich, weil die dazu erforderliche große Vitriolmenge eine partielle Reduktion des Merkurisulfates bewirken würde. Deshalb wird hier Wasserstoffsuperoxydlösung angewendet und zwar eine Verdünnung der konzentrierten (!) H_2O_2-Lösung, weil diese höchstens Spuren der in diesem Falle sehr schädlichen Chloride enthält (siehe Quecksilberbestimmungen S. 85). Dann muß man den Überschuß des H_2O_2, weil er den Indikatorumschlag stört, mittels Kaliumpermanganat entfernen, den Überschuß des letzteren durch wenig Ferrosulfat. Der weitere Verlauf der Bestimmung erfolgt nach den Angaben auf S. 84. Nach der dortigen Formel entspricht:

$$\frac{1\text{ Hydrarg. salicyl.}}{1\text{ Mol} = 336{,}6\text{ g}} = 1\,HgSO_4 = 1\,Hg = \frac{2\text{ Mol }NH_4SCN}{2000\text{ ccm }{}^1/_1\text{-Normal-}NH_4SCN},$$

$$1\text{ ccm }{}^1/_{10}\text{-Normal-}NH_4SCN = 0{,}01683\text{ g Hydrarg. salicyl.}$$

Bei Anwendung von 0,3 g Hydrarg. salicyl. und Verbrauch von 16,4 ccm $^1/_{10}$-Normal-NH_4SCN demnach Prozentgehalt:

$$\frac{16{,}4\cdot 0{,}01683\cdot 100}{0{,}3} = 92\text{ Prozent Hydrarg. salicylicum.}$$

Hydrargyrum sulfuratum rubrum — Rotes Quecksilbersulfid

Zinnober

HgS Mol.-Gew. 232,7

Lebhaft rotes Pulver, das sich beim Erhitzen an der Luft zersetzt, wobei der Schwefel mit kaum sichtbarer, blauer Flamme verbrennt und das Quecksilber sich verflüchtigt. Rotes Quecksilbersulfid ist in Wasser, Weingeist, Salzsäure, Salpetersäure und in verdünnter Kalilauge unlöslich; in Königswasser löst es sich unter Abscheidung von Schwefel.

Beim Schütteln mit Salpetersäure darf rotes Quecksilbersulfid seine Farbe nicht verändern (Mennige).

Beim Behandeln mit Salpetersäure zerfällt Mennige in Bleioxyd, das sich zu salpetersaurem Blei auflöst, und braunes Bleisuperoxyd PbO_2. Siehe auch den Artikel Minium.

Werden 0,5 g rotes Quecksilbersulfid mit 10 ccm Salpetersäure und 10 ccm Wasser unter gelindem Erwärmen geschüttelt, so darf das Filtrat nach Zusatz von etwa 7 ccm Ammoniakflüssigkeit und schwachem Ansäuern mit verdünnter Essigsäure durch 3 Tropfen Natriumsulfidlösung nicht verändert werden (Schwermetallsalze).

Wird ein Gemisch von 0,5 g rotem Quecksilbersulfid, 10 ccm Kalilauge und 10 ccm Wasser unter gelindem Erwärmen geschüttelt, so darf das Filtrat nach Zusatz von überschüssiger Salzsäure weder getrübt noch gefärbt werden (Arsen-, Antimonverbindungen) und keinen Schwefelwasserstoff entwickeln (Schwefel).

Beim Erwärmen mit Kalilauge wird sich Schwefelarsen leicht lösen (unter Bildung von sulfarsenigsaurem und metarsenigsaurem Kalium) und kann aus diesen Lösungen durch Säuren wieder unverändert abgeschieden werden. Ganz ähnlich verhält sich bei dieser Behandlung mit Kalilauge das Schwefelantimon. — Übrigens bemerken zu dieser Prüfung Riedels Berichte 1912, daß beim Behandeln mit warmer Kalilauge meist etwas Schwefel in Lösung geht, der nach dem Ansäuern wieder ausfällt.

0,2 g rotes Quecksilbersulfid dürfen beim Erhitzen keinen wägbaren Rückstand hinterlassen.

Vor Licht geschützt aufzubewahren.

Hydrastininium chloratum — Hydrastininchlorid

Hydrastininum hydrochloricum

$C_{11}H_{12}O_2NCl$ Mol.-Gew. 225,6

Hier liegt ein Chlorid, nicht ein Hydrochlorid vor, da die Salzbildung unter Abspaltung von Wasser stattfindet:

$$\underset{\text{Hydrastinin}}{C_{11}H_{13}O_3N} + HCl = \underset{\text{Hydrastininchlorid}}{C_{11}H_{12}O_2NCl} + H_2O.$$

Schwach gelbliche, nadelförmige Kristalle oder gelblichweißes, kristallinisches, geruchloses Pulver von bitterem Geschmacke, leicht löslich in Wasser und in Weingeist, schwer löslich in Äther und in Chloroform.

0,01 g Hydrastininchlorid löst sich in 1 ccm Schwefelsäure unter Entwickelung von Chlorwasserstoff mit schwach gelber Farbe und bläulicher Fluoreszenz, die nach dem Verdünnen mit 10 ccm Wasser stärker hervortritt.

Die Fluoreszenz ist den Salzlösungen des Hydrastinins eigen. So wird auch das aus Hydrastisextrakt isolierte Hydrastin identifiziert, indem man es in schwefelsaurer Lösung oxydiert und das hierdurch entstandene Hydrastinin durch die schön blau fluoreszierende Lösung kenntlich macht.

Kaliumdichromatlösung ruft in der wässerigen Lösung (1 + 49) einen gelben, kristallinischen Niederschlag hervor, der sich beim Erwärmen wieder löst. Beim Erkalten scheiden sich rotgelbe, glänzende, nadelförmige Kristalle aus.

Das Kaliumdichromat scheidet einen Körper von der Zusammensetzung aus:

$$C_{11}H_{11}O_2N \cdot H_2Cr_2O_7.$$

Die wässerige Lösung (1 + 49) darf Lackmuspapier nicht verändern und durch Ammoniakflüssigkeit nicht getrübt werden (Hydrastin und andere Alkaloide). Fügt man zu der Lösung von 0,1 g Hydrastininchlorid in 3 ccm Wasser 5 Tropfen Natronlauge hinzu, so muß eine weiße Trübung auftreten, die beim Umschwenken wieder verschwindet (fremde Alkaloide); schüttelt man diese Lösung mit 0,3 ccm Äther, so scheiden sich sofort glitzernde Kristalle ab, die nach dem Abfiltrieren, Auswaschen mit äthergesättigtem Wasser und Trocknen im Exsikkator nicht unter 111° und nicht über 117° schmelzen dürfen.

0,2 g Hydrastininchlorid dürfen nach dem Verbrennen keinen wägbaren Rückstand hinterlassen.

Hydrogenium peroxydatum solutum
Wasserstoffsuperoxydlösung

Gehalt 3 bis 3,2 Gewichtsprozent Wasserstoffsuperoxyd (H_2O_2, Mol.-Gew. 34,016).

Das Arzneibuch unterscheidet jetzt eine Wasserstoffsuperoxydlösung mit 3 bis 3,2 Gewichtsprozent und eine solche (im folgenden Artikel) mit mindestens 30 Gewichtsprozent H_2O_2. Eine ältere Bezeichnung als die nach Gewichtsprozent ist eine solche nach Volumprozent, die vereinzelt noch heute gebraucht wird. Letztere Gehaltsangabe bezieht sich auf das Volumen Sauerstoff, das von einem bestimmten Volumen Wasserstoffsuperoxydlösung abgegeben wird. Man ging dabei von der (nur annähernd zutreffenden) Voraussetzung aus, daß 1 Liter Wasserstoffsuperoxydlösung von 30 Gewichtsprozent 100 Liter Sauerstoff abgeben kann. Ein solches Präparat wurde in diesem Sinne als „100prozentig“ bezeichnet; ein Präparat von 3 Gewichtsprozent ist demnach ein solches von 10 Volumprozent. — Die alte Bezeichnung nach Volumprozent ist nur irreführend und sollte gänzlich beseitigt werden.

Klare, farb- und geruchlose, schwach bitter schmeckende Flüssigkeit, die Lackmuspapier schwach rötet und sich bei Zimmertemperatur sehr langsam, bei Berührung mit gewissen Stoffen, wie Braunstein, sehr rasch unter Entwickelung von Sauerstoff zersetzt.

Über die Geruchlosigkeit der Wasserstoffsuperoxydlösung ist schon viel berichtet worden, da vielfach Produkte in den Handel kommen, die allmählich einen deutlich an Chlor erinnernden Geruch annehmen. So berichtete O. Schmatolla (Ph. Z. 1905, S. 641), daß sich bei Wasserstoffsuperoxydpräparaten die Gegenwart von Salzsäure schon in Mengen von 0,05 bis 0,1 Prozent sehr unliebsam bemerkbar mache, weil diese Säure zum Teil zu Chlor oxydiert werde, das sich deutlich durch den Geruch bemerkbar macht. Sodann will Langensiepen (Ap. Z. 1910, S. 201) das Chlor mittels Jodzinkstärkelösung nachgewiesen haben. Demgegenüber berichtet R. Firbas (siehe ebenda, S. 872), daß man Chlor neben Wasserstoffsuperoxyd nicht durch Jodzinkstärke nachweisen könne, daß er deshalb den Nachweis versuchte, indem er zunächst das vermeintliche Chlor vom Wasserstoffsuperoxyd zu trennen suchte. Hierzu leitete er durch die nach Chlor riechende Flüssigkeit einen lebhaften Kohlensäurestrom und führte das entweichende Gas in Jodkaliumstärkelösung ein, die keine Bläuung erfuhr. Deshalb hält Firbas das riechende Gas nicht für Chlor, wohl aber für Ozon, weil es metallisches Silber sofort wie Ozon bräunt, was bei ganz reinem Wasserstoffsuperoxyd erst nach einigen Minuten und ganz schwach geschieht. Diese Ansicht von Firbas, daß das im Wasserstoffsuperoxyd auftretende, nach Chlor riechende Gas Ozon sei, ist augenblicklich vielfach angenommen. Es muß aber erwähnt werden, daß M. Lefeldt (Ph. Z. 1912, S. 372) wieder Chlor im Wasserstoffsuperoxyd nachgewiesen haben will. — Daß sich Wasserstoffsuperoxyd als labile Verbindung leicht unter Abgabe von Sauerstoff zersetzt, ist eine bekannte Erscheinung. Der vom Arzneibuch erwähnte Braunstein begünstigt sehr den Vorgang als „Katalysator".

Versetzt man Wasserstoffsuperoxydlösung mit etwa 10 Tropfen Schwefelsäure und einigen Kubikzentimetern Kaliumpermanganatlösung, so tritt, besonders beim Umschütteln, eine Gasentwickelung ein, und die Farbe der Kaliumpermanganatlösung verschwindet. Schüttelt man 1 ccm der mit einigen Tropfen verdünnter Schwefelsäure angesäuerten Wasserstoffsuperoxydlösung mit etwa 2 ccm Äther und setzt dann einige Tropfen Kaliumdichromatlösung hinzu, so färbt sich bei erneutem Schütteln die ätherische Schicht tiefblau.

Wasserstoffsuperoxyd vermag bekanntlich oxydierend und reduzierend zu wirken. Beide Eigenschaften werden vom Arzneibuch zur Identifizierung herangezogen: Das Kaliumpermanganat wird zu Manganosulfat unter Aufbrausen, d. h. Entweichen des Sauerstoffs, reduziert; Chromsäure wird zu Überchromsäure oxydiert, die sich in Äther mit blauer Farbe löst.

Zur Erläuterung dieser Eigenschaften des H_2O_2 sei folgendes hinzugefügt: Es erscheint zunächst als Widerspruch, daß dieselbe Substanz einerseits oxydierend, andrerseits reduzierend wirken soll. Man faßt jetzt aber das Wasserstoffsuperoxyd gemäß seinen Bildungsweisen als das erste Reduktionsprodukt des Sauerstoffmoleküls auf, also als: H—O—O—H. Es zerfällt zunächst leicht unter Sauerstoffabgabe, ein Vorgang, der nach H. Wieland in 2 Phasen stattfinden soll: I. $H_2O_2 = 2H + O_2$; II. $2H + H_2O_2 = 2H_2O$. So wird also die oxydierende Wirkung erklärt. Andrerseits besagt die Formel I, daß das Wasserstoffsuperoxyd wieder zum Sauerstoffmolekül werden und die beiden Wasserstoffatome als Reduktionsmittel abgeben kann. So wird z. B. die Reduktion des Kaliumpermanganats (also die Entfärbung der Kaliumpermanganatlösung, die das Arzneibuch anführt) durch folgende Formel erklärt:

$$2\,KMnO_4 + 5\,H_2O_2 + 3\,H_2SO_4 = K_2SO_4 + 2\,MnSO_4 + 5\,O_2 + 8\,H_2O.$$

Wasserstoffsuperoxydlösung darf sich nach Zusatz von verdünnter Schwefelsäure innerhalb 10 Minuten nicht verändern (Bariumsalze). 5 ccm Wasserstoffsuperoxydlösung dürfen nach Zusatz von 1 ccm verdünnter Essigsäure und 0,5 ccm Natriumazetatlösung durch 0,5 ccm verdünnte Kalziumchloridlösung nicht verändert werden (Oxalsäure). 50 ccm Wasserstoffsuperoxydlösung dürfen zur Neutralisation höchstens 3 ccm $^1/_{10}$-Normal-Kalilauge verbrauchen, Phenolphthalein als Indikator (unzulässige Menge freie Säure). 10 ccm Wasserstoffsuperoxydlösung dürfen nach dem Verdampfen auf dem Wasserbade höchstens 0,015 g Rückstand hinterlassen.

Diese Prüfungen beziehen sich auf Stoffe, die entweder von der Darstellung her noch als Verunreinigungen vorhanden sein können oder absichtlich zur Konservierung dem leicht zersetzlichen Präparat zugesetzt sind. Zu den ersteren Stoffen gehören Bariumsalze, da zur Darstellung meistenteils Bariumsuperoxyd verwendet wird. Ferner werden zur Erhöhung der Haltbarkeit Stoffe wie Phosphorsäure zugesetzt, während Oxalsäure nicht zugegen sein darf. Bei der vom Arzneibuch vorgeschriebenen Prüfung auf letztere Säure treten vielfach Irrtümer ein. Werden nämlich nicht, wie vorgeschrieben, 0,5 ccm Natriumazetatlösung zugesetzt, sondern wird mehr genommen und dazu eine reichliche Menge Kalziumchlorid, so fällt häufig, auch bei völliger Abwesenheit von Oxalsäure, ein Niederschlag aus, der dann aber nicht aus oxalsaurem, sondern aus phosphorsaurem Kalk besteht. Bei näherer Prüfung klärt sich dieser Irrtum auf, da oxalsaurer Kalk kristallisiert ist, phosphorsaurer aber amorph; außerdem bildet sich das erste Produkt gewöhnlich schneller als das zweite. Will man aber jeden Zweifel vermeiden, so verwende man bei der Prüfung auf Oxalsäure genau die vom D.A.B. 6 angegebenen Reagenzienmengen. — Sodann schreibt das Arzneibuch eine quantitative Bestimmung der freien Säuren vor, weil viele Handelspräparate einen zu großen Überschuß davon enthalten, teils von der Darstellung her, teils von einem Zusatz zur Erhöhung der Haltbarkeit des Präparates herrührend. Zu bemerken ist aber, daß Wasserstoffsuperoxyd selbst als schwache Säure auf Phenolphthalein einwirkt, so daß der Umschlag leicht undeutlich wird. Bei der Titration der 3 prozentigen Wasserstoffsuperoxydlösung des Arzneibuches kann man noch Phenolphthalein anwenden, bei stärkeren Präparaten wird man das Wasserstoffsuperoxyd zerstören oder einen anderen Weg der Titration einschlagen müssen (siehe darüber L. Wöhler und W. Frey, Ap. Z. 1910, S. 1054). Aber auch zur deutlichen Erkennung des Farbumschlages in der 3prozentigen Wasserstoffsuperoxydlösung ist es notwendig, daß ca. 20 Tropfen Phenolphthaleinlösung zugesetzt werden. — Sodann läßt das Arzneibuch den Verdampfungsrückstand bestimmen, eine Prüfung, die wiederum sehr wichtig ist, weil die Fabrikanten, immer in dem Bestreben, die Haltbarkeit zu erhöhen, vielfach unerlaubt große Zusätze machen. Man führt diese Prüfung am besten im Schälchen mit eingeschliffenem Deckel aus, da der Rückstand oft hygroskopisch ist. Im übrigen sei man betreffs dieser Anforderung nicht zu rigoros, sondern lasse auch einen ganz geringen Überschuß zu. Denn der Apotheker, der das Präparat nicht selbst darstellen kann, hat ein großes Interesse daran, daß es sich etwa zwei Monate (eventuell länger) hält. Sind die Zusätze zu gering, so sinkt schon innerhalb dieser Zeit der Gehalt des Präparates unter den zulässigen Wert.

Ein gewisser Säuregehalt des Präparates ist vor allem deshalb notwendig, weil die Aufbewahrungsgläser allmählich Alkali abgeben, das abgestumpft werden muß. Andernfalls bewirken schon geringste Mengen überschüssigen Alkalis einen schnellen Zerfall des H_2O_2 in $H_2O + O$. Diese Wirkung des Alkali ist ja auch der Grund, weshalb man früher und vielfach auch noch jetzt das Innere der Aufbewahrungsgefäße mit einer Paraffinschicht belegte.

Gehaltsbestimmung. 10 g Wasserstoffsuperoxydlösung werden in einem Meßkölbchen mit Wasser auf 100 ccm verdünnt. 10 ccm dieser Lösung werden mit 5 ccm verdünnter Schwefelsäure und 1 g Kaliumjodid versetzt; die Mischung läßt man in einem verschlossenen Glase eine halbe Stunde lang stehen. Zur Bindung des ausgeschiedenen Jodes dürfen nicht weniger als 17,7 und nicht mehr als 18,9 ccm $^1/_{10}$-Normal-Natriumthiosulfatlösung verbraucht werden, was einem Gehalte von 3 bis 3,2 Gewichtsprozent Wasserstoffsuperoxyd entspricht (1 ccm $^1/_{10}$-Normal-Natriumthiosulfatlösung = 0,001701 g Wasserstoffsuperoxyd, Stärkelösung als Indikator.)

Die Gehaltsbestimmung beruht auf folgendem Vorgang:

$$2KJ + H_2O_2 + H_2SO_4 = K_2SO_4 + 2H_2O + J_2.$$

Das Wasserstoffsuperoxyd oxydiert also eine äquivalente Menge Jodwasserstoffsäure zu Jod, welch letzteres mit Natriumthiosulfat titriert wird. Nach vorstehender Gleichung entspricht:

$$\frac{1\,H_2O_2}{1\text{ Mol} = 34{,}016\text{ g}} = 2\,J = \frac{2\,Na_2S_2O_3}{2\text{ Mol} = 2000\text{ ccm }^1/_1\text{-Normal-}Na_2S_2O_3},$$

$$1\text{ ccm }^1/_{10}\text{-Normal-}Na_2S_2O_3 = 0{,}001701\text{ g }H_2O_2.$$

Bei Anwendung von 1 g Wasserstoffsuperoxydlösung und Verbrauch von 17,7 bis 18,9 ccm $^1/_{10}$-Normal-$Na_2S_2O_3$ demnach Prozentgehalt:

$$\frac{17{,}7\text{ (bis }18{,}9)\cdot 0{,}001701\cdot 100}{1} = \text{rund 3 bis 3,2 Gewichtsprozent }H_2O_2.$$

Diese Bestimmung ist durchaus zuverlässig. Da aber nach dem D. A. B. 6 die $^1/_{10}$-Normal-Kaliumpermanganatlösung vorrätig ist, sollte sie gerade hier angewendet werden, da sie ebenso sicher, aber zugleich schneller und billiger zum Ziele führt. Der chemische Vorgang ist folgender:

$$\underset{\substack{5\,\text{Mol}=5\cdot 34{,}016\,\text{g}\\=170{,}080\text{ g}}}{5\,H_2O_2} + \underset{\substack{2\,\text{Mol}=10000\,\text{ccm}\\ {}^1/_1\text{-Normal-}KMnO_4\\ \text{(nach Seite 55)}}}{2\,KMnO_4} + 3\,H_2SO_4 = 2\,MnSO_4 + K_2SO_4 + 8\,H_2O + 5\,O_2$$

$$1 \text{ ccm } {}^1/_{10}\text{-Normal-}KMnO_4 = 0{,}001701 \text{ g } H_2O_2.$$

Ausführung: 10 g Wasserstoffsuperoxydlösung werden in einem Meßkölbchen mit Wasser auf 100 ccm verdünnt. 10 ccm dieser Lösung verdünnt man mit 30 ccm Wasser, fügt 35 ccm verdünnte Schwefelsäure hinzu und so lange $^1/_{10}$-Normal-Kaliumpermanganatlösung, bis bleibende Rosafärbung eintritt. Hierzu müssen ebenso viele ccm $^1/_{10}$-Normal-Kaliumpermanganatlösung verbraucht werden, wie nach dem Arzneibuch für den Verbrauch der $^1/_{10}$-Normal-Natriumthiosulfatlösung erforderlich sind. — Es ist zweckmäßig, eine erste Titration schnell durchzuführen. Weiß man dann, wieviele ccm der Permanganatlösung ungefähr notwendig sind, gelingt bei einer zweiten Titration die Erkennung des Umschlages leicht und auf 1 Tropfen genau.

Kühl und vor Licht geschützt aufzubewahren.

Siehe darüber die erste Anmerkung des folgenden Artikels.

Hydrogenium peroxydatum solutum concentratum
Konzentrierte Wasserstoffsuperoxydlösung

Gehalt mindestens 30 Gewichtsprozent Wasserstoffsuperoxyd (H_2O_2, Mol.-Gew. 34,016).

Diese konzentrierte Wasserstoffsuperoxydlösung wird jetzt von den Fabrikanten verhältnismäßig stabil geliefert. Aber es bleibt zu beachten, daß trotzdem hier ein immerhin labiles Präparat vorliegt. Hineinfallen von Korkteilen oder Staub genügt, um eine Zersetzung einzuleiten (siehe E. Merck, Ph. Z. 1923, S. 913). Besondere Vorsichtsmaßregeln kommen in Betracht, wenn man aus diesem konzentrierten Präparat das 3prozentige Produkt durch Verdünnen mit destilliertem Wasser herstellen will. Bei Anwesenheit von sehr geringen Spuren von Kupfer, Mangan, Eisen, die sich im Wasser befinden können, muß bald in der daraus hergestellten Wasserstoffsuperoxydlösung Zersetzung eintreten. Es ist deshalb hier ein destilliertes Wasser zu verwenden, an das besonders hohe Reinheitsforderungen zu stellen sind. — Außerdem wird das 30prozentige Präparat, nunmehr mit Wasser auf 3 Prozent verdünnt, an Haltbarkeit einbüßen, wenn man nicht „Konservierungsmittel" zusetzt. Dazu eignen sich als Antikatalysatoren: Azetanilid oder Phenazetin bzw. Benzoesäure in Mengen von etwa 0,1 Gramm pro Liter. Allgemein beachte man: Säuren fördern die Haltbarkeit, Alkaleszenz (auch aus dem Glase herrührend, siehe den vorstehenden Artikel) wirkt zersetzend, ebenso höhere Temperatur und Belichtung. Daher auch die Forderung: „Kühl und vor Licht geschützt aufzubewahren." — Schließlich sei bemerkt, daß bei diesem 30prozentigen Präparat ungefähr dieselben Anforderungen gestellt werden wie bei dem 3prozentigen. Es gelten also auch hier die Anmerkungen des vorstehenden Artikels, eingeschlossen die Erklärung der Gehaltsbestimmung. Lediglich darauf sei hingewiesen, daß bei dem konzentrierten Präparat auch auf „Salzsäure" und auf „Arsenverbindungen" geprüft wird[1]. Außerdem ist hier bei dem 30prozentigen Präparat ein verhältnismäßig weit geringerer Gehalt an Verdampfungsrückstand zugelassen als bei dem 3prozentigen Präparat. Verdünnt man jetzt das konzentrierte Präparat (1 + 9), so sinken Säuregehalt und Verdampfungsrückstand weitaus unter die für das 3prozentige Präparat zugelassenen Konstanten. Deshalb vorstehend die Empfehlung, bei Verdünnung des 30prozentigen Präparates, wenn es längere Zeit haltbar sein soll, noch „Konservierungsmittel" zuzusetzen.

Klare, farblose Flüssigkeit, die Lackmuspapier rötet und sich bei Zimmertemperatur sehr langsam, bei Berührung mit gewissen Stoffen, wie Braunstein, sehr rasch unter Entwickelung von Sauerstoff zersetzt.

Versetzt man 5 ccm konzentrierte Wasserstoffsuperoxydlösung mit etwa 10 Tropfen Schwefelsäure und einigen Kubikzentimetern Kaliumpermanganatlösung, so tritt, besonders beim Umschütteln, eine Gasentwickelung ein, und die Farbe der Kaliumpermanganatlösung verschwindet. Schüttelt man eine mit einigen Tropfen verdünnter Schwefelsäure versetzte Mischung von 2 Tropfen konzentrierter Wasserstoffsuperoxydlösung und 1 ccm Wasser mit 2 ccm Äther und setzt dann einige Tropfen Kaliumdichromatlösung hinzu, so färbt sich bei erneutem Durchschütteln die ätherische Schicht tiefblau.

Die wässerige Lösung (1 + 9) darf weder durch verdünnte Schwefelsäure (Bariumsalze) innerhalb 10 Minuten, noch nach Zusatz von 1 ccm verdünnter Essigsäure und 0,5 ccm Natriumazetatlösung durch 0,5 ccm verdünnte Kalziumchloridlösung (Oxalsäure) verändert werden; nach Zusatz von 1 ccm Salpetersäure darf sie durch Silbernitratlösung höchstens opalisierend getrübt werden (Salzsäure). 5 ccm konzentrierte Wasserstoffsuperoxydlösung dürfen nach dem Verdünnen mit 45 ccm Wasser zur Neutralisation höchstens 2 ccm $^1/_{10}$-Normal-Kalilauge verbrauchen, Phenolphthalein als Indikator (unzulässige Menge freie Säure).

10 ccm konzentrierte Wasserstoffsuperoxydlösung dürfen nach dem Verdampfen auf dem Wasserbade höchstens 0,03 g Rückstand hinterlassen; wird der Rückstand geglüht, so darf sein Gewicht höchstens 0,005 g betragen.

5 ccm konzentrierte Wasserstoffsuperoxydlösung werden in einem Porzellantiegel auf dem Wasserbade zur Trockne verdampft. Der Rückstand wird mit 2 ccm Natriumhypophosphitlösung übergossen und eine Viertelstunde lang bei aufgedecktem Uhrglas auf dem Wasserbad erhitzt. Hierbei darf keine bräunliche Färbung eintreten (Arsenverbindungen).

Gehaltsbestimmung. Etwa 1 g konzentrierte Wasserstoffsuperoxydlösung wird in einem Meßkölbchen von 100 ccm Inhalt genau gewogen und das Kölbchen mit Wasser bis zur Marke aufgefüllt. 10 ccm dieser Lösung werden mit 5 ccm verdünnter Schwefelsäure und 1 g Kaliumjodid versetzt; die Mischung läßt man in einem verschlossenen Glase eine halbe Stunde lang stehen. Zur Bindung des ausgeschiedenen Jodes müssen für je 0,1 g konzentrierte Wasserstoffsuperoxydlösung mindestens 17,7 ccm $^1/_{10}$-Normal-Natriumthiosulfatlösung verbraucht werden, was einem Mindestgehalte von 30 Gewichtsprozent Wasserstoffsuperoxyd entspricht (1 ccm $^1/_{10}$-Normal-Natriumthiosulfatlösung = 0,001701 g Wasserstoffsuperoxyd, Stärkelösung als Indikator).

---

[1] Bei der Prüfung auf Arsenverbindungen muß selbstredend erst das Peroxyd vor der Behandlung mit Natriumhypophosphitlösung durch Abdampfen der Lösung zerstört werden, da sonst das oxydierende H_2O_2 der reduzierenden Wirkung des Natriumhypophosphits entgegenwirken würde.

Die oxydimetrische Bestimmung, genau beschrieben am Ende des Artikels „Hydrogenium peroxydatum solutum", läßt sich selbstverständlich hier, entsprechend ausgeführt, mit demselben Vorteil anwenden.

Kühl und vor Licht geschützt aufzubewahren.

Jodoformium — Jodoform

CHJ_3 Mol.-Gew. 393,77

Kleine, glänzende, hexagonale, fettig anzufühlende Blättchen oder Tafeln oder kristallinisches Pulver von zitronengelber Farbe.

Jodoform riecht durchdringend, etwas safranartig; es ist mit den Dämpfen des siedenden Wassers flüchtig. Jodoform ist in Wasser unlöslich; es löst sich in etwa 70 Teilen Weingeist von 20°, in 10 Teilen siedendem Weingeist, in 10 Teilen Äther; es ist ferner löslich in Chloroform, Kollodium, schwer löslich in fetten Ölen, kaum in Glyzerin. Beim Erhitzen von Jodoform entwickeln sich violette Dämpfe.

Schmelzpunkt annähernd 120°.

1 g Jodoform muß, mit 10 ccm Wasser 1 Minute lang geschüttelt, ein farbloses Filtrat geben (Pikrinsäure), das durch Silbernitratlösung (Jodwasserstoffsäure, Salzsäure) sofort nur opalisierend getrübt und durch Bariumnitratlösung (Schwefelsäure) nicht verändert werden darf.

1 g Jodoform darf durch 24stündiges Trocknen über Schwefelsäure höchstens 0,01 g an Gewicht verlieren.

0,2 g Jodoform dürfen nach dem Verbrennen keinen wägbaren Rückstand hinterlassen.

Jodoform wird jetzt im allgemeinen in ausgezeichneter Reinheit geliefert. Nur Anwesenheit von Sulfaten wurde von uns zuweilen bemerkt und manchmal auch ein erhöhter Glührückstand. Um letzteren genau zu bestimmen, verbrenne man 1 g und bleibe bei der Verbrennung (im Abzug!) zugegen, um die Flamme so zu regulieren, daß das Aufflammen, die Jodentwickelung nicht zu stark wird. Ohne diese Vorsicht können kleine Aschenteilchen aus dem Tiegel oder der Schale fortgerissen werden. Für diese Verbrennung ist die Anwendung einer Quarzschale sehr empfehlenswert.

Vor Licht geschützt aufzubewahren.

Jodum — Jod

J Atom-Gew. 126,92

Gehalt mindestens 99 Prozent.

Schwarzgraue, metallisch glänzende, trockene, rhombische Tafeln oder Blättchen von eigenartigem Geruche, die beim Erhitzen violette Dämpfe entwickeln. Jod löst sich in etwa 4000 Teilen Wasser, in 9 Teilen Weingeist und in etwa 200 Teilen Glyzerin mit brauner bis rotbrauner Farbe. Es löst sich reichlich in Äther und in wässeriger Kaliumjodidlösung mit brauner bis rotbrauner, in Chloroform und in Schwefelkohlenstoff mit violetter Farbe. Wässerige Jodlösung färbt Stärkelösung blau; die blaue Farbe verschwindet beim Erhitzen und tritt beim Erkalten wieder auf.

Die Angabe, daß das Jod schwarzgraue, metallisch glänzende Blättchen bilden soll, ist insofern wichtig, als man an dem Aussehen, der Ausbildung der großen flachen Kristallblättchen schon bis zum gewissen Grade die Reinheit erkennt.

Jod muß sich in der Wärme vollständig verflüchtigen. Schüttelt man 0,5 g zerriebenes Jod mit 20 ccm Wasser, filtriert und versetzt dann die Hälfte des Filtrats mit schwefliger Säure bis zur Entfärbung, dann mit einem Körnchen Ferrosulfat, 1 Tropfen Eisenchloridlösung und 2 ccm Natronlauge und erwärmt gelinde, so darf sich die Flüssigkeit nach dem schwachen Ansäuern mit verdünnter Salzsäure nicht blau färben (Zyan). Die andere Hälfte des Filtrats muß, mit 1 ccm Ammoniakflüssigkeit und 5 Tropfen Silbernitratlösung versetzt, ein Filtrat liefern, das beim Übersättigen mit 2 ccm Salpetersäure höchstens eine opalisierende Trübung, aber keinen Niederschlag gibt (Chlor).

Die völlige Flüchtigkeit des Jodes soll gewisse anorganische Verunreinigungen ausschließen. — In der Anschüttelung des Jodes mit Wasser soll die eventuelle Anwesenheit von Zyan oder Chlor nachgewiesen werden. Die erste Hälfte des Filtrats wird mit schwefliger Säure behandelt, wodurch das Jod und das eventuell vorhandene Zyan zu HJ bzw. HCN reduziert werden. Nach dem Verschwinden der Farbe des Jodes kann nunmehr vorhandenes HCN mittels Ferrosulfat und Ferrichlorid durch die bekannte Bildung des Berliner Blau nachgewiesen werden. Wird jetzt zu der anderen Hälfte des Filtrats erst Ammoniak, dann Silbernitrat hinzugefügt, so würde etwa gebildetes Chlorsilber in Ammoniak gelöst bleiben, das Jodsilber aber fast vollständig ausfallen. Filtriert man jetzt vom Jodsilber ab (am besten nach längerem Stehen), so darf das Filtrat nach Übersättigen mit Salpetersäure höchstens eine opalisierende Trübung zeigen, die von Spuren Chlor bzw. Jodtrichlorid herrühren kann, eventuell auch von den geringen Spuren Jodsilber, die im Ammoniak gelöst bleiben. Größere Mengen von Chlor bzw. Jodtrichlorid, die einen Niederschlag von AgCl bilden würden, sind nicht gestattet.

Gehaltsbestimmung. Etwa 0,2 g Jod werden in einem Kölbchen mit eingeriebenem Glasstopfen genau gewogen und mit 0,5 g Kaliumjodid zunächst in 1 ccm Wasser gelöst; die Lösung wird hierauf mit Wasser zu etwa 20 ccm aufgefüllt. Zur Entfärbung dieser Lösung müssen für je 0,2 g Jod mindestens 15,6 ccm $^1/_{10}$-Normal-Natriumthiosulfatlösung verbraucht werden, was einem Mindestgehalte von 99 Prozent Jod entspricht (1 ccm $^1/_{10}$-Normal-Natriumthiosulfatlösung = 0,012692 g Jod, Stärkelösung als Indikator).

Die „etwa 0,2 g" Jod müssen mit größtmöglicher Genauigkeit abgewogen werden, da schon ein geringfügiger Versuchsfehler bei der Ausrechnung auf 100 Teile eine sehr große Differenz ergibt (siehe darüber S. 1). — Das Jod soll mit Hilfe des Kaliumjodids nach dem Wortlaut des Arzneibuches erst in wenig Wasser gelöst werden, da das Jod sich in der verdünnten Kaliumjodidlösung sehr viel langsamer löst.

Berechnung:

$$\frac{1\,\mathrm{Na_2S_2O_3}}{1\text{ Mol} = 1000\text{ ccm }^1/_1\text{-Normal-}\mathrm{Na_2S_2O_3}} = \frac{1\text{ J}}{1\text{ Grammäquivalent} = 126{,}92\text{ g}},$$

$$1\text{ ccm }^1/_{10}\text{-Normal-}\mathrm{Na_2S_2O_3} = 0{,}012692\text{ g Jod.}$$

Bei Anwendung von 0,2 g Jod und Verbrauch von 15,6 ccm $^1/_{10}$-Normal-$Na_2S_2O_3$ demnach Prozentgehalt:

$$\frac{15{,}6 \cdot 0{,}012692 \cdot 100}{0{,}2} = \text{rund 99 Prozent Jod.}$$

Kali causticum fusum — Kaliumhydroxyd

Ätzkali

KOH Mol.-Gew. 56,11

Gehalt mindestens 85 Prozent Kaliumhydroxyd.

Weiße, trockene, harte Stücke oder Stäbchen von kristallinischem Bruche, die aus der Luft Kohlendioxyd aufnehmen und an der Luft zerfließen. Kaliumhydroxyd löst sich in 1 Teil Wasser und leicht in Weingeist.

Schon das Aussehen des Präparates ist wichtig für die Beurteilung: „Trocken und hart" müssen die Stücke oder Stäbchen sein, das heißt nicht feucht. Außerdem müssen sie noch ziemlich durchscheinend sein; ein porzellanartiges Aussehen deutet darauf hin, daß sie bereits sehr viel Kohlensäure angezogen haben. — Das „Kali causticum fusum" löst sich nur so weit in Weingeist auf, als es wirklich aus KOH besteht. Ein Teil der Substanz, hauptsächlich an der Oberfläche, wird durch die Kohlensäure der Luft in Kaliumkarbonat übergeführt sein, welch letzteres in Weingeist unlöslich ist.

Die wässerige Lösung (1 + 9) bläut Lackmuspapier und scheidet beim Übersättigen mit Weinsäurelösung allmählich einen weißen, kristallinischen Niederschlag aus.

Der mit überschüssiger Weinsäure entstehende kristallinische Niederschlag besteht aus saurem weinsaurem Kalium, dem Tartarus depuratus. Über Ausführung der Probe siehe S. 34.

Die Lösung von 1 g Kaliumhydroxyd in 2 ccm Wasser darf nach dem Vermischen mit 10 ccm Weingeist innerhalb 1 Stunde nur einen sehr geringen Bodensatz geben (fremde Salze, Kieselsäure, Tonerde). Kocht man die Lösung von 1 g Kaliumhydroxyd in 10 ccm Wasser mit 15 ccm Kalkwasser, so darf das Filtrat beim Eingießen in überschüssige Salpetersäure keine Gasblasen entwickeln (Kohlensäure).

Aus der letzten Prüfung geht hervor, daß ein kleiner Anteil Kaliumkarbonat vorhanden sein darf, aber in 1 g Präparat nicht mehr, als von dem in 15 ccm Kalkwasser vorhandenen Kalziumhydroxyd als kohlensaurer Kalk gebunden wird. Filtriert man von dem so entstandenen Kalziumkarbonat ab, so darf das Filtrat mit Salpetersäure keine Kohlensäure entwickeln, d. h. nicht mehr Kaliumkarbonat enthalten. Da 15 ccm Kalkwasser (siehe dort) ca. 0,0225 g $Ca(OH)_2$ enthalten und die Umsetzung in folgendem Sinne zu berechnen ist

$$\frac{Ca(OH)_2}{74{,}11} : \frac{K_2CO_3}{138{,}2} = 0{,}0225 : x, \qquad x = 0{,}042,$$

so ergibt sich für 1 g KOH ein zugelassener Gehalt von 0,042 g K_2CO_3, d. h. rund 4,2 Prozent K_2CO_3.

Werden 2 ccm einer Lösung von Kaliumhydroxyd in verdünnter Schwefelsäure (1 + 19) mit 2 ccm Schwefelsäure gemischt und nach dem Erkalten mit 1 ccm Ferrosulfatlösung überschichtet, so darf sich zwischen den beiden Flüssigkeiten keine gefärbte Zone bilden (Salpetersäure). Die mit Salpetersäure übersättigte wässerige Lösung (1 + 49) darf weder durch Bariumnitratlösung (Schwefelsäure) sofort verändert, noch durch Silbernitratlösung (Salzsäure) mehr als opalisierend getrübt werden. Werden 3 ccm der wässerigen Lösung (1 + 49) mit verdünnter Schwefelsäure übersättigt und mit 3 Tropfen Kaliumjodidlösung und einigen Tropfen Stärkelösung versetzt, so darf nicht sofort Blaufärbung auftreten (salpetrige Säure).

Bei der Darstellung des KOH kann Salpeter vorhanden gewesen sein, der durch anwesende organische Substanz in Kaliumnitrit übergeführt ist. Letzteres würde mit Schwefelsäure salpetrige Säure ergeben, die ihrerseits aus Jodkalium Jod in Freiheit setzt, so daß mit Stärke Blaufärbung eintreten müßte.

Gehaltsbestimmung. Etwa 5 g Kaliumhydroxyd werden im geschlossenen Wägegläschen genau gewogen und im Meßkolben mit Wasser zu 100 ccm gelöst. Zum Neutralisieren von 20 ccm dieser Lösung müssen für je 1 g Kaliumhydroxyd mindestens 15,15 ccm Normal-Salzsäure verbraucht werden, was einem Mindestgehalte von 85 Prozent Kaliumhydroxyd entspricht (1 ccm Normal-Salzsäure = 0,05611 g Kaliumhydroxyd, Methylorange als Indikator).

Die „etwa 5g" Kaliumhydroxyd müssen mit größtmöglicher Genauigkeit abgewogen werden (siehe S. 1), und zwar im geschlossenen Wägegläschen, damit nicht während der Wägung die Substanz Wasser und Kohlensäure anzieht. — Da die zu verbrauchende Anzahl Kubikzentimeter $^1/_1$-Normal-Salzsäure bis in die zweite Dezimale angegeben ist, soll die Titration (siehe S. 39) aus der Feinbürette vorgenommen werden. Da solche Bürette nur 10 ccm faßt, müßte sie mindestens zweimal gefüllt werden. Es genügt wohl, wenn man hier unter ganz besonders sorgfältiger Ablesung mit der einfachen Bürette arbeitet.

Berechnung:

$$\frac{\text{KOH}}{1\text{ Mol} = 56{,}11\text{ g}} + \frac{\text{HCl}}{1\text{ Mol} = 1000\text{ ccm } ^1/_1\text{-Normal-HCl}} = \text{KCl} + \text{H}_2\text{O},$$

$$1\text{ ccm } ^1/_1\text{-Normal-HCl} = 0{,}05611\text{ g KOH}.$$

Bei Anwendung von 1 g Kaliumhydroxyd und Verbrauch von 15,15 ccm $^1/_1$-Normal-HCl demnach Prozentgehalt:

$$\frac{15{,}15 \cdot 0{,}05611 \cdot 100}{1} = \text{rund 85 Prozent Kaliumhydroxyd}^1.$$

Kalium bicarbonicum — Kaliumbikarbonat

$KHCO_3$ Mol.-Gew. 100,11

Farblose, durchscheinende, trockene Kristalle. Kaliumbikarbonat löst sich langsam in etwa 4 Teilen Wasser; in absolutem Alkohol ist es unlöslich.

Mit der Forderung, daß die Kristalle „trocken" sein sollen, ist schon eine Verunreinigung mit wesentlichen Mengen des leicht feucht werdenden Kaliumkarbonats ausgeschlossen. — Über den Kaliumnachweis siehe S. 34.

Mit Säuren übergossen, braust Kaliumbikarbonat auf. Die wässerige Lösung (1 + 9) bläut Lackmuspapier; beim Übersättigen mit Weinsäurelösung scheidet sie allmählich einen weißen, kristallinischen Niederschlag aus.

Die mit verdünnter Essigsäure bis zur schwach sauren Reaktion gegen Lackmuspapier versetzte wässerige Lösung (1 + 19) darf weder durch Bariumnitratlösung (Schwefelsäure), noch durch 3 Tropfen Natriumsulfidlösung (Schwermetallsalze) verändert werden. Nach Zusatz von überschüssiger Salpetersäure darf sie durch Silbernitratlösung höchstens opalisierend getrübt werden (Salzsäure). Die mit Salzsäure übersättigte wässerige Lösung (1 + 19) darf durch 0,5 ccm Kaliumferrozyanidlösung nicht sofort gebläut werden (Eisensalze). Ein Gemisch von

[1] In Wirklichkeit wird hier nicht der Gehalt an KOH bestimmt, sondern an KOH + K_2CO_3. Siehe S. 48.

0,5 g Kaliumbikarbonat und 5 ccm Natriumhypophosphitlösung darf nach viertelstündigem Erhitzen im siedenden Wasserbade keine dunklere Färbung annehmen (Arsenverbindungen).

Gehaltsbestimmung. Zum Neutralisieren einer Lösung von 2 g des über Schwefelsäure getrockneten Kaliumbikarbonats in 50 ccm Wasser müssen 20 ccm Normal-Salzsäure verbraucht werden, was einem reinen Kaliumbikarbonat entspricht (1 ccm Normal-Salzsäure = 0,10011 g Kaliumbikarbonat, Methylorange als Indikator).

1 g über Schwefelsäure getrocknetes Kaliumbikarbonat darf sich beim Glühen auch nicht vorübergehend schwärzen und muß 0,69 g Rückstand hinterlassen.

Der maßanalytischen Gehaltsbestimmung liegt folgender Vorgang zugrunde:

$$\frac{KHCO_3}{1\ \text{Mol} = 100{,}11\ \text{g}} + \frac{HCl}{1\ \text{Mol} = 1000\ \text{ccm}\ ^1/_1\text{-Normal-HCl}} = KCl + CO_2 + H_2O,$$

$$1\ \text{ccm}\ ^1/_1\text{-Normal-HCl} = 0{,}10011\ \text{g}\ KHCO_3.$$

Bei Anwendung von 2 g $KHCO_3$ und Verbrauch von 20 ccm $^1/_1$-Normal-HCl demnach Prozentgehalt:

$$\frac{20 \cdot 0{,}10011 \cdot 100}{2} = \text{rund } 100 \text{ (genau gerechnet } 100{,}11 \text{ Prozent) Kaliumbikarbonat.}$$

Zunächst scheint ein starker Widerspruch darin zu liegen, daß ein $KHCO_3$ (genau gerechnet) 100,11 Prozent $KHCO_3$ enthalten soll. Aber erstens ist der Unterschied so gering, daß die Zahlen eventuell als abgerundet gelten können; zweitens hat das Arzneibuch durch diese Forderung wohl einen ganz geringen Gehalt an Kaliumkarbonat, das mehr Salzsäure erfordert, zugelassen. — Eine zweite Gehaltsbestimmung ist durch die Forderung eines bestimmten Glührückstandes gegeben. Es findet beim Glühen folgender Vorgang statt:

$$\frac{\begin{matrix}KHCO_3\\KHCO_3\end{matrix}}{2\ \text{Mol} = 200{,}22\ \text{g}} = \frac{K_2CO_3}{1\ \text{Mol} = 138{,}20\ \text{g}} + CO_2 + H_2O.$$

Da also 200,22 g Kaliumbikarbonat nach dem Glühen 138,2 g Kaliumkarbonat hinterlassen, muß ein vorschriftsmäßiges Präparat nach der Gleichung

$$200{,}22 : 138{,}2 = 100 : x, \qquad x = 69{,}02$$

einen Glührückstand von rund 69 Prozent hinterlassen. — Eine vorübergehende Schwärzung beim Glühen würde auf das Vorhandensein organischer Substanz hinweisen.

Kalium bromatum — Kaliumbromid

KBr Mol.-Gew. 119,02

Gehalt des bei 100° getrockneten Salzes mindestens 98,5 Prozent Kaliumbromid, entsprechend 66,1 Prozent Brom.

Farblose, würfelförmige, glänzende, luftbeständige Kristalle oder weißes, kristallinisches Pulver. Kaliumbromid löst sich in etwa 1,5 Teilen Wasser und in etwa 200 Teilen Weingeist. Setzt man zu der wässerigen Lösung (1 + 19) 2 ccm verdünnte Salzsäure und 5 Tropfen Chloraminlösung und schüttelt dann mit Chloroform, so färbt sich dieses rotbraun. Nach Zusatz von Weinsäurelösung scheidet die wässerige Lösung (1 + 19) allmählich einen weißen, kristallinischen Niederschlag aus.

Statt des bisher für den Nachweis der Bromsalze verwendeten Chlorwassers ist jetzt Chloraminlösung eingeführt (siehe S. 101). Über den Kaliumnachweis siehe S. 34.

Beim Erhitzen am Platindrahte muß Kaliumbromid die Flamme violett färben; eine Gelbfärbung darf höchstens vorübergehend eintreten (Natriumsalze). Zerriebenes Kaliumbromid darf mit Wasser angefeuchtetes Lackmuspapier nicht sofort bläuen (Alkalikarbonate).

Die letzte Probe stellt man am besten so an, daß man ein mit destilliertem Wasser benetztes Stück rotes Lackmuspapier auf ein Uhrglas legt und etwa eine Messerspitze zerriebenes Kaliumbromid auf eine Stelle schüttet, so daß noch etwas Salz ungelöst bleibt, die Lösung also gesättigt ist. Eine Blaufärbung, die bei den Handelspräparaten bisweilen auftritt, erkennt man am besten auf der Unterseite des Lackmuspapiers. In zweifelhaften Fällen wendet man folgendes sehr empfehlenswerte Verfahren an: Die wässerige Lösung (1 + 19) wird mit 1 Tropfen Phenolphthaleinlösung versetzt. Bei unerlaubtem Gehalt an Alkali tritt dann Rötung ein.

Die wässerige Lösung (1 + 19) darf weder durch Bariumnitratlösung (Schwefelsäure), noch nach Zusatz von 3 Tropfen verdünnter Essigsäure durch 3 Tropfen Natriumsulfidlösung (Schwermetallsalze) verändert werden, mit einigen Tropfen Salzsäure angesäuert, darf sie durch 0,5 ccm Kaliumferrozyanidlösung nicht sofort gebläut werden (Eisensalze). Die wässerige Lösung (1 + 9) darf nach Zusatz von verdünnter Schwefelsäure keine Färbung annehmen; auch darf sich Chloroform, das mit dieser Mischung geschüttelt wird, nicht gelb färben (Bromsäure).

Ist Bromsäure im Kaliumbromid vorhanden, so bildet sich bei Gegenwart von Schwefelsäure freies Brom nach folgender Gleichung:

$$5\,KBr + KBrO_3 + 6\,H_2SO_4 = 3\,Br_2 + 6\,KHSO_4 + 3\,H_2O.$$

Ein Gemisch von 1 g Kaliumbromid und 3 ccm Natriumhypophosphitlösung darf nach viertelstündigem Erhitzen im siedenden Wasserbade keine dunklere Färbung annehmen (Arsenverbindungen). 10 ccm der wässerigen Lösung (1 + 19) dürfen nach Zusatz von 3 Tropfen Eisenchloridlösung und etwas Stärkelösung innerhalb 10 Minuten keine Blaufärbung zeigen (Jodwasserstoffsäure).

Etwa vorhandene Jodide ergeben mit Eisenchlorid nach der Gleichung

$$2\,FeCl_3 + 2\,KJ = 2\,FeCl_2 + 2\,KCl + J_2$$

freies Jod, das mit Stärke die bekannte Blaufärbung gibt.

Wertbestimmung. Etwa 0,4 g des bei 100° getrockneten Kaliumbromids werden genau gewogen und in 20 ccm Wasser gelöst. Diese Lösung darf nach Zusatz einiger Tropfen Kaliumchromatlösung für je 0,4 g Kaliumbromid höchstens 33,9 ccm $^1/_{10}$-Normal-Silbernitratlösung bis zum Farbumschlage verbrauchen, was einem Höchstgehalte von 1,5 Prozent Kaliumchlorid entspricht (1 ccm $^1/_{10}$-Normal-Silbernitratlösung = 0,011902 g Kaliumbromid = 0,007456 g Kaliumchlorid, Kaliumchromat als Indikator; je 0,2 ccm $^1/_{10}$-Normal-Silbernitratlösung, die über den für reines Kaliumbromid zu berechnenden Wert von 33,6 ccm hinausgehen, entsprechen 1 Prozent Kaliumchlorid, wenn sonstige Verunreinigungen fehlen).

Diese Wertbestimmung ist in bezug auf Prinzip, Ausführung und Berechnung ausführlich geschildert auf S. 88.

Kalium carbonicum = Kaliumkarbonat

K_2CO_3 Mol.-Gew. 138,20

Gehalt annähernd 95 Prozent.

Weißes, körniges, trockenes, an der Luft feucht werdendes Pulver. Kaliumkarbonat löst sich in etwa 1 Teil Wasser; in absolutem Alkohol ist es unlöslich.

Mit Säuren übergossen, braust Kaliumkarbonat auf. Die wässerige Lösung (1 + 9) bläut Lackmuspapier; beim Übersättigen mit Weinsäurelösung scheidet sie allmählich einen weißen, kristallinischen Niederschlag aus.

Über den Kaliumnachweis siehe S. 34.

Kaliumkarbonat muß beim Erhitzen am Platindrahte die Flamme violett färben; eine Gelbfärbung darf höchstens vorübergehend eintreten (Natriumsalze). Die mit verdünnter Essigsäure bis zur schwach sauren Reaktion gegen Lackmuspapier versetzte wässerige Lösung (1 + 19) darf weder durch Bariumnitratlösung (Schwefelsäure), noch durch 3 Tropfen Natriumsulfidlösung (Schwermetallsalze) verändert werden. Nach Zusatz von überschüssiger Salpetersäure darf sie durch Silbernitratlösung höchstens opalisierend getrübt werden (Salzsäure). Die mit Salzsäure übersättigte wässerige Lösung (1 + 19) darf durch 0,5 ccm Kaliumferrozyanidlösung nicht sofort gebläut werden (Eisensalze). 0,1 g Kaliumkarbonat darf, auf 1 ccm Schwefelsäure gestreut, keine Färbung hervorrufen (Chlorsäure).

Ist Chlorat vorhanden, so wird dieses durch die Schwefelsäure eine Umwandlung in gelb gefärbtes Chlordioxyd und Perchlorsäure erfahren:

$$3\,KClO_3 + 3\,H_2SO_4 = 3\,KHSO_4 + HClO_4 + 2\,ClO_2 + H_2O.$$

1 ccm der wässerigen Lösung (1 + 19) gibt, in 10 ccm $^1/_{10}$-Normal-Silbernitratlösung gegossen, einen gelblichweißen Niederschlag, der beim gelinden Erwärmen nicht dunkler gefärbt werden darf (Ameisensäure); mit einem Körnchen Ferrosulfat und 1 Tropfen Eisenchloridlösung gemischt und gelinde erwärmt, darf sich die Lösung beim Übersättigen mit Salzsäure nicht blau färben (Zyanwasserstoffsäure).

Die wässerige Lösung des Kaliumkarbonats gibt mit $AgNO_3$ einen gelblich-weißen Niederschlag von Silberkarbonat, der sich bei Gegenwart von Ameisensäure durch Reduktionswirkung dunkler färbt. Die Ameisensäure bzw. Zyanwasserstoffsäure kann bei Präparaten vorhanden sein, die durch Glühen von Weinstein hergestellt sind, wobei sich zuerst in geringen Mengen Zyankalium, dann ameisensaures Salz bilden kann. Zur genauen Prüfung auf HCN ist es notwendig, von $FeSO_4$ und $FeCl_3$ nur sehr geringe Mengen zu nehmen.

Werden 2 ccm einer mit verdünnter Schwefelsäure hergestellten Lösung (1 + 19) mit 2 ccm Schwefelsäure gemischt und nach dem Erkalten mit 1 ccm Ferrosulfatlösung überschichtet, so darf sich zwischen den beiden Flüssigkeiten keine gefärbte Zone bilden (Salpetersäure). Ein Gemisch von 0,5 g Kaliumkarbonat und 5 ccm Natriumhypophosphitlösung darf nach viertelstündigem Erhitzen im siedenden Wasserbade keine dunklere Färbung annehmen (Arsenverbindungen).

Diese Prüfung auf Arsenverbindungen ist äußerst wichtig und muß unter allen Umständen aufmerksam ausgeführt werden! Es teilte nämlich Lührig (Ch. Ztg. 1924, S. 461) mit, es sei im Handel Kaliumkarbonat vorhanden, das, zu Backzwecken verwendet, sich als derart giftig erwiesen, daß es Menschen in Lebensgefahr gebracht habe. In dieser Pottasche wurden nicht unerhebliche Mengen Arsen gefunden. Lange Zeit war man völlig im Unklaren, woher diese giftige Beimengung in die Pottasche gelangt sei. Man nimmt jetzt an, die fragliche Pottasche sei aus Wollschweiß gewonnen, und zwar aus dem von Schafen, die mit arsenhaltigen Ungeziefermitteln behandelt waren. Jedenfalls

Vorsicht! Nachdem diese Tatsachen in der Fachliteratur bekannt geworden sind, läßt die Behörde zuweilen die Pottasche-Vorräte des Handels untersuchen und bestraft streng denjenigen, der die berufsmäßige Vorsicht hier außer acht läßt.

Gehaltsbestimmung. Zum Neutralisieren einer Lösung von 1 g Kaliumkarbonat in 50 ccm Wasser müssen mindestens 13,7 ccm Normal-Salzsäure verbraucht werden, was einem Mindestgehalte von 94,7 Prozent Kaliumkarbonat entspricht (1 ccm Normal-Salzsäure = 0,0691 g Kaliumkarbonat, Methylorange als Indikator).

$$\frac{K_2CO_3}{1\,\text{Mol} = 138{,}20\,\text{g}} + \frac{2\,\text{HCl}}{2\,\text{Mol} = 2000\,\text{ccm}\ {}^1/_1\text{-Normal-HCl}} = 2\,\text{KCl} + CO_2 + H_2O,$$

$$1\,\text{ccm}\ {}^1/_1\text{-Normal-HCl} = 0{,}0691\,\text{g}\ K_2CO_3.$$

Bei Anwendung von 1 g Kaliumkarbonat und Verbrauch von 13,7 ccm $^1/_1$-Normal-HCl demnach Prozentgehalt:

$$\frac{13{,}7 \cdot 0{,}0691 \cdot 100}{1} = \text{rund 95 Prozent } K_2CO_3.$$

Diese Gehaltsforderung des Arzneibuches wird von frischen Präparaten meist gehalten. Sehr schnell aber zieht das Salz Feuchtigkeit an und sinkt dann im Gehalt leicht unter die zulässige Grenze. Es ist daher Aufbewahrung in gut verschlossenen Gefäßen notwendig. Vorratsflaschen werden zweckmäßig am Stopfen mit Paraffin überzogen. Feucht gewordene Präparate trocknet man durch kurzes Glühen auf freier Flamme in blanken eisernen Schalen. — Übrigens wird man angesichts der Tatsache, daß das Kaliumkarbonat derart leicht Wasser anzieht, eine gewisse Rücksicht nehmen müssen, wenn der Gehalt etwas unterhalb der Mindestgrenze liegt.

Kalium carbonicum crudum — Pottasche

Gehalt mindestens 89,8 Prozent Kaliumkarbonat.

Weißes, körniges, trockenes, an der Luft feucht werdendes Pulver. Pottasche ist in 1 Teil Wasser fast klar löslich.

Mit Säuren übergossen, braust Pottasche auf. Die wässerige Lösung (1 + 9) bläut Lackmuspapier; beim Übersättigen mit Weinsäurelösung scheidet sie allmählich einen weißen, kristallinischen Niederschlag aus.

Ein Gemisch von 0,5 g Pottasche und 5 ccm Natriumhypophosphitlösung darf nach viertelstündigem Erhitzen im siedenden Wasserbade keine dunklere Färbung annehmen (Arsenverbindungen).

Gehaltsbestimmung. Zum Neutralisieren einer Lösung von 1 g Pottasche in 50 ccm Wasser müssen mindestens 13 ccm Normal-Salzsäure verbraucht werden, was einem Mindestgehalte von 89,8 Prozent Kaliumkarbonat entspricht (1 ccm Normal-Salzsäure = 0,0691 g Kaliumkarbonat, Methylorange als Indikator).

Für diesen Artikel gelten im allgemeinen die Anmerkungen des vorstehenden Artikels, vor allem die vierte Anmerkung, die sich auf den Nachweis von Arsenverbindungen bezieht.

Kalium chloricum — Kaliumchlorat

$KClO_3$ Mol.-Gew. 122,56

Farblose, glänzende, blätterige oder tafelförmige, luftbeständige Kristalle oder Kristallmehl. Kaliumchlorat ist in etwa 15 Teilen Wasser von 20° und in 2 Teilen siedendem Wasser sowie in 130 Teilen Weingeist klar löslich.

Die wässerige Lösung (1 + 19) färbt sich beim Erwärmen mit Salzsäure grüngelb und entwickelt Chlor; nach Zusatz von Weinsäurelösung scheidet sie allmählich einen weißen, kristallinischen Niederschlag aus.

Die wässerige Lösung des Kaliumchlorats entwickelt mit Salzsäure freies Chlor nach folgender Gleichung:

$$KClO_3 + 6HCl = 3Cl_2 + KCl + 3H_2O.$$

Über den Kaliumnachweis siehe S. 34.

Die wässerige Lösung (1 + 19) darf weder durch Ammoniumoxalatlösung (Kalziumsalze), noch durch Bariumnitratlösung (Schwefelsäure), noch durch Silbernitratlösung (Salzsäure) verändert werden; nach Zusatz von 3 Tropfen verdünnter Essigsäure darf sie durch 3 Tropfen Natriumsulfidlösung keine dunklere Färbung annehmen (Schwermetallsalze). Mit einigen Tropfen Salzsäure angesäuert, darf die wässerige Lösung (1 + 19) durch 0,5 ccm Kaliumferrozyanidlösung nicht sofort gebläut werden (Eisensalze). Wird 1 g Kaliumchlorat mit 5 ccm Natronlauge und je 0,5 g Zinkfeile und Eisenpulver erwärmt, so darf sich kein Ammoniak entwickeln (Salpetersäure).

Zu der Prüfung auf Salzsäure ist zu bemerken: Wohl geben die Chloride, die das Ion Cl' in wässeriger Lösung enthalten, den bekannten Niederschlag von Chlorsilber, nicht aber chlorsaure Salze, deren Anion ClO_3' ist.

Da Kaliumchlorat nicht mittels Ferrosulfat und Schwefelsäure auf Salpetersäure geprüft werden kann, geschieht die Prüfung hier, indem in alkalischer Lösung Wasserstoff bereitet wird, der in statu nascendi etwa vorhandene Salpetersäure zu Ammoniak reduziert.

Kalium dichromicum — Kaliumdichromat

$K_2Cr_2O_7$ Mol.-Gew. 294,22

Ansehnliche, dunkelgelbrote, beim Erhitzen zu einer braunroten Flüssigkeit schmelzende Kristalle. Kaliumdichromat löst sich in etwa 8 Teilen Wasser. Die wässerige Lösung (1 + 19) rötet Lackmuspapier.

Wird die wässerige Lösung (1 + 19) mit 5 ccm Salzsäure unter allmählichem Zusatz von 1 ccm Weingeist erhitzt, so schlägt die Farbe der Lösung in Grün um.

Es liegt hier die bekannte Identifizierung der chromsauren Verbindungen vor, die, in saurer Lösung mit Weingeist behandelt, diesen zu Azetaldehyd oxydieren, während sie selbst zu Chromoxydverbindungen (in diesem Falle zu Chromichlorid) reduziert werden:

$$K_2Cr_2O_7 + 8HCl + 3CH_3\cdot CH_2OH = 2CrCl_3 + 3CH_3\cdot CHO + 2KCl + 7H_2O.$$

10 ccm der wässerigen Lösung (1 + 99) dürfen nach Zusatz von 1 ccm Salpetersäure durch Bariumnitratlösung innerhalb 3 Minuten nicht verändert werden (Schwefelsäure). Werden 5 ccm der wässerigen Lösung (1 + 99) nach Zusatz von 5 ccm Salpetersäure erwärmt und mit Silbernitratlösung versetzt, so darf keine Veränderung eintreten (Salzsäure). Die mit Ammoniakflüssigkeit versetzte wässerige Lösung (1 + 99) darf sich nach Zusatz von Ammoniumoxalatlösung nicht trüben (Kalziumsalze).

Kalium jodatum — Kaliumjodid

KJ Mol.-Gew. 166,02

Farblose, würfelförmige, an der Luft nicht feucht werdende Kristalle von scharf salzigem und schwach bitterem Geschmacke. Kaliumjodid löst sich in etwa 0,75 Teilen Wasser und in 12 Teilen Weingeist.

Setzt man zu der wässerigen Lösung (1 + 19) je einige Tropfen Salzsäure und Chloraminlösung und schüttelt dann mit Chloroform, so färbt sich dieses violett; nach Zusatz von Weinsäurelösung scheidet die wässerige Lösung allmählich einen weißen, kristallinischen Niederschlag aus.

Statt des bisher für den Nachweis der Jodsalze verwendeten Chlorwassers ist die Chloraminlösung eingeführt (siehe S. 101). Über den Kaliumnachweis siehe S. 34.

Beim Erhitzen am Platindrahte muß Kaliumjodid die Flamme violett färben; eine Gelbfärbung darf höchstens vorübergehend eintreten (Natriumsalze). Zerriebenes Kaliumjodid darf mit Wasser angefeuchtetes Lackmuspapier nicht sofort bläuen (Alkalikarbonate).

Die Ausführung der letzten Prüfung auf Alkalikarbonate ist an der entsprechenden Stelle bei Kaliumbromid geschildert. Hier sei noch bemerkt, daß ein geringer Gehalt an Alkali bei Kaliumjodid nicht unwichtig ist. Es hat sich nämlich in der Praxis herausgestellt, daß manche Handelssorten KJ in wässeriger konzentrierter Lösung sehr lichtempfindlich sind, d. h. eine gelbe Farbe annehmen, die sich bei der Abgabe naturgemäß sehr störend bemerkbar macht. Ferner stellte sich heraus, daß das gerade die Sorten waren, die sich bei der Prüfung auf Alkali am reinsten zeigten, d. h. befeuchtetes Lackmuspapier auch nach längerer Zeit der Einwirkung nicht bläuten. Man sollte deshalb zur Verhinderung solcher Lichtempfindlichkeit einen kleinen Alkaligehalt absichtlich dulden, d. h. nur die Ware beanstanden, die nach dem Wortlaut des D.A.B. 6 *sofort* die alkalische Reaktion zeigt.

Die mit ausgekochtem und wieder erkaltetem Wasser frisch bereitete Lösung (1 + 19) darf sich nach Zusatz von je einigen Tropfen Stärkelösung und verdünnter Schwefelsäure nicht sofort blau färben (Jodsäure, Kupfer, Eisen).

Diese Reaktion auf Jodsäure verläuft entsprechend der analogen Prüfung von Bromkalium auf bromsaures Kalium nach folgender Gleichung:

$$5\,KJ + KJO_3 + 6\,H_2SO_4 = 3\,J_2 + 6\,KHSO_4 + 3\,H_2O.$$

Bei Gegenwart von KJO_3 wird also Jod frei werden, das Stärke bläut. — Aber Jod kann hier auch frei werden, wenn Kupfer oder Eisensalze in der Oxydstufe vorliegen. Bei Gegenwart von Eisenoxydsalzen würde die Reaktion so verlaufen:

$$Fe_2(SO_4)_3 + 2\,HJ = 2\,Fe\,SO_4 + H_2\,SO_4 + J_2\,.$$

Bei Gegenwart von Kupferoxydverbindungen würde die Reaktion analog verlaufen.

Die wässerige Lösung (1 + 19) darf weder nach Zusatz von 3 Tropfen verdünnter Essigsäure durch 3 Tropfen Natriumsulfidlösung (Schwermetallsalze), noch durch Bariumnitratlösung (Schwefelsäure) verändert werden, noch, mit wenig Ferrosulfat und 1 Tropfen Eisenchloridlösung nach Zusatz von Natronlauge gelinde erwärmt, beim Übersättigen mit verdünnter Salzsäure (Zyanwasserstoffsäure) blau gefärbt werden. Die wässerige Lösung (1 + 19) darf nach dem Ansäuern mit einigen Tropfen Salzsäure durch 0,5 ccm Kaliumferrozyanidlösung nicht sofort gebläut werden (Eisensalze). Wird 1 g Kaliumjodid mit 5 ccm Natronlauge und je 0,5 g Zinkfeile und Eisenpulver erwärmt, so darf sich kein Ammoniak entwickeln (Salpetersäure).

Diese Prüfung auf Salpetersäure wird ausgeführt wie bei der entsprechenden Probe des Kalium chloricum (siehe dort).

Zu einer Lösung von 0,2 g Kaliumjodid in 8 ccm Ammoniakflüssigkeit gibt man unter Umschütteln 13 ccm $^1/_{10}$-Normal-Silbernitratlösung und schüttelt das Gemisch etwa 1 Minute lang kräftig durch. Das klare Filtrat darf sich nach dem Übersättigen mit Salpetersäure nicht dunkel färben (Thioschwefelsäure) und darf innerhalb 5 Minuten keine stärkere Trübung zeigen, als eine Mischung von 0,6 ccm $^1/_{100}$-Normal-Salzsäure, 8 ccm Wasser und 1 ccm Salpetersäure nach Zusatz von 1 ccm $^1/_{10}$-Normal-Silbernitratlösung innerhalb der gleichen Zeit zeigt (Salzsäure, Bromwasserstoffsäure).

Diese Prüfung beruht auf folgendem: Versetzt man die ammoniakalische Lösung des KJ mit Silbernitrat in geringem Überschuß, so fällt das gebildete Jodsilber fast vollständig aus (als fast unlöslich in Ammoniakflüssigkeit), während bei Gegenwart der genannten Verunreinigungen das gebildete Chlorsilber, Bromsilber, Silberthiosulfat völlig oder zum Teil in dem Ammoniak gelöst bleiben müssen. Filtriert man nun vom Jodsilber ab und übersättigt das Filtrat mit Salpetersäure, so würde sich zunächst die Thioschwefelsäure durch eine Dunkelfärbung kenntlich machen, da das im Ammoniak gelöste Silberthiosulfat nach dem Ansäuern unter Bildung von Schwefelsäure schwarzes Silbersulfid ergeben müßte:

$$Ag_2S_2O_3 + H_2O = Ag_2S + H_2SO_4.$$

Zugleich aber würde sich nach dem Ansäuern das im Ammoniak gelöste Chlorsilber oder Bromsilber als solches ausscheiden und eine entsprechende Trübung bzw. einen Niederschlag ergeben. Eine gewisse Trübung ist erlaubt, weil erstens Spuren der fremden Halogene vorhanden sein dürfen, weil zweitens auch Jodsilber in geringsten Spuren sich in Ammoniak löst und nach dem Ansäuern ausfallen muß. Aber die Trübung soll nicht stärker sein als diejenige, die in der vom Arzneibuch angegebenen, mit bestimmten Halogenmengen bereiteten Vergleichslösung entsteht. — Zu dieser Prüfung ist als sehr wichtig zu bemerken: Auch das frühere Arzneibuch ließ diese Prüfung ähnlich vornehmen, jedoch nur 2 ccm Ammoniakflüssigkeit statt der jetzt vorgeschriebenen 8 ccm anwenden. Es stellte sich aber heraus, daß das Bromsilber doch nicht genügend in Ammoniakflüssigkeit löslich ist, um bei Anwendung von 2 ccm dieses Lösungsmittels nachher eine genügend deutliche Reaktion zu ergeben. Es wurde nachgewiesen, daß Fälscher 20 bis 30 Prozent KBr dem KJ zugesetzt hatten, ohne daß diese gröbliche Fälschung nach dem D.A.B. 5 nachgewiesen werden konnte! Deshalb sind erstens die jetzt vorgeschriebenen 8 ccm Ammoniakflüssigkeit wirklich anzuwenden; zweitens ist die ammoniakalische Lösung genau nach Vorschrift „eine Minute lang kräftig" zu schütteln, damit vorhandenes Bromsilber wirklich in Lösung bleibt bzw. gerät (siehe E. Rupp, Ap. Z. 1922, S. 452). Auch muß man zu der ammoniakalischen Lösung des KJ die Silbernitratlösung allmählich und unter kräftigem Umschwenken zugeben, damit das Jodsilber flockig, nicht kolloid ausfällt und somit gut abfiltriert werden kann.

Kalium nitricum — Kaliumnitrat

Kalisalpeter

KNO_3 Mol.-Gew. 101,11

Farblose, durchsichtige, luftbeständige, prismatische Kristalle oder kristallinisches Pulver. Kaliumnitrat schmeckt kühlend salzig und etwas bitter; es löst sich in etwa 3,5 Teilen Wasser von 20° und in etwa 0,4 Teilen siedendem Wasser; in Weingeist ist es fast unlöslich.

Die wässerige Lösung (1 + 9) scheidet nach Zusatz von Weinsäurelösung allmählich einen weißen, kristallinischen Niederschlag aus. Wird die erkaltete Mischung von 1 ccm der wässerigen Lösung (1 + 19) und 1 ccm Schwefelsäure mit Ferrosulfatlösung überschichtet, so bildet sich zwischen den beiden Flüssigkeiten eine braunschwarz gefärbte Zone.

Über den Kaliumnachweis siehe S. 34.

Beim Erhitzen am Platindrahte muß Kaliumnitrat die Flamme violett färben; eine Gelbfärbung darf höchstens vorübergehend eintreten (Natriumsalze). Die wässerige Lösung (1 + 19) darf Lackmuspapier nicht verändern und weder nach Zusatz von 3 Tropfen verdünnter Essigsäure durch 3 Tropfen Natriumsulfidlösung (Schwermetallsalze), noch nach Zusatz von Ammoniakflüssigkeit durch Natriumphosphatlösung (Kalzium-, Magnesiumsalze), noch durch Bariumnitratlösung (Schwefelsäure) oder Silbernitratlösung (Salzsäure) verändert werden.

Über den gemeinsamen Nachweis von „Kalzium-, Magnesiumsalzen" siehe im Artikel „Acidum boricum" S. 121.

Die wässerige Lösung (1 + 19) darf nach dem Ansäuern mit einigen Tropfen Salzsäure durch 0,5 ccm Kaliumferrozyanidlösung nicht sofort gebläut werden (Eisensalze). Werden 0,25 g Kaliumnitrat schwach geglüht und darauf in 5 ccm Wasser gelöst, so darf die mit Salpetersäure versetzte Lösung durch Silbernitratlösung höchstens opalisierend getrübt werden (Chlorsäure, Perchlorsäure).

Chlorate und Perchlorate, die im Rohmaterial wohl immer vorhanden sind, zerfallen beim Glühen in Sauerstoff und Chloride, welch letztere dann mit $AgNO_3$ unter Bildung von Chlorsilber reagieren.

Kalium permanganicum — Kaliumpermanganat

Übermangansaures Kali

$KMnO_4$ Mol.-Gew. 158,03

Dunkelviolette, fast schwarze, bronzefarben oder stahlblau glänzende, trockene Kristalle. Kaliumpermanganat löst sich in etwa 16 Teilen Wasser von 20° und in etwa 3 Teilen siedendem Wasser mit blauroter Farbe.

Die mit verdünnter Schwefelsäure versetzte wässerige Lösung (1 + 999) wird durch einige Körnchen Natriumsulfit oder Ferrosulfat sofort, durch Oxalsäurelösung beim Erwärmen entfärbt.

Die Reaktionen beruhen auf der stark oxydierenden Eigenschaft des Kaliumpermanganats. Und zwar führt in saurer Lösung die Sauerstoffabgabe zur Manganoverbindung, z. B. in schwefelsaurer Lösung zu Manganosulfat, das gelöst bleibt:

$$2\,KMnO_4 + 3\,H_2SO_4 = K_2SO_4 + 2\,MnSO_4 + 3\,H_2O + 5\,O.$$

Wird die Lösung von 0,5 g Kaliumpermanganat in 25 ccm Wasser mit 2 ccm Weingeist zum Sieden erhitzt, so muß das Filtrat farblos sein und darf nach dem Ansäuern mit Salpetersäure durch Silbernitratlösung (Salzsäure) höchstens opalisierend getrübt und durch Bariumnitratlösung (Schwefelsäure) nicht sofort verändert werden. Wird eine Mischung von 2 ccm des klaren Filtrats und 2 ccm Schwefelsäure nach dem Erkalten mit 1 ccm Ferrosulfatlösung überschichtet, so darf sich zwischen den beiden Flüssigkeiten keine gefärbte Zone bilden (Salpetersäure).

Auch hier wird wieder das Kaliumpermanganat oxydierend (auf den Weingeist) einwirken. Das geschieht aber jetzt in neutraler bzw. alkalisch werdender Lösung nach folgendem Vorgang:

$$2\,KMnO_4 + 3\,H_2O = 2\,KOH + 2\,MnO_2 \cdot H_2O + 3\,O.$$

Daher kann man hier das entstandene unlösliche Mangansuperoxydhydrat abfiltrieren und das dann farblose Filtrat auf die angegebenen Verunreinigungen prüfen.

Vor Licht geschützt aufzubewahren.

Kalium sulfoguajacolicum — Guajakolsulfosaures Kalium

Thiokol (E. W.)

$C_6H_3(OH)(OCH_3)(SO_3K)$ [1, 2, 4] und [1, 2, 5] Mol.-Gew. 242,23

Gehalt mindestens 96,9 Prozent.

Weißes, fast geruchloses, kristallinisches Pulver, das in 8 Teilen Wasser löslich, in Weingeist oder Äther unlöslich ist. Die wässerige Lösung bläut Lackmuspapier schwach.

Nach den oben angegebenen Formeln soll das Kalium sulfoguajacolicum aus den beiden bezeichneten isomeren Salzen bestehen:

$$C_6H_3\begin{cases} OH & [1] \\ OCH_3 & [2] \\ SO_3K & [4] \end{cases} \quad \text{und} \quad C_6H_3\begin{cases} OH & [1] \\ OCH_3 & [2] \\ SO_3K & [5] \end{cases}$$

Diese Salze reagieren gegen Lackmus ganz schwach sauer. Wenn trotzdem das Arzneibuch eine schwach alkalische Reaktion gegen Lackmus vorschreibt, so hat das folgenden Grund: Zur Erhöhung der Löslichkeit in Wasser, d. h. um zu erreichen, daß sich das Salz wirklich in 8 Teilen Wasser löst, werden dem Präparat gewisse Mengen des sehr leicht löslichen Dikaliumsalzes zugefügt:

$$C_6H_3\begin{cases} OK \\ OCH_3 \\ SO_3K \end{cases}$$

Dieses Dikaliumsalz reagiert gegen Lackmuspapier alkalisch. Schreibt also das Arzneibuch eine schwach alkalische Reaktion vor, ist damit stillschweigend ein geringer Gehalt an Dikaliumsalz zugelassen (siehe E. Rupp und A. v. Brixen, Archiv 1926, S. 702).

Beim Erhitzen schmilzt guajakolsulfosaures Kalium und verbrennt schließlich unter starkem Aufblähen und Hinterlassung eines die Flamme violett färbenden Rückstandes. Die wässerige Lösung des Salzes wird durch Eisenchloridlösung violettblau gefärbt; die Färbung verschwindet nach Zusatz von Ammoniakflüssigkeit unter Abscheidung brauner Flocken.

Hier liegen die Identitätsbestimmungen vor, einerseits die Feststellung des Produktes als Kaliumsalz, andrerseits die des Guajakolderivates durch die Violettblaufärbung nach Zufügung von Eisenchlorid.

Die wässerige Lösung (1 + 19) darf weder durch Natriumsulfidlösung (Schwermetallsalze), noch nach dem Ansäuern mit Salzsäure durch Bariumnitratlösung (Schwefelsäure) verändert werden.

Es ist hier besonders sorgfältig darauf zu prüfen, ob schwefelsaure Salze (etwa Kaliumsulfat) zugegen sind. Diese Feststellung ist um so notwendiger, als, wie nachstehend ausgeführt wird, die folgende Gehaltsbestimmung des D.A.B. 6 unmaßgebliche Resultate ergibt, so daß in der Fachliteratur neue Vorschläge für diese Gehaltsbestimmung in Aussicht gestellt werden.

Gehaltsbestimmung. 0,2 g guajakolsulfosaures Kalium und 0,4 g Quecksilberoxydazetat werden in einem 2 bis 3 cm weiten Probierrohr in einer Mischung von 1 ccm verdünnter Essigsäure und 15 ccm Wasser gelöst. Das Probierrohr wird in ein siedendes Wasserbad gesetzt und darin eine halbe Stunde lang erhitzt. Hierauf wird abgekühlt und der Inhalt des Probierrohrs mit 30 bis 50 ccm Wasser in ein Kölbchen übergespült, das 25 ccm $^1/_{10}$-Normal-Jodlösung und 1,2 g Kaliumjodid enthält. Nach dem Umschwenken wird nach 2 bis 3 Minuten der Jodüberschuß mit $^1/_{10}$-Normal-Natriumthiosulfatlösung zurücktitriert (Stärkelösung als Indikator). Anderseits werden in einem Probierrohr 0,4 g Quecksilberoxydazetat in einer Mischung von 1 ccm verdünnter Essigsäure und 15 ccm Wasser gelöst und eine halbe Stunde lang im siedenden Wasserbad erhitzt. Nach dem Abkühlen spült man in ein Kölbchen, das 5 ccm $^1/_{10}$-Normal-Jodlösung und 1,2 g Kaliumjodid enthält, und titriert mit $^1/_{10}$-Normal-Natriumthiosulfatlösung den Jodüberschuß zurück. Die dem Jodverbrauch äquivalente Menge $^1/_{10}$-Normal-Natriumthiosulfatlösung wird der Menge $^1/_{10}$-Normal-Natriumthiosulfatlösung zugerechnet, die bei der Gehaltsbestimmung des guajakolsulfosauren Kaliums verbraucht wurde. Die so errechnete Gesamtmenge $^1/_{10}$-Normal-Natriumthiosulfatlösung darf für die angewendeten 0,2 g guajakolsulfosaures Kalium höchstens 9 ccm betragen, entsprechend einem Mindestverbrauche von 16 ccm $^1/_{10}$-Normal-Jodlösung, was einem Mindestgehalte von 96,9 Prozent guajakolsulfosaurem Kalium entspricht (1 ccm $^1/_{10}$-Normal-Jodlösung = 0,012111 g guajakolsulfosaures Kalium, Stärkelösung als Indikator).

Diese Gehaltsbestimmung beruht auf folgenden Überlegungen (siehe E. Rupp, A. Ph. 1918, S. 192): Es findet eine leichte Merkurierbarkeit der Guajakolsulfosäure statt. In einer Lösung äquimolekularer Mengen von guajakolsaurem Kalium und Merkuriazetat ist nach etwa halbstündiger Erwärmung im siedenden Wasserbade das Quecksilber kernfest gebunden:

$$C_6H_3\begin{cases}OH\\OCH_3\\SO_3K\end{cases} + Hg<\begin{matrix}CO_2\cdot CH_3\\CO_2\cdot CH_3\end{matrix} = C_6H_2\begin{cases}OH\\OCH_3\\SO_3K\\HgCO_2\cdot CH_3\end{cases} + CH_3\cdot CO_2H.$$

Das Quecksilber wird dann leicht durch Jod ersetzt bzw. eliminiert:

$$C_6H_2\begin{cases}OH\\OCH_3\\SO_3K\\HgCO_2\cdot CH_3\end{cases} + J_2 = C_6H_2\begin{cases}OH\\OCH_3\\SO_3K\\J\end{cases} + Hg<\begin{matrix}CO_2\cdot CH_3\\J\end{matrix}$$

$$Hg<\begin{matrix}CO_2\cdot CH_3\\J\end{matrix} + 3\,KJ = CH_3\cdot CO_2K + K_2HgJ_4.$$

Arbeitet man also mit einer bestimmten Menge überschüssiger $^1/_{10}$-Normal-Jodlösung und titriert das überschüssige Jod mit Natriumthiosulfat zurück, so soll man errechnen, wieviel Jod gebunden, wieviel Kalium sulfoguajacolicum wirklich vorhanden ist[1]. Nach obigen Formeln entspricht:

$$\frac{1\ \text{Kal. sulfoguajac.}}{1\ \text{Mol} = 242{,}23\ \text{g}} = \frac{2\ \text{Jod}}{2000\ \text{ccm}\ ^1/_1\text{-Normal-Jodlösung}},$$

$$1\ \text{ccm}\ ^1/_{10}\text{-Normal-Jodlösung} = 0{,}012111\ \text{g Kal. sulfoguajac.}$$

[1] Hierzu läßt übrigens noch das Arzneibuch eine Korrektur vornehmen, einen blinden Versuch ausführen: Das Merkuriazetat des Handels kann Merkuro-

Diese Gehaltsbestimmung hat sich aber bei den nicht unwesentlich in der Zusammensetzung wechselnden Präparaten des Handels als nicht maßgebend erwiesen. Verschiedene Ursachen sprechen hier mit. Zunächst ist schon in der ersten Anmerkung dieses Artikels gesagt, daß in den Handelspräparaten auch ein Dikaliumsalz vorhanden ist. Vor allem teilt E. Rupp mit (Ap. Z. 1927, S. 317[2]), das Präparat enthalte stark wechselnde Mengen des 1, 2, 5-guajakolsulfosauren Kaliums, das 2 Moleküle Kristallwasser habe, während ihm hier die wasserfreie Formel zugeschrieben sei. Rupp stellt daher die erforderliche Änderung der Gehaltsbestimmung in Aussicht. — Siehe auch E. Rupp, Ap. Z. 1928, S. 74.

Kalium sulfuratum — Schwefelleber

Leberbraune, später gelbgrüne Stücke, die schwach nach Schwefelwasserstoff riechen. Schwefelleber, löst sich in 2 Teilen Wasser zu einer fast klaren, gelbgrünen, nach Schwefelwasserstoff riechenden, Lackmuspapier bläuenden Flüssigkeit.

Die Forderung, daß Schwefelleber sich in zwei Teilen Wasser fast klar lösen soll, ist wichtig. Der gute Ausfall dieser Prüfung neben richtigem Aussehen und Geruch verbürgen schon weitgehend ein brauchbares Präparat.

Die wässerige Lösung (1 + 19) muß beim Erhitzen mit überschüssiger Essigsäure unter Abscheidung von Schwefel reichlich Schwefelwasserstoff entwickeln; die von dem Schwefel abfiltrierte Flüssigkeit scheidet nach dem Erkalten und nach Zusatz von Weinsäurelösung allmählich einen weißen, kristallinischen Niederschlag ab.

Die erste Reaktion dieses Abschnittes verläuft nach der Gleichung:

$$K_2S_3 + 2\,CH_3{\cdot}CO_2H = 2\,CH_3{\cdot}CO_2K + H_2S + S_2.$$

Über den Kaliumnachweis siehe S. 34.

In gut verschlossenen Gefäßen aufzubewahren.

Für sorgfältige Aufbewahrung ist Sorge zu tragen, weil durch Einwirkung des Sauerstoffs der Luft leicht unterschwefligsaures und schwefelsaures Kalium, durch die Kohlensäure der Luft kohlensaures Kalium unter Abscheidung von Schwefel gebildet wird.

Kalium sulfuricum — Kaliumsulfat

K_2SO_4 Mol.-Gew. 174,27

Weiße, harte, luftbeständige Kristalle oder Kristallkrusten. Kaliumsulfat löst sich in etwa 10 Teilen Wasser von 20° und in etwa 5 Teilen siedendem Wasser; in Weingeist ist es unlöslich.

Die wässerige Lösung (1 + 19) scheidet nach Zusatz von Weinsäurelösung allmählich einen weißen, kristallinischen Niederschlag aus; mit Bariumnitratlösung gibt sie einen weißen, in verdünnten Säuren unlöslichen Niederschlag.

Über den Kaliumnachweis mittels Weinsäurelösung siehe S. 34.

---

azetat enthalten, das selbst Jod verbraucht. Dieser Jodverbrauch soll in dem blinden Versuch festgestellt und von der Menge $^1/_{10}$-Normal-Jodlösung in Abzug gebracht werden, die im ersten Versuch verbraucht ist.

[2] Am Schluß des Artikels über Tinct. Jodi.

Beim Erhitzen am Platindrahte muß Kaliumsulfat die Flamme violett färben; eine Gelbfärbung darf höchstens vorübergehend auftreten (Natriumsalze). Die wässerige Lösung (1 + 19) darf Lackmuspapier nicht verändern. Die mit 3 Tropfen verdünnter Essigsäure angesäuerte wässerige Lösung (1 + 19) darf durch 3 Tropfen Natriumsulfidlösung nicht verändert werden (Schwermetallsalze). Die wässerige Lösung (1 + 19) darf nach Zusatz von Silbernitratlösung (Salzsäure) höchstens eine Opaleszenz zeigen und nach Zusatz von Ammoniakflüssigkeit durch Natriumphosphatlösung (Kalzium-, Magnesiumsalze) nicht verändert werden. Die mit einigen Tropfen Salzsäure angesäuerte wässerige Lösung (1 + 19) darf durch 0,5 ccm Kaliumferrozyanidlösung nicht sofort gebläut werden (Eisensalze).

Über den gemeinsamen Nachweis von „Kalzium-, Magnesiumsalzen" siehe im Artikel „Acidum boricum" S. 121, über die nachstehende Prüfung auf Arsenverbindungen siehe S. 102.

Ein Gemisch von 1 g zerriebenem Kaliumsulfat und 3 ccm Natriumhypophosphitlösung darf nach viertelstündigem Erhitzen im siedenden Wasserbade keine dunklere Färbung annehmen (Arsenverbindungen).

Kalium tartaricum — Kaliumtartrat

$$\begin{array}{cc} CH(OH) \cdot & CH(OH) \\ \cdot & \cdot \\ CO_2K & CO_2K \end{array} + {}^1/_2\,H_2O \qquad \text{Mol.-Gew. } 235{,}24$$

Farblose, durchscheinende, luftbeständige Kristalle oder weißes, kristallinisches Pulver. Kaliumtartrat löst sich in etwa 0,7 Teilen Wasser; in Weingeist ist es nur wenig löslich.

Kaliumtartrat verkohlt beim Erhitzen unter Entwickelung des Karamelgeruchs und Hinterlassung eines Rückstandes, der mit Wasser angefeuchtetes Lackmuspapier bläut und beim Erhitzen am Platindrahte die Flamme violett färbt.

Wird 1 g Kaliumtartrat in 10 ccm Wasser gelöst und die Lösung mit 5 ccm verdünnter Essigsäure geschüttelt, so scheidet sich ein weißer, kristallinischer Niederschlag aus; die durch Abgießen vom Niederschlage getrennte und mit 1 Teil Wasser verdünnte Flüssigkeit darf durch 4 Tropfen Ammoniumoxalatlösung innerhalb 1 Minute nicht verändert werden (Kalziumsalze).

Hier wird das Kaliumtartrat als Weinstein ausgefällt, bevor auf Kalziumsalze geprüft wird, weil die Gegenwart weinsaurer Salze das Ausfallen von oxalsaurem Kalk erschwert. Das Ausfallen des Kaliumbitartrats befördert man zweckmäßig durch Reiben der Glaswand mit einem runden Glasstab. Schließlich soll nach dem Text des Arzneibuches die Flüssigkeit vom Niederschlag abgegossen, nicht abfiltriert werden, damit nicht etwa durch die essigsaure Lösung aus dem Filtrierpapier die dort fast immer vorhandenen Kalziumsalze herausgelöst werden und damit eine Verunreinigung vortäuschen.

Die wässerige Lösung (1 + 19) darf durch 1 Tropfen Phenolphthaleinlösung (freies Alkali) nicht gerötet und nach Zusatz von 3 Tropfen verdünnter Essigsäure durch 3 Tropfen Natriumsulfidlösung (Schwermetallsalze) nicht verändert werden; sie darf nach Zusatz von 1 ccm Salpetersäure und Entfernung des ausgeschiedenen Kristallmehls durch Bariumnitratlösung (Schwefelsäure) nicht ververändert und durch Silbernitratlösung (Salzsäure) höchstens opalisierend getrübt werden. Die wässerige Lösung (1 + 19) darf nach dem Ansäuern mit einigen Tropfen Salzsäure durch 0,5 ccm Kaliumferrozyanidlösung nicht sofort gebläut werden (Eisensalze). Beim Erwärmen von 1 g Kaliumtartrat mit 5 ccm Natronlauge darf sich kein Ammoniak entwickeln (Ammoniumsalze). Ein Gemisch von 1 g Kaliumtartrat und 3 ccm Natriumhypophosphitlösung darf nach viertelstündigem Erhitzen im siedenden Wasserbade keine dunklere Färbung annehmen (Arsenverbindungen).

Über den Nachweis von Arsenverbindungen siehe S. 102. Bei Tartarus depuratus ist bezüglich dieser Prüfung ausdrücklich gefordert, daß zunächst 2 Tropfen Bromwasser zugesetzt werden sollen, um die von der Darstellung her eventuell vorhandenen Spuren schwefliger Säure durch Oxydation zu Schwefelsäure unschädlich zu machen. Diese Vorsichtsmaßregel ist zweckmäßig auch hier anzuwenden. Selbstverständlich muß der Bromüberschuß durch Erwärmen entfernt werden, damit das Brom nicht oxydierend auf das Reagens einwirkt. Deshalb führt man diese Prüfung genau so aus, wie sie bei Tartarus depuratus angegeben ist.

Kreosotum — Kreosot

Ein durch Destillation aus Buchenholzteer gewonnenes, aus Guajakol, Kreosol und Kresolen bestehendes Gemisch.

Kreosot ist eine klare, schwachgelbliche, im Sonnenlichte sich nicht bräunende, stark lichtbrechende, ölartige Flüssigkeit, die durchdringend rauchartig riecht und brennend schmeckt.

Dichte mindestens 1,075.

Die Bestimmung der Dichte ist sehr wichtig, da Kreosot außer den geforderten 3 Bestandteilen Guajakol, Kreosol, Kresolen noch minderwertige Phenole von niedrigerer Dichte wie Xylenole usw. enthalten kann.

Kreosot siedet größtenteils zwischen 200° und 220° und erstarrt auch bei — 20° noch nicht.

Auch durch Bestimmung des Siedepunktes sollen fremde Phenole möglichst erkannt werden. Vor allem darf unter 200° höchstens eine sehr geringe Menge Flüssigkeit übergehen. (Phenol siedet z. B. bereits bei 181°.)

Es löst sich in Äther, Weingeist oder Schwefelkohlenstoff. 1 g Kreosot ist in 120 ccm Wasser beim Erhitzen klar löslich; beim Abkühlen trübt sich die Lösung, bei längerem Stehen kann es zur Abscheidung von ölartigen Tröpfchen kommen.

Die Prüfung dieser Löslichkeitsverhältnisse stellt nicht nur eine Identitätsprüfung, sondern auch Reinheitsprüfung vor: Die mit 120 Teilen heißen Wassers bereitete Lösung soll sich beim Abkühlen wieder trüben, weil bei Gegenwart von Steinkohlenteer-Phenolen die Löslichkeit des Kreosots in Wasser erhöht ist.

Bromwasser erzeugt in der von den ölartigen Tröpfchen befreiten Lösung einen rotbraunen Niederschlag; 10 ccm der Lösung werden durch 1 Tropfen Eisenchloridlösung unter gleichzeitiger Trübung graugrün oder schnell vorübergehend blau gefärbt; die Mischung wird schließlich schmutzigbraun unter Abscheidung von ebenso gefärbten Flocken. Die weingeistige Lösung des Kreosots färbt sich mit einigen Tropfen verdünnter Eisenchloridlösung (1 + 9) tiefblau und wird nach weiterem Zusatz dunkelgrün.

Hier liegen Identitätsproben vor.

1 Tropfen Kreosot darf mit Wasser angefeuchtetes Lackmuspapier höchstens schwach röten. 1 ccm Kreosot und 2,5 ccm Natronlauge müssen beim Schütteln eine klare, hellgelbe Lösung geben, die sich beim Verdünnen mit 50 ccm Wasser nicht trüben darf (Teeröle, Naphthalin).

Kreosot rötet angefeuchtetes Lackmuspapier stets schwach. — Bei der letzten Prüfung müssen sich Phenole zu Phenolaten lösen, während

Kohlenwasserstoffe sich ungelöst abscheiden würden. Die Prüfung erfolgt entsprechend der Untersuchung des Kresols auf Naphthalin.

Kreosot muß in 3 Raumteilen einer Mischung von 1 Teil Wasser und 3 Teilen Glyzerin fast unlöslich sein (Steinkohlenkreosot). Wird 1 ccm Kreosot mit 2 ccm Petroleumbenzin und 2 ccm Barytwasser geschüttelt, so darf die Benzinschicht keine blaue oder schmutzige, die wässerige Flüssigkeit keine rote Färbung annehmen.

Coerulignon und andere Bestandteile des Holzteeres würden diese Färbungen in der Petroleumbenzin- oder wässerigen Schicht hervorrufen.

Wertbestimmung. Eine Mischung von 1 ccm Kreosot und 10 ccm einer Lösung von Kaliumhydroxyd in absolutem Alkohol (1 + 4) muß nach einiger Zeit zu einer festen, kristallinischen Masse erstarren.

Das Erstarren soll erweisen, daß ein genügender Gehalt an Guajakol und Kreosol vorhanden ist. Diese beiden Stoffe werden mit dem Kaliumhydroxyd umgesetzt zu Guajakolkalium und Kreosolkalium, die, falls sie in genügender Menge vorhanden sind, als fast unlöslich in absolutem Alkohol sich ausscheiden und die ganze Mischung zum Erstarren bringen.

Kreosotum carbonicum — Kreosotkarbonat

Creosotal (E. W.)

Zähe, farblose bis gelbliche, schwach nach Kreosot riechende Flüssigkeit, die in Wasser unlöslich, in Weingeist, Äther und in fetten Ölen löslich ist. Bei längerem Stehen in der Kälte scheiden sich Kristalle von Guajakolkarbonat aus.

Das vorschriftsmäßig zusammengesetzte Kreosotkarbonat kennzeichnet sich gerade durch diese Eigenschaft, bei längerem Stehen in der Kälte Kristalle von Guajakolkarbonat auszuscheiden.

Kocht man 0,2 g Kreosotkarbonat mit 10 ccm einer filtrierten Lösung von 0,5 g Kaliumhydroxyd in 12 ccm absolutem Alkohol 2 Minuten lang, so scheidet sich ein weißer, kristallinischer Niederschlag ab, der nach dem Abfiltrieren, Waschen mit absolutem Alkohol und Trocknen beim Übergießen mit Salzsäure unter Aufbrausen reichlich Kohlendioxyd entwickelt. Verdünnt man das Filtrat mit 5 ccm Wasser, verdampft den Alkohol auf dem Wasserbad und säuert den Rückstand mit verdünnter Schwefelsäure an, so tritt der Geruch des Kreosots auf.

Die vorstehenden Identitätsreaktionen sind im Prinzip analog denen des Guajacol. carbonic. abgefaßt (siehe dort).

Die Lösung von 1 g Kreosotkarbonat in 10 ccm Weingeist darf durch 1 Tropfen Eisenchloridlösung nicht grün gefärbt werden (Kreosot).

0,2 g Kreosotkarbonat dürfen nach dem Verbrennen keinen wägbaren Rückstand hinterlassen.

Lactylphenetidinum — Laktyl-p-phenetidin

Laktophenin (E. W.)

$$C_6H_4\begin{cases} OC_2H_5 & [1] \\ NH[CO\cdot CH(OH)\cdot CH_3] & [4] \end{cases} \qquad \text{Mol.-Gew. } 209{,}1$$

Die Zusammensetzung des Laktophenins sei durch folgende Formeln erläutert:

$$\underset{\text{Phenol}}{\text{C}_6\text{H}_5\text{OH}} \rightarrow \underset{\text{p-Aminophenol}}{\text{NH}_2\cdot\text{C}_6\text{H}_4\cdot\text{OH}} \rightarrow \underset{\text{Äthyläther des p-Aminophenols = p-Phenetidin}}{\text{NH}_2\cdot\text{C}_6\text{H}_4\cdot\text{OC}_2\text{H}_5} \rightarrow \underset{\text{Laktyl-p-Phenetidin = Laktophenin}}{\text{NH}\,\boxed{\text{H}\cdot\text{HO}}\,\text{OC}\cdot\text{CH(OH)}\cdot\text{CH}_3\cdot\text{C}_6\text{H}_4\cdot\text{OC}_2\text{H}_5}$$

Die Zusammensetzung entspricht also der des Phenazetins, nur daß dort Essigsäure, hier Milchsäure in das Molekül des p-Phenetidins unter Wasserabspaltung eingetreten ist.

Farblose, durchscheinende Kristallnädelchen. Laktyl-p-phenetidin ist geruchlos und schmeckt schwach bitter; es löst sich in etwa 400 Teilen Wasser von 20°, in etwa 45 Teilen siedendem Wasser und in 6 Teilen Weingeist. Die Lösungen verändern Lackmuspapier nicht. In einer zur Lösung unzureichenden Menge siedendem Wasser schmilzt Laktyl-p-phenetidin zu einer ölartigen Flüssigkeit. Schmelzpunkt 117° bis 118°.

Beim Schütteln mit Salpetersäure wird Laktyl-p-phenetidin gelb gefärbt. Wird das Gemisch von 0,2 g Laktyl-p-phenetidin und 2 ccm Salzsäure 1 Minute lang gekocht und die Lösung mit 20 ccm Wasser verdünnt, so nimmt das Gemisch nach Zusatz von 6 Tropfen Chromsäurelösung eine zunächst violette, danach rubinrote Färbung an.

Es liegen hier zwei Identitätsreaktionen vor, die auch für das ähnlich zusammengesetzte Phenazetin gelten: Beim Schütteln mit Salpetersäure entsteht eine Gelbfärbung durch Bildung von Mononitrolaktophenin. Ganz analog gibt Phenazetin bei derselben Behandlung eine Gelbfärbung durch Bildung eines Nitrokörpers, während Azetanilid, mit Salpetersäure in dieser Weise behandelt, farblos bleibt. — Auch die Chromsäurereaktion ist analog der bei Phenazetin.

Werden 0,5 g zerriebenes Laktyl-p-phenetidin mit 5 ccm Wasser etwa 1 Minute lang geschüttelt und zu dem Filtrat 1 bis 1,5 ccm Bromwasser zugesetzt, so darf innerhalb 1 Minute keine Trübung auftreten (Azetanilid). Läßt man die Mischung einige Zeit lang stehen, so scheidet sich ein weißer, kristallinischer Niederschlag ab.

Diese Prüfung beruht auf folgendem: Azetanilid löst sich in 230 Teilen kaltem Wasser. Ist also dieser Stoff vorhanden, so werden sich davon beim Schütteln mit kaltem Wasser nicht ganz unwesentliche Anteile lösen, so daß das Filtrat nach Zusatz von Bromwasser durch Bildung von p-Bromazetanilid eine Trübung oder gar eine Ausscheidung ergibt. Die Probe ist so scharf, daß schon bei Gegenwart von 1 Prozent Azetanilid im Laktophenin sofort nach Zufügung des Bromwassers eine deutliche Opaleszenz entsteht. Reines Laktylphenetidin dagegen gibt, mit Wasser geschüttelt, ein Filtrat, das durch den Zusatz von Bromwasser gelb gefärbt wird, aber minutenlang klar bleibt. Erst später zeigt sich unter Abblassen der gelben Färbung ein weißer kristallinischer Niederschlag, worauf schließlich die Flüssigkeit eine rotbraune Färbung annimmt.

0,1 g Laktyl-p-phenetidin muß sich in 1 ccm Schwefelsäure ohne Färbung lösen (fremde organische Stoffe).

0,2 g Laktyl-p-phenetidin dürfen nach dem Verbrennen keinen wägbaren Rückstand hinterlassen.

Liquor Aluminii acetici — Aluminiumazetatlösung

Gehalt mindestens 7,5 Prozent basisches Aluminiumazetat von der Zusammensetzung $(CH_3 \cdot CO_2)_2 AlOH$, Mol.-Gew. 162,03.
Dichte mindestens 1,044.

H. Matthes (Ph. Z. 1928, S. 422) weist darauf hin, daß ein nach Vorschrift des Arzneibuches bereiteter Liquor bei der Dichte 1,044 nicht unter 9 Prozent basisches Aluminiumazetat enthält.

Aluminiumazetatlösung ist eine klare, farblose Flüssigkeit, die Lackmuspapier rötet, schwach nach Essigsäure riecht und süßlich zusammenziehend schmeckt. Werden 10 ccm Aluminiumazetatlösung mit einer Lösung von 0,2 g Kaliumsulfat in 10 ccm Wasser versetzt, und wird die Mischung im siedenden Wasserbad erhitzt, so gerinnt sie und wird nach dem Erkalten in kurzer Zeit wieder flüssig.

Die Ausführung der letztgenannten Reaktion mit Kaliumsulfat ist bei gekauften Präparaten unbedingt notwendig, da vielfach gefälschte Präparate, die in keiner Weise der geforderten Zusammensetzung entsprechen und auf diese Weise sofort feststellbar sind, im Handel vorkommen. Es liegt hier eine reversible Reaktion vor, bei der im allgemeinen angenommen wird, daß bei Gegenwart von Kaliumsulfat unter Erwärmen eine Ausfällung von basischem Aluminiumazetat stattfindet, welch letzteres beim Erkalten wieder in alter Form in Lösung geht. Dieser Einfluß des Elektrolyten K_2SO_4 soll auf der kolloiden Natur der Aluminiumazetatlösung beruhen. (R. Wolffenstein, B. D. Ph. Ges. 1917, S. 481, behauptet dagegen auf Grund von Versuchen, daß beim Erwärmen durch gesteigerte hydrolytische Spaltung sich basisch schwefelsaure Tonerde ausscheidet, während bei der Umkehrung [also Abkühlung] die vorher frei gewordene Essigsäure sich wieder mit der Tonerde verbindet.)

Übrigens hatte das D. A. B. 5 bei dieser Prüfung ausdrücklich verlangt, daß die beim Erhitzen geronnene Flüssigkeit nach dem Erkalten wieder flüssig „und klar" werden soll. Weil aber viele brauchbare Präparate des Handels, die zur Verbesserung der Haltbarkeit etwas sauer gehalten sind, wohl beim Abkühlen wieder flüssig werden, aber nicht klar, ist diese Milderung eingetreten (siehe M. Lefeldt, B. D. Ph. Ges. 1917, S. 172 und O. Schmatolla, Ph. Z. 1921, S. 314).

Eine Mischung von 1 ccm Aluminiumazetatlösung und 3 ccm Natriumhypophosphitlösung darf nach viertelstündigem Erhitzen im siedenden Wasserbade keine dunklere Färbung annehmen (Arsenverbindungen). Eine Mischung von 6 ccm Aluminiumazetatlösung und 14 ccm Wasser darf nach Zusatz von 0,5 ccm Kaliumferrozyanidlösung höchstens schwach gebläut werden (Eisensalze).

Über die Prüfung auf Arsenverbindungen siehe S. 102. — Spuren von Eisensalzen sind jetzt in richtiger Wertung der praktischen Verhältnisse zugelassen.

Werden 5 ccm Aluminiumazetatlösung nach Zusatz von 1 ccm verdünnter Essigsäure mit 3 Tropfen Natriumsulfidlösung versetzt, so darf keine dunkle Färbung eintreten (Schwermetallsalze). Aluminiumazetatlösung darf beim Vermischen mit 2 Teilen Weingeist sofort höchstens opalisierend getrübt werden, aber keinen Niederschlag geben (Magnesiumsulfat, unzulässige Mengen Aluminium- und Kalziumsulfat).

Eine Reaktion von begrenzter Stärke muß hier zugelassen werden, weil in dem Präparat stets Spuren von Aluminiumsulfat vorhanden sein werden und vor allem geringe Mengen von Kalziumsulfat, das bei der Darstellung wohl zum allergrößten Teil ausfällt, aber bei seiner (wenn auch geringen) Löslichkeit in Wasser nicht vollständig.

Gehaltsbestimmung. 5 g Aluminiumazetatlösung werden mit 1 g Ammoniumchlorid und, nachdem dieses gelöst ist, unter Umschütteln mit 2,5 ccm Ammoniakflüssigkeit versetzt. Nach Zusatz von 250 g heißem Wasser wird die Mischung zum Sieden erhitzt und 1 Minute lang im Sieden erhalten. Nach dem Absetzen des Niederschlags wird die über diesem stehende Flüssigkeit durch ein Filter abgegossen und der Niederschlag durch fünfmaliges Dekantieren mit heißem Wasser ausgewaschen und auf das Filter gebracht. Das Gewicht des durch Trocknen und starkes Glühen erhaltenen Rückstandes von Aluminiumoxyd muß nach dem Erkalten im Exsikkator mindestens 0,118 g betragen, was einem Mindestgehalte von 7,5 Prozent basischem Aluminiumazetat entspricht.

Bei dieser Gehaltsbestimmung wird die Aluminiumverbindung als Aluminiumhydroxyd ($Al[OH]_3$) gefällt, letzteres durch Glühen in Aluminiumoxyd (Al_2O_3) verwandelt und als solches gewogen. Es werden jetzt nur 5 g des Präparates zur Bestimmung verwendet, weil der entstehende voluminöse Niederschlag sich dann auf kleinerem Filter sammeln und besser auswaschen läßt. Die Fällung mit Ammoniak soll in der konzentrierten Lösung, also vor der Verdünnung mit Wasser, stattfinden, weil dann der Niederschlag sich besser absetzt. Der Zusatz des Ammoniumchlorids bei der Fällung geschieht in folgender Absicht: Das Aluminiumhydroxyd existiert in einer löslichen Form und einer unlöslichen Form. Die erstere, das Hydrosol, wird durch bloßes Kochen nicht vollständig in das unlösliche Hydrogel übergeführt, wohl aber bei Anwesenheit von Salzen, am besten Ammoniumsalzen. — Endlich sei darauf hingewiesen, daß der Niederschlag zur völligen Überführung in Al_2O_3, wie das D.A.B. 6 auch ausdrücklich sagt, stark geglüht werden muß (siehe über diese gesamten Verhältnisse die Arbeit von Th. Sabalitschka, H. Niesemann, G. Reichel, Ap. Z. 1925, S. 237).

Berechnung:

$$\frac{2\,(CH_3\cdot CO_2)_2AlOH}{2\text{ Mol} = 324{,}06\text{ g}} = \frac{1\,Al_2O_3}{1\text{ Mol} = 101{,}94\text{ g}}.$$

Nach der Gleichung:

$$101{,}94 : 324{,}06 = 0{,}118 : x, \qquad x = 0{,}375$$

würde ein Rückstand von 0,118 g Al_2O_3 entsprechen 0,375 g basischem Aluminiumazetat, gefunden in 5 g Aluminiumazetlösung. Das entspricht einem Gehalte von 20 × 0,375 = 7,5 Prozent basischem Aluminiumazetat.

Liquor Aluminii acetico-tartarici

Aluminiumazetotartratlösung

Gehalt annähernd 45 Prozent Aluminiumazetotartrat.

Aluminiumazetotartratlösung ist eine klare, farblose oder schwach gelblich gefärbte Flüssigkeit von sirupartiger Beschaffenheit, die Lackmuspapier rötet; sie riecht nach Essigsäure und schmeckt süßlich zusammenziehend.

Dichte 1,258 bis 1,262.

Werden 6 ccm Aluminiumazetotartratlösung mit 3 ccm Kaliumpermanganatlösung im Wasserbad erwärmt, so wird die Mischung farblos und klar. Mit 4 Teilen

Wasser verdünnte Aluminiumazetotartratlösung gibt nach Zusatz von Ammoniakflüssigkeit einen weißen, gallertartigen, in Natronlauge leicht löslichen Niederschlag. Wird eine Mischung von 2 ccm Aluminiumazetotartratlösung, 8 ccm Wasser und 1 ccm einer gesättigten, weingeistigen Zinkazetatlösung im Wasserbade bis nahe zum Sieden erhitzt, so bildet sich ein dichter, weißer Niederschlag, der sich beim Erkalten allmählich wieder löst.

Es liegen hier drei Identitätsbestimmungen vor: a) Die zugesetzte Kaliumpermanganatlösung entfärbt sich, weil sie die Weinsäure zu Kohlensäure oxydiert. b) Die Bildung eines Niederschlages durch Ammoniak, der sich in Natronlauge leicht löst, weist auf Gegenwart einer Aluminiumverbindung hin. c) Der durch Zinkazetat entstehende Niederschlag ist in seiner Zusammensetzung noch nicht endgültig geklärt. — Bemerkenswert ist übrigens, daß F. Düsterbehn (Ap. Z. 1911, S. 214) mitteilt, die Firma Athenstädt & Redeker habe ihm angegeben, daß ihr Alsol, das eigentliche Originalpräparat, die letzte Reaktion nicht gäbe, daß daher diese Prüfung zur Unterscheidung der beiden Warensorten dienen könne.

Mit 4 Teilen Wasser verdünnte Aluminiumazetotartratlösung darf durch einige Tropfen Natriumsulfidlösung nicht dunkel gefärbt werden (Schwermetallsalze).

Gehaltsbestimmung. 5 g Aluminiumazetotartratlösung werden im Wasserbad eingedampft; der Rückstand wird bei 100° getrocknet. Das Gewicht des Rückstandes muß mindestens 2,24 g betragen, was einem Gehalte von annähernd 45 Prozent Aluminiumazetotartrat entspricht.

Liquor Ammonii caustici — Ammoniakflüssigkeit

Gehalt 9,94 bis 10 Prozent Ammoniak (NH_3, Mol.-Gew. 17,032).

Klare, farblose, flüchtige Flüssigkeit. Ammoniakflüssigkeit riecht durchdringend stechend und bläut Lackmuspapier stark. Wird der Ammoniakflüssigkeit ein mit Salzsäure benetzter Glasstab genähert, so bilden sich dichte, weiße Nebel.

Dichte 0,957 bis 0,958.

Eine Mischung von 5 ccm Ammoniakflüssigkeit und 20 ccm Kalkwasser darf sich bei einstündigem Stehen in einer verschlossenen Flasche höchstens schwach trüben (Kohlensäure, Ammoniumkarbaminat).

Ammoniumkarbaminat würde mit dem Kalziumhydroxyd des Kalkwassers so reagieren:

$$C\begin{cases}ONH_4\\=O\\NH_2\end{cases} + Ca\begin{matrix}<OH\\<OH\end{matrix} = CaCO_3 + 2\,NH_3 + H_2O.$$

Werden 20 ccm Ammoniakflüssigkeit auf etwa 10 ccm eingedampft und dann mit 20 ccm Wasser versetzt, so dürfen je 5 ccm dieser Flüssigkeit durch 3 Tropfen Natriumsulfidlösung (Schwermetallsalze) höchstens grünlich gefärbt werden und durch Ammoniumoxalatlösung (Kalziumsalze) sowie nach dem Ansäuern mit Salpetersäure durch Bariumnitratlösung (Schwefelsäure) nicht verändert und durch Silbernitratlösung (Salzsäure) höchstens getrübt werden.

Das Eindampfen der Ammoniakflüssigkeit hat darin seinen Grund, daß das NH_3 möglichst entfernt werden soll. Geschieht das nicht, so müßte zum Übersättigen mit Salpetersäure eine verhältnismäßig so große Menge derselben angewendet werden, daß bei der Prüfung auf Schwefelsäure und Salzsäure die Probeflüssigkeit zu stark verdünnt wäre.

5 ccm Ammoniakflüssigkeit werden in einer Porzellanschale auf dem Wasserbade nahezu zur Trockne verdampft; der Rückstand wird mit 3 ccm Natrium-

hypophosphitlösung in ein Probierrohr übergespült. Diese Lösung darf nach viertelstündigem Erhitzen im siedenden Wasserbade keine dunklere Färbung annehmen (Arsenverbindungen).

Auch hier wird wieder das NH_3 entfernt, damit nicht die saure Reaktion der Natriumhypophosphitlösung zu weitgehend abgeschwächt wird. — Über die Reaktion mittels Natriumhypophosphitlösung siehe S. 102.

Wird Ammoniakflüssigkeit mit Salpetersäure schwach übersättigt, so muß die Flüssigkeit farb- und geruchlos sein (Teerbestandteile); zur Trockne verdampft, muß sie eine weiße Salzmasse liefern, die sich bei stärkerem Erhitzen ohne Rückstand verflüchtigt. Werden 5 ccm Ammoniakflüssigkeit mit 3 g gepulverter Weinsäure geschüttelt, so darf das Gemisch höchstens einen schwachen Geruch nach Pyridin entwickeln.

Als solche Teerbestandteile kommen die aus dem Gaswaschwasser stammenden Verunreinigungen in Frage, also erstens Anilin, das beim Übersättigen mit Salpetersäure oder nach dem Abdampfen im Rückstand eine Färbung geben würde, und zweitens das häufig vorkommende und sehr störende Pyridin bzw. ähnliche Basen. Bei der ersten Prüfung erkennt man das Anilin an der Färbung und das Pyridin am Geruch. Viel deutlicher stellt man freilich den Pyridingeruch bei der zweiten, mittels Weinsäure ausgeführten Prüfung fest. Dabei läßt das Fehlen stechender Nebengerüche den häßlichen Geruch der Basen besonders charakteristisch hervortreten. — Bleibt nach stärkerem Erhitzen bei der ersten Prüfung ein Rückstand, so sind anorganische Verunreinigungen vorhanden.

Gehaltsbestimmung. Etwa 4 g Ammoniakflüssigkeit werden in einem Kölbchen mit eingeriebenem Glasstopfen, das 30 ccm Normal-Salzsäure enthält, genau gewogen. Die Mischung wird mit Normal-Kalilauge neutralisiert. Je 4 g Ammoniakflüssigkeit müssen hierbei 23,35 bis 23,49 ccm Normal-Salzsäure verbrauchen, so daß zum Zurücktitrieren des Säureüberschusses nicht mehr als 6,65 und nicht weniger als 6,51 ccm Normal-Kalilauge erforderlich sind, was einem Gehalte von 9,94 bis 10 Prozent Ammoniak entspricht (1 ccm Normal-Salzsäure = 0,017032 g Ammoniak, Methylorange als Indikator).

Die Ammoniakflüssigkeit soll zu der Säure gegeben werden, damit das NH_3 sofort gebunden wird und nicht ein kleiner Anteil davon entweichen kann. Zweckmäßig geht man so vor, daß man in ein Glasstöpselgefäß (Jodkolben) erst die 30 ccm $^1/_1$-Normal-Salzsäure gibt, dann Inhalt und Gefäß auf der analytischen Waage wägt, hierauf auf der Rezepturwaage 4 g der Ammoniakflüssigkeit hinzugibt und schließlich auf der analytischen Waage diese Menge genau bestimmt, um bei der Berechnung davon auszugehen.

Die Berechnung erfolgt nach der Gleichung:

$$\frac{NH_3}{1\ \text{Mol} = 17{,}032} + \frac{HCl}{1\ \text{Mol} = 1000\ \text{ccm}\ ^1/_1\text{-Normal-HCl}} = NH_4Cl,$$

$$1\ \text{ccm}\ ^1/_1\text{-Normal-HCl} = 0{,}017032\ \text{Ammoniak}.$$

Bei Anwendung von 4 g Ammoniakflüssigkeit und Verbrauch von 23,35 bis 23,49 ccm $^1/_1$-Normal-HCl demnach Prozentgehalt:

$$\frac{23{,}35\ (\text{bis}\ 23{,}49)\cdot 0{,}017032\cdot 100}{4} = \text{rund 9,94 bis 10 Prozent Ammoniak.}$$

Liquor Calcii chlorati — Kalziumchloridlösung

Gehalt annähernd 50 Prozent kristallisiertes Kalziumchlorid ($CaCl_2 + 6H_2O$, Mol.-Gew. 219,09) oder annähernd 25 Prozent wasserfreies Kalziumchlorid ($CaCl_2$, Mol.-Gew. 110,99).

Da das kristallisierte Kalziumchlorid stark hygroskopisch ist und daher die daraus bereiteten Lösungen leicht wechselnde Konzentrationen aufweisen können, ist vom D. A. B. 6 eine etwa 50prozentige wässerige Lösung aufgenommen worden, die durch Einstellung auf die vorgeschriebene Dichte die richtige Konzentration verbürgt.

Klare, farb- und geruchlose Flüssigkeit, die Lackmuspapier nicht verändert. Mit Ammoniumoxalatlösung gibt sie einen weißen Niederschlag, der nach Zusatz von verdünnter Essigsäure nicht verschwindet. Die mit Salpetersäure angesäuerte Lösung gibt mit Silbernitratlösung einen weißen, käsigen, in Ammoniakflüssigkeit löslichen Niederschlag.

Dichte 1,226 bis 1,233.

Die mit 4 Raumteilen Wasser verdünnte Lösung darf weder nach Zusatz von 3 Tropfen verdünnter Essigsäure sofort, noch nach Zusatz von 1 ccm Ammoniakflüssigkeit durch 3 Tropfen Natriumsulfidlösung verändert werden (fremde Schwermetallsalze). Die gleiche Lösung darf weder durch Bariumnitratlösung (Schwefelsäure), noch durch Kalziumsulfatlösung (Bariumsalze) verändert werden. Beim Erhitzen von 1 ccm Kalziumchloridlösung mit 5 ccm Natronlauge darf kein Geruch nach Ammoniak auftreten (Ammoniumsalze). Eine Mischung von 1 ccm Kalziumchloridlösung und 3 ccm Natriumhypophosphitlösung darf nach viertelstündigem Erhitzen im siedenden Wasserbade keine dunklere Färbung annehmen (Arsenverbindungen).

Eine Mischung von 1 g Kalziumchloridlösung, 25 ccm Wasser, 1 ccm Salzsäure und 2 ccm Ammoniakflüssigkeit wird in der Siedehitze mit 15 ccm Ammoniumkarbonatlösung versetzt, das Gemisch kurze Zeit im Sieden erhalten und der Niederschlag von Kalziumkarbonat nach dem Erkalten abfiltriert. Der nach dem Verdampfen des Filtrats hinterbleibende Rückstand darf nach dem Durchfeuchten mit 1 Tropfen Schwefelsäure und nachfolgendem Glühen höchstens 0,005 g betragen (Magnesium-, Alkalisalze).

Liquor Cresoli saponatus — Kresolseifenlösung

Gehalt annähernd 50 Prozent rohes Kresol und eine etwa 25 Prozent Fettsäuren entsprechende Menge Seife.

Klare, rotbraune, ölartige Flüssigkeit, die Lackmuspapier bläut, nach Kresol riecht und in Wasser, Glyzerin, Weingeist und in Petroleumbenzin klar löslich ist. Gibt man zu 10 ccm einer Verdünnung von Kresolseifenlösung (1 + 99) 2 ccm Magnesiumsulfatlösung, so bildet sich eine starke Ausscheidung.

Die starke Ausscheidung, die sich ergibt, wenn man die Magnesiumsulfatlösung zur verdünnten Kresolseifenlösung gibt, soll erweisen, das hier wirklich Kresolseife, nicht etwa Kresolalkalilösung, vorliegt. Das Magnesiumsalz muß hierbei die Seife zersetzen“, d. h. eine Ausscheidung von fettsaurem Magnesium bewirken. Die Stärke der Ausscheidung gibt auch schon einen ungefähr orientierenden Hinweis auf die Menge der vorhandenen Seife.

Wird 1 g Kresolseifenlösung in 24 ccm Weingeist gelöst und die Lösung mit 1 ccm Phenolphthaleinlösung versetzt, so dürfen bis zum Verschwinden einer etwa eintretenden Rotfärbung höchstens 2 Tropfen Normal-Salzsäure verbraucht werden.

Diese Prüfung soll erweisen, ob die Kresolseifenlösung nicht zu viel Alkali enthält. Die Probe ist in alkoholischer Lösung auszuführen, da Wasser als Lösungsmittel eine hydrolytische Spaltung der Seife hervorrufen würde. Weil die Lösung alkoholisch ist, soll auch die verhältnismäßig große Menge von 1 ccm Indikatorlösung angewendet werden.

Bevor die nachfolgende Gehaltsbestimmung ausgeführt wird, ist es sehr zweckmäßig, eine Reihe von Vorproben auszuführen, die O. Schmatolla (Ph. Z. 1919, S. 670) angegeben hat. Diese Vorproben lassen nämlich mit leichter Mühe die wirklich schlechten Präparate als solche erkennen, so daß sofort deren Verwerfung eintreten kann. Umgekehrt geben diese Proben bei gutem Ausfall zwar keinen endgültigen Beweis für die Vorschriftsmäßigkeit des Präparates, wohl aber einen sehr wertvollen Anhalt:

1. Löslichkeit in Wasser: 2 ccm Kresolseifenlösung werden langsam und unter Schwenken mit destilliertem Wasser gemischt. Die ersten geringen Zusätze des Wassers müssen eine Trübung hervorrufen, die Flüssigkeit verdickt sich fast gallertig, bis schließlich nach Zusatz von im ganzen 6 bis höchstens 8 ccm Wasser eine klare Lösung entstehen soll, die auch auf weiteren Wasserzusatz klar bleibt.

2. Annähernde Bestimmung der Gesamtmenge von Rohkresol und Fettsäuren: Man schichtet in einem schmalen graduierten Zylinder, am besten von 25 ccm, zuerst 4 ccm konzentrierte Kochsalzlösung, dann 6 ccm verdünnte Salzsäure, mischt diese, gibt darüber genau 5 ccm Benzol oder Benzin oder Äther und läßt darauf 10 ccm des Präparates langsam zufließen, so daß also die Marke 25 ccm erreicht wird. Man verschließt und schüttelt einige Male schnell und kräftig durch. Es scheiden sich bald zwei Schichten ab, die untere wässerige saure Salzlösung und eine obere, meist etwas trübe Kresol-Fettsäure-Benzolschicht. Zur Beschleunigung der vollständigen Trennung faßt man den Zylinder in senkrechter Stellung zwischen den Handflächen wie einen Quirlstiel und bewegt ihn einige Male ruckweise wie diesen. Hiernach darf die untere wässerige Lösung auf höchstens 13 ccm gestiegen sein, die obere, ölige Schicht betrage dann mindestens 12 ccm, nie weniger; sie enthält außer dem Benzol die Fettsäuren und das Kresol.

3. Annähernde Bestimmung des Seifengehaltes: Um zu prüfen, ob ungefähr die vorgeschriebene Seifenmenge vorhanden ist, läßt Schmatolla die Seife mit Magnesiumsulfat behandeln. P. Bohrisch (Ph. Ztrh. 1921, S. 285) faßt die Prüfung so: Man gibt zu 200 g destillierten Wassers 1 Tropfen Kresolseifenlösung; es entsteht nach kurzer Zeit eine geringe Opaleszenz. Nach Zugabe von 2 ccm einer Lösung von 10 g Magnesiumsulfat in 20 ccm Wasser und nach Umschütteln soll eine deutliche Trübung erfolgen.

Gehaltsbestimmung. 40 g Kresolseifenlösung werden in einem Kolben von etwa 1 Liter Inhalt mit 120 ccm Wasser verdünnt, mit 10 Tropfen Methylorangelösung versetzt und mit Schwefelsäure bis zur Rotfärbung angesäuert. Hierauf wird mit Wasserdampf destilliert. Sobald das anfangs michig-trübe Destillat klar übergeht, wird die Kühlung abgestellt und weiterdestilliert, bis Dampf aus dem Kühlrohr auszutreten beginnt. Alsdann wird die Kühlung wieder angestellt und die Destillation noch weitere 5 Minuten lang fortgesetzt. Das Destillat wird für je 100 ccm mit 20 g Natriumchlorid versetzt und nach erfolgter Lösung in einem Scheidetrichter mit 100 ccm Petroläther kräftig durchgeschüttelt. Nach dem Abheben der Petrolätherschicht wird das Destillat unter Nachspülen des Kolbens noch zweimal mit je 50 ccm Petroläther ausgeschüttelt. Von den vereinigten, klaren Petrolätherlösungen wird der Petroläther abdestilliert und das zurückbleibende Kresol im aufrecht stehenden Kolben 40 Minuten lang bei 100° getrocknet und gewogen. Das Gewicht muß mindestens 19 g betragen.

Über Ausführung der Wasserdampfdestillation siehe „Allgemeiner Teil", S. 15.

Bei dieser Gehaltsbestimmung wird zunächst zur Kresolseife Schwefelsäure bis zur Rötung des Methylorange-Indikators, also im Überschuß, zugesetzt. Die Seife wird auf diese Weise zersetzt, worauf bei der folgenden Wasserdampfdestillation die freien Kresole (mit einer geringen Menge flüchtiger Fettsäuren) übergehen, dann aus dem Wasser unter Aussalzen mit Petroläther extrahiert und nach Verdampfen des letzteren gewogen bzw. auf ihre Reinheit geprüft werden. Bei der Wasserdampfdestillation muß, sobald das Destillat klar überzugehen beginnt, nach der Vorschrift des Arzneibuches die Kühlung abgestellt werden. Es setzen sich nämlich im Kühlrohr einzelne Tröpfchen Kresol usw. ab, die durch den Dampf gelockert und nach abermaligem Anstellen der Kühlung völlig in das Destillat gebracht werden sollen. Beginnt man jetzt wieder mit der Kühlung, so muß das sehr langsam, sehr vorsichtig geschehen, damit nicht ein zu schnelles Hineinfließen des kalten Wassers das stark erwärmte Glasrohr zum Springen bringt. Alsdann wird im Destillat das rohe Kresol möglichst durch Kochsalz „ausgesalzen" und wiederholt mit Petroläther ausgeschüttelt. Es ist jetzt aber sehr zweckmäßig, diese Petrolätherlösungen, die fast immer etwas Wasser aus dem Scheidetrichter mitreißen, zur Entfernung dieses Wassers mit etwa 2 g Natrium sulfuric. sicc. zu versetzen und so ungefähr 1 Stunde lang stehen zu lassen. Dann erst wird die Petrolätherlösung abfiltriert (bzw. abgegossen), das Glaubersalz mit etwas Petroläther nachgespült, das Lösungsmittel abdestilliert, der Rückstand getrocknet und gewogen.

Die im Destillationskolben zurückgebliebene, die Fettsäuren enthaltende Flüssigkeit wird nach dem Erkalten in einem Scheidetrichter mit 100 ccm Petroläther kräftig durchgeschüttelt. Nach dem Abheben der Petrolätherschicht wird die Flüssigkeit unter Nachspülen des Kolbens noch zweimal mit je 50 ccm Petroläther ausgeschüttelt. Von den vereinigten klaren Petrolätherlösungen wird der Petroläther abdestilliert und der Rückstand eine halbe Stunde lang bei 100° getrocknet; sein Gewicht muß mindestens 9,5 g betragen.

Hier liegt die neu eingeführte quantitative Feststellung der Fettsäuren vor, die im Destillationskolben zurückgeblieben sind, also eine quantitative Seifenbestimmung. Auch hier ist es sehr zweckmäßig, die Petrolätherlösung der Fettsäuren durch Natrium sulfuric. sicc. zu trocknen, wie es vorstehend bei der Petrolätherlösung des rohen Kresols empfohlen war.

Werden 5 ccm des bei der Gehaltsbestimmung erhaltenen Kresols in einem Meßzylinder von 100 ccm Inhalt mit 25 ccm Natronlauge und 25 ccm Wasser geschüttelt, so müssen sie sich bis auf geringe Spuren lösen (Naphthalin). Nach Zusatz von 10 ccm rauchender Salzsäure und 5 g Natriumchlorid wird geschüttelt, bis das Natriumchlorid gelöst ist; die sich dann beim ruhigen Stehen oben ansammelnde Kresolschicht muß mindestens 4,5 ccm betragen.

Weitere 10 g des erhaltenen Kresols werden nach der bei Cresolum crudum angegebenen Gehaltsbestimmung behandelt. Die Menge des dabei erhaltenen Trinitro-m-Kresols muß mindestens 7,4 g betragen; sein Schmelzpunkt darf nicht unter 105° liegen.

Die beiden letzten Abschnitte des Artikels sollen dem Nachweis dienen, ob das aus der Kresolseifenlösung isolierte rohe Kresol wirklich das Cresolum crudum ist, welches das D.A.B. 6 verlangt. Es sind also dieselben Forderungen wie beim rohen Kresol. Näheres ist dort (S. 249) nachzulesen. Nur auf einen Punkt sei hier hingewiesen: Das rohe Kresol ist bei dem Prozeß nicht ganz unverändert geblieben. Bei der Destillation ist nicht nur das Kresol übergegangen, sondern (wie schon vorher gesagt) ein kleiner Anteil flüchtiger Fettsäuren. Versucht man nun dieses Kresol nach dem vorletzten Abschnitt in verdünnter Natronlauge zu lösen, so wird sich durch geringe Seifenbildung immer eine gewisse Trübung bilden, das heißt, das isolierte Rohkresol wird sich nicht mehr so gut in Natronlauge lösen, wie es vor seiner Verarbeitung geschah.

Liquor Ferri albuminati — Eisenalbuminatlösung

Gehalt 0,39 bis 0,4 Prozent Eisen.

Eisenalbuminatlösung ist eine rotbraune, fast klare, im auffallenden Lichte wenig trübe Flüssigkeit von schwach alkalischer Reaktion.

Schon diese Tatsache, daß die Eisenalbuminatlösung in der Durchsicht fast klar, im auffallenden Lichte trübe ist, weist darauf hin, daß hier eine kolloide Lösung vorliegt.

Dichte 0,982 bis 0,992.

Eisenalbuminatlösung riecht und schmeckt schwach nach Zimt, hat aber kaum einen Eisengeschmack. Nach Zusatz von Salzsäure gibt sie eine starke, rotbraune Trübung; beim Erwärmen sondert sich die Mischung in eine klare, gelbe Flüssigkeit und weißliche Flocken. Natriumsulfidlösung färbt die mit verdünnter Salzsäure angesäuerte Eisenalbuminatlösung nach Zusatz von Ammoniakflüssigkeit schwarz und fällt einen schwarzen Niederschlag.

Wichtig ist der Geschmack, der bei guten Präparaten kaum den „Eisengeschmack" zeigen darf. — Durch Zusatz von Salzsäure tritt eine Zersetzung ein, derart, daß beim späteren Erhitzen das Eisen in salzsaures Eisen übergeht, während sich das Eiweiß in weißlichen Flocken ausscheidet. — Durch Natriumsulfid fällt in ammoniakalischer Lösung schwarzes Eisensulfid.

Eisenalbuminatlösung darf sich weder beim Aufkochen noch beim Vermischen mit gleichen Teilen Weingeist stärker trüben (Eiweiß). Eine Mischung von 40 ccm Eisenalbuminatlösung und 0,6 ccm Normal-Salzsäure muß ein farbloses Filtrat geben (fremde Eisensalze, überschüssiges Natriumhydroxyd). Wird eine Mischung von 2 ccm Eisenalbuminatlösung, 4 ccm Wasser und 1 ccm Salpetersäure erwärmt, so darf das Filtrat durch Silbernitratlösung höchstens opalisierend getrübt werden (Salzsäure).

Beim Aufkochen würde überschüssiges, nicht ausgewaschenes Eiweiß koaguliert werden und eine Trübung bilden. Dieselbe Erscheinung findet auch bei Gegenwart von überschüssigem Eiweiß nach Zusatz von wenig Weingeist statt, während größere Zusätze von Weingeist auch in einwandfreien Präparaten eine Trübung durch Fällung von Eisenalbuminat hervorrufen müssen. — Sehr wichtig ist die folgende Prüfung, nach der 40 ccm Eisenalbuminatlösung nach Zusatz von 0,6 ccm $^1/_1$-Normal-HCl ein farbloses Filtrat geben müssen; ist zuviel Alkali im Präparat vorhanden, so genügen die 0,6 ccm nicht, um das gesamte Eisenalbuminat abzuscheiden: Es wird dann das Filtrat gefärbt sein. Dasselbe muß der Fall sein, wenn fremde Eisensalze (z. B. Eisenchlorid) vorhanden sind, die durch Salzsäure überhaupt nicht gefällt werden und ihre Anwesenheit durch die Fäıbung des Filtrates zeigen.

Zur Bestimmung des Eisengehaltes in der noch nicht eingestellten Eisenalbuminatlösung wird eine Mischung von 20 g der Lösung und 30 g verdünnter Schwefelsäure im Wasserbad erwärmt, bis der anfangs rotbraune Niederschlag eine weißliche Färbung zeigt. Nach dem Erkalten wird die Mischung mit Wasser auf 100 ccm verdünnt und filtriert. 50 ccm des Filtrats werden mit halbprozentiger Kaliumpermanganatlösung zur schwachen, kurze Zeit bestehen bleibenden Rötung und nach Entfärbung mit 2 g Kaliumjodid versetzt. Die Mischung läßt man 1 Stunde lang im verschlossenen Glase stehen und titriert sie nach Zusatz von Stärkelösung mit $^1/_{10}$-Normal-Natriumthiosulfatlösung bis zum Farbumschlage. Aus der Anzahl der verbrauchten ccm $^1/_{10}$-Normal-Natriumthiosulfatlösung ergibt sich durch Multiplikation mit 0,05584 der Eisengehalt in 100 g der Lösung.

Gehaltsbestimmung. Die Gehaltsbestimmung der Eisenalbuminatlösung erfolgt in der gleichen Weise, wie vorstehend beschrieben ist. Es müssen zur Bindung des ausgeschiedenen Jodes 6,98 bis 7,17 ccm $^1/_{10}$-Normal-Natriumthiosulfatlösung verbraucht werden, was einem Gehalte von 0,39 bis 0,4 Prozent Eisen entspricht (1 ccm $^1/_{10}$-Normal-Natriumthiosulfatlösung = 0,005584 g Eisen, Stärkelösung als Indikator).

Durch Zusatz von verdünnter Schwefelsäure tritt derart eine Zersetzung ein (siehe oben), daß sich das Eisen beim Erwärmen zu schwefelsaurem Eisen umsetzt, während das Eiweiß ausgefällt und später abfiltriert wird. Das vorhandene Eisenoxydulsalz wird sodann durch Kaliumpermanganat in die Eisenoxydverbindung übergeführt, wonach der Eisengehalt nach dem jodometrischen Verfahren (ausführlich geschildert auf S. 90) festgestellt wird. — Betreffs der Ausführung ist aber noch ein wichtiger Punkt zu erwähnen: Durch das Erhitzen fällt wohl die Hauptmenge des Eiweißes aus, im Filtrat verbleiben aber noch geringe Anteile. Diese werden zuweilen durch das Kaliumpermanganat zerstört. Es entsteht dann durch den Zusatz von Kaliumjodid bzw. durch das entstehende Jodjodkalium keine Trübung. Entsteht aber eine Trübung, so rührt diese von noch gelöstem Eiweiß her, das durch Jodjodkalium gefällt wird. Diese Erscheinung beeinträchtigt jedoch das Resultat kaum, da aus den entstandenen Jodeiweißverbindungen der größte Teil des Jodes bei gewöhnlicher Temperatur wieder abgespalten wird.

Berechnung: Das Prinzip der jodometrischen Eisenbestimmung ist genau geschildert auf S. 90. Nach der dortigen Erklärung entspricht:

$$1\text{ ccm } ^1/_{10}\text{-Normal-}Na_2S_2O_3 = 0{,}005584\text{ g Eisen.}$$

Bei Anwendung von 10 g Eisenalbuminatlösung und Verbrauch von 6,98 bis 7,17 ccm $^1/_{10}$-Normal-$Na_2S_2O_3$ demnach Prozentgehalt:

$$\frac{6{,}98\ (\text{bis } 7{,}17)\cdot 0{,}005584\cdot 100}{10} = \text{rund } 0{,}39 \text{ bis } 0{,}4 \text{ Prozent Eisen.}$$

Über die Anwendung der Feinbürette siehe S. 40.

Liquor Ferri oxychlorati dialysati
Dialysierte Eisenoxychloridlösung

Gehalt 3,3 bis 3,6 Prozent Eisen.

Dichte 1,041 bis 1,045.

Klare, tiefbraunrote Flüssigkeit. Sie rötet Lackmuspapier schwach, schmeckt herb, aber kaum eisenartig und bildet, mit 1 Tropfen verdünnter Schwefelsäure versetzt, sofort eine gelb- bis braunrote Gallerte.

Hier liegt eine kolloide Lösung von Eisenoxydhydrat vor. Siehe Näheres bei Ferrum oxydatum cum Saccharo.

Vermischt man 3 Tropfen dialysierte Eisenoxychloridlösung mit 20 ccm Wasser, so darf nach Zusatz von 5 Tropfen Kaliumferrozyanidlösung nur eine braune, aber keine grünbraune bis dunkelgrüne Färbung auftreten (Eisenchlorid). Werden 20 ccm dialysierte Eisenoxychloridlösung mit Natronlauge zum Sieden erhitzt, so darf sich kein Ammoniak entwickeln (Ammoniumchlorid). Werden 20 ccm dialysierte Eisenoxychloridlösung mit überschüssiger Ammoniakflüssigkeit versetzt, so muß das Filtrat farblos sein (Kupfersalze) und beim Eindampfen einen Rückstand hinterlassen, der sich beim Glühen vollständig verflüchtigt (Alkali-, Erdalkalisalze).

Bei der Darstellung des Liquors soll durch allmählichen Zusatz von Ammoniak zum Eisenchlorid zunächst Ferrihydroxyd gefällt werden, das durch Umrühren wieder kolloid in Lösung geht. Darauf wird das überschüssige Eisenchlorid und das gebildete Ammoniumchlorid durch Dialyse möglichst entfernt; eine vollständige Entfernung der Chloride ist freilich unmöglich. Ist die Dialyse nicht sorgfältig ausgeführt, sind also größere Mengen von Eisenchlorid noch vorhanden, oder aber ist der Liquor nach dem D. A. B. 4 durch Auflösen von Eisenhydroxyd in Eisenchloridlösung ohne Anwendung der Dialyse hergestellt, so wird sich bei der Prüfung mittels Kaliumferrozyanid ein blauer Niederschlag durch ionisiertes $Fe^{\cdots}$ bilden. Sind aber nur Spuren von $Fe^{\cdots}$ vorhanden, so wird die schwach eintretende Reaktion, das heißt Blaufärbung, durch die schwarzbraune Ausscheidung verdeckt.

Werden 5 ccm dialysierte Eisenoxychloridlösung mit 15 ccm Salpetersäure bis zur Klärung gekocht, so muß die Mischung nach Zusatz von 4,5 ccm $^1/_{10}$-Normal-Silbernitratlösung ein klares Filtrat geben, das durch weiteren Zusatz von Silbernitratlösung nicht verändert wird (unzulässige Menge Salzsäure).

Setzt man die Salpetersäure hinzu, so entsteht zunächst eine Trübung durch Ausfallen des Kolloids, während bei dem darauffolgenden Kochen das Eisen in Ferrinitrat unter Aufhellung der Lösung übergeht. Setzt man jetzt 4,5 ccm $^1/_{10}$-Normal-Silbernitrat hinzu, so soll das vom Chlorsilber Abfiltrierte keine Reaktion auf Chloride mehr ergeben, d. h. es sollen nicht mehr Chloride vorhanden sein, als 4,5 ccm $^1/_{10}$-Normal-Silberlösung entspricht:

1 Mol $AgNO_3$ = 1000 ccm $^1/_1$-Normal-$AgNO_3$
= 1 Grammäquivalent Chlor = 35,5 g Chlor

1 ccm $^1/_{10}$-Normal-$AgNO_3$ = 0,00355 g Chlor
4,5 „ $^1/_{10}$-Normal-$AgNO_3$ = 0,01597 g Chlor.

Da demnach in 5 ccm höchstens 0,01597 g Chlor vorhanden sein dürfen, ist damit (unter Vernachlässigung der Dichte) ein Höchstgehalt von rund 0,32 Prozent Chlor (Cl′) gestattet.

Gehaltsbestimmung. 10 g dialysierte Eisenoxychloridlösung werden in einem Meßkölbchen von 100 ccm Inhalt mit 16 ccm Salzsäure erwärmt, bis eine klare, rotgelbe Lösung entstanden ist, worauf nach dem Erkalten mit Wasser bis zur Marke aufgefüllt wird. 10 ccm dieser Mischung werden mit 1 ccm Salzsäure und 1,5 g Kaliumjodid versetzt und in einem verschlossenen Glase 1 Stunde lang stehengelassen. Zur Bindung des ausgeschiedenen Jodes müssen 5,91 bis 6,45 ccm $^1/_{10}$-Normal-Natriumthiosulfatlösung verbraucht werden, was einem Gehalte von 3,3 bis 3,6 Prozent Eisen entspricht (1 ccm $^1/_{10}$-Normal-Natriumthiosulfatlösung = 0,005584 g Eisen, Stärkelösung als Indikator).

Die maßanalytische Eisenbestimmung ist in Prinzip und Ausführung genau geschildert auf S. 90. Nach der dortigen Erklärung entspricht:

$$1 \text{ ccm } ^1/_{10}\text{-Normal-}Na_2S_2O_3 = 0{,}005584 \text{ g Eisen.}$$

Bei Anwendung von 1 g Liq. Ferri oxychlor. dialys. und Verbrauch von 5,91 bis 6,45 ccm $^1/_{10}$-Normal-$Na_2S_2O_3$ demnach Prozentgehalt:

$$\frac{5{,}91 \text{ (bis } 6{,}45) \cdot 0{,}005584 \cdot 100}{1} = \text{rund } 3{,}3 \text{ bis } 3{,}6 \text{ Prozent Eisen.}$$

Über die Anwendung der Feinbürette siehe S. 40.

Vor Licht geschützt und kühl aufzubewahren.

Für Liquor Ferri oxychlorati ist dialysierte Eisenoxychloridlösung abzugeben.

Liquor Ferri sesquichlorati — Eisenchloridlösung

Gehalt 9,8 bis 10,3 Prozent Eisen.

Eisenchloridlösung ist eine klare, gelbbraune Flüssigkeit, die stark zusammenziehend schmeckt. In verdünnter Eisenchloridlösung (1 + 9) wird durch Silbernitratlösung ein weißer, durch Kaliumferrozyanidlösung ein dunkelblauer Niederschlag hervorgerufen.

Dichte 1,275 bis 1,285.

Ein mit Jodzinkstärkelösung getränkter Papierstreifen darf sich beim Annähern an die Eisenchloridlösung nicht bläuen (freies Chlor). Werden 3 Tropfen Eisenchloridlösung mit 10 ccm $^1/_{10}$-Normal-Natriumthiosulfatlösung langsam auf etwa 50° erwärmt, so müssen sich beim Erkalten einige wenige Flöckchen Eisenhydroxyd abscheiden (freie Salzsäure).

Diese Prüfung ist in folgendem Sinne vorgeschrieben: Gemäß nachstehender Formel I entsteht beim Erwärmen von Eisenchloridlösung mit Natriumthiosulfatlösung zunächst violett gefärbtes Ferrithiosulfat, das dann nach Formel II in farbloses Ferrothiosulfat und farbloses Ferrotetrathionat übergeht:

$$\text{I. } 2\,FeCl_3 + 3\,Na_2S_2O_3 = 6\,NaCl + Fe_2(S_2O_3)_3$$

$$\text{II. } Fe_2(S_2O_3)_3 = FeS_2O_3 + FeS_4O_6.$$

So sollte die Reaktion verlaufen, wenn die Eisenchloridlösung völlig neutral wäre, während vorhandenes Eisenoxychlorid (das als eine Lösung von Eisenhydroxyd in Ferrichlorid zu betrachten ist) eine Abscheidung von Eisenhydroxyd hervorrufen müßte, vorhandene freie Säure aber dieses Eisenhydroxyd lösen oder das Natriumthiosulfat unter Abscheidung von Schwefel zersetzen würde ($2\,HCl + Na_2S_2O_3 = 2\,NaCl + H_2SO_3 + S$). — Nun wird aber auch völlig neutrales Eisenchlorid in wässeriger Lösung im Sinne folgender Gleichung bis zu einer gewissen Grenze hydrolytisch gespalten:

$$FeCl_3 + 3\,H_2O \rightleftarrows Fe(OH)_3 + 3\,HCl\,,$$

so daß im Liquor stets sowohl etwas freie Säure wie Eisenhydroxyd vorliegt (dafür spricht schon einerseits die saure Reaktion des Präparates, anderseits die rotbraune Hydroxydfarbe). Das Arzneibuch will also nur durch diese Prüfung ausschließen, daß zuviel freie Säure vorhanden ist. Geht man nun bei der Prüfung des D. A. B. 6 von einem Präparat aus, das die zulässige Menge an Säure besitzt, so tritt tatsächlich die vom Arzneibuch verlangte Erscheinung ein: Es scheiden sich einerseits nur „einige" Flöckchen Eisenhydroxyd aus; die vorhandene freie Säure ist anderseits nicht imstande, Schwefel auszuscheiden (siehe Feist, A. Ph. 1915, S. 451).

Eine Mischung von 1 ccm Eisenchloridlösung und 3 ccm Natriumhypophosphitlösung darf nach viertelstündigem Erhitzen im siedenden Wasserbade keine bräunliche Färbung annehmen (Arsenverbindungen).

Bei Ferrum pulveratum ist ausführlich auseinandergesetzt, daß die Prüfung dieser Eisenpräparate auf Arsenverbindungen nach dem Wortlaut des Arzneibuches zu Fehlresultaten führen kann, weil die gelbbraune Färbung der Eisenlösung das Erkennen einer durch Arsenverbindungen eintretenden Dunkelfärbung weitgehend erschwert. Man muß deshalb zu der zu untersuchenden Flüssigkeit (d. h. 1 ccm Eisenchloridlösung und 3 ccm Natriumhypophosphitlösung) etwa 0,5 g (einige Körnchen) kristallisiertes Zinnchlorür zusetzen, durch Umschwenken lösen und darf dann erst die aufgehellte Mischung im siedenden Wasserbad erhitzen.

In einer Mischung von 1 ccm Eisenchloridlösung, 10 ccm Wasser und 5 Tropfen Salzsäure dürfen 10 Tropfen Kaliumferrizyanidlösung keine grüne oder blaue Färbung hervorrufen (Ferrochlorid).

Bekanntlich bildet Kaliumferrizyanidlösung eine blaue Färbung nur mit Ferrosalzen, die hier nicht vorhanden sein sollen. Zur Ausführung sei folgendes bemerkt: Man vergesse nicht, die Kristalle von $K_3Fe(CN)_6$ vor der Auflösung mit Wasser abzuspülen. — Sind wesentlichere Spuren von Ferrochlorid vorhanden, wird sich die blaue Farbe (von Berliner Blau) deutlich zeigen. Bei geringsten Spuren von Ferrochlorid wird der winzige Anteil des Blau mit dem Gelb die Mischfarbe „Grün" bilden, die ebenfalls nicht eintreten soll. Demnach sind auch geringste Spuren Ferrochlorid nicht zugelassen.

Ein Gemisch von 5 ccm Eisenchloridlösung, 20 ccm Wasser und Ammoniakflüssigkeit im Überschusse muß ein farbloses Filtrat geben (Kupfersalze), das nach dem Ansäuern mit Essigsäure weder durch Bariumnitratlösung (Schwefelsäure), noch durch Kaliumferrozyanidlösung (Zink-, Kupfersalze) verändert wird. Wird eine Mischung von 2 ccm dieses Filtrats mit 2 ccm Schwefelsäure nach dem Erkalten mit 1 ccm Ferrosulfatlösung überschichtet, so darf sich zwischen den beiden Flüssigkeiten keine gefärbte Zone bilden (Salpetersäure, salpetrige Säure). 5 ccm des Filtrats dürfen nach dem Verdampfen und Glühen keinen wägbaren Rückstand hinterlassen (Alkali-, Erdalkalisalze).

Gehaltsbestimmung. Etwa 5 g Eisenchloridlösung werden in einem Meßkölbchen von 100 ccm Inhalt genau gewogen und mit Wasser bis zur Marke verdünnt. 5 ccm dieser Mischung werden mit 2 ccm Salzsäure und 1,5 g Kaliumjodid versetzt und in einem verschlossenen Glase 1 Stunde lang stehengelassen. Zur Bindung des ausgeschiedenen Jodes müssen für je 0,25 g Eisenchloridlösung 4,39 bis 4,61 ccm $^1/_{10}$-Normal-Natriumthiosulfatlösung verbraucht werden, was einem Gehalte von 9,8 bis 10,3 Prozent Eisen entspricht (1 ccm $^1/_{10}$-Normal-Natriumthiosulfatlösung = 0,005584 g Eisen, Stärkelösung als Indikator).

Die „etwa 5 g" Eisenchloridlösung sind sehr genau abzuwägen (siehe S. 1). Über den Gebrauch der Feinbürette siehe S. 40.

Die maßanalytische Eisenbestimmung ist in Prinzip und Ausführung genau geschildert auf S. 90. Nach der dortigen Erklärung entspricht:

$$1 \text{ ccm } {}^1/_{10}\text{-Normal-}Na_2S_2O_3 = 0{,}005584 \text{ g Eisen.}$$

Bei Anwendung von 0,25 g Eisenchloridlösung und Verbrauch von 4,39 bis 4,61 ccm $^1/_{10}$-Normal-$Na_2S_2O_3$ demnach Prozentgehalt:

$$\frac{4{,}39 \ (\text{bis } 4{,}61) \cdot 0{,}005584 \cdot 100}{0{,}25} = \text{rund } 9{,}8 \text{ bis } 10{,}3 \text{ Prozent Eisen.}$$

Vor Licht geschützt aufzubewahren.

Liquor Kali caustici — Kalilauge

Gehalt 14,8 bis 15 Prozent Kaliumhydroxyd (KOH, Mol.-Gew. 56,11).

Kalilauge ist klar, farblos und bläut Lackmuspapier stark. Eine Mischung von gleichen Teilen Kalilauge und Wasser gibt nach dem Übersättigen mit Weinsäurelösung einen weißen, kristallinischen Niederschlag.

Über den Kaliumnachweis siehe S. 34. Die Kalilauge soll nach der Forderung des Arzneibuches farblos sein. Gelbliche Lösungen könnten demnach beanstandet werden.

Dichte 1,135 bis 1,137.

Kalilauge muß nach dem Kochen mit 4 Teilen Kalkwasser ein Filtrat geben, das beim Eingießen in überschüssige Salpetersäure keine Gasblasen entwickelt (unzulässige Menge Kohlensäure).

Es ist hier ein gewisser Gehalt an Karbonat gestattet, das heißt höchstens soviel, als von dem in der angegebenen Menge Kalkwasser vorhandenen Kalziumhydroxyd gebunden wird. Es sind dieses ca. 1,1 g Kaliumkarbonat in 100 g Kalilauge. Näheres siehe bei Kali causticum.

Mit 5 Teilen Wasser verdünnte Kalilauge darf nach dem schwachen Übersättigen mit verdünnter Essigsäure durch 3 Tropfen Natriumsulfidlösung nicht verändert werden (Schwermetallsalze); nach dem Übersättigen mit Salpetersäure darf sie weder durch Bariumnitratlösung (Schwefelsäure) sofort verändert, noch durch Silbernitratlösung (Salzsäure) mehr als opalisierend getrübt werden. Wird eine Mischung von 2 ccm der mit verdünnter Schwefelsäure übersättigten Kalilauge und 2 ccm Schwefelsäure nach dem Erkalten mit 1 ccm Ferrosulfatlösung überschichtet, so darf sich zwischen den beiden Flüssigkeiten keine gefärbte Zone bilden (Salpetersäure). Kalilauge darf nach dem Übersättigen mit Salzsäure durch überschüssige Ammoniakflüssigkeit innerhalb 2 Stunden höchstens opalisierend getrübt werden (Tonerde, Kieselsäure).

Man verwende zur letzten Prüfung auf 5 ccm Kalilauge zweckmäßig 2,5 ccm Salzsäure und 2,5 bis 3 ccm Ammoniakflüssigkeit.

Gehaltsbestimmung. Etwa 5 g Kalilauge werden genau gewogen und mit etwa 20 ccm Wasser versetzt. Zum Neutralisieren dieser Mischung müssen für je 5 g Kalilauge 13,2 bis 13,4 ccm Normal-Salzsäure verbraucht werden, was einem Gehalte von 14,8 bis 15 Prozent Kaliumhydroxyd entspricht (1 ccm Normal-Salzsäure = 0,05611 g Kaliumhydroxyd, Methylorange als Indikator).

Die „etwa 5 g" Kalilauge müssen sehr genau abgewogen werden (siehe darüber S. 1).

Berechnung:

$$\frac{1\,\text{KOH}}{1\,\text{Mol} = 56{,}11\,\text{g}} = \frac{1\,\text{HCl}}{1\,\text{Mol} = 1000\,\text{ccm}\ {}^1/_1\text{-Normal-HCl}},$$

$$1\,\text{ccm}\ {}^1/_1\text{-Normal-HCl} = 0{,}05611\,\text{g KOH}.$$

Bei Anwendung von 5 g Kalilauge und Verbrauch von 13,2 bis 13,4 ccm $^1/_1$-Normal-HCl demnach Prozentgehalt:

$$\frac{13{,}2\ (\text{bis}\ 13{,}4) \cdot 0{,}05611 \cdot 100}{5} = \text{rund } 14{,}8 \text{ bis } 15 \text{ Prozent Kaliumhydroxyd.}$$

Doch ist hierzu zu bemerken, daß bei zutreffendem Ergebnis nicht der volle, dieser Berechnung entsprechende Gehalt von KOH vorliegt, sondern auch der Gehalt von Kaliumkarbonat mittitriert wird, da Methylorange, das gegen Kohlensäure in dieser Konzentration unempfindlich, als Indikator vorgeschrieben ist. (Siehe Indikatoren S. 48.)

Liquor Kalii acetici — Kaliumazetatlösung

Gehalt 33,3 Prozent Kaliumazetat ($CH_3 \cdot CO_2K$, Mol.-Gew. 98,12).

Kaliumazetatlösung ist klar und farblos, bläut Lackmuspapier schwach, verändert Phenolphthaleinpapier aber nicht. Sie gibt nach Zusatz von Weinsäurelösung einen weißen, kristallinischen Niederschlag; nach Zusatz von Eisenchloridlösung färbt sie sich tiefrot.

Es ist pharmazeutisch wichtig, daß der Liq. Kalii acetici nicht etwa von der Darstellung her Alkali im Überschuß enthält. Denn derartige alkalische Präparate würden eventuell Mixturen mißfarbig machen, die mit Himbeersaft bereitet sind. Deshalb soll die Kaliumazetatlösung nicht Phenolphthaleinpapier verändern. Es ist aber kein Widerspruch, wenn zugleich gesagt ist, daß die Lösung Lackmuspapier schwach bläut. Denn die Kaliumazetatlösung zeigt durch Hydrolyse eine gewisse Alkaleszenz, da die Essigsäure eine schwache Säure ist. Diese Alkaleszenz wird aber nur durch den Lackmusfarbstoff kenntlich, der eine stärkere Säure und daher gegen Alkali empfindlicher ist als Phenolphthalein.

Dichte 1,172 bis 1,176.

Kaliumazetatlösung darf nicht brenzlich riechen (Teerbestandteile) und darf, mit 4 Teilen Wasser verdünnt, durch 3 Tropfen Natriumsulfidlösung nicht verändert werden (Schwermetallsalze). Die mit 4 Teilen Wasser verdünnte Kaliumazetatlösung darf nach dem Ansäuern mit 1 ccm Salpetersäure durch Bariumnitratlösung (Schwefelsäure) nicht verändert und durch Silbernitratlösung (Salzsäure) höchstens opalisierend getrübt werden.

Liquor Kalii arsenicosi — Fowlersche Lösung

Liquor arsenicalis Fowleri P. I.

Gehalt 0,99 bis 1 Prozent arsenige Säure (As_4O_6, Mol.-Gew. 395,84).

Fowlersche Lösung ist klar, farblos, bläut Lackmuspapier und gibt nach Zusatz von Salzsäure im Überschusse mit Natriumsulfidlösung eine gelbe Fällung.

Man ist sich noch durchaus nicht einig darüber, in welcher Form das Arsen im Liquor Kalii arsenicosi vorliegt. Im allgemeinen wird das Kaliumsalz der metarsenigen Säure angenommen: $As{<}^{O}_{OK}$. Andere

Autoren glauben Kaliumorthoarsenit $\left(As\begin{matrix}\diagup OK\\ -OK\\ \diagdown OK\end{matrix}\right)$ festgestellt zu haben; auch das Vorliegen eines sauren Metarsenits ($KH[AsO_2]_2$) wird diskutiert (siehe Sjöström, Ph. Z. 1917, S. 120). Das Arzneibuch geht nicht auf diese Frage ein, sondern läßt bei der Gehaltsbestimmung auf As_4O_6 umrechnen. — Natriumsulfidlösung fällt nach Übersättigung mit Salzsäure das gelbe Arsentrisulfid As_2S_3.

Fowlersche Lösung darf durch Zusatz von Salzsäure nicht verändert werden (Arsentrisulfid) und muß nach dem Neutralisieren mit Salpetersäure mit Silbernitratlösung einen blaßgelben, darf aber keinen rotbraunen Niederschlag geben (Arsensäure).

Die zweite Forderung des vorstehenden Abschnittes beruht auf folgendem: Bekanntlich gibt die arsenige Säure mit Silbernitrat das blaßgelbe arsenigsaure Silber, die Arsensäure aber das rotbraune arsensaure Silber; und zwar fallen diese beiden Stoffe nur in neutraler Lösung aus. Deshalb ist bei dieser Prüfung zunächst die Neutralisation vorzunehmen. — Die Prüfung auf Arsensäure, die hier durch Oxydation entstehen kann, ist um so wichtiger, als diese Säure sich der nachstehenden Arsenbestimmung entzieht. F. W. Sjöström (l. c.) macht aber darauf aufmerksam, daß vorhandene Arsensäure sich nach dem Arzneibuchverfahren nur erkennen lasse, wenn sie in größeren Mengen vorliege, sonst überdecke das Gelb des Ag_3AsO_3 das Rotbraun des Ag_3AsO_4. Man könne aber noch mit Sicherheit einen Gehalt von ca. 0,03 Prozent Arsensäure feststellen, wenn man nach Neutralisation und Zusatz von $AgNO_3$ vorsichtig tropfenweise unter Umschütteln 6prozentige Salpetersäure (ca. $^1/_1$-Normal-HNO_3) zugäbe. Dann wird der gelbe Niederschlag gelöst unter eventueller Zurücklassung eines rotbraunen Rückstandes, der sich dann in weiterer Salpetersäure (einigen Tropfen) ebenfalls auflöst. — Übrigens bestätigt der Autor die auch von anderen gegebene Mitteilung, daß die Fowlersche Lösung des Deutschen Arzneibuches sich gut hält (nach 8 Monaten war noch keine nennenswerte Oxydation eingetreten).

Gehaltsbestimmung. Etwa 5 g Fowlersche Lösung werden genau gewogen, mit 2 g Natriumbikarbonat, 20 ccm Wasser und einigen Tropfen Stärkelösung versetzt und mit $^1/_{10}$-Normal-Jodlösung titriert. Je 5 g Fowlersche Lösung müssen hierbei 10 ccm $^1/_{10}$-Normal-Jodlösung entfärben, während nach weiterem Zusatz von höchstens 0,1 ccm $^1/_{10}$-Normal-Jodlösung bleibende Blaufärbung eintreten muß, was einem Gehalte von nicht weniger als 0,99 und nicht mehr als 1 Prozent arseniger Säure entspricht (1 ccm $^1/_{10}$-Normal-Jodlösung = 0,004948 g arsenige Säure, Stärkelösung als Indikator).

Die „etwa 5 g" Fowlersche Lösung müssen mit größtmöglicher Genauigkeit abgewogen werden (siehe darüber S. 1). Zweckmäßig ist bei der Titration die Feinbürette anzuwenden, deren Gebrauch auf S. 40 geschildert ist. Prinzip und Ausführung der Bestimmung sind genau beschrieben auf S. 91. Nach der dortigen Erklärung entspricht:

$$1 \text{ ccm } ^1/_{10}\text{-Normal-Jodlösung} = 0{,}004948 \text{ g } As_4O_6.$$

Bei Anwendung von 5 g Fowlerscher Lösung und Verbrauch von 10 bis 10,1 ccm $^1/_{10}$-Normal-Jodlösung demnach Prozentgehalt:

$$\frac{10\ (\text{bis } 10{,}1)\cdot 0{,}004948\cdot 100}{5} = \text{rund } 0{,}99 \text{ bis } 1 \text{ Prozent } As_4O_6.$$

Der Wortlaut der Gehaltsbestimmung ist hier ein ungewohnter: 10 ccm $^1/_{10}$-Normal-Jodlösung sollen entfärbt werden (d. h. es soll dann noch kein Überschuß an Jod vorhanden sein); dagegen sollen 10,1 ccm $^1/_{10}$-Normal-Jodlösung insgesamt eine bleibende Blaufärbung herbeiführen (weil jetzt Jod im Überschuß vorhanden sein soll).

Liquor Natri caustici — Natronlauge

Gehalt 14,8 bis 15 Prozent Natriumhydroxyd (NaOH, Mol.-Gew. 40,01).

Natronlauge ist klar, farblos, bläut Lackmuspapier stark und färbt beim Erhitzen am Platindrahte die Flamme gelb.

Dichte 1,165 bis 1,169.

Natronlauge muß nach dem Kochen mit 4 Teilen Kalkwasser ein Filtrat geben, das beim Eingießen in überschüssige Salpetersäure keine Gasblasen entwickelt (unzulässige Menge Kohlensäure).

Damit ist wieder ein geringer Gehalt an Karbonat gestattet, und zwar soviel, wie von dem in der vorgeschriebenen Menge Kalkwasser vorhandenen Kalziumhydroxyd gebunden wird. (Siehe unter Kali causticum fusum.)

Mit 5 Teilen Wasser verdünnte Natronlauge darf nach dem schwachen Übersättigen mit verdünnter Essigsäure durch 3 Tropfen Natriumsulfidlösung nicht verändert werden (Schwermetallsalze); nach dem Übersättigen mit Salpetersäure darf sie weder durch Bariumnitratlösung (Schwefelsäure) sofort verändert, noch durch Silbernitratlösung (Salzsäure) mehr als opalisierend getrübt werden. Wird eine Mischung von 2 ccm der mit verdünnter Schwefelsäure übersättigten Natronlauge und 2 ccm Schwefelsäure nach dem Erkalten mit 1 ccm Ferrosulfatlösung überschichtet, so darf sich zwischen den beiden Flüssigkeiten keine gefärbte Zone bilden (Salpetersäure). Natronlauge darf nach dem Übersättigen mit Salzsäure durch überschüssige Ammoniakflüssigkeit innerhalb 2 Stunden höchstens opalisierend getrübt werden (Tonerde, Kieselsäure).

Gehaltsbestimmung. Etwa 5 g Natronlauge werden genau gewogen und mit etwa 20 ccm Wasser versetzt. Zum Neutralisieren dieser Mischung müssen für je 5 g Natronlauge 18,5 bis 18,8 ccm Normal-Salzsäure verbraucht werden, was einem Gehalte von 14,8 bis 15 Prozent Natriumhydroxyd entspricht (1 ccm Normal-Salzsäure = 0,04001 g Natriumhydroxyd, Methylorange als Indikator).

Die Berechnung erfolgt analog wie bei Kalilauge.

Liquor Natrii silicici — Natronwasserglaslösung

Eine wässerige, etwa 35prozentige Lösung von wechselnden Mengen Natriumtrisilikat und Natriumtetrasilikat.

Klare, farblose, oder schwach gelblich gefärbte, sirupartige, klebrige Flüssigkeit, die Lackmuspapier bläut, nach Zusatz von Säuren einen gallertartigen Niederschlag abscheidet und beim Erhitzen am Platindrahte die Flamme stark gelb färbt.

Der durch Salzsäure ausgeschiedene gallertartige Niederschlag besteht wahrscheinlich aus Orthokieselsäure: H_4SiO_4.

Dichte 1,296 bis 1,396.

Mit 20 Teilen Wasser verdünnte Natronwasserglaslösung darf beim Ansäuern mit Salzsäure (Kohlensäure) nicht aufbrausen und nach dem Ansäuern mit verdünnter Essigsäure weder durch 3 Tropfen Natriumsulfidlösung (Schwermetallsalze) verändert, noch durch Bleiazetatlösung (Schwefelwasserstoff) dunkel gefärbt werden.

Früher wurde das Präparat meist durch Zusammenschmelzen von kohlensaurem Natron und Kieselsäure gewonnen, jetzt wird aus Ersparnisgründen vielfach Glaubersalz statt des Na_2CO_3 verwendet. Das ist deshalb möglich, weil nur die Na-Base im fertigen Produkte zurückbleibt, dagegen die Schwefelsäure (ebenso wie früher die Kohlensäure) in den Schmelzgasen entweicht; und zwar die Schwefelsäure in Form der schwefligen Säure durch Zusatz von Reduktionskohle. Solche Wasserglaslösung hat aber den Nachteil, daß sie Natriumsulfid enthalten kann. Da das Präparat vielfach zum Konservieren von Eiern benutzt wird, ist es häufig vorgekommen, daß solche Eier durch das aus dem Na_2S entwickelte H_2S völlig verdarben. Deshalb ist jetzt die vorstehende Prüfung auf Schwefelwasserstoff angegeben und sehr wichtig!

Beim Verreiben von je 15 g Natronwasserglaslösung und Weingeist in einer Schale muß sich in reichlicher Menge ein körniges Salz ausscheiden; ein breiiges oder schmieriges Salz darf sich nicht bilden (Mono- oder Disilikat). 10 ccm der von diesem Gemisch abfiltrierten, mit einigen Tropfen Phenolphthaleinlösung versetzten Flüssigkeit müssen nach Zusatz von 0,1 ccm Normal-Salzsäure farblos sein (unzulässige Menge Natriumhydroxyd).

Die beiden letzten Prüfungen sind ebenfalls sehr wichtig. Denn erstens sind viele Präparate im Handel, die, mit Weingeist verrieben, ein schmieriges, nicht körniges Salz ausscheiden. Ferner enthalten viele Handelssorten einen zu großen Gehalt an Natriumhydroxyd. Dieser Fehler kann zu unangenehmsten Ätzungen der Haut führen, falls ein solch unvorschriftsmäßiges Präparat zu Wasserglasverbänden benutzt wird. — Über eine genaue Bestimmung des Kieselsäure- und Alkaligehaltes siehe Ph. Z. 1917, S. 509.

Liquor Plumbi subacetici — Bleiessig

Bleiessig ist eine klare, farblose Flüssigkeit, die süß und zusammenziehend schmeckt, Lackmuspapier bläut, Phenolphthaleinlösung aber nicht rötet.

Dichte 1,232 bis 1,237.

Wird Bleiessig mit Eisenchloridlösung im Überschusse versetzt, so entsteht ein rötlichgelbes Gemisch, das sich beim Stehen in einen weißen Niederschlag und eine dunkelrote Flüssigkeit trennt.

Eisenchlorid bildet einerseits mit dem Blei das in kaltem Wasser unlösliche Bleichlorid ($PbCl_2$), andrerseits mit der Essigsäure die in Lösung stark rot gefärbte komplexe Eisenazetatverbindung. Allmählich setzt sich das $PbCl_2$ als „weißer Niederschlag“ ab und läßt die dunkelrote Farbe der Azetatverbindung deutlicher zum Vorschein kommen.

Bleiessig muß farblos sein (Kupfersalze) und darf durch Zusatz von 3 ccm verdünnter Essigsäure nicht gefärbt werden (Eisensalze).

Bleiessig ist in kleinen, dem Verbrauch angemessenen Gefäßen aufzubewahren.

Lithargyrum — Bleiglätte

Bleioxyd

PbO Mol.-Gew. 223,2

Gelbes oder rotgelbes, in Wasser fast unlösliches Pulver. Bleiglätte löst sich beim Erwärmen in Salpetersäure zu einer farblosen Flüssigkeit, die mit Natriumsulfidlösung einen schwarzen und mit verdünnter Schwefelsäure einen weißen, in überschüssiger Natronlauge löslichen Niederschlag gibt.

Bleioxyd wird durch die Behandlung mit Salpetersäure in Bleinitrat ($Pb[NO_3]_2$) übergeführt. Das $Pb(NO_3)_2$ liefert mit Na_2S das schwarze PbS, mit Schwefelsäure das weiße $PbSO_4$. Letzteres löst sich im Überschuß der Natronlauge zum Plumbit auf:

$$PbSO_4 + 4\,NaOH = Pb(ONa)_2 + Na_2SO_4 + 2\,H_2O.$$

G. Frerichs (Ap. Z. 1917, S. 314) weist aber darauf hin, daß rotgelbe Bleiglätte sich nicht immer in verdünnter Salpetersäure löst, weil sie zuweilen Mennige enthält und dann bei solcher Behandlung braunes Bleisuperoxyd abscheidet.

Die Lösung von 0,5 g Bleiglätte in 3 ccm Salpetersäure muß nach dem Versetzen mit 5 ccm verdünnter Schwefelsäure ein Filtrat geben, das beim Übersättigen mit Ammoniakflüssigkeit höchstens bläulich gefärbt wird (Kupfersalze) und höchstens Spuren eines rotgelben Niederschlags (Eisensalze) liefert. Werden 5 g Bleiglätte mit 5 ccm Wasser geschüttelt, und wird das Gemisch alsdann mit 20 ccm verdünnter Essigsäure einige Minuten lang gekocht und nach dem Erkalten filtriert, so darf das Gewicht des Rückstandes nach dem Auswaschen und Trocknen höchstens 0,05 g betragen (metallisches Blei, unlösliche Verunreinigungen).

Es gibt noch eine zweite Sorte Bleiglätte im Handel, die mit Schwerspat versetzt ist. Diese Verunreinigung erkennt man leicht an ihrer Unlöslichkeit in Essigsäure.

1 g Bleiglätte darf beim Glühen höchstens 0,01 g an Gewicht verlieren (Feuchtigkeit, basische Bleikarbonate).

Die Bleiglätte zieht an der Luft leicht Kohlensäure an und bildet dann in kleinen Mengen basische Bleikarbonate. Fällt diese Prüfung ungünstig aus, sind also unerlaubte Mengen Bleikarbonat vorhanden, so muß der Vorrat ausgeglüht werden.

Lithium carbonicum — Lithiumkarbonat

Li_2CO_3 Mol.-Gew. 73,88

Gehalt des bei 100° getrockneten Salzes mindestens 99 Prozent.

Leichtes, weißes, luftbeständiges Pulver, das sich in etwa 80 Teilen Wasser von 20° fast völlig löst; in siedendem Wasser ist es schwerer löslich, die Löslichkeit ist aber wegen der eintretenden Zersetzung und des Entweichens von Kohlendioxyd nicht immer die gleiche. In Weingeist ist es sehr schwer löslich.

Die wässerige Lösung wird durch Phenolphthaleinlösung stark gerötet. Lithiumkarbonat löst sich in Salpetersäure unter Aufbrausen zu einer Flüssigkeit, die beim Erhitzen am Platindrahte die Flamme karminrot färbt.

Hier liegen die Identitätsreaktionen vor: Das Aufbrausen beim Lösungsvorgang weist auf die Kohlensäure hin, die karminrote Färbung der Flamme auf ein Lithiumsalz.

Die mit Hilfe von überschüssiger Salpetersäure hergestellte wässerige Lösung (1 + 49) darf durch Silbernitratlösung (Salzsäure) höchstens opalisierend getrübt werden; sie darf weder durch Bariumnitratlösung (Schwefelsäure), noch nach dem Übersättigen mit Ammoniakflüssigkeit durch 3 Tropfen Natriumsulfidlösung (Schwermetallsalze) oder durch Ammoniumoxalatlösung (Kalziumsalze) verändert werden. Die durch Erhitzen von Kohlendioxyd befreite und wieder abgekühlte Lösung von 1 g Lithiumkarbonat in 10 ccm verdünnter Salzsäure darf durch 5 ccm Natronlauge nicht verändert werden (Magnesiumsalze).

Enthält das Lithiumkarbonat auch nur 1 Prozent Magnesiumkarbonat, so entsteht durch Zugabe von Natronlauge sofort eine Trübung und nach kurzer Zeit eine flockige Ausscheidung von $Mg(OH)_2$.

Magnesiumfreies Salz gibt dabei eine völlig klare Mischung. Die Austreibung des Kohlendioxyds scheint nicht einmal nötig zu sein, geschieht nur zur Sicherheit.

Eine Lösung von 0,2 g Lithiumkarbonat in 1 ccm Salzsäure muß nach dem Eindampfen zur Trockne einen in 3 ccm Weingeist klar löslichen Rückstand geben (Kalium-, Natriumsalze).

Gehaltsbestimmung. Zum Neutralisieren von 0,5 g des bei 100° getrockneten Lithiumkarbonats müssen mindestens 13,4 ccm Normal-Salzsäure verbraucht werden, was einem Mindestgehalte von 99 Prozent Lithiumkarbonat entspricht (1 ccm Normal-Salzsäure = 0,03694 g Lithiumkarbonat, Methylorange als Indikator).

Die Gehaltsbestimmung erfolgt nach der Gleichung:

$$\frac{Li_2CO_3}{1\text{ Mol} = 73{,}88\text{ g}} + \frac{2\,HCl}{2\text{ Mol} = 2000\text{ ccm }{}^1/_1\text{-Normal-HCl}} = 2\,LiCl + CO_2 + H_2O,$$

$$1\text{ ccm }{}^1/_1\text{-Normal-HCl} = 0{,}03694\text{ g }Li_2CO_3.$$

Bei Anwendung von 0,5 g Lithiumkarbonat und Verbrauch von 13,4 ccm $^1/_1$-Normal-HCl demnach Prozentgehalt:

$$\frac{13{,}4 \cdot 0{,}03694 \cdot 100}{0{,}5} = \text{rund 99 Prozent Lithiumkarbonat.}$$

Hier wäre richtiger die Anweisung erfolgt, daß man bei der Titration von „etwa 0,5 g" Lithiumkarbonat (genau gewogen) ausgehen solle (siehe S. 1).

Lobelinum hydrochloricum — Lobelinhydrochlorid

$(C_{22}H_{27}O_2N)HCl$ Mol.-Gew. 373,7

Weißes, körniges Pulver von bitterem Geschmacke, das auf der Zunge eine vorübergehende Unempfindlichkeit hervorruft. Lobelinhydrochlorid löst sich in 40 Teilen Wasser, in 10 Teilen Weingeist und sehr leicht in Chloroform. Die wässerige Lösung ist farblos und rötet Lackmuspapier kaum.

Die wässerige Lösung dreht den polarisierten Lichtstrahl nach links. Für eine gesättigte wässerige Lösung ist $[\alpha]_D^{20°} = -42{,}51°$.

Schmelzpunkt nicht unter 178° nach vorhergehender Bräunung.

Dieser „Schmelzpunkt" ist mehr ein „Zersetzungspunkt" (siehe S. 3). Überhaupt sind die Konstanten (der Schmelzpunkt des Alkaloidsalzes wie der nachstehend angegebene Schmelzpunkt der ausgeschiedenen Base) nur durch ungefähre Angaben charakterisiert, mit anderen Worten: Es liegen keine scharfen Schmelzpunkte vor. Und doch könnten diese Angaben sehr wichtig werden. Es wurde nämlich mitgeteilt, daß dieses Lobelinhydrochlorid, so außerordentlich wertvoll, ja lebensrettend es sich auch bei Bekämpfung von Atmungslähmungen, Kohlenoxydvergiftungen (z. B. bei schlagenden Wettern in Bergwerken usw.), erwiesen hat, doch auch umgekehrt schweren Schaden angerichtet hat, als es einmal in nicht genügend reinem Zustande geliefert wurde. Der Apotheker wird deshalb am besten tun, die fertigen Ampullen des Fabrikanten unter dessen Verantwortung abzugeben. Will er aber doch die Füllung der Ampullen selbst vornehmen, so muß er alle Möglichkeiten der Untersuchung der Substanz erschöpfen und besonders auch die Schlußbemerkung beachten, nach der die Lösungen nicht erhitzt werden dürfen!

Beim Kochen der wässerigen Lösung (1 + 99) tritt der eigenartige Geruch des Azetophenons auf, der nach Zusatz von 1 Tropfen Natronlauge besonders deutlich wird. In 1 ccm der wässerigen Lösung (1 + 99) ruft Silbernitratlösung nach dem Ansäuern mit Salpetersäure einen weißen, käsigen Niederschlag hervor. 0,01 g Lobelinhydrochlorid löst sich unter Entwickelung von Chlorwasserstoff in 1 ccm Schwefelsäure farblos auf; gibt man zu dieser Lösung 1 Tropfen Formaldehyd-Schwefelsäure, so färbt sie sich kirschrot.

Ganz besonders charakteristisch ist die erste Identitätsreaktion, bei der nach der angegebenen Behandlung der Geruch nach Azetophenon ($CH_3 \cdot CO \cdot C_6H_5$) auftreten soll. Dieses Azetophenon, gemäß der Formel ein Methylphenylketon, kommt bekanntlich als Schlafmittel unter dem Namen „Hypnon" in den Handel.

In 1 ccm der wässerigen Lösung (1 + 99) entsteht nach Zugabe von 1 Tropfen Ammoniakflüssigkeit eine milchige Trübung; nach einigem Stehen erfüllt das ausgeschiedene Lobelin nahezu die ganze Flüssigkeit. Die ausgewaschene, zwischen Filtrierpapier abgepreßte und über Schwefelsäure getrocknete Base darf nicht unter 118° schmelzen (Nebenalkaloide, Zersetzungsprodukte).

Siehe die erste Anmerkung dieses Artikels.

0,2 g Lobelinhydrochlorid dürfen nach dem Verbrennen keinen wägbaren Rückstand hinterlassen.

Lobelinhydrochlorid kommt in 1prozentiger wässeriger Lösung in Ampullen zu 1 ccm in den Verkehr.

Lösungen, die Lobelinhydrochlorid enthalten, dürfen nicht erhitzt werden.

Siehe die erste Anmerkung dieses Artikels.

Magnesia usta — Gebrannte Magnesia

Magnesiumoxyd

MgO Mol.-Gew. 40,32

Weißes, leichtes, feines, in Wasser fast unlösliches Pulver. Gebrannte Magnesia löst sich in verdünnter Schwefelsäure zu einer Flüssigkeit, die nach Zusatz von Ammoniumchloridlösung und Ammoniakflüssigkeit im Überschusse mit Natriumphosphatlösung einen weißen, kristallinischen Niederschlag gibt.

Der weiße Niederschlag besteht aus Ammoniummagnesiumphosphat $MgNH_4PO_4$. Der vorherige Zusatz von Ammoniumchlorid erfolgt, damit nicht durch Ammoniak Magnesiumhydroxyd gefällt wird.

Erhitzt man 0,8 g gebrannte Magnesia mit 50 g heißem, frisch abgekochtem Wasser zum Sieden, so darf die noch heiß abfiltrierte Flüssigkeit Lackmuspapier nur schwach bläuen (Alkalikarbonate) und nach dem Verdampfen höchstens 0,01 g Rückstand hinterlassen (fremde Metallsalze). Die auf dem Filter zurückgebliebene Magnesia wird in 10 ccm verdünnter Essigsäure gelöst; hierbei darf höchstens eine geringe Gasentwickelung auftreten (Kohlensäure).

Die Entwickelung der Kohlensäure ist auf dem Filter schlecht zu beobachten. Man führt daher diese Prüfung auf Kohlensäure besser so aus: Werden 0,5 g gebrannte Magnesia mit 5 ccm Wasser geschüttelt und wird das Gemisch dann mit etwa 6 ccm verdünnter Essigsäure versetzt, so darf nur eine sehr schwache Gasentwickelung auftreten. Die entstandene Lösung ist dann, mit Wasser auf 50 g verdünnt, zur nachstehenden Prüfung auf Schwermetallsalze usw. zu verwenden.

Die Lösung von 0,4 g gebrannter Magnesia in 5 ccm verdünnter Essigsäure und 35 ccm Wasser darf weder durch 3 Tropfen Natriumsulfidlösung (Schwermetallsalze) verändert, noch durch Bariumnitratlösung (Schwefelsäure) sofort verändert, noch nach Zusatz von Salpetersäure durch Silbernitratlösung (Salzsäure) innerhalb 5 Minuten mehr als opalisierend getrübt werden; nach Zusatz von 1 ccm Salzsäure darf sie durch 0,5 ccm Kaliumferrozyanidlösung höchstens schwach gebläut werden (Eisensalze).

Werden 0,2 g gebrannte Magnesia mit 20 ccm Wasser geschüttelt, so darf das Filtrat durch Ammoniumoxalatlösung innerhalb 5 Minuten höchstens opalisierend getrübt werden (Kalziumsalze).

Magnesium carbonicum — Basisches Magnesiumkarbonat

Gehalt mindestens 24 Prozent Magnesium.

Basisches Magnesiumkarbonat von je nach der Darstellungsweise verschiedener Zusammensetzung, z. B. $(MgCO_3)_3 \cdot Mg(OH)_2 + 3\,H_2O$ oder $(MgCO_3)_4 \cdot Mg(OH)_2 + 4\,H_2O$.

Weiße, leichte, lose zusammenhängende, leicht zerreibliche Massen oder weißes lockeres Pulver.

Basisches Magnesiumkarbonat ist in kohlensäurefreiem Wasser nur sehr wenig löslich; diese Lösung bläut Lackmuspapier schwach. In kohlensäurehaltigem Wasser und in wässerigen Ammoniumsalzlösungen ist es leichter löslich. In verdünnter Schwefelsäure löst sich basisches Magnesiumkarbonat unter Entwickelung von Kohlendioxyd zu einer Flüssigkeit, die nach Zusatz von Ammoniumchloridlösung und Ammoniakflüssigkeit im Überschusse mit Natriumphosphatlösung einen weißen, kristallinischen Niederschlag gibt.

Erhitzt man 2 g basisches Magnesiumkarbonat mit 50 g heißem, frisch abgekochtem Wasser zum Sieden, so darf die noch heiß abfiltrierte Flüssigkeit Lackmuspapier nur schwach bläuen (Alkalikarbonate) und nach dem Verdampfen höchstens 0,01 g Rückstand hinterlassen (fremde Salze). Die mit Hilfe von verdünnter Essigsäure hergestellte wässerige Lösung (1 + 49) darf weder durch 3 Tropfen Natriumsulfidlösung (Schwermetallsalze), noch durch Bariumnitratlösung (Schwefelsäure) sofort verändert, noch nach Zusatz von Salpetersäure durch Silbernitratlösung (Salzsäure) innerhalb 5 Minuten mehr als opalisierend getrübt werden; nach Zusatz von 1 ccm Salzsäure darf sie durch 0,5 ccm Kaliumferrozyanidlösung höchstens schwach gebläut werden (Eisensalze).

Gehaltsbestimmung. 0,2 g basisches Magnesiumkarbonat müssen nach dem Glühen mindestens 0,08 g Rückstand hinterlassen, was einem Mindestgehalte von 24 Prozent Magnesium entspricht.

Der Gehalt ist hier auf „Magnesium" berechnet, weil, wie oben gesagt, Präparate verschiedener Zusammensetzung vorliegen können. Da die mindestens verlangten 0,08 g Rückstand aus Magnesiumoxyd bestehen, so entsprechen sie nach der Gleichung:

$$\frac{MgO}{40{,}32} : \frac{Mg}{24{,}32} = 0{,}08 : x, \qquad x = 0{,}0482$$

0,0482 g Magnesium. Das entspricht, da 0,2 g Magnes. carbonic. in Arbeit genommen sind, einem Gehalte von $\frac{0{,}0482 \cdot 100}{0{,}2}$ = rund 24 Prozent Magnesium.

Dieser Rückstand muß nach dem Schütteln mit 8 ccm Wasser ein Filtrat liefern, das durch Ammoniumoxalatlösung innerhalb 5 Minuten höchstens schwach getrübt wird (Kalziumsalze).

Magnesium peroxydatum — Magnesiumsuperoxyd

Gehalt mindestens 25 Prozent Magnesiumsuperoxyd (MgO_2, Mol.-Gew. 56,32).

Weißes, lockeres, in Wasser fast unlösliches, geruch- und geschmackloses Pulver. Magnesiumsuperoxyd enthält neben Magnesiumsuperoxyd noch Magnesiumoxyd. In verdünnten Säuren ist es unter Bildung von Wasserstoffsuperoxyd leicht löslich.

Wie der vorstehende Text schon besagt, enthält das Magnes. peroxydat. neben Magnesiumsuperoxyd (MgO_2) noch Magnesiumoxyd (MgO). Beide Verbindungen lösen sich in Säuren zu den entsprechenden Magnesiumsalzen auf, das MgO_2 unter Bildung von H_2O_2:

$$MgO_2 + 2\,HCl = MgCl_2 + H_2O_2.$$

Wird 1 ccm einer Lösung von 0,1 g Magnesiumsuperoxyd in einer Mischung von 1 ccm verdünnter Schwefelsäure und 9 ccm Wasser mit 5 ccm Äther und einigen Tropfen Kaliumdichromatlösung geschüttelt, so färbt sich der Äther tiefblau.

Bei dieser Identitätsbestimmung wird die Chromsäure durch das freiwerdende H_2O_2 oxydiert zu Überchromsäure, die sich in Äther mit blauer Farbe löst. Dieselbe Reaktion ist beschrieben bei Hydrogenium peroxydatum (S. 318).

Der Rest der Lösung des Magnesiumsuperoxyds in verdünnter Schwefelsäure gibt nach Zusatz von überschüssiger Ammoniakflüssigkeit und so viel Ammoniumchloridlösung, daß sich der entstandene Niederschlag wieder löst, mit Natriumphosphatlösung einen weißen, kristallinischen Niederschlag.

Hier liegt die Identitätsbestimmung der Substanz als Magnesiumverbindung vor. Es entsteht durch Ammoniak und Natriumphosphat Ammoniummagnesiumphosphat ($MgNH_4PO_4$). Der Zusatz der Ammoniumchloridlösung erfolgt, um das zunächst durch Ammoniak ausfallende Magnesiumhydroxyd wieder in Lösung zu bringen.

Erhitzt man 0,2 g Magnesiumsuperoxyd mit 10 ccm Wasser zum Sieden, so darf die nach dem Erkalten filtrierte Flüssigkeit Lackmuspapier höchstens schwach bläuen (Alkalikarbonate). Schüttelt man 0,2 g Magnesiumsuperoxyd mit 20 ccm Wasser, so darf das Filtrat durch Ammoniumoxalatlösung innerhalb 5 Minuten höchstens schwach getrübt werden (Kalziumsalze). Wird die Lösung von 0,2 g Magnesiumsuperoxyd in 2 ccm Salzsäure auf dem Wasserbade zur Trockne verdampft und der Rückstand in 2 ccm verdünnter Essigsäure und 6 ccm Wasser gelöst, so darf die Lösung durch 3 Tropfen Natriumsulfidlösung weder gefärbt noch getrübt werden (Schwermetallsalze).

Bei dieser Prüfung auf Schwermetallsalze muß das Peroxyd erst, wie angegeben, zerstört werden, da sonst die durch Natriumsulfidlösung evtl. gebildeten Sulfide evtl. durch das H_2O_2 zu Sulfaten oxydiert würden. Ebenso notwendig ist die Zerstörung des Peroxyds vor der nachfolgenden Prüfung auf Eisensalze, da sonst das Kaliumferrozyanid zu Kaliumferrizyanid oxydiert würde. Endlich erfordert auch die nachstehende Prüfung auf Arsenverbindungen eine solche Zerstörung, da sonst das oxydierende H_2O_2 dem reduzierenden Natriumhypophosphit entgegenwirken würde. Es ist aber gewiß nicht notwendig, für diese 3 Prüfungen dreimal gesondert Lösungen zu bereiten und einzudampfen. Das kann selbstverständlich in einem Arbeitsgang erfolgen. Man wird zweckmäßig 1,4 g Magnesiumsuperoxyd in 8 ccm Salzsäure lösen, das Lösungsmittel abdampfen und den Rückstand entsprechend für die 3 Prüfungen einteilen, also für die vorstehende Prüfung auf Schwermetallsalze und die beiden nachfolgenden Prüfungen auf Eisensalze und Arsenverbindungen. Zu diesem Zwecke verwendet man etwa $^2/_3$ des Abdampfrückstandes zur Prüfung auf Arsenverbindungen, von dem übrig bleibenden Drittel je die Hälfte zur Prüfung auf Schwermetallsalze und Eisensalze.

Wird 1 g Magnesiumsuperoxyd in 10 ccm Salpetersäure gelöst, so darf diese Lösung nach Zusatz des gleichen Raumteils Wasser durch Bariumnitratlösung (Schwefelsäure) nicht verändert und nach Zusatz des dreifachen Raumteils Wasser durch Silbernitratlösung (Salzsäure) innerhalb 5 Minuten höchstens schwach getrübt werden. Werden 0,2 g Magnesiumsuperoxyd mit 2 ccm Salzsäure auf dem Wasserbade zur Trockne verdampft, und wird der Rückstand in 2 ccm Salzsäure und 20 ccm Wasser gelöst, so darf die Lösung durch 0,5 ccm Kaliumferrozyanidlösung nicht sofort gebläut werden (Eisensalze).

Siehe die vorige Anmerkung.

Wird 1 g Magnesiumsuperoxyd mit 10 ccm Salzsäure auf dem Wasserbade zur Trockne verdampft und der Rückstand mit 3 ccm Natriumhypophosphitlösung aufgenommen, so darf die Mischung nach viertelstündigem Erhitzen im siedenden Wasserbade keine bräunliche Färbung annehmen (Arsenverbindungen).

Siehe die vierte Anmerkung dieses Artikels.

Gehaltsbestimmung. Etwa 0,2 g Magnesiumsuperoxyd werden genau gewogen und mit 10 g Kaliumjodidlösung und 2 ccm Salzsäure versetzt. Die Mischung wird unter häufigem Umschwenken etwa eine halbe Stunde lang stehengelassen und mit $^1/_{10}$-Normal-Natriumthiosulfatlösung titriert. Hierbei müssen für je 0,2 g Magnesiumsuperoxyd mindestens 17,8 ccm $^1/_{10}$-Normal-Natriumthiosulfatlösung verbraucht werden, was einem Mindestgehalte von 25 Prozent Magnesiumsuperoxyd entspricht (1 ccm $^1/_{10}$-Normal-Natriumthiosulfatlösung = 0,002816 g Magnesiumsuperoxyd, Stärkelösung als Indikator).

Am Eingang dieses Artikels war bereits gesagt, daß MgO_2 unter Einwirkung von Säuren sich in das entsprechende Magnesiumsalz umwandelt unter Bildung von H_2O_2:

$$MgO_2 + 2\,HCl = MgCl_2 + H_2O_2.$$

Dieses H_2O_2 kann jodometrisch (wie auch bei Hydrogen. peroxyd. ausgeführt ist) bestimmt werden nach der Gleichung:

$$H_2O_2 + 2\,HJ = J_2 + 2\,H_2O.$$

Daraus folgt:

$$\frac{1\,MgO_2}{1\,Mol = 56{,}32\,g} = 1\,H_2O_2 = J_2 = \frac{2\,Na_2S_2O_3}{2\,Mol = 2000\,ccm\ ^1/_1\text{-Normal-}Na_2S_2O_3},$$

$$1\,ccm\ ^1/_{10}\text{-Normal-}Na_2S_2O_3 = 0{,}002816\,g\ MgO_2.$$

Bei Anwendung von 0,2 g Magnesium peroxydatum und Verbrauch von 17,8 ccm $^1/_{10}$-Normal-$Na_2S_2O_3$ demnach Prozentgehalt:

$$\frac{17{,}8 \cdot 0{,}002816 \cdot 100}{0{,}2} = \text{rund 25 Prozent } MgO_2.$$

Freilich hat C. Wagner (Ph. Z. 1927, S. 218) zu dieser Bestimmung mitgeteilt, daß hierbei zu niedrige Resultate durch einen zeitlichen und örtlichen Mangel an Säure eintreten können (da dann eine Nebenreaktion eintritt, bei der Jod verloren geht). Wagner empfiehlt deshalb (in gewisser Abänderung des Arzneibuchverfahrens), die zu untersuchende Probe unter lebhaftem Umschwenken in die Mischung der Säure und der Kaliumjodidlösung zu geben. Wir haben tatsächlich nach dieser Modifikation etwa 1 Prozent MgO_2 mehr gefunden als nach der offiziellen Methode. Außerdem empfiehlt Wagner, dann, wenn mehr als 0,2 g Magnesium peroxydatum angewendet werden, auch entsprechend mehr Säure zu verwenden. Diese Notwendigkeit kann vorliegen, da man nach dem D. A. B. 6 von „etwa 0,2 g“ Substanz ausgehen soll, also auch etwas mehr anwenden kann.

Magnesium sulfuricum — Magnesiumsulfat

Bittersalz

$MgSO_4 + 7\ H_2O$ Mol.-Gew. 246,50

Farblose, an trockener Luft kaum verwitternde und an feuchter Luft unverändert bleibende, prismatische Kristalle, die bitter und salzig schmecken und in etwa 1 Teil Wasser von 20° und in etwa 0,3 Teilen siedendem Wasser löslich sind.

Die wässerige Lösung gibt mit Bariumnitratlösung einen weißen, in verdünnten Säuren unlöslichen Niederschlag und nach Zusatz von Ammoniumchloridlösung und Ammoniakflüssigkeit im Überschusse mit Natriumphosphatlösung einen weißen, kristallinischen Niederschlag.

0,5 g Magnesiumsulfat und 0,5 g Kalziumhydroxyd werden fein zerrieben, mit 3 ccm Weingeist und 3 ccm Wasser gemischt und etwa 2 Minuten lang erwärmt. Setzt man alsdann 10 ccm absoluten Alkohol hinzu und filtriert, so darf das Filtrat nach Zusatz von 0,5 ccm Kurkumatinktur nicht rot gefärbt werden (unzulässige Menge Natriumsulfat).

Bringt man reines Magnesiumsulfat in vorgeschriebener Weise mit Kalziumhydroxyd zusammen, so bildet sich das schwer lösliche Kalziumsulfat und Magnesiumhydroxyd. Ist Natriumsulfat zugegen, so bildet sich entsprechend Kalziumsulfat und Natriumhydroxyd. Von diesen Reaktionsprodukten löst sich nur das Natriumhydroxyd (eventuell auch KOH) in dem Weingeist und kann durch seine Reaktion gegenüber Kurkumatinktur nachgewiesen werden. — Auch Lackmuspapier gibt bei 2 Prozent Na_2SO_4-Beimengung bei dieser Reaktion deutliche Blaufärbung, reines Magnesiumsulfat nicht.

Die wässerige Lösung (1 + 19) darf Lackmuspapier nicht verändern (Schwefelsäure, Zinksulfat); sie darf durch Silbernitratlösung (Salzsäure) innerhalb 5 Minuten höchstens opalisierend getrübt und weder nach dem Ansäuern mit 3 Tropfen verdünnter Essigsäure durch 3 Tropfen Natriumsulfidlösung (Schwermetallsalze) verändert, noch nach dem Ansäuern mit einigen Tropfen Salzsäure durch 0,5 ccm Kaliumferrozyanidlösung (Eisensalze) sofort gebläut werden.

Zinksulfat kann wegen seines Aussehens leicht mit Magnesiumsulfat verwechselt werden, unterscheidet sich aber von diesem schon durch saure Reaktion der wässerigen Lösung. Deshalb ist die erste Prüfung des vorstehenden Abschnittes, nach der die wässerige Lösung des Magnesiumsulfats (1 + 19) Lackmuspapier nicht verändern darf, besonders wichtig. Entscheidend ist natürlich erst die spätere Prüfung auf Schwermetallsalze mittels Natriumsulfidlösung.

Ein Gemisch von 1 g zerriebenem Magnesiumsulfat und 3 ccm Natriumhypophosphitlösung darf nach viertelstündigem Erhitzen im siedenden Wasserbade keine dunklere Färbung annehmen (Arsenverbindungen).

Magnesium sulfuricum siccatum — Getrocknetes Magnesiumsulfat

Magnesium sulfuricum siccum

Gehalt mindestens 70 Prozent wasserfreies Magnesiumsulfat.

Magnesiumsulfat wird in einer Porzellanschale auf dem Wasserbad unter wiederholtem Umrühren erhitzt, bis es 35 bis 37 Prozent an Gewicht verloren hat. Hierauf wird es durch ein Sieb geschlagen.

Weißes, mittelfeines, lockeres Pulver.

Hinsichtlich seiner Reinheit muß es den an Magnesiumsulfat gestellten Anforderungen genügen; für die Prüfungen sind die dort angegebenen Gewichtsmengen Magnesiumsulfat auf zwei Drittel herabzusetzen.

1 g getrocknetes Magnesiumsulfat darf beim schwachen Glühen höchstens 0,3 g an Gewicht verlieren.

In gut verschlossenen Gefäßen aufzubewahren.

Das Magnesiumsulfat $MgSO_4 + 7\,H_2O$ soll bei dem Trocknen zu Magnesium sulfuricum sicc. 35 bis 37 Prozent an Gewicht verlieren, d. h. das Mol $MgSO_4 + 7\,H_2O = 246{,}5$ g soll ca. 90 g Wasser = ca. 5 H_2O beim Erhitzen abgeben und somit in ein Salz von der ungefähren Zusammensetzung $MgSO_4 + 2\,H_2O$ übergehen. Wird dieses getrocknete Salz zur Gehaltsbestimmung geglüht (und zwar schwach geglüht, damit sich nicht Schwefelsäure abspaltet), so dürfte es nach der Gleichung:

$$\frac{MgSO_4 + 2\,H_2O}{156{,}4} : \frac{2\,H_2O}{36{,}03} = 100 : x\,, \qquad x = \text{rund } 23$$

höchstens 23 Prozent Wasser abgeben. Wenn trotzdem das Arzneibuch einen Glühverlust von 30 Prozent gestattet, so ist damit gesagt, daß das getrocknete Salz wieder bis 7 Prozent Feuchtigkeit aufgenommen haben kann. Wegen dieser Begierde, Wasser aufzunehmen, muß das Präparat in gut verschlossenen Gefäßen aufbewahrt werden.

Mel — Honig

Der von der Honigbiene in den Waben abgelagerte, süße Stoff.

Honig bildet im frischen Zustand eine dickflüssige, durchscheinende Masse, die allmählich mehr oder weniger fest und kristallinisch wird. Honig ist meist weißgelb bis braungelb; er riecht eigenartig und schmeckt süß. In Wasser löst sich Honig zu einer nicht völlig klaren, optisch aktiven Flüssigkeit auf, die Lackmuspapier schwach rötet und nach Zusatz einiger Tropfen Gerbsäurelösung sofort deutlich getrübt wird. Filtriert man eine wässerige Lösung (1 + 2), so sind in dem auf dem Filter verbliebenen Rückstand Pollenkörner nachweisbar.

Nach der Arzneibuchbeschreibung ist Honig „meist weißgelb bis braungelb“. Nach Bujard und Baier ist die Farbe eine sehr verschiedenartige, bis dunkelbraun, und kann nicht als Maßstab für die Echtheit gelten.

Die wässerige Lösung (1 + 2) muß eine Dichte von mindestens 1,11 besitzen. Die filtrierte wässerige Lösung darf durch Silbernitratlösung (Salzsäure) und durch Bariumnitratlösung (Schwefelsäure) nur schwach getrübt und beim Vermischen mit 1 Teil Ammoniakflüssigkeit (fremde Farbstoffe) in der Farbe nicht sofort verändert werden. 5 ccm dieser Moniglösung dürfen durch einige Tropfen Salzsäure nicht sofort rosa oder rot gefärbt werden (Azofarbstoffe).

5 g Honig verreibt man in einer Reibschale mit etwa 10 g Äther, filtriert die ätherische Lösung in ein Porzellanschälchen und läßt das Lösungsmittel bei gewöhnlicher Temperatur verdunsten. Befeuchtet man den vollkommen trockenen Rückstand mit einigen Tropfen Resorzin-Salzsäurelösung, so darf er sich nicht kirschrot färben (Kunsthonig, Invertzucker).

Hier liegt die bekannte Fiehesche Reaktion auf Kunsthonig bzw. Invertzucker vor, die auf folgendem beruht: Bei der Inversion von Saccharose mit Säuren bildet sich β-Oxy-δ-methylfurfurol, das auf Zersetzung des Invertzuckers, besonders der Fruktose zurückzuführen ist. Dieser Stoff gibt, in der angegebenen Weise extrahiert, mit einigen

Tropfen der frisch bereiteten oder unter Lichtabschluß aufbewahrten Resorzin-Salzsäurelösung die bezeichnete Farbreaktion. Diese Prüfung ist sehr wichtig, das Resultat wird (in Verbindung mit den anderen Prüfungsergebnissen, siehe unten) als sehr maßgebend angesehen! Doch ist folgendes dazu zu bemerken: Eine dabei auftretende starke, mindestens 1 Stunde beständige, kirschrote Färbung läßt auf die Gegenwart von künstlichem Invertzucker schließen, während schwache, rasch verschwindende Orange- bis Rosafärbungen von einer Erhitzung des Honigs herrühren können.

Werden 15 ccm der wässerigen Lösung (1 + 2) auf dem Wasserbad erwärmt, mit 0,5 ccm Gerbsäurelösung versetzt und nach der Klärung filtriert, so darf 1 ccm des erkalteten, klaren Filtrats nach Zusatz von 2 Tropfen rauchender Salzsäure durch 10 ccm absoluten Alkohol nicht milchig getrübt werden (Stärkesirup, Dextrin).

Bei dieser Prüfung bezweckt zunächst der Zusatz von Gerbsäure die Ausfällung der störenden Eiweißstoffe. Im klaren Filtrat werden Honigdextrine bei Gegenwart von HCl durch Alkohol nicht gefällt, während sich Stärkedextrine durch entstehende Trübung bemerkbar machen. — Nach Zusatz der Gerbsäurelösung läßt man zweckmäßig vor dem Filtrieren einige Stunden lang stehen, damit man in jedem Falle ein klares Filtrat erhält.

Zum Neutralisieren von 10 g Honig dürfen nach dem Verdünnen mit der fünffachen Menge Wasser höchstens 0,5 ccm Normal-Kalilauge verbraucht werden, Phenolphthalein als Indikator (verdorbener, saurer Honig).

Die im Honig natürlich vorkommende Säure wird häufig als Ameisensäure angesprochen. Viele Autoren bestreiten deren Anwesenheit. Auch nach Juckenack (siehe unten) besteht die Säure vorwiegend aus Äpfelsäure, während Ameisensäure nicht oder nur in sehr geringen Mengen im Honig vorkommt.

2 g Honig dürfen nach dem Verbrennen nicht weniger als 0,002 g und nicht mehr als 0,016 g Rückstand hinterlassen.

Hierzu ist zu bemerken, daß auch vielfach geringere Aschenreste vorkommen. So hat man in holsteinischen Klee-, Raps- und Lindenhonigen 0,05 bis 0,09 Prozent Asche gefunden. Deshalb muß ein Aschenbefund unter 0,1 Prozent wohl zur Vorsicht mahnen, berechtigt aber allein nicht zur Beanstandung.

Im Jahre 1912 führte A. Juckenack in einem Vortrage aus (siehe Ap. Z. 1912, S. 981), daß Honigverfälschungen eine große Rolle spielen, und daß die Arzneibuchprüfungen keineswegs einen weitgehenden Schutz dagegen gewähren. Diese Worte gelten auch in bezug auf das neue Arzneibuch.

Wie schwierig hier das Endurteil ist, geht aus den Sätzen hervor, die Bujard-Baiers Hilfsbuch für Nahrungsmittelchemiker (Verlag J. Springer, Berlin, 1920) an den Schluß der Schilderung aller einschlägigen Methoden stellte: „. . . Der Nachweis von Invertzucker (bzw. Kunsthonig im allgemeinen), mit dem die meisten Verfälschungen und Nachahmungen ausgeführt werden, beruht zurzeit auf der Feststellung verschiedener Nebenerscheinungen und Bestimmung verschiedener nichtzuckerartiger Stoffe, wie Eiweißstoffe (Fermente), Asche usw. Die darauf begründeten Methoden entbehren noch teilweise allgemeiner Anerkennung als in allen Fällen untrüglich zuverlässiger Hilfsmittel ... Laufen jedoch mehrere oder alle Ermittelungen auf anormale Beschaffenheit hinaus, so ist dieser Umstand ein genügender Grund für eine Beanstandung."

Mel depuratum — Gereinigter Honig

Gereinigter Honig ist klar, gelb bis braun und riecht und schmeckt nach Honig.

Dichte 1,34.

Die wässerige Lösung (1 + 2) darf durch Silbernitratlösung höchstens getrübt werden (Salzsäure). Zum Neutralisieren von 10 g gereinigtem Honig dürfen nach dem Verdünnen mit der fünffachen Menge Wasser höchstens 0,4 ccm Normal-Kalilauge verbraucht werden, Phenolphthalein als Indikator (verdorbener, saurer Honig).

Die Unverfälschtheit dieses Präparates ist am sichersten durch Selbstdarstellung aus Naturhonig gewährleistet. Anderenfalls ist die Ware nur aus vertrauenswürdiger Quelle zu beziehen. Denn die Prüfungsmethoden sind hier noch unsicherer wie bei dem nicht gereinigten Honig. Selbst die vorher erwähnte Fiehesche Probe auf Kunsthonig verliert hier durch die längere Zeit hindurch erfolgte Erhitzung des Produktes nach Ansicht einiger Autoren und nach unserer Erfahrung an Wert. Der Honig, der uns bei der Untersuchung nach Fiehe ein negatives Resultat gibt, liefert nach der Verarbeitung zu Mel depuratum trotz Behandlung im Vakuum bisweilen ein Präparat, das positive Reaktion nach Fiehe zeigt.

Mentholum — Menthol

$C_{10}H_{19}OH$ Mol.-Gew. 156,2

Spitze, spröde, farblose Kristalle von pfefferminzähnlichem Geruch und Geschmacke.

In Wasser ist Menthol nur sehr wenig, in Äther, Chloroform und in Weingeist leicht löslich.

Schmelzpunkt 42° bis 44°.

Das D.A.B. 5 hatte den Schmelzpunkt 44° vorgeschrieben. So hoch wurde die Konstante nur bei wenigen Handelssorten gefunden. Deshalb diese Milderung in bezug auf die Grenzwerte, die nunmehr von den in Apotheken geführten Präparaten wirklich einzuhalten sind.

Menthol dreht den polarisierten Lichtstrahl nach links. Für eine weingeistige Lösung, die in 10 ccm 1 g Menthol enthält, ist $[\alpha]_D^{20°} = -47°$ bis $-51°$.

Die Bestimmung der polarimetrischen Drehung wurde eingeführt, damit erstens eventuelle Verfälschungen festgestellt werden können, ferner zur Erkennung synthetisch hergestellter Menthole, die neuerdings vielfach in den Handel kommen, und zwar, da abweichend hergestellt, auch mit entsprechend verschiedenen Konstanten. Bei diesen synthetischen Mentholen wurde $[\alpha]_D^{20°} = \pm 0°$ bis etwa $-41°$ festgestellt. Ferner fand man bei diesen Mentholen Schmelzpunkte zwischen 24° und 37,5°; auch eine bei Zimmertemperatur flüssige Form ist im Handel (siehe H. Thoms u. F. Unger, Archiv 1926, S. 601).

Menthol muß sich vollkommen trocken anfühlen und darf beim Pressen zwischen glattem, weißem Papier auf diesem keine Flecken zurücklassen.

Für diesen Versuch war vom D.A.B. 5 „Filtrierpapier“ vorgeschrieben. Von dem jetzt geforderten „glatten, weißen“ Papier heben sich eventuelle Ölflecke besser ab.

0,2 g Menthol dürfen beim Erhitzen auf dem Wasserbade keinen wägbaren Rückstand hinterlassen.

Methylenum caeruleum — Methylenblau

Tetramethylthioninchlorid

$C_{16}H_{18}N_3SCl$ Mol.-Gew. 319,7

$$N \begin{cases} C_6H_3 \cdot NH_2 \\ S \\ C_6H_3 : NH \end{cases} \rightarrow N \begin{cases} C_6H_3 \cdot N(CH_3)_2 \\ S \\ C_6H_3 : N(CH_3)_2Cl \end{cases}$$

Thionin Tetramethylthioninchlorid.

Dunkelgrüne, bronzeglänzende Kristalle oder dunkelgrünes Pulver mit wechselndem Wassergehalte. Methylenblau löst sich mit blauer Farbe leicht in Wasser, schwerer in Weingeist.

Die Lösung von etwa 0,01 g Methylenblau in 20 ccm verdünnter Schwefelsäure wird nach Zusatz einer genügenden Menge Zinkfeile allmählich entfärbt; läßt man die entfärbte und vom ungelösten Zink abgegossene Flüssigkeit an der Luft stehen, so kehrt langsam die blaue Farbe wieder.

Durch den entstehenden Wasserstoff, also durch Reduktion, geht der Farbstoff in den ungefärbten „Leukokörper“ über, der dann durch Oxydation, den Sauerstoff der Luft, sich langsam wieder in den ursprünglichen Farbstoff umwandelt.

In einem langhalsigen Kolben aus Jenaer Glas von etwa 100 ccm Inhalt wird 1 g Methylenblau mit 10 ccm konzentrierter Wasserstoffsuperoxydlösung und sodann mit 5 ccm Schwefelsäure versetzt. Nachdem die bald einsetzende Reaktion beendet ist, wird die Mischung auf dem Drahtnetz erhitzt, bis die Flüssigkeit fast farblos geworden ist. Wird die Flüssigkeit nach dem Erkalten in 5 ccm Wasser gegossen, die Mischung filtriert und nach Zusatz von 20 ccm Natriumhypophosphitlösung eine Viertelstunde lang im siedenden Wasserbad erhitzt, so darf weder Braunfärbung noch Abscheidung brauner Flöckchen eintreten (Arsenverbindungen).

Zunächst muß zur Prüfung auf Arsenverbindungen der Farbstoff „zerstört“ werden. Das geschieht ähnlich wie bei Hydrargyr. salicyl. (siehe dort). Über die Prüfung mittels Natriumhypophosphitlösung siehe S. 102.

1 g Methylenblau darf durch Trocknen bei 100° nicht mehr als 0,22 g und nicht weniger als 0,18 g an Gewicht verlieren und nach dem Verbrennen höchstens 0,01 g Rückstand hinterlassen; wird dieser Rückstand in 10 ccm Salzsäure gelöst, die Lösung nach dem Übersättigen mit Ammoniakflüssigkeit zum Sieden erhitzt und filtriert, so darf nach Zusatz von Natriumsulfidlösung kein Niederschlag entstehen (Zinkverbindungen).

Auf Zinkverbindungen muß geprüft werden, weil neben dem Methylenblau für medizinische Zwecke auch ein Zinkchloriddoppelsalz in den Handel kommt.

Vor Licht geschützt aufzubewahren.

Methylium phenylchinolincarbonicum
Phenylchinolinkarbonsäure-Methylester
Novatophan (E. W.)

$$C_6H_4\left\langle\begin{matrix} C(CO_2CH_3){=}CH \\ | \qquad\quad | \\ N{=}C\cdot C_6H_5 \end{matrix}\right. \qquad \text{Mol.-Gew. } 263{,}1$$

Kleine, gelblichweiße, geschmacklose Kristalle, die in Wasser unlöslich sind. Phenylchinolinkarbonsäure-Methylester löst sich in je etwa 5 Teilen Äther, Essigäther oder Benzol. In Weingeist von 20° ist er schwer, in siedendem Weingeist sehr leicht löslich.

Schmelzpunkt zwischen 58° und 60°.

Wird 0,1 g Phenylchinolinkarbonsäure-Methylester mit einer Mischung von 1 ccm Natronlauge und 1 ccm Weingeist 1 Minute lang gekocht und dann mit 2 ccm Wasser verdünnt, so entsteht eine klare Lösung, die nach dem Erkalten und Ansäuern mit verdünnter Salzsäure einen gelblichen Niederschlag abscheidet. Der Niederschlag wird abfiltriert, etwa fünfmal mit je 5 ccm Wasser ausgewaschen und getrocknet; er schmilzt dann zwischen 208° und 213°.

Im Novatophan liegt der Methylester des Atophans, d. h. der Phenylchinolinkarbonsäure vor. Behandelt man daher das Novatophan unter Erhitzen mit weingeistiger Natronlauge, so wird der Ester verseift und es resultiert das Atophan, das dessen Schmelzpunkt 208° bis 213° zeigt und ebenso dessen Identitätsreaktionen, z. B. die nachfolgende Reaktion mit Bromwasser. Nur in einer Beziehung muß man bei der Isolierung der entstandenen freien Phenylchinolinkarbonsäure vorsichtig sein: Nach der Verseifung entsteht naturgemäß zunächst das Natriumsalz der Säure; um diese in Freiheit zu setzen, muß man nach Erkalten die verdünnte Salzsäure in möglichst geringem Überschuß zusetzen. Sonst tritt leicht Zersetzung der frei werdenden Säure ein.

Werden 0,05 g des getrockneten Niederschlags mit 2,5 ccm Salzsäure gut angerührt, und wird das Gemisch erwärmt, so entsteht eine hellgelbe Lösung, die mit dem gleichen Raumteil Bromwasser einen orangeroten Niederschlag gibt.

Werden 0,6 g Phenylchinolinkarbonsäure-Methylester mit 12 ccm Wasser eine halbe Minute lang geschüttelt, und wird das Filtrat mit 5 Tropfen Salpetersäure versetzt, so darf es nach Zusatz von 1 Tropfen Silbernitratlösung (Salzsäure) innerhalb 1 Minute nur eine Opaleszenz zeigen und durch Bariumnitratlösung (Schwefelsäure) nicht verändert werden.

0,2 g Phenylchinolinkarbonsäure-Methylester dürfen nach dem Verbrennen keinen wägbaren Rückstand hinterlassen.

Diese Prüfungen sind entsprechend denen der Phenylchinolinkarbonsäure; siehe dort.

Methylium salicylicum — Methylsalizylat

$$C_6H_4\left\langle\begin{matrix} OH \quad [1] \\ CO_2CH_3 \quad [2] \end{matrix}\right. \qquad \text{Mol.-Gew. } 152{,}06$$

Es liegt hier der Ester des Methylalkohols und der Salizylsäure vor.

Gehalt mindestens 98 Prozent.

Farblose oder schwach gelbliche, eigenartig riechende Flüssigkeit, die sich in Wasser schwer, in Weingeist oder Äther leicht löst und in fetten oder ätherischen Ölen in jedem Verhältnis löslich ist.

Dichte 1,180 bis 1,185.

Siedepunkt 221° bis 225°.

Die wässerige Lösung des Methylsalizylats wird durch Eisenchloridlösung violett gefärbt.

Beim Schütteln mit Wasser löst sich der Ester so weit, daß man die sehr empfindliche Reaktion der freien Phenolhydroxylgruppe mittels Eisenchlorid erhält.

Die weingeistige Lösung (1 + 9) darf Lackmuspapier höchstens schwach röten. Werden 10 ccm Kalilauge mit 1 ccm Methylsalizylat geschüttelt, so muß eine klare, farblose oder darf eine nur schwach gelblich gefärbte Lösung entstehen, die weder an der Oberfläche der Flüssigkeit noch am Boden ölige Tröpfchen zeigt (flüchtige Öle, Petroleumbestandteile).

Beim Behandeln mit kalter Kalilauge verwandelt sich Methylsalizylat in das entsprechende Phenolat:

$$C_6H_4{<}^{OH}_{CO_2CH_3} + KOH = C_6H_4{<}^{OK}_{CO_2CH_3} + H_2O.$$

Das gebildete Phenolat löst sich dann im Wasser, während flüchtige Öle und Petroleumbestandteile ungelöst zurückbleiben würden.

Gehaltsbestimmung. Etwa 1 g Methylsalizylat wird in einem Kölbchen aus Jenaer Glas genau gewogen und mit 25 ccm weingeistiger $^1/_2$-Normal-Kalilauge 1 Stunde lang am Rückflußkühler unter mehrfachem Umschwenken auf dem Wasserbad erhitzt. Nach dem Erkalten wird nach Zusatz von 1 ccm Phenolphthaleinlösung mit $^1/_2$-Normal-Salzsäure bis zum Verschwinden der Rotfärbung titriert. Für je 1 g Methylsalizylat müssen hierbei mindestens 12,9 ccm weingeistige $^1/_2$-Normal-Kalilauge verbraucht werden, so daß zum Zurücktitrieren höchstens 12,1 ccm $^1/_2$-Normal-Salzsäure erforderlich sind, was einem Mindestgehalte von 98 Prozent Methylsalizylat entspricht (1 ccm $^1/_2$-Normal-Kalilauge = 0,07603 g Methylsalizylat, Phenolphthalein als Indikator).

Diese Gehaltsbestimmung stellt eine „Verseifung“ des Esters dar. Zur Praxis sei zunächst gesagt: Die Verseifungsdauer ist gegenüber der üblichen Zeit schon wesentlich verlängert, auf eine Stunde festgesetzt. Es betonen aber Schimmels Berichte (1927, S. 118), daß diese Zeit noch durchaus nicht genügt, daß man daher bei vorkommenden Unstimmigkeiten die Verseifungsdauer auf $1^1/_2$ bis 2 Stunden verlängern soll!

Bei der Verseifung mit weingeistiger $^1/_2$-Normal-Kalilauge treten zunächst 2 K in das Molekül des Methylsalizylats ein. Es bildet sich:

$$C_6H_4{<}^{OK}_{CO_2K}.$$

Bei der Rücktitration mittels $^1/_2$-Normal-Salzsäure tritt aber der Umschlag erst ein, wenn die überschüssige $^1/_2$-Normal-Kalilauge abgesättigt und das Alkali aus der Phenolgruppe neutralisiert ist. Somit entspricht:

$$\frac{1\ C_6H_4{<}^{OH}_{CO_2CH_3}}{1\ \text{Mol} = 152{,}06\ \text{g}} = \frac{1\ \text{KOH}}{1\ \text{Mol} = 2000\ \text{ccm}\ ^1/_2\text{-Normal-KOH}},$$

$$1\ \text{ccm}\ ^1/_2\text{-Normal-KOH} = 0{,}07603\ \text{g Methylsalizylat}.$$

Bei Anwendung von 1 g Methylsalizylat und Verbrauch von 12,9 ccm $^1/_2$-Normal-KOH demnach Prozentgehalt:

$$\frac{12{,}9 \cdot 0{,}07603 \cdot 100}{1} = \text{rund 98 Prozent Methylsalizylat.}$$

Methylsulfonalum — Methylsulfonal

Trional (E. W.)

$(CH_3)(C_2H_5)C(SO_2C_2H_5)_2$ Mol.-Gew. 242,28

$$\begin{matrix}CH_3\\CH_3\end{matrix}>C<\begin{matrix}SO_2\cdot C_2H_5\\SO_2\cdot C_2H_5\end{matrix} \rightarrow \begin{matrix}CH_3\\CH_3\cdot CH_2\end{matrix}>C<\begin{matrix}SO_2\cdot C_2H_5\\SO_2\cdot C_2H_5\end{matrix}$$

Sulfonal Methylsulfonal.

Die Bezeichnung „Methylsulfonal" stammt daher, daß gleichsam eine Methylgruppe in das Molekül des Sulfonals substituierend eingetreten ist. Entsprechend ist der Name „Trional" aus den 3 Äthylgruppen des Stoffes herzuleiten.

Farb- und geruchlose, glänzende Kristalltafeln. Methylsulfonal ist in Äther und in Weingeist leicht löslich; in etwa 450 Teilen Wasser löst es sich zu einer bitter schmeckenden Flüssigkeit, die Lackmuspapier nicht verändert.

Nach R. Richter (Ph. Ztrh. 1912, S. 803) trifft man zuweilen Methylsulfonal an, das nach Vanillin riecht. Durch einen solchen Zusatz von Vanillin soll bei nicht ganz reinen Präparaten ein Merkaptolgeruch verdeckt werden!

Schmelzpunkt 76°.

Erhitzt man 0,1 g Methylsulfonal mit 0,1 g gepulverter Holzkohle, so tritt ein Geruch nach Merkaptan auf.

Kräftige Reduktionsmittel wie Kohle führen das Methylsulfonal in Merkaptan C_2H_5SH über; siehe hierüber wie über eine sehr charakteristische Identitätsprobe nach W. Zimmermann bei Sulfonal.

Werden 0,5 g Methylsulfonal in 25 g siedendem Wasser gelöst, so darf sich kein Geruch entwickeln (Merkaptol); die nach dem Erkalten filtrierte Lösung darf weder durch Bariumnitratlösung (Schwefelsäure), noch durch Silbernitratlösung (Salzsäure) verändert werden; 10 ccm der Lösung dürfen 1 Tropfen Kaliumpermanganatlösung nicht sofort entfärben (Merkaptol).

Methyl-Merkaptol, das Zwischenprodukt bei der Darstellung, eine widerwärtig riechende Flüssigkeit von der Zusammensetzung

$$\begin{matrix}CH_3{-}CH_2\\CH_3\end{matrix}>C<\begin{matrix}S\cdot C_2H_5\\S\cdot C_2H_5\end{matrix}$$

entfärbt Kaliumpermanganat, indem es zu Methylsulfonal oxydiert wird (siehe bei Sulfonal).

0,2 g Methylsulfonal dürfen nach dem Verbrennen keinen wägbaren Rückstand hinterlassen.

Minium — Mennige

Rotes, in Wasser unlösliches Pulver, das im wesentlichen aus Pb_3O_4 besteht. Beim Übergießen mit Salzsäure geht Mennige unter Entwickelung von Chlor in weißes, kristallinisches Bleichlorid über.

Die Reaktion erfolgt in folgendem Sinne:

$$Pb_3O_4 + 8\,HCl = 3\,PbCl_2 + 4\,H_2O + Cl_2.$$

2,5 g Mennige werden in eine Mischung von 10 ccm Salpetersäure und 10 ccm Wasser eingetragen. Der dabei entstehende braune Niederschlag muß sich beim Hinzufügen einer Mischung von 1 ccm konzentrierter Wasserstoffsuperoxydlösung und 9 ccm Wasser bis auf höchstens 0,035 g Rückstand lösen (fremde Beimengungen).

Beim Behandeln mit Salpetersäure zerfällt Mennige in Bleioxyd, das sich zu salpetersaurem Blei auflöst, und braunes Bleisuperoxyd PbO_2. Läßt man auf letzteres reduzierende Stoffe wie Zucker, Oxalsäure usw. einwirken, so wird es zu PbO reduziert, das sich nunmehr auch in Salpetersäure löst. Statt Zucker oder Oxalsäure läßt das Arzneibuch Wasserstoffsuperoxyd anwenden, das bekanntlich reduzierend und oxydierend wirkt. — Zu dieser Probe ist freilich folgendes zu bemerken: Nach dem Arzneibuch soll hier nicht etwa die 3prozentige Wasserstoffsuperoxydlösung verwendet werden, sondern eine Verdünnung der konzentrierten 30prozentigen. Die erstere enthält nämlich als Konservierungsmittel sehr häufig Phosphate, die letztere im allgemeinen nicht. Sind aber Phosphate vorhanden, so bildet sich bei der Reduktion durch H_2O_2 das sehr schwer lösliche Bleiphosphat, das dann ausfällt und fremde Verunreinigungen vortäuscht oder solche nicht erkennen läßt. Deshalb ist hier erstens die konzentrierte Wasserstoffsuperoxydlösung zu verwenden, zweitens, falls doch Unstimmigkeiten eintreten, vor einer Beanstandung zu prüfen, ob nicht das H_2O_2 doch Phosphate enthält. — Übrigens ist die Forderung eines Rückstandes von höchstens 0,035 g sehr rigoros. Bei diesem, eigentlich nur in großen technischen Betrieben hergestellten Präparat sollte eine gerechte Milderung dieser Forderung eintreten.

Morphinum hydrochloricum — Morphinhydrochlorid

$(C_{17}H_{19}O_3N)HCl + 3\,H_2O$ Mol.-Gew. 375,7

Die freie Base, das Morphin, Derivat des Kohlenwasserstoffes Phenanthren, entspricht nach der Anschauung von Knorr folgender Formel:

```
                 H
                 C
               //  \
             HC     C·OH*
              |     ||
              C     C
            /  \\  /  \
        H2C     C       \
         |      |        O
        HC      CH      /
       /  \   /   \   /
  H3C·N     C       C
       |    ||   .·  |     H
     H2C    HC.·     C<      )**
        \  .·  \   /   OH
        CH2      CH2
```

Für vorliegende Zwecke ist an dieser Formel vor allem bemerkenswert, daß das Morphin 2 Hydroxylgruppen besitzt, und zwar eine Phenol-Hydroxylgruppe (das im Formelbild oben rechts mit 1 Stern bezeichnete OH) und eine alkoholische Hydroxylgruppe (das unten rechts mit 2 Sternen bezeichnete OH). Das Morphin besitzt demnach neben den Eigenschaften eines Alkohols noch die eines Phenols und zeigt folgende entsprechende Reaktionen: I. Es gibt mit Eisenchloridlösung die bekannte Blaufärbung. II. Es oxydiert sich leicht wie alle Phenole schon an der Luft, besonders aber in alkalischer Lösung. III. In einem Überschuß von Alkali (NaOH, KOH) geht es unter Bildung eines Phenolates in Lösung.

Charakteristisch abweichend verhalten sich die Derivate des Morphins, das Kodein (Methylmorphin) und das Dionin (Äthylmorphin). In ersterem ist die Phenol-Hydroxylgruppe des Morphins methyliert, in letzterem ist dieselbe Gruppe äthyliert. Diese beiden Derivate besitzen also keine freie Phenolgruppe. Infolgedessen sind sie nicht so leicht oxydierbar, vor allem lösen sie sich nicht in Kali- oder Natronlauge, werden vielmehr aus ihren Salzlösungen durch diese Basen in Freiheit gesetzt. — Erwähnt muß noch das Diazetylmorphin (Heroin) werden, ein Morphinderivat, dessen beide Hydroxylgruppen azetyliert sind, und das Apomorphin, das durch Abspaltung eines H_2O aus Morphin entstanden ist.

Weiße, seidenglänzende, oft büschelförmig vereinigte Kristallnadeln oder weiße, würfelförmige Stücke von mikrokristallinischer Beschaffenheit. Morphinhydrochlorid löst sich in 25 Teilen Wasser und in 50 Teilen Weingeist.

Die Lösungen sind farblos; sie verändern Lackmuspapier nicht und schmecken bitter.

Es heißt hier: „die Lösungen sind farblos", ohne daß eindeutig gesagt ist, wie stark diese Lösungen sein sollen. Wahrscheinlich ist bei der wässerigen Lösung die im vorhergehenden Abschnitt 1 + 25 bezeichnete gemeint. Es liegt aber hier eine Forderung vor, die vielfach zu Meinungsverschiedenheiten führt. Das weitestgehend gereinigte, schneeweiße Morphin. hydrochl. hält sich nämlich nicht in dieser Farbe auf die Dauer. So schreibt z. B. die Firma C. H. Boehringer Sohn, Nieder-Ingelheim, in der Ph. Z. 1913, S. 791: „Alle Morphinsalze haben die Eigenschaft, bei längerem Lagern etwas gelblich zu werden; besonders im Sommer tritt dies auch bei den reinsten Präparaten schon nach einigen Monaten ein. Solche Gelbfärbung beeinträchtigt die Wirkung nicht." Dieses durch den Einfluß der Luft ganz schwach gelblich gefärbte Alkaloidsalz[1] sollte man, soweit angängig, unbeanstandet lassen, da die Wirkung des Medikamentes dadurch tatsächlich nicht beeinflußt sein soll, und die Lieferung ganz weißer Ware, zumal im heißen Sommer, sich nicht immer verbürgen läßt. — Ferner zeigt sich bisweilen in älteren Lösungen die Bildung feiner, glitzernder Kristalle, die aus der freien Base Morphin bestehen. Die Erscheinung tritt dann ein, wenn die Lösung in viel Alkali abgebenden Gläsern aufbewahrt wird. Das Alkali bindet die Salzsäure und macht Morphin frei. Siehe darüber S. 99.

Salzsäure scheidet aus der kalt gesättigten wässerigen Lösung einen Teil des Morphinhydrochlorids in Kristallen wieder aus. Silbernitratlösung ruft in der wässerigen Lösung eine weiße, käsige Fällung hervor. 1 Tropfen Eisenchloridlösung färbt 5 ccm der wässerigen Lösung (1 + 49) blau.

Diese Blaufärbung durch $FeCl_3$ beruht auf der Anwesenheit der freien Phenol-Hydroxylgruppe im Morphin (siehe oben).

---

[1] Diese Färbung geht naturgemäß auch in die wässerige Lösung über.

Wird ein Körnchen Morphinhydrochlorid in einem trockenen Probierrohr in 5 Tropfen Schwefelsäure gelöst und diese Lösung eine Viertelstunde lang im siedenden Wasserbad erhitzt, so nimmt sie nach dem Erkalten auf Zusatz einer Spur Salpetersäure eine blutrote Färbung an.

Diese Färbung beruht auf der teilweisen Überführung des Morphins in Apomorphin, das sich mit Salpetersäure blutrot färbt.

Trägt man eine Mischung von 0,01 g Morphinhydrochlorid und 0,04 g Zucker in Schwefelsäure ein, so färbt sich das Gemisch rot; durch Zusatz von 1 Tropfen Bromwasser wird die Rotfärbung noch verstärkt. Wird ein Körnchen Morphinhydrochlorid in etwa 2 ccm Formaldehyd-Schwefelsäure gegeben, so tritt eine rote, bald in Violett und Blauviolett übergehende Färbung ein.

Die letzte sogenannte Marquissche Reaktion ist außerordentlich empfindlich und läßt noch ein Millionstel Gramm Morphin erkennen. Sie wird deshalb zweckmäßig überall als Vorprobe angewendet, wo es sich um den schnellen Nachweis von Morphin handelt. Ein endgültiges Resultat liefert sie nicht, da auch verwandte Stoffe ein ähnliches Bild dabei ergeben. So färbt sich Kodein, entsprechend behandelt, nahezu gleich. Doch unterscheidet ein geübteres Auge zwischen dem fast reinen Blau, das Kodein liefert, und dem Blauviolett, das Morphin ergibt.

0,05 g Morphinhydrochlorid müssen von 1 ccm Schwefelsäure unter Entwickelung von Chlorwasserstoff farblos oder dürfen doch nur mit sehr schwach rötlicher Färbung gelöst werden (Nebenalkaloide).

Fast alle Handelspräparate ergeben bei dieser Prüfung in einem gut mit Schwefelsäure gereinigten Reagenzglas eine (wenn auch sehr schwache) rötliche Farbe. Es muß aber hier wie bei Kodeinphosphat darauf hingewiesen werden, daß die Schwefelsäure völlig frei von Selenverbindungen sein muß. Denn das Morphinsalz bildet als äußerst empfindliches Reagens mit Selenverbindungen eine intensive Grünfärbung. Siehe Näheres bei Acidum sulfuricum. Beobachtet man hier also derartige ungewohnte Färbungen, suche man zunächst die Schuld bei der Schwefelsäure.

Wird die wässerige Lösung (1 + 49) mit etwa 0,1 g Natriumbikarbonat und einer Spur Jodlösung versetzt, so darf beim Schütteln mit Äther weder der Äther rötlich, noch die wässerige Lösung grün gefärbt werden (Apomorphin).

Diese Pellagrische Reaktion auf Apomorphin ist außerordentlich empfindlich; sie zeigt die geringsten Spuren der gefährlichen Verunreinigung an.

0,2 g Morphinhydrochlorid dürfen durch Trocknen bei 100° höchstens 0,029 g an Gewicht verlieren; das getrocknete Salz darf höchstens schwach gelblich gefärbt sein und nach dem Verbrennen keinen wägbaren Rückstand hinterlassen.

Naphthalinum — Naphthalin

$C_{10}H_8$ Mol.-Gew. 128,1

Glänzende, farblose Kristallblätter. Naphthalin riecht durchdringend und schmeckt brennend würzig; es ist löslich in Äther, Weingeist, Chloroform, Schwefelkohlenstoff oder flüssigem Paraffin, unlöslich in Wasser. Naphthalin verdampft langsam schon bei Zimmertemperatur; es verbrennt mit leuchtender und rußender Flamme.

Schmelzpunkt 80°.

Wird 1 g Naphthalin mit 10 ccm Wasser gekocht, so darf das Wasser Lackmuspapier nicht röten.

Die saure Reaktion könnte von anhaftender Schwefelsäure herrühren, die zur Reinigung des Naphthalins verwendet wurde.

Schüttelt man 0,5 g Naphthalin mit 5 ccm Schwefelsäure, so darf sich diese auch beim Erhitzen der Mischung im siedenden Wasserbade nicht oder höchstens blaßrötlich färben (fremde Teerbestandteile).

0,2 g Naphthalin dürfen nach dem Verbrennen keinen wägbaren Rückstand hinterlassen.

Naphtholum — β-Naphthol

$C_{10}H_7OH$ Mol.-Gew. 144,1

Farblose, glänzende Kristallblättchen oder weißes, kristallinisches Pulver. β-Naphthol färbt sich beim Aufbewahren gelblichgrau, riecht schwach phenolartig und schmeckt brennend scharf, jedoch hält dieser Geschmack nicht lange an. β-Naphthol ist leicht löslich in Weingeist, Äther, Chloroform, Kali- oder Natronlauge sowie beim gelinden Erwärmen in fetten Ölen. Es löst sich in etwa 1000 Teilen Wasser von 20° und in etwa 75 Teilen siedendem Wasser; die wässerige Lösung verändert Lackmuspapier nicht.

Die Kristalle bleiben nur farblos, wenn sie vor Licht geschützt aufbewahrt werden; sonst nehmen sie, wie Phenole im allgemeinen, leicht eine charakteristische Farbe an. — Zum Phenolat löst sich das β-Naphthol in Kali- und Natronlauge.

Schmelzpunkt 122°.

0,5 g β-Naphthol werden mit 100 ccm Wasser 2 bis 3 Minuten lang geschüttelt und filtriert. Versetzt man 10 ccm des Filtrats mit 10 Tropfen Chloraminlösung und 1 ccm Salzsäure, so entsteht eine gelblichweiße Trübung, die nach Zusatz von überschüssiger Ammoniakflüssigkeit verschwindet; die Lösung nimmt dabei eine gelbe Färbung an, die schnell über Grün, Braun in Schmutzigviolett übergeht. Fügt man zu weiteren 10 ccm des Filtrats der wässerigen Ausschüttelung 3 Tropfen verdünnte Eisenchloridlösung (1 + 9), so färbt sich die Flüssigkeit schwach grünlich; nach einiger Zeit erfolgt Abscheidung eines Niederschlags.

Die durch Eisenchloridlösung entstehende Abscheidung von weißen Flocken ist auf das Entstehen des β-Dinaphthols zurückzuführen:

$$\begin{array}{c} C_{10}H_6\cdot OH \\ \cdot \\ C_{10}H_6\cdot OH. \end{array}$$

0,2 g fein zerriebenes β-Naphthol müssen sich in 10 g Ammoniakflüssigkeit ohne Rückstand zu einer nur blaßgelb gefärbten Flüssigkeit lösen (Naphthalin), die nach Verdünnen mit 90 ccm Wasser eine blauviolette Fluoreszenz zeigt. Chlorkalklösung darf die kalt gesättigte wässerige Lösung nicht violett färben (α-Naphthol).

Um das β-Naphthol in der Ammoniakflüssigkeit schnell zur Lösung zu bringen, reibt man die Kristallblättchen sofort mit einem Glasstab gegen die Glaswandung oder man verwendet, wie vorgeschrieben, das fein zerriebene Präparat; sonst wird die Substanz nicht benetzt und bräunt sich allmählich. — Entsprechend den schon erwähnten Phenolaten löst sich Naphthol in Ammoniakflüssigkeit zu Naphtholammonium ($C_{10}H_7ONH_4$). Zurückbleiben würden unlösliche Verunreinigungen, vor allem Naphthalin.

α- und β-Naphthol unterscheiden sich bekanntlich durch die Verschiedenheit in der Stellung der Phenolgruppe:

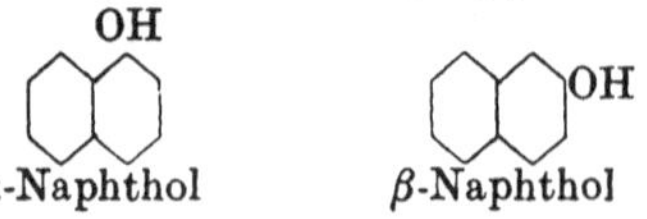

OH OH

α-Naphthol β-Naphthol

Übrigens wäre die Anwesenheit des α-Naphthols schon durch den Schmelzpunkt erkennbar. Denn α-Naphthol schmilzt bereits bei 97°.

0,2 g β-Naphthol dürfen nach dem Verbrennen keinen wägbaren Rückstand hinterlassen.

Vor Licht geschützt aufzubewahren.

Narcophin — Narkophin (E. W.)

Morphin-Narkotinmekonat

$[(C_{17}H_{19}O_3N)(C_{22}H_{23}O_7N)]C_7H_4O_7 + 4\,H_2O$ Mol.-Gew. 970,4

Das Narkophin wird als Doppelsalz der zweibasischen Mekonsäure mit Morphin und Narkotin bezeichnet (über dieses Präparat ist ausführlicher berichtet von J. Gadamer und E. Neuhoff, Archiv 1926, S. 543).

Gehalt des lufttrockenen Narkophins etwa 30 Prozent Morphin ($C_{17}H_{19}O_3N$, Mol.-Gew. 285,2) und etwa 43 Prozent Narkotin ($C_{22}H_{23}O_7N$, Mol.-Gew. 413,2). Gelblichweißes Kristallpulver, das zwischen 90° bis 95° im Kristallwasser zu einer halb durchsichtigen Masse zusammensintert. Streut man 0,1 g Narkophin auf 1,2 ccm Wasser, so entsteht eine schwach gelbliche Lösung. Narkophin löst sich in 25 Teilen Weingeist.

Die Lösungen röten infolge ihres Gehalts an freier Mekonsäure Lackmuspapier. Natriumazetatlösung scheidet aus der wässerigen Lösung (1 + 99) Narkotin als weißen, flockigen Niederschlag aus, der nach kurzer Zeit kristallinisch wird. Er schmilzt nach dem Abfiltrieren, Auswaschen mit Wasser und Trocknen bei 174° bis 176°. Werden 10 ccm der wässerigen Lösung (1 + 99) mit 1 Tropfen Eisenchloridlösung versetzt, so nimmt die Flüssigkeit infolge ihres Gehalts an Mekonsäure eine rote Färbung an. Diese Färbung schlägt infolge des Morphingehalts nach Zusatz von 1 Tropfen einer frisch bereiteten Kaliumferrizyanidlösung in Blau um.

Diese Identitätsbestimmungen der Mekonsäure, des Narkotins und des Morphins sind im Arzneibuchtext genügend erklärt.

Die mit Salpetersäure versetzte wässerige Lösung (1 + 99) darf weder durch Bariumnitratlösung (Schwefelsäure), noch durch Silbernitratlösung (Salzsäure) verändert werden.

Gehaltsbestimmung. Zu 20 g der wässerigen Lösung (1 + 99) gibt man in einem Becherglase 3 ccm Natriumazetatlösung und sammelt den sich bildenden Niederschlag nach dem Absetzen auf einem glatten Filter von 8 cm Durchmesser. Danach wäscht man Becherglas und Filter sorgfältig mit Wasser aus, bis 1 Tropfen des ablaufenden Filtrats durch 1 Tropfen verdünnte Eisenchloridlösung (1 + 9) nicht mehr rot gefärbt wird. Nachdem der Niederschlag (= 0,2 g Narkophin) gut abgetropft ist, löst man ihn in einem Kölbchen in 5 ccm $^1/_{10}$-Normal-Salzsäure, filtriert die Lösung durch ein kleines anliegendes Filter in ein Kölbchen und wäscht Kölbchen und Filter dreimal mit je 5 ccm Wasser nach. Nach Zusatz von 2 Tropfen Methylorangelösung titriert man mit $^1/_{10}$-Normal-Kalilauge bis zum Farbumschlage. Hierzu dürfen nicht mehr als 2,97 ccm und nicht weniger als 2,87 ccm $^1/_{10}$-Normal-Kalilauge verbraucht werden, so daß mindestens 2,03 und höchstens 2,13 ccm $^1/_{10}$-Normal-Salzsäure zur Sättigung des vorhandenen Narkotins erforderlich sind, was einem Gehalte von 42 bis 44 Prozent Narkotin entspricht (1 ccm $^1/_{10}$-Normal-Salzsäure = 0,04132 g Narkotin, Methylorange als Indikator).

Bestimmung des Narkotin-Gehaltes: Diese Bestimmung beruht darauf, daß das Narkotin aus der Salzlösung durch Natriumazetat als freie Base gefällt und somit von den anderen Bestandteilen getrennt wird. Das Narkotin fällt hierbei nach einigem Stehen quantitativ als flockiger Niederschlag aus, der bald darauf kristallinisch wird. Der Niederschlag soll dann ausgewaschen werden, bis das Filtrat nicht mehr durch Eisenchlorid rot gefärbt wird, d. h. keine Mekonsäure (bzw. kein Natriumazetat) mehr enthält. Die Weiterbehandlung ist dann die bei Alkaloidbestimmungen übliche (siehe S. 77). Da das Präparat bis zu 1 Prozent freie Mekonsäure enthält, außerdem der Wassergehalt nicht ganz konstant ist, sind geringe Schwankungen der Zusammensetzung unvermeidlich. Dem hat das Arzneibuch durch die angegebenen Grenzwerte Rechnung getragen. Gemäß der Formel des Arzneibuches, also nach theoretischer Berechnung, müßten vorhanden sein: 29,4 Prozent Morphin und 42,6 Prozent Narkotin (siehe J. Gadamer und E. Neuhoff, l. c.). Berechnung des Arzneibuches:

$$\frac{1 \text{ Mol Narkotin}}{413{,}2 \text{ g}} = \frac{1 \text{ Mol HCl}}{1000 \text{ ccm } {}^1/_1\text{-Normal-HCl}},$$

$$1 \text{ ccm } {}^1/_{10}\text{-Normal-HCl} = 0{,}04132 \text{ g Narkotin}.$$

Bei Anwendung von 0,2 g Narkophin und Verbrauch von 2,03 bis 2,13 ccm $^1/_{10}$-Normal-HCl demnach Prozentgehalt:

$$\frac{2{,}03 \ (\text{bis } 2{,}13) \cdot 0{,}04132 \cdot 100}{0{,}2} = \text{rund 42 bis 44 Prozent Narkotin.}$$

Zu 20 g der wässerigen Lösung (1 + 99) gibt man in einem Arzneiglas 0,3 g gebrannten Kalk, der durch 2 Tropfen Wasser frisch gelöscht ist, und 0,5 g Seesand, läßt das Gemisch unter wiederholtem Umschütteln 2 Stunden lang stehen und filtriert es dann durch ein trockenes Faltenfilter von 8 cm Durchmesser. 10 g des Filtrats (= 0,1 g Narkophin) versetzt man in einem Arzneiglas von 30 ccm Inhalt mit 0,2 g Ammoniumchlorid, sowie nach dessen Lösung mit 2 ccm Essigäther und schüttelt 10 Minuten lang kräftig durch. Danach fügt man weitere 4 ccm Essigäther hinzu und läßt unter zeitweiligem, leichtem Umschwenken 1 Stunde lang stehen. Alsdann bringt man zuerst die Essigätherschicht möglichst vollständig auf ein glattes Filter von 6 cm Durchmesser, gibt zu der im Arzneiglas zurückgebliebenen wässerigen Flüssigkeit nochmals 2 ccm Essigäther, bewegt das Gemisch einige Augenblicke lang und bringt zunächst wieder die Essigätherschicht auf das Filter. Nach dem Ablaufen der ätherischen Flüssigkeit läßt man das Filter lufttrocken werden, gießt die wässerige Lösung, ohne auf die an der Wandung des Arzneiglases haftenden Kristalle Rücksicht zu nehmen, auf das Filter und spült dieses sowie das Arzneiglas dreimal mit je 1 ccm äthergesättigtem Wasser nach. Nachdem das Arzneiglas gut ausgelaufen und das Filter vollständig abgetropft ist, trocknet man beide bei 100°, löst dann die Morphinkristalle in 5 ccm $^1/_{10}$-Normal-Salzsäure, gießt die Lösung durch ein kleines, gut anliegendes Filter in ein Kölbchen von etwa 50 ccm Inhalt und wäscht Filter, Arzneiglas und Stopfen sorgfältig mit Wasser nach. Nun fügt man 2 Tropfen Methylrotlösung hinzu und titriert mit $^1/_{10}$-Normal-Kalilauge bis zum Farbumschlage. Hierzu dürfen nicht mehr als 3,97 ccm und nicht weniger als 3,93 ccm $^1/_{10}$-Normal-Kalilauge verbraucht werden, so daß mindestens 1,03 ccm und höchstens 1,07 ccm $^1/_{10}$-Normal-Salzsäure zur Sättigung des vorhandenen Morphins erforderlich sind, was einem Gehalte von 29,4 bis 30,5 Prozent Morphin entspricht (1 ccm $^1/_{10}$-Normal-Salzsäure = 0,02852 g Morphin, Methylrot als Indikator).

Bestimmung des Morphingehaltes: Es hätte nahegelegen (siehe J. Gadamer u. E. Neuhoff, l. c.), auch bei Narkophin die Morphinbestimmung vorzuschreiben, wie sie bei den betreffenden Bestimmungen in Opium, Opiumextrakt und -tinktur vom Arzneibuch gefordert und auf S. 79 dieses Buches genau geschildert ist. Das erwies sich aber als untunlich; die Morphinbestimmung des Opiums ergab hier Unterwerte, und zwar aus folgendem Grunde: Bei der Bestimmung im Opium werden aus dem wässerigen Auszug zunächst die Nebenalkaloide durch einen ersten Ammoniakzusatz gefällt und sofort abfiltriert. Ein zweiter Zusatz von Ammoniakflüssigkeit fällt erst das Morphin. Die Gefahr, daß schon nach dem ersten Ammoniakzusatz Morphin fallen und somit der Bestimmung entzogen werden könnte, wird durch die Extraktivstoffe des Opiums aufgehoben, die ein Auskristallisieren des Morphins viel später eintreten lassen. Hier beim Narkophin fehlen aber diese „Schutzstoffe". Deshalb kann der durch den ersten Ammoniakzusatz entstehende Alkaloidniederschlag nicht so rasch abfiltriert werden, daß das Auskristallisieren eines Teiles des in Freiheit gesetzten Morphins auf und in dem Filter verhindert werden könnte. Deshalb ist hier die Kalkmethode eingeführt, die auf folgendem beruht: Behandelt man das Ausgangsmaterial, wie z. B. Opium, mit gelöschtem Kalk, so fallen Narkotin und die Nebenalkaloide als Basen aus und können somit von dem entstandenen wasserlöslichen Kalziummorphinat durch Filtration getrennt werden. Dieses Kalziummorphinat wird nun im Filtrat durch Chlorammonium zersetzt[1] und das somit in Freiheit gesetzte Morphin durch Schütteln mit Essigäther (bei Narkophin) oder Ätheralkohol (bei Opium concentratum) zur Ausscheidung bzw. Kristallisation gebracht.

Damit ist vorstehende Gehaltsbestimmung erklärt bis auf die Frage, weshalb zu Beginn Seesand zuzusetzen ist. J. Gadamer und E. Neuhoff (l. c.) sagen darüber: „. . . es ist notwendig, den durch die Kalkbehandlung entstandenen Niederschlag der Nebenalkaloide (in diesem Falle Narkotin) durch einen Zusatz von Seesand zu zwingen, sich beim Schütteln dichter zusammenzuballen. Ohne diese Vorsichtsmaßregel können die Bestimmungen etwa um 5 Prozent zu niedrig ausfallen."

Berechnung:

$$\frac{1 \text{ Mol Morphin}}{285{,}2 \text{ g}} = \frac{1 \text{ Mol HCl}}{1000 \text{ ccm } {}^1/_1\text{-Normal-HCl}},$$

$$1 \text{ ccm } {}^1/_{10}\text{-Normal-HCl} = 0{,}02852 \text{ g Morphin.}$$

Bei Anwendung von 0,1 g Narkophin und Verbrauch von 1,03 bis 1,07 ccm $^1/_{10}$-Normal-HCl demnach Prozentgehalt:

$$\frac{1{,}03 \text{ (bis } 1{,}07)\cdot 0{,}02852\cdot 100}{0{,}1} = \text{rund } 29{,}4 \text{ bis } 30{,}5 \text{ Prozent Morphin.}$$

Es ist hierzu zu bemerken, daß die gefundenen Morphinwerte meist ein wenig geringer sind, als es nach der Arzneibuchforderung zu erwarten wäre.

0,2 g Narkophin dürfen beim Verbrennen keinen wägbaren Rückstand hinterlassen.

---

[1] Da sich stets nur so viel Chlorammonium umsetzt, wie zur Umsetzung des Kalziumhydroxydes gebraucht wird, ist der Überschuß von Ammoniak auf ein geringes und fast konstantes Maß zurückgeführt.

Natrium aceticum — Natriumazetat

$CH_3 \cdot CO_2Na + 3\,H_2O$ Mol.-Gew. 136,07

Farblose, durchsichtige, in warmer Luft verwitternde Kristalle. Natriumazetat löst sich in etwa 1 Teil Wasser und in etwa 30 Teilen Weingeist von 20° sowie in 1 Teil siedendem Weingeist. Die gesättigte wässerige Lösung bläut Lackmuspapier und wird durch Phenolphthaleinlösung schwach gerötet.

Wie bei allen Salzen aus starker Base und schwacher Säure tritt bei Natrium aceticum in wässeriger Lösung eine hydrolytische Spaltung ein, so daß die Lösung gegen Lackmuspapier und (schwächer) gegen Phenolphthalein alkalisch reagiert. Siehe auch den betreffenden Abschnitt bei Liquor Kalii acetici.

Beim Erwärmen auf etwa 58° schmilzt Natriumazetat in seinem Kristallwasser und verwandelt sich bei stärkerem Erhitzen in das wasserfreie Salz, das erst bei ungefähr 315° schmilzt. Bei noch stärkerem Erhitzen zersetzt es sich unter Entwickelung des Azetongeruchs und Hinterlassung eines die Flamme gelb färbenden und mit Wasser angefeuchtetes Lackmuspapier stark bläuenden Rückstandes. Die wässerige Lösung des Natriumazetats wird durch Eisenchloridlösung dunkelrot gefärbt.

Bei stärkerem Erhitzen zerfällt Natriumazetat hauptsächlich in Azeton und Natriumkarbonat.

$$\begin{matrix} CH_3 \cdot CO|ONa| \\ CH_3 \cdot |COONa| \end{matrix} = \begin{matrix} CH_3 \\ CH_3 \end{matrix}\!\!>\!CO + Na_2CO_3.$$

Die wässerige Lösung (1 + 19) darf weder nach Zusatz von 3 Tropfen verdünnter Essigsäure durch 3 Tropfen Natriumsulfidlösung (Schwermetallsalze), noch durch Bariumnitratlösung (Schwefelsäure), noch durch Ammoniumoxalatlösung (Kalziumsalze) verändert werden. Die wässerige Lösung (1 + 39) darf nach dem Ansäuern mit Salpetersäure durch Silbernitratlösung nicht verändert werden (Salzsäure). Die wässerige Lösung (1 + 19) darf nach dem Ansäuern mit einigen Tropfen Salzsäure durch 0,5 ccm Kaliumferrozyanidlösung nicht sofort gebläut werden (Eisensalze). Ein Gemisch von 1 g Natriumazetat und 3 ccm Natriumhypophosphitlösung darf nach viertelstündigem Erhitzen im siedenden Wasserbade keine dunklere Färbung annehmen (Arsenverbindungen).

Über die Prüfung auf Arsenverbindung siehe S. 102.

Natrium acetylarsanilicum

Azetyl-p-aminophenylarsinsaures Natrium

Arsazetin (E. W.)

$$C_6H_4\!\!<\!\begin{matrix} NH \cdot CO \cdot CH_3 \\ AsO_3HNa \end{matrix} \quad [1,4] + 4\,H_2O \qquad \text{Mol.-Gew. } 353{,}10$$

Gehalt 21,2 bis 21,7 Prozent Arsen (As, Atom-Gew. 74,96).

Weißes, kristallinisches Pulver, in etwa 10 Teilen Wasser von 20° oder in etwa 3 Teilen Wasser von 50° löslich. Die wässerige Lösung rötet Lackmuspapier schwach.

In der wässerigen Lösung (1 + 10) erzeugt Silbernitratlösung einen weißen Niederschlag. Erhitzt man ein Gemisch von 0,1 g azetyl-p-aminophenylarsinsaurem Natrium und je 0,5 g getrocknetem Natriumkarbonat und Natriumnitrat in einem Porzellantiegel zum Schmelzen, löst die erkaltete Masse in 10 ccm Wasser, neutralisiert die Lösung mit Salpetersäure, übersättigt einen Teil der Flüssigkeit mit Ammoniakflüssigkeit, fügt Ammoniumchloridlösung und Magnesiumsulfatlösung hinzu, so scheidet sich ein weißer, kristallinischer Niederschlag aus. Fügt man zu dem anderen Teile der neutralisierten Flüssigkeit Silbernitratlösung, so entsteht ein rotbrauner Niederschlag, der in Ammoniakflüssigkeit und in Salpetersäure löslich ist. Beim Erwärmen eines Gemisches von 5 ccm Weingeist und 5 ccm Schwefelsäure mit 0,2 g azetyl-p-aminophenylarsinsaurem Natrium tritt der Geruch nach Essigäther auf.

Es liegen hier die verschiedenen Identitätsproben vor: Silbernitrat erzeugt einen weißen Niederschlag von Azetyl-p-aminophenylarsinsaurem Silber. Durch das Schmelzen mit Natriumkarbonat und Natriumnitrat wird die organische Substanz zerstört, wonach in der gelösten und neutralisierten Schmelze die Arsensäure zunächst als kristallinischer Niederschlag von Ammoniummagnesiumarseniat nachgewiesen wird, sodann mittels Silbernitrat als rotbraunes arsensaures Silber, das in Ammoniak und Salpetersäure löslich ist. Beim Erwärmen mit Schwefelsäure wird der Azetylrest abgespalten, und die so freigewordene Essigsäure mittels Weingeist als Essigäther nachgewiesen.

Die wässerige Lösung (1 + 10) muß nach Zusatz von 5 ccm Salpetersäure ein Filtrat geben, das durch Silbernitratlösung höchstens opalisierend getrübt werden darf (Salzsäure).

Durch Salpetersäure wird die Azetyl-p-aminophenylarsinsäure abgeschieden, worauf erst im Filtrat auf Salzsäure geprüft wird.

Das nach Zusatz von 5 ccm Salzsäure zu der wässerigen Lösung (1 + 10) erhaltene Filtrat darf durch 3 Tropfen Natriumsulfidlösung nicht sofort verändert werden (arsenige Säure, Schwermetallsalze).

Wieder wird durch Salzsäure die organische Arsenverbindung abgeschieden, bevor auf As_4O_6 usw. geprüft wird.

Die wässerige Lösung (1 + 19) darf, mit Magnesiumsulfatlösung, Ammoniumchloridlösung und Ammoniakflüssigkeit im Überschusse versetzt, innerhalb 2 Stunden keine Trübung oder Ausscheidung zeigen (Arsensäure).

0,4 g azetyl-p-aminophenylarsinsaures Natrium dürfen durch Trocknen bei 105° nicht weniger als 0,075 g und nicht mehr als 0,082 g an Gewicht verlieren.

Nach der angegebenen Formel muß das Salz gemäß der Gleichung

$$\underbrace{C_6H_4\left\langle\begin{matrix}NH\cdot CO\cdot CH_3\\ AsO_3HNa\end{matrix}\right.}_{353,10} + 4\,H_2O : \underset{72,06}{4\,H_2O} = 100 : x, \qquad x = \text{rund } 20,4$$

eigentlich 20,4 Prozent Wasser beim Trocknen abgeben. Da ein Wasserverlust von 18,7 bis 20,5 Prozent zugelassen ist, so ist damit gesagt, daß einerseits das Präparat bis 1,7 Prozent H_2O verlieren, andererseits ein geringes Mehr an Wasser besitzen darf.

Gehaltsbestimmung. Etwa 0,2 g azetyl-p-aminophenylarsinsaures Natrium werden in einem Kolben mit eingeriebenem Glasstopfen genau gewogen und in 10 ccm Schwefelsäure unter gelindem Erwärmen gelöst; darauf wird unter Umschwenken innerhalb 1 Minute in kleinen Anteilen 1 g gepulvertes Kaliumpermanganat hinzugefügt. Nach Beendigung der Gasentwickelung wird mit 30 ccm Wasser unter Abspülen des Kolbenhalses verdünnt und 1 g Oxalsäure hinzugefügt. Die vollkommen klare und farblose Flüssigkeit wird erneut mit 30 ccm Wasser verdünnt und nach Zusatz von 2 g Kaliumjodid nach einer halben Stunde mit $^1/_{10}$-Normal-Natriumthiosulfatlösung ohne Zusatz eines Indikators titriert, bis die Flüssigkeit farblos ist. Zur Bindung des ausgeschiedenen Jodes müssen hierbei für je 0,2 g 11,3 bis 11,6 ccm $^1/_{10}$-Normal-Natriumthiosulfatlösung verbraucht werden, was einem Gehalte von 21,2 bis 21,7 Prozent Arsen entspricht (1 ccm $^1/_{10}$-Normal-Natriumthiosulfatlösung = 0,003748 g Arsen).

Auf S. 91 ist ausführlich geschildert worden, daß man Arsensäure durch Jodwasserstoff in stark saurer Lösung zu arseniger Säure reduzieren kann, wobei naturgemäß HJ entsprechend zu J oxydiert wird. Durch Titration mittels $^1/_{10}$-Normal-Natriumthiosulfat erfährt man dann, wieviel Jod frei geworden, wieviel Arsensäure bzw. Arsen also vorhanden gewesen. Der chemische Vorgang ist demnach folgender:

$$2\,As_2O_5 + 8\,HJ \rightarrow As_4O_6 + 4\,H_2O + 4\,J_2.$$

Auf diesem Prinzip beruht vorstehende Gehaltsbestimmung. Zuerst wird durch Erhitzen mit Schwefelsäure und Kaliumpermanganat die Substanz „mineralisiert", die organische Arsenverbindung in Arsensäure übergeführt. Nachdem sodann durch Oxalsäure auch die letzten Reste superoxydischer Manganverbindung unschädlich gemacht worden sind, wird Kaliumjodid im Überschuß zugesetzt und das ausgeschiedene Jod durch Natriumthiosulfat titriert. Nach obiger Formel setzen $2\,As_2O_5$ in Freiheit: 8 Jod.

Folglich:

$$\frac{1\,\text{As}}{74{,}96} = 2\,\text{Jod} = \frac{2\,Na_2S_2O_3}{2\,\text{Mol} = 2000\,\text{ccm}\ ^1/_1\text{-Normal-}Na_2S_2O_3},$$

$$1\,\text{ccm}\ ^1/_{10}\text{-Normal-}Na_2S_2O_3 = 0{,}003748\,\text{g Arsen}.$$

Bei Anwendung von 0,2 g Arsazetin und Verbrauch von 11,3 bis 11,6 ccm $^1/_{10}$-Normal-$Na_2S_2O_3$ demnach Prozentgehalt:

$$\frac{11{,}3\ (\text{bis } 11{,}6)\cdot 0{,}003748\cdot 100}{0{,}2} = \text{rund } 21{,}2 \text{ bis } 21{,}7 \text{ Prozent Arsen.}$$

Ein gewisser Spielraum mußte hier im Arsengehalt gelassen werden; denn ein Präparat mit dem genauen Gehalt von 4 H_2O würde 21,2 Prozent As enthalten. Da etwas weniger Kristallwasser zulässig ist, mußte auch entsprechend mehr As gestattet sein.

Natrium benzoicum — Natriumbenzoat

$C_6H_5\cdot CO_2Na$ Mol.-Gew. 144,04

Weißes Pulver oder weiße, körnige Massen. Natriumbenzoat löst sich in etwa 2 Teilen Wasser und in etwa 45 Teilen Weingeist. Beim Erhitzen schmilzt Natriumbenzoat unter Schwärzung und hinterläßt beim Veraschen einen mit Säuren aufbrausenden Rückstand, der, am Platindraht erhitzt, die Flamme gelb färbt.

Die wässerige Lösung (1 + 19) gibt nach Zusatz von Salzsäure einen Brei von weißen, in Äther löslichen Kristallen, die nach dem Abfiltrieren, Auswaschen und Trocknen bei 122° schmelzen. Eisenchloridlösung ruft in der wässerigen Lösung einen hellrötlichbraunen Niederschlag hervor.

Der letzterwähnte hellrötlichbraune Niederschlag besteht aus benzoesaurem Eisenoxyd.

Die wässerige Lösung (1 + 19) darf Lackmuspapier nicht verändern und weder durch Bariumnitratlösung (Schwefelsäure), noch durch Ammoniumoxalatlösung (Kalziumsalze), noch durch 3 Tropfen Natriumsulfidlösung (Schwermetallsalze) verändert werden. 5 ccm der gleichen Lösung, mit 5 ccm Weingeist vermischt, dürfen nach dem Ansäuern mit 10 Tropfen Salpetersäure nach Zusatz einiger Tropfen Silbernitratlösung höchstens opalisierend getrübt werden (Salzsäure).

Bei dieser Prüfung auf Salzsäure muß der Weingeist zugesetzt werden, damit die durch die Salpetersäure freiwerdende Benzoesäure nicht ausfällt. Die Salpetersäure wiederum muß zugesetzt werden, damit nicht benzoesaures Silber ausfällt.

0,1 g Natriumbenzoat darf beim Übergießen mit 1 ccm Schwefelsäure nicht aufbrausen und sich nicht färben (Kohlensäure, fremde, organische Stoffe).

0,2 g Natriumbenzoat dürfen durch Trocknen bei 100° höchstens 0,002 g an Gewicht verlieren.

Natrium bicarbonicum — Natriumbikarbonat

$NaHCO_3$ Mol.-Gew. 84,01

Gehalt des über Schwefelsäure getrockneten Salzes mindestens 98 Prozent.

Weiße, luftbeständige Kristallkrusten oder weißes, kristallinisches Pulver von salzigem, nur schwach laugenhaftem Geschmacke. Beim Erhitzen gibt Natriumbikarbonat Kohlendioxyd und Wasser ab und hinterläßt einen Rückstand, dessen wässerige Lösung durch Phenolphthaleinlösung stark gerötet wird. Natriumbikarbonat löst sich in etwa 12 Teilen Wasser; in Weingeist ist es sehr schwer löslich.

Beim Erhitzen des Natriumbikarbonats tritt folgende Reaktion ein: $2\,NaHCO_3 = Na_2CO_3 + CO_2 + H_2O$. Das zurückbleibende Karbonat wird daher in wässeriger Lösung durch Phenolphthalein stark gerötet werden.

Die mit verdünnter Essigsäure schwach angesäuerte Lösung von 0,3 g Natriumbikarbonat in 10 ccm Wasser darf nach Zusatz von 2 ccm Natriumkobaltinitritlösung innerhalb 2 Minuten nicht getrübt werden (Kaliumsalze).

Hier liegt der Nachweis von Kaliumsalz mittels der neueingeführten Natriumkobaltinitritlösung vor, siehe S. 35. An der angegebenen Stelle ist auch mitgeteilt, daß sich das neue Reagens nicht in alkalischer oder stärker saurer Lösung verwenden läßt. Deshalb darf man nicht übersehen, daß hier ein schwaches Ansäuern mit verdünnter Essigsäure vorgeschrieben ist.

Die mit verdünnter Essigsäure bis zur schwach sauren Reaktion gegen Lackmuspapier versetzte wässerige Lösung von Natriumbikarbonat (1 + 49) darf durch 3 Tropfen Natriumsulfidlösung (Schwermetallsalze) nicht verändert, durch Bariumnitratlösung (Schwefelsäure) innerhalb 3 Minuten nicht verändert werden. Die wässerige, mit Salpetersäure übersättigte Lösung (1 + 49) muß klar sein (Thioschwefelsäure) und darf nach Zusatz von Silbernitratlösung (Salzsäure) höchstens opalisierend getrübt werden; durch Eisenchloridlösung darf sie nicht rot gefärbt werden (Rhodanwasserstoffsäure).

Eine bei Gegenwart von Thioschwefelsäure durch Salpetersäure entstehende Trübung wird durch ausfallenden Schwefel bewirkt:

$$Na_2S_2O_3 + 2\,HNO_3 = 2\,NaNO_3 + SO_2 + H_2O + S.$$

Eventuell vorhandene Rhodanverbindungen können aus einem auf dem Wege des Ammoniak-Soda-Prozesses hergestellten Natriumkarbonat stammen.

Die bei einer 15° nicht übersteigenden Temperatur unter leichtem Umschwenken hergestellte Lösung von 1 g Natriumbikarbonat in 20 ccm Wasser darf nach Zusatz von 3 Tropfen Phenolphthaleinlösung höchstens schwach gerötet werden (Natriumkarbonat).

Die Einführung dieser Prüfung geschah (bereits im D.A.B. 4) auf Grund der Anschauung, daß Phenolphthalein die Lösungen von

Karbonat rötet, nicht aber die von reinem Bikarbonat. Deshalb schrieb auch das D.A.B. 4 vor, daß die entstehende schwache Rötung durch 0,2 ccm $^1/_1$-Normal-HCl wieder zum Verschwinden gebracht werden soll. Bei aufmerksamer Beobachtung der Tatsachen ist aber festgestellt, daß auch bei reinen Bikarbonatlösungen durch hydrolytische Spaltung eine geringe OH′-Konzentration vorhanden ist, die eine ganz schwache Rötung bei Gegenwart von Phenolphthalein herbeiführt. Siehe darüber den Aufsatz von R. Richter (Ph. Z. 1912, S. 998). Die vom Arzneibuch zugelassene schwache Rötung beweist also nicht die Anwesenheit von Monokarbonat. Deshalb halten viele Autoren diese ganze Prüfung für unnütz. Das ist aber keineswegs der Fall, hier liegt im Gegenteil die für die Praxis wichtigste Prüfung vor. Es existieren nämlich im Handel erstens die wirklichen Arzneibuchpräparate, die hier nur einen roten Schein geben, zweitens die vielen Handelssorten, die wohl den Vorzug wesentlich billigerer Preise haben, aber bei diesem Versuch eine mehr oder weniger kräftige Rotfärbung durch Gehalt von Monokarbonat erleiden. So setzt gerade diese Prüfung durch schnellen Vergleich in den Stand, in wenigen Minuten weitgehend die Qualität (von der auch der Geschmack abhängt!) zu erkennen. Achten muß man nur darauf, daß nicht die Temperatur von 15° überstiegen und nicht stark geschüttelt werde, da schon hierdurch das sehr labile Bikarbonat zu einem kleinen Teil in Karbonat übergeht. Das häufig wiederholte Schütteln ist (nach H. Linke, B.D.Ph.Ges. 1911, S. 192) um so überflüssiger, als Karbonat sich viel leichter löst als Bikarbonat, so daß man nicht zu warten braucht, bis sich das Salz vollständig gelöst hat.

Beim Erwärmen der wässerigen Lösung (1 + 49) mit 1 ccm Natronlauge darf sich kein Ammoniak entwickeln (Ammoniumsalze). Ein Gemisch von 1 g Natriumbikarbonat und 5 ccm Natriumhypophosphitlösung darf nach viertelstündigem Erhitzen im siedenden Wasserbade keine dunklere Färbung annehmen (Arsenverbindungen).

Ammoniumsalze können vorhanden sein, wenn das Bikarbonat nach dem Ammoniak-Soda-Prozeß hergestellt ist. — Über die Prüfung auf Arsenverbindungen siehe S. 102.

Gehaltsbestimmung. 1 g über Schwefelsäure getrocknetes Natriumbikarbonat darf nach dem Glühen höchstens 0,638 g Rückstand hinterlassen, was einem Mindestgehalte von 98 Prozent Natriumbikarbonat des getrockneten Salzes entspricht.

Diese Gehaltsbestimmung beruht auf folgenden Tatsachen: Beim Glühen reinen Bikarbonats

$$\frac{2\,NaHCO_3}{168{,}02} = \frac{Na_2CO_3}{106} + CO_2 + H_2O$$

geben nach der Gleichung

$$168{,}02 : 106 = 100 : x\,, \qquad x = 63{,}09$$

100 Teile Bikarbonat rund 63,1 Teile Karbonat. Je mehr Karbonat als Verunreinigung vorhanden ist, desto größer wird der Rückstand werden:

100 Teile Na_2CO_3 hinterlassen bei entsprechendem Glühen 100 Teile Rückstand,
100 „ $NaHCO_3$ „ „ „ „ 63,1 „ „ .

Ein 100 Prozent Na_2CO_3 enthaltendes Präparat muß daher beim Glühen ein Mehr hinterlassen, das dieser Differenz $= 36{,}9$ entspricht. Da aber die Anwesenheit von nur 2 Prozent Karbonat zugelassen ist, so ergibt sich nach dem Ansatz

$$100 : 36{,}9 = 2 : x, \qquad x = \text{rund } 0{,}73$$

bei einem Natriumbikarbonat mit einem Gehalt von 2 Prozent Natriumkarbonat ein Glührückstand von $63{,}1 + 0{,}73 = \text{rund } 63{,}8$ Prozent.

Von verschiedenen Seiten wird behauptet, daß diese Gehaltsbestimmung unzuverlässig sei, weil schon beim Trocknen des Salzes über Schwefelsäure Kohlensäureverluste unvermeidlich wären. Demgegenüber verteidigt Richter (l. c.) die Methode. Der Verfasser hat zunächst das sorgfältig rein hergestellte Bikarbonat geglüht und dabei fast genau entsprechend der Theorie einen Glührückstand von 63,06 Prozent (Theorie 63,09 Prozent) erhalten. Darauf hat Richter dieses Präparat mit 2 Prozent Monokarbonat vermischt und fand wieder fast genau entsprechend der Theorie einen Rückstand von 63,8 Prozent (Theorie 63,83 Prozent). — Richter empfiehlt deshalb zur Prüfung des Natriumbikarbonats auf Monokarbonat warm diese Glühprobe.

Zum Neutralisieren einer Lösung von 2 g über Schwefelsäure getrocknetem Natriumbikarbonat in etwa 40 ccm Wasser dürfen höchstens 24,1 ccm Normal-Salzsäure verbraucht werden, was einem Mindestgehalte von 98 Prozent Natriumbikarbonat des getrockneten Salzes entspricht (1 ccm Normal-Salzsäure = 0,08401 g Natriumbikarbonat oder = 0,053 g wasserfreies Natriumkarbonat, Methylorange als Indikator).

Nach den Formeln

$$\text{I.}\quad \frac{NaHCO_3}{1\ \text{Mol} = 84{,}01\ \text{g}} + \frac{HCl}{1\ \text{Mol} = 1000\ \text{ccm}\ {}^1/_1\text{-Normal-HCl}} = NaCl + CO_2 + H_2O,$$

$$\text{II.}\quad \frac{Na_2CO_3}{1\ \text{Mol} = 106\ \text{g}} + \frac{2\ HCl}{2\ \text{Mol} = 2000\ \text{ccm}\ {}^1/_1\text{-Normal-HCl}} = 2\ NaCl + CO_2 + H_2O,$$

entspricht I. 1 ccm $^1/_1$-Normal-HCl = 0,08401 g $NaHCO_3$,
„ II. 1 ccm „ = 0,053 g Na_2CO_3.

Demnach erfordern 2 g $NaHCO_3$ nach der Gleichung

$$0{,}08401 : 1 = 2 : x, \qquad x = 23{,}81$$

23,81 ccm $^1/_1$-Normal-HCl.

Ferner erfordern 2 g Na_2CO_3 nach der Gleichung

$$0{,}053 : 1 = 2 : x, \qquad x = 37{,}74$$

37,74 ccm $^1/_1$-Normal-HCl.

Läge hier ein 100prozentiges Na_2CO_3 vor, so müßten nach Obigem für 2 g des Salzes 37,74 ccm $^1/_1$-Normal-HCl gebraucht werden; also $\begin{array}{r}37{,}74\\ -23{,}81\\ \hline 13{,}93\end{array} = 13{,}93$ ccm mehr, als wenn reines $NaHCO_3$ vorläge. Das Arzneibuch gestattet 2 Prozent Na_2CO_3, also einen größeren Verbrauch an $^1/_1$-Normal-HCl von $\frac{13{,}93 \cdot 2}{100} = \text{rund } 0{,}28$ ccm $^1/_1$-Normal-HCl. Da nach Obigem 2 g reines $NaHCO_3$ verbrauchen würden 23,81 ccm $^1/_1$-Normal-HCl, hat das D. A. B. 6 einen Höchstverbrauch zugelassen von $23{,}81 + 0{,}28 = 24{,}1$ ccm $^1/_1$-Normal-HCl.

Natrium bromatum — Natriumbromid

NaBr Mol.-Gew. 102,92

Gehalt des bei 100° getrockneten Salzes mindestens 98,7 Prozent Natriumbromid, entsprechend 76,6 Prozent Brom.

Weißes, kristallinisches Pulver, das beim Erhitzen am Platindrahte die Flamme gelb färbt. Natriumbromid löst sich in etwa 1,2 Teilen Wasser und in etwa 12 Teilen Weingeist. Setzt man zu der wässerigen Lösung (1 + 19) 2 ccm verdünnte Salzsäure und 5 Tropfen Chloraminlösung und schüttelt dann mit Chloroform, so färbt sich dieses rotbraun.

Die üblichen Identitätsproben auf Brom- bzw. Natrium-Verbindungen. Statt des früheren Chlorwassers zur Feststellung der Bromverbindung wird jetzt die Chloraminlösung verwendet (siehe S. 101).

Die mit verdünnter Essigsäure schwach angesäuerte Lösung von 0,3 g Natriumbromid in 10 ccm Wasser darf nach Zusatz von 2 ccm Natriumkobaltinitritlösung innerhalb 2 Minuten nicht getrübt werden (Kaliumsalze). Zerriebenes Natriumbromid darf mit Wasser angefeuchtetes Lackmuspapier nicht sofort bläuen (Alkalikarbonate).

Zur Prüfung auf Kaliumsalze ist jetzt die neu eingeführte Natriumkobaltinitritlösung vorgesehen (siehe S. 35). Betreffs der Prüfung auf Alkalikarbonate siehe die entsprechende Notiz bei Kalium bromatum.

Die wässerige Lösung (1 + 19) darf weder durch Bariumnitratlösung (Schwefelsäure), noch nach Zusatz von 3 Tropfen verdünnter Essigsäure durch 3 Tropfen Natriumsulfidlösung (Schwermetallsalze), noch nach Zusatz von Ammoniakflüssigkeit durch Natriumphosphatlösung (Kalzium-, Magnesiumsalze) verändert werden; mit einigen Tropfen Salzsäure angesäuert, darf sie durch 0,5 ccm Kaliumferrozyanidlösung nicht sofort gebläut werden (Eisensalze). Die wässerige Lösung (1 + 9) darf nach Zusatz von verdünnter Schwefelsäure keine Färbung annehmen; auch darf sich Chloroform, das mit dieser Mischung geschüttelt wird, nicht gelb färben (Bromsäure).

Über die gemeinsame Prüfung auf Kalzium-, Magnesiumsalze siehe im Artikel „Acidum boricum" S. 121. — Bei Gegenwart von $NaBrO_3$ in NaBr muß durch Schwefelsäure nach folgender Gleichung Brom frei werden:

$$5\,NaBr + NaBrO_3 + 6\,H_2SO_4 = 3\,Br_2 + 6\,NaHSO_4 + 3\,H_2O.$$

Das Schütteln mit Chloroform soll nur stattfinden, um die an sich eventuell nur schwache Färbung der Lösung durch Ausschütteln mit Chloroform deutlich sichtbar zu machen.

Ein Gemisch von 1 g Natriumbromid und 3 ccm Natriumhypophosphitlösung darf nach viertelstündigem Erhitzen im siedenden Wasserbade keine dunklere Färbung annehmen (Arsenverbindungen). 10 ccm der wässerigen Lösung (1 + 19) dürfen nach Zusatz von 3 Tropfen Eisenchloridlösung und etwas Stärkelösung innerhalb 10 Minuten keine Blaufärbung zeigen (Jodwasserstoffsäure).

Durch diese Prüfung wird bei Gegenwart von Jodiden nach folgender Gleichung Jod frei:

$$2\,FeCl_3 + 2\,NaJ = 2\,FeCl_2 + 2\,NaCl + J_2.$$

1 g Natriumbromid darf durch Trocknen bei 100° höchstens 0,05 g an Gewicht verlieren.

Wertbestimmung. Etwa 0,4 g des bei 100° getrockneten Natriumbromids werden genau gewogen und in 20 ccm Wasser gelöst. Diese Lösung darf nach Zusatz einiger Tropfen Kaliumchromatlösung für je 0,4 g getrocknetes Natriumbromid höchstens 39,3 ccm $^1/_{10}$-Normal-Silbernitratlösung bis zum Farbumschlage verbrauchen, was einem Höchstgehalte von 1,3 Prozent Natriumchlorid in dem getrockneten Salze entspricht (1 ccm $^1/_{10}$-Normal-Silbernitratlösung = 0,010292 g

Natriumbromid oder = 0,005846 g Natriumchlorid, Kaliumchromat als Indikator; je 0,3 ccm $^1/_{10}$-Normal-Silbernitratlösung, die über den für reines Natriumbromid zu berechnenden Wert von 38,9 ccm hinausgehen, entsprechen 1 Prozent Natriumchlorid, wenn sonstige Verunreinigungen fehlen).

Diese Wertbestimmung ist in bezug auf Prinzip, Ausführung und Berechnung ausführlich geschildert auf Seite 88.

In gut verschlossenen Gefäßen aufzubewahren.

Natrium carbonicum — Natriumkarbonat

$Na_2CO_3 + 10\,H_2O$ Mol.-Gew. 286,16

Gehalt mindestens 37 Prozent wasserfreies Natriumkarbonat (Na_2CO_3, Mol.-Gew. 106).

Farblose, durchscheinende, an der Luft verwitternde Kristalle von laugenhaftem Geschmacke, die sich langsam in etwa 1,5 Teilen Wasser von 20° und in etwa 0,3 Teilen siedendem Wasser lösen; in Weingeist sind sie sehr schwer löslich. Die wässerige Lösung bläut Lackmuspapier stark.

Natriumkarbonat braust beim Übergießen mit Säuren auf und färbt beim Erhitzen am Platindrahte die Flamme gelb.

Die wässerige Lösung (1 + 19) darf durch 3 Tropfen Natriumsulfidlösung nicht verändert werden (Schwermetallsalze); mit Salpetersäure übersättigt, darf sie durch Bariumnitratlösung (Schwefelsäure) nicht verändert, durch Silbernitratlösung (Salzsäure) innerhalb 10 Minuten höchstens opalisierend getrübt werden. Beim Erwärmen der wässerigen Lösung (1 + 19) darf sich kein Ammoniak entwickeln (Ammoniumsalze). Ein Gemisch von 1 g Natriumkarbonat und 5 ccm Natriumhypophosphitlösung darf nach viertelstündigem Erhitzen im siedenden Wasserbade keine dunklere Färbung annehmen (Arsenverbindungen).

Gehaltsbestimmung. Zum Neutralisieren einer Lösung von 2 g Natriumkarbonat in 50 ccm Wasser müssen mindestens 14 ccm Normal-Salzsäure verbraucht werden, was einem Mindestgehalte von 37 Prozent wasserfreiem Natriumkarbonat entspricht (1 ccm Normal-Salzsäure = 0,053 g wasserfreies Natriumkarbonat, Methylorange als Indikator).

Nach der Gleichung

$$\frac{Na_2CO_3}{1\text{ Mol} = 106\text{ g}} + \frac{2\,HCl}{2\text{ Mol} = 2000\text{ ccm }^1/_1\text{-Normal-HCl}} = 2\,NaCl + CO_2 + H_2O$$

entspricht 1 ccm $^1/_1$-Normal-HCl = 0,053 g Na_2CO_3.

Bei Anwendung von 2 g Natriumkarbonat und Verbrauch von 14 ccm $^1/_1$-Normal-HCl demnach Prozentgehalt:

$$\frac{14 \cdot 0{,}053 \cdot 100}{2} = \text{rund 37 Prozent } Na_2CO_3.$$

Natrium carbonicum siccatum — Getrocknetes Natriumkarbonat

Natrium carbonicum siccum

Gehalt mindestens 74 Prozent wasserfreies Natriumkarbonat (Na_2CO_3, Mol.-Gew. 106).

Weißes, mittelfeines, lockeres Pulver, das beim Drücken nicht zusammenballt.

Hinsichtlich seiner Reinheit muß es den an Natriumkarbonat gestellten Anforderungen genügen; für die Prüfungen sind die dort angegebenen Gewichtsmengen Natriumkarbonat auf die Hälfte herabzusetzen.

Gehaltsbestimmung. Zum Neutralisieren einer Lösung von 1 g getrocknetem Natriumkarbonat in 50 ccm Wasser müssen mindestens 14 ccm Normal-Salzsäure verbraucht werden, was einem Mindestgehalte von 74 Prozent wasserfreiem Natriumkarbonat entspricht (1 ccm Normal-Salzsäure = 0,053 g wasserfreies Natriumkarbonat, Methylorange als Indikator).

Nach der im vorstehenden Artikel angegebenen Berechnung entspricht:

$$1 \text{ ccm } {}^1/_1\text{-Normal-HCl} = 0{,}053 \text{ g } Na_2CO_3.$$

Bei Anwendung von 1 g getrocknetem Natriumkarbonat und Verbrauch von 14 ccm $^1/_1$-Normal-HCl demnach Prozentgehalt:

$$\frac{14 \cdot 0{,}053 \cdot 100}{1} = \text{rund } 74 \text{ Prozent } Na_2CO_3.$$

Natrium chloratum — Natriumchlorid

NaCl Mol.-Gew. 58,46

Weiße, würfelförmige Kristalle oder weißes, kristallinisches Pulver. Natriumchlorid löst sich in etwa 3 Teilen Wasser.

Natriumchlorid färbt beim Erhitzen am Platindrahte die Flamme gelb. Die wässerige Lösung gibt mit Silbernitratlösung einen weißen, käsigen, in Ammoniakflüssigkeit leicht löslichen, in Salpetersäure unlöslichen Niederschlag.

Eine Lösung von 0,3 g Natriumchlorid in 10 ccm Wasser darf nach Zusatz von 2 ccm Natriumkobaltinitritlösung innerhalb 2 Minuten nicht getrübt werden (Kaliumsalze).

Zur Prüfung auf Kaliumsalze ist jetzt die neu eingeführte Natriumkobaltinitritlösung vorgesehen (siehe S. 35).

Die gesättigte wässerige Lösung muß farblos sein und darf Lackmuspapier nicht verändern (Natriumkarbonat, freie Säure). Die wässerige Lösung (1 + 19) darf weder durch Bariumnitratlösung (Schwefelsäure), noch nach Zusatz von 3 Tropfen verdünnter Essigsäure durch 3 Tropfen Natriumsulfidlösung (Schwermetallsalze), noch nach Zusatz von Ammoniakflüssigkeit durch Natriumphosphatlösung (Kalzium-, Magnesiumsalze) verändert werden; mit einigen Tropfen Salzsäure angesäuert, darf sie durch 0,5 ccm Kaliumferrozyanidlösung nicht sofort gebläut werden (Eisensalze). Ein Gemisch von 1 g Natriumchlorid und 3 ccm Natriumhypophosphitlösung darf nach viertelstündigem Erhitzen im siedenden Wasserbade keine dunklere Färbung annehmen (Arsenverbindungen).

Über die gemeinsame Prüfung auf Kalzium-, Magnesiumsalze siehe S. 121, über die Prüfung auf Arsenverbindungen S. 102.

Natrium diaethylbarbituricum — Diäthylbarbitursaures Natrium

Medinal (E. W.), Veronal-Natrium (Veronal E. W.)

$C_8H_{11}O_3N_2Na$ Mol.-Gew. 206,1

Wie schon bei der Diäthylbarbitursäure gesagt ist, löst diese sich leicht in Natronlauge, weil sie den Charakter einer schwachen Säure zeigt, also mit Alkalien leichtlösliche Salze bildet. Es liegt hier das Mono-Natriumsalz der Diäthylbarbitursäure vor:

$$\begin{matrix} C_2H_5 \\ C_2H_5 \end{matrix} > C < \begin{matrix} CO \cdot NaN \\ CO \cdot HN \end{matrix} > CO.$$

Weißes, kristallinisches Pulver von bitterem, laugenhaftem Geschmacke, das sich in 4 Teilen Wasser, schwer in siedendem Weingeist löst. Die wässerige Lösung bläut Lackmuspapier.

Werden 0,05 g diäthylbarbitursaures Natrium mit 0,2 g getrocknetem Natriumkarbonat gemischt und in einem Probierrohr vorsichtig erhitzt, so tritt ein eigenartiger Geruch auf, und darübergehaltenes, mit Wasser angefeuchtetes Lackmuspapier wird gebläut. Wird 0,1 g diäthylbarbitursaures Natrium verascht, so färbt der mit wenig Salzsäure befeuchtete Rückstand beim Erhitzen am Platindrahte die Flamme gelb.

Die erste Identitätsprobe ist dieselbe, wie sie bei der Diäthylbarbitursäure angegeben ist; siehe dort. Die zweite Probe soll das Vorliegen der Natriumverbindung erweisen.

In der wässerigen Lösung (1 +4) erzeugen verdünnte Schwefelsäure oder Essigsäure einen voluminösen, weißen Niederschlag, der nach dem Abfiltrieren, Auswaschen mit wenig Wasser, Umkristallisieren aus Weingeist und Trocknen über Schwefelsäure bei 190° bis 191° schmilzt.

Am Anfang dieses Artikels ist gesagt, daß sich das Präparat in 4 Teilen Wasser löst. Aber auch das Original-Medinal bleibt nach Mischen mit 4 Teilen Wasser noch nach Stunden zu einem nicht unwesentlichen Teil ungelöst. Man muß deshalb zu dieser Probe entweder die Lösung 1 + 5 bereiten oder besser die Lösung 1 + 4 durch schwaches Erhitzen auf dem Wasserbade herstellen. — Durch die Säure wird bei dieser Probe die freie Diäthylbarbitursäure aus dem Salz abgeschieden und nach den angegebenen Vorbereitungen auf ihren Schmelzpunkt geprüft.

Die Lösung von 0,01 g diäthylbarbitursaurem Natrium in 2 ccm Wasser gibt mit 1 Tropfen einer Lösung von 0,1 g Quecksilberoxyd in 10 Tropfen Salpetersäure einen weißen, in Ammoniakflüssigkeit löslichen Niederschlag.

Werden 2 ccm der wässerigen Lösung (1 + 99) mit 2 Tropfen Salpetersäure versetzt, so darf 1 ccm des Filtrats durch 1 Tropfen Silbernitratlösung (Salzsäure) und darauffolgenden Zusatz von 1 Tropfen Bariumnitratlösung (Schwefelsäure) nicht verändert werden. 0,1 g diäthylbarbitursaures Natrium muß sich in 1 ccm Schwefelsäure ohne Färbung lösen (fremde organische Stoffe).

Diese Prüfungen sind beschrieben bei Acid. diaethylbarbituricum.

Werden 0,2 g diäthylbarbitursaures Natrium in 100 ccm Wasser gelöst, so muß nach Zusatz von 3 Tropfen Methylorangelösung die gelbe Farbe der Lösung nach Zusatz von 9,3 ccm $^1/_{10}$-Normal-Salzsäure unverändert bleiben, nach weiterem Zusatz von 0,5 ccm $^1/_{10}$-Normal-Salzsäure jedoch in Rot umschlagen.

Diese Bestimmung beruht darauf, daß im vorliegenden Falle das Natrium an eine schwache Säure gebunden ist und sich daher bei Verwendung von Methylorange als Indikator mit Salzsäure direkt titrieren läßt. Die angegebenen Mengen $^1/_{10}$-Normal-Salzsäure stellen Grenzzahlen dar und entsprechen einem Gehalte von 10,70 bis 11,27 Prozent Natrium. Nach der chemischen Formel errechnet sich ein Natriumgehalt von 11,16 Prozent.

Natrium jodatum — Natriumjodid

NaJ Mol.-Gew. 149,92

Weißes, kristallinisches, an der Luft feucht werdendes Pulver, das, am Platindraht erhitzt, die Flamme gelb färbt. Natriumjodid löst sich in etwa 0,6 Teilen Wasser und in etwa 3 Teilen Weingeist.

Setzt man zur wässerigen Lösung (1 + 19) je einige Tropfen Salzsäure und Chloraminlösung und schüttelt dann mit Chloroform, so färbt sich dieses violett.

Das Natriumsalz als solches wird, wie üblich, durch die Flammenfärbung nachgewiesen, die Jodkomponente nicht, wie früher, mittels Chlorwasser, sondern durch die neu eingeführte Chloraminlösung (siehe S. 101).

Die mit verdünnter Essigsäure schwach angesäuerte Lösung von 0,3 g Natriumjodid in 10 ccm Wasser darf nach Zusatz von 2 ccm Natriumkobaltinitritlösung innerhalb 2 Minuten nicht getrübt werden (Kaliumsalze). Zerriebenes Natriumjodid darf mit Wasser angefeuchtetes Lackmuspapier nicht sofort blau färben (Alkalikarbonate).

Die Abwesenheit von Kaliumsalzen soll jetzt durch die neu eingeführte Natriumkobaltinitritlösung nachgewiesen werden (siehe S. 35). — Schon bei Kalium jodatum ist gesagt, daß bei den Jodiden geringe Spuren von Alkalikarbonat zur Erhöhung der Haltbarkeit nur nützlich sind, daß man also ein Salz, das nach der vorgeschriebenen Behandlung Lackmuspapier nicht sofort, aber nach wenigen Sekunden bläut, nicht beanstanden, sondern bevorzugen soll. Dieser Alkaligehalt ist bei dem leicht zersetzlichen Natriumjodid besonders notwendig. In der Ch. Ztg. 1924, S. 900 heißt es: „Einen geringen Gehalt von 0,1 Prozent Na_2CO_3 läßt man auch in der reinsten Ware zu, man erhält dadurch ein besser haltbares Präparat.“

Die mit ausgekochtem und wieder erkaltetem Wasser frisch bereitete Lösung (1 + 19) darf sich nach Zusatz von je einigen Tropfen Stärkelösung und verdünnter Schwefelsäure nicht sofort blau färben (Jodsäure, Kupfer, Eisen). Die wässerige Lösung (1 + 19) darf weder nach Zusatz von 3 Tropfen verdünnter Essigsäure durch 3 Tropfen Natriumsulfidlösung (Schwermetallsalze), noch durch Bariumnitratlösung (Schwefelsäure) verändert werden, noch, mit wenig Ferrosulfat und 1 Tropfen Eisenchloridlösung nach Zusatz von Natronlauge gelinde erwärmt, beim Übersättigen mit verdünnter Salzsäure blau gefärbt werden (Zyanwasserstoffsäure). Die wässerige Lösung (1 + 19) darf nach dem Ansäuern mit einigen Tropfen Salzsäure durch 0,5 ccm Kaliumferrozyanidlösung nicht sofort gebläut werden (Eisensalze). Wird 1 g Natriumjodid mit 5 ccm Natronlauge und je 0,5 g Zinkfeile und Eisenpulver erwärmt, so darf sich kein Ammoniak entwickeln (Salpetersäure).

Hier liegen dieselben Prüfungen vor wie bei Kalium jodatum.

Zu einer Lösung von 0,2 g Natriumjodid in 8 ccm Ammoniakflüssigkeit gibt man unter Umschütteln 14 ccm $^1/_{10}$-Normal-Silbernitratlösung und schüttelt das Gemisch etwa 1 Minute lang kräftig durch. Das klare Filtrat darf sich nach dem Übersättigen mit Salpetersäure nicht dunkel färben (Thioschwefelsäure) und darf innerhalb 5 Minuten keine stärkere Trübung zeigen, als eine Mischung von 0,6 ccm $^1/_{100}$-Normal-Salzsäure, 8 ccm Wasser und 1 ccm Salpetersäure nach Zusatz von 1 ccm $^1/_{10}$-Normal-Silbernitratlösung in der gleichen Zeit zeigt (Salzsäure, Bromwasserstoffsäure).

Diese Prüfung ist genau auseinandergesetzt bei Kalium jodatum. Dort ist vor allem ausgeführt, weshalb das Salz in nicht weniger als 8 ccm Ammoniakflüssigkeit zu lösen ist.

1 g Natriumjodid darf durch Trocknen bei 100° höchstens 0,05 g an Gewicht verlieren.

In gut verschlossenen Gefäßen aufzubewahren.

Natrium kakodylicum — Natriumkakodylat

Dimethylarsinsaures Natrium

$(CH_3)_2 AsO_2Na + 3 H_2O$ Mol.-Gew. 214,06

Hier liegt das Natriumsalz der Dimethylarsinsäure vor:

$$O = As \begin{cases} CH_3 \\ CH_3 \\ ONa \end{cases} + 3 H_2O.$$

Gehalt 32,8 bis 35 Prozent Arsen (As, Atom-Gew. 74,96).

Weißes, kristallinisches, hygroskopisches Pulver, das in Wasser sehr leicht, in Weingeist schwerer löslich ist. Die wässerige Lösung (1 + 19) bläut Lackmuspapier.

Versetzt man 1 ccm der wässerigen Lösung von Natriumkakodylat (1 + 99) mit Zinkfeile und verdünnter Schwefelsäure, so entwickelt sich der widerliche Geruch des Kakodyls.

Diese Identitätsprobe ist wegen des häßlichen Geruchs und wegen der Giftigkeit der Zersetzungsprodukte im Abzug vorzunehmen! Es entsteht durch die Reduktion mittels Zinkfeile und Schwefelsäure das Kakodyl:

$$\begin{array}{l} As(CH_3)_2 \\ | \\ As(CH_3)_2 \end{array}.$$

Nebenbei bildet sich wohl das noch besonders widerlich riechende Kakodyloxyd:

$$O\!\!<\!\begin{array}{l} As(CH_3)_2 \\ As(CH_3)_2 \end{array}.$$

Beim vorsichtigen Erwärmen auf dem Platinbleche schmilzt Natriumkakodylat zunächst und wird dann wieder fest; bei stärkerem Erhitzen verbrennt es mit bläulicher Flamme unter Entwickelung eines knoblauchartigen Geruchs und unter Hinterlassung eines weißen Rückstandes, dessen wässerige Lösung Lackmuspapier bläut und die Flamme gelb färbt.

Die Prüfung ist wiederum im Abzug vorzunehmen! Es bleibt nach der Verbrennung Na_2CO_3 zurück.

Werden 2 ccm der wässerigen Lösung (1 + 19) mit 1 Tropfen Phenolphthaleinlösung versetzt, so darf die Lösung höchstens schwach gerötet werden; diese Rötung muß nach Zusatz von 1 Tropfen $^1/_{10}$-Normal-Salzsäure verschwinden (freies Alkali). War die Lösung farblos, so muß sie sich nach Zusatz von 1 Tropfen $^1/_{10}$-Normal-Kalilauge röten (freie Säure).

Die Feststellung ist ungemein wichtig, ob das Präparat zu viel freie Säure oder zu viel freies Alkali enthält. Besonders ein größerer Überschuß des Präparates an freiem Alkali bereitet bei der Injektion des Mittels beträchtliche Schmerzen.

Die wässerige Lösung (1 + 19) darf nach Zusatz von verdünnter Kalziumchloridlösung weder in der Kälte noch beim Erhitzen getrübt werden (monomethylarsinsaures Natrium).

Dieses monomethylarsinsaure Natrium ist das bekannte „Arrhenal":

$$O{=}As\!\begin{array}{l} \diagup CH_3 \\ -ONa \\ \diagdown ONa \end{array}.$$

Versetzt man 1 ccm der wässerigen Lösung (1 + 1) mit 5 ccm Weingeist und 3 ccm Natriumhypophosphitlösung, so darf das Gemisch in einem gut verschlossenen Glase innerhalb 1 Stunde keine dunklere Färbung annehmen (anorganische Arsenverbindungen). Die mit Salpetersäure angesäuerte wässerige Lösung von Natriumkakodylat (1 + 19) darf durch Silbernitratlösung höchstens opalisierend getrübt werden (Salzsäure). Die mit Salzsäure angesäuerte wässerige Lösung (1 + 19) darf weder durch Bariumnitratlösung (Schwefelsäure), noch durch 3 Tropfen Natriumsulfidlösung (Schwermetallsalze, anorganische Arsenverbindungen) verändert werden.

Die vorliegende organische Arsenverbindung wirkt sehr viel milder als die anorganischen Arsenverbindungen. Deshalb soll sehr sorgfältig festgestellt werden, daß letztere nicht (auch nur als Verunreinigungen) vorhanden sind. Das geschieht einmal durch Natriumhypophosphitlösung, dann durch Natriumsulfidlösung.

Gehaltsbestimmung. Etwa 0,2 g Natriumkakodylat werden genau gewogen und in einem langhalsigen Kolben aus Jenaer Glas von etwa 100 ccm Inhalt in 5 ccm Wasser gelöst; diese Lösung wird mit 10 ccm Schwefelsäure und darauf unter Umschwenken mit 2,5 g fein gepulvertem Kaliumpermanganat in kleinen Anteilen versetzt. Ohne auf die am Kolbenhalse haftenden Kaliumpermanganatstäubchen zu achten, wird das Gemisch unter wiederholtem, vorsichtigem Schütteln mindestens 20 Stunden lang stehengelassen. Alsdann wird kräftig umgeschüttelt und der Kolben sodann in schräger Stellung mit eingehängtem Trichter zunächst im Wasserbade langsam auf 100° erwärmt und darauf auf dem Drahtnetz 15 bis 20 Minuten lang erhitzt. Nach dem Erkalten wird der Kolbeninhalt mit 50 ccm Wasser in ein Kölbchen übergespült und die Lösung durch einige Kriställchen Oxalsäure entfärbt. Nach dem völligen Erkalten werden 2 g Kaliumjodid hinzugefügt, worauf die Lösung nach halbstündigem Stehen mit $^1/_{10}$-Normal-Natriumthiosulfatlösung ohne Zusatz eines Indikators bis zur Entfärbung titriert wird. Für je 0,2 g Natriumkakodylat dürfen hierbei nicht weniger als 17,5 und nicht mehr als 18,7 ccm $^1/_{10}$-Normal-Natriumthiosulfatlösung verbraucht werden, was einem Gehalte von 32,8 bis 35 Prozent Arsen entspricht (1 ccm $^1/_{10}$-Normal-Natriumthiosulfatlösung = 0,003748 g Arsen).

Hier wird wieder, ähnlich wie bei Natrium acetylarsanilicum, die organische Substanz durch Behandlung mit Schwefelsäure und Kaliumpermanganat mineralisiert, die Arsenverbindung in Arsensäure übergeführt und die störende Manganverbindung durch Oxalsäure unschädlich gemacht. Nur ist hier auf folgendes besonders zu achten: I. Das Mineralisieren geschieht am besten in einem Kjeldahl-Kolben. II. Nach dem Zusatz des Kaliumpermanganats ist das Gemisch, genau wie vorgeschrieben, zunächst mindestens 20 Stunden lang bei Zimmertemperatur vor dem weiterem Erhitzen stehen zu lassen. Sonst können heftige Explosionen stattfinden! (Im übrigen wird eine mehr empfehlenswerte Methode am Ende des Artikels angegeben).

Wie auf S. 91 ausführlich geschildert ist, wird sodann die entstandene Arsensäure durch Jodwasserstoff in stark saurer Lösung zu arseniger Säure reduziert, wobei entsprechend HJ zu J oxydiert wird. Der Vorgang ist demnach folgender:

$$2\,As_2O_5 + 8\,HJ = As_4O_6 + 4\,H_2O + 4\,J_2.$$

Demnach:

$$\frac{1\,As}{74{,}96} = 2\,J = \frac{2\,Na_2S_2O_3}{2\text{ Mol} = 2000\text{ ccm } ^1/_1\text{-Normal-}Na_2S_2O_3},$$

$$1\text{ ccm } ^1/_{10}\text{-Normal-}Na_2S_2O_3 = 0{,}003748\text{ g As}.$$

Bei Anwendung von 0,2 g Natriumkakodylat und Verbrauch von 17,5 bis 18,7 ccm $^1/_{10}$-Normal-$Na_2S_2O_3$ demnach Prozentgehalt:

$$\frac{17{,}5\text{ (bis }18{,}7)\cdot 0{,}003748\cdot 100}{0{,}2} = \text{rund } 32{,}8 \text{ bis } 35 \text{ Prozent Arsen.}$$

Wir haben beim Arbeiten nach dieser Vorschrift keine guten Erfahrungen gemacht, ziehen vielmehr die Methode vor, die vom D.A.B. 5 zur Gehaltsbestimmung bei Arsazetin vorgeschrieben wurde. Hiernach wird die organische Substanz nicht mit Kaliumpermanganat zerstört, sondern mit Schwefelsäure und rauchender Salpetersäure. Die Vorschrift lautet: Etwa 0,2 g Natriumkakodylat werden in einem Kjeldahl-Kolben genau (zweckmäßig durch Rückwägung eines mit der Substanz gefüllten Glasröhrchens) gewogen und mit 10 ccm Schwefelsäure und 1 ccm rauchender Salpetersäure übergossen; die Mischung wird zum Sieden erhitzt und eine Stunde lang im Sieden erhalten. Nach dem Erkalten werden vorsichtig zweimal je 50 ccm Wasser hinzugefügt und jedesmal durch Kochen wieder verdampft. Der erkaltete Rückstand wird quantitativ unter allmählichem Nachspülen mit 30 ccm Wasser in einen Jodkolben übergeführt. Unter guter Kühlung werden 2 g Kaliumjodid hinzugefügt und so viel Wasser, daß sich der entstandene Niederschlag gerade löst, worauf die Lösung nach halbstündigem Stehen mit $^1/_{10}$-Normal-Natriumthiosulfatlösung ohne Zusatz eines Indikators bis zur Entfärbung titriert wird. Die Berechnung ist die gleiche, wie vorstehend im Text des D. A. B. 6 angegeben. — Technisch ist auf folgendes zu achten: Das Erhitzen des Kjeldahl-Kolbens geschieht im Abzug auf einem Drahtnetz. Den Kolben setze man schief (am besten mit dem Hals lose in einen eisernen Ring), damit beim Sieden nicht Flüssigkeit herausgeschleudert wird. Auch kann man durch Zugeben von Glaskapillaren das Stoßen möglichst vermeiden. Nach einstündigem Sieden ist die Salpetersäure fast völlig ausgetrieben, die Schwefelsäure konzentriert vorhanden. Setzt man dann die 50 ccm Wasser hinzu, so muß das vorsichtig durch langsames Gießen in den (möglichst geneigten) Kolbenhals geschehen, damit die Erwärmung nicht zu stark wird.

In gut verschlossenen Gefäßen aufzubewahren.

Natrium nitricum — Natriumnitrat

Natronsalpeter

$NaNO_3$ Mol.-Gew. 85,01

Farblose, durchscheinende, an trockener Luft unveränderliche Kristalle, die kühlend salzig und etwas bitter schmecken. Natriumnitrat löst sich in etwa 1,2 Teilen Wasser und in etwa 50 Teilen Weingeist.

Beim Erhitzen am Platindrahte färbt Natriumnitrat die Flamme gelb. Wird die erkaltete Mischung von 1 ccm der wässerigen Lösung (1 + 19) und 1 ccm Schwefelsäure mit Ferrosulfatlösung überschichtet, so bildet sich zwischen den beiden Flüssigkeiten eine braunschwarz gefärbte Zone.

Diese Identitätsproben entsprechen denen des Kalium nitricum, nur daß hier das Natriumsalz als solches durch die Flammenfärbung nachgewiesen wird.

Die Lösung von 0,3 g Natriumnitrat in 10 ccm Wasser darf nach Zusatz von 2 ccm Natriumkobaltinitritlösung innerhalb 2 Minuten nicht getrübt werden (Kaliumsalze). Die wässerige Lösung (1 + 19) darf Lackmuspapier nicht verändern und weder nach Zusatz von 3 Tropfen verdünnter Essigsäure durch 3 Tropfen Natriumsulfidlösung (Schwermetallsalze), noch nach Zusatz von Ammoniakflüssigkeit durch Natriumphosphatlösung (Kalzium-, Magnesiumsalze), noch nach Zusatz von Salpetersäure durch Bariumnitratlösung (Schwefelsäure) oder Silbernitratlösung (Salzsäure, Jodwasserstoffsäure) verändert werden. Die wässerige Lösung (1 + 19) darf nach dem Ansäuern mit einigen Tropfen Salzsäure durch 0,5 ccm Kaliumferrozyanidlösung (Eisensalze) oder nach Zusatz von verdünnter

Schwefelsäure durch Jodzinkstärkelösung (Jodsäure, salpetrige Säure) nicht sofort gebläut werden.

Auch die Reinheitsproben entsprechen im allgemeinen denen des Kalium nitricum (siehe dort). Hier kommt nur noch folgendes hinzu: Auf Kaliumsalze wird mittels der neueingeführten Natriumkobaltinitritlösung geprüft (siehe S. 35). — Sodann treten hier noch die Prüfungen auf salpetrige Säure, Jodwasserstoffsäure, Jodsäure hinzu, von denen die Halogenverbindungen aus dem Chilesalpeter stammen können. Die Jodwasserstoffsäure würde durch $AgNO_3$ als gelbliches AgJ gefällt werden. Bei der späteren Prüfung wird durch die Zugabe von verdünnter Schwefelsäure und Jodzinkstärkelösung gebildet werden: Jodwasserstoffsäure; enthält nun das Salz salpetrige Säure, wird diese aus HJ Jod in Freiheit setzen, das die Stärke sofort blau färbt. Enthält aber das Salz Jodsäure, wird diese bei Gegenwart der Jodwasserstoffsäure nach folgender Gleichung ebenfalls freies Jod bilden:

$$5\,HJ + HJO_3 = 3\,J_2 + 3\,H_2O.$$

Werden 0,25 g Natriumnitrat schwach geglüht und darauf in 5 ccm Wasser gelöst, so darf die mit Salpetersäure versetzte Lösung durch Silbernitratlösung höchstens opalisierend getrübt werden (Chlorsäure, Perchlorsäure).

Natrium nitrosum — Natriumnitrit

$NaNO_2$ Mol.-Gew. 69,01

Gehalt mindestens 96,3 Prozent.

Weiße oder schwach gelblich gefärbte, an der Luft feucht werdende Kristallmassen oder Stäbchen, die beim Erhitzen am Platindrahte die Flamme gelb färben und beim Übergießen mit verdünnter Schwefelsäure gelbbraune Dämpfe entwickeln.

Natriumnitrit löst sich in etwa 1,5 Teilen Wasser; in Weingeist ist es schwer löslich. Die wässerige Lösung bläut Lackmuspapier schwach.

Die beim Übergießen des Salzes mit verdünnter Schwefelsäure entstehenden Dämpfe bestehen aus Stickoxyden. Die wässerige Lösung reagiert schwach alkalisch durch hydrolytische Spaltung des Salzes.

Die wässerige Lösung (1 + 9) darf nach dem Aufkochen mit überschüssiger Salpetersäure durch Silbernitratlösung (Salzsäure) höchstens opalisierend getrübt und durch Bariumnitratlösung (Schwefelsäure) innerhalb 3 Minuten nicht verändert werden.

Bei der Prüfung auf Chloride muß die salpetrige Säure wegen ihrer Reduktionswirkung auf das $AgNO_3$ entfernt werden. Das Aufkochen hat übrigens wegen der entstehenden sehr schädlichen Dämpfe nur im Abzug zu geschehen.

Werden 1 g Natriumnitrit und 1 g Ammoniumchlorid in einer Porzellanschale mit 5 ccm Wasser übergossen und nach dem Lösen auf dem Wasserbade zur Trockne verdampft, so darf die Lösung des Rückstandes in 10 ccm Wasser nach Zusatz von 3 Tropfen verdünnter Essigsäure durch 3 Tropfen Natriumsulfidlösung nicht verändert werden (Arsen-, Antimonverbindungen, Schwermetallsalze).

Auch hier wird zunächst die salpetrige Säure entfernt, was in diesem Falle nach folgendem Vorgang unter Entweichen von Stickstoff geschieht:

$$NaNO_2 + NH_4Cl = N_2 + NaCl + 2\,H_2O.$$

Hierzu ist aber zu bemerken: Dampft man die Lösung des Natriumnitrits und Ammoniumchlorids, wie vom Arzneibuch vorgeschrieben, auf dem Wasserbade zur Trockne ein, so gelingt es nicht oder nur nach sehr langem Erhitzen, die Reaktion zu Ende zu führen, d. h. das Nitrit völlig unter Entweichen von Stickstoff zu zersetzen. Bleiben aber auch nur Spuren von Nitrit zurück, so wird die durch Essigsäure in Freiheit gesetzte salpetrige Säure aus der zugesetzten Natriumsulfidlösung Schwefel ausfällen. Deshalb ist es zur Vermeidung von Irrtümern durchaus notwendig, daß man den Rückstand der auf dem Wasserbade eingedampften Lösung erst glüht, bevor man auf Schwermetallsalze usw. prüft.

Gehaltsbestimmung. Etwa 1 g bei 100° getrocknetes Natriumnitrit wird in einem Meßkölbchen von 100 ccm Inhalt genau gewogen und in Wasser gelöst; die Lösung wird mit Wasser bis zur Marke aufgefüllt. 10 ccm dieser Lösung läßt man aus einer Bürette unter fortwährendem Umschwenken in eine Mischung von 30 ccm $^1/_{10}$-Normal-Kaliumpermanganatlösung, 300 ccm Wasser und 25 ccm verdünnter Schwefelsäure eintropfen. Nach 20 Minuten fügt man 1 g Kaliumjodid hinzu und titriert mit $^1/_{10}$-Normal-Natriumthiosulfatlösung. Hierbei müssen für je 0,1 g Natriumnitrit mindestens 27,9 ccm $^1/_{10}$-Normal-Kaliumpermanganatlösung verbraucht werden, so daß zur Bindung des ausgeschiedenen Jodes höchstens 2,1 ccm $^1/_{10}$-Normal-Natriumthiosulfatlösung erforderlich sind, was einem Mindestgehalte von 96,3 Prozent Natriumnitrit entspricht (1 ccm $^1/_{10}$-Normal-Kaliumpermanganatlösung = 0,003451 g Natriumnitrit, Stärkelösung als Indikator).

Diese oxydimetrisch-jodometrische Bestimmung stammt von F. Raschig (Näheres darüber siehe Archiv 1926, S. 516). Das Prinzip ist folgendes: Zunächst wird das Natriumnitrit durch überschüssiges Kaliumpermanganat ($^1/_{10}$-Normal-Kaliumpermanganatlösung) zu Natriumnitrat oxydiert. Nach erfolgter Oxydation wird zur sauren Lösung Kaliumjodid gegeben, wodurch Jodwasserstoffsäure entsteht. Das überschüssige Kaliumpermanganat oxydiert dann eine äquivalente Menge HJ zu Jod, welch letzteres dann durch $^1/_{10}$-Normal-$Na_2S_2O_3$-Lösung bestimmt wird. Da die Normallösungen bzw. $^1/_{10}$-Normallösungen prinzipiell so eingerichtet sind, daß sie im Wirkungswert einander äquivalent sind, wird man zum Schluß die zur Bindung des frei gewordenen Jodes verbrauchten Kubikzentimeter $^1/_{10}$-Normal-$Na_2S_2O_3$ einfach von der Anzahl der zugesetzten Kubikzentimeter $^1/_{10}$-Normal-$KMnO_4$ abziehen, um die Anzahl Kubikzentimeter $^1/_{10}$-Normal-Kaliumpermanganatlösung zu erfahren, die wirklich zur Oxydation der fraglichen Menge Natriumnitrit verbraucht sind.

Notwendig ist, daß beim Eintropfen der Natriumnitritlösung stets Kaliumpermanganat im Überschuß vorhanden ist. Es ist also fortdauernd umzuschwenken, da sonst die salpetrige Säure anderweitigen Umsetzungen unterliegt. Hierzu heißt es aber in der Ph. Z. 1926, S. 1312 mit Recht: Die Angabe, daß 30 ccm $^1/_{10}$-Normal-Kaliumpermanganatlösung vorzulegen sind, ist insofern bedenklich, als der Überschuß über die theoretisch erforderliche Menge sehr gering ist. Für eine Einwage von 1,1 g an Stelle von genau 1 g beträgt der Kaliumpermanganatverbrauch bereits 30,7 ccm, so daß die angewendeten 30 ccm nicht ausreichen würden. — Es empfiehlt sich also, eventuell eine größere Menge $^1/_{10}$-Normal-$KMnO_4$ anzuwenden und dann natürlich in Rechnung zu setzen.

Die Oxydation erfolgt gemäß der Gleichung:

$$\frac{5\,NaNO_2}{5\text{ Mol} = 345{,}05\text{ g}} + 3\,H_2SO_4 + \frac{2\,KMnO_4}{10000\text{ ccm }^1/_1\text{-Normal-}KMnO_4}$$
$$= 5\,NaNO_3 + K_2SO_4 + 2\,MnSO_4 + 3\,H_2O.$$

Auf Seite 55 ist auseinandergesetzt, daß 2 Mol $KMnO_4$ in saurer Lösung abgeben: 10 Grammäquivalent Sauerstoff. Deshalb 2 Mol $KMnO_4$ = 10000 ccm $^1/_1$-Normal-$KMnO_4$ = 5 Mol $NaNO_2$ = 345,05 g $NaNO_2$.

1 ccm $^1/_{10}$-Normal-$KMnO_4$ = 0,003451 g $NaNO_2$.

Bei Anwendung von 0,1 g Natriumnitrit und Verbrauch von 27,9 ccm $^1/_{10}$-Normal-$KMnO_4$ demnach Prozentgehalt:

$$\frac{27{,}9 \cdot 0{,}003451 \cdot 100}{0{,}1} = \text{rund } 96{,}3 \text{ Prozent Natriumnitrit.}$$

In gut verschlossenen Gefäßen aufzubewahren.

Natrium phenylaethylbarbituricum

Phenyläthylbarbitursaures Natrium

Luminal-Natrium

(Luminal E. W.)

$C_{12}H_{11}O_3N_2Na$ Mol.-Gew. 254,1

Wie das Natrium diaethylbarbituricum (siehe S. 388) eine Mononatriumverbindung der Diäthylbarbitursäure, so ist das Natrium phenyläthylbarbituricum eine Mononatriumverbindung der Phenyläthylbarbitursäure (siehe S. 133):

```
HN—CO
 |    |  ,C2H5
OC    C<
 |    |  `C6H5
NaN—CO
```

Weißes, kristallinisches, bitter schmeckendes Pulver, das sich in 1,2 Teilen Wasser, schwer in siedendem Weingeist löst. Die wässerige Lösung bläut Lackmuspapier.

Bei längerer Aufbewahrung der wässerigen Lösung oder beim Kochen derselben tritt teilweise Zersetzung unter Bildung von Phenyläthylazetylharnstoff ein, der sich nach dem Erkalten ausscheidet und nach dem Umkristallisieren aus verdünntem Weingeist bei 147° schmilzt.

Der durch Zersetzung entstehende, bei 147° schmelzende Phenyläthylazetylharnstoff bildet sich nach folgendem Vorgang:

```
+H   OH
NH——CO                              NH2
|     |  C6H5                        |
CO    C<          =  NaHCO3   +     CO
|     |  C2H5                        |      ,H
N Na —CO                            NH—CO—C<-C6H5
+H OH                                       `C2H5
                                Phenyläthylazetylharnstoff.
```

Werden 0,05 g phenyläthylbarbitursaures Natrium mit 0,2 g getrocknetem Natriumkarbonat gemischt und in einem Probierrohr vorsichtig erhitzt, so tritt ein eigenartiger Geruch auf, und darübergehaltenes, mit Wasser angefeuchtetes Lackmuspapier wird gebläut. Wird 0,1 g phenyläthylbarbitursaures Natrium verascht, so färbt der mit wenig Salzsäure befeuchtete Rückstand beim Erhitzen am Platindrahte die Flamme gelb. In der wässerigen Lösung (1 + 99) erzeugen verdünnte Schwefelsäure oder Essigsäure einen weißen, kristallinischen Niederschlag, der nach dem Abfiltrieren, Auswaschen mit wenig Wasser und Trocknen über Schwefelsäure bei 173° bis 174° schmilzt. In 1 ccm der wässerigen Lösung (1 + 99) entsteht durch 3 Tropfen Silbernitratlösung oder 1 Tropfen Quecksilberchloridlösung ein weißer, in Ammoniakflüssigkeit löslicher Niederschlag.

Bei der ersten Probe vorstehenden Abschnittes, der Erhitzung der zu prüfenden Substanz mit Na_2CO_3, tritt Zersetzung in Ammoniak und Phenyläthylessigsäure ein, ganz analog wie bei der freien Phenyläthylbarbitursäure (siehe dort). — Die Gelbfärbung der Flamme beweist das Vorliegen des Natriumsalzes. — Aus der wässerigen Lösung des Salzes wird durch stärkere Säuren die freie Phenyläthylbarbitursäure abgeschieden, kenntlich am Schmelzpunkt. — Die charakteristischen Identitäts-Reaktionen mit $AgNO_3$ bzw. $HgCl_2$ sind wieder die gleichen wie bei der freien Phenyläthylbarbitursäure.

Werden 2 ccm der wässerigen Lösung (1 + 99) mit 2 Tropfen Salpetersäure versetzt, so darf 1 ccm des Filtrats durch 1 Tropfen Silbernitratlösung (Salzsäure) und darauffolgenden Zusatz von 1 Tropfen Bariumnitratlösung (Schwefelsäure) nicht verändert werden. 0,1 g phenyläthylbarbitursaures Natrium muß sich in 1 ccm Schwefelsäure ohne Färbung lösen (fremde organische Stoffe).

Werden 0,2 g phenyläthylbarbitursaures Natrium in 100 ccm Wasser gelöst, so muß nach Zusatz von 3 Tropfen Methylorangelösung die gelbe Farbe der Lösung nach Zusatz von 7,5 ccm $^1/_{10}$-Normal-Salzsäure unverändert bleiben, nach weiterem Zusatz von 0,4 ccm $^1/_{10}$-Normal-Salzsäure jedoch in Rot umschlagen.

Bezüglich der Gehaltsbestimmung gilt das bei Natrium diäthylbarbituricum Gesagte (siehe dort). Die angegebenen Mengen $^1/_{10}$-Normal-Salzsäure entsprechen einem Gehalte von 8,63 bis 9,09 Prozent Natrium. Der nach der chemischen Formel errechnete Natriumgehalt beträgt 9,05 Prozent.

Vor Feuchtigkeit geschützt aufzubewahren.

Natrium phosphoricum — Natriumphosphat

Dinatriumorthophosphat

$Na_2HPO_4 + 12\,H_2O$ Mol.-Gew. 358,24

Farblose, durchscheinende, an trockener Luft verwitternde Kristalle von schwach salzigem Geschmacke, die bei etwa 40° in ihrem Kristallwasser schmelzen. Natriumphosphat löst sich in etwa 6 Teilen Wasser. Die Lösung bläut Lackmuspapier und wird durch Phenolphthaleinlösung gerötet.

Beim Erhitzen am Platindrahte färbt Natriumphosphat die Flamme gelb. Die wässerige Lösung gibt mit Silbernitratlösung einen gelben Niederschlag, der sich in Salpetersäure und in Ammoniakflüssigkeit löst.

Die Gelbfärbung der Flamme zeigt das Natriumsalz an. Mit $AgNO_3$ bildet sich das gelbe Silberphosphat Ag_3PO_4, nur unlöslich in neutraler Lösung, leicht löslich in Salpetersäure oder Ammoniakflüssigkeit.

Die Lösung von 0,5 g Natriumphosphat in 10 ccm Wasser darf nach Zusatz von 1 ccm verdünnter Essigsäure durch 2 ccm Natriumkobaltinitritlösung innerhalb 2 Minuten nicht getrübt werden (Kaliumsalze). Der durch Silbernitratlösung in der wässerigen Lösung (1 + 19) erzeugte gelbe Niederschlag darf sich beim Erwärmen nicht bräunen (phosphorige Säure).

Zur Prüfung auf Kaliumsalze wird hier die neu eingeführte Natriumkobaltinitritlösung verwendet (siehe S. 35). Und zwar soll bei dieser Probe mit Essigsäure angesäuert werden, weil Natriumphosphat schwach alkalisch reagiert und durch diese alkalische Reaktion nach Zufügung des Reagens auch bald Flocken sich dann abscheiden würden, wenn unzulässige Mengen von Kaliumsalzen nicht zugegen wären. — Eventuell vorhandene phosphorige Säure bzw. das Salz derselben würde das entstandene Silbersalz reduzieren und durch Bildung von metallischem Silber bräunen.

Ein Gemisch von 1 g zerriebenem Natriumphosphat und 3 ccm Natriumhypophosphitlösung darf nach viertelstündigem Erhitzen im siedenden Wasserbade keine dunklere Färbung annehmen (Arsenverbindungen). Die wässerige Lösung (1 + 19) darf durch 3 Tropfen Natriumsulfidlösung nicht verändert werden (Schwermetallsalze). Sie darf nach dem Ansäuern mit Salpetersäure (Kohlensäure) keine Gasentwickelung zeigen und nach darauffolgendem Zusatz von Silbernitratlösung (Salzsäure) innerhalb 3 Minuten höchstens opalisierend getrübt werden; auch darf sie nach Zusatz von 2 ccm Salpetersäure durch 0,5 ccm Bariumnitratlösung innerhalb 3 Minuten nicht verändert werden (Schwefelsäure).

Der zur Prüfung auf Schwefelsäure vorgeschriebene Überschuß von Salpetersäure ist anzuwenden, damit nicht Bariumphosphat ausfällt.

Natrium salicylicum — Natriumsalizylat

$$C_6H_4\begin{matrix}\diagup OH \quad [1] \\ \diagdown CO_2Na \quad [2]\end{matrix} \qquad \text{Mol.-Gew. } 160{,}04$$

Weiße, geruchlose, kristallinische Schüppchen oder Nadeln von süßsalzigem Geschmacke. Natriumsalizylat löst sich in etwa 1 Teil Wasser und in 6 Teilen Weingeist.

Beim Erhitzen in einem Probierrohr entwickelt Natriumsalizylat weiße, nach Phenol riechende Dämpfe und gibt einen kohlehaltigen, mit Säuren aufbrausenden, die Flamme gelb färbenden Rückstand. Die wässerige Lösung (1 + 9) scheidet nach Zusatz von Salzsäure weiße, in Äther leicht lösliche Kristalle ab. Selbst eine stark verdünnte wässerige Lösung (1 + 999) wird durch Eisenchloridlösung violett gefärbt.

Beim Erhitzen im Probierrohr entweichen zunächst Phenol und Kohlensäure, während Dinatriumsalizylat sich bildet:

$$2\left(C_6H_4{<}{}^{OH}_{CO_2Na}\right) = C_6H_5\cdot OH + CO_2 + C_6H_4{<}{}^{ONa}_{CO_2Na}$$

Bei weiterem Erhitzen verbrennt sodann der organische Teil des Dinatriumsalzes und Na_2CO_3 bleibt zurück. — Salzsäure scheidet aus der wässerigen Lösung freie Salizylsäure ab, die sich in Äther löst; die wässerige Lösung gibt, selbst in starker Verdünnung, mit Eisenchloridlösung die empfindliche Salizylsäurereaktion.

Die wässerige Lösung (1 + 4) muß klar und farblos oder doch nahezu farblos sein; sie darf sich nach einigem Stehen höchstens schwach färben und darf Lackmuspapier nur schwach röten, aber nicht bläuen (Natriumkarbonat). 0,5 g Natriumsalizylat müssen sich in 5 ccm Schwefelsäure ohne Aufbrausen (Kohlensäure) und nahezu ohne Färbung (fremde organische Stoffe) lösen. Die wässerige Lösung (1 + 19) darf weder durch Bariumnitratlösung (Schwefelsäure), noch nach Zusatz von 3 Tropfen verdünnter Essigsäure durch 3 Tropfen Natriumsulfidlösung (Schwermetallsalze), noch durch 1 ccm Ammoniumoxalatlösung (Kalziumsalze) verändert werden. 2 ccm der wässerigen Lösung (1 + 19) dürfen nach Zusatz von 3 ccm Weingeist und 6 Tropfen Salpetersäure durch Silbernitratlösung nicht verändert werden (Salzsäure).

Außerordentlich wichtig ist die Forderung, daß die wässerige Lösung (1 + 4) „farblos oder doch nahezu farblos" sein und „Lackmuspapier nicht bläuen" soll. Denn Lösungen, die selbst nahezu farblos sind, dunkeln sehr schnell und stark nach, sobald sie nur geringste Spuren Alkali enthalten. Bei der Prüfung auf Salzsäure muß der Weingeistzusatz erfolgen, damit die durch die Salpetersäure freiwerdende Salizylsäure nicht ausfällt, sondern gelöst bleibt. Zugleich müssen zum „Ansäuern" die vorgeschriebenen 6 Tropfen Salpetersäure genommen werden, damit sich nicht salizylsaures Silber ausscheidet.

Vor Licht geschützt aufzubewahren.

Natrium sulfuricum — Natriumsulfat

Glaubersalz

$Na_2SO_4 + 10\,H_2O$ Mol.-Gew. 322,23

Farblose, verwitternde, beim Erwärmen leicht im Kristallwasser schmelzende Kristalle. Natriumsulfat löst sich in etwa 2 Teilen Wasser von 20° und in etwa 0,6 Teilen siedendem Wasser; in Weingeist ist es unlöslich.

Beim Erhitzen am Platindrahte färbt es die Flamme gelb. Die wässerige Lösung gibt mit Bariumnitratlösung einen weißen, in verdünnten Säuren unlöslichen Niederschlag.

Ein Gemisch von 1 g zerriebenem Natriumsulfat und 3 ccm Natriumhypophosphitlösung darf nach viertelstündigem Erhitzen im siedenden Wasserbade keine dunklere Färbung annehmen (Arsenverbindungen). Die wässerige Lösung (1 + 19) darf Lackmuspapier nicht röten (saures Natriumsulfat) und weder durch Silbernitratlösung (Salzsäure), noch nach Zusatz von 3 Tropfen verdünnter Essigsäure durch 3 Tropfen Natriumsulfidlösung (Schwermetallsalze), noch nach Zusatz von Ammoniakflüssigkeit durch Natriumphosphatlösung (Kalzium-, Magnesiumsalze) verändert werden.

Über die gemeinsame Prüfung auf Kalzium-, Magnesiumsalze s. S. 121.

Die wässerige Lösung (1 + 19) darf nach dem Ansäuern mit einigen Tropfen Salzsäure durch 0,5 ccm Kaliumferrozyanidlösung nicht sofort gebläut werden (Eisensalze). Wird die wässerige Lösung (1 + 19) mit 1 ccm verdünnter Schwefelsäure und 1 Tropfen Kaliumpermanganatlösung versetzt, so darf die Lösung nicht entfärbt werden (schweflige Säure, salpetrige Säure).

Es wurde eine Verunreinigung dieses Salzes mit Natriumsulfit beobachtet, die bei innerlichem Gebrauch schädlich wirken kann, auch auf manche Gemische verändernd einwirkt (z. B. Sublimat zu Kalomel reduziert; siehe Ap. Z. 1914, S. 686). Deshalb die vorstehende letzte Prüfung auf schweflige Säure. Man muß aber bei dieser Probe bedenken, daß hier eine quantitative Prüfung vorliegt: 1 Tropfen Kaliumpermanganatlösung darf nicht entfärbt werden durch die vorgeschriebene Menge der Natriumsulfatlösung. Die vorgeschriebene Menge der Natriumsulfatlösung beträgt nach S. 1: 5 ccm.

Über Prüfung des Natriumsulfates auf Selenverbindungen siehe Walter Meyer, Ph. Z. 1928, S. 94.

Natrium sulfuricum siccatum — Getrocknetes Natriumsulfat

Natrium sulfuricum siccum

Gehalt mindestens 88,6 Prozent wasserfreies Natriumsulfat.

Weißes, mittelfeines, lockeres Pulver, das beim Drücken nicht zusammenballt. Hinsichtlich seiner Reinheit muß es den an Natriumsulfat gestellten Anforderungen genügen; für die Prüfungen sind die dort angegebenen Gewichtsmengen Natriumsulfat auf die Hälfte herabzusetzen.

1 g getrocknetes Natriumsulfat darf beim schwachen Glühen höchstens 0,114 g an Gewicht verlieren.

Man soll hier das Salz nur „schwach" glühen, weil es sonst eine Zersetzung erfährt. Man soll also nur das Wasser entfernen.

In gut verschlossenen Gefäßen aufzubewahren.

Natrium thiosulfuricum — Natriumthiosulfat

$Na_2S_2O_3 + 5\,H_2O$ Mol.-Gew. 248,22

Farb- und geruchlose, bei etwa 50° im Kristallwasser schmelzende Kristalle. Natriumthiosulfat löst sich in etwa 1 Teil Wasser.

Beim Erhitzen am Platindrahte färbt Natriumthiosulfat die Flamme gelb. Die wässerige Lösung entwickelt nach Zusatz von Salzsäure schweflige Säure; nach einiger Zeit tritt eine Trübung der Lösung durch ausgeschiedenen Schwefel ein. Fügt man zur wässerigen Lösung tropfenweise Eisenchloridlösung, so entsteht eine dunkelviolette Färbung, die beim Umschütteln allmählich wieder verschwindet.

Bei Zusatz von Salzsäure zur Natriumthiosulfatlösung tritt folgende Reaktion ein:

$$Na_2S_2O_3 + 2\,HCl = 2\,NaCl + H_2O + SO_2 + S.$$

Die auf Zusatz von Eisenchlorid eintretende dunkelviolette Färbung beruht auf der Bildung von Ferrithiosulfat, das sich allmählich, indem die Lösung farblos wird, in Ferrothiosulfat und Ferrotetrathionat umsetzt:

$$\underset{\text{Ferrithiosulfat}}{\underline{Fe_2(S_2O_3)_3}} \rightarrow \underset{\text{Ferrothiosulfat}}{\underline{FeS_2O_3}} + \underset{\text{Ferrotetrathionat}}{\underline{FeS_4O_6}}.$$

Die wässerige Lösung (1 + 19) darf weder durch Ammoniumoxalatlösung (Kalziumsalze) getrübt, noch durch 1 Tropfen Phenolphthaleinlösung (Alkalikarbonate) rot gefärbt, noch durch 5 Tropfen Bariumnitratlösung (Schwefelsäure) innerhalb 3 Minuten verändert werden. In der wässerigen Lösung (1 + 19) darf 1 Tropfen Silbernitratlösung nach sofortigem Umschütteln keine braune oder schwarze Fällung hervorrufen (Sulfide).

Zur Prüfung auf Sulfide sei bemerkt: Der Tropfen Silbernitratlösung fällt in der Natriumthiosulfatlösung zunächst weißes Silberthiosulfat bzw. das Doppelsalz von diesem mit Natriumthiosulfat. Dieser Niederschlag löst sich dann bei sofortigem Umschütteln in der überschüssigen Natriumthiosulfatlösung. Zögert man aber mit dem Umschütteln, so kann durch den Einfluß von Licht und Wärme der Niederschlag gelb, dann braun und schwarz durch Bildung von Sulfid werden und so auch bei reinstem Präparat eine Verunreinigung vortäuschen. Deshalb muß — zumal an heißen Tagen — sofort nach dem Zusatz des $AgNO_3$ geschüttelt und womöglich vorher gekühlt werden. — Ernst Schmidt läßt nach seinem Lehrbuch die Prüfung so ausführen: Bleioxydkaliumlösung (Bleiazetatlösung, mit Kalilauge bis zur Wiederauflösung des zunächst entstandenen Niederschlages versetzt) verursache keine Gelb- oder Braunfärbung.

Wird die wässerige Lösung (1 + 19) mit Jodlösung bis zur bleibenden schwach gelblichen Färbung versetzt, so darf die Flüssigkeit Lackmuspapier nicht röten (schweflige Säure).

Die Prüfung auf Natriumsulfit beruht darauf, daß dieses durch Jod zu Natriumsulfat oxydiert wird, und zwar unter gleichzeitiger Bildung von Jodwasserstoffsäure, welch letztere sich durch die saure Reaktion bemerkbar machen würde. Es muß hier Jod bis zur bleibenden Gelbfärbung, also im Überschuß, genommen werden, weil es bekanntlich auch auf Natriumthiosulfat (hier aber unter Entfärbung) wirkt.

Nitroglycerinum solutum — Nitroglyzerinlösung

Gehalt 0,98 bis 1,02 Prozent Nitroglyzerin ($C_3H_5(ONO_2)_3$, Mol.-Gew. 227,06) und 99 Prozent Weingeist.

Klare, fast farblose Flüssigkeit, die beim Mischen mit dem gleichen Raumteil Wasser klar bleibt.

Dichte 0,830 bis 0,834.

Werden etwa 2 ccm Nitroglyzerinlösung in einem Schälchen auf dem Wasserbade verdampft, so hinterbleiben ölige Tröpfchen, die, in eine etwa 10 cm lange, feine Glaskapillare eingesaugt, beim Einbringen in eine Flamme verpuffen.

Die „öligen Tröpfchen" reines Nitroglyzerin, die nach dem Verdampfen des weingeistigen Lösungsmittels zurückbleiben, sollen ihre Identität durch ihre explosive Natur kundgeben, d. h. in der Flamme „verpuffen". Es ist notwendig, diese Probe vorsichtig, d. h. mit möglichst weit abgewendetem Gesicht auszuführen, da die Explosion der kleinen Menge oft so heftig eintritt, daß die Glaskapillare in kleinste Stückchen zersprengt wird.

5 ccm Nitroglyzerinlösung müssen nach Zusatz von 1 Tropfen Normal-Kalilauge durch Phenolphthaleinlösung (freie Säuren) gerötet und dürfen nach Zusatz von 5 ccm Wasser durch Bariumnitratlösung (Schwefelsäure) innerhalb 3 Minuten nicht verändert werden.

Die Säuren können vom „Nitrierungs-Prozeß" herstammen. — Ein geringer Säuregehalt ist zugelassen.

Wertbestimmung. Wird eine Mischung von 10 g Nitroglyzerinlösung, 10 ccm weingeistiger $^1/_2$-Normal-Kalilauge, 50 ccm Wasser und 0,5 ccm konzentrierter Wasserstoffsuperoxydlösung unter mehrfachem Umschütteln eine halbe Stunde lang auf dem Wasserbad erwärmt und sodann nach Zusatz von 1 ccm Phenolphthaleinlösung mit $^1/_2$-Normal-Salzsäure bis zum Verschwinden der Rotfärbung titriert, so dürfen nicht mehr als 5,7 und nicht weniger als 5,5 ccm $^1/_2$-Normal-Salzsäure verbraucht werden, was einem Gehalte von 0,98 bis 1,02 Prozent Nitroglyzerin entspricht (1 ccm weingeistige $^1/_2$-Normal-Kalilauge = 0,022706 g Nitroglyzerin, Phenolphthalein als Indikator).

Das Nitroglyzerin ist bekanntlich ein Ester, bei dessen Bildung je ein Molekül des dreiwertigen Alkohols Glyzerin mit 3 Molekülen Salpetersäure unter Abspaltung von $3H_2O$ zusammengetreten ist. Man nahm deshalb zunächst an, das Nitroglyzerin müsse sich alkalisch so verseifen lassen, daß nach folgendem Vorgang eine quantitative Bestimmung möglich wäre:

$$\frac{C_3H_5(ONO_2)_3}{1\ \text{Mol}} + \frac{3\ \text{KOH}}{3\ \text{Mol} = 3000\ \text{ccm}\ ^1/_1\text{-Normal-KOH}} = 3\ KNO_3 + C_3H_5(OH)_3.$$

Es wurde aber festgestellt (s. E. Berl u. M. Delpy, B. 1910, S. 1421), daß die Verseifung nicht glatt nach dieser Formel verläuft, daß sich vielmehr auf diese Weise einerseits ein Teil des Esters der Verseifung entzieht, zugleich sich Dinitrat und Ammoniak bilden, so daß dadurch zu wenig Alkali gebunden wird, während anderseits durch Entstehung saurer organischer Produkte ein Mehrverbrauch an Alkali resultiert. Deshalb ist in das Arzneibuch eine Bestimmung in vorstehender Modifikation aufgenommen. Dabei soll folgender Vorgang stattfinden:

$$\underbrace{\frac{C_3H_5(ONO_2)_3}{1\ \text{Mol} = 227{,}06\ \text{g}}} + \frac{5\ KOH}{5\ \text{Mol} = 5000\ \text{ccm}\ {}^1/_1\text{-Normal-KOH}}$$

$$= KNO_3 + 2\,KNO_2 + H\cdot CO_2K + CH_3\cdot CO_2K + 3\,H_2O,$$

1 ccm $^1/_2$-Normal-KOH = 0,022706 g Nitroglyzerin.

Das heißt: Es finden bei diesem Prozeß Spaltungen statt, so daß 1 Mol Trinitroglyzerin 5 Mol KOH verbraucht (nicht 3 Mol KOH); es muß dabei Wasserstoffsuperoxydlösung zugesetzt werden, um das entstehende KNO_2 durch Oxydation zu KNO_3 unschädlich zu machen.

Im Beilstein, IV. Auflage, Band I, S. 516, findet man tatsächlich diese Formel. Es heißt aber dort: Die Zersetzung erfolgt „annähernd" nach dieser Gleichung. Auch in der betreffenden Originalarbeit[1] findet sich kein Anhalt dafür, daß auf diesem Prozeß eine quantitative Bestimmung aufzubauen ist. Wir konnten aber durch eine Reihe von Versuchen feststellen, daß die Methode des Arzneibuches für die Praxis wenigstens einigermaßen zuverlässige Resultate ergibt. Eine 1prozentige weingeistige Nitroglyzerinlösung, kontrolliert durch eine gasanalytische Untersuchung, ergab nach der in das Arzneibuch aufgenommenen Methode: 1,14, 1,100, 1,07, 1,05, 0,999 Prozent Nitroglyzerin. Das Verfahren gibt also eine gute Orientierung und besitzt für die Praxis den Vorteil schneller und leichter Ausführbarkeit.

Vor Licht geschützt aufzubewahren.

Novocain hydrochloricum — Novokainhydrochlorid

p-Aminobenzoyl-diäthylamino-äthanolhydrochlorid

Novocain (E. W.)

$$C_6H_4\begin{cases} CO\cdot OC_2H_4\,[N(C_2H_5)_2]\,HCl & [1] \\ NH_2 & [4] \end{cases}$$ Mol.-Gew. 272,6

Zur Erläuterung des dem Novokainhydrochlorid gegebenen wissenschaftlichen Namens sei die Formel abgeleitet:

$$\underbrace{HO\cdot CH_2CH_3}_{\text{Äthanol = Äthylalkohol}} \rightarrow \underbrace{HO\cdot CH_2\cdot CH_2\cdot NH_2}_{\text{Aminoäthanol}} \rightarrow$$

$$\underbrace{HO\cdot CH_2\cdot CH_2\cdot N(C_2H_5)_2\cdot HCl}_{\text{Diäthylaminoäthanolhydrochlorid}} \rightarrow \underbrace{H_2N\langle\ \rangle CO\cdot O\cdot CH_2\cdot CH_2\cdot N(C_2H_5)_2\cdot HCl}_{\text{p-Aminobenzoyl-diäthylamino-äthanol-hydrochlorid.}}$$

Farb- und geruchlose Nädelchen von schwach bitterem Geschmacke, die auf der Zunge eine vorübergehende Unempfindlichkeit hervorrufen. Novokainhydrochlorid löst sich in 1 Teil Wasser und in 8 Teilen Weingeist. Die wässerige Lösung (1 + 9) verändert Lackmuspapier nicht.

---

[1] J. Hay: Jahresbericht über die Fortschritte der Chemie 1885, S. 1173.

Schmelzpunkt 156°.

In je 1 ccm der wässerigen Lösung (1 + 9) rufen Quecksilberchloridlösung einen weißen, Jodlösung einen braunen und Silbernitratlösung nach dem Ansäuern mit Salpetersäure einen weißen Niederschlag hervor. Kalilauge scheidet aus der wässerigen Lösung ein farbloses, bald kristallinisch erstarrendes Öl aus. Wird eine Lösung von 0,1 g Novokainhydrochlorid in 5 ccm Wasser mit 2 Tropfen Salzsäure, darauf mit 2 Tropfen Natriumnitritlösung versetzt und die Mischung in eine Lösung von 0,2 g β-Naphthol in 1 ccm Natronlauge und 9 ccm Wasser eingetragen, so entsteht ein scharlachroter Niederschlag.

Es liegen hier Identitätsreaktionen vor: Quecksilberchloridlösung ergibt ein weißes Quecksilberdoppelsalz, Jodlösung ein braunes Perjodid, Silbernitratlösung fällt Chlorsilber. Kalilauge scheidet aus der wässerigen Lösung des salzsauren Salzes die freie Base als farbloses Öl ab, das bald erstarrt. Bei der Behandlung mit Natriumnitrit und Salzsäure tritt „Diazotierung" ein, d. h. es bildet sich eine Diazoniumverbindung, die dann mit β-Naphthol zu einem scharlachroten Farbstoff gekuppelt wird (siehe S. 22).

0,1 g Novokainhydrochlorid muß sich in 1 ccm Schwefelsäure sowie in 1 ccm Salpetersäure ohne Färbung lösen (fremde organische Stoffe).

0,2 g Novokainhydrochlorid dürfen nach dem Verbrennen keinen wägbaren Rückstand hinterlassen.

Novocain nitricum — Novokainnitrat

p-Aminobenzoyl-diäthylamino-äthanolnitrat

(Novokain E. W.)

$$C_6H_4\begin{cases} CO\cdot OC_2H_4[N(C_2H_5)_2]HNO_3 & [1] \\ NH_2 & [4] \end{cases}$$

Mol.-Gew. 299,2

Hier liegt dieselbe Base vor, wie die im vorigen Artikel geschilderte, nur dort mit Salzsäure verbunden, hier mit Salpetersäure. Deshalb gelten auch für dieses Salz die im vorigen Artikel gegebenen Anmerkungen, nur daß dort Salzsäure nachgewiesen, hier die Anwesenheit von Salzsäure verboten und die Gegenwart der Salpetersäure gefordert werden muß.

Kleine, farb- und geruchlose Kristalle, die auf der Zunge eine vorübergehende Unempfindlichkeit hervorrufen. Novokainnitrat löst sich leicht in Wasser und in Weingeist. Die wässerige Lösung (1 + 9) verändert Lackmuspapier nicht.

Schmelzpunkt 100° bis 102°.

In je 1 ccm der wässerigen Lösung (1 + 9) rufen Quecksilberchloridlösung einen weißen und Jodlösung einen braunen Niederschlag hervor. Kalilauge scheidet aus der wässerigen Lösung ein farbloses, bald kristallinisch erstarrendes Öl aus. Wird die Lösung von 0,1 g Novokainnitrat in 1 ccm Schwefelsäure vorsichtig mit Ferrosulfatlösung überschichtet, so bildet sich zwischen den beiden Flüssigkeiten eine braune Zone. Wird eine Lösung von 0,1 g Novokainnitrat in 5 ccm Wasser mit 2 Tropfen Salzsäure, darauf mit 2 Tropfen Natriumnitritlösung versetzt und die Mischung in eine Lösung von 0,2 g β-Naphthol in 1 ccm Natronlauge und 9 ccm Wasser eingetragen, so entsteht ein scharlachroter Niederschlag.

Die Lösung von 0,1 g Novokainnitrat in 1 ccm Wasser darf nach dem Ansäuern mit Salpetersäure durch Silbernitratlösung nicht verändert werden (Salzsäure). 0,1 g Novokainnitrat muß sich in 1 ccm Salpetersäure ohne Färbung lösen (fremde organische Stoffe).

0,2 g Novokainnitrat dürfen nach dem Verbrennen keinen wägbaren Rückstand hinterlassen.

Oleum Amygdalarum — Mandelöl

Das fette Öl der bitteren und süßen Mandeln.

Mandelöl ist hellgelb, geruchlos, schmeckt mild und scheidet selbst bei — 10° noch keine festen Bestandteile aus.

Die erforderliche tiefe Temperatur von — 10° erzielt man zweckmäßig durch ein Gemisch gleicher Gewichtsteile Wasser und Ammoniumnitrat, das bei geeigneter Behandlung einen Temperatursturz bis auf — 15° bewirkt. Hierzu bringt man kaltes Wasser mit kleingeschlagenen Eisstücken in ein Becherglas (oder besser metallenes Gefäß) und setzt dann eine dem Gesamtwasser (Wasser und Eis) gleiche Gewichtsmenge NH_4NO_3 hinzu. Nach Umrühren bringt man in dieses Gemisch das Öl in einem Reagenzglas; letzteres ist mit einem Kork verschlossen, durch den ein Thermometer mit der Quecksilberkugel in das Öl geführt ist. So kommt man ohne weiteres auf die Temperatur von — 10° herab. Die Gefäße, Becherglas usw., auch das Öl sind (hauptsächlich im Sommer) vorher möglichst stark abzukühlen. — Andere Kältemischungen sind noch angegeben in Ph. Z. 1913, S. 821.

Dichte 0,911 bis 0,916.

Jodzahl 95 bis 100. Säuregrad nicht über 8. Verseifungszahl 190 bis 195.

Unverseifbare Anteile höchstens 1,5 Prozent.

Die Bestimmung dieser Konstanten ist ausführlich im allgemeinen Artikel „Fette und Öle" (S. 57ff.) geschildert.

Bringt man in ein Probierrohr 10 ccm Salpetersäure und 2 g Mandelöl, gibt in kleinen Anteilen etwa 1 g Natriumnitrit hinzu und läßt an einem kühlen Orte stehen, so muß das Öl nach 4 bis 10 Stunden zu einer weißen Masse erstarrt sein (trocknende Öle). Werden 1 ccm rauchende Salpetersäure, 1 ccm Wasser und 2 ccm Mandelöl kräftig durchgeschüttelt, so muß ein weißliches, darf aber kein rotes oder braunes Gemisch entstehen (Pfirsichkern-, Erdnuß-, Baumwollsamen-, Mohn-, Sesamöl).

Der erste Teil des vorstehenden Abschnittes enthält die „Elaidinprobe", geschildert auf S. 67, bei der durch Einwirkung der salpetrigen Säure die flüssigen Ölsäureglyzeride in die festen Glyzeride der Elaidinsäure übergehen, während die trocknenden Öle bei derselben Behandlung ihre flüssige Beschaffenheit behalten. Das Mandelöl soll als nicht trocknendes Öl hierbei erstarren. — Nach dem D.A.B. 5 wurde diese Probe mittels rauchender Salpetersäure vorgenommen, sie versagte aber häufig, weil die rauchende Salpetersäure nicht immer reich genug an salpetriger Säure ist. Deshalb hat das D.A.B. 6 jetzt die Prüfung mit Natriumnitrit und Salpetersäure vorgeschrieben, so daß man nunmehr mit Sicherheit die Probe ausführen kann. Freilich ist dadurch eine Arbeit hinzugekommen: Beim Schütteln mit rauchender Salpetersäure färbt sich nämlich Mandelöl weißlich, fremde Öle wie Pfirsichkernöl usw. rot oder braun. Das D.A.B. 5 konnte bei der Behandlung mit rauchender Salpetersäure diese Farbreaktion auf fremde Öle verbinden mit der Elaidinprobe. Da nunmehr die Elaidinprobe mit Natriumnitrit ausgeführt wird, mußte das D.A.B. 6 die Farbreaktion mit rauchender Salpetersäure gesondert aufführen, was im zweiten Teile des vorstehenden Abschnittes geschehen ist.

4 g Mandelöl werden mit 50 ccm weingeistiger $^1/_2$-Normal-Kalilauge in einem mit Rückflußkühler versehenen Kolben auf dem Wasserbade verseift; nach Zusatz

von 0,5 ccm Phenolphthaleinlösung wird tropfenweise Salzsäure hinzugefügt, bis die Rotfärbung eben verschwindet. Hierauf wird der Kolben 10 Minuten lang in Wasser von 15° gestellt und das ausgeschiedene Kaliumchlorid abfiltriert. 20 ccm des klaren Filtrats werden in einem Probierrohr in Wasser von 9° bis 10° gestellt; nach einer halben Stunde darf weder eine Trübung noch ein Niederschlag entstanden sein (Erdnußöl, größere Menge Baumwollsamen- oder Sesamöl).

Diese Prüfung ist in abgekürzter Form entnommen einem Vorschlag von P. Bohrisch (B. D. Ph. Ges. 1920, S. 206 „Prüfung des Olivenöles auf fremde Öle"). Sie beruht darauf, daß das Öl mit überschüssiger weingeistiger Kalilauge verseift, das Gemisch dann mit Salzsäure möglichst genau neutralisiert wird. Als schwer lösliche Seifen scheiden sich dann vor allen die des Erdnußöles aus, dann aber auch bei größeren Anteilen die des Baumwollsamen- oder Sesamöles. Bohrisch berichtet: „Ein Gehalt von 10 Prozent Arachisöl (im Olivenöl) gibt sich nach 10 bis 15 Minuten als starke kristallinische Ausscheidung zu erkennen, von 5 Prozent nach etwa 30 Minuten als deutliche feinflockige Ausscheidung". Bei dieser Prüfung muß man sich aber vor einem leicht stattfindenden Irrtum hüten. Nach der Neutralisation mit Salzsäure wird die Mischung auf 15° 10 Minuten lang abgekühlt und von dem sich abscheidenden Kaliumchlorid abfiltriert. Das Filtrat soll man alsdann bei 9° bis 10° eine halbe Stunde lang stehen lassen. Hierbei können sich nicht nur schwer lösliche Seifen ausscheiden, sondern auch weitere Anteile von Kaliumchlorid, das sich aber durch seine Kristallform kennzeichnet bzw. unterscheidet. Darauf ist wohl zu achten!

Die bei der Bestimmung der unverseifbaren Anteile des Öles erhaltene Seifenlösung wird zur Abscheidung der Ölsäure mit überschüssiger Salzsäure versetzt. Die Ölsäure wird nach der Trennung von der salzsauren Flüssigkeit wiederholt mit warmem Wasser gewaschen, durch Erwärmen auf dem Wasserbade vom Wasser befreit und muß nun nach einstündigem Stehen bei Zimmertemperatur noch vollkommen flüssig sein (fremde Öle). 1 ccm der Ölsäure muß mit 1 ccm Weingeist eine klare Lösung geben, die bei Zimmertemperatur keine Fettsäuren abscheiden und nach weiterem Zusatz von 1 ccm Weingeist nicht getrübt werden darf (fremde Öle, flüssiges Paraffin).

Es sollen aus der Seife durch Zusatz von Salzsäure die Ölsäuren abgeschieden, darauf mit Wasser ausgewaschen und sodann getrocknet werden. Die resultierenden wasserfreien Ölsäuren müssen bei Zimmertemperatur flüssig bleiben. Diese Forderung beruht auf der Tatsache, daß die Ölsäuren des Mandelöles bei 15° noch flüssig sind, während die Fettsäuren des Oliven-, Sesam-, Baumwollsamen-, Erdnußöles ungefähr zwischen 24° und 32° (zum Teil noch bei höherer Temperatur) fest werden und sich daher bei Zimmertemperatur, also zwischen 15° und 20° durch Erstarren bzw. eine Trübung der Flüssigkeit bemerkbar machen würden. Ein Zusatz von etwa 20 Prozent dieser fremden Öle macht sich bei dieser Prüfung kenntlich. Es ist noch die folgende Prüfung mittelst Weingeist hinzugesetzt, die kleinere Mengen von fremden Ölen und besonders Paraffinen festzustellen gestattet. — Gewisse Schwierigkeiten bereitet die Abscheidung und das Auswaschen der Fettsäuren. Hierzu gibt man zweckmäßig die warme Seifenlösung in einen Scheidetrichter, doch mit der Vorsicht, daß man die Flüssigkeit durch einen Trichter gießt, um ein Benetzen des Scheidetrichterhalses mit der

Seife zu vermeiden. Dann gibt man HCl im Überschuß hinzu, schüttelt um, erwärmt eventuell, bis Scheidung erfolgt, trennt die Salzlösung ab und wäscht in entsprechender Weise mit warmem Wasser. Zum Schluß gibt man die ausgewaschenen Ölsäuren in ein Porzellanschälchen, erwärmt bis zur vollständigen Klärung auf dem Wasserbade und filtriert die obenauf schwimmenden Fettsäuren warm durch ein getrocknetes Filter.

Oleum Arachidis — Erdnußöl

Das aus den geschälten Samen von Arachis hypogaea *Linné* ohne Anwendung von Wärme gepreßte Öl.

Erdnußöl ist fast geruchlos, hellgelb und schmeckt milde.

Dichte 0,912 bis 0,917.

Jodzahl 83 bis 100. Säuregrad nicht über 8. Verseifungszahl 188 bis 197.

Unverseifbare Anteile höchstens 1,5 Prozent.

Über die Bestimmung dieser Konstanten s. Näheres im allgemeinen Artikel „Fette und Öle", S. 57ff. Nur bezüglich der Verseifungszahl sei hier gesagt, daß zweifellos unverfälschte Arachisöle mit Verseifungszahlen zwischen 185 und 206 vorkommen, so daß die hier angegebenen Grenzen des Arzneibuches zu enge sind.

Schüttelt man 5 g Erdnußöl mit 0,1 ccm weingeistiger Furfurollösung und 10 ccm rauchender Salzsäure mindestens eine halbe Minute lang kräftig, so darf die wässerige Schicht nach der Trennung von der öligen keine stark rote Färbung zeigen (Sesamöl).

Zu dieser (Baudouinschen) Reaktion auf Sesamöl sei bemerkt, daß sie häufig zu Meinungsverschiedenheiten Veranlassung gibt. Das Arzneibuch verbietet nämlich das Auftreten einer stark roten Färbung, so daß man leicht im Zweifel sein kann, ob ein entstehendes Rot in diesem Sinne stark ist oder nicht. Es ist hierbei zu berücksichtigen, daß in den Ölschlägereien Sesam- und Arachisöl oft durch dieselben Pressen ohne deren vorherige Reinigung gehen, so daß kleine Mengen Sesamöl, die schon zur Rotfärbung genügen, auch häufig in an sich nicht verfälschten Erdnußölen vorhanden sind. Seit einiger Zeit haben sich übrigens pharmazeutische Fabriken entschlossen, für ihre Abnehmer ein Oleum Arachidis herzustellen, das der vorliegenden Forderung genügt und erst nach längerem Stehen mit Furfurol und HCl an der Schichtstelle einen zulässigen, leicht rötlichen Schimmer zeigt. Da aber solche Öle nicht regelmäßig lieferbar sind, sollte man eine schwach rote Färbung hier nicht beanstanden.

Erhitzt man 5 g Erdnußöl in einem mit Rückflußkühler versehenen Kölbchen mit 5 ccm Amylalkohol und 5 ccm einer 1prozentigen Lösung von Schwefel in Schwefelkohlenstoff eine Viertelstunde lang auf dem Wasserbade, so darf weder hierbei noch nach weiterem Zusatz von 5 ccm der Lösung von Schwefel in Schwefelkohlenstoff und darauffolgendem, viertelstündigem Erhitzen eine Rotfärbung des Gemisches eintreten (Baumwollsamenöl).

Diese (Halphensche) Probe ist äußerst charakteristisch und wichtig, weil Baumwollsamenöl als Verfälschungsmittel des Erdnußöles bekannt ist. E. Rupp läßt übrigens wegen der bei obiger Prüfungsart stattfindenden Geruchsbelästigung 5 g Öl, 5 ccm Amylalkohol und 5 ccm einer 1prozentigen Schwefel-Schwefelkohlenstofflösung in einer gut verschlossenen (tektierten) 100 g-Glasstöpselflasche 30 Minuten lang im lebhaft siedenden Wasserbad erhitzen. Nach dem Erkalten soll keine Rotfärbung erkennbar sein.

Oleum Cacao — Kakaobutter

Das aus den gerösteten und enthülsten Samen von Theobroma cacao *Linné* gepreßte Fett.

Das Arzneibuch fordert ausdrücklich eine durch Pressung gewonnene Kakaobutter. H. Fincke (Ap. Z. 1927, S. 56) schreibt dazu: „Seit einiger Zeit wird Kakaobutter, die aus Kakaoabfällen durch Extraktion gewonnen ist, in den Handel gebracht. Diese Ware hat je nach dem Grade ihrer Raffination mehr oder weniger unangenehmen Geruch und Geschmack; bei sehr guter Raffination, wie sie in allerletzter Zeit vereinzelt angewandt wird, ergibt sich eine völlig geruch- und geschmacklose Ware, die sich somit durch das Fehlen des angenehmen Aromas von der durch Pressung gewonnenen Kakaobutter unterscheidet."

Kakaobutter ist fest und bei Zimmertemperatur spröde; sie ist blaßgelblich, riecht kakaoähnlich und schmeckt milde.

Betreffs der Farbe ist zu bemerken, daß diese mit dem Alter des Öles immer heller wird. — An dem Geruch und Geschmack ist schon die Frische und damit die Güte der Ware bis zur gewissen Grenze festzustellen.

Schmelzpunkt 30° bis 35°.
Jodzahl 34 bis 38. Säuregrad nicht über 4.

Über die Bestimmung des Schmelzpunkts siehe S. 7, über die anderen Konstanten siehe den allgemeinen Artikel „Fette und Öle" S. 57ff.

Ganz frische und gute Fette enthalten wenig freie Säure und entsprechen durchaus der Forderung des D.A.B. 6 bezüglich des Säuregrades. Aber sehr bald tritt eine schwache Säurebildung ein. Vor allem zeigen bald die äußeren Schichten der Tafeln einen höheren Säuregehalt als die Innenstücke. Man wird deshalb beim Abwägen der zur Prüfung erforderlichen Menge ein Stückchen der Masse zerschneiden und eine Mischprobe nehmen müssen. Um diese Azidität und Ranzidität möglichst hintanzuhalten, schlägt P. Bohrisch vor, die Ware in trockenen, gut verschlossenen Gefäßen, womöglich in Stanniol- oder Zeresinpapier eingewickelt, an einem kühlen und dunklen Orte aufzubewahren.

Eine Lösung von Kakaobutter in 2 Teilen Äther muß klar sein und darf beim Stehenlassen bei 0° erst nach 10 Minuten eine Trübung zeigen. Die sich hierbei bildende kristallinische Masse muß sich bei Zimmertemperatur wieder lösen (Talg, gelbes Wachs, Karnaubawachs).

Hier liegt die „Björklundsche Ätherprobe" vor, über die H. Will (Ap. Z. 1927, S. 982) folgendes berichtet: Bei sonst guten Kakaoölen können mechanische Verunreinigungen vorhanden sein, die in der konzentrierten Kakaobutter-Ätherlösung als „Kristallisationskerne" wirken und somit auch reine Kakaobutter schon innerhalb der angegebenen Zeit zum Auskristallisieren bringen können. Man geht deshalb nach Will am besten so vor: Genau nach Björklunds Vorschrift löst man 3 g Kakaobutter in 6 g Äther. Die Lösung soll in mit Korken verschlossenen Reagenzgläsern bei 18° durch Umschütteln bewerkstelligt werden. Wachs und Karnaubawachs würden sich jetzt schon durch eine stärkere Trübung bemerkbar machen. Ist das nicht der Fall, sind aber geringe mechanische Verunreinigungen vorhanden, so filtriert man die Lösung schnell durch ein Wattebäuschchen und stellt das Reagenzglas in ein kleines, etwa 100 ccm fassendes Becherglas, das mit zerkleinerten Eisstückchen gefüllt ist und zur Kontrolle der Temperatur ein Thermometer enthält. Jetzt beobachtet man von Minute zu Minute, möglichst ohne stärkere Erschütterung des Reagenzglases.

In trockenen, gut verschlossenen Gefäßen kühl und vor Licht geschützt aufzubewahren.

Oleum Crotonis — Krotonöl

Das aus den geschälten Samen von Croton tiglium *Linné* gepreßte, fette Öl.

Krotonöl ist dickflüssig, braungelb und rötet mit Wasser angefeuchtetes Lackmuspapier. 1 ccm Krotonöl ist in 2 ccm absolutem Alkohol beim Erwärmen löslich.

Dichte 0,936 bis 0,956.

Bringt man in ein Probierrohr 10 ccm Salpetersäure und 2 g Krotonöl, gibt in kleinen Anteilen 1 g Natriumnitrit hinzu und läßt an einem kühlen Orte stehen, so darf das Öl innerhalb von 2 Tagen weder ganz noch teilweise erstarren (fremde Öle).

Krotonöl rötet Lackmuspapier, weil es freie Säuren enthält, vor allem die sogenannte Krotonolsäure, die freilich kaum als chemisch einheitliche Substanz anzusehen ist. — Die Bestimmung der Dichte ist sehr wichtig, weil das Oleum Crotonis eine hohe Dichte besitzt, die durch Zusatz der meisten anderen Öle (mit Ausnahme des Rizinusöles) nur erniedrigt werden kann. — Ebenso wichtig ist die letzte Prüfung, die Elaidinprobe, da hierbei reines Krotonöl tagelang flüssig bleibt. Über die Elaidinprobe siehe S. 67.

Oleum Jecoris Aselli — Lebertran

Das aus den frischen Lebern von Gadus morrhua *Linné*, Gadus callarias *Linné* und Gadus aeglefinus *Linné* bei möglichst gelinder Wärme im Dampfbad gewonnene Öl, das durch Abkühlen bis unter 0° von den leicht erstarrenden Anteilen getrennt ist.

Lebertran ist blaßgelb und riecht und schmeckt eigenartig.

Dichte 0,920 bis 0,928.

Jodzahl 150 bis 175. Säuregrad nicht über 5. Verseifungszahl 184 bis 197.

Unverseifbare Anteile höchstens 2 Prozent.

Über die Bestimmung dieser Konstanten siehe im allgemeinen Teil, S. 23 u. 57ff. Hier sei nur bezüglich des Säuregrades gesagt, daß frischer Tran fast frei von Säuren ist, daß die Ware aber sehr leicht eine geringe hydrolytische Spaltung erleidet und dann der vorliegenden Anforderung nicht mehr genügt, auch entsprechend minderwertig in Geruch und Geschmack wird. Daher müssen zur Aufbewahrung von Lebertran die sorgsam gereinigten, nicht zu großen Gefäße möglichst vollständig gefüllt und vor Licht geschützt und kühl aufbewahrt werden.

Eine Lösung von 1 Tropfen Lebertran in 20 Tropfen Chloroform färbt sich beim Schütteln mit 1 Tropfen Schwefelsäure zunächst violettrot, dann braun.

Das Eintreten dieser Farbreaktion beweist noch nicht das Vorliegen reinen Lebertrans, sondern nur die Anwesenheit von Lipochromen und Sterinen, die auch in anderen fetten Ölen vorhanden sind. Nicht aber sind diese Stoffe vorhanden in Tranen, die nicht aus Lebern gewonnen sind. Die Farbreaktion ist also eingeführt, um die letztgenannten' Handelssorten auszuschließen. Bei Gemischen aus echtem Lebertran mit anderen Tranen fällt die Reaktion undeutlich aus. — Nach der Nederl. Pharm. IV (s. Ph. Z. 1920, S. 647) wird die Farbreaktion sehr praktisch so ausgeführt, daß man einige Tropfen Tran auf eine Porzellanplatte bringt, breit auseinander fließen läßt und dann 1 Tropfen Schwefelsäure auf das Öl bringt; an der Berührungsstelle soll sich der Tran violett färben, worauf die Farbe bald in Braun übergeht. Nach dieser Notiz sollen auch echte Trane diese Reaktion nicht geben, sobald sie mit gewissen Mitteln gebleicht sind, welche die Lipochrome aufnehmen.

Bringt man in ein Probierrohr 10 ccm Salpetersäure und 2 g Lebertran, gibt in kleinen Anteilen 1 g Natriumnitrit hinzu und läßt an einem kühlen Orte stehen, so darf das Öl innerhalb 10 Stunden keine festen Ausscheidungen zeigen (nicht trocknende Öle).

Über die Elaidinprobe siehe S. 67.

Läßt man Lebertran bei 0° stehen, so dürfen innerhalb 4 Stunden feste Teile nicht oder nur in geringer Menge auskristallisieren (fremde Öle, unvorschriftsmäßige Herstellung).

Der Lebertran soll durch Abkühlen bis unter 0° von den erstarrenden Anteilen befreit sein. Es ist deshalb zu prüfen, ob das geschehen ist, indem man ein mit Tran gefülltes Reagenzglas in Wasser stellt, in dem reichlich Eisstückchen vorhanden sind. Die Füllung mit Eisstückchen ist zu erneuern, da die Abkühlung auf 0° (wie auch das Arzneibuch ausdrücklich fordert) auf 4 Stunden auszudehnen ist, bevor man ein endgültiges Urteil fällt. Denn die bei dieser Temperatur erstarrenden Anteile scheiden sich nur langsam aus!

Lebertran darf auch beim Erwärmen nicht unrein oder gar widerlich riechen oder schmecken.

Oleum Lauri — Lorbeeröl

Das aus den Früchten von Laurus nobilis *Linné* unter Anwendung von Wärme gepreßte oder durch Auskochen gewonnene, grüne, salbenartige Gemenge von Fett und ätherischem Öle.

Lorbeeröl schmilzt bei annähernd 36° zu einer dunkelgrünen, würzig riechenden und bitter schmeckenden Flüssigkeit. Es ist in Äther, Benzol sowie in 8 Teilen siedendem Weingeist klar löslich.

Auch die zweifellos unverfälschten Handelssorten Lorbeeröl zeigen sehr abweichende Schmelzpunkte. Meist tritt schon bei etwa 35° das Schmelzen ein, zuweilen erst bei ca. 42°. — In bezug auf die Löslichkeit sagt G. Bümming (Archiv 1927, S. 563): Das Lorbeeröl löst sich nicht in 8 Teilen siedendem Weingeist (von rund 90 Prozent Alkoholgehalt), sondern „in 8 Teilen Alkohol (absolutem) beim Erwärmen".

Erhitzt man 5 g Lorbeeröl und 5 g Salzsäure zum Sieden und filtriert nach dem Erkalten durch ein mit Wasser angefeuchtetes Filter, so darf das auf dem Filter zurückbleibende Lorbeeröl nicht entfärbt sein (künstlicher Farbstoff) und das Filtrat nach Zusatz von überschüssiger Ammoniakflüssigkeit (Kupferverbindungen) nicht blau gefärbt werden. Erhitzt man 5 g Lorbeeröl mit 10 g Weingeist zum Sieden und gießt nach dem Erkalten die weingeistige Flüssigkeit ab, so darf diese nach Zusatz von Ammoniakflüssigkeit nicht braun gefärbt werden (fremde Farbstoffe).

Bei den fremden Farbstoffen, die sich mit Ammoniak braun färben, ist wohl in erster Reihe an Kurkuma gedacht, das, gemischt mit Indigo, zur Färbung des Lorbeeröles Verwendung findet.

Oleum Lini — Leinöl

Das aus Leinsamen ohne Anwendung von Wärme gepreßte Öl.

Leinöl ist ein gelbes, eigenartig riechendes, bei — 16° noch flüssiges, in dünner Schicht leicht trocknendes Öl.

Dichte 0,926 bis 0,936.

Jodzahl 168 bis 190. Säuregrad nicht über 8. Verseifungszahl 187 bis 195.

Unverseifbare Anteile höchstens 2,5 Prozent.

Über die Bestimmung dieser Konstanten siehe im allgemeinen Teil, S. 23 u. 57ff. Hier sei nur gesagt: Zweifellos unverfälschte Leinöle zeigen zuweilen sowohl Jodzahl wie Verseifungszahl bis etwa 200.

Wird die Lösung von 2 g Leinöl in 5 ccm Äther mit 5 bis 10 Tropfen einer weingeistigen Silbernitratlösung (1 + 49) versetzt und mehrere Stunden lang an einen dunklen Ort gestellt, so darf weder eine Braunfärbung noch ein dunkler Niederschlag entstehen (Kruziferenöle).

Rüböl und andere Kruziferenöle enthalten in leicht abspaltbarer Form Schwefel, der nach vorstehender Behandlung mit $AgNO_3$ allmählich eine Abscheidung von Schwefelsilber herbeiführen würde.

Schüttelt man gleiche Teile Leinöl und Kalkwasser, so muß sofort eine haltbare Emulsion entstehen.

Auch reine Öle geben zuweilen nicht diese verlangte „haltbare" Emulsion. Derartige „Leinöl-Kalkwasser-Linimente" werden ja wohl auch in der Praxis immer weniger verlangt. Dagegen wäre es zweckmäßig gewesen, wenn das D. A. B. 6 die Probe des D. A. B. 5 beibehalten hätte, nach der geprüft werden sollte, ob das Leinöl eine gute Seife gibt. Denn darin besteht doch wohl der wichtigste Zweck des Leinöles. Diesbezüglich sagte das D. A. B. 5: „Werden 10 g Leinöl durch Erwärmen mit 15 g Kalilauge und 3 g Weingeist verseift, so muß die Seife in Wasser und Weingeist klar löslich sein (Mineralöle, Harzöle)." — Zur Ausführung dieser Probe erwärmt man die angegebenen Bestandteile am besten in einem Erlenmeyerkolben, da so der Weingeist am langsamsten verdunstet und daher am besten wirkt. Nur muß man dann bisweilen den Kolben schwenken, damit der Spiritus nicht plötzlich herauswallt. — Die gebildete Seife löst sich, wenn gutes Leinöl vorliegt, wohl klar in Wasser, bestenfalls aber mit einem Schleier in Weingeist. Hier muß immer mit einer gewissen Trübung gerechnet werden.

Oleum Nucistae — Muskatnußöl

Oleum Myristicae

Das aus den Samen von Myristica fragrans *Houttuyn* durch Auspressen gewonnene, rotbraune, stellenweise hellere Gemenge von Fett, ätherischem Öle und Farbstoff.

Muskatnußöl besitzt den aromatischen Geruch und Geschmack der Muskatnuß und schmilzt bei 45^{0} bis 51^{0} zu einer braunroten, nicht völlig klaren Flüssigkeit. Aus dieser darf sich kein fester Bodensatz abscheiden (Preßrückstände, Stärke, Mineralstoffe).

Die Bestimmung des Schmelzpunktes ist hier eine sehr wichtige, da sich dadurch eventuell Beimengungen von Vaselin, Fett, Talg nachweisen lassen.

Oleum Olivarum — Olivenöl.

Das aus den Früchten von Olea europaea *Linné* ohne Anwendung von Wärme gepreßte Öl.

Olivenöl ist gelb oder grünlichgelb und riecht und schmeckt eigenartig.

Dichte 0,911 bis 0,914.

Jodzahl 80 bis 88. Säuregrad nicht über 8. Verseifungszahl 187 bis 196.

Unverseifbare Anteile höchstens 1,5 Prozent.

Über die Bestimmung dieser Konstanten siehe im allgemeinen Teil, S. 23 u. 57ff.

Bei ungefähr 10^{0} beginnt das Öl sich durch kristallinische Ausscheidungen zu trüben, bei 0^{0} bildet es eine salbenartige Masse.

Bringt man in ein Probierrohr 10 ccm Salpetersäure und 2 g Olivenöl, gibt in kleinen Anteilen etwa 1 g Natriumnitrit hinzu und läßt an einem kühlen Orte stehen, so muß das Öl nach 4 bis 10 Stunden zu einer weißen Masse erstarrt sein (trocknende Öle). Werden 1 ccm rauchende Salpetersäure, 1 ccm Wasser und 2 ccm Olivenöl kräftig durchgeschüttelt, so muß ein grünlichweißes, darf aber kein rotes oder braunes Gemisch entstehen (Pfirsichkern-, Erdnuß-, Baumwollsamen-, Mohn-, Sesamöl).

Die beiden vorstehenden Prüfungen sind ausführlich behandelt bei Oleum Amygdalarum. Der einschlägige Text ist derselbe, nur soll das Mandelöl nach dem Schütteln mit rauchender Salpetersäure ein weißliches Gemisch geben, Olivenöl ein grünlichweißes Gemisch.

4 g Olivenöl werden mit 50 ccm weingeistiger $^{1}/_{2}$-Normal-Kalilauge in einem mit Rückflußkühler versehenen Kölbchen auf dem Wasserbade verseift; nach Zusatz von 0,5 ccm Phenolphthaleinlösung wird tropfenweise Salzsäure hinzugesetzt, bis die Rotfärbung eben verschwindet. Hierauf wird der Kolben 10 Minuten lang in Wasser von 15^{0} gestellt und vom ausgeschiedenen Kaliumchlorid abfiltriert. 20 ccm des klaren Filtrats werden in einem Probierrohr in Wasser von 9^{0} bis 10^{0} gestellt; nach einer halben Stunde darf weder eine Trübung noch ein Niederschlag entstanden sein (Erdnußöl, größere Menge Baumwollsamen- oder Sesamöl).

Auch diese Prüfung wird genau ausgeführt wie bei Oleum Amygdalarum und ist dort behandelt. Doch sagt hierzu P. Bohrisch (B. D. Ph. Ges. 1920, S. 206): „Da auch reine Olivenöle gelegentlich nach halbstündigem Stehen bei 10^{0} geringe Ausscheidungen geben, ist es ratsam, das Reagenzglas beim positiven Ausfall der Probe eine Viertelstunde lang bei Zimmertemperatur hinzustellen. Verschwindet die Ausscheidung hierbei, rührt sie von Olivenöl her..." Siehe dazu auch die entsprechende Anmerkung zu Oleum Amygdalarum.

Oleum Persicarum — Pfirsichkernöl

Der Text ist hier nahezu derselbe wie bei Oleum Amygdalarum bis auf den einen Punkt: Reines Mandelöl soll nach dem Schütteln mit rauchender Salpetersäure ein weißliches Gemisch geben. Diese Forderung ist hier fortgelassen, weil Pfirsichkernöl bei solcher Behandlung ein gefärbtes Gemisch ergibt.

Das fette Öl der Samen von Prunus persica *Stokes* und Prunus armeniaca *Linné*.

Pfirsichkernöl ist hellgelb, geruchlos, schmeckt mild und scheidet selbst bei — 10° noch keine festen Bestandteile aus.

Dichte 0,911 bis 0,916.

Jodzahl 95 bis 100. Säuregrad nicht über 8. Verseifungszahl 190 bis 195.

Unverseifbare Anteile höchstens 1,5 Prozent.

Bringt man in ein Probierrohr 10 ccm Salpetersäure und 2 g Pfirsichkernöl, gibt in kleinen Anteilen etwa 1 g Natriumnitrit hinzu und läßt an einem kühlen Orte stehen, so muß das Öl nach 4 bis 10 Stunden zu einer weißen Masse erstarrt sein (trocknende Öle).

4 g Pfirsichkernöl werden mit 50 ccm weingeistiger $^1/_2$-Normal-Kalilauge in einem mit Rückflußkühler versehenen Kolben auf dem Wasserbade verseift; nach Zusatz von 0,5 ccm Phenolphthaleinlösung wird tropfenweise Salzsäure hinzugefügt, bis die Rotfärbung eben verschwindet. Hierauf wird der Kolben 10 Minuten lang in Wasser von 15° gestellt und das ausgeschiedene Kaliumchlorid abfiltriert. 20 ccm des klaren Filtrats werden in einem Probierrohr in Wasser von 9° bis 10° gestellt; nach einer halben Stunde darf weder eine Trübung noch ein Niederschlag entstanden sein (Erdnußöl, größere Mengen Baumwollsamen- oder Sesamöl).

Die bei der Bestimmung der unverseifbaren Anteile des Öles erhaltene Seifenlösung wird zur Abscheidung der Ölsäure mit überschüssiger Salzsäure versetzt. Die Ölsäure wird nach der Trennung von der salzsauren Flüssigkeit wiederholt mit warmem Wasser gewaschen, durch Erwärmen auf dem Wasserbade vom Wasser befreit und muß nach einstündigem Stehen bei Zimmertemperatur noch vollkommen flüssig sein (fremde Öle). 1 ccm der Ölsäure muß mit 1 ccm Weingeist eine klare Lösung geben, die bei Zimmertemperatur keine Fettsäuren abscheiden und nach weiterem Zusatz von 1 ccm Weingeist nicht getrübt werden darf (fremde Öle, flüssiges Paraffin).

Oleum Rapae — Rüböl

Das aus den Samen von angebauten Brassica-Arten ohne Anwendung von Wärme gepreßte Öl.

Rüböl ist gelb oder bräunlichgelb, etwas dickflüssig und von eigenartigem Geruch und Geschmacke.

Dichte 0,906 bis 0,913.

Jodzahl 94 bis 106. Säuregrad nicht über 8. Verseifungszahl 168 bis 179.

Unverseifbare Anteile höchstens 1,5 Prozent.

Über die Bestimmung dieser Konstanten siehe im allgemeinen Teil, S. 23 u. 57ff.

Werden 20 Tropfen Rüböl mit 5 ccm Schwefelkohlenstoff und 1 Tropfen Schwefelsäure geschüttelt, so darf das Gemisch weder eine blaue noch violette Färbung annehmen, sondern muß sich zunächst blaßgrünlich, dann bräunlich färben (ungereinigtes Rüböl).

Oleum Ricini — Rizinusöl

Das aus den geschälten Samen von Ricinus communis *Linné* ohne Anwendung von Wärme gepreßte und dann mit Wasser ausgekochte Öl.

Rizinusöl ist klar, dickflüssig, blaßgelb und von kaum wahrnehmbarem Geruch und Geschmacke.

Dichte 0,946 bis 0,966.

Bei 0° wird Rizinusöl, besonders beim Reiben mit einem Glasstab, durch Abscheidung kristallinischer Flocken trübe, bei niedrigerer Temperatur butterartig. Rizinusöl ist in Essigsäure oder absolutem Alkohol in jedem Verhältnis sowie in 3 bis 4 Teilen Weingeist klar löslich.

Schüttelt man ein Gemisch von 3 ccm Rizinusöl, 3 ccm Schwefelkohlenstoff und 1 ccm Schwefelsäure einige Minuten lang, so darf es sich nicht schwarzbraun färben (heiß gepreßtes Rizinusöl, fremde Öle).

Die letzte Prüfung ist sehr wenig maßgebend! Während des Krieges waren wir vielfach gezwungen, eine Ware „erster Pressung“ abzugeben. Es ist das ein Öl, das trotz der gut klingenden Bezeichnung ein zweitgewonnenes Produkt, d. h. heiß gepreßt und ziemlich intensiv gelbgefärbt ist. Aber auch dieses Öl zweiter Sorte gab ebenso wie die erste Sorte bei der vorgeschriebenen Behandlung mit Schwefelkohlenstoff und Schwefelsäure das gleiche hellbraune Gemisch. — Wichtig ist zunächst, bei der Prüfung des Rizinusöles festzustellen, daß es farblos oder höchstens blaßgelblich, daß es klar löslich in 3 bis 4 Teilen Weingeist und in jedem Verhältnis löslich in Essigsäure und absolutem Alkohol ist. Damit ist die Reinheit schon bis zu einem gewissen Grade gesichert. Vor allem muß das Öl bei der Abgabe blank sein, da in diesem Falle nicht das giftige Rizin anwesend sein kann, das in Öl selbst spurenweise unlöslich ist (siehe J. Prescher, Ph. Ztrh. 1919, S. 311; die Frage des „giftigen“ Rizins ist übrigens noch durchaus nicht endgültig geklärt). — Führt man die Probe des Arzneibuches durch Mischen des Öles mit Schwefelsäure und Schwefelkohlenstoff aus (zweckmäßig in einem graduierten Zylinder mit Glasstopfen), so muß man wegen der stark auftretenden Selbsterwärmung und wegen des damit verbundenen Aufschäumens der Flüssigkeit sehr vorsichtig sein; d. h. man muß erst schwach schütteln und dann den Zylinder, vom Gesicht abgewendet, lüften.

Oleum Sesami — Sesamöl

Das aus den Samen von Sesamum indicum *Linné* ohne Anwendung von Wärme gepreßte Öl.

Sesamöl ist hellgelb, fast geruchlos und schmeckt mild.

Dichte 0,917 bis 0,920.

Jodzahl 103 bis 112. Säuregrad nicht über 8. Verseifungszahl 187 bis 193.

Unverseifbare Anteile höchstens 1,5 Prozent.

Über die Bestimmung dieser Konstanten siehe im allgemeinen Teil, S. 23 u. 57ff.

Schüttelt man 1 Tropfen Sesamöl mit 3 Tropfen weingeistiger Furfurollösung und 3 ccm rauchender Salzsäure etwa 1 Minute lang, so färbt sich das Gemisch rot.

Es liegt hier die sehr charakteristische Baudouinsche Identitätsprobe auf Sesamöl vor, ausführbar schon mit einer ganz geringen Menge des Öles.

Erhitzt man 5 g Sesamöl in einem mit Rückflußkühler versehenen Kölbchen mit 5 ccm Amylalkohol und 5 ccm einer 1prozentigen Lösung von Schwefel in Schwefelkohlenstoff eine Viertelstunde lang auf dem Wasserbade, so darf weder hierbei, noch nach weiterem Zusatz von 5 ccm der Lösung von Schwefel in Schwefelkohlenstoff und darauffolgendem, viertelstündigem Erhitzen eine Rotfärbung des Gemisches eintreten (Baumwollsamenöl).

Hier liegt die wichtige Halphensche Reaktion vor, beschrieben am Schluß des Artikels „Oleum Arachidis“.

Olea aetherea — Ätherische Öle

Dieser Artikel ist ausführlich behandelt im allgemeinen Teil, S. 68.

Oleum Angelicae — Angelikaöl

Das ätherische Öl der Wurzeln von Archangelica officinalis *Hoffmann.*

Angelikaöl ist eine gelbliche bis bräunliche, optisch aktive ($\alpha_D^{20°} = +16°$ bis $+41°$) Flüssigkeit von aromatischem, pfefferartigem Geruch und würzigem Geschmacke.

Dichte 0,848 bis 0,913.

1 ccm Angelikaöl muß sich in 6 ccm 90prozentigem Alkohol klar oder doch nur mit geringer Trübung lösen.

In ein völlig trockenes Probierrohr gibt man 1 ccm Angelikaöl, verschließt das Rohr locker mit einem Wattebausche, der einen kleinen Fuchsinkristall umschließt, und erhitzt das Öl über kleiner Flamme zum Sieden. Die sich entwickelnden Dämpfe dürfen die Stelle, an der sich der Fuchsinkristall befindet, nicht rot färben (Weingeist).

Über diese Prüfungen, besonders die auf Weingeist, siehe im allgemeinen Teil, S. 70.

Oleum Anisi — Anisöl

Das ätherische Öl der reifen Spaltfrüchte von Pimpinella anisum *Linné* (Anis) oder der reifen Früchte von Illicium verum *Hooker* fil. (Sternanis).

Der Anbau von Anis ist in Rußland weitgehend zurückgegangen, wirkliches Anisöl daher nicht in hinreichender Menge erhältlich. Die vorhandenen Öle sind fast durchweg aus den Früchten des Sternanis gewonnen. Da nun beide Öle (aus Anis und Sternanis) als Hauptbestandteil Anethol (85 bis 90 Prozent) enthalten und auch gleiche Nebenbestandteile, z. B. Methylchavikol (wenn auch in verschiedenen Anteilen), bestand kein Bedenken, beide Öle nebeneinander zum offizinellen Gebrauch zuzulassen. — Die Berichte von Schimmel & Co. (1925, S. 4) sagen darüber: „...man ist nach und nach dazu übergegangen, aus Anethol und Sternanisöl ein rektifiziertes Anisöl herzustellen, das den Anforderungen der Arzneibücher hinsichtlich der physikalischen und chemischen Eigenschaften entspricht. Viel minderwertiges Öl ist am Markte, und strenge Kontrolle namentlich des geforderten Erstarrungspunktes ist unbedingt erforderlich". — Über eine Unterscheidung von Anisöl und Sternanisöl s. G. Frerichs, Ap. Z. 1925, S. 196.

Anisöl ist eine farblose oder blaßgelbe, stark lichtbrechende, optisch aktive ($\alpha_D^{20°} = +0{,}6°$ bis $-2°$) Flüssigkeit oder eine weiße Kristallmasse von würzigem Geruch und süßlichem Geschmacke.

Dichte 0,979 bis 0,989.

Erstarrungspunkt 15° bis 19°.

Über die Bestimmung dieser Konstanten siehe im allgemeinen Teil. Wichtig ist hier auch die Bestimmung der optischen Drehung. Ein Zusatz von Fenchelöl würde sich durch eine stärkere Rechtsdrehung bemerkbar machen.

1 ccm Anisöl muß sich in 3 ccm 90prozentigem Alkohol lösen. Diese Lösung darf Lackmuspapier nicht verändern; nach Zusatz von 7 ccm Wasser darf das Gemisch durch 3 Tropfen verdünnte Eisenchloridlösung (1 + 9) nicht violett gefärbt werden (Phenole).

In ein völlig trockenes Probierrohr gibt man 1 ccm Anisöl, verschließt das Rohr locker mit einem Wattebausche, der einen kleinen Fuchsinkristall umschließt, und erhitzt das Öl über kleiner Flamme zum Sieden. Die sich entwickelnden Dämpfe dürfen die Stelle der Watte, an der sich der Fuchsinkristall befindet, nicht rot färben (Weingeist).

Schüttelt man 5 ccm Anisöl mit 5 ccm Wasser, das mit 1 Tropfen verdünnter Salzsäure versetzt ist, kräftig durch, so darf die wässerige Flüssigkeit durch 3 Tropfen Natriumsulfidlösung nicht dunkel gefärbt werden (Blei, Kupfer).

Über die Prüfungen der beiden letzten Abschnitte siehe S. 70.

Oleum Calami — Kalmusöl

Das ätherische Öl des Wurzelstocks von Acorus calamus *Linné*.

Kalmusöl ist eine dickliche, gelbe bis braungelbe, optisch aktive ($\alpha_D^{20°} = +9°$ bis $+31°$) Flüssigkeit von würzigem Geruch und bitterlich brennendem, gewürzhaftem Geschmacke.

Dichte 0,954 bis 0,965.

1 ccm Kalmusöl muß sich in 0,5 ccm 90prozentigem Alkohol klar lösen.

Die Feststellung der Löslichkeit des Kalmusöles in der angegebenen Menge des 90prozentigen Alkohols ist wichtig zur eventuellen Erkennung unerlaubter Zusätze wie Kampferölanteile usw.

Oleum Carvi — Kümmelöl

Gehalt mindestens 50 Volumprozent Karvon.

Das ätherische Öl der reifen Spaltfrüchte von Carum carvi *Linné*.

Kümmelöl ist eine farblose, mit der Zeit gelb werdende, optisch aktive ($\alpha_D^{20°} = +70°$ bis $+81°$) Flüssigkeit von mildem, würzigem Geruch und Geschmacke.

Dichte 0,903 bis 0,915.

Bezüglich der Dichte schreibt uns die Firma Anton Deppe Söhne, Hamburg: „Die unterste Grenze wird mit 0,903 angegeben. Bei einer derart niedrigen Dichte kann aber in dem Kümmelöl der verlangte Karvongehalt von mindestens 50 Prozent nicht enthalten sein".

1 ccm Kümmelöl muß sich in 1 ccm 90prozentigem Alkohol lösen.

Gehaltsbestimmung. 5 ccm Kümmelöl werden im Kassiakölbchen mit 50 ccm einer frisch bereiteten 40prozentigen Lösung von Natriumsulfit und 4 Tropfen Phenolphthaleinlösung versetzt und im siedenden Wasserbad unter häufigem, kräftigem Umschütteln erwärmt. Das hierbei freiwerdende Natriumhydroxyd wird von Zeit zu Zeit durch verdünnte Essigsäure neutralisiert, bis bei weiterem Erwärmen, auch nach Zusatz von Natriumsulfitlösung, keine Rötung mehr eintritt. Durch Zugabe von Natriumsulfitlösung treibt man dann das nicht gebundene Öl in den Hals des Kölbchens; die Menge des Öles darf nach dem Abkühlen nicht mehr als 2,5 ccm betragen, was einem Mindestgehalte von 50 Volumprozent Karvon entspricht.

Die quantitative Bestimmung des Karvons beruht auf folgenden Vorgängen: Zunächst erleidet das Natriumsulfit in wässeriger Lösung eine hydrolytische Spaltung, indem es zu einem kleinen Teil in Natriumbisulfit und NaOH zerfällt:

$$Na_2SO_3 + H_2O = NaOH + NaHSO_3.$$

Das entstandene Natriumbisulfit bildet sodann mit dem Keton „Karvon" nach folgender Gleichung eine wasserlösliche Natriumbisulfitverbindung:

$$C_9H_{14} \cdot CO + NaHSO_3 = C_9H_{14} \cdot C{<}^{OH}_{OSO_2Na} .$$

In demselben Maße, wie das entstandene Bisulfit mit Karvon in Reaktion tritt, entsteht ein neuer Anteil Bisulfit, so daß der Vorgang schließlich in folgende Formel zu bringen ist:

$$C_9H_{14}\cdot CO + Na_2SO_3 + H_2O = C_9H_{14}\cdot C{<}^{OH}_{OSO_2Na} + NaOH.$$

Nach Obigem wird also das Karvon in eine wasserlösliche Verbindung übergeführt. Treibt man nunmehr das nicht gebundene, zurückgebliebene Öl in den Hals des Kölbchens und liest nach dem Abkühlen 2,5 ccm ab, so sind aus den 5 ccm Kümmelöl als Natriumbisulfitverbindung herausgelöst: 2,5 ccm Karvon = 50 Volumprozent. — Auf folgendes ist noch zu achten: Nach obigen Formeln spaltet sich zugleich bei dem Prozeß Natriumhydroxyd ab. Da dieses dem gewünschten chemischen Vorgang entgegengesetzt wirkt, so muß es von Zeit zu Zeit in dem Maße, in dem es sich bildet, durch Säure neutralisiert werden. Hier kann aber leicht eine Täuschung eintreten: Während des Erwärmungsprozesses wird das Phenolphthalein zerstört. Man muß deshalb, sobald man durch verdünnte Essigsäure neutralisiert und dann erwärmt hat, erneut Phenolphthalein zusetzen, um bestimmt das eventuelle Wiederauftreten einer Alkalität zu erkennen. (Das Erhitzen muß bis zur Beendigung der Reaktion mehrere Stunden lang im siedenden Wasserbade vorgenommen werden.) — Über das Kassiakölbchen, in dem die Bestimmung vorgenommen werden soll, siehe S. 74. Das Öl ist zweckmäßig nach den allgemeinen Bestimmungen noch auf Phthalsäureester (siehe S. 68) zu prüfen.

Oleum Caryophylli — Nelkenöl

Oleum Caryophyllorum

Gehalt 80 bis 96 Volumprozent Eugenol, einschließlich Azeteugenol.

Das ätherische Öl der Blütenknospen von Jambosa caryophyllus (*Sprengel*) *Niedenzu.*

Nelkenöl ist eine fast farblose oder gelbliche, an der Luft sich bräunende, stark lichtbrechende, optisch aktive ($\alpha_D^{20^\circ}$ = bis — 1,6°) Flüssigkeit von würzigem Geruch und brennendem Geschmacke.

Dichte 1,039 bis 1,065.

1 ccm Nelkenöl muß sich in 2 ccm 70prozentigem Alkohol lösen.

Schüttelt man 0,5 ccm Nelkenöl mit 10 ccm Wasser, das auf etwa 50° erwärmt ist, so darf die Lösung Lackmuspapier nicht röten. Die nach dem Abkühlen filtrierte Lösung darf sich nach Zusatz von 2 Tropfen verdünnter Eisenchloridlösung (1 + 9) höchstens vorübergehend graugrünlich, aber nicht blauviolett färben.

Die letzte Prüfung soll eventuell die Anwesenheit von Phenolen erweisen, die durch Eisenchloridlösung eine blauviolette Färbung ergeben.

Gehaltsbestimmung. 5 ccm Nelkenöl werden im Kassiakölbchen mit 70 ccm verdünnter Natronlauge (1 + 4) versetzt und unter häufigem, kräftigem Umschütteln eine Viertelstunde lang im siedenden Wasserbad erwärmt. Durch Zugabe von kalt gesättigter Natriumchloridlösung treibt man dann das nicht gebundene Öl in den Hals des Kölbchens, sorgt durch leichtes Beklopfen und Drehen des Kölbchens, daß die an der Glaswand anhaftenden Öltröpfchen an die Oberfläche kommen, und läßt so lange stehen, bis sich das Öl von der wässerigen Flüssigkeit vollkommen getrennt hat. Die Menge des nicht gebundenen Öles darf nach dem Erkalten nicht mehr als 1 ccm und nicht weniger als 0,2 ccm betragen, was einem Gehalte von 80 bis 96 Volumprozent Eugenol, einschließlich Azeteugenol, entspricht.

Die Gehaltsbestimmung beruht darauf, daß das Eugenol als Phenol beim Schütteln mit der verdünnten Natronlauge in das wasserlösliche Phenolat übergeführt und in dieser Form aus dem Öl herausgelöst wird. Es bleiben also nach der vorgeschriebenen Behandlung nur die Nichtphenole zurück. Treibt man diese in den Hals des Kassiakölbchens und liest nach völliger Trennung der Schichten und nach Erkalten das Volumen ab, so erfährt man, wieviel Nichtphenole vorhanden, wieviel Phenole also gelöst sind. Von 5 ccm Nelkenöl sollen herausgelöst werden: 4 bis 4,8 ccm Phenole als Phenolate. Das entspricht 80 bis 96 Prozent Phenolen. — Neben Eugenol sind noch kleine Anteile Azeteugenol vorhanden (also Eugenol, dessen Phenolgruppe azetyliert ist). Dieses Azeteugenol wird bei der vorgeschriebenen Behandlung verseift, so daß das daraus entstehende Eugenolnatrium mit in die wässerige Lösung übergeht. — Hier wird nur eine sehr verdünnte, 3prozentige Natronlauge angewendet, da stärkere Laugen im Verein mit dem Eugenolalkali auch auf Nichtphenole einwirken würden. — Störend wirkt bei dieser Bestimmung häufig, daß Tröpfchen der nichtphenolischen, ungelösten Bestandteile an den Wandungen des Kölbchens haften bleiben. Das soll möglichst vermieden werden: 1. Dadurch, daß man das Öl in den Hals des Kölbchens treibt durch gesättigte Kochsalzlösung, die die Dichte der wässerigen Lösung erhöht. 2. Durch den von H. Thoms und F. Unger (Archiv 1926, S. 578) vorgeschlagenen Kassiakolben, dessen Wände schräg, nicht gewölbt, abfallen. Siehe S. 74.

Oleum Chenopodii anthelminthici — Wurmsamenöl

Gehalt annähernd 60 Prozent Askaridol.

Das ätherische Öl der Samen von Chenopodium ambrosioides *Linné*, var. anthelminthicum *Gray*.

Wurmsamenöl ist eine farblose oder gelbliche, optisch aktive ($\alpha_D^{20°} = -4°$ bis $-9°$) Flüssigkeit von widerlichem, stark durchdringendem Geruch und bitterlich brennendem Geschmacke.

Dichte 0,958 bis 0,985.

Erhitzt man in einem Probierrohr 1 ccm Wurmsamenöl (keine größere Menge verwenden!) über freier Flamme etwa 1 Minute lang zum Sieden, so färbt sich bei einem Askaridolgehalte des Öles von annähernd 60 Prozent die Flüssigkeit unter stürmischem Aufsieden tiefdunkelgelb.

Der wirksame Bestandteil des Wurmsamenöles ist das zu Beginn des Artikels erwähnte Askaridol, ein den Terpenen nahestehender Stoff. Da es sich hier um einen sehr stark wirkenden Körper handelt, dessen Gehalt vor allem in den verschiedenen Handelsölen weitgehend wechselt, wäre es von großer Wichtigkeit gewesen, wenn eine genaue Gehaltsbestimmung in das D.A.B. 6 hätte aufgenommen werden können. Das erwies sich aber als untunlich (s. H. Thoms u. F. Unger, Archiv 1926, S. 578): Zu den hervorstehendsten Eigenschaften des Askaridols gehört seine leichte Explosionsfähigkeit. Beim Erhitzen unter Atmosphärendruck explodiert Askaridol heftig, noch ehe es seinen

Siedepunkt erreicht hat, häufig unter Feuererscheinung. Wohl kann die Destillation im Vakuum vorgenommen werden. Deshalb wäre es möglich, das Wurmsamenöl zur Askaridol-Bestimmung im Vakuum fraktioniert zu destillieren und die Askaridolfraktion zu wägen. Aber das Verfahren wäre für die Apotheken-Praxis ungeeignet. Man mußte sich deshalb begnügen, wie vorstehend angegeben, „annähernd" den Askaridol-Gehalt bestimmen zu lassen: Zunächst soll man nicht mehr als 1 ccm Öl verwenden, weil sonst die Reaktion zu heftig auftreten kann. Dann soll bei einem ungefähren Gehalt von 60 Prozent Askaridol nach etwa 1 Minute langem Erhitzen zum Sieden I. ein stürmisches Aufsieden eintreten; II. die Flüssigkeit sich tiefdunkelgelb färben. Die erste Erscheinung tritt auch nach unserer Erfahrung in gewissem Sinne ein. Die Heftigkeit der Reaktion ist verschieden, aber stets konnten wir bei vollwertigen Ölen zur angegebenen Zeit ein mehr oder weniger starkes Aufsieden, begleitet von heftigem „Knacken" beobachten. Die Dunkelfärbung aber tritt dabei nicht gleichmäßig ein. Schon in Schim. B. 1927, S. 120 heißt es: „Wir haben bei sonst guten Ölen mit vollem Askaridolgehalt auch weniger intensive Verfärbungen beobachtet." Nach unseren Erfahrungen scheint der Grad der eintretenden Dunkelfärbung vom Alter des Öles abzuhängen. Wenigstens konnten wir schon bei 2 Handelsölen beobachten, daß dieselben, frisch geliefert, bei der vorgeschriebenen Behandlung hell blieben, sich nur wenig verfärbten, daß aber dieselben Öle nach etwa dreimonatlicher Lagerzeit durch das vorgeschriebene Erhitzen tatsächlich die geforderte tiefdunkelgelbe Farbe annahmen.

1 ccm Wurmsamenöl muß sich in 1 ccm einer Mischung von 4 ccm absolutem Alkohol und 1 ccm Wasser klar lösen.

Oleum Cinnamomi — Zimtöl

Gehalt 66 bis 76 Volumprozent Zimtaldehyd.

Das ätherische Öl der Rinde von Cinnamomum ceylanicum *Nees.*

Zimtöl ist eine hellgelbe, schwach links drehende ($\alpha_D^{20°}$ = bis — 1°) Flüssigkeit von würzigem Geruche, würzig süßem und zugleich brennendem Geschmacke.

Dichte 1,018 bis 1,035.

Die Bestimmung der Dichte ist hier um so wichtiger, als das Arzneibuch ausdrücklich das teurere Öl des Ceylon-Zimts verlangt, das eine niedrigere Dichte besitzt als das billigere Öl des Kassia-Zimts.

1 ccm Zimtöl muß sich in 3 ccm 70prozentigem Alkohol lösen.

Schüttelt man 5 ccm Zimtöl mit 5 ccm Wasser, das mit 1 Tropfen verdünnter Salzsäure versetzt ist, kräftig durch, so darf die wässerige Flüssigkeit durch 3 Tropfen Natriumsulfidlösung nicht dunkel gefärbt werden (Blei, Kupfer).

Diese Prüfung auf Metalle ist neu aufgenommen, da die im Zimtöl enthaltene Zimtsäure die zum Versand benutzten Metallgefäße zuweilen angreift und die Öle daher manchmal einen Metallgehalt aufweisen. Siehe S. 70.

Gehaltsbestimmung. 5 ccm Zimtöl werden im Kassiakölbchen mit 5 ccm frisch hergestellter, filtrierter Natriumbisulfitlösung versetzt und im siedenden Wasserbad unter häufigem, kräftigem Umschütteln erwärmt, bis die zunächst entstehende Ausscheidung wieder gelöst ist. Darauf fügt man allmählich weitere Mengen von je 5 ccm Natriumbisulfitlösung hinzu und verfährt jedesmal in der beschriebenen Weise, bis ein weiterer Zusatz der Natriumbisulfitlösung keine Ausscheidung mehr hervorruft. Durch abermaligen Zusatz von Natriumbisulfitlösung treibt man dann das nicht gebundene, vollkommen klare Öl in den Hals des Kölbchens; die Menge des Öles darf nach dem Abkühlen nicht mehr als 1,7 ccm und nicht weniger als 1,2 ccm betragen, was einem Gehalte von 66 bis 76 Volumprozent Zimtaldehyd entspricht.

Der Gehalt an Zimtaldehyd soll 66 Prozent bis 76 Prozent betragen; sonst ist das Öl verdächtig. Ist nämlich Kassia-Öl zugesetzt, das im allgemeinen einen höheren Aldehydgehalt besitzt (bis 90 Prozent, in seltenen Fällen noch darüber), so wird auch hier der Aldehydgehalt entsprechend, also eventuell über 76 Prozent, erhöht sein. Sind aber fremde oder minderwertige Öle, wie Zimtblätteröl, zugegen, so ist der Aldehydgehalt erniedrigt. Deshalb hat das Arzneibuch bei der Aldehydgehaltsbestimmung eine Grenze nach oben und unten festgesetzt. Das konnte auch um so mehr geschehen, als der Zimtaldehyd beim Ceylon-Zimtöl nicht der den Wert bestimmende Bestandteil, wie beim Kassia-Öl, ist; hier sind gerade die nicht aldehydischen Bestandteile die wertvolleren (s. Gildemeister, Bd. II, S. 439). — Die Gehaltsbestimmung beruht darauf, daß Zimtaldehyd durch Natriumbisulfitlösung zunächst in die schwer in Wasser lösliche Aldehydbisulfitverbindung übergeführt wird:

$$C_6H_5\cdot CH:CH-C\begin{matrix}\diagup H\\ -OH\\ \diagdown OSO_2Na\end{matrix}$$

Diese nimmt unter Einwirkung der überschüssigen heißen Bisulfitlösung ein zweites Molekül Natriumbisulfit auf und geht in die wasserlösliche Doppelverbindung

$$C_6H_5\cdot\underset{\underset{H}{|}}{CH}\cdot\underset{\underset{OSO_2Na}{|}}{CH}-C\begin{matrix}\diagup H\\ -OH\\ \diagdown OSO_2Na\end{matrix}$$

über, die durch ihre Wasserlöslichkeit dem Öl quantitativ entzogen werden kann, während die nicht aldehydischen Ölanteile ungelöst zurückbleiben. Aus dem absorbierten Anteil ergibt sich der Gehalt an Aldehyd. — Zur Ausführung benutzt man ein besonderes Glaskölbchen, das auf S. 74 geschilderte „Kassiakölbchen". In dieses Kölbchen bringt man zu den vorgeschriebenen 5 ccm Öl zunächst 5 ccm der Natriumbisulfitlösung, schwenkt kräftig um und erhitzt die Mischung so lange auf dem Wasserbade, bis sich die gebildeten festen Gerinnsel gelöst haben. Darauf fügt man wieder 5 ccm Natriumbisulfitlösung hinzu, schwenkt abermals kräftig um und erhitzt nochmals bis zur Lösung. Das wiederholt man (aber immer erst neue 5 ccm Natriumbisulfitlösung hinzugebend, wenn sich das Gerinnsel gelöst hat), bis endlich die zuletzt zugefügten 5 ccm Natriumbisulfitlösung bei kräftigem Schütteln keine Ausscheidung mehr bewirken. Dann wird durch Auffüllen mit Bisulfitlösung das übrig gebliebene Öl in den Kolbenhals emporgetrieben, wobei man durch zeitweises leichtes Beklopfen und Drehen des Kölbchens um seine Längsachse dafür sorgt, daß etwa an der Glaswand noch hängende Öltropfen an die Oberfläche steigen. Nach dem Erkalten und Klären wird die Ölmenge sorgfältig abgelesen.

Es empfiehlt sich noch eine Prüfung dieses Öles auf Phthalsäureester. Siehe S. 68.

Oleum Citri — Zitronenöl

Das aus den frischen Schalen der Früchte von Citrus medica *Linné* gepreßte Öl.

Zitronenöl ist eine hellgelbe, optisch aktive ($\alpha_D^{20°} = +55°$ bis $+65°$) Flüssigkeit von reinem Zitronengeruch und mildem, würzigem, hinterher etwas bitterem Geschmacke.

Auf S. 32 ist bereits gesagt, daß bei dieser Bestimmung des Drehungsvermögens des Zitronenöles auch die Temperatur eine nicht unwesentliche Rolle spielt: Wird die Drehung bei einer unter 20° liegenden Temperatur bestimmt, so sind für jeden Temperaturgrad unter 20° von dem gefundenen Wert 9 Minuten abzuziehen; dagegen sind bei einer über 20° liegenden Temperatur für jeden Temperaturgrad 8,2 Minuten hinzuzuzählen, um den Drehungswinkel für 20° zu finden (Gildemeister, Bd. III, S. 18). — Schim. B. 1927, S. 118 berichten hierzu noch: Drehungen unter +56° und über +63° gehören zu den Ausnahmen und machen das betreffende Öl etwas verdächtig.

Dichte 0,852 bis 0,856.

1 ccm Zitronenöl muß sich in 12 ccm 90prozentigem Alkohol klar oder bis auf wenige Flocken lösen (fettes Öl, Paraffin).

Gerade das Zitronenöl unterliegt häufig den verschiedensten Fälschungen (durch Mineralöl, Weingeist, Terpentinöl usw.). Die Fachgenossen werden sich im allgemeinen damit begnügen müssen, die Prüfungen des Arzneibuches genau auszuführen. Sodann prüft man — auf Filtrierpapier! — den Geruch darauf, ob er genügend stark und rein ist, bzw. ob während des allmählichen Verdunstens fremde Gerüche auftreten. Außerdem ist eine Prüfung auf Terpentinöl sehr zu empfehlen, das sich durch sein Drehungsvermögen unterscheidet. Zu diesem Zwecke destilliert man von etwa 25 ccm Öl vorsichtig, d. h. langsam, die Hälfte ab: Bei reinen Ölen wird dann die Drehung des Destillates etwas höher sein als die des ursprünglichen Öles; die Drehung des Destillates ist aber niedriger, wenn Terpentinöl zugegen ist. — Werden fettes Öl oder Paraffine vermutet, so bestimme man den Abdampfrückstand (auf dem Wasserbade), der nicht mehr als 5 Prozent betragen soll. — Für den Fall aber, daß hier unbefriedigende Ergebnisse auftreten, die eingehendere Untersuchungen erheischen, muß auf Spezialwerke verwiesen werden, z. B. auf das hier oft zitierte Buch von Gildemeister, der (Bd. III, S. 31) in dieser Beziehung sagt: „Die Untersuchung des Zitronenöles auf Reinheit gehört zu den schwierigsten Aufgaben des analytischen Chemikers.“

Das Zitronenöl hat nur eine begrenzte Haltbarkeit, es erhält nach einiger Zeit einen fremdartigen ,unangenehmen Geruch und Geschmack. Um diese Erscheinung möglichst hintanzuhalten, muß das Öl in ganz trockenen, sorgfältig verschlossenen, bis an den Hals gefüllten Flaschen dunkel und kühl aufbewahrt werden. — Nach Schim. B. 1918, S. 23 hält Mac Dermott es für zweckmäßig, dem Öl zur möglichst langen Verhinderung des terpentinartigen Geruches 10 Prozent Alcohol absolut. zuzusetzen. Da das Präparat sich so monatelang unverändert halten soll, will der Autor diese Maßregel sogar in die Arzneibücher aufgenommen wissen. (Der Vorschlag sei hier nur mitgeteilt.)

In ein völlig trockenes Probierrohr gibt man 1 ccm Zitronenöl, verschließt das Rohr locker mit einem Wattebausche, der einen kleinen Fuchsinkristall umschließt, und erhitzt das Öl über kleiner Flamme zum Sieden. Die sich entwickelnden Dämpfe dürfen die Stelle der Watte, an der sich der Fuchsinkristall befindet, nicht rot färben (Weingeist).

Über diese Prüfung siehe im allgemeinen Teil, S. 70.

Schüttelt man 5 ccm Zitronenöl mit 5 ccm Wasser, das mit 1 Tropfen verdünnter Salzsäure versetzt ist, kräftig durch, so darf die wässerige Flüssigkeit durch 3 Tropfen Natriumsulfidlösung nicht dunkel gefärbt werden (Blei, Kupfer).

Metalle können im Zitronenöl vorhanden sein, wenn dieses in Metallgefäßen verschickt wurde. Siehe darüber S. 70. — Übrigens ist hier auch eine Prüfung auf Phthalsäureester zweckmäßig; siehe S. 68.

Oleum Citronellae — Zitronellöl

Oleum Melissae indicum

Zur Erläuterung der Nebenbezeichnung „Oleum Melissae indicum" sei zunächst die Erklärung mitgeteilt, die H. Thoms und F. Unger darüber geben (Archiv 1926, S. 582): „Für die Bereitung des Spiritus Melissae compositus müssen jetzt statt der Drogen die daraus isolierten ätherischen Öle verwendet werden. Die Ölausbeute aus dem Kraut von Melissa officinalis L. ist aber so geringfügig (gefunden 0,014 Prozent in frischem Kraut zu Beginn der Blüte, 0,104 Prozent in frischem Kraut in voller Blüte: siehe Gildemeister & Hoffmann, 2. Aufl., III. Bd., S. 501), daß der Preis für echte Öle unerschwinglich hoch werden würde. Das Melissenöl des Handels ist deshalb auch kein reines Destillat aus der im D.A.B. vorgeschriebenen Droge, sondern entweder über Melissenkraut destilliertes Zitronen- resp. Zitronellöl oder nur ein fraktioniertes Zitronellöl. Um von vornherein derartige nicht immer einwandfreie und schwer normierbare Handelsprodukte auszuschließen, wurde das wegen seines an Melissenöl erinnernden Geruches auch unter dem Namen „ostindisches Melissenöl" gehandelte Zitronellöl, und zwar das feinere „Java-Zitronellöl" aus dem Kraute von Cymbopogon Winterianus *Jowitt*, in das neue Arzneibuch aufgenommen."

Gehalt mindestens 80 Prozent Gesamt-Geraniol ($C_{10}H_{18}O$, Mol.-Gew. 154,1). Das ätherische Öl des Krautes von Cymbopogon Winterianus *Jowitt*.

Es ist schon oben gesagt, daß nur das feinere „Java-Zitronellöl" in das neue Arzneibuch aufgenommen ist.

Zitronellöl ist eine gelbliche, optisch aktive ($\alpha_D^{20°} = -3{,}5°$ bis $+1{,}7°$) Flüssigkeit von an Melissen- und Zitronenöl erinnerndem Geruch und aromatischem, brennendem Geschmacke.

Nach H. Thoms und F. Unger (l. c.) zeigt das nicht so feine Ceylon-Zitronellöl den Drehungswinkel $\alpha_D^{20°} = -7°$ bis $-22°$. — Zu den Arzneibuchkonstanten sagen Schim. B. 1927, S. 117: Rechtsdrehung ist bei Zitronellöl nur ganz vereinzelt beobachtet worden.

Dichte 0,880 bis 0,896.

1 ccm Zitronellöl muß sich in 2 ccm einer Mischung von 4 Teilen absolutem Alkohol und 1 Teil Wasser klar lösen. Nach weiterem Zusatz von 8 ccm dieser Mischung darf die Lösung höchstens opalisierend getrübt werden.

Schüttelt man 5 ccm Zitronellöl mit 5 ccm Wasser, das mit 1 Tropfen verdünnter Salzsäure versetzt ist, kräftig durch, so darf die wässerige Flüssigkeit durch 3 Tropfen Natriumsulfidlösung nicht dunkel gefärbt werden (Kupfer).

Das Zitronellöl wird in Kupfergefäßen verschickt. Es kommen daher Öle in den Handel, die durch Kupfergehalt grün gefärbt sind. Deshalb vorstehende Prüfung. Siehe S. 70.

Gehaltsbestimmung. 5 g Zitronellöl werden mit 5 g Essigsäureanhydrid nach Zusatz von 1 g wasserfreiem Natriumazetat in einem Azetylierungskölbchen 2 Stunden lang im Sieden erhalten. Nach dem Erkalten werden 20 ccm Wasser hinzugefügt, und das Gemisch wird unter wiederholtem, kräftigem Umschütteln eine Viertelstunde lang auf dem Wasserbad erwärmt. Darauf wird in einem Scheidetrichter das Öl von der wässerigen Flüssigkeit getrennt, mit Wasser gewaschen, bis dieses Lackmuspapier nicht mehr rötet, mit 1,5 g getrocknetem Natriumsulfat entwässert und filtriert. Etwa 1,5 g dieses azetylierten Öles werden genau gewogen, mit 3 ccm Weingeist und 2 Tropfen Phenolphthaleinlösung und tropfenweise mit weingeistiger $^1/_2$-Normal-Kalilauge versetzt, bis eine bleibende Rötung eintritt. Darauf wird die Mischung mit 20 ccm weingeistiger $^1/_2$-Normal-Kalilauge am Rückflußkühler 1 Stunde lang auf dem Wasserbad erhitzt und nach dem Erkalten und nach Zusatz von 1 ccm Phenolphthaleinlösung mit $^1/_2$-Normal-Salzsäure bis zum Verschwinden der Rotfärbung titriert. Für je 1,5 g des azetylierten Öles müssen hierbei mindestens 12,8 ccm weingeistige $^1/_2$-Normal-Kalilauge verbraucht werden, so daß zum Zurücktitrieren höchstens 7,2 ccm $^1/_2$-Normal-Salzsäure erforderlich sind, was einem Mindestgehalte von 80 Prozent Gesamt-Geraniol entspricht.

Die Güte des Zitronellöles hängt ab von den vorhandenen Mengen an Geraniol, Zitronellol bzw. dessen Estern und Zitronellal. Von diesen Bestandteilen lassen sich die freien Alkohole wie Geraniol azetylieren. Das ist auch unter Umlagerung der Fall bei dem wertvollen Aldehyd Zitronellal, der sich beim Kochen mit Essigsäureanhydrid in Isopulegylazetat[1] umwandelt:

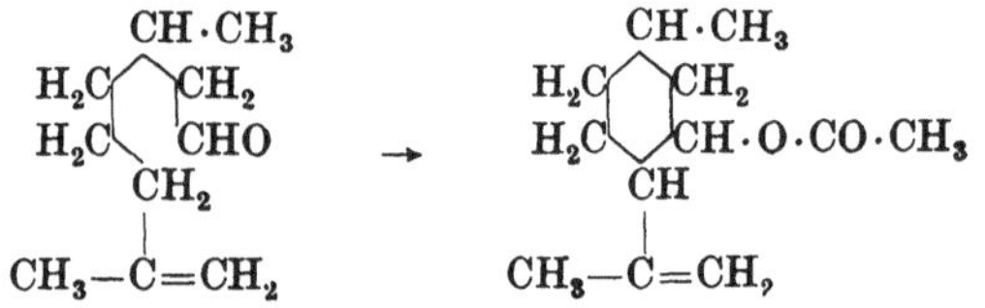

```
       CH·CH3                      CH·CH3
   H2C/    \CH2                H2C/    \CH2
   H2C\     CHO      →         H2C\    /CH·O·CO·CH3
       CH2                         CH
        |                           |
  CH3—C=CH2                   CH3—C=CH2
```

Man bestimmt also die gesamten azetylierbaren Bestandteile (analog wie es beim Oleum Santali, Oleum Menthae pip. geschieht und auf S. 71 ausführlich geschildert ist), verseift dann die entstandenen Azetylester und rechnet das Resultat aus auf „Gesamt-Geraniol". Wissenschaftlich korrekt ist diese Bezeichnung nicht. Denn es kommen bei dem Resultat neben dem Geraniol auch die anderen Alkohole, sodann der erwähnte Aldehyd Zitronellal, schließlich auch die im ursprünglichen Öl als Ester vorhandenen Alkohole in Betracht. Aber die Bezeichnung ist handelsüblich und für die Praxis zweckmäßig.

Die Ausführung dieser Bestimmung, die demnach in einer Azetylierung und darauf erfolgenden Verseifung der entstandenen Azetylester besteht, ist — wie gesagt — genau geschildert auf S. 71. Hier liegen nur zwei Abweichungen vor: I. Die Zeit der Azetylierung ist, wie gefordert, auf 2 Stunden auszudehnen, wenn man bezüglich des Resultates sicher sein will. II. Nach W. Treff (Zeitschr. f. angew.

[1] daneben in Zitronellaldiazetat und Enolzitronellalazetat.

Chemie 1926, S. 1309) sind 20 ccm weingeistige $^1/_2$-Normal-Kalilauge, die zur Verseifung von 1,5 g azetyliertem Öl angewendet werden sollen, sehr knapp gewählt. Es müssen bei diesem Vorgang zweckmäßig 8 bis 10 ccm Lauge überschüssig bleiben. Das ist hier um so weniger sicher, als „etwa 1,5 g" des azetylierten Öles, also auch evtl. etwas mehr, anzuwenden sind. Aus diesem Grunde wird man besser 25 ccm weingeistige $^1/_2$-Normal-Kalilauge anwenden und dann selbstverständlich auch in Rechnung setzen. — Die Art der Berechnung ist auf S. 73 auseinandergesetzt. Hier sei nur wiederholt, daß man den „Gesamt-Geraniol-Gehalt" am besten nach der Formel berechnet:

$$\frac{a \cdot 154{,}1}{20\,(s - a \cdot 0{,}021)},$$

wobei a = verbrauchte Anzahl ccm $^1/_2$-Normal-Kalilauge, s = angewendete Menge des azetylierten Öles in Gramm, 154,1 = Molekulargewicht des Geraniols ist.

Oleum Eucalypti — Eukalyptusöl

Das ätherische Öl der Blätter von Eucalyptus globulus *Labillardière.*

Das Öl von Eucalyptus globulus scheint nur in sehr geringen Mengen in den Handel zu kommen. Schon im Gildemeister (Bd. III, S. 261) wird gesagt, daß nur $^1/_{40}$ aller Globulus-Öle tatsächlich von Eucalyptus globulus stammt. Unsere Lieferanten bestätigen diese Angabe.

Eukalyptusöl ist eine farblose oder gelbliche, bisweilen auch blaßgrünliche, optisch aktive ($\alpha_D^{20°} = +0{,}1°$ bis $+15°$) Flüssigkeit von kampferähnlichem Geruch und eigentümlichem, kühlendem Geschmacke.

Dichte 0,905 bis 0,925.

Schüttelt man 1 ccm Eukalyptusöl mit 1 ccm konzentrierter Phosphorsäure kräftig durch, so muß das Gemisch innerhalb einer halben Stunde eine halbfeste oder feste Kristallmasse bilden.

Bei der Destillation müssen mindestens 50 Prozent des Öles zwischen 170° und 185° übergehen.

Beim Schütteln von konzentrierter Phosphorsäure mit einem Eukalyptus-Öl, das mindestens rund 50 Prozent Zineol enthält, bildet sich nach kürzerer oder längerer Zeit die Additionsverbindung: $C_{10}H_{18}O \cdot H_3PO_4$. (Die vollwertigen Öle geben die halbfeste bis feste Kristallmasse übrigens unmittelbar nach dem Schütteln.) Es liegt hier zwar keine exakte Bestimmung vor, sie genügt aber zur Ausschaltung minderwertiger Öle, zumal in Verbindung mit der folgenden Forderung, daß bei der Destillation mindestens 50 Prozent des Öles zwischen 170° und 185°, also bei der Siedetemperatur des Zineols, übergehen sollen (s. H. Thoms und F. Unger, Archiv 1926, S. 584).

Löst man 1 ccm Eukalyptusöl in 2 ccm Petroläther und versetzt diese Lösung mit 1 ccm kalt gesättigter Natriumnitritlösung und unter häufigem Umschütteln tropfenweise mit 1 ccm Essigsäure, so darf die Petrolätherschicht höchstens getrübt werden, nicht aber flockig vereinigte Kristalle abscheiden oder zu einer Kristallmasse erstarren (Phellandren).

Durch Addition von salpetriger Säure zu eventuell vorhandenem Phellandren entsteht das Phellandrennitrit: $C_{10}H_{16} \cdot N_2O_3$. — Diese

Prüfung hat folgenden Zweck: Die Öle gewisser Eukalyptus-Arten, besonders von Eucalypt. amygdal. enthalten in mehr oder minder großen Mengen Phellandren. Da noch nicht sichergestellt ist, ob die manchmal beobachtete Reizwirkung dieser Öle auf das Phellandren zurückzuführen ist oder auf andere Bestandteile, schien diese Prüfung zur Sicherheit geboten (s. H. Thoms und F. Unger, l. c.).

1 ccm Eukalyptusöl muß sich in 3 ccm 70prozentigem Alkohol klar lösen.

Diese Prüfung ist wichtig zur Erkennung gewisser Zusätze wie Terpentinöl usw., die sich in 3 Teilen 70prozentigem Alkohol nicht klar lösen.

In ein völlig trockenes Probierrohr gibt man 1 ccm Eukalyptusöl, verschließt das Rohr locker mit einem Wattebausche, der einen kleinen Fuchsinkristall umschließt, und erhitzt das Öl über kleiner Flamme zum Sieden. Die sich entwickelnden Dämpfe dürfen die Stelle der Watte, an der sich der Fuchsinkristall befindet, nicht rot färben (Weingeist).

Diese Prüfung ist auf S. 70 beschrieben. — Übrigens geben zuweilen bei dieser Probe auch reine, besonders länger gelagerte Öle eine geringe Reaktion, was wohl auf geringe Mengen freier oder durch Zersetzung von Estern entstandener Alkohole zurückzuführen ist (H. Thoms und F. Unger, l. c.).

Oleum Foeniculi — Fenchelöl

Das ätherische Öl der Spaltfrüchte von Foeniculum vulgare *Miller.*

Fenchelöl ist eine farblose oder schwach gelbliche, optisch aktive ($\alpha_D^{20°} = +11°$ bis $+24°$) Flüssigkeit von stark würzigem Geruch und anfangs süßem, hinterher bitterem, kampferartigem Geschmacke.

Siehe die letzte Anmerkung dieses Artikels.

Dichte 0,960 bis 0,970.
Erstarrungspunkt nicht unter $+5°$.

Nach Schim. B. (1911, I, S. 128) ist zu beachten, daß auch vollwertiges Fenchelöl eventuell stark abgekühlt werden kann, ohne daß es fest wird; das Erstarren geschieht aber bei solchem Öl sogleich, wenn man dem abgekühlten Öl eine Spur festes Fenchelöl oder Anethol zusetzt. — Bei mangelhafter Aufbewahrung sinkt der Erstarrungspunkt, bis schließlich das Öl überhaupt nicht mehr erstarrt.

1 ccm Fenchelöl muß sich in 0,5 ccm 90prozentigem Alkohol klar lösen.

In ein völlig trockenes Probierrohr gibt man 1 ccm Fenchelöl, verschließt das Rohr locker mit einem Wattebausche, der einen kleinen Fuchsinkristall umschließt, und erhitzt das Öl über kleiner Flamme zum Sieden. Die sich entwickelnden Dämpfe dürfen die Stelle der Watte, an der sich der Fuchsinkristall befindet, nicht rot färben (Weingeist).

Diese Prüfung ist beschrieben auf S. 70.

Wie leicht trotz der Forderung der Bestimmung der optischen Drehung und auch trotz der anderen Forderungen hier Fälschungen vorkommen können, beweist ein Artikel von G. Frerichs (Ap. Z. 1927, S. 79): Infolge sehr billigen Angebotes von Fenchelöl hat der Autor die Verhältnisse untersucht. Das D.A.B. 6 fordert α_D bei 20°: $+11°$ bis $+24°$. Wenn nun — sagt Frerichs — der Hersteller ein Fenchelöl mit der höchst angegebenen Konstante $+24°$ zu gleichen Teilen mischt mit dem billigen, fast inaktiven Sternanisöl, so erhält man „Fenchelöl, in den Konstanten dem D.A.B. entsprechend“. Eine Firma, die Fenchelöl unter dieser Bezeichnung in den Handel bringt, hat bestätigt, daß so verfahren wird. — Ebenso, sagt Frerichs, kann man auch durch Mischen von Sternanisöl mit synthetischem Fenchon das „Fenchelöl“ herstellen.

Oleum Juniperi — Wacholderöl

Das ätherische Öl der Beeren von Juniperus communis *Linné*.

Wacholderöl ist eine farblose, blaßgelbliche oder blaßgrünliche, leicht bewegliche, optisch aktive ($\alpha_D^{20^\circ}$ = — 1° bis — 15°) Flüssigkeit von eigenartigem Geruch und brennendem, etwas bitterlichem Geschmacke, die mit Wasser angefeuchtetes Lackmuspapier nicht rötet.

Dichte 0,856 bis 0,876.

Wacholderöl darf nicht ranzig riechen.

Die sehr häufigen Verfälschungen des Wacholderöles (Latschenkiefernöl, Zitronenölterpene, Terpentinöl) sind nach H. Thoms und F. Unger (Archiv 1926, S. 586) auf einfach analytischem, für die Apothekenpraxis geeignetem Wege überhaupt nicht nachzuweisen. Von einigem Wert erschien die Bestimmung der optischen Drehung: Die in erster Reihe verwendeten deutschen und ungarischen Öle zeigen meist α_D: — 3° bis — 12°, selten bis — 19°. Um Härten zu vermeiden, wurden die Grenzen auf — 1° bis — 15° festgesetzt.

Das Wacholderöl erleidet beim Altern starke Veränderungen: Es löst sich immer schlechter in Weingeist, wird dickflüssig, sauer und nimmt ranzigen Geruch an. Um solche überalterten Öle vom Gebrauch auszuschließen, wird eine leicht bewegliche, nicht ranzig riechende, nicht sauer reagierende Flüssigkeit verlangt. Nach Lagern während einiger Monate nimmt freilich auch gutes Wacholderöl saure Reaktion an.

Oleum Lavandulae — Lavendelöl

Gehalt an Estern mindestens 33,4 Prozent, berechnet auf Linalylazetat ($CH_3 \cdot CO_2C_{10}H_{17}$, Mol.-Gew. 196,2).

Außer Linalylazetat enthält das Lavendelöl noch Linalylbutyrat und Linalylvalerianat (freilich in geringen Anteilen). Deshalb wird allgemein ein Gehalt an „Estern“ verlangt, berechnet auf Linalylazetat (s. H. Thoms u. F. Unger, Archiv 1926, S. 586).

Das ätherische Öl der Blüten von Lavandula spica *Linné*.

Lavendelöl ist eine farblose oder schwach gelbliche, optisch aktive ($\alpha_D^{20^\circ}$ = — 3° bis — 9°) bewegliche Flüssigkeit von eigenartigem Geruch und stark würzigem, schwach bitterem Geschmacke.

Dichte 0,877 bis 0,890.

1 ccm Lavendelöl muß sich in 3 ccm 70prozentigem Alkohol zu einer klaren, bisweilen opalisierenden Flüssigkeit lösen. Lavendelöl darf mit Wasser angefeuchtetes Lackmuspapier nicht röten.

Um überalterte, dickflüssig gewordene Öle — ähnlich wie beim Wacholderöl — vom Gebrauch auszuschließen, ist auch hier eine „bewegliche“ Flüssigkeit verlangt. Auch soll das Öl nicht durch Alter sauer geworden sein, also mit Wasser angefeuchtetes Lackmuspapier nicht röten.

Diese Forderung wird sich aber in der Praxis nicht immer erfüllen lassen. Neutrale Reaktion findet wohl bei einem frisch destillierten Öle statt, das dann noch eventuell mit verdünnter Sodalösung behandelt ist. Aber der Ester Linalylazetat erleidet schon bei Zimmertemperatur durch die vorhandene Feuchtigkeit nach einiger Zeit so weit eine Spaltung, daß saure Reaktion eintritt. — Die Löslichkeit in der vorgeschriebenen Menge des 70prozentigen Alkohols soll die Abwesenheit von Terpentinöl, Rosmarinöl usw. erweisen. Über die Einstellung des 70prozentigen Alkohols siehe S. 101.

Gehaltsbestimmung. Etwa 1 g Lavendelöl wird in einem Kölbchen aus Jenaer Glas genau gewogen und mit 10 ccm weingeistiger $^1/_2$-Normal-Kalilauge am Rückflußkühler eine halbe Stunde lang unter mehrfachem Umschwenken auf dem Wasserbad erhitzt. Nach dem Erkalten wird nach Zusatz von 1 ccm Phenolphthaleinlösung mit $^1/_2$-Normal-Salzsäure bis zum Verschwinden der Rotfärbung titriert. Für je 1 g Lavendelöl müssen hierbei mindestens 3,4 ccm weingeistige $^1/_2$-Normal-Kalilauge verbraucht werden, so daß höchstens 6,6 ccm $^1/_2$-Normal-Salzsäure zum Zurücktitrieren erforderlich sind, was einem Mindestgehalte von 33,4 Prozent Estern, berechnet auf Linalylazetat, entspricht (1 ccm $^1/_2$-Normal-Kalilauge = 0,0981 g Linalylazetat, Phenolphthalein als Indikator).

Diese Gehaltsbestimmung ist eine Bestimmung der vorhandenen Ester. Schon zu Beginn des Artikels ist gesagt, daß der Hauptbestandteil der Ester das Linalylazetat ist: $CH_3 \cdot CO_2C_{10}H_{17}$. Erhitzt man diesen Ester mit einer bestimmten, überschüssigen Menge alkoholischer Kalilauge, so entstehen unter Verseifung essigsaures Kalium und der freie Alkohol Linalool: $C_{10}H_{17}OH$. 1 Mol des Esters bindet also immer bei der Verseifung 1 Mol KOH. Titriert man jetzt mit Salzsäure das überschüssige KOH zurück, so erfährt man, wieviel KOH gebunden, welche Estermenge vorhanden ist.

$$\frac{\text{1 Mol Linalylazetat}}{\text{196,2 g}} = \frac{\text{1 KOH}}{\text{1 Mol} = \text{1000 cm } ^1/_1\text{-Normal-KOH}},$$

$$\text{1 ccm } ^1/_2\text{-Normal-KOH} = \text{0,0981 g Linalylazetat.}$$

Bei Verwendung von 1 g Lavendelöl und Verbrauch von 3,4 ccm $^1/_2$-Normal-KOH demnach Prozentgehalt:

$$\frac{3{,}4 \cdot 0{,}0981 \cdot 100}{1} = \text{rund 33,4 Prozent Ester, berechnet auf Linalylazetat.}$$

Über die genaue Wägung von etwa 1 g Lavendelöl siehe S. 1.

Gibt man hierauf zu der titrierten Flüssigkeit weitere 5 ccm weingeistige $^1/_2$-Normal-Kalilauge und erhitzt noch 1 Stunde lang auf dem Wasserbade, so müssen nach dem Erkalten bis zum Verschwinden der Rotfärbung 5 ccm $^1/_2$-Normal-Salzsäure verbraucht werden (Phthalsäurediäthylester).

Hierzu muß bemerkt werden, daß Öle, die die im früheren Abschnitt geforderte Esterzahl nicht besitzen, damit als unbrauchbar erkannt sind, daß aber umgekehrt Öle von scheinbar zutreffendem Estergehalt noch durchaus nicht als einwandfrei gelten können. Denn es ist ja nur ein bestimmter Verbrauch von KOH nachgewiesen, keineswegs der Gehalt an einem bestimmten Ester. Das nutzen Fälscher aus, indem sie minderwertigen Ölen fremde Ester zusetzen und so die Öle „analysenfest“ machen. Mit Vorliebe werden zu diesen Fälschungen Phthalsäureester, auch Glyzerinester usw. verwendet. Daher die letzte Prüfung dieses Artikels. Die fremden Ester verseifen sich nämlich meist schwerer als Linalylazetat; Phthalsäureester verseifen sich recht schwer. Gibt man also nach dem ersten, eine halbe Stunde lang dauernden Verseifungsprozeß noch 5 ccm $^1/_2$-Normal-KOH und erhitzt nunmehr nochmals eine weitere Stunde lang, so muß das zum zweiten Mal zugesetzte KOH sich ungebunden wiederfinden. Andernfalls muß man auf fremde, schwer verseifbare Ester schließen. — Eine besondere Prüfung auf Phthalsäureester ist auch angegeben auf S. 68.

Zum Schluß sei noch hervorgehoben, daß neben diesen Prüfungen die Probe der alten Praktiker auf genügend feinen und starken Geruch (auszuführen mittels Fließpapier) noch immer ihren hohen Wert behält.

Oleum Menthae piperitae — Pfefferminzöl

Gehalt mindestens 50,2 Prozent Gesamt-Menthol.

Über den Begriff „Gesamt-Menthol" siehe die letzte Anmerkung dieses Artikels.

Das ätherische Öl der Blätter und blühenden Zweigspitzen des von *Linné* Mentha piperita genannten Bastardes zwischen Mentha viridis *Linné* und Mentha aquatica *Linné*.

Pfefferminzöl ist eine farblose oder blaßgelbliche, optisch aktive ($\alpha_D^{20^0}$ = — 20⁰ bis — 34⁰) Flüssigkeit von erfrischendem Pfefferminzgeruch und brennendem, kampferartigem, hinterher anhaltend kühlendem, jedoch nicht bitterem Geschmacke.

Dichte 0,895 bis 0,915.

1 ccm Pfefferminzöl muß sich in 5 ccm 70prozentigem Alkohol klar lösen. Nach weiterem Zusatz dieses Alkohols darf die Lösung höchstens opalisierend getrübt werden.

Da neben dem Geruche des Öles auch der Geschmack ungemein wichtig ist (schon durch die Anwendung des Öles zu Mundwässern, Zahnpulvern usw.), so ist auf Reinheit des Geruches und Geschmackes vor allem sorgsam zu achten. — Zu der geforderten Löslichkeit in verdünntem Weingeist ist zu sagen, daß manche Pfefferminzöle leicht verharzen und dann schon nach kurzer Zeit nur noch opalisierende Lösungen geben (siehe dazu speziell Schim. B. 1911, I, S. 130). Deshalb ist auch das Öl gut geschützt vor Licht, Luft, hoher Temperatur aufzubewahren.

Gehaltsbestimmung. 5 g Pfefferminzöl werden mit 5 g Essigsäureanhydrid nach Zusatz von 1 g wasserfreiem Natriumazetat im Azetylierungskölbchen 1 Stunde lang im Sieden erhalten. Nach dem Erkalten werden 20 ccm Wasser hinzugefügt, und das Gemisch wird unter wiederholtem, kräftigem Umschütteln eine Viertelstunde lang auf dem Wasserbad erwärmt. Darauf wird in einem Scheidetrichter das Öl von der wässerigen Flüssigkeit getrennt, mit Wasser gewaschen, bis dieses Lackmuspapier nicht mehr rötet, mit 1,5 g getrocknetem Natriumsulfat entwässert und filtriert. Etwa 1,5 g dieses azetylierten Öles werden genau gewogen, mit 3 ccm Weingeist und 2 Tropfen Phenolphthaleinlösung und tropfenweise mit weingeistiger $^1/_2$-Normal-Kalilauge versetzt, bis eine bleibende Rötung eintritt. Darauf wird die Mischung mit 20 ccm weingeistiger $^1/_2$-Normal-Kalilauge am Rückflußkühler 1 Stunde lang auf dem Wasserbad erhitzt und nach dem Erkalten und nach Zusatz von 1 ccm Phenolphthaleinlösung mit $^1/_2$-Normal-Salzsäure bis zum Verschwinden der Rotfärbung titriert. Für je 1,5 g des azetylierten Öles müssen hierbei mindestens 8,5 ccm weingeistige $^1/_2$-Normal-Kalilauge verbraucht werden, so daß zum Zurücktitrieren höchstens 11,5 ccm $^1/_2$-Normal-Salzsäure erforderlich sind, was einem Mindestgehalte von 50,2 Prozent Gesamt-

Menthol entspricht, das sich aus freiem und aus Mentholester gebildetem Menthole zusammensetzt.

Der Mentholgehalt ist für die Güte und Feinheit des Öles durchaus nicht allein maßgebend, aber immerhin für die Beurteilung so wichtig, daß das Arzneibuch eine Gehaltsbestimmung vornehmen läßt. Diese geschieht auf dem Wege der Azetylierung, wie sie auf S. 71 genau geschildert ist. Das Prinzip sei hier kurz wiederholt: Der Alkohol Menthol wird azetyliert, also verestert. Jetzt wird verseift, d. h. mit einer bestimmten Menge überschüssiger Kalilauge erhitzt, darauf durch Rücktitration festgestellt, wieviel KOH gebunden ist, und schließlich aus der festgestellten Menge des verbrauchten KOH nach nachstehender Formel errechnet, wieviel Azetyl-Menthol entstanden, wieviel Menthol also vorhanden gewesen ist. Nur liegen die Verhältnisse hier besonders: Das Menthol kommt im Pfefferminzöl zum größten Teil frei, zum kleineren Teil aber in Form seiner Essigsäure- und Valeriansäureester vor. Will man daher eine ganz genaue Mentholbestimmung vornehmen, so muß man aus der Differenz der Esterzahlen des ursprünglichen und des azetylierten Öles den Gehalt an freiem Menthol berechnen und hierzu die sich aus der ersten Esterzahl ergebende Menge an verestertem Menthol addieren. — Das Arzneibuch läßt eine abgekürzte „Gesamt-Mentholbestimmung" ausführen, indem es azetylieren, die nun vorhandenen Ester verseifen und aus dem verbrauchten KOH die Gesamt-Mentholmenge errechnen läßt. Das ergibt dann eine kleine Differenz (da bei der Rechnung nur von Azetyl-Menthol ausgegangen wird); aber die Differenz ist nicht so schwerwiegend, daß sie für diesen praktischen Zweck in Betracht kommt.

Die Ausführung der Bestimmung ist auf S. 71 genau geschildert. Hier nur folgendes: Auch bei der Azetylierung (nicht nur beim Verseifen der Ester) ist dafür zu sorgen, daß eine sorgfältige Kühlung der Dämpfe stattfindet, weil sonst Ester entweichen und der Bestimmung verloren gehen (s. Gildemeister, Bd. III, S. 554). — Die Berechnung ist auf S. 73 begründet. Hier sei nur die Ausrechnungsformel angegeben:

$$\text{Prozentgehalt an Menthol} = \frac{a \cdot 156{,}2}{20\,(s - a \cdot 0{,}021)},$$

wobei a = verbrauchte Anzahl ccm $^1/_2$-Normal-KOH, s = angewendete Menge des azetylierten Öles in Gramm, 156,2 = Molekulargewicht des Menthols.

Oleum Myristicae aethereum — Ätherisches Muskatöl

Oleum Macidis

Das ätherische Öl des Samens oder des Samenmantels von Myristica fragrans *Houttuyn.*

Die neue Bezeichnung „Oleum Myristicae aethereum" erfolgte deshalb, weil nicht nur das ätherische Öl aus dem Samenmantel (Macis), sondern auch das aus dem Samen (Semen Myristic.) vorliegt.

Ätherisches Muskatöl ist eine farblose oder schwach gelbliche, bewegliche, optisch aktive ($\alpha_D^{20°} = +7°$ bis $+30°$) Flüssigkeit von anfangs mildem, hinterher scharf würzigem Geschmacke.

Dichte 0,860 bis 0,925.
1 ccm ätherisches Muskatöl muß sich in 3 ccm 90prozentigem Alkohol klar lösen.

Um überaltertes Öl vom Gebrauch auszuschließen, ist vorstehend eine „bewegliche" Flüssigkeit gefordert.

Oleum Rosae — Rosenöl

Das ätherische Öl der frischen Kronblätter verschiedener Rosenarten.
Rosenöl ist eine blaßgelbliche, optisch aktive ($\alpha_D^{25°}$ = — 1° bis — 4°) Flüssigkeit von eigenartigem Geruch und scharfem Geschmacke.
Dichte bei 30° 0,848 bis 0,862.
Bei Temperaturen unter 24° scheiden sich aus dem Rosenöle Kriställchen ab, die schließlich die gesamte Flüssigkeit zum Erstarren bringen und bei höherer Temperatur wieder schmelzen.

Bei der Besprechung der Prüfung des Rosenöles sagt Gildemeister (Band II, S. 592) sehr kennzeichnend: Ist die Fälschung (mittels Palmarosaöl, Geraniumöl, Geraniol, Zitronellol) sehr geschickt gemacht, so versagen nicht nur alle die ausgeklügelten Farbreaktionen mit Jod, Schwefelsäure usw., sondern auch die auf rationelleren Grundlagen ruhenden chemischen und physikalischen Untersuchungsmethoden. Über Verfälschungen des bulgarischen Rosenöles hat C. Massatsch (Ph. Z. 1923, S. 832) einen beachtenswerten Artikel geschrieben.

Oleum Rosmarini — Rosmarinöl

Das ätherische Öl der Blätter von Rosmarinus officinalis *Linné*.
Rosmarinöl ist eine farblose oder schwach gelbliche, optisch aktive ($\alpha_D^{20°}$ = — 5° bis + 12°) Flüssigkeit von kampferartigem Geruch und würzig bitterem, kühlendem Geschmacke.
Dichte 0,895 bis 0,915.
2 ccm Rosmarinöl müssen sich in 0,5 ccm 90prozentigem Alkohol klar lösen.

Betreffs der optischen Drehung schreiben H. Thoms und F. Unger (Archiv 1926, S. 589): Das Öl ist meist rechtsdrehend; eine Linksdrehung ist fast immer Zeichen einer Verfälschung mit Terpentinöl. Da andererseits aber Öle mit geringer Linksdrehung vorkommen, so ist auch diese berücksichtigt, in Anbetracht, daß eine Verfälschung mit Terpentinöl meist schon an niedrigerer Dichte und an geringerer Alkohollöslichkeit erkannt wird. — Betreffs der Löslichkeit in 90prozentigem Alkohol sagen Schim. B. (1927, S. 119): Im bisherigen Arzneibuch hieß es richtiger: 1 ccm Rosmarinöl muß sich in 0,5 ccm Weingeist klar lösen. Die Forderung des D.A.B. 6 ist nicht immer erfüllbar.

Oleum Santali — Sandelöl

Gehalt mindestens 90,3 Prozent Gesamt-Santalol (α- und β-Santalol $C_{15}H_{23}OH$, Mol.-Gew. 220,2).

Über diese wirksamen Inhaltsstoffe des Sandelöles sagen H. Thoms und F. Unger (Archiv 1926, S. 589): Das Santalol ist kein einheitlicher Körper, sondern ein Gemisch von trizyklischem α-Santalol und bizyklischem β-Santalol. Außerdem sind im Sandelöl ca. 1,5 bis 3,5 Prozent Ester dieser Alkohole enthalten, die bei der Gehaltsbestimmung mit erfaßt werden. Deshalb wurde die Bezeichnung „Santalol" durch

„Gesamt-Santalol (α- und β-Santalol)" ersetzt. — Siehe dazu die Mentholbestimmung im Pfefferminzöl.

Das aus dem Holze des Stammes und der Wurzeln von Santalum album *Linné* durch Destillation gewonnene Öl.

Sandelöl ist eine ziemlich dicke, farblose bis blaßgelbe, optisch aktive ($\alpha_D^{20°}$ = — 16° bis — 21°) Flüssigkeit von eigenartig würzigem Geruch und unangenehm kratzendem, bitterem Geschmacke.

Dichte 0,968 bis 0,980.

Bei der Destillation darf Sandelöl nicht unter 275° übergehen.

1 ccm Sandelöl muß sich bei 20° in 5 bis 7 ccm 70prozentigem Alkohol klar lösen. Diese Lösung muß auch nach weiterem Zusatz dieses Alkohols klar bleiben (fremde Öle).

Durch vorstehende Prüfungen, im Verein mit der nachfolgenden Gehaltsbestimmung, ist eine ziemliche Gewähr für den Ausschluß von Verfälschungen gegeben: Von den häufigen Verfälschungsmitteln zeigt das minderwertige westindische Sandelöl eine Rechtsdrehung, Zedernholzöl setzt die Dichte herab, niedriger siedende Zusätze müssen sich bei der Destillation bemerkbar machen, unkorrekte Herstellung und zu hohes Alter vermindern die Löslichkeit im 70prozentigen Alkohol. — Aber auch an dieser Stelle sei bemerkt: Erst die Zusammenfassung der gesamten Prüfungsergebnisse gestattet ein Urteil.

Gehaltsbestimmung. 5 g Sandelöl werden mit 5 g Essigsäureanhydrid nach Zusatz von 1 g wasserfreiem Natriumazetat im Azetylierungskölbchen 1 Stunde lang im Sieden erhalten. Nach dem Erkalten werden 20 ccm Wasser hinzugefügt; das Gemisch wird unter wiederholtem, kräftigem Umschütteln eine Viertelstunde lang auf dem Wasserbad erwärmt. Darauf wird in einem Scheidetrichter das Öl von der wässerigen Flüssigkeit getrennt, mit Wasser gewaschen, bis dieses Lackmuspapier nicht mehr rötet, mit 1,5 g getrocknetem Natriumsulfat entwässert und filtriert. Etwa 1,5 g dieses azetylierten Öles werden genau gewogen, mit 3 ccm Weingeist und 2 Tropfen Phenolphthaleinlösung und tropfenweise mit weingeistiger $^1/_2$-Normal-Kalilauge versetzt, bis eine bleibende Rötung eintritt. Darauf wird die Mischung mit 20 ccm weingeistiger $^1/_2$-Normal-Kalilauge am Rückflußkühler 1 Stunde lang auf dem Wasserbad erhitzt und nach dem Erkalten und nach Zusatz von 1 ccm Phenolphthaleinlösung mit $^1/_2$-Normal-Salzsäure bis zum Verschwinden der Rotfärbung titriert. Für je 1,5 g des azetylierten Öles müssen hierbei mindestens 10,5 ccm weingeistige $^1/_2$-Normal-Kalilauge verbraucht werden, so daß zum Zurücktitrieren 9,5 ccm $^1/_2$-Normal-Salzsäure erforderlich sind, was einem Mindestgehalte von 90,3 Prozent Gesamt-Santalol entspricht.

Diese Gehaltsbestimmung ist in Prinzip und Ausführung ausführlich geschildert auf S. 71. Hier sei nur die Formel für die Berechnung des Gesamt-Santalols wiederholt:

$$\text{Prozentgehalt} = \frac{a \cdot 220{,}2}{20\,(s - a \cdot 0{,}021)},$$

wobei a = verbrauchte Anzahl ccm $^1/_2$-Normal-KOH, s = angewendete Menge des azetylierten Öles in Gramm, 220,2 = Molekulargewicht des Santalols.

Oleum Sinapis — Senföl

Synthetisches Allylsenföl

Gehalt mindestens 97 Prozent Allylsenföl ($C_3H_5 \cdot NCS$, Mol.-Gew. 99,12).

Senföl ist eine stark lichtbrechende, optisch inaktive, farblose oder gelbliche, bei längerem Aufbewahren sich gelb färbende Flüssigkeit. Es besitzt einen scharfen, zu Tränen reizenden Geruch.

Dichte 1,015 bis 1,020.

Senföl muß bereits mit dem halben Raumteil 90prozentigem Alkohol eine klare Lösung geben.

Senföl ist in kleinen, voll gefüllten, gut verschlossenen Flaschen, kühl und vor Licht geschützt aufzubewahren. Sonst bildet sich ein orangefarbener bis blutroter Absatz, der aus verschiedenen schwefelhaltigen Verbindungen besteht (Kunz-Krause, A. Ph. 1921, S. 16).

Gehaltsbestimmung. Etwa 1 g Senföl wird in einem Meßkölbchen von 50 ccm Inhalt genau gewogen und das Kölbchen mit Weingeist bis zur Marke aufgefüllt. Sodann werden 5 ccm dieser weingeistigen Lösung in einem Meßkölbchen von 100 ccm Inhalt mit 10 ccm Ammoniakflüssigkeit und 50 ccm $^1/_{10}$-Normal-Silbernitratlösung gemischt. Dem Kölbchen wird ein kleiner Trichter aufgesetzt und die Mischung 1 Stunde lang auf dem Wasserbad erhitzt. Nach dem Abkühlen und Auffüllen mit Wasser auf 100 ccm werden 50 ccm des klaren Filtrats nach Zusatz von 6 ccm Salpetersäure und 5 ccm Ferriammoniumsulfatlösung mit $^1/_{10}$-Normal-Ammoniumrhodanidlösung bis zum Farbumschlage titriert. Für je 0,05 g Senföl müssen hierbei mindestens 9,8 ccm $^1/_{10}$-Normal-Silbernitratlösung verbraucht werden, so daß zum Zurücktitrieren höchstens 15,2 ccm $^1/_{10}$-Normal-Ammoniumrhodanidlösung erforderlich sind, was einem Mindestgehalte von 97 Prozent Allylsenföl entspricht (1 ccm $^1/_{10}$-Normal-Silbernitratlösung = 0,004956 g Allylsenföl, Ferriammoniumsulfat als Indikator).

Die Gehaltsbestimmung ist in Prinzip und Ausführung ausführlich geschildert auf S. 83. Hier sei nur bemerkt: Da meist noch in geringsten Mengen fremde schwefelhaltige Verbindungen von kleinerem Molekulargewicht vorhanden sind, findet man hier größtenteils (bei vollwertigen Ölen) rechnerisch 100 bis 103 Prozent Allylsenföl. — Über die genaue Abwägung von „etwa 1 g" Senföl siehe S. 1.

Berechnung:

$$1 \text{ ccm } ^1/_{10}\text{-Normal-}AgNO_3 = 0{,}004956 \text{ g Allylsenföl.}$$

Bei Anwendung von 0,05 g Senföl und Verbrauch von 9,8 ccm $^1/_{10}$-Normal-$AgNO_3$ demnach Prozentgehalt:

$$\frac{9{,}8 \cdot 0{,}004956 \cdot 100}{0{,}05} = \text{rund 97 Prozent Allylsenföl.}$$

Vor Licht geschützt aufzubewahren.

Oleum Terebinthinae — Terpentinöl

Das ätherische Öl der Terpentine verschiedener Pinus-Arten.

Terpentinöl ist eine farblose oder schwach gelbliche, leicht bewegliche Flüssigkeit von eigenartigem Geruch und scharfem, kratzendem Geschmacke. Es ist optisch aktiv, je nach Herkunft rechts- oder linksdrehend ($\alpha_D^{20^0} = + 15^0$ bis $- 40^0$).

Dichte 0,855 bis 0,872.

Werden 50 ccm Terpentinöl destilliert, so müssen zwischen 155^0 und 165^0 mindestens 40 ccm übergehen. Unterhalb 150^0 dürfen bei der Destillation keine Anteile übergehen.

Vorstehende physikalische Prüfungen sind von Wichtigkeit: Zusätze von Benzin, Benzol, Petroleum lassen sich nicht nur durch geringere Löslichkeit erkennen (siehe die nachfolgende Prüfung), sondern auch durch Veränderung des Siedepunktes bzw. des Siede-Intervalles. Deshalb ist auch gefordert, daß unterhalb 150^0 keine Anteile übergehen! (Siehe H. Thoms u. F. Unger, Archiv 1926, S. 592.)

1 ccm Terpentinöl muß sich in 12 ccm 90prozentigem Alkohol klar lösen (Mineralöle, fremde Kohlenwasserstoffe). Übergießt man ein erbsengroßes Stück Kaliumhydroxyd in einem Probierrohr mit 3 ccm frisch destilliertem Terpentinöl, so darf nach 4 Stunden weder das Kaliumhydroxyd noch die Flüssigkeit gelbbraun oder braun gefärbt sein (Kienöle).

Einigermaßen eindeutig ist nach H. Thoms u. F. Unger (Archiv 1926, S. 593) die Prüfung auf Kienöle mittels Kaliumhydroxyd: „Da diese Probe aber auch auf verharzte Öle anspricht, ist es nötig, das Terpentinöl vorher frisch zu destillieren.“ — Eine gelbe Färbung des KOH tritt nach unseren Erfahrungen hier meist ein.

Wird 1 g Terpentinöl 2 Stunden lang in einer flachen Porzellanschale auf dem Wasserbad erhitzt, so darf der Rückstand höchstens 0,03 g betragen (Terpentin, Mineralöle, Kopalöle).

Oleum Terebinthinae rectificatum — Gereinigtes Terpentinöl

Gereinigtes Terpentinöl ist eine farblose Flüssigkeit von eigenartigem Geruch und scharfem, kratzendem Geschmacke.

Dichte 0,855 bis 0,865.

1 ccm durch Schütteln mit getrocknetem Natriumsulfat von einem etwaigen Wassergehalte befreites gereinigtes Terpentinöl muß sich in 5 ccm Petroläther klar lösen; nach weiterem Zusatz von Petroläther muß die Lösung klar bleiben (verharztes Öl, Kienöle).

Über vorstehende Löslichkeitsprüfung in Petroläther berichten H. Thoms u. F. Unger (Archiv 1926, S. 596): „Als bestes Kriterium, ob gutes unzersetztes Öl vorliegt, erwies sich neben der KOH-Probe das Verhalten gegen Petroläther. Während rektifizierte wie einfach destillierte Terpentinöle sich darin klar lösten, zeigte die Petrolätherlösung fast sämtlicher länger aufbewahrten Öle Opaleszenz, eventuell Trübung.“

Übergießt man ein erbsengroßes Stück Kaliumhydroxyd in einem Probierrohr mit 3 ccm gereinigtem Terpentinöl, so darf nach 4 Stunden weder das Kaliumhydroxyd noch die Flüssigkeit gelbbraun oder braun gefärbt sein (Kienöle).

Hier liegt dieselbe Prüfung auf „Kienöle“ mittels Kaliumhydroxyd vor, die bei Oleum Terebinth. (siehe dort) besprochen ist. Nur soll hier das Öl vorher nicht frisch destilliert werden; es soll eben ein möglichst frisches Destillat, jedenfalls nicht ein verharztes vorliegen.

Löst man 2,5 g gereinigtes Terpentinöl in 20 ccm absolutem Alkohol, so dürfen nach Zusatz von 3 Tropfen Phenolphthaleinlösung höchstens 0,3 ccm $^1/_{10}$-Normal-Kalilauge bis zur bleibenden Rötung verbraucht werden.

Werden 2 g gereinigtes Terpentinöl 2 Stunden lang in einer flachen Porzellanschale auf dem Wasserbad erhitzt, so darf der Rückstand höchstens 0,005 g betragen (Terpentin, Mineralöle, Kopalöle).

Ein geringer Säureanteil ist jetzt zugelassen, aber begrenzt.

Oleum Thymi — Thymianöl

Gehalt mindestens 20 Volumprozent Thymol und Karvakrol.

Das ätherische Öl der Blätter und Blüten von Thymus vulgaris *Linné*.

Thymianöl ist eine farblose, gelbliche oder schwach rötliche Flüssigkeit von stark würzigem Geruch und Geschmacke.

Dichte mindestens 0,895.

1 ccm Thymianöl muß sich in 3 ccm einer Mischung von 4 ccm absolutem Alkohol und 1 ccm Wasser klar lösen.

Vorstehende physikalische Prüfungen sind wesentlich: Durch Beimengung von Terpentinöl werden Dichte und Alkohollöslichkeit erniedrigt. — H. Thoms u. F. Unger fanden (Archiv 1926, S. 598) in einem Handelsöle 12 Prozent Phthalsäurediäthylester! Deshalb ist eine Prüfung auf diesen Ester nach den Angaben auf S. 68 wichtig.

Gehaltsbestimmung. 5 ccm Thymianöl werden im Kassiakölbchen mit 50 ccm einer Mischung von 35 ccm Natronlauge und 70 ccm Wasser kräftig geschüttelt. Bringt man das nicht gebundene Öl durch Nachfüllen mit der gleichen Mischung in den Hals des Kölbchens und läßt so lange stehen, bis sich das Öl von der wässerigen Flüssigkeit vollkommen getrennt hat, so darf die Ölschicht höchstens 4 ccm betragen, was einem Mindestgehalte von 20 Volumprozent Thymol und Karvakrol entspricht.

Diese Bestimmung soll den Gehalt an Phenolen erweisen, von denen das Thymol das wichtigste ist. In vielen Ölen ist neben dem Thymol auch das isomere Karvakrol enthalten. Ist das Thymianöl mit Terpentinöl verschnitten, so sinkt der Phenolgehalt leicht unter die vorgeschriebene Grenze. Das erkennt man durch das Schütteln mit verdünnter Natronlauge, welche die Phenole als Phenolate fast vollständig herauslöst und die Nichtphenole zurückläßt. Da von 5 ccm Thymianöl höchstens 4 ccm bei dieser Behandlung ungelöst zurückbleiben dürfen, müssen mindestens 20 Volumprozent Phenole (1 ccm) vorhanden und in Lösung gegangen sein. — Über die Benutzung des Kassiakölbchens siehe S. 74. — Die wässerige Flüssigkeit wird erst nach langer Zeit völlig klar. Das Öl bleibt noch länger trübe. Es genügt vollkommen, so lange mit dem Ablesen zu warten, bis sich das Öl von der klaren Laugenschicht getrennt hat.

Oleum Valerianae — Baldrianöl

Das ätherische Öl der Wurzeln von Valeriana officinalis *Linné*, var. angustifolia *Miquel.*

Das zur Zeit im Handel befindliche Baldrianöl ist immer aus der japanischen Wurzel gewonnen, wie auch aus der oben genannten Stammpflanze hervorgeht. Die europäische Wurzel nämlich von Valeriana officinalis L. ist einerseits zu teuer, enthält anderseits auch sehr geringe Anteile an ätherischem Öl, bis 1 Prozent. Die japanische Wurzel dagegen ist viel reicher an ätherischem Öl, enthält davon etwa 8 Prozent (s. H. Thoms u. F. Unger, Archiv 1926, S. 598).

Baldrianöl ist eine gelbliche bis bräunliche, ziemlich bewegliche, optisch aktive ($\alpha_D^{20^\circ} = -20^\circ$ bis -35°) Flüssigkeit von nicht unangenehmem, baldrianartigem Geruch und bitterem Geschmacke.
Dichte 0,955 bis 0,999.
Säurezahl nicht über 19,6. Esterzahl 92,6 bis 137,5.

Nach obigem soll Baldrianöl eine „gelbliche bis bräunliche, ziemlich bewegliche“ Flüssigkeit sein, die nicht „unangenehm“ riecht. Ältere Öle sind meist dunkelbraun, dickflüssig, riechen unangenehm und zeigen eine zu hohe Säurezahl (s. H. Thoms u. F. Unger, l. c.) — Die polarimetrische Drehung des Öles läßt sich bei dessen Eigenfarbe meist nur schwer und unsicher bestimmen.

1 ccm Baldrianöl muß sich in 2,5 ccm einer Mischung von 4 ccm absolutem Alkohol und 1 ccm Wasser klar lösen oder darf nur Opaleszenz zeigen.

Zur Bestimmung der Säurezahl wird eine Lösung von 1 g Baldrianöl in 10 ccm Weingeist mit einigen Tropfen Phenolphthaleinlösung und mit weingeistiger $^1/_2$-Normal-Kalilauge bis zur Rötung versetzt; hierzu dürfen höchstens 0,7 ccm verbraucht werden.

Zur Bestimmung der Esterzahl wird die Mischung mit weiteren 20 ccm weingeistiger $^1/_2$-Normal-Kalilauge eine Stunde lang am Rückflußkühler auf dem Wasserbad erhitzt und nach dem Erkalten nach Zusatz von 1 ccm Phenolphthaleinlösung mit $^1/_2$-Normal-Salzsäure bis zum Verschwinden der Rotfärbung titriert. Hierzu dürfen nicht mehr als 16,7 ccm und nicht weniger als 15,1 ccm $^1/_2$-Normal-Salzsäure verbraucht werden.

Opium — Opium

Gehalt des bei 60° getrockneten Opiums mindestens 12 Prozent Morphin ($C_{17}H_{19}O_3N$, Mol.-Gew. 285,2).

Das D.A.B. 6 führt zwei Sorten Opium an, ein Opium, das, bei 60° getrocknet, mindestens 12 Prozent Morphin enthalten soll, und ein Opium pulveratum mit etwa 10 Prozent Morphin. Das erste Präparat ist nötig zur Herstellung gewisser Opiumpräparate, vor allem des Extractum Opii mit 20 Prozent Morphin, das Opium pulveratum dagegen ist gemäß den Brüsseler Beschlüssen zur Dispensation vorrätig zu halten. Durch die Einführung dieser beiden Präparate haben sich manche Unstimmigkeiten ergeben. Zunächst ist zu bemerken, daß die gewöhnliche Form des Opiums in Broten ca. 20 Prozent Wasser besitzt. Wieviel Wasser aber die Ware auch besitzt, sie ist zulässig, wenn sie nur, bei 60° getrocknet (bezüglich der Temperatur von 60° siehe die nächste Anmerkung), den vorgeschriebenen Mindestgehalt von 12 Prozent Morphin besitzt. Mit dieser Feststellung hat also der Apotheker seine Pflicht als Analytiker erfüllt, nicht aber als Kaufmann. In letzterer Eigenschaft hat vielmehr noch der Apotheker den Wassergehalt und somit die Menge des trockenen Opiums in Betracht zu ziehen, die allein für ihn Wert besitzt. Ein Opium mit besonders hohem Wassergehalt ist daher zurückzuweisen oder entsprechend niedriger zu bezahlen. Beim Opium pulveratum ist dagegen ausdrücklich gesagt „Gehalt etwa 10 Prozent Morphin“. Hier ist die Forderung „bei 60° getrocknet“ fortgelassen und damit dokumentiert, daß die Ware in lufttrockenem Zustand den geforderten Gehalt besitzen soll. Das wäre auch sinngemäß aus der Tatsache zu erklären, daß die Ware bei der Dispensation (also in lufttrockenem Zustand) etwa 10 Prozent Morphin besitzen muß. Gewisse Schwankungen im Wassergehalt und damit im Morphingehalt des Opiumpulvers sind in der Praxis ganz unvermeidlich. Dem hat das neue Arzneibuch Rechnung getragen, indem es bei Opium pulveratum statt der früher geforderten 10 Prozent jetzt einen Spielraum läßt, nämlich einen Gehalt von „etwa 10 Prozent Morphin“, genau 9,8 bis 10,2 Prozent Morphin verlangt.

Einer Erörterung bedarf noch die Art des Verdünnungspulvers, des Pulvers also, das zum Einstellen auf den richtigen Gehalt zugesetzt wird. Bei der nachstehend beschriebenen Morphinbestimmung im Opium wird angenommen, daß 60 Prozent des Opiums im wässerigen Medium zur Lösung kommen. Dieses im allgemeinen stattfindende Lösungsverhältnis soll durch das Verdünnungspulver nicht verändert werden. Deshalb schreibt das D.A.B. 6 zum Einstellen des Opium pulverat. ein Gemisch von 6 Teilen (löslichem) Milchzucker und 4 Teilen (unlöslicher) Reisstärke vor.

Der durch Anschneiden der unreifen Früchte von Papaver somniferum *Linné* gewonnene, an der Luft eingetrocknete Milchsaft.

Zur Herstellung des Pulvers sind die Opiumstücke von den Rumex-Früchten und den derben Blattrippen zu befreien, zu zerschneiden und bei einer 60° nicht übersteigenden Temperatur zu trocknen.

Das Trocknen des Opiums bei 60°, wie es vom Arzneibuch ausdrücklich gefordert wird, dauert sehr lange und wird dadurch recht umständlich. Deshalb erscheint es wichtig, daß D. B. Dott (Chemisch-Technische Übersicht der Ch. Ztg., 1925, S. 9) mitteilt: Ein bei 100° getrocknetes Opiumpulver verhielt sich ebenso wie ein bei 60° nach Vorschrift des Deutschen Arzneibuches getrocknetes. — Diese Behauptung, die, falls sie sich bewahrheitet, eine nicht unwesentliche Verkürzung der Bestimmung bedeuten würde, bedarf noch weiterer Nachprüfung. — Gegenüber Vermutungen, daß der Morphingehalt im Opium beim Lagern abnehme, berichtet derselbe Verfasser: Innerhalb 12 Monaten war ein irgend nennenswerter Verlust beim Lagern nicht zu ermitteln.

Gehaltsbestimmung. Man reibt 3,5 g mittelfein gepulvertes Opium mit 3,5 ccm Wasser an, spült das Gemisch mit Wasser in ein Kölbchen und bringt es durch weiteren Wasserzusatz auf das Gewicht von 31,5 g. Das Gemisch läßt man unter häufigem Umschütteln 1 Stunde lang stehen, filtriert es durch ein trockenes Faltenfilter von 8 cm Durchmesser, setzt zu 21 g des Filtrats (= 2,44 g Opium) unter Vermeidung starken Schüttelns 1 ccm einer Mischung von 17 g Ammoniakflüssigkeit und 83 g Wasser und filtriert sofort durch ein trockenes Faltenfilter von 8 cm Durchmesser in ein Kölbchen. 18 g des Filtrats (= 2 g Opium) versetzt man unter Umschwenken mit 5 ccm Essigäther und noch 2,5 ccm der Mischung von 17 g Ammoniakflüssigkeit und 83 g Wasser. Alsdann verschließt man das Kölbchen, schüttelt den Inhalt 10 Minuten lang, fügt hierauf noch 10 ccm Essigäther hinzu und läßt unter zeitweiligem, leichtem Umschwenken eine Viertelstunde lang stehen. Nun bringt man zuerst die Essigätherschicht möglichst vollständig auf ein glattes Filter von 7 cm Durchmesser, gibt zu der im Kölbchen zurückgebliebenen wässerigen Flüssigkeit nochmals 5 ccm Essigäther, bewegt die Mischung einige Augenblicke lang und bringt zunächst wieder die Essigätherschicht auf das Filter. Nach dem Ablaufen der ätherischen Flüssigkeit läßt man das Filter lufttrocken werden, gießt dann die wässerige Lösung, ohne auf die an den Wänden des Kölbchens haftenden Kristalle Rücksicht zu nehmen, auf das Filter und spült dieses sowie das Kölbchen dreimal mit je 2,5 ccm mit Äther gesättigtem Wasser nach. Nachdem das Kölbchen gut ausgelaufen und das Filter vollständig abgetropft ist, trocknet man beide bei 100°, löst dann die Morphinkristalle in 10 ccm $^1/_{10}$-Normal-Salzsäure, gießt die Lösung in ein Kölbchen, wäscht Filter, Kölbchen und Stöpsel sorgfältig mit Wasser nach und verdünnt die Lösung schließlich auf etwa 50 ccm. Nach Zusatz von 2 Tropfen Methylrotlösung titriert man mit $^1/_{10}$-Normal-Kalilauge bis zum Farbumschlage. Hierzu dürfen höchstens 1,6 ccm $^1/_{10}$-Normal-Kalilauge verbraucht werden, so daß mindestens 8,4 ccm $^1/_{10}$-Normal-Salzsäure zur Sättigung des vorhandenen Morphins erforderlich sind, was einem Mindestgehalte von 12 Prozent Morphin entspricht (1 ccm $^1/_{10}$-Normal-Salzsäure = 0,02852 g Morphin, Methylrot als Indikator).

Die Morphinbestimmung in Opium und gewissen Opiumpräparaten ist, entsprechend der Wichtigkeit des Gegenstandes, auf S. 79 in Prinzip und Ausführung genau geschildert, alsdann noch einmal die Ausführung kurz auf S. 81 zusammengefaßt. Hier sei noch in bezug auf die Berechnung hinzugefügt: Vom Opium gehen im allgemeinen 60 Prozent in die wässerige Lösung über, von 3,5 g Opium also 2,1 g. Diese 2,1 g geben mit den verwendeten 28 g Wasser eine Lösung von zusammen 30,1 g. Filtriert man von dieser Lösung 21 g ab, so enthalten diese nach der Gleichung

$$30{,}1 : 3{,}5 = 21 : x, \qquad x = 2{,}44$$

das Lösliche aus 2,44 g Opium. Zu diesem Filtrat wird rund 1 g verdünnte Ammoniakflüssigkeit hinzugegeben, so daß die Mischung nunmehr 22 g wiegt. Von dieser Mischung werden schließlich 18 g abfiltriert, die nach der Gleichung

$$22 : 2{,}44 = 18 : x, \qquad x = \text{rund } 2$$

das Lösliche aus 2 g Opium enthalten. Diese 18 g Lösung = 2 g Opium gelangen zur endlichen Bestimmung, zur Titration.

$$\frac{\text{1 Mol Morphin}}{\text{285,2 g}} = \frac{\text{1 Mol Salzsäure}}{\text{1000 ccm } ^1/_1\text{-Normal-Salzsäure}},$$

$$\text{1 ccm } ^1/_{10}\text{-Normal-Salzsäure} = \text{0,02852 g Morphin.}$$

Bei Anwendung von 2 g Opium und Verbrauch von 8,4 ccm $^1/_{10}$-Normal-Salzsäure demnach Prozentgehalt:

$$\frac{8{,}4 \cdot 0{,}02852 \cdot 100}{2} = \text{rund 12 Prozent Morphin.}$$

Werden 5 ccm der titrierten Flüssigkeit zu der Lösung eines Körnchens Kaliumferrizyanid in 10 ccm Wasser, die mit 1 Tropfen Eisenchloridlösung und einigen Tropfen Salzsäure versetzt ist, gegeben, so muß die braunrote Farbe der Lösung in Blau umschlagen.

Hier liegt die Identitätsbestimmung des Morphins, beruhend auf der reduzierenden Wirkung dieses Alkaloides, vor. Es wird angenommen, daß das Morphin das Kaliumferrizyanid zu Kaliumferrozyanid reduziert, welch letzteres dann mit der Eisenoxydverbindung Berliner Blau bildet.

Opium darf nur zur Herstellung von Extractum Opii, Opium concentratum, Opium pulveratum, Tinctura Opii crocata und Tinctura Opii simplex verwendet werden. Wird Opium als Bestandteil einer Arznei verordnet, so ist Opiumpulver zu verwenden.

Opium concentratum — Opiumkonzentrat

Die mit Morphinhydrochlorid auf einen Gehalt von 48 bis 50 Prozent Morphin eingestellten salzsauren Gesamt-Alkaloide des Opiums.

Über die Absicht, in der das Opiumkonzentrat mit Darstellungs- und Prüfungsvorschrift in das neue Arzneibuch aufgenommen wurde, berichten J. Gadamer und E. Neuhoff (Archiv 1926, S. 554) etwa folgendes: Unter den Opiumalkaloiden kommt dem Morphin eine überragende Bedeutung zu, doch sind die übrigen Alkaloide für die therapeutische Wirkung des Opiums keineswegs unwichtig. Als erstes Produkt, das die Gesamtalkaloide des Opiums als salzsaure Salze enthält, ist das Pantopon der Firma F. Hoffmann-La Roche in Basel anzusehen. Bald aber nach dem Erscheinen dieses Präparates kamen Nachahmungen auf den Markt, die teilweise die berechtigten Anforderungen an das wichtige Produkt nicht erfüllten. Dadurch wurde entweder die Anwendung des Original-Präparates notwendig oder die genaue Prüfung der anderen Produkte. Da nun die beste Gewähr für die Güte der Präparate die Selbstherstellung ist, wurde zur Ermöglichung derselben das Opiumkonzentrat mit Darstellungsvorschrift aufgenommen, außerdem eine Prüfungsvorschrift hinzugefügt.

Hierzu ist zu bemerken: Gemäß den Bekanntmachungen, betreffend die Einführung des Deutschen Arzneibuches, 6. Ausgabe 1926, tritt der Artikel „Opium concentratum" bis auf weiteres nicht in Kraft. Man nimmt als Grund dafür an, daß ein Verkauf des nach der Vorschrift des D.A.B. 6 hergestellten Präparates die patentamtlich geschützten Rechte der Firma Hoffmann-La Roche verletze. — Aus diesem Grunde ist dieser Artikel hier nicht ausführlich behandelt. Nur zur Erklärung des Wichtigsten dienen die späteren Anmerkungen.

Zu der Bestimmung des Morphingehaltes in dem noch nicht eingestellten Präparat werden in einer mit einem Pistill versehenen, gewogenen Porzellanschale 1,2 g gebrannter Kalk mit 0,5 ccm Wasser gelöscht. Damit verreibt man 0,6 g Opiumkonzentrat, die vorher in einem kleinen Kölbchen unter gelindem Erwärmen in 5 ccm Wasser gelöst werden, und verdünnt allmählich mit weiteren 20 ccm Wasser, die zuvor zum Ausspülen des Kölbchens dienten. Darauf bedeckt man die Porzellanschale mit einem Uhrglas, ergänzt nach halbstündigem Stehen das Gewicht des Schaleninhalts auf 31,2 g, mischt gut durch und filtriert durch ein trockenes Faltenfilter von 7 cm Durchmesser. 25 g des Filtrats (= 0,5 g Opiumkonzentrat) versetzt man in einem Arzneiglas von 50 ccm Inhalt mit 2,5 ccm Weingeist und 12,5 ccm Äther, schüttelt um, gibt 0,5 g Ammoniumchlorid hinzu und schüttelt die Mischung 10 Minuten lang kräftig durch. Nach 12- bis 18stündigem Stehen bringt man zunächst die Ätherschicht möglichst vollständig auf ein glattes Filter von 6 cm Durchmesser, gibt zu der in dem Arzneiglas zurückgebliebenen wässerigen Flüssigkeit 10 ccm Äther, bewegt die Mischung einige Augenblicke lang und bringt zunächst wiederum die Ätherschicht auf das Filter. Nach dem Ablaufen der ätherischen Flüssigkeit läßt man das Filter lufttrocken werden, gießt dann die wässerige Flüssigkeit, ohne auf die an den Wänden des Arzneiglases haftenden Kristalle Rücksicht zu nehmen, auf das Filter und spült dieses sowie das Arzneiglas dreimal mit je 5 ccm äthergesättigtem Wasser nach. Nachdem das Arzneiglas gut ausgelaufen und das Filter vollständig abgetropft ist, trocknet man beide bei 100°, löst dann die Morphinkristalle in 10 ccm $^1/_{10}$-Normal-Salzsäure, gießt die Lösung in ein Kölbchen, wäscht Filter, Arzneiglas und Stopfen sorgfältig mit Wasser nach und verdünnt die Lösung schließlich auf etwa 50 ccm. Nach Zusatz von 2 Tropfen Methylrotlösung titriert man mit $^1/_{10}$-Normal-Kalilauge bis zum Farbumschlage. Aus der Anzahl der zur Sättigung des Morphins verbrauchten Kubikzentimeter $^1/_{10}$-Normal-Salzsäure ergibt sich durch Multiplikation mit 5,704 und Addition von 3,5 der Morphingehalt in 100 g Opiumkonzentrat.

Die Morphinbestimmung wird hier nach der „Kalkmethode" vorgenommen, die auf S. 378 im Artikel „Narkophin" geschildert wurde, deren Prinzip hier aber noch einmal kurz wiederholt sei: Das Opiumkonzentrat wird mit frisch gelöschtem Kalk behandelt. Es fallen Narkotin und die übrigen Nebenalkaloide als Basen aus, die von dem wasserlöslichen Kalziummorphinat durch Filtration abgetrennt werden. Durch Zusatz von Chlorammonium wird dann im Filtrat das Morphin in Freiheit gesetzt und durch Schütteln mit Ätherweingeist zur Kristallisation gebracht. Es tritt zwar bei dieser Bestimmung ein Verlust an

Morphin ein. Da dieser Fehler aber ein konstanter bleibt, kann er durch eine Korrektur (die vorgeschriebene Addition von 3,5 Prozent) ausgeglichen werden (s. J. Gadamer und E. Neuhoff, Archiv 1926, S. 543).

Durch Zusatz von Morphinhydrochlorid wird das Opiumkonzentrat auf einen Morphingehalt von 50 Prozent gebracht. Zur Berechnung der zur Einstellung von 100 g Opiumkonzentrat erforderlichen Menge Morphinhydrochlorid in Gramm subtrahiert man den bei der Morphinbestimmung des uneingestellten Opiumkonzentrats gefundenen Wert von 50 und multipliziert die Differenz mit 3,86.

Opiumkonzentrat ist ein hellbraunes bis schwach rötlichbraunes Pulver, das sich in etwa 15 Teilen Wasser und leicht in Weingeist löst. In Äther und Chloroform ist es unlöslich. Die wässerige Lösung ist rotbraun, schmeckt bitter, schäumt stark beim Umschütteln, verändert Kongopapier nicht und rötet Lackmuspapier schwach.

Aus der wässerigen Lösung (1 + 49) scheidet Natriumazetatlösung einen flockigen Niederschlag ab.

Auf den Ausfall vorstehender Reaktionen mittels Kongopapier und Lackmuspapier ist besonderer Wert zu legen, da bei einer Anwendung zu Injektionen Präparate, die in dieser Beziehung nicht vorschriftsmäßig reagieren, heftige Einspritz- und Nachschmerzen verursachen können (s. J. Gadamer u. E. Neuhoff, l. c., S. 557).

10 ccm der wässerigen Lösung (1 + 49) werden in einem kleinen Scheidetrichter nach Zusatz von 0,2 g Natriumbikarbonat mit 10 ccm einer Lösung von 1 Teil Phenol in 4 Teilen Chloroform einige Minuten lang geschüttelt. Nach völligem Absetzen läßt man die Chloroform-Phenollösung ab, gibt zu der wässerigen Schicht 10 ccm Äther hinzu und schüttelt kräftig. Nach dem Absetzen dürfen 5 ccm der wässerigen Lösung nach dem Ansäuern mit Salzsäure auf Zusatz von 1 Tropfen Eisenchloridlösung keine rote Färbung annehmen (Mekonsäure).

Durch die Behandlung mit Natriumbikarbonat werden die Alkaloide in Freiheit gesetzt und können dann mit Phenolchloroform ausgeschüttelt werden. Nachdem sodann das die spätere Reaktion störende Phenol durch Äther entfernt ist, kann eventuell vorhandene Mekonsäure durch die Rotfärbung mit $FeCl_3$ erkannt werden.

15 ccm der wässerigen Lösung (1 + 49) werden mit 1 ccm Salpetersäure und 7,0 ccm $^1/_{10}$-Normal-Silbernitratlösung versetzt, auf dem Wasserbade bis zum Absetzen des gebildeten Niederschlags erwärmt und nach dem Erkalten filtriert. In dem Filtrate muß nach weiterem Zusatz von 1 ccm $^1/_{10}$-Normal-Silbernitratlösung erneut eine Fällung entstehen. Wird die Flüssigkeit auf dem Wasserbade wiederum bis zum Absetzen des gebildeten Niederschlags erwärmt und nach dem Erkalten filtriert, so darf nach erneutem Zusatz von $^1/_{10}$-Normal-Silbernitratlösung keine Trübung mehr entstehen, was einem Gehalte von etwa 8,6 bis 9,7 Prozent Salzsäure entspricht.

Wesentlich ist es, den Salzsäuregehalt festzulegen, der ja nach der Natur des verarbeiteten Opiums innerhalb gewisser Grenzen schwanken wird. Da eine titrimetrische Bestimmung wegen der nicht gut möglichen Erkennung des Umschlags sich verbietet, sind hier nach vorstehender Vorschrift Grenzwerte festgelegt.

0,2 g Opiumkonzentrat dürfen durch Trocknen bei 100° höchstens 0,018 g an Gewicht verlieren und nach dem Verbrennen keinen wägbaren Rückstand hinterlassen.

Gehaltsbestimmung. Die Gehaltsbestimmung des eingestellten Opiumkonzentrats erfolgt in der gleichen Weise, wie vorstehend beschrieben ist. Es dürfen nicht mehr als 2,20 und nicht weniger als 1,85 ccm $^1/_{10}$-Normal-Kalilauge verbraucht werden, so daß mindestens 7,80 und höchstens 8,15 ccm $^1/_{10}$-Normal-

Salzsäure zur Sättigung des vorhandenen Morphins erforderlich sind, was unter Berücksichtigung der vorzunehmenden Korrektur von 3,5 Prozent einem Gehalte von 48 bis 50 Prozent Morphin entspricht (1 ccm $^{1}/_{10}$-Normal-Salzsäure = 0,02852 g Morphin, Methylrot als Indikator).

Die Bestimmung ist besprochen in der zweiten Anmerkung dieses Artikels.

Opium pulveratum — Opiumpulver

Pulvis Opii P. I.

Gehalt etwa 10 Prozent Morphin ($C_{17}H_{19}O_3N$, Mol.-Gew. 285,2).

Zur Herstellung von Opiumpulver sind die Opiumstücke, unter Beachtung des bei Opium Gesagten, in ein mittelfeines Pulver zu verwandeln. Nachdem der Morphingehalt dieses Pulvers in der bei Opium beschriebenen Weise bestimmt worden ist, wird es durch Mischen mit einem Gemenge von 6 Teilen Milchzucker und 4 Teilen Reisstärke auf einen Gehalt von 10 Prozent Morphin eingestellt.

Im Artikel „Opium", S. 434ff., ist die Einstellung dieses Opiumpulvers mit „etwa 10 Prozent Morphin", ebenso die Frage seines Wassergehaltes und der Grund, weshalb zum Einstellen ein Gemisch von Milchzucker und Reisstärke anzuwenden ist, ausführlich besprochen. Im Artikel „Opium" ist überhaupt alles Einschlägige auch über Opiumpulver gesagt.

Bringt man eine stecknadelkopfgroße Menge Opiumpulver in einen auf einem Objektträger befindlichen Tropfen Gerbsäurelösung und bedeckt mit einem Deckglas, so sieht man bei etwa 100facher Vergrößerung an den Opiumschollen das Auftreten von haarförmigen Gebilden, Blasen und Niederschlägen.

1 g Opiumpulver darf durch Trocknen bei 100° höchstens 0,08 g an Gewicht verlieren.

Gehaltsbestimmung. Man reibt 3,5 g mittelfein gepulvertes Opium mit 3,5 ccm Wasser an, spült das Gemisch mit Wasser in ein Kölbchen und bringt es durch weiteren Wasserzusatz auf das Gewicht von 31,5 g. Das Gemisch läßt man unter häufigem Umschütteln 1 Stunde lang stehen, filtriert es durch ein trockenes Faltenfilter von 8 cm Durchmesser, setzt zu 21 g des Filtrats (= 2,44 g Opiumpulver unter Vermeidung starken Schüttelns 1 ccm einer Mischung von 17 g Ammoniakflüssigkeit und 83 g Wasser und filtriert sofort durch ein trockenes Faltenfilter von 8 cm Durchmesser in ein Kölbchen. 18 g des Filtrats (= 2 g Opiumpulver) versetzt man unter Umschwenken mit 5 ccm Essigäther und noch 2,5 ccm der Mischung von 17 g Ammoniakflüssigkeit und 83 g Wasser. Alsdann verschließt man das Kölbchen, schüttelt den Inhalt 10 Minuten lang, fügt hierauf noch 10 ccm Essigäther hinzu und läßt unter zeitweiligem, leichtem Umschwenken eine Viertelstunde lang stehen. Nun bringt man zuerst die Essigätherschicht möglichst vollständig auf ein glattes Filter von 7 cm Durchmesser, gibt zu der im Kölbchen zurückgebliebenen wässerigen Flüssigkeit nochmals 5 ccm Essigäther, bewegt die Mischung einige Augenblicke lang und bringt zunächst wieder die Essigätherschicht auf das Filter. Nach dem Ablaufen der ätherischen Flüssigkeit läßt man das Filter lufttrocken werden, gießt dann die wässerige Lösung, ohne auf die an den Wänden des Kölbchens haftenden Kristalle Rücksicht zu nehmen, auf das Filter und spült dieses sowie das Kölbchen dreimal mit je 2,5 ccm mit Äther gesättigtem Wasser nach. Nachdem das Kölbchen gut ausgelaufen und das Filter vollständig abgetropft ist, trocknet man beide bei 100°, löst dann die Morphinkristalle in 10 ccm $^{1}/_{10}$-Normal-Salzsäure, gießt die Lösung in ein Kölbchen, wäscht Filter, Kölbchen und Stopfen sorgfältig mit Wasser nach und verdünnt die Lösung schließlich auf etwa 50 ccm. Nach Zusatz von 2 Tropfen Methylrotlösung titriert man mit $^{1}/_{10}$-Normal-Kalilauge bis zum Farbumschlage. Hierzu dürfen nicht mehr als 3,13 und nicht weniger als 2,85 ccm $^{1}/_{10}$-Normal-Kalilauge verbraucht werden, so daß mindestens 6,87 und höchstens 7,15 ccm $^{1}/_{10}$-Normal-Salzsäure zur Sättigung des vorhandenen Morphins erforderlich sind, was einem Gehalte von 9,8 bis 10,2 Prozent Morphin entspricht (1 ccm $^1/_{10}$-Normal-Salzsäure = 0,02852 g Morphin, Methylrot als Indikator).

Werden 5 ccm der titrierten Flüssigkeit zu der Lösung eines Körnchens Kaliumferrizyanid in 10 ccm Wasser, die mit 1 Tropfen Eisenchloridlösung und einigen Tropfen Salzsäure versetzt ist, gegeben, so muß die braunrote Farbe der Lösung in Blau umschlagen.

Die Morphinbestimmung in Opium und gewissen Opiumpräparaten ist, entsprechend der Wichtigkeit des Gegenstandes, in Prinzip und Ausführung auf S. 79 genau geschildert, alsdann noch einmal die Ausführung kurz zusammengefaßt auf S. 81. Die Ausrechnung des Morphingehaltes aus dem Befund ist ebenfalls ausführlich dargelegt am Schluß des Artikels: „Opium“ (siehe dort).

Papaverinum hydrochloricum — Papaverinhydrochlorid

$(C_{20}H_{21}O_4N)HCl$ Mol.-Gew. 375,6

Weißes, geruchloses Kristallpulver von schwach bitterlichem, hinterher brennendem Geschmacke. Papaverinhydrochlorid löst sich langsam in 40 Teilen Wasser; in Weingeist ist es auch beim Erwärmen schwer löslich. Die Lösungen röten Lackmuspapier.

Schmelzpunkt ungefähr 210°.

Die von uns untersuchten Präparate zeigten einen Schmelzpunkt zwischen 209° und 217°.

Die wässerige Lösung (1 + 49) gibt nach Zusatz von Salpetersäure mit Silbernitratlösung einen weißen, käsigen Niederschlag. Mit Natriumazetatlösung gibt sie eine milchige Trübung und klärt sich dann beim Umschütteln, indem sich an den Gefäßwandungen harzige Massen ansetzen. Diese erstarren nach etwa einer halben Stunde kristallinisch. Die Kristalle schmelzen nach dem Auswaschen mit wenig Wasser und Trocknen bei 145° bis 147°.

Die im vorstehenden Abschnitt vorgesehenen Reaktionen lassen sich mit einer wässerigen Lösung 0,2 : 10,0 gut ausführen. — Bei der Identifizierung der Salzsäure dürfen vor dem Zusatz des Silbernitrats nur wenige (2) Tropfen Salpetersäure zugegeben werden. — Durch Natriumazetatlösung wird aus der wässerigen Lösung des Alkaloidsalzes die freie Base ausgeschieden und nach Auswaschen und Trocknen durch ihren Schmelzpunkt identifiziert.

0,01 g Papaverinhydrochlorid löst sich in 1 bis 2 ccm Schwefelsäure unter Entwickelung von Chlorwasserstoff fast farblos auf. Erwärmt man die Lösung 1 Minute lang im siedenden Wasserbade, so tritt eine schwach blauviolette Färbung auf, die bei stärkerem Erhitzen kräftiger wird. Wird ein Körnchen Papaverinhydrochlorid mit einigen Tropfen Formaldehyd-Schwefelsäure versetzt, so tritt eine beim längeren Stehen sich vertiefende Rotfärbung auf.

Die erste Probe des vorstehenden Abschnittes ist Identitäts- und zugleich Reinheitsprobe. Vorschriftsmäßiges Papaverinhydrochlorid löst sich nämlich kalt in Schwefelsäure „fast farblos“ und gibt erst beim Erwärmen eine deutliche bis starke Blaufärbung. Tritt aber diese Blaufärbung schon beim Behandeln mit kalter Schwefelsäure in wesentlichem Maße ein, so deutet das auf unerlaubten Gehalt an dem Opiumalkaloid „Kryptopin“ hin.

0,2 g Papaverinhydrochlorid dürfen nach dem Verbrennen keinen wägbaren Rückstand hinterlassen.

5 ccm der wässerigen Lösung (1 + 49) werden in einem Kölbchen mit 5 ccm Wasser verdünnt und mit 2,55 ccm $^1/_{10}$-Normal-Kalilauge versetzt (= 95,8 Prozent

Papaverinhydrochlorid). Alsdann wird die entstandene trübe Flüssigkeit auf dem Wasserbade kurze Zeit erwärmt, bis sie sich unter Bildung von Papaverinkristallen geklärt hat. Zu der erkalteten Flüssigkeit gibt man 2 Tropfen Phenolphthaleinlösung hinzu und titriert mit $^1/_{10}$-Normal-Kalilauge bis zum Farbumschlage. Hierzu dürfen nicht weniger als 0,10 ccm und nicht mehr als 0,15 ccm $^1/_{10}$-Normal-Kalilauge verbraucht werden, so daß 2,65 ccm bis 2,70 ccm $^1/_{10}$-Normal-Kalilauge zur Sättigung von 0,1 g Papaverinhydrochlorid erforderlich sind (1 ccm $^1/_{10}$-Normal-Kalilauge = 0,03756 g Papaverinhydrochlorid, Phenolphthalein als Indikator).

Titriert man eine wässerige Lösung von Papaverinhydrochlorid bei Gegenwart von Phenolphthalein mit $^1/_{10}$-Normal-Kalilauge, so wirkt das sich ausscheidende Papaverin als sehr schwache Base auf den Indikator nicht ein, der Umschlag in Rot tritt vielmehr ein, wenn die Salzsäure des Alkaloidsalzes abgesättigt ist. Hier wird also nicht die Base bestimmt, sondern die Salzsäure des Alkaloidsalzes. Demnach:

$$\frac{\text{1 Mol Papaverinhydrochlorid}}{\text{375,6 g}} = \text{1 Mol HCl} = \frac{\text{1 Mol KOH}}{\text{1000 ccm } ^1/_1\text{-Normal-KOH}},$$

$$\text{1 ccm } ^1/_{10}\text{-Normal-KOH} = \text{0,03756 g Papaverinhydrochlorid.}$$

Zur Ausführung wird zweckmäßig „etwa 0,1 g Papaverinhydrochlorid genau" gewogen (s. darüber S. 1) und in etwa 10 g Wasser gelöst. Nach Hinzufügen von 2,55 ccm $^1/_{10}$-Normal-KOH fällt der größte Teil der Base aus; nach obiger Formel werden $2{,}55 \cdot 0{,}03756 = 0{,}958$ g = 95,8 Prozent des Alkaloidsalzes dabei zur Base umgewandelt. Nachdem sich die Flüssigkeit genügend für die Titration geklärt hat, wird Phenolphthalein zugesetzt und die Titration zu Ende geführt.

Bei Anwendung von 0,1 g Papaverinhydrochlorid und Verbrauch von im ganzen 2,65 bis 2,70 ccm $^1/_{10}$-Normal-KOH demnach Prozentgehalt:

$$\frac{2{,}65 \text{ (bis } 2{,}70) \cdot 0{,}03756 \cdot 100}{0{,}1} = \text{rund 99,5 bis 101,4 Prozent}$$

Papaverinhydrochlorid.

Paraffinum liquidum — Flüssiges Paraffin

Aus den Rückständen der Petroleumdestillation gewonnene, klare, farblose, nicht fluoreszierende, geruch- und geschmacklose, ölartige Flüssigkeit, die in der Kälte feste Anteile nur in geringen Mengen abscheiden darf. Flüssiges Paraffin ist in Wasser unlöslich, in Weingeist fast unlöslich, in Äther oder Chloroform in jedem Verhältnis löslich.

O. Schmatolla (Ph. Z. 1915, S. 425) schlägt mit Recht vor, daß dieses „Flüssige Paraffin", weil es ein Petroleumprodukt ist, richtiger genannt werden soll: Oleum minerale — Vaselinöl, weiß. — Die Fluoreszenz läßt sich aus dem Rohmaterial nur bis zur gewissen Grenze, nicht völlig entfernen.

Dichte mindestens 0,881.

Die Ware von der jetzt verlangten Dichte zeigt schon in der kälteren Jahreszeit Trübung durch feste Paraffin-Ausscheidungen. Darauf ist auch in den ersten Zeilen des Arzneibuchtextes ausdrücklich hingewiesen. Diese Ausscheidungen dürfen aber im allgemeinen erst unterhalb der Temperatur von etwa 8° bis 10° stattfinden.

Siedepunkt nicht unter 360°.

Werden 3 g flüssiges Paraffin in einem mit warmer Schwefelsäure gereinigten Glase mit 6 g Schwefelsäure unter häufigem Durchschütteln 10 Minuten lang im siedenden Wasserbad erhitzt, so darf das Paraffin nicht verändert und die Säure nur wenig gebräunt werden (fremde organische Stoffe).

Diese Forderung wird von vielen Handelswaren nicht erfüllt. Deshalb Vorsicht! Das zur Prüfung verwendete Reagenzglas ist vorher sorgfältig mit Schwefelsäure zu reinigen. Eine eventuelle Färbung des flüssigen Paraffins ist erst nach völliger Trennung der beiden Flüssigkeiten festzustellen. Am besten erreicht man die Trennung der Flüssigkeiten, wenn man die geschüttelte, etwas „emulgierte" Mischung noch einmal kurz in das Wasserbad senkt.

Werden 10 g flüssiges Paraffin mit 10 Tropfen Kaliumpermanganatlösung 5 Minuten lang unter gutem Umrühren in einer Porzellanschale auf dem Wasserbad erhitzt, so darf die rote Farbe nicht verschwinden (fremde organische Stoffe). Werden 5 g flüssiges Paraffin mit 25 g Wasser von etwa 60° 1 Minute lang kräftig geschüttelt, so darf das wässerige Filtrat weder durch Bariumnitratlösung (Schwefelsäure), noch durch Silbernitratlösung (Salzsäure) verändert werden.

Schüttelt man 3 g flüssiges Paraffin mit 15 ccm Weingeist, so dürfen nach dem Verdunsten des abgetrennten Weingeistes keine gelblich gefärbten Nadeln zurückbleiben (Nitronaphthalin). Werden 5 g flüssiges Paraffin mit 3 g Natronlauge und 20 ccm Wasser unter Umschütteln zum Sieden erhitzt, so darf die wässerige Flüssigkeit nach dem Erkalten beim Übersättigen mit Salzsäure keine Ausscheidung geben (verseifbare Fette, Harze). Werden 5 g flüssiges Paraffin mit 20 g siedendem Wasser geschüttelt, so muß das Wasser nach Zusatz von 2 Tropfen Phenolphthaleinlösung farblos bleiben (Alkalien), nach darauffolgendem Zusatz von 0,1 ccm $^1/_{10}$-Normal-Kalilauge aber gerötet werden (Säuren).

Nitronaphthalin wird minderwertigen Präparaten als „Entscheinungsmittel" zugesetzt, d. h., um eine Fluoreszenz zu verdecken. — Sind Fette oder Harze zugegen, würden diese durch Natronlauge verseift werden, nach dem Zusatz von Salzsäure würden dann Fett- oder Harzsäuren ausfallen. — Sehr wesentlich ist, daß das flüssige Paraffin frei ist von Säuren und Alkalien, die von der Reinigung des Präparates zurückgeblieben sein können!

Paraffinum solidum — Zeresin

O. Schmatolla (Ph. Z. 1915, S. 425) schlägt mit Recht vor, daß dieses Produkt, weil aus Ozokerit hergestellt, richtiger genannt werden soll: Cera mineral. alba = Ozokerit weiß oder Erdwachs weiß. Eine solche Verbesserung der Bezeichnung würde größere Klarheit bezüglich der Herkunft dieser Materialien schaffen. — Auch der deutsche Name des Arzneibuches „Zeresin" ist von bestreitbarem Wert. In Handelskreisen versteht man schon seit Jahren unter Zeresin ein Gemisch aus wechselnden Mengen Ozokerit mit Hartparaffin.

Aus Ozokerit gewonnene, feste, weiße, mikrokristallinische, auch auf frischem Bruche geruchlose Masse.

Nach dem Arzneibuchtext soll das Zeresin „auch auf frischem Bruche geruchlos" sein. Auf altem Bruche kann nämlich allmählich beim Lagern ein Geruch verschwinden, so daß Täuschungen eintreten, wenn man nicht frischen Bruch prüft.

Schmelzpunkt 68° bis 72°.

Siehe darüber S. 7 bzw. 9.

Werden 3 g Zeresin in einem mit warmer Schwefelsäure gereinigten Glase mit 6 g Schwefelsäure unter häufigem Durchschütteln 10 Minuten lang im siedenden Wasserbad erhitzt, so darf das Zeresin nicht verändert und die Säure nur wenig gebräunt werden (fremde organische Stoffe). Werden 10 g Zeresin mit 10 Tropfen Kaliumpermanganatlösung 5 Minuten lang unter gutem Umrühren in einer Porzellanschale auf dem Wasserbad erhitzt, so darf die rote Farbe nicht verschwinden (fremde organische Stoffe). Werden 5 g geschmolzenes Zeresin mit 25 g Wasser von etwa 80° 1 Minute lang kräftig geschüttelt, so darf das wässerige Filtrat weder durch Bariumnitratlösung (Schwefelsäure), noch durch Silbernitratlösung (Salzsäure) verändert werden. Wird 1 g Zeresin mit 3 ccm Weingeist und 2 Tropfen Phenolphthaleinlösung erhitzt, so muß das Gemisch farblos bleiben (Alkalien), nach darauffolgendem Zusatz von 0,1 ccm $^{1}/_{10}$-Normal-Kalilauge aber gerötet werden (Säuren).

Die Reinheitsprüfungen sind dieselben wie bei flüssigem Paraffin. Siehe dort.

Paraldehyd — Paraldehyd

$(CH_3 \cdot CHO)_3$ Mol.-Gew. 132,10

Eine ziemlich allgemeine Eigenschaft der Aldehyde besteht in ihrer leichten Umwandlung in polymere Modifikationen. Die Molekulargröße der einfachen Aldehyde wird bei der Polymerisation meist verdreifacht. So geschieht es auch, wenn man Azetaldehyd z. B. mit Schwefelsäure behandelt und ihn so in den Paraldehyd (siehe vorstehende Formel) verwandelt.

Klare, farblose Flüssigkeit, die mit Wasser angefeuchtetes Lackmuspapier nicht verändert oder höchstens schwach rötet. Paraldehyd riecht eigenartig ätherisch, jedoch nicht stechend, schmeckt brennend und kühlend und ist in Weingeist und Äther in jedem Verhältnis löslich.

Dichte 0,992 bis 0,994.

Siedepunkt 123° bis 125°.

Erstarrungspunkt 10° bis 11°.

1 Teil Paraldehyd muß sich in 10 Teilen Wasser zu einer klaren Flüssigkeit lösen, die auch beim Stehen keine ölartigen Tröpfchen abscheidet, sich aber beim Erwärmen trübt und nach dem Ansäuern mit Salpetersäure weder durch Bariumnitratlösung (Schwefelsäure) noch durch Silbernitratlösung (Salzsäure) verändert werden darf.

Sehr wichtig ist vorstehende Prüfung, nach der Paraldehyd mit 10 Teilen Wasser eine klare und klarbleibende Lösung ergeben soll! Die Gegenwart von Amylalkohol z. B. verursacht Trübung der Lösung. Doch ist dabei streng darauf zu achten, daß die Temperatur bei dem Lösungsversuch zwischen etwa 15° und 18° gehalten wird. Denn bei höheren Temperaturen wird auch reiner Paraldehyd schwerer in Wasser löslich.

Die Lösung von 5 ccm Paraldehyd in 50 ccm Wasser muß nach Zusatz von Phenolphthaleinlösung durch 5 Tropfen Normal-Kalilauge gerötet werden (zulässiger Gehalt an Essigsäure höchstens 0,3 Prozent).

Präparate, die nicht vorschriftsmäßig hergestellt oder schlecht aufbewahrt bzw. zu alt sind, zeigen einen wesentlicheren Gehalt an Essigsäure, da Paraldehyd ganz allmählich Anteile von Azetaldehyd bildet, der sich leicht zu Essigsäure oxydiert. Die Feststellung, ob das Präparat mehr als die vom Arzneibuch zugelassenen Spuren Essigsäure enthält, ist sehr wichtig, da saure Präparate sich bald weiter zersetzen und dann sehr unangenehme Wirkungen herbeiführen können!

Werden 6 ccm Paraldehyd mit einer Mischung von 2 ccm Kalilauge und 4 ccm Wasser geschüttelt, so darf die wässerige Schicht bei einer Temperatur von 15° bis 18° innerhalb 1 Stunde keine gelbe oder braune Färbung annehmen (unzulässiger Gehalt an Azetaldehyd).

Durch Einwirkung von Ätzalkalien verwandelt sich Azetaldehyd wie Aldehyde im allgemeinen, in eigentümlich harzige, gefärbte Verbindungen, „Aldehydharze". Darauf beruht vorstehende Reaktion auf unzulässigen Gehalt an Azetaldehyd. Die Begrenzung des zulässigen Gehaltes erfolgt zunächst durch die Zeitangabe, innerhalb derer eine Färbung nicht eintreten soll; da der Eintritt einer Färbung ferner von der Temperatur abhängt, ist auch diese vorgeschrieben. — Nach einer Mitteilung von G. Heyl (Ap. Z. 1913, S. 306) ist die Kalihydratreaktion des D.A.B. geradezu als ein vorzüglicher Gradmesser für die Güte des Paraldehyds anzusehen, da sie gestattet, aus dem Zeitraum, in dem die Färbung eintritt, auf den ungefähren Gehalt an Azetaldehyd zu schließen. Bei völlig azetaldehydfreiem Paraldehyd trat nach 24 Stunden bei 18° keine Färbung ein. Aus diesem Paraldehyd wurden Gemische mit Azetaldehyd hergestellt. Dabei trat (immer 18° Temperatur) eine leichte Gelbfärbung ein: Bei 0,2 Prozent Azetaldehyd nach 60 Minuten, bei 0,3 Prozent Azetaldehyd nach 40 Minuten, bei 0,5 Prozent Azetaldehyd nach 20 Minuten, bei 1 Prozent Azetaldehyd nach 18 Minuten, bei 2 Prozent Azetaldehyd nach 15 Minuten, bei 3 Prozent nach 12 Minuten, bei 4 Prozent nach 10 Minuten.

Wird eine Lösung von 5 ccm Paraldehyd in 100 ccm Wasser nach Zusatz von 10 ccm verdünnter Schwefelsäure tropfenweise mit 3,5 ccm $^1/_{10}$-Normal-Kaliumpermanganatlösung versetzt, so muß die Rotfärbung mindestens eine halbe Minute lang bestehen bleiben (Wasserstoffsuperoxyd und andere Per-Verbindungen).

Beim Verdampfen von 5 ccm Paraldehyd auf dem Wasserbade darf kein fremder Geruch auftreten und kein wägbarer Rückstand hinterbleiben.

Vor Licht geschützt aufzubewahren.

Pastilli Hydrargyri bichlorati — Sublimatpastillen

Gehalt 48,9 bis 50,9 Prozent Quecksilberchlorid ($HgCl_2$, Mol.-Gew. 271,5).

Aus der mit einem Teerfarbstoffe rot gefärbten Mischung von gleichen Teilen feingepulvertem Quecksilberchlorid und Natriumchlorid werden walzenförmige Pastillen von etwa 1 oder 2 g Gewicht hergestellt.

Sublimatpastillen sind hart, lebhaft rot gefärbt und nach dem Zerkleinern in Wasser leicht, in Weingeist oder Äther nur teilweise löslich. Die wässerige Lösung rötet Lackmuspapier nicht.

Zu dem letzten Satz vorstehenden Abschnittes ist folgendes zu sagen: In der Lösung dieser Sublimatpastillen hat man sich nicht etwa eine Lösung von Quecksilberchlorid und Kochsalz vorzustellen, es bilden sich vielmehr komplexe Salze $HgCl_2 \cdot NaCl$ und $HgCl_2 \cdot 2\,NaCl$ bzw. $NaHgCl_3$ und Na_2HgCl_4. Daß eine solche Umwandlung stattgefunden hat, erkennt man schon an den Änderungen der Eigenschaften des Quecksilberchlorids. Dieses löst sich (ohne Zusatz von NaCl) schwer in Wasser, außerdem durch hydrolytische Spaltung mit saurer Reaktion; es ist außerordentlich giftig und entsprechend bakterizid wirksam. Bei Gegenwart von Natriumchlorid aber (und ähnlichen Salzen) wird das $HgCl_2$ leichter in Wasser löslich; die Lösung reagiert neutral, ist weniger giftig und entsprechend auch etwas weniger wirksam.

Gehaltsbestimmung. 2 Pastillen von je 1 g Gewicht oder 1 Pastille von 2 g Gewicht werden zerrieben, im Exsikkator über Schwefelsäure bis zum gleichbleibenden Gewichte getrocknet, genau gewogen und in Wasser gelöst; die Lösung wird auf 100 ccm aufgefüllt. 20 ccm dieser Lösung werden mit 25 ccm $^1/_{10}$-Normal-Natriumarsenitlösung und 3 g Kaliumbikarbonat versetzt, zum Sieden erhitzt und 5 bis 6 Minuten lang im Sieden erhalten. Nach schnellem Abkühlen wird die Lösung mit 2 ccm verdünnter Salzsäure versetzt und dann nach Zusatz von 5 ccm Stärkelösung der Überschuß von $^1/_{10}$-Normal-Natriumarsenitlösung mit $^1/_{10}$-Normal-Jodlösung zurücktitriert. Hierbei müssen für je 0,4 g Pastillenmasse mindestens 14,4 und höchstens 15,0 ccm $^1/_{10}$-Normal-Natriumarsenitlösung verbraucht werden, so daß zum Zurücktitrieren nicht mehr als 10,6 und nicht weniger als 10,0 ccm $^1/_{10}$-Normal-Jodlösung erforderlich sind, was einem Gehalte von 48,9 bis 50,9 Prozent Quecksilberchlorid entspricht (1 ccm $^1/_{10}$-Normal-Natriumarsenitlösung = 0,013575 g Quecksilberchlorid, Stärkelösung als Indikator).

Diese Gehaltsbestimmung wird in der vorliegenden Fassung mit Recht in der Ph. Z. 1926, S. 1310 bemängelt, da sie zu Unklarheiten führt. Nachdem die Pastillen zerrieben sind, soll das Pulver getrocknet, genau gewogen, in Wasser gelöst und auf seinen Gehalt an Quecksilberchlorid geprüft werden. Das Resultat ist dann umzurechnen auf eine bestimmte Menge der „getrockneten Pastillenmasse“. Es kommt doch lediglich darauf an, welchen Gehalt an Quecksilberchlorid die „lufttrockenen“ einzelnen Pastillen besitzen. Deshalb wird man 2 Pastillen von je 1 g Gewicht oder 1 Pastille von 2 g Gewicht in Wasser lösen, die Lösung zu 100 ccm auffüllen und nach vorstehender Vorschrift weiter arbeiten. Das Resultat der Titration entspricht dann im ersten Falle $^2/_5$ einer Pastille von 1 g Gewicht, im zweiten Falle $^1/_5$ einer Pastille von 2 g Gewicht[1].

Das Prinzip der Bestimmung ist ausführlich auseinandergesetzt auf S. 87 (siehe dort). Hier sei nur kurz wiederholt: Das Quecksilberchlorid wird durch arsenige Säure zu metallischem Quecksilber reduziert. Da eine bestimmte Menge dieser arsenigen Säure im Überschuß angewendet ist, kann man durch Rücktitration mittels $^1/_{10}$-Normal-Jodlösung erfahren, wieviel arsenige Säure verbraucht, wieviel $HgCl_2$ vorhanden ist. Die $^1/_{10}$-Normal-Jodlösung und die $^1/_{10}$-Normal-Natriumarsenitlösung sind ihrer ganzen Einrichtung nach (der Faktor ist natürlich zu berücksichtigen!) äquivalent. Nach der Formel auf Seite 87 entsprechen:

$$\frac{4\,HgCl_2}{4\text{ Mol} = 1086{,}0\text{ g}} = \frac{1\,As_4O_6}{8000\text{ ccm } ^1/_1\text{-Normal-Natriumarsenitlösung}},$$

$$1\text{ ccm } ^1/_{10}\text{-Normal-Natriumarsenitlösung} = 0{,}013575\text{ g } HgCl_2.$$

Bei Anwendung von 0,4 g Pastillenmasse und Verbrauch von 14,4 bis 15,0 ccm $^1/_{10}$-Normal-Natriumarsenitlösung demnach Prozentgehalt:

$$\frac{14{,}4\text{ (bis 15)}\cdot 0{,}013575\cdot 100}{0{,}4} = \text{rund 48,9 bis 50,9 Prozent}$$

Quecksilberchlorid.

Vor Licht und Feuchtigkeit geschützt aufzubewahren.

[1] Bei solcher Arbeitsweise erscheint es freilich geboten, den praktischen Verhältnissen Rechnung zu tragen und eine Differenz von ± 5 Prozent im Quecksilberchloridgehalt der einzelnen Pastillen zuzulassen.

Pastilli Hydrargyri oxycyanati — Quecksilberoxyzyanidpastillen

Gehalt annähernd 50 Prozent Quecksilberoxyzyanid, entsprechend einem Mindestgehalte von 41 Prozent Gesamt-Quecksilberzyanid ($Hg(CN)_2$, Mol.-Gew. 252,6) oder 39,9 Prozent Gesamt-Quecksilber (Hg, Atom-Gew. 200,6).

Aus der mit einem Teerfarbstoffe blau gefärbten Mischung von 10 Teilen Quecksilberoxyzyanid, 4 Teilen Natriumbikarbonat und 6 Teilen Natriumchlorid werden Pastillen von 1 oder 2 g Gewicht hergestellt. Der Teerfarbstoff muß daraufhin geprüft sein, daß er bei der Bestimmung des Gesamt-Quecksilberzyanids nicht störend wirkt.

Harte, lebhaft blau gefärbte Pastillen, die in Wasser löslich sind. Die wässerige Lösung bläut Lackmuspapier.

Gehaltsbestimmung. 4 Pastillen von je 1 g Gewicht oder 2 Pastillen von je 2 g Gewicht werden zerrieben, im Exsikkator getrocknet, genau gewogen und in Wasser gelöst; die Lösung wird auf 200 ccm aufgefüllt.

Da hier wieder nach dem D.A.B. 6 der Gehalt der getrockneten Pastillenmasse bestimmt werden soll, nicht aber der Gehalt der einzelnen Pastillen, gilt für diese Gehaltsbestimmung dasselbe, was am Anfang der letzten Anmerkung zum Artikel „Pastilli Hydrargyri bichlorati" gesagt ist.

Bestimmung des Gesamt-Quecksilberzyanids. 100 ccm der Lösung werden nach Zusatz von 3 Tropfen Methylorangelösung mit Normal-Salzsäure versetzt, bis die grüne Farbe der Flüssigkeit in Violett umschlägt. Nach Zusatz von 4 g Kaliumjodid wird sodann mit Normal-Salzsäure bis zum Umschlag von Grün in Violett titriert. Bei dieser zweiten Titration müssen für je 2 g Pastillenmasse mindestens 6,5 ccm Normal-Salzsäure verbraucht werden, was einem Mindestgehalte von 41 Prozent Gesamt-Quecksilberzyanid entspricht (1 ccm Normal-Salzsäure = 0,1263 g Quecksilberzyanid, Methylorange als Indikator).

Diese Bestimmung ist ausführlich erläutert auf S. 86. Hier sei nur kurz gesagt: Die Pastillen sind mit Natriumbikarbonat hergestellt, die Lösung ist also alkalisch. Zur azidimetrischen Bestimmung muß daher die Lösung zunächst neutral bzw. gerade sauer gemacht werden; das geschieht, indem man der grünen Lösung (das Grün ist entstanden durch das Gelb des Methylorange und den blauen Farbstoff der Pastillen) so lange $^1/_1$-Normal-Salzsäure zugibt, bis die Flüssigkeit in Violett (hier die Umschlagfarbe des Methylorange) umschlägt. Nach Zufügung des Kaliumjodids findet die Reaktion statt:

$$Hg(CN)_2 + 4\,KJ = K_2HgJ_4 + 2\,KCN.$$

Durch das entstandene KCN reagiert die Lösung auf Methylorange alkalisch. Die Lösung wird also wieder grün, worauf das KCN mit $^1/_1$-Normal-Salzsäure abermals bis zur Umschlagfarbe (Violett) titriert wird. Nach obiger Gleichung (und den Ausführungen auf S. 86) entspricht:

$$\frac{1\,Hg(CN)_2}{1\text{ Mol} = 252{,}6\text{ g}} = 2\,KCN = \frac{2\,HCl}{2\text{ Mol} = 2000\text{ ccm }^1/_1\text{-Normal-HCl}},$$

$$1\text{ ccm }^1/_1\text{-Normal-HCl} = 0{,}1263\text{ g Quecksilberzyanid.}$$

Bei Anwendung von 2 g Pastillenmasse und Verbrauch von 6,5 ccm $^1/_1$-Normal-HCl demnach Prozentgehalt:

$$\frac{6{,}5 \cdot 0{,}1263 \cdot 100}{2} = \text{rund 41 Prozent Gesamt-Quecksilberzyanid.}$$

Bestimmung des Gesamt-Quecksilbers. 25 ccm der Lösung läßt man zu einer Mischung von 10 ccm Natronlauge und 3 ccm Formaldehydlösung unter Umschwenken hinzufließen. Unter weiterem wiederholten Umschwenken läßt man die Mischung 5 Minuten lang stehen, fügt nach Zusatz von 10 ccm Essigsäure 25 ccm $^1/_{10}$-Normal-Jodlösung hinzu und schüttelt, bis das Quecksilber vollständig gelöst ist. Hierbei müssen für je 0,5 g Pastillenmasse mindestens 19,9 ccm $^1/_{10}$-Normal-Jodlösung verbraucht werden, so daß zur Bindung des überschüssigen Jodes höchstens 5,1 ccm $^1/_{10}$-Normal-Natriumthiosulfatlösung erforderlich sind, was einem Mindestgehalte von 39,9 Prozent Quecksilber entspricht (1 ccm $^1/_{10}$-Normal-Jodlösung = 0,01003 g Quecksilber, Stärkelösung als Indikator).

Auf S. 87 ist ausführlich auseinandergesetzt, daß bei dieser Gehaltsbestimmung die Quecksilberverbindungen zu metallischem Quecksilber reduziert werden, worauf man das Hg durch überschüssige $^1/_{10}$-Normal-Jodlösung in Quecksilberjodid bzw. Quecksilberjodidjodkalium überführt und den Überschuß des Jodes durch $^1/_{10}$-Normal-$Na_2S_2O_3$ zurücktitriert. Nach der Gleichung:

$$\frac{1\ \text{Hg}}{200{,}6} + \frac{2\ \text{J}}{2000\ \text{ccm}\ ^1/_1\text{-Normal-Jodlösung}} = \text{HgJ}_2$$

entspricht 1 ccm $^1/_{10}$-Normal-Jodlösung = 0,01003 g Quecksilber.

Bei Anwendung von 0,5 g Pastillenmasse und Verbrauch von 19,9 ccm $^1/_{10}$-Normal-Jodlösung demnach Prozentgehalt:

$$\frac{19{,}9 \cdot 0{,}01003 \cdot 100}{0{,}5} = \text{rund } 39{,}9 \text{ Prozent Quecksilber.}$$

Siehe dazu die Arbeit von E. Rupp und F. Lewy, Ap. Z. 1928, S. 228.

Vor Licht und Feuchtigkeit geschützt aufzubewahren.

Pastilli Santonini — Santoninpastillen

Gehalt einer Pastille annähernd 0,025 g Santonin.

Gehaltsbestimmung. Werden 4 Santoninpastillen fein gepulvert und mit warmem Chloroform ausgezogen, so darf das Gewicht des nach dem Verdunsten des Chloroforms verbleibenden Rückstandes nicht weniger als 0,09 g und nicht mehr als 0,1 g betragen. Hinsichtlich seiner Reinheit muß der Rückstand den an Santonin gestellten Anforderungen genügen.

Sind die Santoninpastillen mit Schokoladenmasse hergestellt, so ist der Verdunstungsrückstand des Chloroforms vor dem Wägen mit kaltem Petroläther vom Fette zu befreien.

Vorstehende Gehaltsbestimmung führt man im Soxhlet-Apparat aus. Schneller kommt man, wenigstens wenn mit Zucker hergestellte Zeltchen vorliegen, zum Ziele nach der Methode von K. Kropat (Ap. Z. 1912, S. 452).

Pellidol — Pellidol (E. W.)

Diazetylamino-azotoluol

$$C_6H_3\begin{cases} N = N(C_6H_4)CH_3 & [1, 2]\ [1] \\ CH_3 & [3] \\ N(CO \cdot CH_3)_2 & [4] \end{cases}$$ Mol.-Gew. 309,2

Zur Erklärung des wissenschaftlichen Namens sei die vorstehende Formel abgeleitet:

$$\frac{CH_3\cdot C_6H_4\cdot N=N\cdot C_6H_4\cdot CH_3}{\text{Azotoluol}} \rightarrow \frac{CH_3\cdot C_6H_4\cdot N=N\cdot C_6H_3(NH_2)\cdot CH_3}{\text{Amino-azotoluol}} \rightarrow$$

$$\frac{CH_3\cdot C_6H_4\cdot N=N\cdot C_6H_3(N(CO\cdot CH_3)_2)\cdot CH_3}{\text{Diazetylamino-azotoluol.}}$$

Blaß ziegelrotes Pulver von schwach säuerlichem Geruch, unlöslich in Wasser, löslich in Weingeist, Äther oder Chloroform, ferner in Ölen oder Fetten sowie in Vaselin.

Schmelzpunkt 74° bis 76°.

Wird die Lösung von 0,2 g Pellidol in 3 g Weingeist mit 4 Tropfen Schwefelsäure versetzt und etwa 3 Minuten lang gekocht, so entwickelt sich der Geruch des Essigäthers. Beim Erkalten scheidet sich Monoazetylamino-azotoluol in Form von orangefarbenen Kristallen ab, die, abfiltriert und auf dem Filter mit 3 ccm Weingeist ausgewaschen, nach dem Trocknen bei 185° schmelzen.

Durch die Behandlung mit Schwefelsäure wird die eine der beiden Azetylgruppen abgespalten, die frei gewordene Essigsäure bildet mit dem Alkohol den durch den Geruch kenntlichen Essigester, während das Monoazetylamino-azotoluol, charakterisiert durch den Schmelzpunkt, sich ausscheidet.

0,5 g Pellidol müssen sich in 5 ccm Äther fast vollständig lösen (Monoazetyl-Verbindung); wird diese Lösung mit 3 ccm Wasser durchgeschüttelt, so darf das Wasser Lackmuspapier höchstens schwach röten (Essigsäure).

0,2 g Pellidol dürfen nach dem Verbrennen keinen wägbaren Rückstand hinterlassen.

Vor Licht und Feuchtigkeit geschützt aufzubewahren.

Pepsinum — Pepsin

Das aus der Schleimhaut des Magens der Schweine, Schafe oder Kälber gewonnene und mit Milchzucker gemischte Enzym.

Das Pepsin wird jetzt allgemein aus sehr konzentrierten Präparaten bereitet (siehe den Schluß des Artikels), die mit einem Verdünnungspulver auf den Wirkungswert des Pepsins des D. A. B. 6 eingestellt werden. Das D. A. B. 5 ließ hierzu „Zucker oder Milchzucker" verwenden, das D. A. B. 6 schreibt zum Verdünnen lediglich Milchzucker vor, weil dieser nicht hygroskopisch und ein sehr beständiges Kohlehydrat ist. Diese Änderung ergibt aber für die Praxis gewisse Schwierigkeiten durch die geringere Löslichkeit des Milchzuckers. So ist z. B. die Bereitung des Pepsinweines nicht ohne weiteres nach der Vorschrift des D. A. B. 6 möglich: Das Pepsin des D. A. B. 6 löst sich nicht in der vorgeschriebenen Mischung von Glyzerin und Wasser, sondern erst, wenn die übrigen Bestandteile, vor allem der Wein, zugesetzt sind. Ebenso ist es nicht möglich, mit diesem Pepsin des D. A. B. 6 die gewohnte Tinctura Pepsini der Formulae Magistrales Berolinenses herzustellen usw. usw. Es ist also nicht das Enzym, das hier die unerwünschte Erscheinung der Unlöslichkeit herbeiführt, sondern lediglich das Verdünnungsmittel (der Milchzucker). Deshalb sind viele Fachgenossen zum Pepsin des D. A. B. 5 zurückgekehrt, bei dem das Enzym meist mit einem geeigneten Gemische von Zucker und Milchzucker verdünnt wird.

Feines, fast weißes, nur wenig hygroskopisches Pulver. Pepsin schmeckt brotartig, anfangs süßlich, hinterher etwas bitter.

0,2 g Pepsin geben mit 20 ccm Wasser eine klare oder nur schwach trübe Lösung; zum Neutralisieren dieser Lösung dürfen höchstens 0,2 ccm $^1/_{10}$-Normal-Kalilauge verbraucht werden, Phenolphthalein als Indikator.

Wertbestimmung. Von einem Hühnerei, das 10 Minuten lang in kochendem Wasser gelegen hat, wird nach dem sofortigen Abkühlen in kaltem Wasser das Eiweiß durch ein zur Bereitung von grobem Pulver bestimmtes Sieb gerieben. 10 g dieses zerkleinerten Eiweißes werden in 100 ccm Wasser von 50° und 0,5 ccm Salzsäure gleichmäßig zerteilt; der Mischung wird 0,1 g Pepsin hinzugefügt. Läßt man dieses Gemisch, alle Viertelstunden umschwenkend, 3 Stunden lang bei 45° stehen, so muß das Eiweiß bis auf wenige weißgelbliche Häutchen gelöst sein.

Vorstehende Wertbestimmung beruht darauf, daß eine bestimmte Menge des Pepsins eine bestimmte Menge koaguliertes Eiweiß bei vorgeschriebener Temperatur unter Zusatz von Salzsäure so weit abbauen, so weit „verdauen“ soll, daß sich dieses koagulierte Eiweiß „löst“. Die Bestimmung ist aber durchaus nicht so eindeutig, wie sie nach dem Wortlaut des Arzneibuches erscheint. Die größte Schwierigkeit besteht in der Beschaffung eines für diesen Zweck wirklich geeigneten Hühnereies. Es ist ohne weiteres klar, daß die Eier je nach der Jahreszeit, der Fütterung usw. eine gewisse Ungleichmäßigkeit in der Zusammensetzung des Eiweißes zeigen werden. Man arbeitet hier eben nie mit ganz gleichmäßigem Material und wird etwas abweichende Resultate daher so lange in Kauf nehmen müssen, bis ein für die Verdauungsprobe geeignetes einheitliches Material vorliegt[1]. Bis dahin wird man vor allem darauf achten müssen, daß das Ei nicht zu alt ist, da das koagulierte Eiweiß alter Eier sehr schwer abgebaut wird. Dieselbe Schwierigkeit liegt aber bei zu frischen Eiern vor. Wir haben, veranlaßt durch ungerechtfertigte Reklamationen, in unserem Laboratorium auf das bestimmteste festgestellt, daß ein und dasselbe Pepsin, das das koagulierte Eiweiß eines 1, 2, 3 Tage alten Eies nicht löste, sofort genügende Verdauungskraft zeigte, als wir ein 5 Tage altes Ei verwendeten. Ganz gleichmäßig spielen sich diese Dinge bei der verschiedenen Zusammensetzung des Materials nicht ab. Aber wir können nach unseren Feststellungen empfehlen, nie zu alte, zur Sicherheit aber auch nicht zu frische Eier hier zu verwenden. Wir müssen uns hierin der Meinung anschließen, die in der Verdauungsprobe des Arzneibuches der Vereinigten Staaten X zum Ausdruck kommt: „. . . ein Hühnerei ist zu verwenden, das nicht weniger als 5 und nicht mehr als 12 Tage alt ist und an einem kühlen Ort aufbewahrt wurde. . . .“ — Die Kochzeit des Eies ist genau einzuhalten und zum Schluß derselben das Ei sofort abzukühlen. Vor allem muß das Eiweiß durch das genau bezeichnete Sieb gerieben werden, da die Größe (Oberfläche) der Partikelchen von wesentlichem Einfluß auf die Schnelligkeit des Lösungsvorganges ist. Wert ist ferner zu legen auf die gleichmäßige Verteilung des Eiweißes; man schüttelt es am besten erst kräftig mit einem kleinen Teil des sauren

[1] Wohl ist für diesen Zweck als einheitliches Material schon das Edestin vorgeschlagen, Eiweißstoff des Hanfsamens (s. z. B. Ap. Z. 1916, S. 176) und Kasein (s. Ph. Ztrh. 1920, S. 479). Aber die Heranziehung dieser Stoffe ist, wenigstens in pharmazeutischen Laboratorien, bisher nur in geringem Maße erfolgt.

Wassers zum Brei an, dem man dann allmählich unter kräftigem Schütteln die weitere Flüssigkeit zufügt.

Eine weitere Schwierigkeit besteht in der sorgfältigen Innehaltung der vorgeschriebenen Temperatur während des Abbauversuches: Schon wenige Grade unter oder oberhalb der geforderten 45° ändern das Resultat wesentlich. Arbeitet man daher im Trockenschrank (und nicht im Brutschrank), so wird man sich nicht begnügen dürfen, die Temperatur draußen am herausragenden Thermometer abzulesen; man wird vielmehr zweckmäßig neben das Verdauungsgefäß ein Kölbchen mit Wasser setzen und jedesmal, wenn man das Verdauungsgefäß umschwenkt, mit einem bereit gelegten Thermometer die Temperatur des Wassers kontrollieren. — Dieses Umschwenken darf man nicht zu oft vornehmen, damit nicht währenddessen das Gemisch zu oft abgekühlt wird. Am besten nimmt man deshalb das Gefäß alle 15 Minuten kurz heraus und schwenkt mehrmals durch.

Zum Schluß können endlich Zweifel entstehen, was man als „wenige weißgelbliche Häutchen" im ungelösten Rückstand ansehen kann: Bei guten Präparaten ist dieser Rückstand, bestehend aus festeren häutigen Partikelchen, tatsächlich nur unwesentlich.

Das Pepsin des Arzneibuches kann man 1 : 100 nennen, da 1 Teil 100 Teile Eiweiß löst. Es gibt aber auch konzentriertere Präparate im Handel mit einem Wirkungswert von 1 : 3000 und 1 : 4000, von denen 1 Teil 3000 bzw. 4000 Teile koaguliertes Eiweiß unter bestimmten Bedingungen zur Lösung bringt.

Pepsin verliert beim Lagern (hauptsächlich in weingeistigen Lösungen wie Pepsinwein, noch mehr in Gemischen mit Salzsäure) an Wirksamkeit.

0,2 g Pepsin dürfen nach dem Verbrennen höchstens 0,002 g Rückstand hinterlassen.

Phenacetinum — Phenazetin

$C_6H_4\langle {OC_2H_5 \ [1] \atop NH(CO\cdot CH_3) \ [4]}$ Mol.-Gew. 179,1

Zur Erklärung der Reaktionen sei die Formel des Phenazetins abgeleitet:

NO_2–C_6H_4–OH → NO_2–C_6H_4–OC_2H_5 → NH_2–C_6H_4–OC_2H_5 → $NH\cdot CO\cdot CH_3$–C_6H_4–OC_2H_5

p-Nitrophenol → p-Nitrophenetol (Äthyläther des p-Nitrophenols) → p-Phenetidin → Azetyl-p-Phenetidin = Phenazetin.

Farblose, glänzende Kristallblättchen, die sich in etwa 1400 Teilen Wasser von 20°, in 80 Teilen siedendem Wasser und in etwa 16 Teilen Weingeist lösen. Die Lösungen verändern Lackmuspapier nicht.

Schmelzpunkt 134° bis 135°.

Wird 0,1 g Phenazetin mit 5 ccm Salpetersäure geschüttelt, so geht das Phenazetin teilweise unter Gelbfärbung in Lösung; bei weiterem Schütteln erfolgt nach einiger Zeit Abscheidung eines gelben, voluminösen Niederschlags.

Bei der vorgeschriebenen Behandlung mit Salpetersäure entsteht das gelbgefärbte Nitrophenazetin:

$$C_6H_3\begin{cases}OC_2H_5 & [1]\\ NO_2 & [2]\\ NH(CO\cdot CH_3) & [4]\end{cases}.$$

Das bildet einen Unterschied zum Verhalten des Azetanilids, das unter diesen Bedingungen nicht nitriert wird.

Wird das Gemisch von 0,2 g Phenazetin und 2 ccm Salzsäure 1 Minute lang gekocht und die Lösung mit 20 ccm Wasser verdünnt, so nimmt das Gemisch nach Zusatz von 6 Tropfen Chromsäurelösung allmählich eine rubinrote Färbung an.

Eine außerordentlich charakteristische, von Ritsert eingeführte Identitätsprobe. Durch das Kochen mit HCl wird die Azetylgruppe abgespalten und p-Phenetidin (siehe oben) zurückgebildet. Letzteres gibt durch Einwirkung von Oxydationsmitteln wie Chromsäure usw. schön rotgefärbte Verbindungen. Aus der durch das Kochen mit Salzsäure entstandenen Lösung scheiden sich nach dem Verdünnen mit Wasser schöne weiße Kristalle ab, die aber der Erkennung der rubinroten Farbe in der Lösung nicht hinderlich sind.

Werden 0,5 g zerriebenes Phenazetin mit 5 ccm Wasser etwa 1 Minute lang geschüttelt und zu dem Filtrat 1 bis 1,5 ccm Bromwasser zugesetzt, so darf innerhalb 1 Minute keine Trübung auftreten (Azetanilid).

Azetanilid löst sich in kaltem Wasser relativ reichlich (1 : 230). Ist also diese Verunreinigung vorhanden, so wird im kalten Filtrat so viel Azetanilid gelöst sein, daß mit Bromwasser eine kräftige Trübung durch Bildung von p-Bromazetanilid entsteht. Solche Trübung soll bei der Prüfung von Phenazetin ausbleiben, da letzteres sehr viel schwerer in Wasser löslich ist (1 : 1400).

Ein Gemisch von 0,3 g Phenazetin, 1 ccm Weingeist, 3 ccm Wasser und 1 Tropfen Jodlösung darf beim Kochen bis zur Lösung keine rote Färbung annehmen; die nach raschem Abkühlen ausgeschiedenen Kristalle müssen farblos sein (p-Phenetidin). 0,1 g Phenazetin muß sich in 1 ccm Schwefelsäure ohne Färbung lösen (fremde organische Stoffe).

Bei der im vorstehenden Abschnitt geforderten Behandlung der Phenazetinlösung mit 1 Tropfen Jodlösung wird reines Phenazetin keine Färbung ergeben. Eine Rosafärbung würde auf p-Phenetidin hindeuten, das von nicht einwandfreier Darstellung herrühren könnte.

0,2 g Phenazetin dürfen nach dem Verbrennen keinen wägbaren Rückstand hinterlassen.

Phenolphthaleinum — Phenolphthalein

$$C_6H_4\langle\begin{matrix}C\,(C_6H_4OH)_2\\ \\ CO\end{matrix}\rangle O \qquad \text{Mol.-Gew. } 318{,}1$$

Weißes Pulver, das in Wasser nahezu unlöslich ist und sich in 12 Teilen Weingeist löst.

Der Versuch der Löslichkeit in Weingeist enthält eine wichtige Reinheitsprobe! Es gibt Präparate im Handel, die hierbei einen nicht unwesentlichen Rückstand hinterlassen.

Schmelzpunkt 255° bis 260°.

In Kali- oder Natronlauge löst sich Phenolphthalein mit roter Farbe, die nach Zusatz von Säuren im Überschusse wieder verschwindet.

Verreibt man 0,5 g Phenolphthalein mit 1 ccm Natronlauge und versetzt die Mischung mit 50 ccm Wasser, so muß das Phenolphthalein vollständig in Lösung gehen (Fluoran).

Das Verreiben des Phenolphthaleins mit der Natronlauge ist hier notwendig. Gibt man nämlich die Substanz unverrieben in die verdünnte Natronlauge, so wird sie so schlecht benetzt, daß sie sich (wenn auch frei von Fluoran = Phenolphthaleinanhydrid) nicht oder nur sehr schwer löst. Das Phenolphthalein soll sich bei der Probe in wasserlösliches Phenolphthaleinnatrium umwandeln.

0,2 g Phenolphthalein dürfen nach dem Verbrennen keinen wägbaren Rückstand hinterlassen.

Phenolum — Phenol

Acidum carbolicum

C_6H_5OH Mol.-Gew. 94,05

Farblose, dünne. lange, zugespitzte Kristalle oder weiße, strahlig-kristallinische Masse. Phenol riecht eigenartig; an der Luft färbt es sich allmählich rosa; es löst sich in 15 Teilen Wasser und ist leicht löslich in Weingeist, Äther, Chloroform, Glyzerin, Schwefelkohlenstoff, fetten Ölen und in Natronlauge.

Daß das Arzneibuch hier ausdrücklich erklärt, an der Luft färbe sich Phenol allmählich rosa, daß ferner bei Phenol. liquefact. gesagt wird „farblose oder schwach rötliche Flüssigkeit", ist eine Konzession an die Praxis in dem Sinne, daß schwach gefärbte Produkte zuzulassen sind. Stärker gefärbte Präparate sind natürlich nach wie vor abzulehnen bzw. an die Fabriken zum Umarbeiten zurückzugeben. — Die Entstehung der roten Farbe erklärt man so, daß durch den Einfluß von Licht und Luft sich neben Brenzkatechin vor allem Chinon bildet, das sich in Phenol mit roter Farbe auflöst.

Erstarrungspunkt 39° bis 41°. Siedepunkt 178° bis 182°.

In einer Lösung von 2 g Phenol in 1 ccm Weingeist rufen 2 Tropfen Eisenchloridlösung eine schmutziggrüne Färbung hervor, die beim Verdünnen mit 100 ccm Wasser in eine violette, ziemlich beständige Färbung übergeht. Werden 20 ccm einer wässerigen Phenollösung, die 0,1 g in 1 Liter enthält, tropfenweise mit Bromwasser bis zur bleibenden Gelbfärbung versetzt, so entsteht eine milchige Trübung; allmählich tritt Klärung unter Abscheidung eines schwach gelblich gefärbten Niederschlags ein.

Mit Eisenchlorid geben die meisten Phenole eine charakteristische Färbung, so auch das hier beschriebene Phenol. — Die Identitätsprobe mit Bromwasser ist ganz außerordentlich empfindlich, wie auch aus den hier vom Arzneibuch angegebenen Mengenverhältnissen hervorgeht. Es bildet sich dabei Tribromphenol:

$$C_6H_2\begin{cases} OH & [1] \\ Br & [2] \\ Br & [4] \\ Br & [6] \end{cases},$$

wie manche Autoren annehmen, auch Tribromphenolbrom:

$$C_6H_2 \cdot Br_3 \cdot OBr(?).$$

Die wässerige Lösung (1 + 15) muß klar sein (Kresole); sie darf Lackmuspapier nur schwach röten.

Kresole sind eben in Wasser wesentlich schwerer löslich als Phenol. — Eine „schwache" Rötung des Lackmuspapieres mußte zugelassen werden, da sie auch das beste Phenol zeigt.

0,2 g Phenol dürfen beim Erhitzen auf dem Wasserbade keinen wägbaren Rückstand hinterlassen.

In gut verschlossenen Gefäßen und vor Licht geschützt aufzubewahren.

Phenolum liquefactum — Verflüssigtes Phenol

Acidum carbolicum liquefactum

Klare, farblose oder schwach rötliche Flüssigkeit.

Dichte 1,063 bis 1,066.

10 ccm verflüssigtes Phenol dürfen bei 20° nach Zusatz von 2,3 ccm Wasser nicht getrübt werden, müssen aber nach weiterem Zusatz von 0,5 ccm Wasser eine Trübung zeigen. Diese trübe Mischung muß nach Zusatz von 115 ccm Wasser eine Lösung geben, die höchstens opalisierend getrübt sein darf.

Über vorstehende Prüfung, die eine ungefähre Gehaltsbestimmung und zugleich Reinheitsprüfung darstellt, sagen H. Thoms u. F. Unger (Archiv 1926, S. 626) etwa folgendes: Die Gehaltsbestimmung des D.A.B. 5 (Kalium-bromat-bromid-Methode) war recht umständlich. Zur Prüfung auf ausreichenden Phenolgehalt und genügende Reinheit erwies sich als ausreichend das Verfahren des D.A.B. 4, soweit es sich auf die Fähigkeit des Phenols zur Bildung von Hydraten mit verschiedenem Wassergehalt gründet. Das Phenol. liquefact. entspricht etwa der Zusammensetzung: $C_6H_5 \cdot OH + {}^1/_2\, H_2O$. Mit der Bildung des Hydrates $C_6H_5 \cdot OH + 2\, H_2O$, dessen Wassergehalt etwa der Mischung von 10 ccm verflüssigtem Phenol und 2,3 ccm Wasser entspricht, scheint die Fähigkeit des Phenols zur weiteren chemischen Wasseraufnahme erschöpft zu sein. Denn es entsteht eine Trübung, wenn man jetzt 0,5 ccm Wasser zufügt. Diese trübe Mischung soll sich durch weiteren Zusatz von 115 ccm Wasser bis auf eine höchstens opalisierende Trübung klären. Bei Kresolzusätzen, auch von nur 1 Prozent, erhielten die Autoren eine Trübung.

Vor Licht geschützt aufzubewahren.

Phenyldimethylpyrazolonum — Phenyldimethylpyrazolon

Antipyrin (E. W.)

Pyrazolonum phenyldimethylicum

$C_{11}H_{12}ON_2$ Mol.-Gew. 188,1

Tafelförmige, farblose Kristalle von kaum wahrnehmbarem Geruch und schwach bitterem Geschmacke, die sich in 1 Teil Wasser, 1 Teil Weingeist, 1,5 Teilen Chloroform oder in 80 Teilen Äther lösen.

Schmelzpunkt 110° bis 112°.

Die wässerige Lösung (1 + 99) gibt mit Gerbsäurelösung eine reichliche, weiße Fällung. Die Lösung von 0,02 g Phenyldimethylpyrazolon in 2 bis 3 ccm Wasser wird nach Zusatz einiger Tropfen verdünnter Schwefelsäure durch einige Körnchen Natriumnitrit grün gefärbt. Die Lösung von 0,01 g Phenyldimethylpyrazolon in 10 ccm Wasser wird durch 1 Tropfen Eisenchloridlösung tiefrot gefärbt.

Es liegen hier die sehr charakteristischen Identitätsreaktionen vor: Mit Gerbsäurelösung entsteht eine reichliche weißliche Fällung. Durch die salpetrige Säure (entstehend aus Natriumnitrit und verdünnter Schwefelsäure) wird das

Antipyrin	in das	Nitrosoantipyrin
$CH_3 \cdot C = CH^*$ $CH_3N \diagdown\!\diagup CO$ $N \cdot C_6H_5$	→	$CH_3 \cdot C = C \cdot NO^*$ $CH_3N \diagdown\!\diagup CO$ $N \cdot C_6H_5$

übergeführt. Dieses Nitrosoantipyrin (Isonitrosophenyldimethylpyrazolon) ist schön grün gefärbt. Eine entsprechende Nitrosoverbindung kann bei der gleichen Behandlung des auf S. 255 besprochenen Pyramidons nicht entstehen. Denn das in obiger Formel mit einem * bezeichnete Wasserstoffatom in der CH-Gruppe des Antipyrins, das durch Substituierung zur Nitrosobildung führt, ist im Pyramidon durch die Dimethylaminogruppe ersetzt:

$$\underbrace{\begin{array}{c} CH_3 \cdot C = C \cdot N(CH_3)_2^* \\ CH_3N \diagdown\!\diagup CO \\ N \cdot C_6H_5 \end{array}}_{\text{Pyramidon}}$$

Die wässerige Lösung (1 + 1) muß farblos sein und darf Lackmuspapier nicht verändern; nach dem Verdünnen mit 20 ccm Wasser darf sie durch 3 Tropfen Natriumsulfidlösung nicht verändert werden (Schwermetallsalze).

0,2 g Phenyldimethylpyrazolon dürfen nach dem Verbrennen keinen wägbaren Rückstand hinterlassen.

Phenyldimethylpyrazolonum salicylicum

Phenyldimethylpyrazolonsalizylat

Salipyrin (E. W.)

Pyrazolonum phenyldimethylicum salicylicum

$(C_{11}H_{12}ON_2)C_7H_6O_3$ Mol.-Gew. 326,2

Sven Bodferss und A. Guthe (s. Ph. Z. 1924, S. 1111) weisen darauf hin, daß das Antipyrin eine sehr schwache Base und ihre Verbindung mit Salizylsäure in wässeriger Lösung sehr weitgehend gespalten ist. Der ungespaltene Teil sei in der Hauptsache als eine komplexe Antipyrin-Salizylsäure aufzufassen.

Weißes, grob kristallinisches Pulver oder sechsseitige Tafeln von schwach süßlichem Geschmacke, die sich in etwa 250 Teilen Wasser von 20° und in 40 Teilen siedendem Wasser, leicht in Weingeist, weniger leicht in Äther lösen.

Schmelzpunkt 91° bis 92°.

Die wässerige Lösung (1 + 249) gibt mit Gerbsäurelösung eine weiße Trübung und wird nach Zusatz einiger Tropfen verdünnter Schwefelsäure durch einige Körnchen Natriumnitrit grün gefärbt. 10 ccm der wässerigen Lösung (1 + 249) werden durch 1 Tropfen Eisenchloridlösung dunkelviolett gefärbt.

Der nicht sehr scharfe Schmelzpunkt 91° bis 92° soll erweisen, daß hier nicht etwa ein einfaches Gemisch der Komponenten vorliegt. — Die folgenden Identitätsprüfungen sind die des Antipyrins einerseits, die der Salizylsäure anderseits.

Werden 0,5 g Phenyldimethylpyrazolonsalizylat mit 15 ccm Wasser und 1 ccm Salzsäure erhitzt, so entsteht eine klare, farblose Lösung, die beim Erkalten Salizylsäure in feinen, weißen Nadeln ausscheidet. Diese Nadeln schmelzen nach dem

Abfiltrieren, Auswaschen mit Wasser und Trocknen bei etwa 157°. Ihre wässerige Lösung wird durch 1 Tropfen Eisenchloridlösung violett gefärbt.

Die wässerige Lösung (1 + 249) darf durch 3 Tropfen Natriumsulfidlösung nicht verändert werden (Schwermetallsalze).

0,2 g Phenyldimethylpyrazolonsalizylat dürfen nach dem Verbrennen keinen wägbaren Rückstand hinterlassen.

Vor Licht geschützt aufzubewahren.

Phenylum salicylicum — Phenylsalizylat

Salol (E. W.)

$$C_6H_4\begin{cases}OH & [1]\\ CO_2C_6H_5 & [2]\end{cases}$$ Mol.-Gew. 214,1

Zur Erklärung der Reaktionen sei die Zusammensetzung des Salols durch folgende Formeln gekennzeichnet:

$$\underbrace{HO\text{-}C_6H_4\text{-}CO|OH}_{\text{Salizylsäure}} + \underbrace{H|O\text{-}C_6H_5}_{\text{Phenol}} = \underbrace{HO\text{-}C_6H_4\text{-}CO_2C_6H_5}_{\text{Salol}} + H_2O$$

Weißes, kristallinisches Pulver. Phenylsalizylat riecht und schmeckt schwach aromatisch, ist in Wasser fast unlöslich, löst sich aber in 10 Teilen Weingeist, leicht in Chloroform und sehr leicht in Äther.

Schmelzpunkt annähernd 42°.

Da es sich hier um einen sehr niedrigen Schmelzpunkt handelt, bei dessen Feststellung leicht Überhitzung stattfindet, ist Erwärmen mit sehr kleiner Flamme notwendig! Außerdem muß das Präparat vorher gründlich über Schwefelsäure getrocknet werden.

Die weingeistige Lösung gibt mit verdünnter Eisenchloridlösung (1 + 19) eine violette Färbung. Werden 0,2 g Phenylsalizylat mit 5 ccm Natronlauge im siedenden Wasserbad unter zeitweiligem Umschütteln 5 Minuten lang erhitzt, so tritt Verseifung und Lösung ein. Versetzt man nach dem Erkalten mit 5 ccm Salzsäure und schüttelt um, so scheidet sich Salizylsäure in Form eines weißen Niederschlags ab; gleichzeitig tritt der Geruch des Phenols auf.

Beim Erhitzen des Salols mit Natronlauge, das zweckmäßig im Reagenzglas im siedenden Wasserbade geschieht, tritt Verseifung ein. Das Ende der Verseifung erkennt man daran, daß völliges Lösen der Substanz eingetreten ist. Aus den entstandenen Natriumverbindungen setzt man jetzt das Phenol und die Salizylsäure durch überschüssige Salzsäure in Freiheit.

Phenylsalizylat darf mit Wasser angefeuchtetes Lackmuspapier nicht röten (Salizylsäure). Schüttelt man Phenylsalizylat mit 50 Teilen Wasser, so darf das Filtrat weder durch verdünnte Eisenchloridlösung (1 + 24) (Natriumsalizylat, Salizylsäure, Phenol), noch durch Bariumnitratlösung (Schwefelsäure) oder Silbernitratlösung (Salzsäure) verändert werden.

0,2 g Phenylsalizylat dürfen nach dem Verbrennen keinen wägbaren Rückstand hinterlassen.

Phosphorus — Phosphor

P Atom-Gew. 31,04

Weiße oder gelbliche, durchscheinende, wachsähnliche Stücke. Phosphor schmilzt unter Wasser bei 44°, raucht an der Luft unter Verbreitung eines eigenartigen Geruchs, leuchtet im Dunkeln und entzündet sich leicht. Bei längerer

Aufbewahrung am Lichte geht er teilweise in die rote Modifikation über. Er ist leicht löslich in Schwefelkohlenstoff, schwerer löslich in fetten oder ätherischen Ölen, wenig löslich in Weingeist und in Äther, unlöslich in Wasser.

Unter Wasser und vor Licht geschützt aufzubewahren.

Phosphorus solutus — Phosphorlösung

Gehalt 0,47 bis 0,51 Prozent Phosphor (P, Atom-Gew. 31,04).

Klare, fast farblose, ölige Flüssigkeit, die nach Phosphor und nach Äther riecht.

Dieses Präparat hat bereits eine umfangreiche Diskussion in der Fachpresse hervorgerufen. (Siehe C. Stich, Ph. Z. 1927, S. 765; E. Richter, Ph. Z. 1927, S. 864; P. Bohrisch, Ph. Ztrh. 1923, S. 43; J. Gadamer, Ph. Z. 1927, S. 881.) Nach dem Inhalt dieser Artikel und eigenen Erfahrungen scheint vorläufig folgendes festzustehen: Die Phosphorlösung, nach der Vorschrift des D. A. B. 6 hergestellt, zeigt in starkem Maße das Tyndall-Phänomen. Der Phosphor (oder eine Phosphorverbindung) muß also in kolloidem Zustande vorliegen. Inwieweit der Phosphor auch in molekular gelöstem Zustande vorhanden ist, kann nicht gesagt werden. Jedenfalls stellt die Phosphorlösung (sorgfältig nach den Angaben des D. A. B. 6 bereitet) zunächst eine fast klare Lösung dar, die nur einen ganz leichten Schleier zeigt. Bringt man die Lösung jetzt in kleine, braune, trockene, ganz gefüllte und gut verschlossene Flaschen, so hält sie sich in diesen viele Monate lang (durch längere Zeit konnte die Beobachtung noch nicht fortgesetzt werden) auch äußerlich völlig unverändert. Wirken aber Luftsauerstoff und Luftfeuchtigkeit auf die Flüssigkeit ein, so tritt Oxydationswirkung unter stärkerer Trübung des Präparates ein, evtl. auch unter Auftreten eines Bodensatzes. — Diese Zersetzlichkeit der Phosphorlösung durch Sauerstoff und Feuchtigkeit bildet sicherlich einen Nachteil des Präparates; das wird aber wohl reichlich aufgewogen durch die weitgehende Haltbarkeit im Phosphorgehalt, wenn das Präparat — wie oben beschrieben — sorgfältig in kleinen Flaschen aufbewahrt wird. Wenn demgegenüber von manchen Seiten gesagt wird, das bisher viel gebrauchte konzentrierte Phosphoröl halte sich besser, so ist zu entgegnen, daß die Haltbarkeit dieses Phosphoröles nur eine scheinbare ist, daß man nur die darin unvermeidlichen Umsetzungen nicht leicht feststellen kann.

Aus diesen Gründen führen wir die Schlußfolgerungen an, zu denen J. Gadamer (l. c.) kommt: Die Forderung des D.A.B. 6, daß Phosphorus solutus ein klares Öl sein muß, ist fallen zu lassen. Eine gewisse Trübung muß zugelassen werden, da nach jedesmaligem Öffnen der Flasche Luft zutritt, die eine mit Trübung verbundene langsame Oxydation hervorruft. Lösungen mit deutlichem Bodensatz sind zu verwerfen. Das frisch bereitete Präparat ist in kleine Fläschchen, wie oben beschrieben, abzufüllen (P. Bohrisch, l. c., teilt übrigens mit, daß das nach seiner etwas abweichenden Vorschrift bereitete Präparat völlig klar sei. Das alles soll noch weiter verfolgt werden.)

Nicht unerwähnt bleibe, daß nach unserer bestimmten Kenntnis die Phosphorlösung des D.A.B. 6 in den Apotheken Deutschlands bereits eine außerordentlich starke Verwendung findet.

Gehaltsbestimmung. Etwa 1 g Phosphorlösung wird in einem Kölbchen mit eingeriebenem Glasstopfen genau gewogen, in 20 ccm Äther und 10 ccm Weingeist gelöst und die Lösung 5 Minuten lang mit 10 ccm $^1/_{10}$-Normal-Jodlösung geschüttelt. Der Überschuß des Jodes wird dann mit $^1/_{10}$-Normal-Natriumthiosulfatlösung zurücktitriert. Nach Zusatz von 3 g Natriumchlorid und 0,5 ccm Phenolphthaleinlösung muß die Mischung für je 1 g Phosphorlösung bei der Titration mit $^1/_{10}$-Normal-Kalilauge bis zum Farbumschlage 7,6 bis 8,2 ccm mehr verbrauchen, als die gleiche, in 20 ccm Äther und 10 ccm Weingeist aufgelöste Menge der Phosphorlösung nach Zusatz von 30 ccm Wasser und 3 g Natriumchlorid erfordert, was einem Gehalte von 0,47 bis 0,51 Prozent Phosphor entspricht (1 ccm $^1/_{10}$-Normal-Kalilauge = 0,000621 g Phosphor, Phenolphthalein als Indikator).

Es sei vor allem darauf aufmerksam gemacht: Der Äther, in dem die Phosphorlösung zur Gehaltsbestimmung gelöst wird, muß nach Art des Narkoseäthers mittels Vanadinschwefelsäure auf Peroxyde geprüft und von dieser Verunreinigung frei sein. Sonst versagt die Methode. Der Grund hierfür ist ausführlich geschildert in der letzten Anmerkung zu „Äther", vor der Besprechung des Narkoseäthers, S. 145.

Wird „etwa 1 g" Phosphorlösung (über die genauen Wägungen s. S. 1) in Äther und Weingeist gelöst, die Lösung mit $^1/_{10}$-Normal-Jodlösung geschüttelt, so bildet sich nach Gleichung:

$$\text{I.}\quad P_2 + 3\,J_2 = 2\,PJ_3$$

Phosphortrijodid. Nachdem nunmehr das überschüssige Jod durch Natriumthiosulfat gebunden ist, wird Kochsalz zugesetzt (damit sich die Flüssigkeit besser klärt) und nunmehr unter Umschütteln bei Gegenwart von Phenolphthalein mit $^1/_{10}$-Normal-Kalilauge titriert. Schon durch die Wirkung des Wassers zersetzt sich das Phosphortrijodid nach der Gleichung:

$$\text{II.}\quad PJ_3 + 3\,H_2O = H_3PO_3 + 3\,HJ.$$

Aus 1 Mol PJ_3 entstehen also 1 Mol phosphorige Säure und 3 Mol Jodwasserstoffsäure. 1 Mol phosphorige Säure neutralisiert nach der folgenden Formel III 2 Mol KOH (da von ihren 3 Wasserstoff-Atomen sich nur 2 leicht durch Metalle ersetzen lassen), während 3 Mol Jodwasserstoffsäure (Formel IV) naturgemäß 3 Mol KOH absättigen:

$$\text{III.}\quad H_3PO_3 + 2\,KOH = K_2HPO_3 + 2\,H_2O.$$
$$\text{IV.}\quad 3\,HJ + 3\,KOH = 3\,KJ + 3\,H_2O.$$

Die Bestimmung des Phosphors ist also auf eine azidimetrische Bestimmung zurückgeführt. Und zwar stellt sich quantitativ der Vorgang so dar:

$$1\text{ Mol }PJ_3 = \frac{1\,P}{31{,}04} = 1\text{ Mol }H_3PO_3 + 3\text{ Mol HJ}$$
$$= \frac{5\text{ Mol KOH}}{5000\text{ ccm }^1/_1\text{-Normal-KOH}},$$

$$1\text{ ccm }^1/_{10}\text{-Normal-KOH} = 0{,}000621\text{ g Phosphor.}$$

Die hierbei verbrauchte Anzahl ccm $^1/_{10}$-Normal-KOH ist freilich nicht ohne weiteres in Rechnung zu setzen. Es ist vielmehr noch ein blinder Versuch vorzunehmen, bei dem festgestellt werden soll, ob die Lösung des Phosphorus solutus in Weingeist und Äther schon an sich Alkali verbraucht, sei es, daß ein Teil des Phosphors sich bereits oxydiert hat, sei es, daß der Weingeist oder Äther nicht neutral ist. Wird bei diesem blinden Versuch KOH verbraucht, so ist die Anzahl der ccm $^{1}/_{10}$-Normal-KOH abzuziehen von derjenigen Anzahl, die man beim ersten Versuch verbraucht hat. Man rechnet also nur mit der Anzahl ccm $^{1}/_{10}$-Normal-KOH, deren Verbrauch durch den elementaren Phosphor entstanden ist:

Nach obigen Ausführungen entspricht:

1 ccm $^{1}/_{10}$-Normal-KOH = 0,000621 g Phosphor.

Bei Anwendung von 1 g Phosphorlösung und Verbrauch von 7,6 bis 8,2 ccm $^{1}/_{10}$-Normal-KOH demnach Prozentgehalt:

$$\frac{7{,}6\ (\text{bis}\ 8{,}2)\cdot 0{,}000621\cdot 100}{1} = \text{rund } 0{,}47 \text{ bis } 0{,}51 \text{ Prozent Phosphor.}$$

Kühl und vor Licht geschützt aufzubewahren.

Physostigminum salicylicum — Physostigminsalizylat

Eserinum salicylicum

$(C_{15}H_{21}O_2N_3)C_7H_6O_3$ Mol.-Gew. 413,2

Farblose oder schwach gelbliche, glänzende Kristalle, die sich in 85 Teilen Wasser und in 12 Teilen Weingeist lösen. Die wässerige Lösung (1 + 99) rötet Lackmuspapier nicht sofort.

Schmelzpunkt annähernd 180°.

Physostigminsalizylat hält sich längere Zeit, auch im Lichte, unverändert, wogegen sich die wässerige und die weingeistige Lösung, selbst im zerstreuten Lichte, innerhalb weniger Stunden rötlich färben.

1 ccm der wässerigen Lösung (1 + 99) gibt mit Eisenchloridlösung eine violette Färbung, mit Jodlösung eine Trübung. Die Lösung in Schwefelsäure ist anfangs farblos, färbt sich jedoch allmählich gelb. Werden wenige Milligramm Physostigminsalizylat in einigen Tropfen erwärmter Ammoniakflüssigkeit gelöst, so erhält man eine gelbrote Flüssigkeit. Wird ein Teil dieser Lösung auf dem Wasserbad eingedampft, so hinterbleibt ein blau oder blaugrau gefärbter, in Weingeist mit blauer Farbe löslicher Rückstand. Beim Übersättigen mit Essigsäure wird diese weingeistige Lösung rot gefärbt und zeigt starke Fluoreszenz. Der Verdampfungsrückstand des anderen Teiles der ammoniakalischen Physostigminsalizylatlösung löst sich in 1 Tröpfchen Schwefelsäure mit grüner Farbe, die bei allmählichem Zusatz von Weingeist in Rot übergeht, jedoch von neuem grün wird, wenn der Weingeist verdunstet.

Es liegen hier Identitätsreaktionen des Präparates vor. — Bei dem oben vorgeschriebenen Übersättigen mit Essigsäure tritt die Fluoreszenz besonders schön auf, wenn man einen reichlichen Überschuß an Essigsäure verwendet.

0,2 g Physostigminsalizylat dürfen durch Trocknen bei 100° höchstens 0,002 g an Gewicht verlieren und nach dem Verbrennen keinen wägbaren Rückstand hinterlassen.

Lösungen, die Physostigminsalizylat enthalten, dürfen nicht erhitzt werden.

Physostigminum sulfuricum — Physostigminsulfat

Eserinum sulfuricum

$(C_{15}H_{21}O_2N_3)_2H_2SO_4$ Mol.-Gew. 648,5

Weißes, kristallinisches, an feuchter Luft zerfließendes Pulver, das sehr leicht in Wasser und in Weingeist löslich ist. Die Lösungen verändern Lackmuspapier nicht.

1 ccm der wässerigen Lösung (1 + 99) gibt mit Bariumnitratlösung einen weißen, in verdünnten Säuren unlöslichen Niederschlag; 1 ccm dieser Lösung wird durch Eisenchloridlösung nicht violett gefärbt.

Hinsichtlich seines sonstigen Verhaltens muß Physostigminsulfat den an Physostigminsalizylat gestellten Anforderungen entsprechen.

Lösungen, die Physostigminsulfat enthalten, dürfen nicht erhitzt werden.

Vor Licht und Feuchtigkeit geschützt aufzubewahren.

Pilocarpinum hydrochloricum — Pilokarpinhydrochlorid

$(C_{11}H_{16}O_2N_2)HCl$ Mol.-Gew. 244,6

Weiße, an der Luft feucht werdende, schwach bitter schmeckende Kristalle, die sich leicht in Wasser und in Weingeist, schwer in Äther oder Chloroform lösen.

Schmelzpunkt annähernd 200°.

0,01 g Pilokarpinhydrochlorid löst sich in 1 ccm Schwefelsäure unter Entwickelung von Chlorwasserstoffsäure ohne Färbung, in 1 ccm rauchender Salpetersäure dagegen mit schwach grünlicher Färbung.

Die Färbung mit rauchender Salpetersäure ist wenig charakteristisch, nämlich mehr gelblich, nicht wesentlich unterschieden von derjenigen der Säure. Die Reaktion sollte fortfallen (M. Lefeldt, B. D. Ph. Ges. 1917, S. 180).

Die wässerige Lösung (1 + 99) rötet Lackmuspapier schwach; in je 1 ccm dieser Lösung rufen Jodlösung, Bromwasser, Quecksilberchlorid- und Silbernitratlösung reichliche Fällungen hervor; durch Ammoniakflüssigkeit und durch Kaliumdichromatlösung wird die Lösung nicht getrübt. Wird die Lösung von 0,01 g Pilokarpinhydrochlorid in 5 ccm Wasser mit 1 Tropfen verdünnter Schwefelsäure, 1 ccm Wasserstoffsuperoxydlösung, 1 ccm Benzol und 1 Tropfen Kaliumdichromatlösung versetzt, so nimmt beim kräftigen Umschütteln das Benzol eine blauviolette Färbung an.

Hier liegen Identitätsproben vor: Durch Jodlösung erfolgt die Bildung verschiedener Jodverbindungen, durch Bromwasser die eines Perbromids, durch Quecksilberchlorid entsteht ein schwer lösliches Doppelsalz, durch Silbernitrat fällt Chlorsilber.

0,2 g Pilokarpinhydrochlorid dürfen durch Trocknen bei 100° höchstens 0,002 g an Gewicht verlieren und nach dem Verbrennen keinen wägbaren Rückstand hinterlassen.

In gut verschlossenen Gefäßen und vor Feuchtigkeit geschützt aufzubewahren.

Pix betulina — Birkenteer

Oleum Rusci

Der durch trockene Destillation der Rinde und der Zweige von Betula verrucosa *Ehrhart* und Betula pubescens *Ehrhart* gewonnene Teer.

Birkenteer ist eine dickliche, rotbraune bis schwarzbraune, in dünner Schicht durchsichtige Flüssigkeit von eigenartigem, durchdringendem Geruche, die sich in absolutem Alkohol völlig, in Chloroform fast völlig, in Äther nur teilweise löst.

Schüttelt man 2 g Birkenteer mit 25 ccm Wasser 5 Minuten lang kräftig durch, so muß das gelbliche Filtrat Lackmuspapier röten und in der Kälte ammoniakalische Silberlösung sofort reduzieren. 10 ccm des Filtrats werden durch 3 Tropfen verdünnte Eisenchloridlösung (1 + 9) rötlichbraun, durch 10 Tropfen Kaliumdichromatlösung braun gefärbt und dann bald undurchsichtig getrübt.

Es sind jetzt 4 verschiedene Teere in das Arzneibuch aufgenommen. Das geschah, weil die verschiedenen Sorten immer mehr in der dermatologischen Praxis Anwendung finden. — L. Rosenthaler (Ph. Z. 1926, S. 1540) berichtet, daß der von ihm untersuchte Birkenteer nach dem Schütteln mit Wasser ein farbloses Filtrat ergeben hätte, das mit sehr wenig Eisenchlorid eine charakteristische grüne, mit mehr Eisenchloridlösung eine braune Färbung ergeben habe. Wir konnten an unserem Material diese Erscheinung nicht beobachten.

Pix Juniperi — Wacholderteer

Oleum Juniperi empyreumaticum

Oleum cadinum

Der durch trockene Destillation aus dem Holze und den Zweigen von Juniperus oxycedrus *Linné* und anderen Juniperus-Arten gewonnene Teer.

Wacholderteer ist eine sirupdicke, rotbraune bis schwarzbraune, in dünner Schicht gelbe Flüssigkeit von eigenartigem, durchdringendem Geruch und scharfem Geschmacke, die sich in Chloroform und in Äther völlig, in Petroläther und in Weingeist nur teilweise löst. Die ätherische Lösung zeigt meist nach kurzer Zeit flockige Ausscheidungen.

Bei der Destillation von 100 ccm Wacholderteer müssen mindestens 50 ccm bis 300° übergehen.

Nach H. Thoms und F. Unger (Archiv 1926, S. 615) erscheint die Destillationsprobe hier von Wert, da diesbezüglich hinreichend zuverlässige Konstanten vorliegen. Es sieden zwischen 150° und 300° vom Fichtenteer 15 Prozent, vom Wacholderteer nach den verschiedenen Untersuchungen 55 bis 80 Prozent. Danach erschien obige Forderung angemessen.

Schüttelt man 2 g Wacholderteer mit 25 ccm Wasser 5 Minuten lang kräftig durch, so muß das gelbliche bis gelblichbraune Filtrat Lackmuspapier röten und ammoniakalische Silberlösung in der Kälte sofort reduzieren. Versetzt man 10 ccm des Filtrats mit 3 Tropfen verdünnter Eisenchloridlösung (1 + 9), so wird es rötlichbraun bis violettbraun gefärbt. Gibt man zu weiteren 10 ccm des Filtrats 10 Tropfen Kaliumdichromatlösung, so färbt es sich gelbbraun bis rötlichbraun und wird bald undurchsichtig trübe.

L. Rosenthaler (Ph. Z. 1926, S. 1540) berichtet, daß Wacholderteer nach dem Schütteln mit Wasser ein Filtrat gäbe, das mit sehr wenig Eisenchloridlösung schmutziggrün und erst bei weiterem Zusatz rötlichbraun wird. Wir fanden das an unserem Material bestätigt, zumal, wenn wir die Eisenchloridlösung sehr stark (1 + 999) verdünnten.

Pix liquida — Holzteer

Der durch trockene Destillation des Holzes verschiedener Bäume aus der Familie der Pinaceae, vornehmlich der Pinus silvestris *Linné* und Larix sibirica *Ledebour*, gewonnene Teer.

Holzteer ist dickflüssig, braunschwarz, durchscheinend, etwas körnig und von eigentümlichem Geruche. Bei mikroskopischer Betrachtung sind in ihm kleine Kristalle zu erkennen. Holzteer ist in absolutem Alkohol löslich und sinkt in Wasser unter.

Holzteer soll also in Wasser untersinken, demnach spezifisch schwerer sein als dieses. Er unterscheidet sich dadurch von dem meist spezifisch leichteren Teer aus Braunkohlen und Torf. Die kleinen Kristalle bestehen wahrscheinlich aus Brenzkatechin, vielleicht auch zum Teil aus Harzsäuren.

Schüttelt man 2 g Holzteer mit 20 ccm Wasser 5 Minuten lang kräftig durch, so ist das erhaltene Teerwasser gelblich, riecht und schmeckt nach Teer und rötet Lackmuspapier. Fügt man zu 10 ccm Teerwasser 20 ccm Wasser und 2 Tropfen Eisenchloridlösung hinzu, so erhält man eine grünbraun gefärbte Flüssigkeit. Eine Mischung von gleichen Raumteilen Teerwasser und Kalkwasser ist dunkelbraun gefärbt.

Die geforderten Färbungen werden von den im Holzteer vorhandenen Phenolen hervorgerufen, die Rötung des Lackmuspapieres entsteht vor allem durch die vorhandene Essigsäure.

Pix Lithanthracis — Steinkohlenteer

Der durch trockene Destillation der Steinkohlen bei der Leuchtgasfabrikation gewonnene Teer.

Steinkohlenteer ist eine dickflüssige, braunschwarze bis schwarze, in dünner Schicht bräunlichgelbe, an der Luft allmählich erhärtende Masse von eigentümlichem, naphthalinähnlichem Geruche, die sich in Chloroform oder Benzol fast völlig, in absolutem Alkohol oder Äther nur teilweise löst. In Wasser sinkt Steinkohlenteer unter.

Schüttelt man 1 g Steinkohlenteer mit 10 ccm Wasser 5 Minuten lang kräftig durch, so darf das Filtrat Lackmuspapier höchstens schwach bläuen.

Das „Teerwasser" des Steinkohlenteeres reagiert also im Gegensatz zu dem der Holzteere nicht sauer.

Plumbum aceticum — Bleiazetat

$(CH_3 \cdot CO_2)_2Pb + 3\,H_2O$ Mol.-Gew. 379,3

Farblose, durchscheinende, allmählich verwitternde Kristalle oder weiße, kristallinische Stücke, die schwach nach Essigsäure riechen und sich in etwa 2,3 Teilen Wasser lösen.

Die kalt gesättigte wässerige Lösung schmeckt süßlich und zusammenziehend und bläut Lackmuspapier. Natriumsulfidlösung ruft in der Lösung einen schwarzen, verdünnte Schwefelsäure einen weißen und Kaliumjodidlösung einen gelben Niederschlag hervor; durch Eisenchloridlösung entsteht ein rötlichgelbes Gemisch, das sich beim Stehen in einen weißen Niederschlag und eine dunkelrote Flüssigkeit trennt.

Durch Natriumsulfidlösung entsteht schwarzes Bleisulfid, durch Schwefelsäure das weiße Bleisulfat, durch Kaliumjodid das gelbe Bleijodid. Durch Zufügung von Eisenchlorid bildet sich die stark dunkelrot gefärbte komplexe Ferri-Essigsäureverbindung und zugleich das in kaltem Wasser schwer lösliche, kristallisierte Bleichlorid. So lange letzteres noch schwebend in der Flüssigkeit vorhanden, erscheint das Gemisch rötlichgelb. Setzt sich das Bleichlorid als weißer Niederschlag ab, so tritt in der Flüssigkeit die charakteristische Farbe der roten Eisenverbindung hervor.

1 g Bleiazetat muß mit 5 ccm frisch ausgekochtem Wasser eine klare oder höchstens schwach opalisierende Lösung geben. Diese Lösung muß nach Zusatz von 10 ccm verdünnter Schwefelsäure ein Filtrat liefern, das beim Übersättigen mit Ammoniakflüssigkeit nicht gefärbt wird (Kupfersalze) und keinen rotgelben Niederschlag gibt (Eisensalze).

Gibt Bleiazetat mit frisch ausgekochtem, also kohlensäurearmem Wasser nicht eine klare oder höchstens schwach opalisierende Lösung, so liegen basische Karbonate oder sonst unlösliche Verbindungen vor.

Podophyllinum — Podophyllin

Ein Gemenge verschiedener Stoffe, das aus dem weingeistigen Extrakte der unterirdischen Teile von Podophyllum peltatum *Linné* durch Wasser abgeschieden wird.

Podophyllin ist ein gelbes, amorphes Pulver oder eine lockere, zerreibliche, amorphe Masse von gelblich- oder bräunlichgrauer Farbe.

Podophyllin löst sich in 100 Teilen Ammoniakflüssigkeit zu einer gelbbraunen, mit Wasser klar mischbaren Flüssigkeit, aus der sich beim Übersättigen mit Salzsäure braune Flocken abscheiden. In 10 Teilen Weingeist löst es sich zu einer braunen Flüssigkeit, in der durch Wasser eine Fällung entsteht; von Äther und von Schwefelkohlenstoff wird es nur teilweise gelöst. Bei 100° nimmt Podophyllin allmählich eine dunklere Färbung an, ohne jedoch zu schmelzen. Mit Wasser geschüttelt, liefert es ein fast farbloses, bitter schmeckendes Filtrat, das Lackmuspapier nicht verändert und durch Eisenchloridlösung braun gefärbt wird. Bleiessig ruft in dem wässerigen Auszug des Podophyllins eine gelbe Färbung sowie Opaleszenz hervor; allmählich findet eine Abscheidung rotgelber Flocken statt.

Zur Prüfung der Löslichkeit von Podophyllin in Ammoniakflüssigkeit reibt man am besten 0,1 g Pulver mit wenig Liq. Ammon. caust. im Mörser an und spült dann das Gemisch in ein Kölbchen über, nachspülend, bis das Ganze 10 g wiegt. Zunächst löst sich gutes Podophyllin hierbei etwas trübe, gibt dann aber, mit Wasser gemischt, eine fast klare Flüssigkeit. — Gibt ein Podophyllin, mit Wasser geschüttelt, ein stärker gefärbtes Filtrat, das mit Bleiessig sofort einen Niederschlag gibt, so ist das Präparat nicht genügend ausgewaschen und enthält noch zu große Mengen von Extraktivstoffen. — Nach W. M. Jenkins (Ph. Z. 1914, S. 868) löst sich Podophyllin in Alkohol vollständig, in Äther zu 86,4 Prozent, in Chloroform zu 69,1 Prozent in kochendem Wasser zu 21,3 Prozent. — H. Tanzen (A. Ph. 1916, S. 44) empfiehlt als Wertbestimmung die quantitative Feststellung des Podophyllotoxins nach Pharmacop. Nederlandica IV (desgl. Pharm. Nederl. V, 1926): 1 g Podophyllin wird mit 10 ccm Chloroform unter häufigem Umschütteln 6 Stunden lang stehen gelassen, dann wird filtriert. 5 ccm des Filtrats (= 0,5 g Podophyllin) werden in 40 ccm Petroläther gegossen. Der entstandene Niederschlag wird nach 24 Stunden auf einem Filter gesammelt, mit 5 ccm Petroläther gewaschen, getrocknet und gewogen. — Mindestgehalt 40 Prozent Podophyllotoxin.

Neben dem offizinellen Podophyllin aus Podophyllum peltatum *Linné* kommt noch ein nicht offizinelles, billigeres Podophyllin aus Podophyllum Emodi in den Handel. Letzteres erkennt man nach brieflicher Mitteilung einer uns befreundeten Großfirma so: 0,4 g des zu untersuchenden Podophyllins werden in 3 ccm Alkohol (60prozentig) gelöst und mit 0,5 ccm Kalilauge versetzt. Tritt Gelatinierung ein, liegt das falsche Podophyllin vor.

1 g Podophyllin darf nach dem Verbrennen höchstens 0,005 g Rückstand hinterlassen.

Pulpa Tamarindorum cruda — Tamarindenmus

Das Fruchtfleisch von Tamarindus indica *Linné*.

Tamarindenmus ist eine schwarzbraune, etwas zähe, weiche Masse, der in geringer Menge Samen, die pergamentartige Hartschicht der Fruchtfächer, die Gefäßbündel der Frucht und Trümmer ihrer äußeren Hüllschicht beigemengt sind.

Tamarindenmus schmeckt rein und stark sauer.

Werden 20 g gut durchmischtes Tamarindenmus mit 190 ccm Wasser übergossen und durch Schütteln völlig ausgezogen, so müssen beim Abdampfen von 50 g des Filtrats mindestens 2,5 g trockenes Extrakt zurückbleiben.

Die letzte Prüfung ist sehr wichtig, da ihr Ausfall auf die Ausbeute hinweist, die das rohe Tamarindenmus beim Reinigen ergibt. — Um bei der Untersuchung von einem wirklichen Durchschnittsmuster auszugehen, zieht man zweckmäßig 40 g gut durchmischtes Tamarindenmus mit 380 ccm Wasser aus und dampft nachher 50 g des Filtrats ein.

Pulpa Tamarindorum depurata — Gereinigtes Tamarindenmus

Gereinigtes Tamarindenmus muß schwarzbraun sein; es muß sauer, darf aber nicht brenzlich schmecken.

Wird 1 g gereinigtes Tamarindenmus verascht, der Rückstand mit einigen Tropfen Salpetersäure befeuchtet, die Salpetersäure verdampft, der Rückstand geglüht, und unter Erwärmen in 5 ccm verdünnter Salzsäure gelöst, die Lösung mit 3,5 ccm Ammoniakflüssigkeit versetzt, so darf das mit verdünnter Essigsäure schwach angesäuerte und mit Wasser auf 10 ccm aufgefüllte Filtrat mit 3 Tropfen Natriumsulfidlösung keine Fällung geben. Eine etwa auftretende Färbung darf nicht dunkler sein als die einer Mischung von 1 ccm Kupfersulfatlösung, die in 1000 ccm 0,5 g Kupfersulfat enthält, 1 ccm verdünnter Essigsäure, 8 ccm Wasser und 3 Tropfen Natriumsulfidlösung (unzulässige Menge Kupfer). Die Beobachtung ist in 2 gleich weiten Probierrohren vorzunehmen.

Diese Prüfung auf unzulässige Mengen Kupfer ist jetzt durch die Forderung der Beobachtung einer Vergleichslösung weitgehend präzisiert. Die Prüfung ist sehr wichtig, da die Handelspräparate von ihrer Herstellung her (Kupfergefäße!) häufig geringe Mengen Kupfer enthalten.

Schüttelt man 2 g gereinigtes Tamarindenmus mit 50 g heißem Wasser und läßt darauf erkalten, so müssen zur Sättigung von 25 ccm des Filtrats mindestens 12 ccm $^1/_{10}$-Normal-Kalilauge verbraucht werden, was einem Mindestgehalte von 9 Prozent Säure, berechnet auf Weinsäure, entspricht (1 ccm $^1/_{10}$-Normal-Kalilauge = 0,007502 g Weinsäure, Lackmuspapier als Indikator).

$$\frac{\text{1 Mol der zweibasischen Weinsäure}}{\text{150,05 g}} \text{ neutralisiert } \frac{\text{2 Mol KOH}}{\text{2000 ccm } ^1/_1\text{-Normal-KOH}},$$

$$\text{1 ccm } ^1/_{10}\text{-Normal-KOH} = \text{0,007502 g Weinsäure.}$$

Bei Anwendung von 1 g gereinigtem Tamarindenmus und Verbrauch von 12 ccm $^1/_{10}$-Normal-KOH demnach Prozentgehalt:

$$\frac{12 \cdot 0{,}007502 \cdot 100}{1} = \text{rund 9 Prozent Säure, berechnet auf Weinsäure.}$$

1 g gereinigtes Tamarindenmus darf durch Trocknen bei 100° höchstens 0,4 g an Gewicht verlieren.

Pyrogallolum — Pyrogallol

$C_6H_3(OH)_3$ [1, 2, 3] Mol.-Gew. 126,05

Leichte, weiße, glänzende Blättchen oder Nadeln von bitterem Geschmacke. Pyrogallol löst sich in 1,7 Teilen Wasser, in 1,5 Teilen Weingeist und 1,5 Teilen Äther. Die wässerige Lösung ist farblos, rötet Lackmuspapier nur schwach und färbt sich an der Luft allmählich braun. Pyrogallol sublimiert bei vorsichtigem Erhitzen ohne Zersetzung.

Die Prüfung der Löslichkeit in Wasser (1 + 1,7) ist sehr wichtig. Denn Präparate, die Gallussäure enthalten, lösen sich nicht so konzentriert. Eine braune Färbung würde zugleich eine teilweise Zersetzung des Präparates anzeigen. — Die Tatsache, daß sich Pyrogallol an der Luft allmählich braun färbt, beruht auf der leichten Oxydierbarkeit dieses dreiwertigen Phenols, die hauptsächlich in alkalischer Lösung erfolgt. Es wird deshalb Feuchtigkeit und Ammoniakgehalt der Luft einen starken Einfluß ausüben, so daß aus diesem Grunde das Präparat in gut verschlossenen Flaschen und vor Licht geschützt aufzubewahren ist.

Schmelzpunkt 131° bis 132°.

Der Schmelzpunkt der Handelswaren ist nicht so scharf, wie er vom Arzneibuch gefordert wird. Außerdem wird der Schmelzpunkt stark von eventuell vorhandener Feuchtigkeit beeinflußt, so daß vor der Bestimmung ein sorgfältiges Trocknen im Trockenschrank erforderlich ist.

Schüttelt man Pyrogallol mit Kalkwasser, so färbt sich die Flüssigkeit zunächst violett, alsbald aber tritt Braunfärbung und Schwärzung unter flockiger Trübung ein. Die frisch bereitete wässerige Lösung (1 + 99) wird durch 1 ccm einer wässerigen, durch Schütteln unter Luftzutritt hergestellten Ferrosulfatlösung (1 + 9) indigoblau, durch 1 Tropfen Eisenchloridlösung braunrot gefärbt; aus Silbernitratlösung scheidet sie Silber aus.

0,2 g Pyrogallol dürfen nach dem Verbrennen keinen wägbaren Rückstand hinterlassen.

Vor Licht geschützt aufzubewahren.

Radix Ipecacuanhae — Brechwurzel

Gehalt mindestens 1,99 Prozent Alkaloide, berechnet auf Emetin ($C_{30}H_{44}O_4N_2$, Mol.-Gew. 496,4).

Die getrockneten, verdickten Wurzeln von Uragoga ipecacuanha (*Willdenow*) *Baillon*.

1 g Brechwurzel darf nach dem Verbrennen höchstens 0,05 g Rückstand hinterlassen.

Gehaltsbestimmung. 2,5 g fein gepulverte Brechwurzel übergießt man in einem Arzneiglas mit 25 g Äther sowie nach kräftigem Umschütteln mit 2 g Ammoniakflüssigkeit und läßt das Gemisch unter häufigem, kräftigem Umschütteln eine halbe Stunde lang stehen. Nach Zusatz von 2 ccm Wasser schüttelt man die Mischung noch so lange, bis sich die ätherische Schicht vollständig geklärt hat, gießt 20 g der klaren Lösung (= 2 g Brechwurzel) durch ein Wattebäuschchen in ein Kölbchen, destilliert den Äther ab und erwärmt auf dem Wasserbade bis zum Verschwinden des Äthergeruchs. Nachdem man den Rückstand in 1 ccm Weingeist gelöst hat, gibt man 5 ccm $^1/_{10}$-Normal-Salzsäure und 5 ccm Wasser in das Kölbchen, fügt 2 Tropfen Methylrotlösung hinzu und titriert mit $^1/_{10}$-Normal-Kalilauge bis zum Farbumschlage. Hierzu dürfen höchstens 3,40 ccm $^1/_{10}$-Normal-Kalilauge verbraucht werden, so daß mindestens 1,60 ccm $^1/_{10}$-Normal-Salzsäure zur Sättigung der vorhandenen Alkaloide erforderlich sind, was einem Mindestgehalte von 1,99 Prozent Alkaloiden entspricht (1 ccm $^1/_{10}$-Normal-Salzsäure = 0,02482 g Alkaloide, berechnet auf Emetin, Methylrot als Indikator).

Über Alkaloidbestimmungen siehe zunächst im „Allgemeinen Teil", S. 75. Speziell über diese Bestimmung berichten J. Gadamer und E. Neuhoff (Archiv 1926, S. 536). Von den 3 Alkaloiden der Brechwurzel, nämlich Emetin, Cephaelin, Psychotrin, sollen die beiden ersten arzneilich wirksam sein, das dritte Alkaloid aber wertlos. Da das Psychotrin nicht von Äther gelöst wird, wohl aber die beiden ersten wertvollen Alkaloide, wird die Wurzel unter Zusatz von Ammoniakflüssigkeit mit Äther extrahiert. Die so entstandene ätherische Alkaloidlösung läßt sich infolge des hohen Stärkegehaltes der Droge durch Schütteln mit wenig Wasser leicht klären, so daß sie bald von der Droge klar getrennt und dann ohne weitere Reinigung weiter verarbeitet werden kann. Wohl entsteht nach Abdampfen der ätherischen Alkaloidlösung und nach Auflösen des Rückstandes in Weingeist durch die geringen Anteile an Fett eine etwas getrübte Flüssigkeit. Doch hindert diese Trübung bei der nun folgenden Titration nicht die Erkennung des Farbumschlages.

Die Berechnung erfolgt auf Emetin. Bei Zugrundelegung des Molekulargewichtes 496,4 bindet

$$\frac{1\ \text{Mol Emetin}}{496{,}4\ \text{g}} = \frac{2\ \text{Mol HCl}}{2000\ \text{ccm}\ {}^{1}/_{1}\text{-Normal-Salzsäure}},$$

$$1\ \text{ccm}\ {}^{1}/_{10}\text{-Normal-Salzsäure} = 0{,}02482\ \text{g Emetin}.$$

Bei Anwendung von 2 g Brechwurzel und Verbrauch von 1,60 ccm $^{1}/_{10}$-Normal-Salzsäure demnach Prozentgehalt:

$$\frac{1{,}6 \cdot 0{,}02482 \cdot 100}{2} = \text{rund } 1{,}99 \text{ Prozent Alkaloide, berechnet auf Emetin.}$$

Gibt man zu 5 ccm der titrierten Flüssigkeit einige kleine Kristalle Kaliumchlorat und erwärmt vorsichtig, so färbt sich die Mischung orangegelb.

Resina Jalapae — Jalapenharz

Jalapenharz ist braun, an den glänzenden Bruchrändern durchscheinend, leicht zerreiblich und ist in Weingeist leicht löslich, in Schwefelkohlenstoff unlöslich.

Jalapenharz riecht eigenartig und schmeckt fade, später kratzend.

Säurezahl höchstens 28.

Wichtig ist die Bestimmung der Säurezahl, die bei echtem Harz nie mehr als 28, in der Regel sogar nicht mehr als 20 beträgt, während die zum Verfälschen dienenden Harze eine weit höhere Säurezahl aufweisen.

Wird 1 g gepulvertes Jalapenharz mit 10 g Äther etwa 6 Stunden lang in einer verschlossenen Flasche häufig geschüttelt, die Lösung filtriert und Rückstand nebst Filter mit 5 ccm Äther nachgewaschen, so dürfen die vereinigten Filtrate beim Eindunsten und Trocknen höchstens 0,1 g Rückstand hinterlassen (Orizabaharz, Kolophonium, andere Harze). Löst man diesen Rückstand in einigen Kubikzentimetern Weingeist und tränkt mit der Lösung einen Streifen Filtrierpapier, so darf dieser nach dem Trocknen durch 1 Tropfen verdünnte Eisenchloridlösung (1 + 9) nicht blau gefärbt werden (Guajakharz). Eine Anreibung von 1 g Jalapenharz mit 10 g Wasser von 80° muß ein farbloses Filtrat geben (unvorschriftsmäßige Herstellung, Aloe). Kocht man die Anreibung mit Wasser, so darf sie nach dem Abkühlen durch Jodlösung nicht blau gefärbt werden (Stärke).

1 g Jalapenharz darf nach dem Verbrennen höchstens 0,01 g Rückstand hinterlassen.

Bestimmung der Säurezahl. Wird 1 g Jalapenharz unter Umschütteln in 25 ccm Weingeist gelöst und mit 1 ccm weingeistiger $^{1}/_{2}$-Normal-Kalilauge versetzt, so muß die Flüssigkeit Lackmuspapier bläuen.

Resorcinum — Resorzin

$C_6H_4(OH)_2$ [1, 3] Mol.-Gew. 110,05

Farblose oder schwach gefärbte Kristalle. Resorzin riecht schwach eigenartig, schmeckt süßlich und kratzend und löst sich in 1 Teil Wasser, in 1 Teil Weingeist, leicht in Äther und in Glyzerin, schwer in Chloroform und in Schwefelkohlenstoff.

Schmelzpunkt 110° bis 111°.

Bleiessig fällt aus der wässerigen Lösung (1 + 19) einen weißen Niederschlag. Beim vorsichtigen Erwärmen von 0,05 g Resorzin mit 0,1 g Weinsäure und 10 Tropfen Schwefelsäure erhält man eine dunkelkarminrote Flüssigkeit.

Die wässerige Lösung (1 + 19) muß farblos sein; sie darf Lackmuspapier nur schwach röten und beim Erwärmen nicht den Geruch des Phenols entwickeln.

Vollständig reines Resorzin reagiert auf Lackmus neutral, während die vom Arzneibuch zugelassenen besten Handelssorten schwach saure Reaktion zeigen. Bei guten Präparaten verschwindet diese ganz schwache Rötung des Lackmuspapieres beim Trocknen desselben vollständig.

0,2 g Resorzin dürfen nach dem Verbrennen keinen wägbaren Rückstand hinterlassen.

Vor Licht geschützt aufzubewahren.

Rhizoma Filicis — Farnwurzel

Gehalt mindestens 8 Prozent Extrakt mit einem Gehalte desselben an Rohfilizin von mindestens 25 Prozent.

Der im Herbste gesammelte, von den Wurzeln befreite, ungeschälte und unzerschnittene, bei gelinder Wärme getrocknete Wurzelstock mit den daransitzenden Blattbasen von Dryopteris filix mas (*Linné*) *Schott.*

Farnwurzel muß eine grüne, frische Bruchfläche zeigen.

Farnwurzelpulver muß gelbgrün sein.

1 g Farnwurzel darf nach dem Verbrennen höchstens 0,04 g Rückstand hinterlassen.

Gehaltsbestimmung. 50 g gepulverte Farnwurzel werden in einem über dem Abflußhahne mit einem Wattebausche versehenen Scheidetrichter mit Äther durchtränkt und 3 Stunden lang stehengelassen; dann läßt man unter Nachfüllen von Äther die Flüssigkeit in der Weise abtropfen, daß in 1 Minute höchstens 20 Tropfen abfließen, bis das Ablaufende farblos ist. Wird der Äther in einem gewogenen Kölbchen abdestilliert, so muß der bei 100° getrocknete Rückstand mindestens 4 g wiegen.

3 g dieses Rückstandes werden in 30 g Äther gelöst und mit einer Mischung aus 40 g Barytwasser und 20 ccm Wasser ausgeschüttelt. Nach völliger Klärung der wässerigen Schicht werden 43 g derselben (= 2 g Rückstand) in einem zweiten Scheidetrichter mit 2 g Salzsäure versetzt und dreimal mit je 20 ccm Äther ausgeschüttelt. Werden die filtrierten Ätherlösungen in einem gewogenen Kölbchen abdestilliert, so muß der bei 100° getrocknete Rückstand mindestens 0,5 g betragen.

Bei Extractum Filicis ist darauf hingewiesen, daß hinsichtlich der beiden Artikel Extract. Filicis und Rhizoma Filicis Widersprüche bestehen (siehe G. Frerichs, Ap. Z. 1927, S. 940): 1. Die Ausrechnung des Gehaltes geschieht hier in der von Fromme angegebenen Weise, bei Extractum Filicis nach einer modifizierten Umrechnungsart (siehe bei Extr. Filicis). 2. Bei Extract. Filicis heißt es, der ätherische Auszug solle bei einer 50° nicht übersteigenden Temperatur eingedampft werden; hier wird Trocknen des Rückstandes bei 100° vorgeschrieben. 3. Es werden in den beiden Artikeln abweichende Mengen des zum Ausschütteln bestimmten Äthers vorgeschrieben und Barytwasser von verschiedener Konzentration. — Das alles hat zur Folge, daß, wenn man eine untersuchte Droge zum Extrakt verarbeitet, die bei ersterer gefundenen Konstanten nicht genau entsprechend im Extrakt wiedergefunden werden.

Farnwurzel und Farnwurzelpulver sind über gebranntem Kalke in gut verschlossenen Gefäßen und vor Licht geschützt aufzubewahren.

Farnwurzel und Farnwurzelpulver dürfen nicht länger als 1 Jahr aufbewahrt werden.

Rhizoma Hydrastis — Hydrastisrhizom

Gehalt mindestens 2,5 Prozent Hydrastin ($C_{21}H_{21}O_6N$, Mol.-Gew. 383,2).

Der getrocknete, mit Wurzeln besetzte Wurzelstock von Hydrastis canadensis *Linné*.

1 g Hydrastisrhizom darf nach dem Verbrennen höchstens 0,06 g Rückstand hinterlassen.

Gehaltsbestimmung. 4 g mittelfein gepulvertes Hydrastisrhizom übergießt man in einem Arzneiglas mit 40 g Äther und nach kräftigem Umschütteln mit 4 g Ammoniakflüssigkeit und läßt das Gemisch unter häufigem, kräftigem Umschütteln eine halbe Stunde lang stehen. Nun fügt man 20 g Petroleumbenzin hinzu und schüttelt einige Minuten lang. Nach dem Absetzen gießt man die ätherische Lösung möglichst vollständig durch ein Wattebäuschchen in ein Arzneiglas und gibt 2 ccm Wasser hinzu. Nachdem man das Gemisch kräftig durchgeschüttelt hat, filtriert man nach dem Absetzen 45 g der ätherischen Lösung (= 3 g Hydrastisrhizom) durch ein trockenes, gut bedecktes Filter in ein Kölbchen und destilliert die Flüssigkeit bis auf einige Kubikzentimeter ab. Nun gibt man 5 ccm $^1/_{10}$-Normal-Salzsäure und 5 ccm Wasser in das Kölbchen und erwärmt auf dem Wasserbade bis zum Verschwinden des Äthergeruchs, fügt nach dem Erkalten 2 Tropfen Methylorangelösung hinzu und titriert mit $^1/_{10}$-Normal-Kalilauge bis zum Farbumschlage. Hierzu dürfen höchstens 3,04 ccm $^1/_{10}$-Normal-Kalilauge verbraucht werden, so daß mindestens 1,96 ccm $^1/_{10}$-Normal-Salzsäure zur Sättigung des vorhandenen Hydrastins erforderlich sind, was einem Mindestgehalte von 2,5 Prozent Hydrastin entspricht (1 ccm $^1/_{10}$-Normal-Salzsäure = 0,03832 g Hydrastin, Methylorange als Indikator).

Diese Gehaltsbestimmung ist ausführlich besprochen im Artikel Extractum Hydrastis fluidum. Die einzige prinzipielle Abweichung ist hier folgende: Das Fluidextrakt ist verhältnismäßig so reich an störenden Nebenstoffen, die in das Äther-Petroleumbenzin-Gemisch übergehen würden, daß der vom Alkohol befreite angesäuerte Rückstand erst in vorgeschriebener Weise mit Talkum gereinigt werden muß, bevor er alkalisiert und mit dem organischen Lösungsmittel ausgeschüttelt wird. Das Rhizom enthält aber nur wenig direkt in dem Äther-Petroleumbenzin-Gemisch lösliche Bestandteile, so daß der von der Droge abgegossene Auszug durch Schütteln mit wenig Wasser zur gewünschten Klärung gebracht werden kann. Ausrechnung analog wie bei Extractum Hydrastis fluidum.

Versetzt man die titrierte Flüssigkeit nach Zusatz von 1 ccm verdünnter Schwefelsäure mit 5 ccm Kaliumpermanganatlösung und schüttelt bis zur Entfärbung, so zeigt die Flüssigkeit eine blaue Fluoreszenz, die nach dem Verdünnen mit Wasser auf etwa 50 ccm stärker hervortritt.

Diese Bestimmung bezweckt eine Identifizierung des isolierten Hydrastins, das bei der Oxydation das Spaltprodukt Hydrastinin ergibt. Letzteres kennzeichnet sich durch die Fluoreszenz seiner Salze in wässeriger Lösung; verdünnt man solche Lösung mit Wasser, so nimmt bis zu einem bestimmten Grad der Verdünnung die Stärke der Fluoreszenz zu.

Rhizoma Rhei — Rhabarber

Die bis in die Nähe des Kambiums oder noch darüber hinaus von den äußeren Teilen befreiten, getrockneten Wurzelstöcke und Wurzeln von Rheum palmatum *Linné*, var. tanguticum *Maximowicz.*

Rhabarberpulver darf, mit einer Mischung von 1 Tropfen Weingeist und 3 Tropfen Schwefelsäure befeuchtet, rot gefärbte Teilchen (Kurkumawurzel) nicht erkennen lassen. 5 g gepulverter Rhabarber werden auf dem Wasserbad in einem mit Rückflußkühler versehenen Kölbchen eine Viertelstunde lang mit 20 g verdünntem Weingeist gekocht, dann auf ein glattes Filter gebracht und mit etwa 20 g heißem verdünntem Weingeist bis zur Erschöpfung ausgewaschen. Das Filtrat wird in einem gewogenen Schälchen auf 3 bis 4 g eingedampft und noch warm in ein mit einem Korke zu verschließendes, starkwandiges Probierrohr gegeben. Wird es nach dem Erkalten mit 5 g Äther durchgeschüttelt, so dürfen sich selbst nach mehrtägigem Stehen weder in ihm noch an den Glaswänden nadelförmige Kristalle ausscheiden (Rheum rhaponticum).

Die Verfälschung des Rhabarberpulvers mit dem Pulver des Rhizoms von Rheum rhaponticum ist sehr häufig beobachtet worden. Die Verfälschung ist aber leicht festzustellen durch vorstehende Probe, nach der eventuell das kristallisierte Rhapontizin ausfällt, ein Glykosid, das beim vorsichtigen Behandeln mit verdünnter Schwefelsäure in Traubenzucker und Rhapontigenin zerlegt wird.

1 g Rhabarber darf nach dem Verbrennen, das ohne Zusatz von Sand auszuführen ist, höchstens 0,28 g Rückstand hinterlassen. Wird dieser Rückstand mit 5 ccm verdünnter Salzsäure kurze Zeit erwärmt, das Gemisch mit Wasser verdünnt und filtriert, der Rückstand bis zum Verschwinden der sauren Reaktion mit Wasser nachgewaschen und mit dem Filter verbrannt, so darf sein Gewicht höchstens 0,005 g betragen.

Rharbarber hinterläßt beim Verbrennen in der Regel 5 bis 15 Prozent, selten bis 28 Prozent Rückstand. Aus diesem Grunde mußte in bezug auf die Höchstgrenze des zulässigen Aschegehalts ein so hoher Wert eingesetzt werden. Da somit der Aschegehalt sehr schwankend ist, wurde zugleich eine besondere Prüfung auf in Salzsäure unlösliche Kieselsäure aufgenommen. Dieser in Mineralsäuren unlösliche Rückstand darf nicht mehr als $^1/_2$ Prozent betragen.

Saccharin solubile — Lösliches Saccharin

(Saccharin E. W.)

o-Benzoesäuresulfinidnatrium

$C_7H_4O_3NSNa + 2\,H_2O$ Mol.-Gew. 241,14

Zur Erläuterung der Formel sei die Ableitung gegeben:

$C_6H_4\begin{cases} CO_2H \\ SO_2\cdot NH_2 \end{cases}$	$C_6H_4\begin{cases} CO \\ SO_2 \end{cases}\!\!>NH$	$C_6H_4\begin{cases} CO \\ SO_2 \end{cases}\!\!>NNa$
Ortho-Sulfamino-benzoesäure	Anhydrosulfamino-benzoesäure = Saccharin	Natriumverbindung des Saccharins = Lösliches Saccharin.

Zunächst wurde das Saccharin nicht als ein einheitlicher Körper gewonnen, sondern als ein Gemisch, das aus ca. 60 Prozent des Anhydrids der Ortho- und ca. 40 Prozent der Para- und Metaverbindung (von denen letztere nur in geringen Mengen vorhanden) bestand. Lediglich die Orthoverbindung besitzt die süßende Eigenschaft. Diese Mischung der Isomeren hatte die 300fache Süßkraft des Zuckers (300fach). Später ist es gelungen, die Orthoverbindung von den Isomeren zu trennen. Dieses reine Saccharin (dargestellt in der vorstehenden zweiten Formel) ist das „raffinierte Saccharin" und etwa 500mal so süß wie Zucker.

Das Saccharin besitzt, wie aus der vorstehenden zweiten und dritten Formel hervorgeht, ein durch Alkalien ersetzbares Wasserstoffatom. Es bildet auf diese Weise mit geeigneten Alkalien Salze, die ungemein leicht löslich in wässerigen Flüssigkeiten sind. Das Natriumsalz, mit 2 Molekülen Kristallwasser, ist das „lösliche Saccharin" des D.A.B. 6.

Farblose, an der Luft verwitternde Kristalle oder weiße, kristallinische Stücke oder weißes, kristallinisches Pulver. Lösliches Saccharin besitzt keinen oder nur einen schwach aromatischen Geruch. Es löst sich in etwa 1,5 Teilen Wasser, wenig in Weingeist. Die Lösung von 0,1 g in 1 Liter Wasser schmeckt noch deutlich süß.

Wird die wässerige Lösung (1 + 9) mit 1 ccm Salzsäure versetzt, so fällt ein weißer, kristallinischer Niederschlag aus. Beim Erhitzen im Porzellantiegel tritt Verkohlung ein. Laugt man die hinterbleibende Asche mit Wasser aus und filtriert, so gibt das Filtrat nach dem Ansäuern mit Salzsäure mit Bariumnitratlösung einen Niederschlag.

Beim Ansäuern der wässerigen Lösung des „löslichen Saccharins" mit Salzsäure fällt Saccharin aus. — Beim Verbrennen der Substanz entsteht Schwefelsäure, die mittels Bariumnitrat nachgewiesen wird.

Die wässerige Lösung (1 + 19) darf Lackmuspapier kaum verändern und nach Zusatz von 1 Tropfen Phenolphthaleinlösung keine Rotfärbung zeigen (Säuren, Alkalien). Beim Erwärmen der wässerigen Lösung (1 + 19) mit 1 ccm Natronlauge darf sich kein Ammoniak entwickeln (Ammoniumsalze). Die wässerige Lösung (1 + 19) darf durch verdünnte Essigsäure innerhalb 1 Stunde nicht getrübt werden (p-Sulfaminobenzoesäure).

Über den Grund des Vorkommens der Para-Sulfaminobenzoesäure im Saccharin siehe die erste Anmerkung dieses Artikels.

Wird die wässerige Lösung (1 + 19) mit 3 Tropfen verdünnter Essigsäure sowie 1 Tropfen Eisenchloridlösung versetzt, so darf weder ein gelblich-rötlicher Niederschlag (Benzoesäure) noch eine Violettfärbung (Salizylsäure) entstehen. Beim Übergießen von 0,2 g löslichem Saccharin mit 5 ccm Schwefelsäure dürfen sich keine Gasblasen entwickeln (Alkalikarbonate); wird das Gemisch 10 Minuten lang auf etwa 50° erwärmt, so darf höchstens eine Braunfärbung auftreten (Zucker, fremde organische Stoffe).

Saccharum — Zucker

$C_{12}H_{22}O_{11}$ Mol.-Gew. 342,2

Weiße, kristallinische Stücke oder weißes, kristallinisches Pulver.

Wird Zucker mit Schwefelsäure übergossen, so färbt er sich braun und verwandelt sich allmählich in eine schwarze, kohlige Masse.

Die wässerige Lösung dreht den polarisierten Lichtstrahl nach rechts. Für eine 10prozentige wässerige Zuckerlösung ist $[\alpha]_D^{20^\circ} = +66{,}5^\circ$.

Über die spezifische Drehung und Bestimmung derselben siehe S. 29ff.

2 g Zucker müssen sich in 1 ccm Wasser ohne Rückstand zu einem farb- und geruchlosen, rein süß schmeckenden Sirup lösen (fremde Beimengungen, Farbstoffe). Dieser Sirup muß beim Vermischen mit 5 ccm Weingeist klar bleiben (Dextrin, Kalziumsulfat, andere Beimengungen). Die wässerige Lösung darf Lackmuspapier nicht verändern] (freie Säure, Saccharate). Die wässerige Lösung (1 + 19) darf nach Zusatz von 3 Tropfen verdünnter Essigsäure durch 3 Tropfen Natriumsulfidlösung nicht verändert (Schwermetallsalze), durch Ammoniumoxalatlösung (Kalziumsalze) oder Silbernitratlösung (Salzsäure) höchstens opalisierend getrübt und durch Bariumnitratlösung (Schwefelsäure) nicht sofort verändert werden. Wird eine Mischung von 6 ccm der wässerigen Lösung (1 + 19) mit 5 ccm alkalischer Kupfertartratlösung bis zum einmaligen Aufkochen erhitzt, so darf nicht sofort eine gelbliche oder rötliche Ausscheidung erfolgen (Invertzucker, andere reduzierende Stoffe).

Das Prinzip dieser „Fehlingschen Reaktion" beruht auf folgenden Tatsachen: Gewisse Zucker haben die Eigenschaft, alkalische Kupfersalzlösungen zu reduzieren, so daß rotes Kupferoxydul ausfällt. Macht man aber die Lösung eines Kupfersalzes alkalisch, fügt man also z. B. Natronlauge zu einer Kupfersulfatlösung, so fällt Kupferhydroxyd, $Cu(OH)_2$, aus. Setzt man jedoch nunmehr Tartrate hinzu, so löst sich der störende Niederschlag des Kupferhydroxyds wieder auf unter Bildung von komplexem Kupfertartrat-Ion. Auf diesem Prinzip ist die Fehlingsche Lösung aufgebaut: Eine alkalische Kupfersulfatlösung, der zur Verhinderung der Ausscheidung von $Cu(OH)_2$ das Kaliumnatriumtartrat zugesetzt ist. — Da eine solche Lösung, fertig gemischt, nicht zweifellos haltbar ist, führt das Arzneibuch unter der Bezeichnung „Kupfertartratlösung, alkalische" auf S. 768 für diesen Zweck 2 getrennte Lösungen auf, von denen die erste das Kupfersulfat, die zweite das Kaliumnatriumtartrat und das Natriumhydroxyd enthält. Diese Lösungen, zu gleichen Teilen gemischt, geben dann das Reagens.

Reiner Rohrzucker reduziert alkalische Kupferlösung nicht. Bei einmaligem Aufkochen der Lösung soll daher das rote (bei sehr kleinen Mengen hier gelb erscheinende) Kupferoxydul nicht sofort ausfallen. Längeres Kochen freilich ist zu vermeiden, weil dadurch teilweise Inversion des Rohrzuckers und damit Reduktion des Kupfersalzes eintreten kann.

0,2 g Zucker dürfen nach dem Verbrennen keinen wägbaren Rückstand hinterlassen.

Saccharum amylaceum — Traubenzucker

$C_6H_{12}O_6$ Mol.-Gew. 180,10

Weiße, geruchlose Kristalle oder weißes, geruchloses Pulver von süßem Geschmacke. Traubenzucker löst sich in etwa 1,5 Teilen Wasser.

Da Traubenzucker neuerdings eine ausgedehnte intravenöse Anwendung findet, ist bei diesem Präparat eine besonders sorgfältige Untersuchung geboten. — Es werden jetzt auch vielfach 50prozentige Traubenzuckerlösungen verlangt, die leicht durch gelindes Erwärmen herzustellen sind. Es ist uns nicht bekannt geworden, daß solch konzentrierte Lösungen nach der Abgabe auskristallisieren. Auch diese Lösungen müssen völlig farblos sein!

Die wässerige Lösung dreht den polarisierten Lichtstrahl nach rechts. Für eine 10prozentige, mit 1 Tropfen Ammoniakflüssigkeit versetzte wässerige Lösung des bei 105° getrockneten Traubenzuckers ist $[\alpha]_D^{20°} = +52,5°$.

Über die spezifische Drehung und die Bestimmung derselben siehe S. 29ff.

Übrigens ist hier die Menge der Ammoniakflüssigkeit (1 Tropfen) angegeben, aber nicht die Menge der hierzu in Betracht kommenden Zuckerlösung. Die Menge des Zusatzes ist nicht von Bedeutung. Auf etwa 100 g Zuckerlösung genügt 1 Tropfen Ammoniakflüssigkeit.

Beim Erhitzen der wässerigen Lösung (1 + 19) mit alkalischer Kupfertartratlösung bis zum einmaligen Aufkochen entsteht ein roter Niederschlag.

Diese „Fehlingsche Reaktion" ist ausführlicher geschildert im vorangehenden Artikel „Saccharum". Siehe zunächst dort. — Der Traubenzucker ist ein stark reduzierend wirkender Stoff, der langsam in der Kälte, schnell in der Hitze das Ausfallen des roten Kupferoxyduls bewirkt.

Die wässerige Lösung (1 + 19) sowie die unter gelindem Erwärmen bereitete weingeistige Lösung (1 + 49) müssen klar und farblos sein; die wässerige Lösung darf Lackmuspapier nicht verändern (Alkalien, freie Säuren). Die wässerige Lösung (1 + 19) darf weder nach Zusatz von 3 Tropfen verdünnter Essigsäure durch 3 Tropfen Natriumsulfidlösung (Schwermetallsalze), noch durch Silbernitratlösung (Salzsäure), noch durch Bariumnitratlösung (Schwefelsäure), noch nach Zusatz von Ammoniakflüssigkeit durch Ammoniumoxalatlösung (Kalziumsalze) verändert werden. Die unter Kühlung bereitete Lösung von 1 g Traubenzucker in 15 ccm Schwefelsäure darf bei einer Temperatur von 10° bis 15° innerhalb einer Viertelstunde höchstens gelb gefärbt werden (Zucker).

0,2 g Traubenzucker dürfen durch Trocknen bei 105° höchstens 0,002 g an Gewicht verlieren und nach dem Verbrennen keinen wägbaren Rückstand hinterlassen.

Bei der Prüfung auf Zucker mittels Schwefelsäure ist die angegebene Temperatur unter keinen Umständen zu überschreiten, da sonst auch reiner Traubenzucker stärkere Färbungen gibt.

In gut verschlossenen Gefäßen aufzubewahren.

Saccharum Lactis — Milchzucker

$C_{12}H_{22}O_{11} + H_2O$ Mol.-Gew. 360,2

Weiße, kristallinische Stücke oder weißes, kristallinisches Pulver. Milchzucker löst sich in etwa 6 Teilen Wasser von 20° und in 1 Teil siedendem Wasser; die Lösungen schmecken schwach süß.

Die wässerige Lösung dreht den polarisierten Lichtstrahl nach rechts. Für eine unter Erwärmen hergestellte 10prozentige, mit 1 Tropfen Ammoniakflüssigkeit versetzte wässerige Milchzuckerlösung ist $[\alpha]_D^{20°} = +52,5°$.

Über die spezifische Drehung, die Bestimmung derselben, ferner über den Zweck des Zusatzes der Ammoniakflüssigkeit usw. siehe S. 29ff. — Auch hier ist, wie bei Sacchar. amylac., wohl die Menge der Ammoniakflüssigkeit (1 Tropfen) angegeben, nicht aber die Menge der hierzu in Betracht kommenden Zuckerlösung. Wenn die Zuckerlösung warm hergestellt ist, genügt auf 50 g derselben der Zusatz von 1 Tropfen Ammoniakflüssigkeit, um nach Erkalten die Ablesung des endgültigen Drehungswinkels zu ermöglichen.

Werden 5 ccm der wässerigen Lösung (1 + 19) mit 5 ccm alkalischer Kupfertartratlösung bis zum einmaligen Aufkochen erhitzt, so entsteht ein roter Niederschlag.

Diese „Fehlingsche Reaktion" ist ausführlicher beschrieben im Artikel Saccharum. Siehe zunächst dort. — Während dort die Zuckerlösung bei der vorgeschriebenen Behandlung nicht sofort Kupferoxydul ausfällen darf, soll hier bei Milchzucker eine Fällung sofort nach einmaligem Aufkochen eintreten. Eine weitergehende Reduktion tritt freilich erst nach längerem Kochen ein.

Die heiß hergestellte wässerige Lösung (1 + 1) muß klar und darf höchstens schwach gelblich gefärbt sein (fremde organische Stoffe).

Diese Forderung, daß die heiß hergestellte wässerige Lösung (1 + 1) klar und höchstens schwach gelblich gefärbt sein muß, ist eine der wichtigsten dieses Artikels: Zunächst können sich hier durch eine Trübung Eiweißstoffe bemerkbar machen, auf die später noch besonders geprüft wird. Sodann führt ungenügende allgemeine Reinigung des Milchzuckers leicht zu einer Färbung dieser konzentrierten Lösung.

Die wässerige Lösung (1 + 19) darf Lackmuspapier (Alkalien, Säuren) kaum verändern und nach Zusatz von 3 Tropfen verdünnter Essigsäure durch 3 Tropfen Natriumsulfidlösung (Schwermetallsalze) nicht verändert werden. Die wässerige Lösung (1 + 19) darf nach dem Ansäuern mit einigen Tropfen Salzsäure durch 0,5 ccm Kaliumferrozyanidlösung nicht sofort gebläut werden (Eisensalze). Wird eine Lösung von 1 g Milchzucker in 9 ccm Wasser nach Zusatz von 0,1 g Resorzin und 1 ccm Salzsäure 5 Minuten lang gekocht, so darf die Flüssigkeit nur eine gelbe, aber keine rote Färbung annehmen (Zucker).

Hier liegt die sehr empfindliche Probe nach Seliwanoff vor, die eigentlich eine Ketosenreaktion ist, deshalb zunächst zur Erkennung von Fruchtzucker dient, aber auch die Gegenwart von Zucker anzeigt, da dieser als Spaltungsprodukt Fruchtzucker liefert. Freilich liefert bei dieser Probe auch der reinste Milchzucker nicht nur eine „gelbe" Lösung, sondern eine gelbe Lösung mit rötlichem Schein, die bei der Fassung des Arzneibuches zu Täuschungen führen kann. Geringe Spuren Zucker führen schon zu einer direkt „roten" Färbung. Das ist wohl zu beachten.

Wird die wässerige Lösung (1 + 9) mit 1 ccm Natronlauge und 1 Tropfen Kupfersulfatlösung versetzt, so muß eine schwach blau, nicht aber violett gefärbte Lösung entstehen (Eiweißstoffe).

Hier liegt die bekannte „Biuret-Probe" vor. Es ist aber nur 1 Tropfen Kupfersulfat anzuwenden, da sonst das Blau des Kupfersalzes ein Violett (aus Eiweißstoffen herrührend) überdecken kann!

Milchzucker muß geruchlos sein.

2 g Milchzucker dürfen nach dem Verbrennen höchstens 0,005 g Rückstand hinterlassen.

Gerade bei Milchzucker ist die Bestimmung des Verbrennungsrückstandes ungemein wichtig und daher keinesfalls zu unterlassen. Wir machten nämlich bei einer Sendung Milchzucker die Erfahrung, daß er bis auf einen zu hohen Verbrennungsrückstand von 0,4 Prozent völlig den Anforderungen des Arzneibuches entsprach, sich aber als gänzlich unbrauchbar zur Abgabe erwies, da er, mit frischer Milch aufgekocht, diese zum Gerinnen brachte. Näheres darüber ersahen wir aus einer

Arbeit von A. Burr und F. M. Berberich (siehe Ch. Ztg. 1911, S. 751). Darin heißt es: Braithwaite untersuchte verschiedene Milchzuckerraffinaden des Handels und fand, daß im Handel Milchzuckersorten vorkommen, die sonst allen Anforderungen entsprachen, aber dennoch als Kindernährmittel untauglich waren, weil sie, zu frischer Milch getan, diese zum Gerinnen brachten. In allen Fällen wurde ein übermäßig hoher Aschengehalt festgestellt und zwar bis zu 1,6 Prozent. Braithwaite machte deshalb den auch von unserem Arzneibuch angenommenen Vorschlag, Präparate mit mehr als 0,25 Prozent Rückstand zu beanstanden. — Neben der Aschenbestimmung empfehlen wir dort, wo es auszuführen, den schnell anzustellenden Versuch, ob 2 g des Milchzuckers, mit 10 ccm frischer Milch aufgekocht, diese zum Gerinnen bringen. — Über den Bakteriengehalt des Milchzuckers siehe H. Kühl (Südd. Ap. Z. 1912, S. 2).

Santoninum — Santonin

$C_{15}H_{18}O_3$ Mol.-Gew. 246,1

Farblose, glänzende, bitter schmeckende, in Wasser sehr schwer lösliche Kristallblättchen, die am Lichte eine gelbe Färbung annehmen. Santonin löst sich in 44 Teilen Weingeist, in 4 Teilen Chloroform sowie in fetten Ölen. Die weingeistige Lösung verändert mit Wasser angefeuchtetes Lackmuspapier nicht. Schmelzpunkt 170°.

Auf S. 3 ist auseinandergesetzt, daß die Bestimmung der Schmelzpunkte von organischen Substanzen (wo eben Schmelzpunkte angegeben sind) außerordentlich wichtig ist zur Identitäts- und Reinheitsprüfung. Bei Santonin ist die Bestimmung noch von ganz besonderer Wichtigkeit, da dieses Produkt häufig verunreinigt und eventuell mit sehr giftigen Stoffen verfälscht in den Handel kommt (siehe nachstehend Näheres)!

Schüttelt man 0,01 g gepulvertes Santonin mit einer erkalteten Mischung von 1 ccm Schwefelsäure und 1 ccm Wasser, so darf keine Färbung auftreten; nach Zusatz von 2 Tropfen verdünnter Eisenchloridlösung (1 + 24) zu der fast zum Sieden erhitzten Lösung entsteht eine violette Färbung.

Neben vorstehender Identitätsprüfung ist noch sehr empfehlenswert die vom Norwegischen Arzneibuch aufgenommene: Werden etwa 0,05 g Santonin in 3 ccm Weingeist gelöst, so entsteht nach Zusatz von wenig Natronlauge eine karminrote Färbung, die sich bald darauf in Gelb verwandelt. — Die Probe kann man noch weit einfacher ausführen, wenn man das Santonin mit der vorrätigen weingeistigen $^1/_2$-Normal-Kalilauge übergießt und sofort durch Schütteln löst.

Santonin darf sich beim Befeuchten mit Salpetersäure nicht sofort verändern (fremde organische Stoffe, Alkaloide). 0,2 g fein zerriebenes Santonin werden mit 2 ccm Wasser und 1 Tropfen verdünnter Schwefelsäure etwa 5 Minuten lang unter häufigem Umschütteln stehengelassen. Das Filtrat darf nicht bitter schmekken, nicht fluoreszieren und durch Mayers Reagens nicht getrübt werden (Alkaloide).

In pharmazeutischen Lehrbüchern wird mitgeteilt, daß Strychnin von Fälschern dem Santonin zugesetzt wird. So unwahrscheinlich zunächst diese Angabe erscheint, ist es doch Tatsache, daß aus Rußland Santonin mit solchem Zusatz importiert wurde. Und zwar findet sich das Strychnin nicht immer gleichmäßig verteilt, so daß nur die Prüfung des Präparates aus größerer Mischprobe Sicherheit gibt. Die 0,2 g Santonin (aus einer größeren Mischprobe entnommen), soll man zerreiben, damit dadurch das Lösen etwa vorhandener Alkaloide in der verdünnten Schwefelsäure mit Sicherheit stattfindet. (Es muß vermieden werden, hier durch Erwärmen eine Lösung vorhandener Alkaloide zu bewirken, weil sich beim Erwärmen auch etwas Santonin löst und, da dieses Lakton leicht übersättigte Lösungen bildet, die Reaktion stört.) Schmeckt nun das Filtrat bitter, so fahnde man auf Strychnin! Fluoreszenz würde eventuell auf Chinin hinweisen. Welche Alkaloide aber auch vorhanden sind, sie werden hier durch das allgemeine Alkaloidreagens „Mayers Reagens“ erkannt, das vom D.A.B. 6 sehr zweckmäßig eingeführt ist.

Läßt man die Lösung von 1 g zerriebenem Santonin in 4 g Chloroform an der Luft bis zur starken Kristallbildung verdunsten und ergänzt dann das verdunstete Chloroform, so müssen sich die ausgeschiedenen Kristalle wieder vollkommen lösen (Artemisin).

In der Ap. Z. 1922, S. 427 teilte v. Bruchhausen mit, er habe im Santonin als Verfälschung das „Artemisin“ gefunden, den ganz unwirksamen Stoff, der neben dem Santonin in den Flores Cinae vorhanden ist. Seitdem wurde das Artemisin hier häufiger als Verfälschungsmittel beobachtet. Es kennzeichnet sich durch den Schmelzpunkt (202°) und vor allem dadurch, daß es mit Chloroform die Doppelverbindung Chloroformartemisin bildet, die in Chloroform äußerst schwer löslich ist. Auf letzterer Eigenschaft beruht der Nachweis nach dem D.A.B. 6.

0,2 g Santonin dürfen nach dem Verbrennen keinen wägbaren Rückstand hinterlassen.

Vor Licht geschützt aufzubewahren.

Sapo kalinus — Kaliseife

Gehalt mindestens 40 Prozent Fettsäuren.

Kaliseife ist eine gelbbraune, durchsichtige, weiche, schlüpfrige Masse, die in 2 Teilen Wasser oder Weingeist klar oder fast klar löslich ist.

Schon bei Oleum Lini ist gesagt, daß diese Kaliseife (auch wenn sie ganz vorschriftsmäßig und aus den besten Materialien hergestellt ist) sich wohl klar in Wasser löst, aber nur mit einem gewissen Schleier in Weingeist.

Eine Lösung von 10 g Kaliseife in 30 ccm Weingeist muß nach Zusatz von 0,5 ccm Normal-Salzsäure klar bleiben (Kieselsäure, Harz) und darf sich nach weiterem Zusatz von 1 Tropfen Phenolphthaleinlösung nicht rot färben (unzulässige Menge freies Alkali).

Nach der letzten Prüfung soll in 10 g Kaliseife nur ein Überschuß von Alkali vorhanden sein, der geringer ist als 0,5 ccm $^1/_1$-Normal-HCl entspricht. Diese Forderung wird nicht immer erfüllt werden, denn während die Verseifungszahlen der im Handel befindlichen Leinöle nicht unwesentlich schwanken, läßt das Arzneibuch in jedem Falle zur Verseifung von 43 Teilen Leinöl 58 Teile Kalilauge anwenden.

Darum wird naturgemäß der Alkaligehalt der aus verschiedenem Material hergestellten Seifen schwanken. Der einzig richtige Weg ist der, daß der Apotheker die Verseifungszahl des Leinöls bestimmt und gemäß dieser Zahl die Menge der anzuwendenden Kalilauge wählt. Zum mindesten wird man diese Forderung nicht zu wörtlich auffassen dürfen, also auch einen Alkaliüberschuß zulassen, der einer etwas größeren Menge als 0,5 ccm $^1/_1$-Normal-Salzsäure entspricht.

Gehaltsbestimmung. Die Lösung von 2,5 g Kaliseife in 50 g heißem Wasser wird in einem Arzneiglas mit 5 ccm verdünnter Schwefelsäure versetzt und im Wasserbade so lange erwärmt, bis die ausgeschiedenen Fettsäuren klar auf der wässerigen Flüssigkeit schwimmen. Der erkalteten Flüssigkeit setzt man 10 ccm Petroläther zu und schwenkt vorsichtig um, bis die Fettsäuren in dem Petroläther gelöst sind. Dann gibt man die gesamte Flüssigkeit in einen Scheidetrichter, spült das Arzneiglas zuerst mit 10 ccm, dann mit 5 ccm Petroläther nach und schüttelt die im Scheidetrichter vereinigten Flüssigkeiten nochmals kräftig durch. Nach dem Absetzen der wässerigen Flüssigkeit läßt man diese möglichst vollständig abfließen, setzt zu der Petrolätherlösung 25 ccm Wasser hinzu, schüttelt durch und läßt nach dem Absetzen die wässerige Flüssigkeit abermals möglichst vollständig abfließen. Nun gibt man zu der Petrolätherlösung 1 g getrocknetes Natriumsulfat, schüttelt kräftig durch, läßt noch eine halbe Stunde lang ruhig stehen und filtriert dann durch ein Wattebäuschchen in ein gewogenes Kölbchen. Den Scheidetrichter mit dem Natriumsulfat und das Wattebäuschchen spült man zweimal mit je 5 ccm Petroläther nach und destilliert die vereinigten Petrolätherlösungen bei gelinder Wärme auf dem Wasserbad ab. Der hierbei verbleibende Rückstand wird bei einer 75^0 nicht übersteigenden Temperatur getrocknet. Sein Gewicht muß mindestens 1 g betragen, was einem Mindestgehalte von 40 Prozent Fettsäuren entspricht.

Bei dieser Gehaltsbestimmung setzt man durch die verdünnte Schwefelsäure die Fettsäuren in Freiheit, löst sie durch Petroläther heraus und bestimmt ihre Menge durch Wägung. Bei der Ausführung wird man zweckmäßig das Arzneiglas, in dem die Seife zerlegt wird, durch einen Kork schließen, der dann gut mit Bindfaden verknotet wird, da sonst der Kork leicht herausspringt. Die Ausführung nach dem D.A.B. 6 ist aber durch die Benutzung des Scheidetrichters usw. umständlich. Einfach und sicher kommt man zum Ziel nach dem Verfahren, das A. Müller (Ap. Z. 1911, S. 186) angegeben hat, freilich unter Berücksichtigung der Angaben des D.A.B. 6:

5 g (3 g) Seife werden mit 100 g (50 g) heißem Wasser in einer Arzneiflasche gelöst und mit 10 g (6 g) verdünnter Schwefelsäure angesäuert. (Man kann mittels einer spitzen Messerklinge die Seife bequem direkt in die Flasche bringen.) Nach Zugabe der Säure verkorkt man, knotet fest mit Bindfaden zu und erhitzt im Wasserbade so lange, bis die ausgeschiedenen Fettsäuren klar auf der Flüssigkeit schwimmen. Zur völlig erkalteten Flüssigkeit wägt man 35 g (20 g) Petroläther, verschließt das Glas und bewegt es, bis die Fettsäuren in dem Petroläther gelöst sind. Sodann stellt man die Flasche auf den Stopfen, lüftet diesen soweit, daß die wässerige Flüssigkeit langsam bis auf einen 0,5 bis 2 g betragenden Rest ausläuft. Zum verbleibenden Flascheninhalt fügt man ca. 1 g Traganthpulver, schüttelt etwa 20 mal kräftig durch, läßt einige Minuten stehen und tariert inzwischen das zur Aufnahme der Petrolätherlösung bestimmte Gefäß (Soxhletkolben, Wägeglas, Becherglas). In dieses gießt man sodann die klare Fettsäurelösung

(ca. 30 bzw. 15 g) bis auf einen geringen Rest ab, wägt, verdunstet und trocknet den Rückstand bei einer 75° nicht übersteigenden Temperatur.

Berechnungsbeispiel: 3 g Seife + 20 g Petroläther angewendet, 16,5 g Petrolätherlösung abgegossen und daraus 1,24 g Rückstand erhalten. Es enthielten also 16,5 g Lösung 1,24 g Fettsäuren und 16,5 — 1,24 = 15,26 g Petroläther.

$$15{,}26 : 1{,}24 = 20 : x, \qquad x = 1{,}625.$$

Somit in 3 g Seife 1,625 g Fettsäuren, in 100 g 33,3 mal soviel = 54,11 Prozent.

Sapo kalinus venalis — Schmierseife

Gehalt mindestens 40 Prozent Fettsäuren.

Schmierseife ist eine gelbbraune oder grünliche, durchsichtige, weiche, schlüpfrige Masse, die in 2 Teilen Wasser und in Weingeist klar oder fast klar löslich ist.

Über diese Prüfung und die nachfolgende Gehaltsbestimmung siehe den vorstehenden Artikel.

Löst man 5 g Schmierseife in 10 g heißem Wasser und versetzt 1 Raumteil der erkalteten Lösung mit 1 Raumteil Weingeist, so muß die Mischung klar bleiben und darf auch nach Zusatz von 2 Tropfen Salzsäure keinen flockigen Niederschlag abscheiden (Stärkekleister, Wasserglas, Harzseifen).

Gehaltsbestimmung. Die Lösung von 2,5 g Schmierseife in 50 g heißem Wasser wird in einem Arzneiglas mit 5 ccm verdünnter Schwefelsäure versetzt und im Wasserbade so lange erwärmt, bis die ausgeschiedenen Fettsäuren klar auf der wässerigen Flüssigkeit schwimmen. Der erkalteten Flüssigkeit setzt man 10 ccm Petroläther zu und schwenkt vorsichtig um, bis die Fettsäuren in dem Petroläther gelöst sind. Dann gibt man die gesamte Flüssigkeit in einen Scheidetrichter, spült das Arzneiglas zuerst mit 10 ccm, dann mit 5 ccm Petroläther nach und schüttelt die im Scheidetrichter vereinigten Flüssigkeiten nochmals kräftig durch. Nach dem Absetzen der wässerigen Flüssigkeit läßt man diese möglichst vollständig abfließen, setzt zu der Petrolätherlösung 25 ccm Wasser hinzu, schüttelt durch und läßt nach dem Absetzen die wässerige Flüssigkeit abermals möglichst vollständig abfließen. Nun gibt man zu der Petrolätherlösung 1 g getrocknetes Natriumsulfat, schüttelt kräftig durch, läßt noch eine halbe Stunde lang ruhig stehen und filtriert dann durch ein Wattebäuschchen in ein gewogenes Kölbchen. Den Scheidetrichter mit dem Natriumsulfat und das Wattebäuschchen spült man zweimal mit je 5 ccm Petroläther nach und destilliert die vereinigten Petrolätherlösungen bei gelinder Wärme auf dem Wasserbad ab. Der hierbei verbleibende Rückstand wird bei einer 75° nicht übersteigenden Temperatur getrocknet. Sein Gewicht muß mindestens 1 g betragen, was einem Mindestgehalte von 40 Prozent Fettsäuren entspricht.

Sapo medicatus — Medizinische Seife

Medizinische Seife ist weiß, nicht ranzig und in Wasser oder Weingeist löslich.

Die Farbe, die weiß oder zumindest fast weiß sein muß, und der Geruch, der nicht ranzig sein darf, bilden bereits einen wichtigen Prüfstein für die Güte der medizinischen Seife.

Eine durch gelindes Erwärmen hergestellte Lösung von 1 g medizinischer Seife in 20 ccm Weingeist darf nach Zusatz von 0,5 ccm $^1/_{10}$-Normal-Salzsäure durch einige Tropfen Phenolphthaleinlösung nicht gerötet werden (unzulässige Menge freies Alkali); die sauer reagierende Lösung darf durch 3 Tropfen Natriumsulfidlösung nicht verändert werden (Schwermetallsalze).

Eine überfettete Seife ist nicht haltbar, wird sehr bald ranzig. Es wird allgemein angenommen, daß auch eine neutrale Seife bald ranzig wird. Dieser Meinung können wir uns freilich nicht anschließen. Wir haben vielmehr häufig die Erfahrung gemacht, daß solche neutralen Seifen sich längere Zeit unverändert hielten. Jedenfalls hat das Arzneibuch in Rücksicht auf die Haltbarkeit einen Alkali-Überschuß zugelassen, der freilich in 1 g medizinischer Seife höchstens so groß sein darf, als 0,5 ccm $^1/_{10}$-Normal-Salzsäure entspricht. Zu dieser Feststellung darf die Seife nicht in Wasser gelöst werden, da hierdurch eine hydrolytische Spaltung der Seife bewirkt würde. Die Lösung soll deshalb in Weingeist erfolgen und zwar unter gelindem Erwärmen. Vor dem Zusatz der $^1/_{10}$-Normal-Salzsäure wird man außerdem zweckmäßig die Lösung abkühlen lassen, da auch höhere Temperatur die hydrolytische Spaltung begünstigt. — Hierzu wird in der Ch. Ztg. 1928, S. 261 gesagt, daß damit bis zu 0,2 Prozent Alkali (als NaOH berechnet) zugelassen sind, ein viel zu hoher Gehalt, da bessere Kernseifen höchstens 0,02 Prozent ungebundenes Alkali aufweisen sollen.

Medizinische Seife ist zum Gebrauche fein zu pulvern.

Scopolaminum hydrobromicum — Skopolaminhydrobromid

$(C_{17}H_{21}O_4N)\,HBr + 3\,H_2O$ Mol.-Gew. 438,2

Farblose, rhombische Kristalle. Skopolaminhydrobromid löst sich in Wasser und in Weingeist leicht zu einer farblosen, bitter und zugleich kratzend schmeckenden Flüssigkeit, die Lackmuspapier schwach rötet. In Äther und in Chloroform ist es nur wenig löslich.

Über dieses Präparat schreibt Ernst Schmidt in seinem Lehrbuch: Die Reinheit des Skopolaminhydrobromids ergibt sich zunächst durch die Farblosigkeit, die gute Kristallausbildung, die Flüchtigkeit und die leichte Löslichkeit in Wasser mit sehr schwach saurer Reaktion.

Die wässerige Lösung dreht den polarisierten Lichtstrahl nach links. Für eine 5prozentige wässerige Lösung, berechnet auf wasserfreies Skopolaminhydrobromid, ist $[\alpha]_D^{20^\circ} = -24{,}75^\circ$.

Hierzu bemerkt wieder Ernst Schmidt: Die Lösungen sind linksdrehend. Es kommen jedoch im Handel auch Präparate von schwächerem Drehungsvermögen vor. Letztere bestehen aus einem isomorphen Gemisch von Links-Skopolamin- und inaktivem Skopolaminhydrobromid. In der physiologischen Wirkung unterscheiden sich diese Präparate insofern von dem reinen Links-Skopolaminhydrobromid, als dieselben etwas schwächer wirken als letzteres. — Deshalb ist wesentlich, ob die vom Arzneibuch verlangte spezifische Drehung (Bestimmung derselben siehe S. 29ff.) vorhanden ist. — Nach H. Langer (Therapeut. Monatshefte 1912, S. 124) sind die Lösungen äußerst wenig haltbar und gehen nach einiger Zeit ganz außerordentlich an Wirksamkeit zurück. Daraus ergibt sich die Forderung, diese Lösungen nach Möglichkeit frisch herzustellen und längere Aufbewahrung, selbst in Ampullen, zu vermeiden.

Schmelzpunkt des über Schwefelsäure getrockneten Skopolaminhydrobromids gegen 190°.

Das Skopolaminhydrobromid ist zweckmäßiger bei 100° zu trocknen, sonst fällt der Schmelzpunkt zu niedrig aus.

In je 1 ccm der wässerigen Lösung (1 + 19) wird durch Silbernitratlösung ein gelblicher Niederschlag, durch Natronlauge nur eine vorübergehende, weißliche Trübung, durch Ammoniakflüssigkeit keine Veränderung hervorgerufen.

Durch Silbernitrat fällt Bromsilber, durch Natronlauge wird freies Skopolamin ausgeschieden (die Trübung verschwindet aber wieder, weil die Base durch das Alkali in Skopolin und Atropasäure gespalten wird); durch Ammoniak entstehen nur Ausscheidungen, wenn fremde Basen wie Apoatropin usw. anwesend sind.

Werden wenige Milligramm Skopolaminhydrobromid mit einigen Tropfen rauchender Salpetersäure in einem Porzellanschälchen auf dem Wasserbade zur Trockne verdampft, so hinterlassen sie einen kaum gelblich gefärbten Rückstand, der nach dem Erkalten mit weingeistiger Kalilauge eine violette Färbung annimmt.

Hier liegt die Vitalische Reaktion vor, durch die auch Atropin und Veratrin identifiziert werden.

Werden 5 ccm der wässerigen Lösung (1 + 99) mit 1 Tropfen Kaliumpermanganatlösung versetzt, so darf die rote Färbung innerhalb 5 Minuten nicht verschwinden (Apoatropin).

0,2 g Skopolaminhydrobromid dürfen durch Trocknen bei 100° höchstens 0,025 g an Gewicht verlieren und nach dem Verbrennen keinen wägbaren Rückstand hinterlassen.

Lösungen, die Skopolaminhydrobromid enthalten, dürfen nicht erhitzt werden.

Sebum ovile — Hammeltalg

Das durch Ausschmelzen des fetthaltigen Zellgewebes gesunder Schafe gewonnene Fett.

Hammeltalg ist eine weiße, feste Masse, die schwach eigenartig riecht.

Schmelzpunkt 45° bis 50°.

Jodzahl 33 bis 42. Säuregrad nicht über 5.

Hammeltalg darf weder ranzig noch widerlich oder brenzlich riechen.

Die Untersuchung des Hammeltalges richtet sich außer nach den in den „Allgemeinen Bestimmungen“ angegebenen Untersuchungsverfahren nach den Ausführungsbestimmungen zu dem Gesetze, betreffend die Schlachtvieh- und Fleischbeschau vom 3. Juni 1900.

Über die Bestimmung des Schmelzpunkts, der Jodzahl, des Säuregrades siehe im allgemeinen Teil. — Eine ausführliche Arbeit über Untersuchung von Sebum und Adeps suillus ist von P. Vasterling in der Ph. Ztrh. 1912, S. 1117 erschienen.

Secale cornutum — Mutterkorn

Secale cornutum P. I.

Gehalt mindestens 0,05 Prozent wasserunlösliche Mutterkornalkaloide; der Berechnung wird das Mol.-Gew. 600 zugrunde gelegt.

Das auf der Roggenpflanze gewachsene, bei gelinder Wärme getrocknete Sklerotium von Claviceps purpurea (*Fries*) *Tulasne*.

Wird zerkleinertes Mutterkorn mit heißem Wasser übergossen, so darf es keinen ammoniakalischen oder ranzigen Geruch zeigen.

Gehaltsbestimmung. 100 g grob gepulvertes Mutterkorn werden in einer Flasche von etwa 1000 ccm Inhalt mit 4 g gebrannter Magnesia und 40 ccm Wasser vermischt. Nach Zusatz von 300 g Äther läßt man das Gemisch unter häufigem, kräftigem Umschütteln 3 Stunden lang stehen, gibt 100 ccm Wasser und nach weiterem Umschütteln 10 g Traganth hinzu und schüttelt bis zum Zusammenballen des Mutterkorns. Die Ätherlösung gießt man durch einen mit einem Wattebäuschchen verschlossenen Trichter in ein Arzneiglas von 500 ccm Inhalt, setzt 1 g Talk und nach 3 Minuten langem Schütteln etwa 20 ccm Wasser hinzu, schüttelt kräftig durch, läßt bis zur völligen Klärung stehen und filtriert die ätherische Lösung durch ein Faltenfilter von etwa 15 cm Durchmesser. Zu 180 g des Filtrats (= 60 g Mutterkorn) gibt man in einem Scheidetrichter 50 ccm mit Wasser verdünnte Salzsäure (1 + 99) und schüttelt 3 Minuten lang kräftig durch. Nach vollständiger Scheidung läßt man die salzsaure Lösung in einen Kolben abfließen und wiederholt das Ausschütteln in derselben Weise zunächst mit 10 ccm Wasser und darauf nochmals mit 20 ccm der mit Wasser verdünnten Salzsäure (1 + 99).

Die vereinigten salzsauren Auszüge stellt man zur Entfernung der Hauptmenge des gelösten Äthers etwa 20 Minuten lang in Wasser von 50°, filtriert sie nach dem Abkühlen durch ein mit Wasser angefeuchtetes Faltenfilter in ein Becherglas, wäscht Kolben und Filter zweimal mit je 5 ccm Wasser nach und versetzt das klare Filtrat unter Umrühren vorsichtig mit so viel Natriumkarbonatlösung (1 + 9), daß die Flüssigkeit Lackmuspapier bläut und der entstehende Niederschlag sich nicht mehr verstärkt. Man stellt zum Absetzen des Niederschlags 12 Stunden lang an einen kühlen Ort, filtriert darauf durch ein glattes, gehärtetes Filter von 9 cm Durchmesser und wäscht den Niederschlag mit Wasser aus, bis das ablaufende Filtrat nach dem Ansäuern mit Salpetersäure und nach Zusatz von Silbernitratlösung höchstens eine Opaleszenz zeigt.

Den noch feuchten Niederschlag spritzt man unter Verwendung von etwa 30 ccm Wasser in einen weithalsigen Kolben, fügt 3 ccm $^1/_{10}$-Normal-Salzsäure und 3 Tropfen Methylorangelösung hinzu und titriert mit $^1/_{10}$-Normal-Kalilauge bis zum Farbumschlage. Hierzu dürfen höchstens 2,5 ccm $^1/_{10}$-Normal-Kalilauge verbraucht werden, so daß mindestens 0,5 ccm $^1/_{10}$-Normal-Salzsäure zur Sättigung der vorhandenen Alkaloide erforderlich sind, was einem Mindestgehalte von 0,05 Prozent wasserunlöslichen Mutterkornalkaloiden entspricht (1 ccm $^1/_{10}$-Normal-Salzsäure = 0,0600 g Alkaloide, Methylorange als Indikator).

Zu dieser Gehaltsbestimmung geben J. Gadamer und E. Neuhoff (Archiv 1926, S. 546) eine Erklärung etwa folgenden Inhalts: Als spezifisch wirksame und chemisch einheitliche Bestandteile des Mutterkorns gelten jetzt Ergotamin und Ergotoxin, als unspezifisch wirksame Bestandteile Tyramin, Histamin, Agmatin und Azetylcholin. Das Ergotinin dagegen gehört zu den spezifischen, aber unwirksamen Stoffen. Die Autoren stellten zunächst fest, daß ein Entfetten des Mutterkorns vor der Bestimmung nicht notwendig ist[1]. Die Droge wird mit gebrannter Magnesia als Alkalisierungsmittel, mit wenig Wasser vermischt und dann mit Äther extrahiert. Die ätherische Alkaloidlösung wird ähnlich geklärt, wie es bei der Alkaloidbestimmung der Tollkirschenblätter geschieht, nämlich durch Schütteln mit Talkum und darauf folgendes Schütteln mit Wasser. Nachdem sodann die Alkaloide durch verdünnte Salzsäure ausgeschüttelt sind, werden sie aus den entstandenen salzsauren Salzen durch Natriumkarbonat als Basen gefällt und auf einem Filter gesammelt; und zwar auf einem glatten gehärteten Filter, da dieses gut ein quantitatives Abspritzen ermöglicht. Nunmehr kann die Titration erfolgen. Zu diesem Zweck löst man die Alkaloide in einem Überschuß von $^1/_{10}$-Normal-Salzsäure und titriert (Indikator Methylorange; siehe darüber S. 78) mit $^1/_{10}$-Normal-Kalilauge zurück. Hierbei

[1] Bei älteren Drogen, bei denen das Fett zum Teil schon hydrolytisch gespalten ist, scheint ein Entfetten mit Petroläther doch notwendig zu sein.

erfolgt der Umschlag, wenn von den fünf in den Alkaloiden enthaltenen Stickstoffatomen nur eines titriert ist. Die Zusammensetzung der bei dieser Bestimmung gewonnenen wasserunlöslichen Alkaloide steht nicht einwandfrei fest. Man muß rechnen mit

1. Ergotamin	Molekulargewicht	581,3
2. Ergotoxin	„	627,4
3. Ergotinin	„	609,4
Daher abgerundet im Mittel .	Molekulargewicht	600.

600 g wasserunlösliche Mutterkornalkaloide = 1 Mol Salzsäure = 1000 ccm $^1/_1$-Normal-HCl.

1 ccm $^1/_{10}$-Normal-HCl = 0,0600 g wasserunlösliche Mutterkornalkaloide.

Bei Anwendung von 60 g Mutterkorn und Verbrauch von 0,5 ccm $^1/_{10}$-Normal-HCl demnach Prozentgehalt:

$$\frac{0{,}5 \cdot 0{,}06 \cdot 100}{60} = 0{,}05 \text{ Prozent wasserunlösliche Mutterkornalkaloide.}$$

Siehe dazu die Arbeit von F. Wessel, Ph. Z. 1928, S. 354.

Zu 10 ccm der titrierten Flüssigkeit gibt man in einem Scheidetrichter einige Tropfen Natriumkarbonatlösung und 5 ccm Essigäther hinzu und schüttelt kräftig durch. Nach völliger Klärung läßt man die wässerige Flüssigkeit abfließen. Fügt man zu 1 ccm der Essigätherlösung 1 ccm Essigsäure und 1 Tropfen verdünnte Eisenchloridlösung (1 + 99) hinzu, so muß sich beim Unterschichten mit Schwefelsäure an der Berührungsfläche der beiden Flüssigkeiten eine kornblumenblaue Zone bilden.

Hier liegt die Keller-Frommesche Kornutinreaktion vor.

Semen Arecae — Arekasamen

Gehalt mindestens 0,4 Prozent Alkaloid, berechnet auf Arekolin ($C_8H_{13}O_2N$, Mol.-Gew. 155,11).

Die reifen, möglichst vollständig von den Resten der Fruchtwand befreiten Samen von Areca catechu *Linné.*

1 g Arekasamen darf nach dem Verbrennen höchstens 0,025 g Rückstand hinterlassen.

Gehaltsbestimmung. 8 g mittelfein gepulverten Arekasamen übergießt man in einem Arzneiglas von 150 ccm Inhalt mit 80 g Äther sowie nach kräftigem Umschütteln mit 4 g Ammoniakflüssigkeit und schüttelt das Gemisch 10 Minuten lang kräftig durch. Nach Zusatz von 10 g getrocknetem Natriumsulfat schüttelt man nochmals 5 Minuten lang durch, gießt die ätherische Lösung sofort nach dem Absetzen in ein Arzneiglas von 150 ccm Inhalt, gibt 0,5 g Talk und nach 3 Minuten langem Schütteln 2,5 ccm Wasser hinzu. Nachdem man das Gemisch 3 Minuten lang durchgeschüttelt hat, läßt man es bis zur Klärung stehen, filtriert 50 g der ätherischen Lösung (= 5 g Arekasamen) durch ein trockenes, gut bedecktes Filter in ein Kölbchen und destilliert etwa zwei Drittel des Äthers ab. Den erkalteten Rückstand bringt man in einen Scheidetrichter, spült das Kölbchen dreimal mit je 5 ccm Äther nach und gibt 5 ccm $^1/_{10}$-Normal-Salzsäure und 5 ccm Wasser in den Scheidetrichter. Hierauf schüttelt man 3 Minuten lang, läßt die salzsaure Lösung nach vollständiger Klärung in ein Kölbchen abfließen und wiederholt das Ausschütteln noch dreimal in derselben Weise mit je 5 ccm Wasser. Nun setzt man zu der salzsauren Lösung 2 Tropfen Methylrotlösung hinzu und titriert mit $^1/_{10}$-Normal-Kalilauge bis zum Farbumschlage. Hierzu dürfen höchstens 3,71 ccm $^1/_{10}$-Normal-Kalilauge verbraucht werden, so daß mindestens 1,29 ccm $^1/_{10}$-Normal-Salzsäure zur Sättigung der vorhandenen Alkaloide erforderlich sind, was einem Mindestgehalte von 0,4 Prozent Alkaloiden, berechnet auf Arekolin, entspricht (1 ccm $^1/_{10}$-Normal-Salzsäure = 0,015511 g Arekolin, Methylrot als Indikator).

Die Areka- oder Betelnüsse enthalten (siehe J. Gadamer und E. Neuhoff, Archiv 1926, S. 540) außer Fett, Gerbstoff und geringen Mengen anderer Alkaloide vor allem Arekolin und Guvazin. Da Arekolin im Gegensatz zum Guvazin in Äther leicht löslich ist, kann man durch die Wahl des Äthers als Extraktionsmittel das therapeutisch allein wichtige Arekolin bestimmen: Nachdem die Droge mit Äther durchgeschüttelt, wird nach Zusatz von Ammoniakflüssigkeit die Mischung 10 Minuten lang geschüttelt, nicht länger, damit nicht eine Verseifung des Alkaloides stattfindet. Dann erfolgt ein Zusatz von getrocknetem Natriumsulfat, damit das Wasser, in dem Arekolin auch reichlich löslich ist, unschädlich gemacht wird. Jetzt wird die abgegossene ätherische Lösung durch Behandeln mit Talk und Schütteln mit wenig Wasser geklärt und ein Teil derselben nach dem Filtrieren auf ein Drittel abgedampft, nicht etwa gänzlich, da das Arekolin bereits bei 100° verhältnismäßig leicht flüchtig ist. Aus dem Rest der ätherischen Lösung schüttelt man dann das Alkaloid mit einem Überschuß von $^1/_{10}$-Normal-Salzsäure heraus und titriert schließlich mit $^1/_{10}$-Normal-Kalilauge zurück.

$$\frac{\text{1 Mol Arekolin}}{\text{155,11 g}} = \frac{\text{1 Mol Salzsäure}}{\text{1000 ccm } ^1/_1\text{-Normal-Salzsäure}},$$

$$\text{1 ccm } ^1/_{10}\text{-Normal-Salzsäure} = \text{0,015511 g Alkaloid.}$$

Bei Anwendung von 5 g Arekasamen und Verbrauch von 1,29 ccm $^1/_{10}$-Normal-HCl demnach Prozentgehalt:

$$\frac{1{,}29 \cdot 0{,}015511 \cdot 100}{5} = \text{rund 0,4 Prozent Alkaloid.}$$

Semen Colchici — Zeitlosensamen

Semen Colchici P. I.

Gehalt mindestens 0,4 Prozent Kolchizin.

Die reifen Samen von Colchicum autumnale *Linné*.

1 g Zeitlosensamen darf nach dem Verbrennen höchstens 0,045 g Rückstand hinterlassen.

Gehaltsbestimmung. 20 g mittelfein gepulverter Zeitlosensamen werden in einem Arzneiglas von 300 ccm Inhalt mit 200 ccm Wasser übergossen und 1 Stunde lang bei 50° bis 60° im Wasserbad erwärmt. Nach dem Erkalten und Absetzen fügt man zu 140 g der in ein Arzneiglas von 300 ccm Inhalt abgegossenen wässerigen Flüssigkeit (= 14 g Zeitlosensamen) 14 g Bleiessig hinzu, schüttelt die Mischung 3 Minuten lang kräftig durch und filtriert sie durch ein trockenes Faltenfilter von 12 cm Durchmesser in ein Arzneiglas von 200 ccm Inhalt. Zu dem Filtrate gibt man 4 g zerriebenes Natriumphosphat, schüttelt 3 Minuten lang kräftig durch und filtriert die Lösung durch ein trockenes Faltenfilter von 12 cm Durchmesser. 110 g des Filtrats (= 10 g Zeitlosensamen) versetzt man in einem Scheidetrichter mit 30 g Natriumchlorid, gibt nach dessen Lösung 50 g Chloroform hinzu und schüttelt die Mischung 5 Minuten lang kräftig durch. Nach vollständiger Klärung filtriert man die Chloroformlösung durch ein kleines, glattes, doppeltes Filter. 40 g dieser Lösung (= 8 g Zeitlosensamen) läßt man in einem gewogenen Kölbchen verdunsten und trocknet den Rückstand bei 70° bis 80° bis zum gleichbleibenden Gewichte. Die Menge des Rückstandes muß mindestens 0,032 g betragen, was einem Mindestgehalte von 0,4 Prozent Kolchizin entspricht.

Im Kolchizin ist der basische Charakter so schwach ausgebildet, daß wohl eine Salzbildung noch möglich, die hydrolytische Dissoziation aber zu einer $p_H < 4$ führt (siehe J. Gadamer und E. Neuhoff, Archiv 1926, S. 530). Daher ist eine maßanalytische Bestimmung nicht ohne weiteres möglich, da wir keinen Indikator besitzen, der bei dieser Wasserstoffionen-Konzentration noch einen brauchbaren Farbenumschlag ergibt (siehe Indikatoren, S. 78). Aus diesem Grunde ist im Arzneibuch die gravimetrische Methode gewählt (siehe J. Gadamer und E. Neuhoff, Archiv 1926, S. 551). Wohl schien die große Wasserlöslichkeit des Alkaloides auch dieses Verfahren unmöglich zu machen. Es wurde jedoch festgestellt, daß nach Sättigung der wässerigen Lösung mit Kochsalz schon eine einzige Ausschüttelung mit Chloroform das Kolchizin der wässerigen Phase entzieht.

Der zur Bestimmung bereitete wässerige Auszug wird durch Bleiessig geklärt, der Bleiüberschuß durch Natriumphosphat entfernt. Zum Filtrate gibt man jetzt das Kochsalz, um erstens (siehe oben) das Alkaloid auszusalzen und zweitens bei der folgenden Ausschüttelung mit Chloroform die Emulsionsbildung zu vermeiden. Nach Abdampfen des Lösungsmittels (Chloroform) und Trocknen des Rückstandes bei 70° bis 80° bleibt nicht etwa das reine Alkaloid zurück, sondern das Kolchizin des Arzneibuches ($C_{22}H_{25}O_6N + {}^1/_2 CHCl_3$), das „Chloroform-Kolchizin", welches selbst bei 100° nur einen Teil des Chloroforms abgibt. — Bringt man 0,032 g Kolchizin zur Wägung, so beträgt der Prozentgehalt:

$$\frac{0{,}032 \cdot 100}{8} = 0{,}4 \text{ Prozent.}$$

Nachfolgend die Identitätsbestimmung des gewonnenen Kolchizins:

Löst man diesen Rückstand in 5 Tropfen Schwefelsäure und fügt ein Körnchen Kaliumnitrat hinzu, so treten beim Umschwenken blauviolette, rasch verblassende Schlieren auf.

Semen Sinapis — Schwarzer Senf

Gehalt mindestens 0,7 Prozent Allylsenföl ($C_3H_5 \cdot NCS$, Mol.-Gew. 99,12).

Die reifen Samen von Brassica nigra (*Linné*) *Koch*.

1 g schwarzer Senf darf nach dem Verbrennen höchstens 0,05 g Rückstand hinterlassen.

Bestimmung des Senföls. 5 g gepulverter schwarzer Senf werden in einem Kolben von etwa 300 ccm Inhalt mit 100 ccm Wasser von 20° bis 25° übergossen. Den verschlossenen Kolben läßt man unter wiederholtem Umschwenken 2 Stunden lang stehen und destilliert unter sorgfältiger Kühlung. Zur Verhütung des Schäumens erhitzt man zunächst sehr langsam mit kleiner Flamme bis zum Sieden und dann mit größerer Flamme weiter. Die zuerst übergehenden 40 bis 50 ccm werden in einem Meßkölbchen von 100 ccm Inhalt, das 10 ccm Ammoniakflüssigkeit und 10 ccm Weingeist enthält, aufgefangen und mit 20 ccm $^1/_{10}$-Normal-Silbernitratlösung versetzt. Dem Kölbchen wird ein kleiner Trichter aufgesetzt und die Mischung 1 Stunde lang auf dem Wasserbad erhitzt. Nach dem Abkühlen und Auffüllen mit Wasser bis zur Marke dürfen für 50 ccm des klaren Filtrats nach Zusatz von 6 ccm Salpetersäure und 5 ccm Ferriammoniumsulfatlösung bis zum Farbumschlage höchstens 6,5 ccm $^1/_{10}$-Normal-Ammoniumrhodanidlösung verbraucht werden, was einem Mindestgehalte von 0,7 Prozent Allylsenföl entspricht (1 ccm $^1/_{10}$-Normal-Silbernitratlösung = 0,004956 g Allylsenföl, Ferriammoniumsulfat als Indikator).

Diese Gehaltsbestimmung ist in Prinzip und Ausführung auf S. 83 geschildert, die Entstehung des Allylsenföles, dessen Überführung in Thiosinamin usw. auf S. 225. Hier sei noch gesagt, daß man nach Übergießen des Senfpulvers mit Wasser (zur Zersetzung des Glykosids Sinigrin) das Gemisch nicht länger als 2 Stunden lang stehen lassen darf, da sonst die Ausbeute an Senföl sinkt (Schim. B. 1925, S. 73). — Schließlich sei noch erwähnt: Nach dem D.A.B. 5 erfolgten vor dem Abdestillieren des Öles Zusätze von Olivenöl und Weingeist, damit die Schaumbildung beim Erhitzen möglichst vermieden werde. Diese Zusätze sollen jetzt als unnötig bzw. schädlich unterbleiben. Wenn man, wie ausdrücklich angegeben, zunächst sehr langsam erhitzt, koaguliert das die Schaumbildung verursachende Eiweiß schon, bevor die Flüssigkeit ins Sieden kommt.

Berechnung: Das Destillat, welches das in 5 g schwarzem Senf vorhandene Allylsenföl enthält, wird in den vorgeschriebenen Mengen Ammoniakflüssigkeit und Weingeist (als Lösungsmittel) aufgefangen und mit 20 ccm $^1/_{10}$-Normal-Silbernitratlösung versetzt, worauf das Gemisch nach erfolgter Erhitzung und Abkühlung auf 100 ccm mit Wasser aufgefüllt wird. Verwendet man jetzt 50 ccm Filtrat zur Titration, also die Hälfte der Flüssigkeit, so entfallen auf diese rechnerisch nur 10 ccm $^1/_{10}$-Normal-$AgNO_3$ und das Allylsenföl aus 2,5 g schwarzem Senf. Werden also zum Zurücktitrieren der 50 ccm des klaren Filtrats 6,5 ccm $^1/_{10}$-Normal-Ammoniumrhodanidlösung notwendig, so sind 10 — 6,5 = 3,5 ccm $^1/_{10}$-Normal-Silbernitratlösung verbraucht bzw. umgesetzt. Nach der auf S. 83 angegebenen Formel entspricht:

$$1 \text{ ccm } ^1/_{10}\text{-Normal-}AgNO_3 = 0{,}004956 \text{ g Allylsenföl.}$$

Bei Anwendung von 2,5 g schwarzem Senf und Verbrauch von 3,5 ccm $^1/_{10}$-Normal-$AgNO_3$ demnach Prozentgehalt:

$$\frac{3{,}5 \cdot 0{,}004956 \cdot 100}{2{,}5} = \text{rund } 0{,}7 \text{ Prozent Allylsenföl.}$$

Semen Strophanthi — Strophanthussamen

Gehalt mindestens 4 Prozent wasserfreies g-Strophanthin.

Die von ihrem grannenartigen Fortsatz befreiten, reifen Samen von Strophanthus gratus (*Wallich* et *Hooker*) *Franchet*.

1 g Strophanthussamen darf nach dem Verbrennen höchstens 0,07 g Rückstand hinterlassen.

Gehaltsbestimmung. 7 g grob gepulverter Strophanthussamen werden in einem gewogenen Kölbchen von 150 ccm Inhalt 1 Stunde lang mit 70 g absolutem Alkohol am Rückflußkühler erhitzt. Nach dem Erkalten bringt man mit absolutem Alkohol auf das ursprüngliche Gewicht und filtriert durch ein gut bedecktes Faltenfilter von 10 cm Durchmesser. 51,5 g des Filtrats (= 5 g Strophanthussamen) destilliert man in einem gewogenen Kölbchen bis auf etwa 1 bis 2 g ab, ergänzt mit absolutem Alkohol auf 5 g und versetzt ohne Filtration unter Umschwenken mit 30 g Petroleumbenzin und, falls innerhalb einer halben Stunde kein Absetzen erfolgt ist, unter kräftigem Umschütteln mit 2 bis 3 Tropfen verdünntem Weingeist. Alsdann läßt man das Kölbchen so lange stehen, bis der flockige Niederschlag fest an dem Boden des Kölbchens haftet, gießt die Alkohol-Petroleumbenzinlösung vorsichtig ab, wäscht das Kölbchen unter gelindem Umschwenken zweimal mit je 5 g Petroleumbenzin nach und läßt das schräg gestellte

Kölbchen an der Luft trocknen. Hierauf erwärmt man den Niederschlag unter wiederholtem Umschwenken auf dem Wasserbade mit 10 ccm Wasser, gibt zu der heißen Lösung 5 bis 6 Tropfen Bleiessig hinzu und erwärmt einige Minuten lang. Die heiße Lösung filtriert man durch ein glattes Filter von 6 cm Durchmesser in ein Kölbchen von 50 ccm Inhalt und wäscht Kölbchen und Filter viermal mit je 5 g heißem Wasser nach. In das warme Filtrat leitet man Schwefelwasserstoff bis zur Sättigung ein, erwärmt 2 Stunden lang auf dem Wasserbade, filtriert durch ein glattes Filter von 6 cm Durchmesser in eine Porzellanschale von 100 ccm Inhalt und wäscht Kölbchen und Filter zweimal mit 5 g heißem Wasser nach. Die filtrierte Lösung dampft man auf dem Wasserbade bis auf etwa 5 g ein, führt sie in ein gewogenes zylindrisches Gläschen von etwa 4 cm Durchmesser und 2 cm Höhe über, spült die Porzellanschale dreimal mit je 1 g heißem Wasser nach und dampft auf dem Wasserbade bis auf etwa 2 bis 2,5 g ein. Nun läßt man zur Kristallisation etwa 24 Stunden lang stehen, bis das Gewicht auf ungefähr 1 g zurückgegangen ist, gießt die Mutterlauge vorsichtig ab und schwenkt dreimal mit je 0,5 ccm Wasser leicht um und gießt die Waschflüssigkeit vorsichtig ab, so daß kein Verlust an Strophanthinkristallen entsteht. Der nach 2stündigem Trocknen bei 105° bis 110° hinterbleibende Rückstand muß mindestens 0,2 g betragen, was einem Mindestgehalte von 4 Prozent wasserfreiem Strophanthin entspricht.

Vom D.A.B. 5 waren als „Strophanthussamen" die reifen Samen von „Strophanthus kombe *Oliver*" vorgeschrieben, vom D.A.B. 6 aber sind die Samen von „Strophanthus gratus" gefordert, weil sich diese Droge eindeutig gegenüber Verfälschungen erkennen lassen soll, und weil sie vor allem ein Glykosid — das g-Strophanthin — enthält, das „sich vor anderen Strophanthinen durch seine große Kristallisationsfähigkeit auszeichnet, wodurch eine leichte Reindarstellung und gute Dosierung zu ermöglichen ist" (siehe H. Thoms und F. Unger, Archiv 1926, S. 618). Dieses g-Strophanthin soll in dem Samen von Strophanthus gratus quantitativ bestimmt werden. Es hat sich aber herausgestellt, daß der Samen von Strophanthus gratus noch nicht in genügenden Mengen im Handel ist. Deshalb heißt es in den Einführungsbestimmungen zum Deutschen Arzneibuch, sechste Ausgabe: Die Vorschriften der fünften Ausgabe des Deutschen Arzneibuches gelten bis auf weiteres für ..... Semen Strophanthi, Tinct. Strophanthi.... — Hiernach sind vorläufig noch die Samen von Strophanthus kombe *Oliver* offizinell, deren Gehalt sich nach der Vorschrift des D.A.B. 6 nicht bestimmen läßt, wohl aber nach der empfehlenswerten Methode von Fromme (siehe C. & L. 1912, S. 163).

Die nachfolgend beschriebene Gehaltsbestimmung des D.A.B. 6 aber hat nur Geltung für die Samen von Strophanthus gratus, sobald dieselben in ausreichenden Mengen im Handel vorhanden sein werden:

Nachdem 7 g des gepulverten Samens mit 70 g absolutem Alkohol nach Vorschrift extrahiert sind, das verdampfte Lösungsmittel sodann ergänzt ist, sollen 51,5 g des Filtrats = 5 g der Droge entsprechen. Dieses geringe Mehr von 1,5 g des Filtrates ist vorgeschrieben, weil der absolute Alkohol auch Öl aus dem Samen aufgenommen hat. Zur Reinigung des Glykosides, vor allem zur Entfettung wird jetzt die alkoholische Lösung bis auf einen geringen Rest eingedampft und der Rückstand nach Zusatz einer kleinen Menge absoluten Alkohols mit Petroleumbenzin versetzt. Dabei fällt ein fast weißes Gemisch von g-Strophanthin, Strophanthinsäure und vermutlich auch Nebenglykosiden aus.

Findet das Absetzen des Niederschlages jetzt nicht schnell genug statt, soll es durch Zusatz der wenigen Tropfen von verdünntem Weingeist beschleunigt werden. Nachdem noch zweimal das Ausgeschiedene mit Petroleumbenzin behandelt und der Rückstand getrocknet ist, wird er in Wasser gelöst. Aus der wässerigen Lösung fällt man sodann die Saponine durch Bleiessig und fällt den Bleiüberschuß durch Einleiten von Schwefelwasserstoffgas, das man einfach so bereiten kann: Man versieht ein Gläschen mit einem doppelt durchbohrten Stopfen, durch dessen eine Öffnung ein Gasentwickelungsrohr führt, während die andere mit einem Scheidetrichter versehen ist. Das Gläschen füllt man mit verdünnter Schwefelsäure und läßt durch den Scheidetrichter tropfenweise eine konzentrierte Lösung des jetzt vorrätigen Natriumsulfids fließen. Das entweichende Schwefelwasserstoffgas bedarf dann keiner besonderen Reinigung. — Vor dem Abfiltrieren des PbS muß man die vorgeschriebene Zeit lang erhitzen, damit auch das anfangs kolloid gelöste Bleisulfid zur Ausfällung kommt. — Nunmehr erscheint das Strophanthin in der wässerigen Lösung genügend gereinigt. Unter genauester Beachtung der weiteren Angaben in bezug auf die Grenze des Abdampfens, auf die Menge der Waschflüssigkeit usw., bringt man also die wässerige Lösung auf die vorgeschriebene Konzentration, läßt auskristallisieren und trocknet die Kristalle bei der geforderten Temperatur von 105^0 bis 110^0 zwei Stunden lang, um das gesamte Kristallwasser zu entfernen, um also wirklich wasserfreies g-Strophanthin zu erhalten: Aus 5 g vorschriftsmäßiger Droge mindestens 0,2 g Kristalle = mindestens 4 Prozent Glykosid.

Semen Strychni — Brechnuß

Gehalt mindestens 2,5 Prozent Alkaloide, berechnet auf Strychnin ($C_{21}H_{22}O_2N_2$) und Bruzin ($C_{23}H_{26}O_4N_2$); der Berechnung wird das Mol.-Gew. 364,2 zugrunde gelegt.

Die reifen Samen von Strychnos nux vomica *Linné*.

1 g Brechnuß darf nach dem Verbrennen höchstens 0,03 g Rückstand hinterlassen.

Gehaltsbestimmung. 3 g mittelfein gepulverte Brechnuß übergießt man in einem Arzneiglas mit 20 g Äther und 10 g Chloroform sowie nach kräftigem Umschütteln mit 3 g Natriumkarbonatlösung und läßt das Gemisch unter häufigem, kräftigem Umschütteln eine halbe Stunde lang stehen. Alsdann fügt man 7 g Wasser hinzu, schüttelt einige Minuten kräftig durch, filtriert nach vollständiger Klärung 20 g der Äther-Chloroformlösung (= 2 g Brechnuß) durch ein trockenes, gut bedecktes Filter in ein Kölbchen und destilliert etwa zwei Drittel davon ab. Den erkalteten Rückstand bringt man in einen Scheidetrichter, spült das Kölbchen einmal mit 5 ccm Chloroform und zweimal mit je 5 ccm Äther nach, gibt 5 ccm $^1/_{10}$-Normal-Salzsäure und 5 ccm Wasser zu der Lösung und schüttelt hierauf nach Zusatz von noch so viel Äther, daß die Äther-Chloroformlösung auf der sauren Flüssigkeit schwimmt, 2 Minuten lang kräftig. Nach vollständiger Klärung läßt man die salzsaure Flüssigkeit in ein Kölbchen abfließen und wiederholt das Ausschütteln noch zweimal in derselben Weise mit je 5 ccm Wasser. Nun titriert man nach Zugabe von 2 Tropfen Methylrotlösung mit $^1/_{10}$-Normal-Kalilauge bis zum Farbumschlage. Hierzu dürfen höchstens 3,62 ccm $^1/_{10}$-Normal-Kalilauge verbraucht werden, so daß mindestens 1,38 ccm $^1/_{10}$-Normal-Salzsäure zur Sättigung der vorhandenen Alkaloide erforderlich sind, was einem Mindestgehalte von 2,5 Prozent Alkaloiden entspricht (1 ccm $^1/_{10}$-Normal-Salzsäure = 0,03642 g Alkaloide, berechnet auf Strychnin und Bruzin, Methylrot als Indikator).

Über Alkaloidbestimmungen siehe zunächst im allgemeinen Teil, S. 75. Hier in der Brechnuß soll der Alkaloidgehalt, „berechnet auf Strychnin und Bruzin“ bestimmt werden. Der Droge wird zunächst als Alkalisierungsmittel Natriumkarbonatlösung zugesetzt, da Soda genügend ätzende Eigenschaften besitzt, um das harte Endosperm schnell zu durchdringen (siehe J. Gadamer und E. Neuhoff, Archiv 1926, S. 537). Die Klärung der Äther-Chloroformlösung läßt sich hier wieder sehr einfach durch Schütteln mit Wasser bewirken. Freilich kann man die erhaltene Alkaloidlösung nicht so weiter verwenden, daß man etwa das Lösungsmittel abdampft, den Rückstand löst und direkt zur Titration verwendet. Denn der Rückstand enthält aus der Droge nicht unwesentliche Mengen Fett, das den Umschlag stören würde. Man ist deshalb gezwungen, nur einen Teil des Lösungsmittels abzudampfen, den Rest der Lösung mit einem Überschuß von $^1/_{10}$-Normal-Salzsäure auszuschütteln und durch Rücktitration mit $^1/_{10}$-Normal-Kalilauge festzustellen, wieviel Salzsäure gebunden, welche Alkaloidmenge also vorhanden ist.

Berechnung: Nach S. 77 entspricht

1 ccm $^1/_{10}$-Normal-Salzsäure = 0,03642 g Alkaloide.

Bei Anwendung von 2 g Brechnuß und Verbrauch von 1,38 ccm $^1/_{10}$-Normal-HCl demnach Prozentgehalt:

$$\frac{1{,}38 \cdot 0{,}03642 \cdot 100}{2} = \text{rund } 2{,}5 \text{ Prozent Alkaloide.}$$

Versetzt man 2 ccm der titrierten Flüssigkeit mit 0,5 ccm verdünntem Bromwasser (1 + 4), so färbt sich die Lösung vorübergehend rot; nach weiterem Zusatz von 0,5 ccm verdünntem Bromwasser (1 + 4) entsteht eine milchiggelbe Trübung. Unterschichtet man dieses Gemisch mit dem gleichen Raumteil Schwefelsäure, so entsteht an der Berührungsfläche eine rötlichviolette Färbung, die sich beim Stehen der ganzen Lösung mitteilt.

Über den Nachweis des Bruzins und Strychnins durch vorstehende Identitätsreaktionen vgl. die entsprechende Bemerkung bei Extractum Strychni (S. 270).

Sirupus Cerasi — Kirschsirup

Sirupus Cerasorum

Kirschsirup ist dunkel-purpurrot.

Werden 50 ccm Kirschsirup mit verdünnter Schwefelsäure angesäuert und mit einer Mischung von gleichen Raumteilen Äther und Petroläther ausgeschüttelt, so darf der beim freiwilligen Verdunsten der ätherischen Schicht verbleibende Rückstand mit verdünnter Eisenchloridlösung (1 + 99) keine violette Färbung geben (Salizylsäure). 10 ccm Kirschsirup werden mit 10 ccm Wasser versetzt und durch Kochen mit medizinischer Kohle entfärbt. Wird 1 ccm des wasserhellen Filtrats mit 2 Tropfen rauchender Salzsäure versetzt, gut umgeschüttelt und mit 10 ccm absolutem Alkohol gemischt, so darf die Mischung nicht milchig getrübt werden (Stärkesirup).

Werden 20 ccm Kirschsirup mit 60 ccm Wasser und 0,5 g Kaliumbisulfat versetzt und darauf mit einem etwa 15 cm langen Faden aus weißer, entfetteter Wolle in einer Porzellanschale eine Viertelstunde lang auf dem Wasserbad erhitzt, so darf der Wollfaden nach dem Auswaschen mit Wasser nur schwach rötlich gefärbt sein. Beim Befeuchten mit Ammoniakflüssigkeit muß sich der Faden grünlich färben; eine Rotfärbung darf nicht bestehen bleiben (Teerfarbstoffe).

Über alle diese Prüfungen siehe Näheres bei Sirupus Rubi Idaei.

Sirupus Ferri jodati — Jodeisensirup

Sirupus Ferri jodati P. I.

Gehalt annähernd 5 Prozent Eisenjodür (FeJ_2, Mol.-Gew. 309,68) entsprechend annähernd 4,1 Prozent Jod.

Jodeisensirup ist farblos oder hellgrünlich.

Nach längerem Aufbewahren darf Jodeisensirup höchstens schwach gelblich gefärbt sein. 1 g Jodeisensirup wird mit etwa 50 g Wasser verdünnt, mit Salpetersäure angesäuert und mit Silbernitratlösung in geringem Überschusse gefällt. Der sorgfältig ausgewaschene Niederschlag wird mit 5 ccm Ammoniakflüssigkeit kräftig durchgeschüttelt; das Filtrat darf beim Übersättigen mit Salpetersäure höchstens eine schwach weißliche Trübung zeigen (Salzsäure, Bromwasserstoffsäure).

G. Frerichs (Ap. Z. 1917, S. 378) weist darauf hin, daß die letztgenannte, recht umständliche Prüfung auf Chloride und Bromide wenig Zweck hat, da doch eine exakte Bestimmung des Jodgehaltes nachher erfolgt!

Gehaltsbestimmung. Etwa 5 g Jodeisensirup werden in eine etwa 200 ccm fassende Glasstöpselflasche mit der Vorsicht gebracht, daß der Hals und die Wandungen der Flasche davon nicht benetzt werden; das Gewicht des Sirups wird genau festgestellt. Sodann fügt man 4 g Eisenchloridlösung hinzu, mischt durch sanftes Umschwenken und läßt das Gemisch 1 bis $1^1/_2$ Stunde lang gut verschlossen stehen. Hierauf verdünnt man mit 100 ccm Wasser, fügt 10 ccm Phosphorsäure und nach dem Umschwenken 1 g Kaliumjodid hinzu und titriert sogleich mit $^1/_{10}$-Normal-Natriumthiosulfatlösung. Zur Bindung des ausgeschiedenen Jodes dürfen für je 5 g Jodeisensirup nicht weniger als 15,8 und nicht mehr als 16,2 ccm $^1/_{10}$-Normal-Natriumthiosulfatlösung verbraucht werden, was einem Gehalte von 4,01 bis 4,11 Prozent Jod entspricht (1 ccm $^1/_{10}$-Normal-Natriumthiosulfatlösung = 0,012692 g Jod, Stärkelösung als Indikator).

Diese Gehaltsbestimmung von E. Rupp und W. Schirmer (Ap. Z. 1909, S. 160), beruht darauf, daß aus Eisenjodür durch Eisenchlorid eine entsprechende Menge Jod in Freiheit gesetzt wird:

$$FeJ_2 + 2FeCl_3 = 3FeCl_2 + J_2.$$

Ist diese Umsetzung erfolgt, so muß nach Verdünnen Phosphorsäure zugesetzt werden, damit das überschüssige Eisenchlorid als Phosphat unschädlich gemacht wird und somit nicht auf das zuzusetzende Kaliumjodid zersetzend einwirken kann. Man halte deshalb die angegebene Reihenfolge der Zusätze ein und zögere nach der Verdünnung mit Wasser nicht mit der Weiterarbeit, da die Reaktion reversibel ist, das heißt bei langer Reaktionsdauer in der Phosphatlösung das Ferrosalz durch Jod wieder eine Oxydation erfährt. Die Ausrechnung ergibt sich aus der Tatsache, daß 1 ccm $^1/_{10}$-Normal-Natriumthiosulfatlösung 0,012692 g Jod entspricht.

Die Menge des zur Gehaltsbestimmung verwendeten Sirups („etwa 5 g“) ist übrigens genau auf der analytischen Waage nachzuwägen; siehe S. 1.

Jodeisensirup ist in kleine, dem Verbrauch angemessene Gefäße zu füllen und an einem möglichst hellen Orte aufzubewahren.

In dieser Weise aufbewahrt, hielt sich auch der Sirup. Ferri jod. des D.A.B. 5 recht gut. Aber mit Recht wies P. Bohrisch (Ph. Ztrh. 1913, S. 343) darauf hin, daß das Präparat nach der Abgabe, also beim Patienten, leicht der Zersetzung ausgesetzt sei, wenn es im Dunkeln aufbewahrt würde. Bohrisch empfahl deshalb einen Zusatz von Zitronensäure, der nunmehr in die Darstellungsvorschrift des neuen Arzneibuches aufgenommen ist.

Sirupus Ferri oxydati — Eisenzuckersirup

Gehalt 0,9 bis 1 Prozent Eisen (Fe, Atom-Gew. 55,84).

Eisenzuckersirup ist dunkelrotbraun.

Gehaltsbestimmung. Etwa 3 g Eisenzuckersirup werden genau gewogen und mit 10 ccm verdünnter Schwefelsäure auf dem Wasserbade bis zum vollständigen Verschwinden der rotbraunen Farbe erwärmt. Nach dem Erkalten der Lösung setzt man halbprozentige Kaliumpermanganatlösung bis zur schwachen, kurze Zeit bestehen bleibenden Rötung hinzu. Nach wiedereingetretener Entfärbung setzt man 2 g Kaliumjodid hinzu und läßt 1 Stunde lang in einem verschlossenen Glase stehen. Zur Bindung des ausgeschiedenen Jodes müssen für je 3 g Eisenzuckersirup 4,83 bis 5,37 ccm $^1/_{10}$-Normal-Natriumthiosulfatlösung verbraucht werden, was einem Gehalte von 0,9 bis 1 Prozent Eisen entspricht (1 ccm $^1/_{10}$-Normal-Natriumthiosulfatlösung = 0,005584 g Eisen, Stärkelösung als Indikator).

Diese Gehaltsbestimmung ist ganz analog der für „Ferrum oxydat. cum Saccharo" vorgeschriebenen (siehe darüber S. 281). Hier sei nur hinzugefügt, daß die „etwa 3 g Eisenzuckersirup" genau, d. h. auf der analytischen Waage nachzuwägen sind (siehe S. 1).

Sirupus Rubi Idaei — Himbeersirup

Himbeersirup ist rot.

Werden 50 ccm Himbeersirup mit verdünnter Schwefelsäure angesäuert und mit einer Mischung von gleichen Raumteilen Äther und Petroläther ausgeschüttelt, so darf der beim freiwilligen Verdunsten der ätherischen Schicht verbleibende Rückstand mit verdünnter Eisenchloridlösung (1 + 99) keine violette Färbung geben (Salizylsäure).

Salizylsäure wird jetzt als Konservierungsmittel für diese Zwecke wenig angewendet. Über Prüfung auf andere Konservierungsstoffe wie Benzoesäure, Ameisensäure, Flußsäure siehe Remy, Ap.Z. 1914, S. 260 und H. Serger, Ch. Ztg. 1914, S. 209.

10 ccm Himbeersirup werden mit 10 ccm Wasser versetzt und durch Kochen mit medizinischer Kohle entfärbt. Wird 1 ccm des wasserhellen Filtrats mit 2 Tropfen rauchender Salzsäure versetzt, gut umgeschüttelt und mit 10 ccm absolutem Alkohol gemischt, so darf die Mischung nicht milchig getrübt werden (Stärkesirup).

Auch bei Prüfung völlig einwandfrei bereiteter Säfte bildet sich hier nach Zusatz der 10 ccm absolutem Alkohol eine geringe weißliche Ausscheidung, die nach kräftigem Schütteln zu einer ganz schwachen Trübung führt und Mißdeutungen hervorrufen kann. Deshalb sei darauf hingewiesen, daß nur der Eintritt einer „milchigen" Trübung verboten ist.

Werden 20 ccm Himbeersirup mit 60 ccm Wasser und 0,5 g Kaliumbisulfat versetzt und darauf mit einem etwa 15 cm langen Faden aus weißer, entfetteter

Wolle in einer Porzellanschale eine Viertelstunde lang auf dem Wasserbad erhitzt, so darf der Wollfaden nach dem Auswaschen mit Wasser nur schwach rötlich gefärbt sein. Beim Befeuchten mit Ammoniakflüssigkeit muß sich der Faden grünlich färben; eine Rotfärbung darf nicht bestehen bleiben (Teerfarbstoffe).

Im D.A.B. 5 war zur Prüfung auf Teerfarbstoffe gefordert, daß Amylalkohol, mit dem zu prüfenden Safte geschüttelt, keinen Farbstoff herauslösen dürfe. Diese Probe hat sich nicht bewährt, da auch der natürliche Farbstoff gerade besonders schöner, frischer Säfte beim Durchschütteln mit Amylalkohol diesen schwach anfärbt. Deshalb ist jetzt ein Färbeversuch auf Wolle vorgeschrieben. Die weiße Wolle wird zunächst entfettet, damit sie Anteile aus der wässerigen Lösung gut aufnehmen kann. Dann gelangt die Wolle in das „Farbbad". Diesem werden Stoffe zugesetzt, die das „Aufgehen" des Farbstoffes auf die Faser erleichtern. Wolle wird meist in saurem Bade (also unter Zusatz von Schwefelsäure, Bisulfat usw.) gefärbt; in diesem Sinne läßt das Arzneibuch Kaliumbisulfat verwenden. Nach dem Färbeversuch wird der Wollfaden mit Wasser gut ausgewaschen. Dann zeigt er bei Prüfung von einwandfreiem Himbeersaft noch ein ganz schwaches Rot, bei Prüfung von einwandfreiem Kirschsaft ein etwas stärkeres Rot. Beide Rotfärbungen aber dürfen beim Befeuchten mit Ammoniakflüssigkeit nicht bestehen bleiben, müssen vielmehr bei solcher Behandlung in ein schwaches Grün übergehen.

Spiritus — Weingeist

Gehalt 91,29 bis 90,09 Volumprozent oder 87,35 bis 85,80 Gewichtsprozent Alkohol (C_2H_5OH, Mol.-Gew. 46,05).

Klare, farblose, flüchtige, leicht entzündbare Flüssigkeit, die mit schwach leuchtender Flamme verbrennt. Weingeist riecht eigenartig, schmeckt brennend und verändert Lackmuspapier nicht.

Dichte 0,824 bis 0,828.

Weingeist darf nicht fremdartig riechen und muß sich mit Wasser ohne Trübung mischen (Fuselöl). Dampft man eine Mischung von 10 ccm Weingeist und 0,2 ccm Kalilauge auf 1 ccm ein und übersättigt dann mit verdünnter Schwefelsäure, so darf kein Geruch nach Fuselöl auftreten. Werden 5 ccm Schwefelsäure in einem mit dem zu prüfenden Weingeist gereinigten Probierrohr mit 5 ccm Weingeist überschichtet, so darf sich zwischen den beiden Flüssigkeiten innerhalb einer Viertelstunde keine rosarote Zone bilden; nach vorsichtigem Mischen muß die Flüssigkeit auch nach weiterem viertelstündigen Stehen noch farblos sein (Melassespiritus).

20 ccm Weingeist werden in ein Kölbchen von etwa 100 ccm Inhalt gegeben, das mit einem zweimal rechtwinklig gebogenen, ungefähr 75 cm langen Glasrohr verbunden ist. Das Glasrohr mündet in einen kleinen Meßzylinder. Hierauf wird mit kleiner Flamme vorsichtig erhitzt, bis 2 ccm Destillat übergegangen sind. 1 ccm des Destillats wird mit 4 ccm verdünnter Schwefelsäure gemischt und unter guter Kühlung und stetem Umschütteln nach und nach mit 1 g fein zerriebenem Kaliumpermanganat versetzt. Sobald die Violettfärbung verschwunden ist, wird durch ein kleines, trockenes Filter filtriert und das meist schwach rötlich gefärbte Filtrat einige Sekunden lang gelinde erwärmt, bis es farblos geworden ist. Nach dem Erkalten gibt man aus einer Pipette 3 bis 5 Tropfen dieser Flüssigkeit zu 0,5 ccm einer frisch bereiteten und gut gekühlten Lösung von 0,02 g Guajakol in 10 ccm Schwefelsäure, die sich auf einem auf weißer Unterlage ruhenden Uhrglas befindet, indem man dabei die Ausflußöffnung der Pipette der Oberfläche der Guajakollösung soweit wie möglich nähert. Hierbei darf innerhalb 2 Minuten keine rosarote Färbung auftreten (Methylalkohol). Der andere

Kubikzentimeter des Destillats wird mit 1 ccm Natronlauge und 5 Tropfen Nitroprussidnatriumlösung versetzt. Hierbei darf keine Rotfärbung auftreten, die nach sofortigem Zusatz von 1,5 ccm verdünnter Essigsäure in Violett übergeht (Azeton).

Diese beiden Prüfungen sind ausführlich beschrieben auf S. 97 u. 98.

Die rote Farbe einer Mischung von 10 ccm Weingeist und 1 ccm Kaliumpermanganatlösung darf nicht vor Ablauf von 20 Minuten in Gelb übergehen (Aldehyd). Wird eine Mischung von 10 ccm Weingeist, 10 ccm Wasser, 1 ccm Silbernitratlösung und 5 Tropfen Ammoniakflüssigkeit im Wasserbade 5 Minuten lang auf etwa 85° erwärmt, so darf höchstens eine schwach gelbliche Färbung, aber keine dunkle Ausscheidung eintreten (Aldehyd).

Von H. Linke, B. Bischoff, G. Holst (Ap. Z. 1910, S. 466, 476, 477) wird übereinstimmend darauf hingewiesen, daß auch ein zunächst einwandfreier Weingeist, sobald er längere Zeit auf dem Faß gelegen, dabei Gerbstoffe aufnehmen kann und dann die Silbernitratprobe nicht mehr hält. Daraus geht hervor, daß erstens eine bei dieser Prüfung auftretende Reaktion nicht immer auf Aldehyd hindeutet, daß ferner ein Weingeist, der vorschriftsmäßig bleiben soll, am besten in mit Glasstopfen versehenen Glasgefäßen (eventuell Ballons) aufzubewahren ist.

Weingeist darf weder durch 3 Tropfen Natriumsulfidlösung (Schwermetallsalze), noch durch Ammoniakflüssigkeit verändert werden (Extraktivstoffe, Gerbsäure).

Auf S. 106 ist mitgeteilt, daß sich in älteren Natriumsulfidlösungen Oxydationsprodukte finden, die in Weingeist unlöslich sind, so daß nach Zugabe von 3 Tropfen solcher älterer Natriumsulfidlösung zu 5 ccm Weingeist sofort auch bei Weingeist, der völlig frei von Schwermetallsalzen ist, eine Trübung eintritt. Die Oxydationsprodukte des Natriumsulfids sind aber in Wasser löslich, werden deshalb unschädlich, wenn man die Probe so ausführt: 5 ccm Weingeist dürfen nach Zugabe von 2 ccm Wasser durch 3 Tropfen Natriumsulfidlösung nicht verändert werden.

5 ccm Weingeist dürfen beim Verdunsten auf dem Wasserbade keinen wägbaren Rückstand hinterlassen.

Spiritus Aetheris nitrosi — Versüßter Salpetergeist

Versüßter Salpetergeist ist klar, farblos oder gelblich, riecht ätherisch und schmeckt süßlich brennend. Er ist völlig flüchtig und löst sich in jedem Verhältnis in Wasser.

Dichte 0,835 bis 0,845.

Werden 2 ccm Ferrosulfatlösung mit 2 ccm Schwefelsäure gemischt, und wird die heiße Mischung mit 2 ccm versüßtem Salpetergeist überschichtet, so tritt zwischen den beiden Flüssigkeiten eine braune Zone auf.

Hier liegt eine Identitätsbestimmung vor: Der Spiritus Aetheris nitrosi enthält neben Azetaldehyd und kleinen Mengen Essigsäure-Äthylester vor allem den Salpetrigsäure-Äthylester $C_2H_5 \cdot O \cdot NO$. Aus letzterem spaltet die Schwefelsäure das Stickoxyd ab, das sich in der Ferrosulfatlösung mit brauner Farbe löst.

10 ccm versüßter Salpetergeist dürfen nach Zusatz von 0,2 ccm Normal-Kalilauge mit Wasser angefeuchtetes Lackmuspapier nicht röten.

Diese Probe wird wohl von einem frisch hergestellten Präparat gehalten oder von einem solchen, das nach Zusatz eines Alkalisierungsmittels wie Magnesia usta frisch abdestilliert ist, nicht aber von einem Präparat, das nur wenige Wochen aufbewahrt ist. So schnell tritt eben eine Säuerung durch Hydrolyse der Ester ein. Deshalb sollte hier eine gewisse Rücksicht auf die Praxis genommen werden.

Spiritus camphoratus — Kampferspiritus

Kampferspiritus ist klar, farblos und riecht und schmeckt stark nach Kampfer.

Dichte 0,879 bis 0,883.

Eine bleibende Ausscheidung von Kampfer aus 10 g Kampferspiritus darf bei Zimmertemperatur erst erfolgen, nachdem mindestens 4,6 ccm und höchstens 5,3 ccm Wasser von der gleichen Temperatur zugesetzt worden sind.

Bisher war die Bestimmung des Kampfergehaltes in diesem Präparat eine leichte Aufgabe, da zur Herstellung des Spirit. camphor. nur der natürliche Kampfer verwendet werden durfte, der (wenn einwandfrei) eine bestimmte optische Drehung zeigen muß. Das mit dem natürlichen Kampfer vorschriftsmäßig bereitete Präparat zeigt nach E. Deussen (A. Ph. 1909, S. 307) bei 17° in einem Rohr von 20 cm Länge den Drehungswinkel: + 6,9°. Da jetzt aber zur Herstellung auch synthetischer Kampfer verwendet werden darf, der keine Drehung zeigt oder bei der optischen Untersuchung wechselnde Werte ergibt, ist eine polarimetrische Bestimmung hier nicht mehr allgemein anwendbar. Deshalb wird man sich, da maßgebende Methoden für die Apotheken-Praxis zu umständlich sind, mit der gut orientierenden vorstehenden Arzneibuchprobe begnügen. Der Ausfall hängt nicht nur vom Kampfer-, sondern auch vom Weingeistgehalt ab, ferner bis zur gewissen Grenze von der schwankenden Zimmertemperatur, gibt aber — wie gesagt — ein einigermaßen zutreffendes Bild.

Spiritus e Vino — Weinbrand

Gehalt mindestens 38 Volumprozent Alkohol.

Um den Gehalt an Alkohol im Weinbrand festzustellen, verfährt man folgendermaßen: Zunächst überzeugt man sich durch Abdampfen einer Probe, ob der Extraktgehalt nur ein unbedeutender ist. Ist das der Fall, so braucht man auf diesen Extraktgehalt nicht Rücksicht zu nehmen, stellt das spezifische Gewicht fest und aus diesem an der Hand der üblichen Alkoholtabellen den Alkoholgehalt. Den bei dieser Art der Bestimmung entstehenden kleinen Fehler darf man um so mehr vernachlässigen, als die meisten Handelssorten Weinbrand reichlich den verlangten Alkoholgehalt haben. Ist dagegen der Extraktgehalt erheblicher, so ist der Weinbrand, der doch ein Weindestillat sein soll, schon an sich verdächtig. Will man trotzdem den Alkoholgehalt feststellen, so gibt man 50 ccm des Weinbrands in einen Destillationskolben, verdünnt mit etwa 50 ccm Wasser, destilliert mittels eines Kugelaufsatzes und Kühlers vorsichtig ca. 70 ccm in einen 100 ccm-Meßkolben, füllt mit Wasser bei einer Temperatur von 15° bis zur Marke auf, bestimmt das spezifische Gewicht und aus diesem den

Alkoholgehalt. Das erhaltene Resultat muß man naturgemäß ver doppeln.

Ein aus Wein gewonnener und nach Art des Kognaks hergestellter Trinkbranntwein.

Weinbrand muß den Bestimmungen des Weingesetzes vom 7. April 1909 in der Fassung des Gesetzes vom 1. Februar 1923 und den dazu ergangenen Ausführungsbestimmungen entsprechen.

Die französische Regierung hat verlangt, daß das Deutsche Weingesetz vom 7. April 1909 mit dem französischen Recht insofern in Übereinstimmung gebracht wird, als es sich auf die Bezeichnung französischer Erzeugnisse des Weinbaues und auf den Gebrauch französischer Handelsbezeichnungen bezieht. Im französischen Gesetz heißt es: „Die Ursprungsbezeichnungen für Erzeugnisse des Weinbaues können niemals als Gattungsname gebraucht oder als Gemeingut angesehen werden." — Demzufolge ist durch das Gesetz (vom 1. Februar 1923) zur Änderung des Weingesetzes vorgeschrieben, daß als „Kognak" nur solcher Weinbrand bezeichnet werden darf, der nach französischem Recht diese Bezeichnung „Cognac" trägt und unverschnitten ist. Alle anderen Weindestillate sind als „Weinbrand" zu bezeichnen.

Spiritus Formicarum — Ameisenspiritus

Gehalt annähernd 1,25 Prozent Gesamt-Ameisensäure, davon mindestens 0,85 Prozent freie Ameisensäure ($H \cdot CO_2H$, Mol.-Gew. 46,02).

Ameisenspiritus ist klar, farblos und rötet Lackmuspapier. Ameisenspiritus scheidet beim Schütteln mit Bleiessig Kristalle ab und färbt Silbernitratlösung beim Erhitzen dunkel.

Hier liegen die Identitätsreaktionen vor: Beim Schütteln mit Bleiessig bildet sich in Kristallen Bleiformiat. — Da Ameisensäure reduzierend wirkt (siehe Acid. formicic.), scheidet sie auch aus Lösungen von Silbernitrat metallisches Silber ab:

$$H \cdot CO_2H + 2\,AgNO_3 = Ag_2 + 2\,HNO_3 + CO_2.$$

Dichte 0,889 bis 0,893.

Gehaltsbestimmung. 25 g Ameisenspiritus werden in einem Kölbchen aus Jenaer Glas nach Zusatz von 1 ccm Phenolphthaleinlösung mit Normal-Kalilauge neutralisiert. Hierzu müssen mindestens 4,6 ccm Normal-Kalilauge verbraucht werden, was einem Mindestgehalte von 0,85 Prozent freier Ameisensäure entspricht. Die neutralisierte Flüssigkeit wird mit weiteren 5 ccm Normal-Kalilauge versetzt, eine halbe Stunde lang auf dem Wasserbad erhitzt und nach dem Erkalten mit Normal-Salzsäure bis zum Verschwinden der Rotfärbung titriert. Der Gesamtverbrauch an Normal-Kalilauge, vermindert um den Verbrauch an Normal-Salzsäure, muß etwa 6,8 ccm betragen, was annähernd 1,25 Prozent Gesamt-Ameisensäure, in Form von freier Ameisensäure und Ameisensäureäthylester, berechnet auf Ameisensäure, entspricht (1 ccm Normal-Kalilauge = 0,04602 g Ameisensäure, Phenolphthalein als Indikator).

Frisch bereitet, bildet der Ameisenspiritus eine Lösung von Ameisensäure in mit Wasser verdünntem Weingeist. Nach einiger Zeit beginnt aber, stetig zunehmend, eine Veresterung, die Bildung von Ameisensäure-Äthylester. Wegen dieser Veränderlichkeit des Präparates verlangt erstens das Arzneibuch (im letzten Absatz), daß der Ameisenspiritus „nicht in größeren Mengen vorrätig gehalten werde". Zweitens wird nicht nur die „Gesamt-Ameisensäuremenge“ (frei und verestert) gefordert, die nach der Darstellung in dem Präparat enthalten sein soll, sondern es wird auch verlangt, daß das Produkt nicht überaltert ist, daß es also noch den angegebenen Mindestgehalt an freier Ameisensäure besitzt. Deshalb wird zuerst die freie Säure titriert, dann wird mit einem bestimmten Überschuß von $^1/_1$-Normal-Kalilauge verseift und durch Rücktitration mit $^1/_1$-Normal-Salzsäure festgestellt, wieviel Ameisensäure noch außerdem in Esterform vorhanden ist:

$$\frac{H \cdot CO_2H}{1\text{ Mol} = 46{,}02\text{ g}} + \frac{KOH}{1\text{ Mol} = 1000\text{ ccm } ^1/_1\text{-Normal-KOH}} = H \cdot CO_2K + H_2O,$$

$$1\text{ ccm } ^1/_1\text{-Normal-KOH} = 0{,}04602\text{ g Ameisensäure.}$$

4,6 ccm $^1/_1$-Normal-KOH = 0,2117 g $H \cdot CO_2H$, gefunden als freie Ameisensäure in 25 g Ameisenspiritus, also 4 × 0,2117 = rund 0,85 Prozent freie Ameisensäure.

6,8 ccm $^1/_1$-Normal-KOH = 0,3129 g $H \cdot CO_2H$, gefunden als Gesamt-Ameisensäure in 25 g Ameisenspiritus, also 4 × 0,3129 = rund 1,25 Prozent Gesamt-Ameisensäure.

Ameisenspiritus darf nicht in größeren Mengen vorrätig gehalten werden.

Spiritus Sinapis — Senfspiritus

Gehalt mindestens 1,94 Prozent Allylsenföl ($C_3H_5 \cdot NCS$, Mol.-Gew. 99,12).
Klare, farblose, nach Senföl riechende Flüssigkeit.
Dichte 0,828 bis 0,832.

10 ccm Senfspiritus werden in einem Kölbchen mit 1 ccm Kalilauge gemischt und mit kleiner Flamme vorsichtig destilliert, bis 1 ccm übergegangen ist. Das Destillat wird mit 1 ccm Natronlauge und 5 Tropfen Nitroprussidnatriumlösung versetzt. Hierbei darf keine Rotfärbung, die nach vorsichtigem Übersättigen der Flüssigkeit mit verdünnter Essigsäure in Violett übergeht, auftreten (Azeton, vergällter Weingeist).

Siehe hierzu die Bemerkung auf S. 98.

Wird 1 ccm Senfspiritus mit ammoniakalischer Silberlösung versetzt, so darf nicht sofort ein weißer oder gelblichweißer Niederschlag entstehen (Oxythiokarbaminsäureäthylester).

Beim Lagern beginnt eine Umsetzung des Senföles durch die Einwirkung von Alkohol und Wasser zu Oxythiokarbaminsäureäthylester:

$$C_3H_5 \cdot NCS + C_2H_5OH + H_2O = C \begin{cases} NH_2 \\ S \\ OC_2H_5 \end{cases} + C_3H_5OH.$$

Dadurch findet allmählich ein Rückgang in der Wirkung des Präparates statt. Deshalb die Forderung am Schluß dieses Artikels, daß nicht größere Mengen des Senfspiritus vorrätig gehalten werden sollen.

Gehaltsbestimmung. 5 g Senfspiritus werden in einem Meßkölbchen von 100 ccm Inhalt mit 10 ccm Ammoniakflüssigkeit und 50 ccm $^1/_{10}$-Normal-Silbernitratlösung gemischt. Dem Kölbchen wird ein kleiner Trichter aufgesetzt und die Mischung 1 Stunde lang auf dem Wasserbad erhitzt. Nach dem Abkühlen und Auffüllen mit Wasser auf 100 ccm dürfen für 50 ccm des klaren Filtrats nach

Zusatz von 6 ccm Salpetersäure und 5 ccm Ferriammoniumsulfatlösung höchstens 15,2 ccm $^1/_{10}$-Normal-Ammoniumrhodanidlösung bis zum Farbumschlage verbraucht werden, was einem Mindestgehalte von 1,94 Prozent Allylsenföl entspricht (1 ccm $^1/_{10}$-Normal-Silbernitratlösung = 0,004956 g Allylsenföl, Ferriammoniumsulfat als Indikator).

Diese Gehaltsbestimmung ist in Prinzip und Ausführung auf S. 83 ausführlich geschildert. Das Prinzip der Berechnung ist ausgeführt bei Oleum Sinapis. Die 5 g Senfspiritus sind zweckmäßig „genau" zu wägen (s. S. 1).

Senfspiritus darf nicht in größerer Menge vorrätig gehalten werden.

Siehe die zweite Anmerkung dieses Artikels.

Stibium sulfuratum aurantiacum — Goldschwefel

Antimonpentasulfid

Die Zusammensetzung entspricht ungefähr der Formel Sb_2S_5, Mol.-Gew. 404,0.

Es sind immer, wenn auch meist sehr geringe Anteile von Schwefel vorhanden, die beim Schütteln des Präparates mit Schwefelkohlenstoff herausgelöst werden können.

Feines, orangerotes, fast geruchloses Pulver. Beim Erhitzen von Goldschwefel in einem engen Probierrohr sublimiert Schwefel, während schwarzes Schwefelantimon zurückbleibt.

0,5 g Goldschwefel müssen sich in einer Lösung von 1,5 g kristallisiertem Natriumsulfid in 50 ccm Wasser fast klar lösen.

Das Deutsche Arzneibuch, 2. Ausgabe forderte: „Goldschwefel soll von Schwefelammonium leicht aufgenommen werden." Mit der Änderung, daß in Rücksicht auf die jetzt vorrätigen Reagenzien statt Schwefelammonium Natriumsulfid angewendet werden soll, ist diese Prüfung in das D.A.B. 6 aufgenommen und zwar mit Recht, da hier eine Probe vorliegt, die verfälschte oder mangelhaft hergestellte Präparate leicht erkennen läßt. Vorschriftsmäßige Präparate lösen sich in der Natriumsulfidlösung ziemlich schnell und fast klar unter Bildung von Natriumsulfantimoniat:

$$Sb_2S_5 + 3Na_2S = 2Na_3SbS_4.$$

Unvorschriftsmäßige Präparate dagegen lassen bei dieser Behandlung oft sofort einen gelben bzw. weißen Rückstand erkennen. — Für Fälle, in denen eine besonders sorgfältige Untersuchung geboten erscheint, haben E. Rupp, G. Siebler, W. Brachmann eine Gehaltsbestimmung in der Ph. Ztrh. 1925, S. 34 angegeben.

Werden 0,5 g Goldschwefel in 5 ccm rohe Salpetersäure allmählich eingetragen, und wird das Gemisch auf dem Wasserbade zur Trockne eingedampft, der Rückstand sodann mit 5 ccm verdünnter Salzsäure ausgezogen, so dürfen 2 ccm des Filtrats mit 4 ccm Natriumhypophosphitlösung nach viertelstündigem Erhitzen im siedenden Wasserbade keine dunklere Färbung annehmen (Arsenverbindungen).

Nach der Behandlung mit Salpetersäure ist die Antimonverbindung als wasserunlösliche Metantimonsäure vorhanden, während vorhandenes Arsen als Arsensäure zugegen sein muß, die aus dem Rückstand mit Salzsäure herausgelöst und, wie gewohnt, mit Natriumhypophosphit nachgewiesen werden kann. Wir haben übrigens vor kurzem einen

Goldschwefel untersucht, der bei der Prüfung mittels Natriumhypophosphitlösung keine „Dunkelfärbung", aber eine rötliche Färbung zeigte, die die Anwesenheit von Selen erwies.

Wird 1 g Goldschwefel mit 20 ccm Wasser geschüttelt, so darf das Filtrat durch Silbernitratlösung (Salzsäure) und nach dem Verdünnen mit Wasser auf die fünffache Menge durch Bariumnitratlösung (Schwefelsäure) höchstens schwach getrübt werden.

1. Prüfung auf Salzsäure: Durch Zufügung von Silbernitratlösung entsteht hier zuweilen eine braune Ausscheidung oder eine weißliche, die bald in braune Flocken sich umwandelt. Im ersten Falle liegen Sulfide vor bzw. wasserlösliche Schwefelverbindungen, im zweiten Falle eventuell Natriumthiosulfat, das zuerst Silberthiosulfat, dann durch Umsetzung desselben ebenfalls Silbersulfid liefert. 2. Prüfung auf Schwefelsäure: Auch der gut ausgewaschene Goldschwefel zeigt nach einigem Lagern wieder durch Oxydation gebildete Spuren von Schwefelsäure. Es ist deshalb richtig, daß das Arzneibuch eine geringe Reaktion auf Schwefelsäure gestattet. Nach längerer Aufbewahrung kann aber diese Verunreinigung zu groß werden. Dann muß das Präparat wieder mit Wasser ausgewaschen werden. In jedem Fall ist der Goldschwefel wegen seiner leichten Zersetzlichkeit gut geschützt vor Licht, Luft und Feuchtigkeit aufzubewahren.

Vor Licht geschützt aufzubewahren.

Stibium sulfuratum nigrum — Spießglanz

Antimontrisulfid

Sb_2S_3 Mol.-Gew. 339,8

Grauschwarze, strahlig-kristallinische Stücke oder grauschwarzes, schweres Pulver.

Werden 2 g feingepulverter Spießglanz mit 20 ccm Salzsäure gelinde erwärmt und sodann unter Umschwenken gekocht, so dürfen höchstens 0,02 g Rückstand hinterbleiben.

Hier sind die mannigfaltigsten Sorten mit ganz abweichendem Antimongehalt im Handel. Es ist deshalb zur Beurteilung bzw. Bewertung entschieden eine Gehaltsbestimmung notwendig. Die im D.A.B. 6 angegebene Bestimmung des in Salzsäure unlöslichen Rückstandes (der zum Teil aus Erzbeimengungen usw. besteht) ist recht unzulänglich. Denn der durch Salzsäure herausgelöste Anteil ist durchaus nicht nur Sb_2S_3, enthält vielmehr noch manche Begleitstoffe, vor allem Eisen bzw. Schwefeleisen. Deshalb haben E. Rupp, G. Siebler, W. Brachmann (Ph. Ztrh. 1925, S. 33) eine Gehaltsbestimmung angegeben, die auf folgendem beruht: Das Antimontrisulfid läßt sich quantitativ nach folgendem Vorgang aus dem Spießglanz herauslösen:

$$Sb_2S_3 + 2\,NaOH = H_2O + Sb{<}^{O}_{SNa} + Sb{<}^{S}_{SNa}\,.$$

Übersäuert man jetzt mit Salzsäure und erhitzt bis zur Erreichung einer klaren Lösung (bzw. bis zur Entfernung des H_2S), so erhält man die Antimonverbindung in Form von Antimontrichlorid:

$$SbOSNa + SbS_2Na + 8\,HCl = 2\,SbCl_3 + 2\,NaCl + 3\,H_2S + H_2O.$$

Die Verbindung $\overset{III}{SbCl_3}$ wird jetzt durch H_2O_2 zu $\overset{V}{SbCl_5}$ oxydiert, das überschüssige H_2O_2 durch Siedehitze zerstört und die fünfwertige Antimonverbindung in stark saurer Lösung nach der auf S. 91ff. geschilderten Methode mittels Kaliumjodidlösung reduziert:

$$SbCl_5 + 2HJ = SbCl_3 + 2HCl + J_2.$$

Titriert man jetzt das frei gewordene Jod mit Natriumthiosulfat, so ist die Gehaltsbestimmung des Spießglanzes auf ein jodometrisches Verfahren zurückgeführt. — Die Vorschrift lautet:

Etwa 0,2 g feinst gepulverter Spießglanz werden genau gewogen und im Erlenmeyerkolben von 100 ccm Inhalt mit 10 ccm offizineller Natronlauge auf dem Drahtnetz 10 Minuten lang gelinde gekocht. Hierauf verdünnt man mit etwa 10 ccm Wasser, filtriert und wäscht zweimal mit je 10 ccm Wasser nach. Das alkalische Filtrat wird auf etwa 10 ccm eingedampft, mit 30 ccm Salzsäure versetzt und so lange erhitzt, bis eine klare Lösung erzielt und der Schwefelwasserstoff entwichen ist. Hierauf wird mit 10 ccm „Hydrogen. peroxyd. solut." noch etwa 5 Minuten lang weiter gekocht und nach dem Erkalten mit zweimal 10 ccm Wasser in eine Glasstöpselflasche von 200 ccm übergespült. Nun fügt man 1 g Kaliumjodid hinzu und titriert nach einer halben Stunde das ausgeschiedene Jod ohne Stärkezusatz mit der Vorsicht, daß gegen Ende nach jedem Tropfen Thiosulfatlösung tüchtig durchgeschüttelt wird.

Nach vorstehenden Formeln entspricht:

$$\frac{1\ Sb_2S_3}{1\ \text{Mol} = 339{,}8\ g} = 2\ SbCl_3 = 2\ SbCl_5 = 4\ \text{Jod} = \frac{4\ Na_2S_2O_3}{4\ \text{Mol} = 4000\ \text{ccm}\ {}^1/_1\text{-Normal-}Na_2S_2O_3},$$

$$1\ \text{ccm}\ {}^1/_{10}\text{-Normal-}Na_2S_2O_3 = 0{,}0085\ g\ Sb_2S_3.$$

Die sog. „lävigierten" Waren zeigen nach dieser Bestimmung einen Gehalt an Sb_2S_3 von ungefähr 95 Prozent, die als „crudum" bezeichneten Waren stehen aber weit zurück, zeigen häufig nur einen Gehalt von etwa 15 Prozent.

Strophanthinum — g-Strophanthin

$C_{30}H_{46}O_{12} + 9H_2O$ Mol.-Gew. 760,5

Strophanthine sind Glykoside der Strophanthussamen, die bei der hydrolytischen Spaltung neben Strophanthidinen Zucker liefern. Die Strophanthine verschiedenen Ursprungs sind chemisch und physiologisch nicht identisch. Nach dem Vorschlag von H. Thoms werden sie so unterschieden:

g-Strophanthin	=	Strophanthin	aus	Strophanthus	gratus,
h- „	=	„	„	„	hispidus,
k- „	=	„	„	„	kombe.

Da das Arzneibuch als Droge die Samen von Strophanthus gratus eingeführt hat (siehe Semen Strophanthi), wurde auch folgerichtig das aus dieser Droge stammende g-Strophanthin als offizinell eingesetzt.

Es besitzt die besondere Eigenschaft, daß es gut kristallisiert. Bei der Spaltung liefert es als Zuckerart Rhamnose: $C_6H_{12}O_5 + H_2O$. (Siehe die Arbeiten von H. Thoms, E. Gilg, H. Schedel, B. D. Ph. Ges. 1904, S. 90 ff.)

Farblose, glänzende Kristalle oder weißes, kristallinisches Pulver von bitterem Geschmacke, löslich in etwa 100 Teilen kaltem, leichter in heißem Wasser und in Weingeist. Die wässerige Lösung verändert Lackmuspapier nicht und dreht den polarisierten Lichtstrahl nach links. Für eine 1 prozentige wässerige Lösung ist, berechnet auf wasserfreies g-Strophanthin, $[\alpha]_D^{20^\circ} = -30^\circ$.

Schmelzpunkt unscharf; bei 100° getrocknetes g-Strophanthin sintert bei etwa 185° und erweicht bei etwa 200°.

Erhitzt man 0,1 g g-Strophanthin mit 5 ccm verdünnter Schwefelsäure bis zur Lösung und erhält die Lösung einige Minuten lang im Sieden, so tritt Braunfärbung und Trübung ein; versetzt man die Flüssigkeit nach dem Filtrieren mit 5 ccm Natronlauge und kocht nach Zusatz von 3 ccm alkalischer Kupfertartratlösung, so erfolgt Abscheidung eines roten Niederschlags.

In der ersten Anmerkung dieses Artikels ist gesagt, daß das Glykosid g-Strophanthin bei der Spaltung die Zuckerart Rhamnose liefert. Diese Rhamnose, entstanden durch die Spaltung mittels verdünnter Schwefelsäure reduziert hier die Kupriverbindung zum roten Kupferoxydul.

Werden 5 ccm der heiß bereiteten, abgekühlten wässerigen Lösung (1 + 99) mit 1 ccm Schwefelsäure unterschichtet, so tritt an der Berührungsfläche eine rotbraune Zone auf. Schüttelt man die Lösung durch, so färbt sie sich unter Abscheidung von Flocken gelbgrün.

Die wässerige Lösung (1 + 99) darf durch Gerbsäurelösung nicht getrübt werden (k-Strophanthin).

0,2 g g-Strophanthin dürfen nach 2 stündigem Erhitzen bei 105° bis 110° nicht weniger als 0,041 g und nicht mehr als 0,044 g an Gewicht verlieren und nach dem Verbrennen keinen wägbaren Rückstand hinterlassen.

Strychninum nitricum — Strychninnitrat

$(C_{21}H_{22}O_2N_2)HNO_3$ Mol.-Gew. 397,2

Farblose, sehr bitter schmeckende Kristallnadeln. Strychninnitrat löst sich in etwa 90 Teilen Wasser von 20° und in 3 Teilen siedendem Wasser sowie in 70 Teilen Weingeist von 20° und in 5 Teilen siedendem Weingeist; in Äther, Chloroform und in Schwefelkohlenstoff ist es fast unlöslich. Die Lösungen veränd rneLackmuspapier nicht.

Wird 1 ccm der wässerigen Lösung (1 + 99) mit 2 ccm Salzsäure gekocht, so nimmt die Lösung eine rote Färbung an, die beim Stehen allmählich in Braun übergeht. Wird 1 ccm der wässerigen Lösung (1 + 99) mit 0,5 ccm Kaliumdichromatlösung versetzt, so entsteht ein gelber, kristallinischer Niederschlag. Wird dieser nach dem Abfiltrieren und Auswaschen mit Wasser mit 1 ccm Schwefelsäure übergossen, so färbt sich die Säure vorübergehend blauviolett.

Aus der wässerigen Lösung des Strychninnitrats scheidet Kaliumdichromatlösung schwerlösliches Strychnindichromat ab. Wird nach dem Auswaschen letzteres mit Schwefelsäure in Berührung gebracht, so entsteht die blauviolette Farbe. Die Reaktion mißlingt nie, wenn man sie in folgender Weise anstellt: In ein Uhrglas, das man auf ein weißes Papier legt, bringt man etwas Schwefelsäure. Durch letztere zieht man einen Glasstab, der an der Spitze geringe Mengen des ausgewaschenen Strychnindichromates enthält. Bei diesem Durchziehen durch die Flüssigkeit beobachtet man vorübergehend die charakteristischen blau-violetten Streifen.

0,01 g Strychninnitrat löst sich in 1 ccm Schwefelsäure mit schwach gelber Farbe; nach Zusatz eines Körnchens Kaliumpermanganat nimmt diese Lösung eine wenig beständige, blauviolette Färbung an.

Vorstehend ist gesagt, daß sich Strychninnitrat in Schwefelsäure mit schwach gelber Farbe lösen soll. Diese schwache Gelbfärbung stammt nicht etwa aus einer Verunreinigung des Strychnins, sondern daher, daß sich durch die Salpetersäurekomponente des salpetersauren Alkaloidsalzes unter Einfluß der Schwefelsäure eine gelbfarbige Nitroverbindung des Strychnins bildet. — Gibt man zu dieser gelblichen Lösung oxydierende Stoffe, wie Kaliumpermanganat, auch Kaliumdichromat, so entsteht die schon im vorigen Abschnitt beschriebene, wenig beständige, blauviolette Färbung.

Wird 1 ccm der wässerigen Lösung (1 + 99) mit 1 ccm Schwefelsäure unterschichtet, so bildet sich zwischen den beiden Flüssigkeiten eine grüne Zone, während sich die darüberstehende Flüssigkeit gelbbraun färbt. Beim Umschwenken färbt sich die ganze Lösung gelbbraun.

Wird 0,01 g Strychninnitrat mit 1 ccm Salpetersäure übergossen, so darf sich das Gemisch gelblich, jedoch nicht rosa, auch nicht vorübergehend, färben (Bruzin).

Durch die Behandlung mit Salpetersäure wird sich wieder die schon in der zweiten Anmerkung dieses Artikels erwähnte gelbfarbige Nitroverbindung des Strychnins bilden. Eine Gelbfärbung muß also stattfinden, während eine schwache, vorübergehende Rosafärbung schon von sehr geringen Spuren Bruzin hervorgerufen werden würde. (Reines Bruzin löst sich in Salpetersäure mit blutroter, bald in Rotgelb und Gelb übergehender Farbe.)

0,2 g Strychninnitrat dürfen durch Trocknen bei 100° höchstens 0,002 g an Gewicht verlieren und nach dem Verbrennen keinen wägbaren Rückstand hinterlassen.

Succus Juniperi inspissatus — Wacholdermus

Wacholdermus ist trübe, braun, von süßem, gewürzhaftem Geschmacke. In 1 Teil Wasser löst es sich nicht klar auf.

Die Angabe, daß die wässerige Lösung „nicht klar" ist bzw. sein soll, bezieht sich darauf, daß bei richtiger Darstellung das Mus einen genügenden Gehalt an ätherischem Öl haben muß.

Wird 1 g Wacholdermus verascht, der Rückstand mit einigen Tropfen Salpetersäure befeuchtet, die Salpetersäure verdampft, der Rückstand geglüht, und unter Erwärmen in 5 ccm verdünnter Salzsäure gelöst, die Lösung mit 3,5 ccm Ammoniakflüssigkeit versetzt, so darf das mit verdünnter Essigsäure schwach angesäuerte und mit Wasser auf 10 ccm aufgefüllte Filtrat mit 3 Tropfen Natriumsulfidlösung keine Fällung geben. Eine etwa auftretende Färbung darf nicht dunkler sein als die einer Mischung von 1 ccm Kupfersulfatlösung, die in 1000 ccm 0,5 g Kupfersulfat enthält, 1 ccm verdünnter Essigsäure, 8 ccm Wasser und 3 Tropfen Natriumsulfidlösung (unzulässige Menge Kupfer). Die Beobachtung ist in 2 gleich weiten Probierrohren vorzunehmen.

Die Prüfung auf unzulässige Mengen Kupfer, eventuell herrührend aus den Kupfergefäßen, in denen das Mus bereitet wurde, ist jetzt weitgehend dadurch präzisiert, daß eine Vergleichslösung mit dem höchst zulässigen Kupfergehalt bereitet werden soll. Diese Prüfung ist gerade hier sehr wichtig, da Wacholdermus in größeren Mengen genommen wird, deshalb auch ein geringer Kupfergehalt recht schädlich wirken kann.

Succus Liquiritiae — Süßholzsaft

Das aus den unterirdischen Teilen von Glycyrrhiza glabra *Linné* erhaltene Extrakt.

Süßholzsaft besteht aus harten, glänzenden, schwarzen, in der Wärme etwas erweichenden Stangen, die in scharfkantige Stücke brechen und süß schmecken.

1 g Süßholzsaft darf nach dem Trocknen bei 100° höchstens 0,17 g an Gewicht verlieren und nach dem Verbrennen nicht weniger als 0,05 g und nicht mehr als 0,11 g Rückstand hinterlassen. Wird dieser Rückstand mit einigen Tropfen Salpetersäure befeuchtet, die Salpetersäure verdampft, der Rückstand geglüht, sodann unter Erwärmen in 5 ccm verdünnter Salzsäure gelöst, die Lösung mit 3,5 ccm Ammoniakflüssigkeit versetzt, so darf das mit verdünnter Essigsäure schwach angesäuerte und mit Wasser auf 10 ccm aufgefüllte Filtrat mit 3 Tropfen Natriumsulfidlösung keine Fällung geben. Eine etwa auftretende Färbung darf nicht dunkler sein als die einer Mischung von 1 ccm Kupfersulfatlösung, die in 1000 ccm 0,5 g Kupfersulfat enthält, 1 ccm verdünnter Essigsäure, 8 ccm Wasser und 3 Tropfen Natriumsulfidlösung (unzulässige Menge Kupfer). Die Beobachtung ist in 2 gleich weiten Probierrohren vorzunehmen.

Siehe die 2. Anmerkung zum Artikel Succus Juniperi inspissatus.

6 g möglichst fein zerriebener Süßholzsaft werden viermal mit je 30 g Wasser je 2 Stunden unter wiederholtem Umschütteln ausgezogen und die Auszüge jedesmal nach einigem Stehen möglichst klar in einen gewogenen Kolben abgegossen. Zuletzt wird der unlösliche Rückstand ebenfalls in den Kolben gebracht, das Extraktionsgefäß mit etwas Wasser nachgewaschen und das Gewicht der Mischung auf 150 g gebracht. Nach gutem Durchschütteln werden sofort 25 g (= 1 g Süßholzsaft) abgewogen, durch ein bei 100° getrocknetes und gewogenes Filter filtriert und das zum Abwägen benutzte Gefäß und das Filter bis zur Farblosigkeit des Ablaufenden mit Wasser nachgewaschen. Der auf dem Filter verbleibende unlösliche Rückstand darf nach dem Trocknen bei 100° höchstens 0,25 g wiegen und unter dem Mikroskope keine nicht verquollenen Stärkekörner erkennen lassen. Pflanzliches Zellgewebe darf höchstens in Spuren vorhanden sein; im Chloralhydratpräparate dürfen sich keine langgestreckten, kompaßnadelartigen Kalziumoxalatkristalle zeigen (Mastikogna).

Bei der ersten Prüfung vorstehenden Abschnittes wird die Menge der in Wasser unlöslichen Bestandteile bzw. Zusätze bestimmt. — Die beschriebenen Kalziumoxalatkristalle weisen auf das Vorhandensein des Extraktes aus Atractylis gummifera (Mastikogna) hin, das in Sizilien zur Verfälschung des Süßholzsaftes verwendet wird.

W. Zimmermann (Ap. Z. 1918, S. 319 u. 323) hat sich dafür ausgesprochen, daß künftighin die Bestimmung des Glyzyrrhizingehaltes gefordert wird und die des in Alkohol unlöslichen Anteiles, da Verfälschungen mit Dextrin, Gummi, Gelatine nach der bisherigen Untersuchung nicht erkannt werden. Es sei nur auf die Originalarbeit hingewiesen, aber hinzugefügt, daß derselbe Verfasser folgende Glyzyrrhizinbestimmung nach Hafner für die einfachste, schnellste und zugleich für die Praxis genügend hält: 10 g[1] grob gepulverter Succus werden mit 200 ccm Alkohol (95prozentig) und 25 ccm $^1/_1$-Normal-Schwefelsäure bei gelinder Wärme einige Stunden lang unter häufigem Schütteln aus-

[1] Bei sorgfältigem Arbeiten kann die Ausgangsmenge auf die Hälfte verringert werden.

gelaugt. Die völlige Erschöpfung zeigt sich darin, daß nach dem Auswaschen des Filterrückstandes mit warmem, schwefelsäurehaltigem Alkohol bis zum farblosen Abfluß der trockne Rückstand aschgrau erscheint. Das Filtrat wird mit 100 ccm Wasser verdünnt und mit Ammoniak alkalisch gemacht; darauf wird durch Eindampfen der Alkohol verjagt. Der Rückstand wird wieder alkalisch gemacht, auf 100 ccm mit Wasser verdünnt und filtriert. Im Filtrat wird mit verdünnter Schwefelsäure die Glyzyrrhizinsäure gefällt, nach 1 Stunde auf einem gewogenen Filter gesammelt, mit 2prozentiger Schwefelsäure, zuletzt mit wenig Wasser ausgewaschen und bei 100° getrocknet. — Mindestgehalt 10 bis 11 Prozent Glyzyrrhizin.

Succus Liquiritiae depuratus — Gereinigter Süßholzsaft

Durch Ausziehen von Süßholzsaft mit Wasser bei Zimmertemperatur und Eindampfen der filtrierten, klaren Flüssigkeit bereitetes dickes Extrakt.

Gereinigter Süßholzsaft ist braun, in Wasser klar löslich und schmeckt süß.

Wird 1 g gereinigter Süßholzsaft verascht, der Rückstand mit einigen Tropfen Salpetersäure befeuchtet, die Salpetersäure verdampft, der Rückstand geglüht, und unter Erwärmen in 5 ccm verdünnter Salzsäure gelöst, die Lösung mit 3,5 ccm Ammoniakflüssigkeit versetzt, so darf das mit verdünnter Essigsäure schwach angesäuerte und mit Wasser auf 10 ccm aufgefüllte Filtrat mit 3 Tropfen Natriumsulfidlösung keine Fällung geben. Eine etwa auftretende Färbung darf nicht dunkler sein als die einer Mischung von 1 ccm Kupfersulfatlösung, die in 1000 ccm 0,5 g Kupfersulfat enthält, 1 ccm verdünnter Essigsäure, 8 ccm Wasser und 3 Tropfen Natriumsulfidlösung (unzulässige Menge Kupfer). Die Beobachtung ist in 2 gleich weiten Probierrohren vorzunehmen.

Siehe die 2. Anmerkung zum Artikel Succus Juniperi inspissatus.

1 g gereinigter Süßholzsaft darf durch Trocknen bei 100° höchstens 0,3 g an Gewicht verlieren und nach dem Verbrennen höchstens 0,11 g Rückstand hinterlassen.

Sulfonalum — Sulfonal

$(CH_3)_2C(SO_2C_2H_5)_2$ Mol.-Gew. 228,27

Zur Erklärung der Formel und der Reaktionen sei ausgeführt:

$$\underbrace{\begin{matrix}CH_3\\CH_3\end{matrix}\!\!>\!C\,O + \begin{matrix}H\,SC_2H_5\\H\,SC_2H_5\end{matrix}}_{\text{Azeton + Merkaptan}} = \underbrace{\begin{matrix}CH_3\\CH_3\end{matrix}\!\!>\!C\!<\!\!\begin{matrix}S\cdot C_2H_5\\S\cdot C_2H_5\end{matrix}}_{\text{Merkaptol}} + O_4 = \underbrace{\begin{matrix}CH_3\\CH_3\end{matrix}\!\!>\!C\!<\!\!\begin{matrix}SO_2\cdot C_2H_5\\SO_2\cdot C_2H_5\end{matrix}}_{\text{Sulfonal}}$$

Azeton + Merkaptan ergeben Merkaptol, das oxydiert Sulfonal liefert.

Farb-, geruch- und geschmacklose, prismatische Kristalle. Sulfonal löst sich in etwa 500 Teilen Wasser von 20° und in 10 Teilen siedendem Wasser, in 60 Teilen Weingeist von 20° und in 2 Teilen siedendem Weingeist sowie in 100 Teilen Äther. Die Lösungen verändern Lackmuspapier nicht.

Schmelzpunkt 125° bis 126°.

Erhitzt man 0,1 g Sulfonal mit 0,1 g gepulverter Holzkohle, so tritt ein Geruch nach Merkaptan auf.

Unter dem reduzierenden Einfluß der Kohle beim Erhitzen wird das oben erwähnte, überaus stark riechende Merkaptan zurückgebildet. — Eine sehr chrakteristische Identitätsreaktion gibt W. Zimmermann an (Ap. Z. 1920, S. 27): Schmilzt man 0,1 g Sulfonal (oder Trional) und 0,1 g salizylsaures Natrium vorsichtig in einem Reagenzglase über freier Flamme, so tritt beim Sieden der Schmelze der Geruch nach

Merkaptan auf. Gibt man 5 Tropfen Weingeist und 5 Tropfen Schwefelsäure (konzentriert), nach 1 Minute weitere 5 Tropfen Schwefelsäure hinzu und erwärmt gelinde, so erhält man eine trübe, weinrote Lösung, die nach einiger Zeit nach Methylsalizylat riecht.

Werden 0,5 g Sulfonal in 25 g siedendem Wasser gelöst, so darf sich kein Geruch entwickeln (Merkaptol); die nach dem Erkalten filtrierte Lösung darf weder durch Bariumnitratlösung (Schwefelsäure), noch durch Silbernitratlösung (Salzsäure) verändert werden; 10 ccm der Lösung dürfen 1 Tropfen Kaliumpermanganatlösung nicht sofort entfärben (Merkaptol).

Das Merkaptol könnte von ungenügender Oxydation herrühren (siehe obige Formeln) und würde bei dieser Prüfung Kaliumpermanganat entfärben, indem es entsprechend zu Sulfonal oxydiert wird.

0,2 g Sulfonal dürfen nach dem Verbrennen keinen wägbaren Rückstand hinterlassen.

Sulfur depuratum — Gereinigter Schwefel

S Atom-Gew. 32,07

Feines, gelbes, geruch- und geschmackloses Pulver, das beim Erhitzen an der Luft mit wenig leuchtender, blauer Flamme unter Entwickelung eines stechend riechenden Gases verbrennt.

Gereinigter Schwefel darf mit Wasser angefeuchtetes Lackmuspapier nicht röten (freie Säure). 1 g gereinigter Schwefel muß sich in einer Mischung von 20 ccm Natronlauge und 2 ccm Weingeist beim Kochen fast vollständig lösen (Mineralbestandteile).

Betreffs der Prüfung auf Säure teilte L. Derlin (Ap. Z. 1912, S. 84) mit, daß er einen sorgfältigst ausgewaschenen präzipitierten Schwefel, der völlig säurefrei war, aufbewahrt und beobachtet habe. Schon nach 9 Monaten waren 0,1 Prozent H_2SO_4 vorhanden! Verfasser schlägt deshalb die Zulassung einer kleinen Säuremenge, etwa 0,1 Prozent bis 0,2 Prozent H_2SO_4 vor. Diese Forderung würde natürlich auch für Sulfur depuratum bis zu gewissem Grade gelten. — G. Frerichs (Ap. Z. 1917, S. 464) dagegen hält solche zugelassene Säuremenge für viel zu groß. Er schlägt zur Prüfung vor: 2 g Schwefel (gereinigter oder gefällter) werden mit 20 ccm Wasser und 2 bis 3 ccm Weingeist (zur Benetzung) geschüttelt. Nach Zusatz von Phenolphthalein muß die nicht filtrierte Flüssigkeit durch 0,1 ccm (oder etwas mehr) $^1/_{10}$-Normal-KOH gerötet werden. In diesem Falle würden 0,1 ccm $^1/_{10}$-Normal-KOH entsprechen: 0,025 Prozent Schwefelsäure. — Natürlich wird diese Bestimmung nur ausgeführt, wenn der Schwefel das Lackmuspapier rötet. — Zur Prüfung, ob der gereinigte Schwefel in Natronlauge mit Hilfe des Weingeistes (der nur zur besseren Benetzung der Substanz dient) fast vollständig gelöst wird, erhitzt man zweckmäßig das Gemisch längere Zeit hindurch am Rückflußkühler bzw. Kühlrohr.

Die Lösung des Schwefels in der Natronlauge erfolgt gemäß folgendem Vorgang:

$$12\,S + 6\,NaOH = \underbrace{2\,Na_2S_5}_{\text{Natriumpentasulfid}} + \underbrace{Na_2S_2O_3}_{\text{Natriumthiosulfat}} + 3\,H_2O.$$

Wird 1 g gereinigter Schwefel in einer Porzellanschale mit 10 ccm roher Salpetersäure auf dem Wasserbad eingedampft und der Rückstand mit 5 ccm Salzsäure ausgezogen, so darf eine Mischung von 2 ccm des Filtrats und 3 ccm Natriumhypophosphitlösung nach viertelstündigem Erhitzen im siedenden Wasserbade weder eine rote (Selenverbindungen), noch eine braune Färbung (Arsenverbindungen) annehmen.

Hier ist wieder, wie bei Untersuchung der Schwefelsäure, die Prüfung auf Arsenverbindungen verbunden mit der auf Selenverbindungen, welch letztere nach der Reduktion ihrer Sauerstoffverbindungen das rote elementare Selen ergeben[1]. Vorhandene Arsenverbindungen würden durch die Behandlung mit Salpetersäure in die nicht flüchtige Arsensäure übergeführt werden, die, aus dem Rückstand durch Salzsäure herausgelöst, durch Natriumhypophosphitlösung zu metallischem Arsen reduziert werden würde (siehe S. 102).

1 g gereinigter Schwefel darf nach dem Verbrennen höchstens 0,01 g Rückstand hinterlassen.

Sulfur praecipitatum — Gefällter Schwefel

Schwefelmilch

S Atom-Gew. 32,07

Feines, gelblichweißes, weiches, in Schwefelkohlenstoff leicht lösliches, nicht kristallinisches Pulver, das beim Erhitzen an der Luft mit wenig leuchtender, blauer Flamme unter Entwickelung eines stechend riechenden Gases verbrennt.

Man achte hier zunächst auf die gelblichweiße, in Grau übergehende Farbe, die Feinheit und amorphe Form des Präparates! Verschiedene Sorten feinst zerriebenen Schwefels, die häufig als gefällter Schwefel ausgegeben werden, sind viel intensiver gelb, sie geben, zwischen den Fingern verrieben, ein knirschendes Geräusch, Sulfur praecipit. nicht. Über das charakteristische mikroskopische Bild des gefällten Schwefels siehe die Arbeit von E. Pfau, Ap.Z. 1928, S. 740.

Gefällter Schwefel darf mit Wasser angefeuchtetes Lackmuspapier nicht verändern (freie Säure, Alkalikarbonate).

Über die Prüfung auf Säure siehe die erste Anmerkung zu Sulfur depuratum. Hier wird aber nicht nur auf Säure geprüft, sondern auch auf Alkali, das von der Herstellung aus Polysulfiden vorhanden sein könnte.

Wird 1 g gefällter Schwefel mit 10 ccm Wasser von 40° bis 50° geschüttelt, so darf das Filtrat durch Bleiazetatlösung (Schwefelwasserstoff) nicht verändert und durch Silbernitratlösung (Salzsäure) höchstens opalisierend getrübt werden.

Man erhält bei der Prüfung auf Salzsäure mittels Silbernitratlösung zuweilen eine Dunkelfärbung, herrührend von löslichen Schwefelverbindungen, die Schwefelsilber bilden.

Wird 1 g gefällter Schwefel in einer Porzellanschale mit 10 ccm roher Salpetersäure auf dem Wasserbad eingedampft und der Rückstand mit 5 ccm Salzsäure ausgezogen, so darf eine Mischung von 2 ccm des Filtrats und 3 ccm Natriumhypophosphitlösung nach viertelstündigem Erhitzen im siedenden Wasserbade weder eine rote (Selenverbindungen), noch eine braune Färbung (Arsenverbindungen) annehmen.

Siehe die letzte Anmerkung zu Sulfur depuratum.

1 g gefällter Schwefel darf nach dem Verbrennen höchstens 0,005 g Rückstand hinterlassen.

[1] Wortlaut hier wie bei Acidum sulfuricum crudum.

Sulfur sublimatum — Sublimierter Schwefel

Schwefelblüte

S Atom-Gew. 32,07

Feines, gelbes Pulver, das beim Erhitzen an der Luft mit wenig leuchtender, blauer Flamme unter Entwickelung eines stechend riechenden Gases verbrennt.

1 g sublimierter Schwefel darf nach dem Verbrennen höchstens 0,01 g Rückstand hinterlassen.

Nach Riedel's Ber. 1912, S. 14 ist der erlaubte Glührückstand zu groß: 0,2 Prozent sollten als Höchstgrenze genügen.

Suprarenin — Suprarenin (E. W.)

o-Dioxyphenyläthanolmethylamin

$$C_6H_3\begin{cases}OH & [1]\\ OH & [2]\\ CH(OH)\cdot CH_2NHCH_3 & [4]\end{cases}\qquad \text{Mol.-Gew. } 183{,}11$$

Es liegt hier ein Brenzkatechin (I) vor, in dem an Stelle 4 ein H durch den Äthanolmethylaminrest ersetzt ist (II):

(I) Benzolring mit OH [1], OH [2]

(II) Benzolring mit OH [1], OH [2], $CH(OH)\cdot CH_2NHCH_3$ [4].

Der gefäßverengende Bestandteil der Nebenniere. Suprarenin wird synthetisch oder aus den Nebennieren hergestellt und kommt auch unter dem Namen Adrenalin, sowie unter den wortgeschützten Namen Paranephrin, Epinephrin, Epirenan in den Verkehr. Es wird in Form einer wässerigen Lösung des Hydrochlorids, das sehr hygroskopisch ist, verwendet. Nicht hygroskopische, kristallinische Salze sind das Borat und das Bitartrat.

1 g Suprarenin entspricht 1,2 g Suprareninhydrochlorid oder 1,3 g Suprareninborat oder 1,82 g Suprareninbitartrat.

Die handelsübliche Lösung des Suprarenins enthält 1,2 g Suprareninhydrochlorid (= 1 g Suprarenin) in 1000 ccm physiologischer Kochsalzlösung. Zur Erhöhung der Haltbarkeit ist der Lösung ein Konservierungsmittel zugesetzt.

Suprarenin, in Form eines seiner Salze gelöst, dreht den polarisierten Lichtstrahl nach links. Für eine wässerige Lösung, die in 1000 ccm 1,2 g Suprareninhydrochlorid (= 1 g Suprarenin) enthält, ist $[\alpha]_D^{20^\circ} = -50^\circ$.

Über diese Linksdrehung ist folgendes zu sagen: Das zuerst gewonnene natürliche Suprarenin (ein tierisches Alkaloid) erwies sich als linksdrehend; das synthetische Produkt aber wurde als solches razemisch, also optisch inaktiv gewonnen. Als man dieses synthetische Produkt in seine optischen Antipoden spaltete, stellte man fest, daß das r-Adrenalin nur einen Bruchteil von der blutdrucksteigernden Wirkung des natürlichen l-Adrenalins besitzt. Die künstliche Herstellung mußte also bis zur Darstellung des l-Adrenalins fortschreiten, wenn man mit dem Naturprodukt bezüglich der angegebenen Wirkung konkurrieren wollte. Das ist jetzt geschehen. Es gelingt nicht nur — wie schon erwähnt — die Spaltung der razemischen Form, sondern auch nach einem patentierten Verfahren die Überführung des r-Adrenalins in das l-Adrenalin (siehe Hagers Handbuch der Pharmaz. Praxis 1927, Bd. 2, S. 825). Jedenfalls versteht das Arzneibuch unter dem Namen

„Suprarenin" nur ein Produkt, mit der vorgeschriebenen Linksdrehung, sei es nun synthetisch oder aus den Nebennieren gewonnen.

Suprarenin wird aus den Lösungen seiner Salze durch kohlensaure Alkalien als freie Base abgeschieden. Diese stellt nach dem Auswaschen und Trocknen ein fast weißes, kristallinisches, geruchloses Pulver dar, das in Wasser, Weingeist oder Äther nahezu unlöslich ist. In Säuren sowie in Kali- oder Natronlauge ist es klar löslich.

Wird 1 ccm einer wässerigen Lösung des Suprareninhydrochlorids, die 1 g Suprarenin in 1000 ccm enthält, mit 19 ccm Wasser verdünnt, so geben 5 ccm der Verdünnung nach Zusatz von 1 Tropfen verdünnter Eisenchloridlösung (1 + 24) eine smaragdgrüne, nach weiterem Zusatz von 1 Tropfen Ammoniakflüssigkeit in Rotbraun umschlagende Färbung.

Die durch Eisenchlorid eintretende smaragdgrüne Färbung ist die Reaktion des zweiwertigen Phenols Brenzkatechin, das nach den am Beginn des Artikels angegebenen Formeln den Grundkörper des Suprarenins bildet.

5 ccm der verdünnten Suprareninhydrochloridlösung zeigen nach Zusatz von 1 ccm Quecksilberoxydazetatlösung (1 + 24) nach kurzem Stehen eine rosa Färbung.

0,1 g Suprarenin muß sich in 0,6 ccm einer Mischung von 1 Teil verdünnter Essigsäure und 4 Teilen Wasser klar lösen (Aminoketon). 0,2 g Suprarenin dürfen nach dem Verbrennen keinen wägbaren Rückstand hinterlassen.

Hier soll auf „Aminoketon" geprüft werden. Es ist das die abgekürzte Bezeichnung für das Keton Methylaminoazetobrenzkatechin

OH [1]
OH [2]
$CO \cdot CH_2 \cdot NH \cdot CH_3$ [4],

dessen CO-Gruppe nur zur CH·OH-Gruppe reduziert werden braucht behufs Überführung in das Suprarenin. Tatsächlich ist dieses Keton bei der Synthese auch die Vorstufe zum Suprarenin; deshalb die Prüfung.

Lösungen des Suprareninhydrochlorids müssen klar sein und dürfen höchstens eine leicht rötliche Färbung zeigen. Sie dürfen Lackmuspapier nur schwach röten.

Der Inhalt vorstehenden Abschnittes ist sehr wichtig: Die Lösungen des Suprareninhydrochlorids dürfen nur in Gläsern bzw. Ampullen von bestem Material aufbewahrt oder abgegeben werden. Schon geringste Spuren von Alkalisilikat, aus dem Glase herausgelöst, führen durch eintretende Oxydation eine Rotfärbung der Lösung herbei. Auch kann sich die Lösung durch Abscheiden der Base oder durch Pilzwachstum trüben. Deshalb (rot gefärbte, also zersetzte Lösungen sollen sogar recht schädlich wirken) die folgenden 3 wichtigen Forderungen:

Rot oder trübe gewordene Lösungen des Suprarenins dürfen nicht abgegeben werden.

Lösungen, die Suprarenin enthalten, dürfen nicht erhitzt werden.

Suprarenin und seine Lösungen sind vor Licht geschützt aufzubewahren.

Talcum — Talk

Fein gepulvertes Magnesiumsilikat.

Weißes, fettig anzufühlendes Pulver, das sich beim Glühen im Probierrohr höchstens schwach grau oder gelblichgrau färbt und in Wasser und Säuren fast unlöslich ist.

Caesar & Loretz („Pharmakopoe-Bericht“ 1911) machen darauf aufmerksam, daß ein Eisengehalt des Präparates den Apothekern Ungelegenheit bereitet, weil ein mit solchem Talk bereitetes „Pulvis salicylicus cum Talco“ stärker rot werden kann, als erlaubt ist. Die Verfasser schlagen deshalb folgende Prüfung vor: „0,05 g Salizylsäure werden in einem Porzellanschälchen mit etwa 10 Tropfen Spiritus übergossen und die Lösung mit 2 g Talkpulver gemischt, dann einige Zeit bei Seite gestellt; das Gemisch darf dann höchstens schwach rötlich gefärbt erscheinen.“ — G. Frerichs (Ap. Z. 1917, S. 471) berichtet von Verfälschungen durch Kreide, eventuell auch durch Gips. Man schützt sich dagegen durch die Proben: Wird 1 g Talk mit 10 ccm Wasser angeschüttelt, so darf auf Zusatz von etwa 10 Tropfen Salzsäure keine Gasentwicklung stattfinden (Karbonate). Das Filtrat darf durch Bariumnitratlösung nicht verändert werden (Sulfate). — Wir beobachteten Verfälschungen durch sehr feinen weißen Ton, der dadurch festgestellt wurde, daß das Pulver, mit wenig Wasser durchknetet, die bekannte plastische Tonmasse von eigenartigem Geruche gab. — Beim Glühen zeigen sämtliche Handelssorten eine gewisse Veränderung der Farbe. Nur die besten Sorten bleiben dabei weißlichgrau bis schwach grau oder gelblich, die minderen Sorten nehmen dabei eine graue bis schwärzlichgraue Färbung an.

Tannalbin — Tannalbin (E. W.)

Ein durch Erhitzen einer Eiweiß-Gerbsäureverbindung auf 110° bis 120° gewonnenes Präparat. Gehalt etwa 50 Prozent Gerbsäure.

(Vorliegende Besprechung gilt nicht nur für Tannalbin, sondern auch für Tanninum albuminatum.)

Es fällt zunächst auf, daß hier nicht zu dem wortgeschützten Namen „Tannalbin“ die Bezeichnung des vielgebrauchten „Tanninum albuminatum“ hinzugesetzt ist. Die Erklärung ist folgende: Für Tannalbin konnten Namen wie Albumen tannicum oder Tanninum albuminatum nicht in Frage kommen, weil diese Namen zur Zeit schon für Tannineiweißverbindungen gebraucht werden, die aber dem Tannalbin in bezug auf seine bis zum November 1909 durch Patent geschützt gewesene Darstellung nicht gleichwertig sind. — Komplizierend kommt noch hinzu, daß unter der Bezeichnung „Tanninum albuminatum“ ganz verschiedene Präparate abgegeben werden, erstens aus Eiereiweiß, dann aus Pflanzeneiweiß, schließlich solches aus Bluteiweiß. Alle diese Produkte sollen im allgemeinen den an Tannalbin gestellten Anforderungen genügen.

Bräunliches, amorphes, geruch- und geschmackloses Pulver, das in kaltem Wasser und in Weingeist nur sehr wenig löslich ist. Schüttelt man 0,1 g Tannalbin mit 10 ccm Wasser, so nimmt das Filtrat nach Zusatz von 1 Tropfen verdünnter Eisenchloridlösung (1 + 19) eine blaue Färbung an.

Sehr genau ist auf die hier aufgestellte Forderung zu achten, daß das Pulver „geruch- und geschmacklos“ sein soll. Ein äußerst schwacher spezifischer Geschmack ist bei allen Präparaten vorhanden, nur darf er nicht erheblich und vor allem nicht unangenehm sein.

Wertbestimmung. 2 g Tannalbin werden mit 93 ccm Wasser von 40°, 7 ccm Normal-Salzsäure und 0,25 g Pepsin vermischt und ohne Umrühren 3 Stunden lang bei 40° stehengelassen. Das Gewicht des unlöslich bleibenden Anteils, der auf einem gewogenen, zuvor bei 100° getrockneten Filter gesammelt und nach dreimaligem Auswaschen mit je 10 ccm kaltem Wasser bei 100° getrocknet ist, muß 1 bis 1,15 g betragen.

Diese „Wertbestimmung" ist in folgender Absicht vorgeschrieben: Im Tannalbin will man ein Produkt anwenden, das durch den sauren Magensaft möglichst wenig gespalten wird, den Magen daher nicht belästigt, erst im alkalischen Darm allmählich Tannin abgibt und somit als gut bekömmliches Adstringens wirkt. Damit die Eiweißverbindung aber den Magen möglichst unzersetzt passieren kann, ist es nötig, daß sie genügend „gehärtet" ist, d. h. eine bestimmte Zeit bei vorgeschriebener Temperatur erhitzt wurde. Ist das nicht der Fall gewesen, so zeigt sich das Präparat bei dieser Verdauungsprobe zu weitgehend löslich, so daß 2 g Tannalbin bei der vorgeschriebenen Prüfung weniger als 1 g ungelösten Rückstand hinterlassen werden. Es liegt also damit eine Prüfung auf genügende Härtung vor. — Umgekehrt ist aber auch eine zu weitgehende Härtung unstatthaft. Denn dadurch kann das Präparat im Darm zu schwer löslich und dadurch unwirksam werden. In diesem Fall werden 2 g Tannalbin bei der vorgeschriebenen Prüfung mehr als 1,15 g Rückstand hinterlassen. Die Menge des Rückstandes ist deshalb nach oben und unten begrenzt; die Probe ist eine Verdauungsprobe. — Bei der Ausführung ist darauf zu achten, daß gemäß der Angabe des Arzneibuches das Kölbchen mit der Verdauungsprobe während der vorgeschriebenen Zeit ohne Umrühren stehen bleibt; sonst wird ein größerer Teil des Präparates gelöst, als beabsichtigt ist. Über diese Fragen siehe H. Linke, Ap. Z. 1910, S. 604 und B. D. Ph. Ges. 1911, S. 197.

0,25 g Tannalbin dürfen nach dem Verbrennen höchstens 0,002 g Rückstand hinterlassen.

Tannigen — Tannigen (E. W.)

Im wesentlichen ein Gemisch von Diazetyl- und Triazetyltannin.

Grauweißes oder gelblichweißes, fast geruch- und geschmackloses Pulver. Es löst sich schwer in Wasser, leichter in Weingeist, leicht in Natronlauge und Natriumkarbonatlösung.

Das Arzneibuch bezeichnet Tannigen im wesentlichen als ein Gemisch von Diazetyl- und Triazetyltannin. Die genaue Zusammensetzung ist um so weniger bekannt, als auch die Konstitution des Tannins noch nicht endgültig aufgeklärt ist. Jedenfalls liegt eine azetylierte Gerbsäure vor. — Bei der Beurteilung ist Wert darauf zu legen, daß das Pulver fast geschmack- und geruchlos ist. Denn nach längerem Aufbewahren, auch in dunkler Flasche, zersetzt sich selbst ein gutes Präparat langsam in seine Komponenten, Essigsäure und Tannin, und zeigt dann einen stärkeren Geruch nach Essigsäure und sauren Geschmack. Ein solches Präparat ist unter keinen Umständen abzugeben (siehe Ph. Z. 1911, S. 383).

Werden 0,5 g Tannigen mit 10 ccm Bleiazetatlösung geschüttelt und 5 ccm Natronlauge hinzugefügt, so nimmt das Gemisch nach kurzer Zeit eine rosa, später blutrote Färbung an. Beim Erwärmen eines Gemisches von Tannigen mit Weingeist und Schwefelsäure tritt der Geruch des Essigäthers auf. Wird 0,1 g Tannigen mit 5 ccm Chloroform und 1 Tropfen Eisenchloridlösung erwärmt, so nimmt das auf der wasserhellen Flüssigkeit schwimmende Pulver eine schmutziggrüne Färbung an.

Werden 0,5 g Tannigen mit 50 ccm Wasser geschüttelt, so darf das klare Filtrat nach Zusatz von 1 Tropfen Eisenchloridlösung nur eine schwach grünliche, aber keine blaue Färbung zeigen (Gerbsäure).

Ist das Präparat zersetzt oder unvorschriftsmäßig, so wird eine schwarzblaue Färbung freie Gerbsäure anzeigen. Doch ist es bei der Ausführung unbedingt notwendig, sofort abzufiltrieren (damit keine Spaltung während der Prüfung stattfindet) und dafür zu sorgen, daß das Filtrat blank ist. Denn sobald Tannigen als feines Pulver durch das Filter gegangen, führt es seinerseits eine bläuliche Färbung herbei.

0,2 g Tannigen dürfen nach dem Verbrennen keinen wägbaren Rückstand hinterlassen.

Tannoform — Tannoform (E. W.)

Ein durch Einwirkung von Formaldehyd auf Gerbsäure gewonnenes Präparat.

Das D. A. B. 5 bezeichnete das Tannoform als Methylenditannin. Nach der Literatur würde die Bildung in folgender Weise stattfinden:

$$\underbrace{H{\cdot}CHO}_{\text{Formaldehyd}} + \underbrace{2\,C_{14}H_{10}O_9}_{\text{Digallussäure}} = \underbrace{CH_2{<}{}^{C_{14}H_9O_9}_{C_{14}H_9O_9}}_{\text{Methylenditannin}} + H_2O$$

Diese Angabe erschien schon deshalb nicht endgültig, weil man Gerbsäure nicht mehr als Digallussäure auffaßt. Allerdings wäre es möglich, daß sich bei der Reaktion aus dem Tannin erst Digallussäure bildet, die dann mit Formaldehyd in oben dargestellter Weise reagiert.

Leichtes, schwach rötlichbraunes, geruch- und geschmackloses Pulver, unlöslich in Wasser, löslich in absolutem Alkohol.

Tannoform schmilzt bei ungefähr 230° unter Zersetzung.

Erwärmt man 0,01 g Tannoform mit 2 ccm Schwefelsäure, so löst es sich mit gelbbrauner Farbe, die bei weiterem Erhitzen in Grün und dann in Blau übergeht. Läßt man diese Lösung in Weingeist einfließen, so entsteht eine indigoblaue Färbung, die innerhalb kurzer Zeit über Violett in Rot übergeht. Werden 0,2 g Tannoform mit 20 ccm Wasser und 5 Tropfen Salzsäure einige Minuten lang geschüttelt und 5 ccm des Filtrats mit 2 bis 3 Tropfen Eisenchloridlösung versetzt, so entsteht eine grüne Färbung. Erwärmt man 10 ccm des Filtrats mit ammoniakalischer Silberlösung, so tritt Reduktion unter Abscheidung eines dunkel gefärbten Niederschlags ein.

Hier liegen die Identitätsreaktionen vor, deren letzte auf dem reduzierenden Einfluß der Formaldehyd-Komponente auf Silbernitrat beruht.

Schüttelt man 0,2 g Tannoform mit 20 ccm Wasser, so darf das Filtrat weder durch 3 Tropfen Natriumsulfidlösung (Schwermetallsalze), noch nach dem Ansäuern mit Salpetersäure durch Bariumnitratlösung (Schwefelsäure) oder durch Silbernitratlösung (Salzsäure) verändert werden.

0,2 g Tannoform dürfen nach dem Verbrennen keinen wägbaren Rückstand hinterlassen.

Tartarus depuratus — Weinstein

Saures weinsaures Kalium

$$\begin{array}{ll} CH(OH)\cdot CH(OH) & \\ \cdot \qquad\quad \cdot & \text{Mol.-Gew. 188,14} \\ CO_2H \quad CO_2K & \end{array}$$

Gehalt mindestens 99 Prozent.

Weißes, kristallinisches, zwischen den Zähnen knirschendes, säuerlich schmekkendes Pulver. Weinstein löst sich in etwa 200 Teilen Wasser von 20° und in 20 Teilen siedendem Wasser, leicht in Natronlauge; in Natriumkarbonatlösung löst er sich unter Aufbrausen. In Weingeist ist er unlöslich.

Beim Erhitzen verkohlt Weinstein unter Entwickelung des Karamelgeruchs und hinterläßt eine grauschwarze Masse, die mit Wasser angefeuchtetes Lackmuspapier bläut und beim Erhitzen am Platindrahte die Flamme violett färbt.

Weinstein (I) geht bei der Behandlung mit Natronlauge in Lösung, weil hierbei das H-Atom der noch freien Karboxylgruppe durch $Na^{\cdot}$ ersetzt wird, sich also das wasserlösliche, im nächsten Artikel behandelte Kaliumnatriumtartrat (II) bildet:

$$\text{(I)} \begin{array}{l} CH(OH)\cdot CO_2H \\ \cdot \\ CH(OH)\cdot CO_2K \end{array} \rightarrow \text{(II)} \begin{array}{l} CH(OH)\cdot CO_2Na \\ \cdot \\ CH(OH)\cdot CO_2K \end{array}$$

Bei der Behandlung mit kohlensaurem Natron erfolgt dieselbe Umbildung, nur unter Kohlensäure-Entwickelung. Der beim Erhitzen des Weinsteins auftretende Karamelgeruch ist sehr charakteristisch. In der Kohle bleibt kohlensaures Kalium zurück.

Werden 0,5 g Weinstein in einer Mischung von 10 ccm Wasser und 1 ccm Salpetersäure gelöst, so darf diese Lösung durch Bariumnitratlösung (Schwefelsäure) nicht verändert und durch Silbernitratlösung (Salzsäure) höchstens opalisierend getrübt werden. Die Lösung von 1 g Weinstein in 3 ccm Ammoniakflüssigkeit und 15 ccm Wasser darf durch 3 Tropfen Natriumsulfidlösung (Schwermetallsalze), auch nach dem schwachen Übersättigen mit verdünnter Essigsäure, nicht verändert werden. Löst man 0,4 g Weinstein unter Erhitzen in 2 ccm verdünnter Essigsäure und 10 ccm Wasser und läßt vollständig erkalten, so darf die nach dem Absetzen klar abgegossene Flüssigkeit nach Zusatz von 4 Tropfen Ammoniumoxalatlösung innerhalb 1 Minute nicht verändert werden (Kalziumsalze).

Es heißt bei dieser wichtigen Probe auf Kalziumsalze ausdrücklich: Die nach dem Absetzen klar abgegossene Flüssigkeit soll auf Zusatz von Ammoniumoxalatlösung innerhalb 1 Minute keine Veränderung zeigen. Es darf nämlich die Lösung nicht durch das gebräuchliche Filtrierpapier gegossen werden, das meist Kalkverbindungen enthält, die von der durchfiltrierenden verdünnten Essigsäure aufgelöst würden und einen Kalkgehalt des Tartarus depuratus vortäuschen können.

Beim Erwärmen von 1 g Weinstein mit 5 ccm Natronlauge darf sich kein Ammoniak entwickeln (Ammoniumsalze). Wird 1 g Weinstein in 2 ccm Salzsäure nach Zusatz von 2 Tropfen Bromwasser unter Erwärmen gelöst und dann mit 3 ccm Natriumhypophosphitlösung versetzt, so darf die Mischung nach viertelstündigem Erhitzen im siedenden Wasserbade keine dunklere Färbung annehmen (Arsenverbindungen).

Zur letzten Prüfung sei bemerkt: Die meisten Präparate des Handels enthalten geringe Mengen schwefliger Säure. Diese werden durch Bromwasser unschädlich gemacht, d. h. oxydiert, worauf das überschüssige Brom durch die Erwärmung sich verflüchtigt. Erst jetzt soll mit Natriumhypophosphitlösung geprüft werden.

Gehaltsbestimmung. Zum Neutralisieren der heißen Lösung von 2 g Weinstein in 100 ccm Wasser müssen mindestens 10,5 ccm Normal-Kalilauge verbraucht werden, was einem Mindestgehalte von 99 Prozent Weinstein entspricht (1 ccm Normal-Kalilauge = 0,18814 g Weinstein, Phenolphthalein als Indikator).

Bei dieser Gehaltsbestimmung wird im Weinstein das H-Atom der noch freien Karboxylgruppe (siehe obige Formel [I]) durch K˙ ersetzt. Es entsteht also aus dem Weinstein das neutrale Kaliumtartrat. Daher:

$$\frac{1 \text{ Mol Weinstein}}{188{,}14 \text{ g}} = \frac{1 \text{ Mol KOH}}{1000 \text{ ccm } ^1/_1\text{-Normal-KOH}},$$

$$1 \text{ ccm } ^1/_1\text{-Normal-KOH} = 0{,}18814 \text{ g Weinstein.}$$

Bei Anwendung von 2 g Weinstein und Verbrauch von 10,5 ccm $^1/_1$-Normal-KOH demnach Prozentgehalt:

$$\frac{10{,}5 \cdot 0{,}18814 \cdot 100}{2} = \text{rund 99 Prozent Weinstein.}$$

Tartarus natronatus — Kaliumnatriumtartrat

$$\begin{matrix} CH(OH) \cdot CH(OH) \\ \cdot \qquad \cdot \\ CO_2Na \quad CO_2K \end{matrix} + 4H_2O \qquad \text{Mol.-Gew. } 282{,}20$$

Farblose, durchsichtige Säulen oder weißes, kristallinisches Pulver. Kaliumnatriumtartrat ist geruchlos und schmeckt mild salzig; es löst sich in etwa 1,4 Teilen Wasser.

Beim Erwärmen im siedenden Wasserbade schmilzt Kaliumnatriumtartrat zu einer farblosen Flüssigkeit; diese verwandelt sich bei stärkerem Erhitzen unter Wasserverlust und Entwickelung des Karamelgeruchs in eine grauschwarze Masse, die mit Wasser angefeuchtetes Lackmuspapier bläut und beim Erhitzen am Platindrahte die Flamme gelb färbt.

Im vorstehenden Artikel Tartarus depuratus ist bereits gesagt, daß Tartarus natronatus ein Abkömmling der Weinsäure ist, bei dem das H-Atom der einen Karboxylgruppe durch K˙ ersetzt ist, das der anderen durch Na˙. Deshalb bleiben hier nach dem Verbrennen kohlensaures Kalium und kohlensaures Natrium zurück. Bei der Flammenfärbung überdeckt dann das Gelb des Natriums das Violett des Kaliums.

Wird 1 g Kaliumnatriumtartrat in 10 ccm Wasser gelöst und die Lösung mit 5 ccm verdünnter Essigsäure geschüttelt, so scheidet sich ein weißer, kristallinischer Niederschlag aus; die durch Abgießen vom Niederschlage getrennte und mit 1 Teil Wasser verdünnte Flüssigkeit darf nach Zusatz von 4 Tropfen Ammoniumoxalatlösung innerhalb 1 Minute nicht verändert werden (Kalziumsalze).

Siehe die entsprechende Anmerkung bei Tartarus depuratus.

Die wässerige Lösung (1 + 19) darf durch 1 Tropfen Phenolphthaleinlösung (Alkalikarbonate) nicht gerötet und nach Zusatz von 3 Tropfen verdünnter Essigsäure durch 3 Tropfen Natriumsulfidlösung (Schwermetallsalze) nicht verändert werden. Die wässerige Lösung (1 + 19) darf nach Zusatz von 1 ccm Salpetersäure durch Bariumnitratlösung (Schwefelsäure) nicht verändert und durch Silbernitratlösung (Salzsäure) höchstens opalisierend getrübt werden. Nach dem Ansäuern mit einigen Tropfen Salzsäure darf die wässerige Lösung (1 + 19) durch 0,5 ccm Kaliumferrozyanidlösung nicht sofort gebläut werden (Eisensalze).

Beim Erwärmen von 1 g Kaliumnatriumtartrat mit 5 ccm Natronlauge darf sich kein Ammoniak entwickeln (Ammoniumsalze). Wird 1 g Kaliumnatriumtartrat in 2 ccm Salzsäure nach Zusatz von 2 Tropfen Bromwasser unter Erwärmen gelöst und dann mit 3 ccm Natriumhypophosphitlösung versetzt, so darf die Mischung nach viertelstündigem Erhitzen im siedenden Wasserbade keine dunklere Färbung annehmen (Arsenverbindungen).

Siehe die Erklärung zur letzten Prüfung in der vorletzten Anmerkung zu Tartarus depuratus.

Tartarus stibiatus — Brechweinstein

$C_4H_4O_7SbK + {}^1/_2H_2O$ Mol.-Gew. 333,9

Gehalt mindestens 99,5 Prozent.

Weiße, allmählich verwitternde Kristalle oder weißes, kristallinisches Pulver.

Da die Kristalle allmählich verwittern, fällt die Gehaltsbestimmung häufig entsprechend höher aus.

Brechweinstein schmeckt widerlich süßlich; er verkohlt beim Erhitzen, löst sich in etwa 17 Teilen Wasser von 20° und in etwa 3 Teilen siedendem Wasser; in Weingeist ist er unlöslich.

Die wässerige Lösung rötet Lackmuspapier schwach und gibt mit Kalkwasser einen weißen, in Essigsäure leicht löslichen Niederschlag und nach dem Versetzen mit Salzsäure mit Natriumsulfidlösung einen orangeroten Niederschlag.

Beim schwachen Ansäuern der wässerigen Lösung mit HCl entsteht zunächst ein weißer Niederschlag von Antimonhydroxyd $Sb(OH)_3$, das sich im Überschuß der Säure wieder löst. In dieser sauren Lösung fällt Natriumsulfidlösung das orangerote Sb_2S_3. — Der durch Kalkwasser entstehende weiße Niederschlag wird als Antimonoxyd bzw. Antimonhydroxyd angesehen.

Die Lösung von 1 g Brechweinstein in 2 ccm Salzsäure darf nach Zusatz von 4 ccm Natriumhypophosphitlösung und viertelstündigem Erhitzen im siedenden Wasserbade keine dunklere Färbung annehmen (Arsenverbindungen).

Gehaltsbestimmung. Etwa 0,5 g Brechweinstein werden genau gewogen und mit 0,5 g Weinsäure in etwa 100 ccm Wasser gelöst. Die Lösung muß nach Zusatz von 5 g Natriumbikarbonat und 5 ccm Stärkelösung für je 0,5 g Brechweinstein mindestens 29,8 ccm $^1/_{10}$-Normal-Jodlösung bis zur Blaufärbung verbrauchen, was einem Mindestgehalte von 99,5 Prozent Brechweinstein entspricht (1 ccm $^1/_{10}$-Normal-Jodlösung = 0,016695 g Brechweinstein, Stärkelösung als Indikator).

Diese Gehaltsbestimmung ist in Prinzip und Ausführung auf S. 91 ausführlich geschildert. Aus der dort angegebenen Formel geht hervor:

$$1\,Sb_2O_3 = \frac{2\,(C_4H_4O_7SbK + {}^1/_2\,H_2O)}{2\text{ Mol} = 667{,}8} = \frac{2\,J_2}{4\text{ Grammäquivalent} = 4000\text{ ccm } {}^1/_1\text{-Normal-Jodlösung}},$$

1 cm $^1/_{10}$-Normal-Jodlösung = 0,016695 g Brechweinstein.

Bei Anwendung von 0,5 g Brechweinstein und Verbrauch von 29,8 ccm $^1/_{10}$-Normal-Jodlösung demnach Prozentgehalt:

$$\frac{29{,}8 \cdot 0{,}016695 \cdot 100}{0{,}5} = \text{rund } 99{,}5 \text{ Prozent Brechweinstein.}$$

Terebinthina — Terpentin

Balsame verschiedener Pinus-Arten. Terpentin enthält 70 bis 85 Prozent Harz und 30 bis 15 Prozent Terpentinöl.

Terpentin ist dickflüssig, riecht eigenartig und schmeckt bitter. Die im Terpentin meist vorhandenen, kristallinischen Ausscheidungen schmelzen im Wasserbade; Terpentin ist dann gelblichbraun und fast klar, trübt sich jedoch beim Erkalten wieder. Mit 5 Teilen Weingeist gibt Terpentin eine klare Lösung, die mit Wasser angefeuchtetes Lackmuspapier rötet.

Die saure Reaktion rührt von den im Terpentin vorhandenen Harzsäuren her. — Ausführliche Mitteilungen über die Wertbestimmung des Terpentins brachte R. Peters (Ph. Ztrh. 1911, S. 1 und 1912, S. 331).

10 g Terpentin werden mit Wasserdampf destilliert, bis etwa 250 ccm übergegangen sind. Das Destillat wird nach Zusatz von 50 g Natriumchlorid dreimal mit je 25 ccm Petroläther ausgeschüttelt. Die vereinigten Petrolätherauszüge werden durch ein trockenes Filter in ein vorher gewogenes Kölbchen filtriert und durch Destillation vom Petroläther befreit. Das Gewicht des zurückbleibenden, völlig farblosen Öles muß mindestens 1,5 g betragen.

Terpinum hydratum — Terpinhydrat

$C_{10}H_{22}O_3$ Mol.-Gew. 190,2

Farblose, glänzende, rhombische Kristalle. Terpinhydrat ist fast geruchlos, schmeckt schwach würzig und etwas bitter.

Das D.A.B. 5 forderte von diesem Präparat Geruchlosigkeit. Das jetzige Arzneibuch sagt richtiger: „fast geruchlos". Ein ganz schwacher aromatischer Geruch ist nämlich immer vorhanden, nur ein terpentinartiger Geruch muß entschieden zur Beanstandung führen.

Terpinhydrat löst sich in etwa 10 Teilen Weingeist von 20°, in 2 Teilen siedendem Weingeist, in 32 Teilen siedendem Wasser und in 1 Teil siedender Essigsäure. In kaltem Wasser, Äther oder Chloroform ist es schwer löslich. Terpinhydrat sublimiert beim Erhitzen in feinen Nadeln und verbrennt mit leuchtender Flamme.

Terpinhydrat schmilzt bei 116° unter Entwickelung von Dampfbläschen. Zur Bestimmung des Schmelzpunkts wird das Bad vor dem Hineinbringen des Schmelzpunktröhrchens auf etwa 110° erwärmt und nach dem Hineinbringen mit so großer Flamme weiter erhitzt, daß zur Steigerung der Temperatur um je 1° höchstens 15 bis 20 Sekunden erforderlich sind.

Die Formel des Terpinhydrats war im alten Arzneibuch nicht zusammengezogen, wie jetzt vorstehend angegeben, sondern in der Schreibweise: $C_{10}H_{20}O_2 \cdot H_2O$. Wenn jetzt die Formel zusammengezogen ist, lag wohl der Grund vor, daß das Wasser hier nicht als Kristallwasser aufzufassen ist. Aber jedenfalls ist das Wasser leicht zu entfernen: Schon bei längerem Liegen im Exsikkator, schneller durch Trocknen bei 100° entweicht das Wasser und das cis-Terpin (ein Glykol) bleibt zurück. Diese Eigenschaft muß natürlich auch bei der Schmelzpunktsbestimmung zur Geltung kommen. Das D.A.B. 5 schrieb diesbezüglich vor: „Terpinhydrat schmilzt bei 116° unter Verlust von Wasser, worauf der Schmelzpunkt auf 102° zurückgeht." Damit war gemeint: Man findet zunächst den Schmelzpunkt des Terpinhydrats (116°); zugleich entweicht das Wasser, worauf man den Schmelzpunkt (102°) des Terpins findet. G. Frerichs (Ap. Z. 1917, S. 480) wies aber mit Recht darauf hin, daß man nach der Arbeitsweise des D.A.B. 5 beide

Schmelzpunkte nicht eindeutig findet. Denn der Schmelzpunkt 116° wird nicht klar erreicht, weil während der langsamen Erhitzung schon etwas Wasser entweicht, ebensowenig der des Terpins bei 102°, weil dazu das gesamte Wasser, nicht nur ein Teil, entfernt sein müßte. Deshalb soll jetzt gemäß dem D. A.B. 6, entsprechend dem Vorschlag von G. Frerichs, das Entweichen von Wasser während der Bestimmung möglichst vermieden werden. Deshalb ist das Hineinbringen des Schmelzpunktröhrchens in das schon auf etwa 110° erwärmte Bad vorgeschrieben und das darauffolgende, etwa doppelt so schnelle Erhitzen wie sonst (siehe S. 5). Dann soll das Hydrat bei 116° schmelzen, unter Entweichen von Wasser.

Terpinhydrat wird von Schwefelsäure mit orangegelber Färbung aufgenommen. Erhitzt man die Lösung von 0,2 g Terpinhydrat in 10 ccm heißem Wasser nach Zusatz von 2 bis 3 ccm verdünnter Schwefelsäure, so trübt sie sich unter Entwickelung eines stark würzigen Geruchs.

Beim Erhitzen mit der stark verdünnten Schwefelsäure bildet sich ein Gemenge verschiedener Substanzen, darunter Terpineol.

Wird 1 g zerriebenes Terpinhydrat mit 10 ccm Wasser zum Sieden erhitzt, so darf die wässerige Flüssigkeit Lackmuspapier nicht verändern.

0,2 g Terpinhydrat dürfen nach dem Verbrennen keinen wägbaren Rückstand hinterlassen.

Theobromino-natrium salicylicum — Theobrominnatriumsalizylat

Diuretin (E. W.)

Bei Coffeinum-Natrium benzoic. und salicylic. ist der Name so gewählt, weil damit gesagt werden soll, daß zwischen dem Koffein und dem Natriumbenzoat bzw. Natriumsalizylat keine chemische Verbindung besteht. Das vorliegende Präparat ist aber absichtlich Theobromino-natrium salicylic. genannt, zum Hinweis, daß das Theobromin als schwache Säure mit dem Alkali die salzartige chemische Verbindung Theobromin-Natrium gebildet hat. — Es liegt also vor: Theobromin-Natrium und Natriumsalizylat. Ob zwischen diesen beiden Natriumverbindungen sich hier ein Doppelsalz gebildet hat, ob also in diesem Gesamtpräparat eine chemische Verbindung vorliegt, darüber gehen die Meinungen noch auseinander. Jedenfalls ist das Theobromin-Natrium an sich und in dem Komplex Theobromino-natrium salicylic. so leicht zersetzlich, daß bereits die Kohlensäure der Luft eine Zersetzung in freies Theobromin und kohlensaures Natrium herbeiführt. Hat diese Zersetzung begonnen, so löst sich das Präparat bei seinem Gehalt an freiem Theobromin nicht mehr vollständig in Wasser. Es ist daher angebracht, nur kleine Packungen dieses Präparates in Gebrauch zu nehmen und diese nach Entnahme der benötigten Menge sofort gut zu schließen. Aber auch trotz dieser Vorsicht treten leicht Verluste ein. K. Kollo (Ap. Z. 1910, S. 510) schlägt deshalb vor, das Präparat in einem größeren Glasgefäß aufzubewahren, das zum Absorbieren der Kohlensäure zum Teil mit Natronkalk gefüllt und dessen Glasstöpsel mit Leinwand überbunden ist. — L. Derlin (Ap. Z. 1912 S. 806) schlägt vor, Lösungen ex tempore zu bereiten. Dazu werden

4,5 g Theobromin mit 6,7 g Natronlauge geschüttelt, und der Lösung dann 4,4 g Natriumsalizylat zugesetzt. Man erhält so die Lösung von 10 g Theobromino-natr. salicyl. (Selbstverständlich ist der Vorschlag von Derlin nicht anwendbar, wenn Diuretin verordnet ist.)

Gehalt mindestens 40 Prozent Theobromin ($C_7H_8O_2N_4$, Mol.-Gew. 180,10). Weißes, fast geruchloses Pulver von süßsalzigem, zugleich etwas laugenhaftem Geschmacke. Theobrominnatriumsalizylat löst sich in der gleichen Gewichtsmenge Wasser, besonders leicht beim Erwärmen. Die wässerige Lösung bläut Lackmuspapier und wird nach dem Ansäuern mit verdünnter Essigsäure durch Eisenchloridlösung violett gefärbt.

Über die alkalische Reaktion siehe bei der Gehaltsbestimmung. — Die Violettfärbung durch Eisenchloridlösung ist die Salizylsäurereaktion.

Aus 1 ccm der wässerigen Lösung (1 + 19) wird nach Zusatz von 1 Tropfen verdünnter Salzsäure Theobromin, nach weiterem Zusatz von 5 Tropfen verdünnter Salzsäure auch Salizylsäure als weißer Niederschlag abgeschieden. Nach Zusatz von 0,5 ccm Natronlauge oder 10 ccm Ammoniakflüssigkeit tritt wieder vollständige Lösung ein.

Die Lösung von 1 g Theobrominnatriumsalizylat in 4 ccm Wasser muß farblos sein. Wird die Lösung von 0,5 g Theobrominnatriumsalizylat in 5 ccm Wasser und 5 ccm Natronlauge mit 10 ccm Chloroform ausgeschüttelt und der Verdunstungsrückstand des Chloroforms in einem Porzellanschälchen mit 10 Tropfen Wasserstoffsuperoxydlösung und 1 Tropfen Salzsäure erneut zur Trockne verdampft, so darf der Rückstand nicht gelbrot sein und sich beim Befeuchten mit 1 Tropfen Ammoniakflüssigkeit nur sehr schwach purpurrot färben (Koffein).

Wird die stark alkalische wässerige Lösung des Theobrominnatriumsalizylats mit Chloroform ausgeschüttelt, so bleiben das Theobromin und die Salizylsäure als Natriumverbindungen in der wässerigen Lösung. Vorhandenes Koffein dagegen kann durch Chloroform ausgeschüttelt und nach Verdunsten des Lösungsmittels durch die Murexid-Reaktion (hier ausgeführt mit H_2O_2) nachgewiesen werden. Die zum Schluß eventuell auftretende „sehr schwach purpurrote“ Färbung kann auch von Spuren Theobromin herrühren, die doch in den Rückstand gelangt sind.

0,1 g Theobrominnatriumsalizylat muß sich in 1 ccm Schwefelsäure ohne Aufbrausen und ohne Färbung lösen (Natriumkarbonat, Zersetzungsprodukte).

0,2 g Theobrominnatriumsalizylat dürfen durch einstündiges Trocknen bei 100° höchstens 0,01 g an Gewicht verlieren.

Bestimmung des Theobromingehalts. 0,5 g Theobrominnatriumsalizylat werden in einem Becherglas in 5 ccm Wasser gelöst und nach Zugabe von 2 Tropfen Methylrotlösung mit $^1/_{10}$-Normal-Salzsäure bis zum Farbumschlage titriert. Hierzu dürfen nicht weniger als 12,3 ccm und nicht mehr als 12,7 ccm $^1/_{10}$-Normal-Salzsäure verbraucht werden. Nachdem die titrierte Flüssigkeit 3 Stunden lang bei Zimmertemperatur gestanden hat, wird der entstandene Niederschlag auf ein glattes Filter von 6 cm Durchmesser gebracht, viermal mit je 5 ccm Wasser ausgewaschen, nach dem Trocknen bei 100° vorsichtig von dem Filter gelöst und gewogen; sein Gewicht muß mindestens 0,2 g betragen.

Die Komponente Theobrominnatrium (siehe J. Gadamer u. E. Neuhoff, Archiv 1926, S. 554) erleidet in Wasser weitgehende Hydrolyse, wobei stark alkalische Reaktion auftritt:

$$C_7H_7O_2N_4Na + H_2O \leftrightarrows C_7H_8O_2N_4 + Na^{\cdot} + OH'.$$

Bei Neutralisation des Hydroxylions durch eine Säure verläuft die Gleichung quantitativ von links nach rechts. Darauf beruht der erste Teil der Theobromin-Bestimmung, die Titration durch $^1/_{10}$-Normal-Salzsäure, Indikator Methylrot,

$$\frac{1 \text{ Theobromin}}{1 \text{ Mol} = 180{,}1 \text{ g}} = \frac{1 \text{ HCl}}{1 \text{ Mol} = 1000 \text{ ccm } ^1/_1\text{-Normal-HCl}},$$

$$1 \text{ ccm } ^1/_{10}\text{-Normal-HCl} = 0{,}01801 \text{ g Theobromin.}$$

Bei Anwendung von 0,5 g Theobrominnatriumsalizylat und Verbrauch von 12,3 bis 12,7 ccm $^1/_{10}$-Normal-Salzsäure demnach Prozentgehalt:

$$\frac{12{,}3 \text{ (bis } 12{,}7) \cdot 0{,}01801 \cdot 100}{0{,}5} = \text{rund } 44{,}3 \text{ bis } 45{,}7 \text{ Prozent Theobromin.}$$

Bei dieser Titration wird übrigens nur indirekt der Theobromin-Gehalt ermittelt, da man nur das $Na^{\cdot}$ des Theobrominnatriums bestimmt. Die Bestimmung gibt demgemäß nur einen Anhalt, wenn keine anderen Alkalien zugegen sind. — Der Umschlag tritt bei vorstehender Titration ein, sobald das Theobrominnatrium zersetzt ist. Das Natriumsalizylat wird also nicht zersetzt, es fällt lediglich allmählich das Theobromin aus; nach 3 Stunden ist die Abscheidung beendet. Der Niederschlag soll sodann auf einem Filter gesammelt, getrocknet, vom Filter abgelöst und gewogen werden. Es könnte nun zunächst als Widerspruch erscheinen, daß gemäß der Titration rund 45 Prozent Theobromin verlangt werden, nach dieser Gewichtsbestimmung aber nur 0,2 g Theobromin in 0,5 g Präparat, also nur 40 Prozent Theobromin. Zu Beginn dieses Artikels heißt es entsprechend der zweiten Bestimmung: „Gehalt mindestens 40 Prozent Theobromin." Die Aufklärung ist folgende: Die Gewichtsbestimmung des Theobromins bedarf einer Korrektur. Werden 40 Prozent Theobromin durch Wägung nachgewiesen, sind mehr als 45 Prozent im Theobrominnatriumsalizylat vorhanden, da ein gewisser, mäßig gleichbleibender Teil des Theobromins in Lösung bleibt. Es steht sogar fest, daß das jetzige Arzneibuch den so entstehenden Verlust zu niedrig angenommen hat. Denn wir fanden in den besten Präparaten, die nach der Bestimmung des D.A.B. 5 rund 42 Prozent Theobromin enthielten, nach dem D.A.B. 6 nur rund 38 Prozent. Das wird erklärlich, wenn man berücksichtigt, daß nach dem D.A.B. 5 nicht weniger als 2 g Präparat mit 35 ccm Flüssigkeit behandelt werden, nach dem D.A.B. 6 aber nur 0,5 g Präparat mit noch mehr Flüssigkeit. Der relative Verlust ist also im zweiten Fall größer und wird noch erhöht, wenn man den getrockneten Niederschlag vom Filter lösen soll, was quantitativ nicht immer möglich sein wird. Wir schlagen deshalb vor: I. Erhält man nach der gravimetrischen Methode des D.A.B. 6 aus 0,5 g Präparat 0,18 bis 0,19 g Theobromin, so soll dieses Ergebnis als befriedigend angesehen werden. II. Das isolierte Theobromin soll nicht zur Wägung vom Filter gelöst, sondern behandelt werden, wie es das D.A.B. 5 vorschrieb: „Der entstandene Niederschlag wird sodann auf ein bei 100° getrocknetes und gewogenes Filter von 8 cm Durchmesser gebracht. Filter und Niederschlag werden viermal mit je 5 ccm kaltem Wasser gewaschen, der Niederschlag wird im Filter bei 100°

getrocknet und gewogen." III. Am zweckmäßigsten wäre es aber wohl, um Verwirrung vorzubeugen, wenn die Angaben einheitlich gestaltet würden. Dann müßte es am Anfang des Artikels heißen: Gehalt annähernd 45 Prozent Theobromin (dieser Gehalt ist ja auch tatsächlich gemeint). — Damit würde sich das Ergebnis der Titration decken. — Dann würde freilich bei der gravimetrischen Bestimmung im Hinblick auf den Substanzverlust eine entsprechende Korrektur angegeben werden müssen, wie es ja im D.A.B. 6 auch z. B. bei der Gehaltsbestimmung in Flores Cinae geschieht.

Siehe auch R. Stollé und O. Fechtig, Ap. Z. 1928, S. 133.

Verdampft man 0,01 g dieses Niederschlags in einem Porzellanschälchen mit 10 Tropfen Wasserstoffsuperoxydlösung und 1 Tropfen Salzsäure zur Trockne, so hinterbleibt ein gelbroter Rückstand, der sich beim Befeuchten mit 1 Tropfen Ammoniakflüssigkeit purpurrot färbt.

Vor Licht geschützt aufzubewahren.

Theophyllinum — Theophyllin

```
CH3N—CO
    |    |
   OC   C—NH\
    |    ||    >CH + H2O      Mol.-Gew. 198,11
CH3N—C—N  /
```

Feine, farb- und geruchlose Nadeln von schwach bitterem Geschmacke. Theophyllin löst sich schwer in Wasser und in Weingeist von 20°, leicht in siedendem Wasser und in siedendem Weingeist. Die Lösungen verändern Lackmuspapier nicht. Wird Theophyllin in einem Porzellantiegel auf der Asbestplatte erhitzt, so schmilzt es zu einer grüngelben Flüssigkeit und sublimiert.

Schmelzpunkt 264° bis 265°.

Dampft man 0,01 g Theophyllin in einem Porzellanschälchen mit 10 Tropfen Wasserstoffsuperoxydlösung und 1 Tropfen Salzsäure ein, so hinterbleibt ein gelbroter Rückstand, der sich beim Befeuchten mit 1 Tropfen Ammoniakflüssigkeit purpurrot färbt. In 1 ccm der wässerigen Lösung (1 + 199) rufen 0,5 ccm Gerbsäurelösung einen starken Niederschlag hervor, der sich nach weiterem Zusatz von 5 ccm des Fällungsmittels wieder löst.

0,01 g Theophyllin löst sich in 1 ccm verdünnter Ammoniakflüssigkeit (1 + 9) leicht und ohne Färbung auf; gibt man zu dieser Lösung 4 Tropfen Silbernitratlösung, so entsteht eine gallertartige Ausscheidung, die sich nach Zusatz von 3 ccm Salpetersäure wieder vollständig löst (Salzsäure).

Das Theophyllin besitzt äußerst schwach basischen und zugleich sauren Charakter. In letzterer Eigenschaft bildet das Theophyllin mit Ammoniak ein Salz, aus dessen Lösung durch Silbernitrat das gallertartige Theophyllinsilber ausgeschieden wird, das sich im Überschuß von Salpetersäure löst.

1 ccm der wässerigen Lösung (1 + 199) darf weder sofort durch Bromwasser noch durch Jodlösung getrübt, noch durch Natriumsulfidlösung (Schwermetallsalze) oder Bariumnitratlösung (Schwefelsäure) verändert werden. 0,01 g Theophyllin muß sich in 1 ccm Schwefelsäure und in 1 ccm Salpetersäure ohne Färbung lösen (Alkaloide).

0,2 g Theophyllin dürfen durch Trocknen bei 100° höchstens 0,02 g an Gewicht verlieren und nach dem Verbrennen, wobei keine Verkohlung eintreten darf, keinen wägbaren Rückstand hinterlassen.

Vor Licht geschützt aufzubewahren.

Thymolum — Thymol

$$C_6H_3\begin{cases}CH_3 & [1]\\ OH & [3]\\ CH(CH_3)_2 & [4]\end{cases}$$ Mol.-Gew. 150,1

Farblose, nach Thymian riechende, würzig und brennend schmeckende Kristalle. Thymol löst sich in weniger als 1 Teil Weingeist, Äther oder Chloroform sowie in 2 Teilen Natronlauge und in etwa 1100 Teilen Wasser. In Wasser sinkt Thymol unter; geschmolzenes Thymol schwimmt dagegen auf Wasser. Mit Wasserdämpfen ist Thymol leicht flüchtig.

Schmelzpunkt 50° bis 51°.

Nach dem D. A. B. 5 sollte der Erstarrungspunkt des Thymols festgestellt werden, jetzt ist richtiger die Bestimmung des Schmelzpunkts gefordert, der, wenn richtig gefunden, weitgehend für die Reinheit der Substanz spricht.

Die Lösung eines Kriställchens Thymol in 1 ccm Essigsäure wird durch 6 Tropfen Schwefelsäure und 1 Tropfen Salpetersäure blaugrün gefärbt.

Kocht man 0,5 g Thymol mit 10 ccm Wasser, so darf die nach dem Abkühlen abfiltrierte Lösung Lackmuspapier nicht röten (Säuren), auch darf das Filtrat durch 1 Tropfen verdünnte Eisenchloridlösung (1 + 9) nicht violett gefärbt werden (fremde Phenole).

Würde man zu diesen Proben das Thymol mit kaltem Wasser behandeln, so würde sich die zu prüfende Substanz nur in so geringer Menge lösen (in 10 ccm Wasser nur rund 0,01 g Thymol), daß etwaige Verunreinigungen bei solcher Verdünnung kaum nachzuweisen wären. Deshalb die Behandlung von 0,5 g Thymol mit siedendem Wasser, worauf nach dem Erkalten der größte Teil des Thymols abfiltriert wird, die genannten Verunreinigungen aber gelöst bleiben würden.

0,2 g Thymol dürfen beim Erhitzen auf dem Wasserbade keinen wägbaren Rückstand hinterlassen.

Tincturae — Tinkturen

Tinkturen sind aus pflanzlichen oder tierischen Stoffen mit Hilfe von Weingeist, Ätherweingeist, Wein, Azeton oder Wasser hergestellte, dünnflüssige, gefärbte Auszüge. Auch weingeistige Lösungen solcher oder anderer Arzneistoffe können als Tinkturen bezeichnet werden.

Über die Prüfung bzw. Wertbestimmung der Tinkturen ist folgendes zu sagen:

Bestimmung des Alkoholgehaltes: Diese Bestimmung erfolgt nach dem Arzneibuch durch Feststellung der Alkoholzahl (siehe S. 93); ein genaueres und doch nicht viel umständlicheres Verfahren ist im Kapitel „Alkoholbestimmungen in Tinkturen usw." (S. 95) angegeben.

Prüfung auf Methylalkohol und Azeton: Diese Prüfungen läßt das Arzneibuch im Anschluß an die Bestimmung der Alkoholzahl ausführen. Näheres darüber siehe S. 97 u. 98.

Prüfung auf Propylalkohol: Amtliche Stellen haben sich bereits veranlaßt gesehen, warnend darauf hinzuweisen, daß die Industrie zur Herstellung von Arzneimitteln an Stelle des Äthylalkohols den Isopropylalkohol anbiete, daß daher der Verdacht vorliege, dieser Isopropylalkohol werde auch wirklich für solche Zwecke verwendet. Deshalb mußte der Nachweis dieses Alkohols hier behandelt werden: Aus wirtschaftlichen Gründen dürfte für die Bereitung von Arzneimitteln nur der sekundäre Propylalkohol (Isopropylalkohol)

$$CH_3 \cdot CH \cdot OH \cdot CH_3$$

in Frage kommen. Näheres siehe S. 98.

Zur Gewinnung eines weiteren Maßstabes in bezug auf Güte der Tinkturen und Fluidextrakte wird vielfach die Bestimmung der Dichte und des Trockenrückstandes vorgeschlagen. Es ist selbstverständlich, daß das Ergebnis dieser Feststellungen ein endgültiges Werturteil nicht gestattet. Diese Konstanten, hauptsächlich der Trockenrückstand, können durch fremde Zusätze beeinflußt, also „künstlich eingestellt“ sein. Umgekehrt geben aber diese Konstanten oft einen wichtigen Hinweis. Fallen sie aus den normalen Grenzen wesentlich heraus, so erscheint das Präparat von entsprechend zweifelhaftem Wert. Sind die Konstanten aber normal, so weisen sie bei Selbstherstellung der Präparate auf richtige Arbeit hin, bei gekauften Präparaten bieten sie wenigstens einen gewissen Anhalt. Deshalb seien diese Konstanten hier angegeben, soweit sie in unsern Laboratorien gefunden wurden. Bei Tinkturen, die eine exakte Gehaltsbestimmung der wirksamen Stoffe zulassen, erübrigt sich im allgemeinen die Feststellung von Dichte und Trockenrückstand. (Über die Bestimmung des Trockenrückstandes siehe S. 21).

	Dichte	Trockenrückstand in Prozent
Tinct. Absinthii	0,901—0,903	2,8 — 3,17
„ Aloes	0,875—0,888	13,03—15,45
„ Aloes cps.	0,905—0,906	3,11— 3,85
„ amara	0,914—0,919	5,98— 6,30
„ Arnicae	0,895—0,901	1,51— 1,94
„ aromatica	0,899—0,902	1,49— 2,1
„ Aurantii	0,916—0,920	6,62— 7,4
„ Benzoes	0,876—0,883	13,34—15,89
„ Calami	0,904—0,906	3,6 — 4,72
„ Capsici	0,833—0,839	1,46— 3,01
„ Catechu	0,930—0,952	9 —13
„ Cinnamomi	0,902—0,907	1,7 — 1,9
„ Colocynthidis	etwa 0,843	etwa 1,93
„ Gallarum	0,959—0,961	14,7 —15,8
„ Gentianae	0,919—0,921	6,2 — 8,13
„ Lobeliae	0,893—0,902	1,46— 2,15
„ Myrrhae	0,839—0,844	4,46— 6,01
„ Pimpinellae	0,900—0,906	2,15— 3,89
„ Ratanhiae	0,918—0,921	6,15— 8,13
„ Rhei aquosa	1,007—1,008	4,15— 4,56
„ Rhei vinosa	etwa 1,066	etwa 20,89
„ Scillae	0,940—0,945	11,06—12,59
„ Tormentillae	etwa 0,928	etwa 5,77
„ Valerianae	0,902—0,912	2,88— 4,52
„ Valerianae aether.	0,809—0,823	1,46— 2,31
„ Veratri	0,900—0,903	2,33— 2,81
„ Zingiberis	0,894—0,900	1,45— 1,66

Tinctura Cantharidum — Spanischfliegentinktur

Gehalt mindestens 0,07 Prozent Kantharidin.

Spanischfliegentinktur ist grünlichgelb und riecht nach Azeton.

Gehaltsbestimmung. 60 g Spanischfliegentinktur destilliert man auf dem Wasserbad in einem kleinen Kölbchen bis auf etwa 2 g ab und entfernt die letzten Anteile des Azetons ohne Erwärmen durch Einblasen eines Luftstroms. Den Rückstand nimmt man mit 20 g Chloroform auf und fügt 40 g Äther sowie 3 g getrocknetes Natriumsulfat hinzu. Nach halbstündigem Stehen filtriert man 50 g der Äther-Chloroformlösung (= 50 g Spanischfliegentinktur) durch ein trockenes, gut bedecktes Filter in ein gewogenes Kölbchen. Hierauf destilliert man die Äther-Chloroformlösung bei mäßiger Wärme bis auf etwa 5 g ab und läßt das zurückbleibende Chloroform aus dem schräggestellten Kölbchen an der Luft verdunsten. Nachdem man die letzten Anteile des Chloroforms durch Einblasen eines Luftstroms entfernt hat, übergießt man den Rückstand mit 10 ccm einer Mischung von 19 Raumteilen Petroleumbenzin und 1 Raumteil absolutem Alkohol und läßt das verschlossene Kölbchen unter zeitweiligem Umschwenken 12 Stunden lang stehen. Alsdann gießt man die Flüssigkeit durch einen mit einem Wattebäuschchen verschlossenen Trichter und wäscht den kristallinischen Rückstand unter leichtem Umschwenken etwa viermal mit je 5 ccm der Petroleumbenzin-Alkoholmischung nach, bis diese farblos abläuft. Die auf die Watte gelangten Kristalle löst man durch Auftropfen von 5 ccm Chloroform und gibt die Lösung in das Kölbchen zurück. Das Chloroform läßt man unter gelindem Erwärmen verdunsten und trocknet den Rückstand 12 Stunden lang im Exsikkator. Das Gewicht des Rückstandes muß mindestens 0,035 g betragen, was einem Mindestgehalte von 0,07 Prozent Kantharidin entspricht.

Ist das so erhaltene Kantharidin nicht gut kristallinisch, sondern harzig und dunkel gefärbt, so löst man es in dem Kölbchen durch ein dreimal zu wiederholendes mäßiges Erwärmen mit je 2 ccm Natronlauge, vereinigt die alkalischen Lösungen in einem Scheidetrichter und spült das Kölbchen dreimal mit je 2 ccm Wasser nach. Nachdem man diese Lösung mit Salzsäure angesäuert hat, gibt man 10 ccm Chloroform in den Scheidetrichter und schüttelt 10 Minuten lang. Nach vollständiger Klärung gießt man die Chlororformlösung in ein gewogenes Kölbchen und wiederholt die Ausschüttelung noch zweimal mit je 5 ccm Chloroform in derselben Weise. Hierauf destilliert man die vereinigten Chloroformlösungen bei mäßiger Wärme bis auf etwa 5 g ab und behandelt den Rückstand mit der Petroleumbenzin-Alkoholmischung in der vorher beschriebenen Weise.

Die Grundlagen zu dieser Gehaltsbestimmung sind bereits im Artikel „Cantharides“ dargelegt. Ein Säurezusatz ist hier, um das gesamte Kantharidin in Freiheit zu setzen, nicht nötig, da zur Herstellung der Tinktur die spanischen Fliegen unter Zusatz von Weinsäure extrahiert sind. Da als Extraktionsmittel der Kanthariden das feuergefährliche Azeton vorgeschrieben ist, das schon bei etwa 55^0 siedet, destilliere man zu Beginn die Tinktur recht vorsichtig ab, auf dem Wasserbad, das man mit kleiner Flamme erhitzt.

Tinctura Chinae — Chinatinktur

Gehalt mindestens 0,74 Prozent Alkaloide, berechnet auf Chinin ($C_{20}H_{24}O_2N_2$) und Cinchonin ($C_{19}H_{22}ON_2$); der Berechnung wird das Mol.-Gew. 309,2 zugrunde gelegt.

Chinatinktur ist rotbraun und schmeckt stark bitter.

Alkoholzahl nicht unter 7,3.

Gehaltsbestimmung. 20 g Chinatinktur dampft man nach Zusatz von 1 g Salzsäure in einem gewogenen Kölbchen von etwa 100 ccm Inhalt im siedenden Wasserbad auf 5 g ein, fügt zu dem Rückstand nach dem Erkalten 15 g Chloroform sowie nach kräftigem Umschütteln 2,5 g Natronlauge hinzu und schüttelt das Gemisch 10 Minuten lang erneut durch. Alsdann fügt man 25 g Äther und nach kräftigem Umschütteln 1 g Traganth hinzu. Nachdem man wiederum einige Minuten lang durchgeschüttelt hat, filtriert man 30 g der klaren Äther-Chloroformlösung (= 15 g Chinatinktur) durch ein Wattebäuschchen in ein Kölbchen, fügt 10 ccm Weingeist hinzu und destilliert die Mischung bis zum Verschwinden des Äther-Chloroformgeruchs ab. Den Rückstand nimmt man mit 10 ccm Weingeist unter gelindem Erwärmen auf, verdünnt die Lösung mit 10 ccm Wasser und titriert nach Zusatz von 2 Tropfen Methylrotlösung mit $^1/_{10}$-Normal-Salzsäure bis zum Farbumschlage. Hierzu müssen mindestens 3,59 ccm $^1/_{10}$-Normal-Salzsäure verbraucht werden, was einem Mindestgehalte von 0,74 Prozent Alkaloiden entspricht (1 ccm $^1/_{10}$-Normal-Salzsäure = 0,03092 g Alkaloide, berechnet auf Chinin und Cinchonin, Methylrot als Indikator).

Bei Cortex Chinae ist das Prinzip dieser Gehaltsbestimmung dargelegt. Dort ist ausgeführt, daß die hier in Betracht kommenden Alkaloide als Alkaloidtannate vorhanden sind, die erst durch Salzsäure „aufgeschlossen", d. h. in Alkaloidhydrochloride und Gerbsäuren zerlegt werden müssen. Erst dann werden die Alkaloide durch überschüssiges Alkali in Freiheit gesetzt. Nach Zusatz der Salzsäure soll das Abdampfen des Weingeistes erfolgen. Das geschah bisher in einer Schale. Jetzt soll es zur Vermeidung von Verlusten gleich in dem zur „Aufschließung" verwendeten Kölbchen geschehen. Das gelingt auch ganz leicht, wenn man nach Vorschrift das Kölbchen **in** das siedende Wasserbad setzt (**auf** dem Wasserbad geht das Abdampfen äußerst langsam vor sich). Darauf findet die Bestimmung glatt nach der Vorschrift statt. — Die Berechnung erfolgt völlig analog der bei Cort. Chinae:

1 ccm $^1/_{10}$-Normal-Salzsäure = 0,03092 g Alkaloide,

berechnet auf Chinin und Cinchonin.

Bei Anwendung von 15 g Chinatinktur und Verbrauch von 3,59 ccm $^1/_{10}$-Normal-Salzsäure demnach Prozentgehalt:

$$\frac{3{,}59 \cdot 0{,}03092 \cdot 100}{15} = \text{rund } 0{,}74 \text{ Prozent Alkaloide.}$$

5 ccm der titrierten Flüssigkeit müssen, mit 1 ccm verdünntem Bromwasser (1 + 4) vermischt, nach Zusatz von Ammoniakflüssigkeit eine grüne Färbung annehmen.

Zur Identifizierung des Chinins soll die Thalleiochinreaktion angestellt werden (Cinchonin gibt diese Reaktion nicht!)

Tinctura Chinae composita — Zusammengesetzte Chinatinktur

Gehalt mindestens 0,37 Prozent Alkaloide, berechnet auf Chinin ($C_{20}H_{24}O_2N_2$) und Cinchonin ($C_{19}H_{22}ON_2$); der Berechnung wird das Mol.-Gew. 309,2 zugrunde gelegt.

Zusammengesetzte Chinatinktur ist rotbraun, riecht würzig und schmeckt würzig und bitter.

Alkoholzahl nicht unter 7,3.

Gehaltsbestimmung. 20 g zusammengesetzte Chinatinktur dampft man nach Zusatz von 1 g Salzsäure in einem gewogenen Kölbchen von etwa 100 ccm Inhalt im siedenden Wasserbad auf 5 g ein, fügt zu dem Rückstand nach dem Erkalten 15 g Chloroform sowie nach kräftigem Umschütteln 2,5 g Natronlauge hinzu und schüttelt das Gemisch 10 Minuten lang erneut durch. Alsdann fügt man 25 g Äther und nach kräftigem Umschütteln 1 g Traganth hinzu. Nachdem man wiederum einige Minuten lang durchgeschüttelt hat, filtriert man 30 g der klaren Äther-Chloroformlösung (= 15 g zusammengesetzte Chinatinktur) durch ein Wattebäuschchen in ein Kölbchen, fügt 10 ccm Weingeist hinzu und destilliert die Mischung bis zum Verschwinden des Äther-Chloroformgeruchs ab. Den Rückstand nimmt man mit 10 ccm Weingeist unter gelindem Erwärmen auf, verdünnt die Lösung mit 10 ccm Wasser und titriert nach Zusatz von 2 Tropfen Methylrotlösung mit $^1/_{10}$-Normal-Salzsäure bis zum Farbumschlage. Hierzu müssen mindestens 1,80 ccm $^1/_{10}$-Normal-Salzsäure verbraucht werden, was einem Mindestgehalte von 0,37 Prozent Alkaloiden entspricht (1 ccm $^1/_{10}$-Normal-Salzsäure = 0,03092 g Alkaloide, berechnet auf Chinin und Cinchonin, Methylrot als Indikator).

Siehe über diese Bestimmung die Anmerkung zum vorstehenden Artikel „Tinctura Chinae". Die Berechnung erfolgt analog.

10 ccm der titrierten Flüssigkeit müssen, mit 1 ccm verdünntem Bromwasser (1 + 4) vermischt, nach Zusatz von Ammoniakflüssigkeit eine grüne Färbung annehmen.

Tinctura Colchici — Zeitlosentinktur

Tinctura Colchici P. I.

Gehalt mindestens 0,04 Prozent Kolchizin.

Zeitlosentinktur ist gelb und schmeckt bitter.

Alkoholzahl nicht unter 7,7.

Löst man den Verdunstungsrückstand von 20 Tropfen Zeitlosentinktur in 5 Tropfen Schwefelsäure und fügt der Lösung ein Körnchen Kaliumnitrat hinzu, so treten beim Umrühren blauviolette, rasch verblassende Schlieren auf.

Diese Identitätsbestimmung kann man sehr gut mit dem Alkaloidrückstand ausführen, den man nach der folgenden Gehaltsbestimmung erhält.

Gehaltsbestimmung. 100 g Zeitlosentinktur dampft man in einem gewogenen Kolben von etwa 250 ccm Inhalt im siedenden Wasserbad auf 20 g ein, bringt die Lösung nach dem Erkalten mit Wasser auf ein Gewicht von 95 g, fügt 5 g Bleiessig hinzu, schüttelt die Mischung 3 Minuten lang kräftig durch und filtriert sie durch ein trockenes Faltenfilter von 12 cm Durchmesser in ein Arzneiglas von 150 ccm Inhalt vollkommen ab. Zu dem Filtrate gibt man 2 g zerriebenes Natriumphosphat, schüttelt 3 Minuten lang kräftig durch und filtriert die Lösung durch ein trockenes Faltenfilter von 10 cm Durchmesser. 80 g des Filtrats (= 80 g Zeitlosentinktur) versetzt man in einem Scheidetrichter mit 20 g Natriumchlorid, gibt nach dessen Lösung 50 g Chloroform hinzu und schüttelt die Mischung 5 Minuten lang kräftig durch. Nach vollständiger Klärung filtriert man die Chloroformlösung durch ein kleines glattes Filter. 40 g dieser Lösung (= 64 g Zeitlosentinktur) läßt man in einem gewogenen Kölbchen verdunsten und trocknet den Rückstand bei 70° bis 80° bis zum gleichbleibenden Gewichte. Die Menge des Rückstandes muß mindestens 0,026 g betragen, was einem Mindestgehalte von 0,04 Prozent Kolchizin entspricht.

Das Prinzip dieser Gehaltsbestimmung ist bei Semen Colchici dargelegt. Nach dem Verdunsten des Weingeistes und Auffüllen des Rückstandes mit Wasser auf das ungefähre ursprüngliche Gewicht liegt eine Extraktionsflüssigkeit vor, die man analog weiter verarbeiten kann. — Die Verjagung des Weingeistes aus der Tinktur muß — wie es auch die Vorschrift besagt — so erfolgen, daß man den Kolben **im** siedenden Wasserbade erhitzt; **auf** dem siedenden Wasserbade würde der Vorgang äußerst langsam erfolgen, kaum zu Ende geführt werden können.

Tinctura Ipecacuanhae — Brechwurzeltinktur

Tinctura Ipecacuanhae P. I.

Gehalt mindestens 0,194 Prozent Alkaloide, berechnet auf Emetin ($C_{30}H_{44}O_4N_2$, Mol.-Gew. 496,4).

Brechwurzeltinktur ist hellbraun.

In einer Mischung von 5 Tropfen Brechwurzeltinktur und 10 Tropfen verdünnter Salzsäure ruft ein Körnchen Chlorkalk eine lebhaft orangegelbe Färbung hervor.

Hier liegt die Identitätsbestimmung vor.

Alkoholzahl nicht unter 8,0.

Gehaltsbestimmung. 20 g Brechwurzeltinktur dampft man in einem gewogenen Kölbchen von etwa 100 ccm Inhalt im siedenden Wasserbad auf 5 g ein, fügt zu dem Rückstand nach dem Erkalten 25 g Äther hinzu, schüttelt kräftig durch und versetzt das Gemisch mit 2 g Ammoniakflüssigkeit. Nun schüttelt man die Flüssigkeit einige Minuten lang und läßt sie unter häufigem, kräftigem Umschütteln eine halbe Stunde lang stehen. Nach Zusatz von 0,5 g Traganthpulver schüttelt man die Mischung noch so lange, bis sich die ätherische Schicht vollständig geklärt hat, gießt 20 g der klaren Lösung (= 16 g Brechwurzeltinktur) durch ein Wattebäuschchen in ein Kölbchen, destilliert den Äther ab und erwärmt auf dem Wasserbade bis zum Verschwinden des Äthergeruchs. Nachdem man den Rückstand in 1 ccm Weingeist gelöst hat, gibt man 5 ccm $^1/_{10}$-Normal-Salzsäure und 5 ccm Wasser in das Kölbchen, fügt 2 Tropfen Methylrotlösung hinzu und titriert mit $^1/_{10}$-Normal-Kalilauge bis zum Farbumschlage. Hierzu dürfen höchstens 3,75 ccm $^1/_{10}$-Normal-Kalilauge verbraucht werden, so daß mindestens 1,25 ccm $^1/_{10}$-Normal-Salzsäure zur Sättigung der vorhandenen Alkaloide erforderlich sind, was einem Mindestgehalte von 0,194 Prozent Alkaloiden entspricht (1 ccm $^1/_{10}$-Normal-Salzsäure = 0,02482 g Alkaloide, berechnet auf Emetin, Methylrot als Indikator).

Das Prinzip dieser Gehaltsbestimmung ist dargelegt in dem Artikel Radix Ipecacuanhae. Hier sind nur wenige Änderungen notwendig (siehe J. Gadamer u. E. Neuhoff, Archiv 1926, S. 536): Zunächst muß das Verdampfen des Weingeistes stattfinden, und zwar, indem man das Kölbchen nach Vorschrift **in** das siedende Wasserbad setzt; **auf** dem siedenden Wasserbad geschieht der Vorgang äußerst langsam. — Sodann muß die ätherische Alkaloidlösung hier durch Traganth geklärt werden, während bei Rad. Ipecac. schon die Droge als Quellmittel die Klärung bewirkt. Wie bei der Droge dargelegt, entspricht:

1 ccm $^1/_{10}$-Normal-Salzsäure = 0,02482 g Alkaloide,

berechnet auf Emetin.

Bei Anwendung von 16 g Brechwurzeltinktur und Verbrauch von 1,25 ccm $^1/_{10}$-Normal-Salzsäure demnach Prozentgehalt:

$$\frac{1{,}25 \cdot 0{,}02482 \cdot 100}{16} = \text{rund } 0{,}194 \text{ Prozent Alkaloide.}$$

Tinctura Jodi — Jodtinktur

Gehalt 6,8 bis 7 Prozent freies Jod (J, Atom-Gew. 126,92) und 2,8 bis 3 Prozent Kaliumjodid (KJ, Mol.-Gew. 166,02).

Jodtinktur ist dunkelrotbraun und riecht nach Jod; beim Erwärmen auf dem Wasserbade hinterläßt sie einen schwarzbraunen Rückstand, der bei stärkerem Erhitzen Joddämpfe ausstößt und schließlich eine weiße Farbe annimmt.

Über die letzte Forderung, nach der das Vorhandensein von Kaliumjodid nachgewiesen werden soll, siehe den Schluß der letzten Anmerkung.

Dichte 0,898 bis 0,902.

Zur Prüfung auf Methylalkohol und Azeton werden 10 g Jodtinktur mit 3 g einer wässerigen Natriumthiosulfatlösung (1 + 1) versetzt; die Mischung wird sodann ohne Zusatz von Wasser nach der in den „Allgemeinen Bestimmungen" beschriebenen Weise einer einmaligen Destillation unterworfen. Die ersten übergehenden 2 ccm werden zur Prüfung verwendet.

Zur Prüfung auf Methylalkohol und Azeton muß erst das freie, flüchtige Jod unschädlich gemacht werden. Das geschieht durch Zusatz von Natriumthiosulfat, so daß das Jod in Natriumjodid übergeführt wird, worauf das ohne Zusatz von Wasser gewonnene Destillat in der auf S. 97 geschilderten Weise auf Methylalkohol und Azeton geprüft werden kann.

Bestimmung des Gehalts an freiem Jod. Etwa 2 g Jodtinktur werden genau gewogen und nach Zusatz von 0,3 g Kaliumjodid und 25 ccm Wasser mit $^1/_{10}$-Normal-Natriumthiosulfatlösung bis zur Entfärbung titriert. Hierbei müssen für je 2 g Jodtinktur 10,7 bis 11,0 ccm $^1/_{10}$-Normal-Natriumthiosulfatlösung verbraucht werden, was einem Gehalte von 6,8 bis 7 Prozent freiem Jod entspricht (1 ccm $^1/_{10}$-Normal-Natriumthiosulfatlösung = 0,012692 g Jod, Stärkelösung als Indikator).

Bestimmung des Kaliumjodidgehalts. Etwa 2 g Jodtinktur werden in einem Kolben mit eingeriebenem Glasstopfen genau gewogen und mit 35 ccm verdünnter Schwefelsäure und 3 g gepulverter Oxalsäure versetzt. Ohne darauf zu achten, daß die Oxalsäure gelöst ist, fügt man unter Umschwenken 20 ccm halbprozentige Kaliumpermanganatlösung hinzu und läßt unter wiederholtem Umschwenken 3 Stunden lang stehen. Nach Zusatz von 5 ccm Chloroform titriert man mit $^1/_{10}$-Normal-Natriumthiosulfatlösung unter häufigem, kräftigem Umschütteln bis zum Farbumschlage. Nach Abzug der für die Bestimmung des Gehalts an freiem Jod verbrauchten ccm $^1/_{10}$-Normal-Natriumthiosulfatlösung müssen für je 2 g Jodtinktur 3,37 bis 3,61 ccm $^1/_{10}$-Normal-Natriumthiosulfatlösung verbraucht werden, was einem Gehalte von 2,8 bis 3 Prozent Kaliumjodid entspricht (1 ccm $^1/_{10}$-Normal-Natriumthiosulfatlösung = 0,016602 g Kaliumjodid, Stärkelösung als Indikator).

Die Tinctura Jodi des D.A.B. 5 wurde bekanntlich so bereitet, daß 10 Teile Jod in 90 Teilen Weingeist gelöst wurden. Die so hergestellte Tinktur zeigte eine sehr geringe Haltbarkeit. Schon nach sehr kurzer Zeit machte sich die Oxydationswirkung des Jodes auf den Alkohol geltend. Es entstanden Aldehyd und Essigsäure, während gleichzeitig das Jod zu Jodwasserstoffsäure reduziert wurde, der Gehalt an freiem Jod also stetig abnahm. Nebenbei sollen noch Essigsäureäthylester, auch Jodäthyl gebildet worden sein. Schädlich wirkte vor allem (zumal im Gebrauche der Chirurgen) die gebildete Jodwasserstoffsäure. Da von verschiedenen Seiten[1] mitgeteilt wurde, daß ein gewisser Gehalt an Natriumjodid bzw. Kaliumjodid die Haltbarkeit der Jodtinktur wenigstens für eine Reihe von Monaten verbürge, hat sich die Arzneibuch-Kommission entschlossen, die Tinktur jetzt herstellen zu lassen: Aus 7 Teilen Jod, 3 Teilen Kaliumjodid, 90 Teilen Weingeist. Daraus erwuchs die Notwendigkeit, zur Feststellung des Jodgehaltes zwei Bestimmungen vorzuschreiben: I. Die des freien Jodes;

[1] Siehe Th. Budde: Ph. Ztrh. 1912, S. 964.

II. Die des als Kaliumjodid vorhandenen Jodes bzw. die des Gesamtjodes, so daß aus der Differenz der Gehalt an KJ zu errechnen ist. — Die Bestimmung I soll in üblicher Weise durch Titration mit Natriumthiosulfatlösung erfolgen. Zur Bestimmung II (also der des Gesamt-Jodgehaltes) soll eine neue Menge der Tinktur mit verdünnter Schwefelsäure versetzt werden, so daß nunmehr das Jod als elementares Jod und HJ vorliegt. Oxydiert man nunmehr das HJ mittels Kaliumpermanganat zu J, so liegt jetzt das gesamte Jod elementar vor, so daß man es ebenfalls mit Natriumthiosulfat titrieren kann. Zieht man vom Gesamtjod die Menge ab, die nach der Bestimmung I auf das freie Jod entfällt, kann man den Rest auf den Gehalt an Kaliumjodid umrechnen. (Die Zugabe der Oxalsäure hat nur den Zweck, das überschüssige Kaliumpermanganat vor der Titration zu reduzieren, also unschädlich zu machen.) F. v. Bruchhausen und B. Stempel (Ap. Z. 1927, S. 282) teilten aber mit, daß bei der Bestimmung II durch die Oxydation teilweise Jodat gebildet würde. Dieses setze aus dem bei der Titration mit Natriumthiosulfat sich bildenden Natriumjodid abermals Jod in Freiheit und verursache bedeutende Überwerte. Wohl machten andere Autoren dagegen geltend, daß man die Bildung des Jodats durch starkes Umschütteln der Flüssigkeit während der Oxydation verhindern könne oder durch Zusatz von Manganosulfat vor der Oxydation. Aber dann bliebe noch immer ein Nachteil der Methode bestehen: Nach dem D.A.B. 6 sollen die beiden Bestimmungen gesondert ausgeführt werden. Dazu ist es nötig, zweimal je „etwa 2 g Jodtinktur genau“, d. h. auf der analytischen Waage abzuwägen. Entsprechend umständlich ist die Berechnung, da bei Bestimmung I und II die Mengen der verwendeten Jodtinktur nicht ganz gleich sind, die Menge des als KJ vorhandenen Jodes also nicht einfach die Differenz der Bestimmungen (II weniger I) bildet. — Alle diese Tatsachen haben, trotz des kurzen Bestehens des D.A.B. 6, bereits eine große Reihe von einschlägigen Arbeiten mit Abänderungsvorschlägen hervorgerufen[1]. Wir haben diese sämtlichen Vorschläge sorgfältig geprüft, halten uns aber für berechtigt, die in unserem Laboratorium ausgearbeitete Methode[2], modifiziert von P. Runge[3], vorzuschlagen, weil uns auch von vielen in der Praxis stehenden Fachgenossen bestätigt wurde, daß dieses Verfahren leicht ausführbar und sicher wäre.

I. Das freie Jod bestimmen wir naturgemäß in gewohnter Weise durch Titration mit $^1/_{10}$-Normal-Natriumthiosulfatlösung. Die Bestimmung erfolgt aber, im Gegensatz zu der des Arzneibuches, ohne Zusatz von Jodkalium. Ebenso vermeiden wir den Indikator Stärkelösung. Auf den einen letzten Tropfen Natriumthiosulfatlösung erfolgt der Umschlag glatt vom schwachen Gelb zur Farblosigkeit.

---

[1] E. Rupp: Ap. Z. 1927, S. 317. — H. Matthes u. G. Brause: Ph. Z. 1927, S. 519. — F. v. Bruchhausen, B. Stempel, C. Rohmann: Ap. Z. 1927, S. 575. — F. Weiß: Ap. Z. 1927, S. 969. — H. Wiebelitz: Ph. Z. 1926, S. 1412. — G. Warnecke: Ap. Z. 1927, S. 1039. — R. Weinland: Ap. Z. 1927, S. 1223.

[2] J. Herzog u. K. Schulze: Ap. Z. 1927, S. 804.

[3] P. Runge: Ap. Z. 1927, S. 860.

II. Zur Bestimmung des Kaliumjodids verwenden wir die Lösung weiter, die wir im Versuch I erhalten haben. In dieser Lösung sind enthalten: das KJ aus der Jodtinktur, das NaJ (das durch Natriumthiosulfat entstanden ist) und das tetrathionsaure Natrium. Durch Zusatz von Schwefelsäure, erhalten wir aus den beiden Jodiden Jodwasserstoffsäure, die wir (in Anlehnung an ein bekanntes analytisches Verfahren und den Vorschlag von A. Thurston, Ph.Z. 1910, S. 108) durch ein Oxydationsmittel zu Jod oxydieren. Dann schütteln wir im Scheidetrichter das freie Jod wiederholt mit einem organischen Lösungsmittel aus, vereinigen die Jodlösungen und titrieren nochmals mit $^1/_{10}$-Normal-Natriumthiosulfatlösung. So finden wir die Menge des Gesamtjodes aus KJ und NaJ. Ziehen wir von der Anzahl der bei der zweiten Titration verbrauchten Kubikzentimeter $^1/_{10}$-Normal-Natriumthiosulfatlösung die Anzahl der bei der ersten Titration verbrauchten Kubikzentimeter ab, erhalten wir die Anzahl übrig, die wir direkt auf den Gehalt an KJ umrechnen können. Auch bei dieser zweiten Titration ist der Indikator Stärkelösung entbehrlich. Man erkennt scharf den Umschlag, wenn unter kräftigem Umschütteln der letzte Tropfen $^1/_{10}$-Normal-Natriumthiosulfatlösung die zuletzt noch ganz schwach violette Jodlösung völlig entfärbt. — Nach einem Vorschlage von P. Runge verwenden wir als Extraktionsmittel Chloroform und als Oxydationsmittel Wasserstoffsuperoxyd.

Hiernach lautet die Vorschrift:

Bestimmung des Gehaltes an freiem Jod. Etwa 2 g Jodtinktur werden genau gewogen und nach Zusatz von 5 ccm Wasser mit $^1/_{10}$-Normal-Natriumthiosulfatlösung titriert, bis durch einen letzten Tropfen der Umschlag vom schwachen Gelb zur Farblosigkeit erfolgt. Hierbei müssen für je 2 g Jodtinktur 10,7 bis 11,0 ccm $^1/_{10}$-Normal-Natriumthiosulfatlösung verbraucht werden, was einem Gehalte von 6,8 bis 7 Prozent freiem Jod entspricht (1 ccm $^1/_{10}$-Normal-Natriumthiosulfatlösung = 0,012692 g Jod). Sollte am Anfang der Titration freies Jod sich ausscheiden, evtl. am Boden haften, so schüttele man nach Zusatz der ersten Kubikzentimeter $^1/_{10}$-Normal-Natriumthiosulfatlösung lebhaft um, wodurch das freie Jod durch das entstandene Jodnatrium leicht in Lösung geht.

Bestimmung des Kaliumjodidgehaltes. Die nach Bestimmung I zurückgebliebene Flüssigkeit wird in einen Scheidetrichter gegeben und das Kölbchen zweimal mit je 10 ccm Wasser nachgespült. Hierauf versetzt man die vereinigten Flüssigkeiten nach Zusatz von 15 ccm Chloroform mit 20 ccm verdünnter Schwefelsäure und 5 ccm Wasserstoffsuperoxydlösung des D.A.B. 6, schüttelt leicht durch und läßt $^3/_4$ Stunden lang stehen. Darauf schüttelt man etwa 1 Minute lang kräftig durch, läßt den tiefvioletten Chloroform-Auszug in einen Kolben mit Glasstopfen (Jodkolben) fließen, spült mit etwa 2 bis 5 ccm Chloroform sogleich nach und schüttelt noch zweimal mit je 10 ccm Chloroform kräftig aus. Zu den vereinigten Chloroform-Auszügen gibt man etwa 20 ccm Wasser und titriert mit $^1/_{10}$-Normal-Natriumthiosulfatlösung **unter häufigem, sehr kräftigem Umschütteln,** bis die schon sehr schwach violett gefärbte Chloroformschicht durch den letzten Tropfen $^1/_{10}$-Normal-Natriumthiosulfatlösung völlig entfärbt wird. Nach Abzug der für die Bestimmung I des Gehalts an freiem Jod verbrauchten Kubikzentimeter $^1/_{10}$-Normal-Natriumthiosulfatlösung müssen für je 2 g Jodtinktur 3,37 bis 3,61 ccm $^1/_{10}$-Normal-Natriumthiosulfatlösung verbraucht werden, was einem Gehalt von 2,8 bis 3 Prozent Kaliumjodid entspricht (1 ccm $^1/_{10}$-Normal-Natriumthiosulfatlösung = 0,016602 g Kaliumjodid).

Es ist noch geltend gemacht worden, es werde nach diesem Verfahren nicht erkannt, ob wirklich, wie vorgeschrieben, Kaliumjodid zur Darstellung verwendet sei; man erkenne so nur den Gesamt-Jodgehalt. Nun ist aber am Anfang des Artikels (gleich nach der Darstellungsvorschrift) zur Identifizierung gefordert, daß nach stärkerem Erhitzen einer Probe ein weißer Rückstand zurückbleibt. Diese Probe kann zweckmäßig so ausgeführt bzw. vervollständigt werden: Etwa 4 Tropfen Jodtinktur (diese Menge genügt) dampft man auf einem Uhrglas auf dem Wasserbade ab, bis der winzige Rückstand farblos bzw. weiß erscheint. Diesen Rückstand löst man in etwa 8 Tropfen Wasser und verteilt die Lösung auf 2 Uhrgläser. Ein Tropfen Natriumkobaltinitritlösung läßt in dem ersten Uhrglas durch die Trübung das Kaliumsalz erkennen, ein Tropfen Silbernitratlösung fällt in der zweiten Lösung Jodsilber.

Vor Licht geschützt aufzubewahren.

Tinctura Opii crocata — Safranhaltige Opiumtinktur

Tinctura Opii crocata P. I.

Gehalt 0,98 bis 1,02 Prozent Morphin ($C_{17}H_{19}O_3N$, Mol.-Gew. 285,2).

In der nach Vorschrift zubereiteten Tinktur wird der Gehalt an Morphin ermittelt.

Zu diesem Zwecke dampft man 25 g der Tinktur in einem gewogenen Schälchen auf dem Wasserbad auf 7,5 g ein, verdünnt alsdann mit Wasser bis zum Gewichte von 19 g und fügt unter Umschwenken 1 ccm einer Mischung von 17 g Ammoniakflüssigkeit und 83 g Wasser hinzu. Das Gemisch filtriert man sofort durch ein trockenes Faltenfilter von 8 cm Durchmesser in ein Kölbchen und setzt zu 16 g des Filtrats (= 20 g Tinktur) unter Umschwenken 5 ccm Essigäther und 2,5 ccm der Mischung von 17 g Ammoniakflüssigkeit und 83 g Wasser hinzu, verschließt das Kölbchen, schüttelt den Inhalt 10 Minuten lang, fügt hierauf noch 10 ccm Essigäther hinzu und läßt unter zeitweiligem, leichtem Umschwenken eine Viertelstunde lang stehen. Alsdann bringt man zuerst die Essigätherschicht möglichst vollständig auf ein glattes Filter von 7 cm Durchmesser, gibt zu der im Kölbchen zurückgebliebenen wässerigen Flüssigkeit nochmals 5 ccm Essigäther, bewegt die Mischung einige Augenblicke lang und bringt zunächst wieder die Essigätherschicht auf das Filter. Nach dem Ablaufen der ätherischen Flüssigkeit läßt man das Filter lufttrocken werden, gießt die wässerige Lösung, ohne auf die an den Wänden des Kölbchens haftenden Kristalle Rücksicht zu nehmen, auf das Filter und spült dieses sowie das Kölbchen dreimal mit je 2,5 ccm mit Äther gesättigtem Wasser nach. Nachdem das Kölbchen gut ausgelaufen und das Filter vollständig abgetropft ist, trocknet man beide bei 100°, löst dann die Morphinkristalle in 10 ccm $^1/_{10}$-Normal-Salzsäure, gießt die Lösung in ein Kölbchen, wäscht Filter, Kölbchen und Stopfen sorgfältig mit Wasser nach und verdünnt die Lösung schließlich auf etwa 50 ccm. Nach Zusatz von 2 Tropfen Methylrotlösung titriert man mit $^1/_{10}$-Normal-Kalilauge bis zum Farbumschlage.

Aus der Anzahl der verbrauchten ccm $^1/_{10}$-Normal-Salzsäure ergibt sich durch Multiplikation mit 0,1426 der Morphingehalt in 100 g der Tinktur.

Safranhaltige Opiumtinktur, die einen höheren Gehalt an Morphin aufweist, ist durch eine Mischung von gleichen Teilen Wasser und verdünntem Weingeist auf den vorgeschriebenen Gehalt einzustellen.

Safranhaltige Opiumtinktur ist dunkelgelbrot, in der Verdünnung rein gelb, riecht nach Safran und schmeckt bitter.

Alkoholzahl nicht unter 3,5.

Gehaltsbestimmung. Die Gehaltsbestimmung der eingestellten safranhaltigen Opiumtinktur erfolgt in der gleichen Weise, wie vorstehend beschrieben ist. Es dürfen nicht mehr als 3,13 und nicht weniger als 2,85 ccm $^1/_{10}$-Normal-Kalilauge verbraucht werden, so daß mindestens 6,87 und höchstens 7,15 ccm $^1/_{10}$-Normal-Salzsäure zur Sättigung des vorhandenen Morphins erforderlich sind, was einem Gehalte von 0,98 bis 1,02 Prozent Morphin entspricht (1 ccm $^1/_{10}$-Normal-Salzsäure = 0,02852 g Morphin, Methylrot als Indikator).

Über die Ausführung dieser Gehaltsbestimmung siehe den folgenden Artikel.

Tinctura Opii simplex — Einfache Opiumtinktur

Tinctura Opii P. I.

Gehalt 0,98 bis 1,02 Prozent Morphin ($C_{17}H_{19}O_3N$, Mol.-Gew. 285,2).

In der nach Vorschrift zubereiteten Tinktur wird der Gehalt an Morphin ermittelt.

Zu diesem Zwecke dampft man 25 g der Tinktur in einem gewogenen Schälchen auf dem Wasserbad auf 7,5 g ein, verdünnt mit Wasser bis zum Gewichte von 19 g und fügt unter Umschwenken 1 ccm einer Mischung von 17 g Ammoniakflüssigkeit und 83 g Wasser hinzu. Das Gemisch filtriert man sofort durch ein trockenes Faltenfilter von 8 cm Durchmesser in ein Kölbchen und setzt zu 16 g des Filtrats (= 20 g Tinktur) unter Umschwenken 5 ccm Essigäther und 2,5 ccm der Mischung von 17 g Ammoniakflüssigkeit und 83 g Wasser hinzu, verschließt das Kölbchen, schüttelt den Inhalt 10 Minuten lang, fügt hierauf noch 10 ccm Essigäther hinzu und läßt unter zeitweiligem, leichtem Umschwenken eine Viertelstunde lang stehen. Alsdann bringt man zuerst die Essigätherschicht möglichst vollständig auf ein glattes Filter von 7 cm Durchmesser, gibt zu der im Kölbchen zurückgebliebenen wässerigen Flüssigkeit nochmals 5 ccm Essigäther, bewegt die Mischung einige Augenblicke lang und bringt zunächst wieder die Essigätherschicht auf das Filter. Nach dem Ablaufen der ätherischen Flüssigkeit läßt man das Filter lufttrocken werden, gießt die wässerige Lösung, ohne auf die an den Wänden des Kölbchens haftenden Kristalle Rücksicht zu nehmen, auf das Filter und spült dieses sowie das Kölbchen dreimal mit je 2,5 ccm mit Äther gesättigtem Wasser nach. Nachdem das Kölbchen gut ausgelaufen und das Filter vollständig abgetropft ist, trocknet man beide bei 100°, löst dann die Morphinkristalle in 10 ccm $^1/_{10}$-Normal-Salzsäure, gießt die Lösung in ein Kölbchen, wäscht Filter, Kölbchen und Stopfen sorgfältig mit Wasser nach und verdünnt die Lösung schließlich auf etwa 50 ccm. Nach Zusatz von 2 Tropfen Methylrotlösung titriert man mit $^1/_{10}$-Normal-Kalilauge bis zum Farbumschlage. Aus der Anzahl der verbrauchten ccm $^1/_{10}$-Normal-Salzsäure ergibt sich durch Multiplikation mit 0,1426 der Morphingehalt in 100 g der Tinktur.

Die Angabe der Multiplikation mit 0,1426 enthält eine Abkürzung: 1 ccm $^1/_{10}$-Normal-HCl = 0,02852 g Morphin. Da aber die fragliche Menge Morphin aus 20 g Opiumtinktur stammt, erhält man durch den Multiplikator $5 \times 0{,}02852 = 0{,}1426$ direkt den Prozentgehalt.

Einfache Opiumtinktur, die einen höheren Gehalt an Morphin aufweist, ist durch eine Mischung von gleichen Teilen Wasser und verdünntem Weingeist auf den vorgeschriebenen Gehalt einzustellen.

Einfache Opiumtinktur ist rötlichbraun, riecht nach Opium und schmeckt bitter.

Alkoholzahl nicht unter 3,5.

Gehaltsbestimmung. Die Gehaltsbestimmung der eingestellten einfachen Opiumtinktur erfolgt in der gleichen Weise, wie vorstehend beschrieben ist. Es dürfen nicht mehr als 3,13 und nicht weniger als 2,85 ccm $^1/_{10}$-Normal-Kalilauge verbraucht werden, so daß mindestens 6,87 und höchstens 7,15 ccm $^1/_{10}$-Normal-Salzsäure zur Sättigung des vorhandenen Morphins erforderlich sind, was einem Gehalte von 0,98 bis 1,02 Prozent Morphin entspricht (1 ccm $^1/_{10}$-Normal-Salzsäure = 0,02852 g Morphin, Methylrot als Indikator).

Die Methode ist in Prinzip und Ausführung genau im Allgemeinen Teil, S. 79 geschildert, die Art der Ausführung sodann noch einmal zusammengefaßt auf S. 81. Eine Abweichung von der Morphin-Bestimmung im Opium besteht hier nur insofern, als zunächst der für die Bestimmung schädliche Weingeist durch Verdampfen entfernt werden muß. — Berechnung:

1 ccm $^1/_{10}$-Normal-Salzsäure = 0,02852 g Morphin.

Bei Anwendung von 20 g einfacher Opiumtinktur und Verbrauch von 6,87 bis 7,15 ccm $^1/_{10}$-Normal-Salzsäure demnach Prozentgehalt:

$$\frac{6{,}87\ (\text{bis}\ 7{,}15)\cdot 0{,}02852\cdot 100}{20} = \text{rund } 0{,}98 \text{ bis } 1{,}02 \text{ Prozent Morphin.}$$

Einen ausführlichen Beitrag zur Ausführung der Gehaltsbestimmung liefern P. Bohrisch und F. Kürschner, Ph. Z. 1927, S. 731.

Tinctura Strophanthi — Strophanthustinktur

Gehalt 0,39 bis 0,41 Prozent wasserfreies g-Strophanthin.

In der nach Vorschrift zubereiteten Tinktur wird der Gehalt an wasserfreiem g-Strophanthin ermittelt.

Zu diesem Zwecke dampft man 50 g der Tinktur in einem gewogenen Kölbchen von etwa 100 ccm Inhalt im siedenden Wasserbad auf 5 g ein, fügt zu dem Rückstand 10 g heißes Wasser hinzu, versetzt die heiße Flüssigkeit mit 15 Tropfen Bleiessig und erwärmt noch einige Minuten lang. Die heiße Lösung filtriert man durch ein glattes Filter von 6 cm Durchmesser in ein Kölbchen von 50 ccm Inhalt und wäscht Kölbchen und Filter viermal mit je 5 g heißem Wasser nach. In das warme Filtrat leitet man Schwefelwasserstoff bis zur Sättigung ein, erwärmt 2 Stunden lang auf dem Wasserbade, filtriert durch ein glattes Filter von 6 cm Durchmesser in eine Porzellanschale von 100 ccm Inhalt und wäscht Kölbchen und Filter zweimal mit je 5 g heißem Wasser nach. Die filtrierte Lösung dampft man auf dem Wasserbade bis auf etwa 5 g ein, führt sie in ein gewogenes zylindrisches Gläschen von etwa 4 cm Durchmesser und 2 cm Höhe über, spült die Porzellanschale dreimal mit je 1 g heißem Wasser nach und dampft auf dem Wasserbade bis auf etwa 2,0 bis 2,5 g ein. Nun läßt man zur Kristallisation etwa 24 Stunden lang stehen, bis das Gewicht auf ungefähr 1 g zurückgegangen ist, gießt die Mutterlauge vorsichtig ab, schwenkt dreimal mit je 0,5 ccm Wasser gelinde um und gießt die Waschflüssigkeit vorsichtig ab, so daß kein Verlust an Strophanthinkristallen entsteht. Der nach 2stündigem Trocknen bei 105° bis 110° hinterbleibende Rückstand wird gewogen. Durch Multiplikation des gefundenen Gewichts mit 2 ergibt sich der Prozentgehalt der Tinktur.

Da der nach vorstehender Bestimmung erhaltene Rückstand (wasserfreies g-Strophanthin) aus 50 g Tinktur gewonnen ist, ergibt sich einfach durch Multiplikation des gefundenen Gewichtes mit 2 der Prozentgehalt der Tinktur. — Im übrigen gelten für diese Bestimmung im allgemeinen die Erklärungen, die für die Strophanthin-Bestimmung in Semen Strophanthi gegeben sind. Siehe zunächst dort. Sodann sei hier wiederholt: Diese Bestimmung ist nur ausführbar bei einer Tinktur, die aus Samen von Strophanthus gratus gewonnen ist, da die Strophanthine aus den Samen anderer Strophanthussamen nicht kristallisieren. Über die Unterscheidung von Tinct. Strophanthi D.A.B.5 und D.A.B.6 s. Ph. Horkheimer, Südd. Ap. Z. 1928, S. 264. — Nur einige Abänderungen werden hier notwendig: Eine Entfettung des Strophanthins durch Einschaltung einer Petrolätherfällung erübrigt sich hier, da die Tinktur aus bereits entfetteten Samen hergestellt werden soll. Man nimmt also den Rückstand in Arbeit, den man durch Abdampfen der Tinktur (zur Entfernung des Alkohols) erhält. Das Abdampfen hat wieder, wie vorgeschrieben, im siedenden Wasserbade zu geschehen, da es auf dem Wasserbade sehr lange Zeit erfordert. — Eine größere Menge Bleiessig ist hier erforderlich als bei der Bestimmung in Sem. Strophanthi, da bei Bereitung der Tinktur mehr Saponine ausgezogen werden (übrigens auch eine größere Menge Strophanthin). Bei der sehr starken Wirkung der Tinktur mußte eine Einstellung derselben auf Grund des bei der Gehaltsbestimmung erhaltenen Resultates vorgeschrieben werden. Siehe den nächsten Abschnitt. (H. Thoms u. F. Unger, Archiv 1926, S. 625.)

Strophanthustinktur, die einen höheren Gehalt an wasserfreiem g-Strophanthin aufweist, ist durch verdünnten Weingeist auf den vorgeschriebenen Gehalt einzustellen.

Strophanthustinktur ist klar, gelbbräunlich und schmeckt sehr bitter.

Alkoholzahl nicht unter 7,5.

Gehaltsbestimmung. Die Gehaltsbestimmung der eingestellten Strophanthustinktur erfolgt in der gleichen Weise, wie vorstehend beschrieben ist. Hierbei müssen 0,195 bis 0,205 g Rückstand erhalten werden, was einem Gehalte von 0,39 bis 0,41 Prozent wasserfreiem g-Strophanthin entspricht.

Tinctura Strychni — Brechnußtinktur

Tinctura Strychni P. I.

Gehalt 0,246 bis 0,255 Prozent Alkaloide, berechnet auf Strychnin ($C_{21}H_{22}O_2N_2$) und Bruzin ($C_{23}H_{26}O_4N_2$); der Berechnung wird das Mol.-Gew. 364,2 zugrunde gelegt.

In der nach Vorschrift bereiteten Tinktur wird der Gehalt an Alkaloiden ermittelt.

Zu diesem Zwecke dampft man 20 g der Tinktur nach Zusatz von 1 g verdünnter Schwefelsäure in einem gewogenen Kölbchen von etwa 100 ccm Inhalt im siedenden Wasserbad auf 5 g ein, fügt zu dem Rückstand nach dem Erkalten 8 g Chloroform sowie nach kräftigem Umschütteln 0,5 g Natronlauge und 3 g Natriumkarbonatlösung hinzu und schüttelt 5 Minuten lang kräftig durch. Alsdann gibt man 17 g Äther hinzu und schüttelt nochmals 5 Minuten lang. Nach Zusatz von 1 g Traganthpulver schüttelt man hierauf noch so lange, bis sich die Äther-Chloroformschicht vollständig geklärt hat, gießt 20 g der klaren Lösung (= 16 g Tinktur) durch ein Wattebäuschchen in ein Kölbchen und destilliert bis auf einige Kubikzentimeter ab. Nun gibt man 5 ccm $^1/_{10}$-Normal-Salzsäure und 5 ccm Wasser in das Kölbchen, erwärmt auf dem Wasserbade bis zum Verschwinden des Äther-Chloroformgeruchs, fügt nach dem Erkalten 2 Tropfen Methylrotlösung hinzu und titriert mit $^1/_{10}$-Normal-Kalilauge bis zum Farbumschlage. Aus der Anzahl der verbrauchten ccm $^1/_{10}$-Normal-Salzsäure ergibt sich durch Multiplikation mit 3,642 und Division durch 16 der Alkaloidgehalt in 100 g der Tinktur.

Die in dem letzten Satz angegebene Berechnung des Alkaloidgehaltes in Prozent durch Multiplikation der verbrauchten ccm $^1/_{10}$-Normal-Salzsäure mit 3,642 und Division durch 16 ist so zu erklären: Zur Titration sind gelangt die Alkaloide aus 16 g Tinktur. 1 ccm $^1/_{10}$-Normal-HCl = 0,03642 Alkaloide, berechnet auf Strychnin und Bruzin. Deshalb Prozentgehalt:

$$\frac{\text{Anzahl ccm } ^1/_{10}\text{-Normal-HCl} \cdot 0{,}03642 \cdot 100}{16}.$$

Bei der starken Wirkung der Tinktur ist diese, wie im nächsten Abschnitt ausdrücklich verlangt wird, auf Grund des bei dieser orientierenden Gehaltsbestimmung erhaltenen Resultates eventuell einzustellen.

Die Bestimmung erfolgt im allgemeinen wie bei Semen Strychni. Nur konnte hier die bei der Droge vorgesehene Ausschüttelung der Äther-Chloroform-Alkaloidlösung mit $^1/_{10}$-Normal-Salzsäure vermieden werden, da die Tinktur wenig Fett enthält. Auf einen Punkt sei hier aber noch einmal hingewiesen: Es ist wichtig, „daß man vor dem völligen Abdunsten der Chloroformätherlösung die vorgeschriebene $^1/_{10}$-Normal-Salzsäure und Wasser zufügt, da sonst das Auflösen des an den Kolbenwandungen anbackenden Rückstandes erschwert ist. Andererseits ist auf eine vollkommene Entfernung des Ätherchloroformgemisches nach der Zugabe zu achten, da die Gegenwart von Chloroform die Resultate ungünstig beeinflußt" (J. Gadamer u. E. Neuhoff, Archiv 1926, S. 538).

Brechnußtinktur, die einen höheren Gehalt an Alkaloiden aufweist, ist durch verdünnten Weingeist auf den vorgeschriebenen Gehalt einzustellen.

Brechnußtinktur ist gelb und schmeckt sehr bitter.

Alkoholzahl nicht unter 7,5.

Gehaltsbestimmung. Die Gehaltsbestimmung der eingestellten Brechnußtinktur erfolgt in der gleichen Weise, wie vorstehend beschrieben ist. Es dürfen nicht mehr als 3,92 und nicht weniger als 3,88 ccm $^1/_{10}$-Normal-Kalilauge verbraucht werden, so daß mindestens 1,08 und höchstens 1,12 ccm $^1/_{10}$-Normal-Salzsäure zur Sättigung der vorhandenen Alkaloide erforderlich sind, was einem Gehalte von 0,246 Prozent bis 0,255 Prozent Alkaloiden entspricht (1 ccm $^1/_{10}$-Normal-Salzsäure = 0,03642 g Alkaloide, berechnet auf Strychnin und Bruzin, Methylrot als Indikator.

Über die Bestimmung siehe die erste Anmerkung. — Berechnung:

1 ccm $^1/_{10}$-Normal-Salzsäure = 0,03642 g Alkaloide.

Bei Anwendung von 16 g Tinktur und Verbrauch von 1,08 bis 1,12 ccm $^1/_{10}$-Normal-Salzsäure demnach Prozentgehalt:

$$\frac{1{,}08 \text{ (bis } 1{,}12) \cdot 0{,}03642 \cdot 100}{16} = \text{rund } 0{,}246 \text{ bis } 0{,}255 \text{ Prozent Alkaloide.}$$

Versetzt man 2 ccm der titrierten Flüssigkeit mit 0,5 ccm verdünntem Bromwasser (1 + 4), so färbt sie sich vorübergehend rot; nach weiterem Zusatz von 0,5 ccm verdünntem Bromwasser (1 + 4) entsteht eine milchiggelbe Trübung. Unterschichtet man dieses Gemisch mit dem gleichen Raumteil Schwefelsäure, so entsteht an der Berührungsfläche eine rötlichviolette Färbung, die sich beim Stehen der ganzen Lösung mitteilt.

Betreffs dieser Identitätsreaktionen siehe die entsprechende Stelle bei Extractum Strychni (S. 270).

Tragacantha — Traganth

Der aus den Stammorganen zahlreicher kleinasiatischer Astragalus-Arten ausgetretene, an der Luft erhärtete Schleim.

Traganth besteht aus blattartigen, bandartigen oder sichelförmigen, flachen, weißen oder gelblichweißen, durchscheinenden, nur etwa 1 bis 3 mm dicken und mindestens 0,5 cm breiten, oft gestreiften Stücken. Er ist von hornartiger Beschaffenheit, schwer zu pulvern und kurz brechend. Mit 50 Teilen Wasser übergossen, quillt Traganth allmählich zu einer etwas trüben, gallertartigen Masse auf, die mit Natronlauge beim Erwärmen auf dem Wasserbade gelb wird.

Traganth ist geruchlos und schmeckt fade und schleimig.

Wird 1 g Traganthpulver in einer Reibschale mit 2 ccm Weingeist angerieben und dann nacheinander zweimal mit je 10 ccm Wasser gut verrührt, so muß eine gallertartige Masse entstehen, die nach einer Viertelstunde beim Neigen der Reibschale keine fließende Bewegung mehr erkennen läßt. Nach Zusatz von weiteren 30 ccm Wasser muß die Masse eben gießbar werden.

(Literatur: W. Peyer, Ph. Z. 1924, S. 1198, Jahresbericht C. & L. 1925, S. 153. — L. Rosenthaler, Ph. Ztrh. 1924, S. 709; Ph. Z. 1926, S. 1572. — Aus dem Untersuchungslaboratorium von O. Krause, Magdeburg, Ph. Z. 1927, S. 331.)

Es erscheint höchst bedenklich, daß gewisse Firmen gemahlenen Traganth billiger anbieten, als die ganze Ware von ersten Importeuren zu erhalten ist. Größte Vorsicht und sorgfältige Prüfung ist daher beim Einkauf geboten. W. Peyer sagt bezüglich der Prüfungsmethoden mit Recht: Die Hauptsache ist, daß der Traganth sich zur Herstellung pharmazeutischer Präparate eignet, das Wichtigste ist also die Frage der Eignung des Traganths als Emulgens. Dieser Prüfung soll vorstehende Probe dienen, die zum ersten Male in ganz ähnlicher Form von E. Richter, Ap. Z. 1921, S. 75 vorgeschlagen ist. — Nach dem ersten Anreiben von 1 g Traganth mit 2 ccm Weingeist und 20 ccm Wasser muß innerhalb der vorgeschriebenen Zeit die nicht mehr fließende gallertartige Masse entstehen. Schon verhältnismäßig geringe Zusätze von arabischem Gummi zum Traganth verhindern das Entstehen solcher Gallerte. Es gibt aber verfälschte Waren, die diese erste Gallerte wohl geben, dann aber nach weiterem Zusatz von Wasser nicht gießbar werden, also gallertartig bleiben und bei der Bereitung von Emulsionen dann völlig versagen. Deshalb die zweite Forderung, daß nach weiterem Zusatz von Wasser die Masse gießbar werden soll. — Diese Prüfung gibt eine gute Orientierung über den Wert des Traganths. Eine Anweisung zu exakterer Ausführung der Probe gibt W. Peyer, C. & L. 1925, S. 155.

Wird diese Masse mit 2 g weingeistiger Benzidinlösung (1 + 49) vermischt, so darf nach 6 bis 12 Stunden eine bläulichgraue Verfärbung nicht eintreten (arabisches Gummi).

Arabisches Gummi enthält Oxydasen, die das Benzidin zu einem gefärbten Stoff oxydieren. Man nimmt an, daß dabei das Benzidin in Chinon, vielleicht auch Chinhydron $C_{12}H_{10}O_4$ (W. Peyer, Ph. Z. 1924, S. 1200) verwandelt wird:

$$\begin{matrix} C_6H_4 \cdot NH_2 \\ | \\ C_6H_4 \cdot NH_2 \end{matrix} \rightarrow \text{O}{=}C_6H_4{=}\text{O}$$

Ob ganz reines Traganthpulver Fermente enthält, erscheint noch strittig. Nach den bisherigen Erfahrungen gibt jedenfalls arabisches Gummi (bzw. Gemische desselben mit Traganth) einen Schleim, der nach Zusatz von Benzidin allmählich die bezeichnete Verfärbung zeigt, während Traganthschleim eine Verfärbung in dieser Stärke nicht erleidet. Freilich kann die Anwesenheit von arabischem Gummi bestimmt auf diese Weise nicht nachgewiesen werden, da dieses Gummi, wenn erhitzt oder sehr alt, keine Oxydasen mehr besitzt und dann das Benzidin nicht mehr oxydieren kann (siehe L. Rosenthaler, Ph. Z. 1926, S.1572).

In einem mit einer Mischung von gleichen Teilen Weingeist und Jodlösung hergestellten Präparate dürfen andere als die rundlichen Stärkekörner von 6 bis 10 μ, ausnahmsweise bis 20 μ Durchmesser (fremde Stärke) sowie gelbbraune, rotbraune oder violettbraune Schollen oder Körner (Dextrin) nicht vorhanden sein.

1 g Traganth darf nach dem Verbrennen höchstens 0,035 g Rückstand hinterlassen.

Zur Herstellung des Pulvers wird Traganth bei einer 50° nicht übersteigenden Temperatur getrocknet.

Nach L. Rosenthaler (l. c.) ist diese Angabe anscheinend unrichtig, da nach Auskunft eines vertrauenswürdigen Fabrikanten Traganth lufttrocken zerrieben wird.

Tropacocainum hydrochloricum — Tropakokainhydrochlorid

$(C_{15}H_{19}O_2N)HCl$ Mol.-Gew. 281,6

Das Tropakokain ist ein Alkaloid, das in den auf Java kultivierten Kokapflanzen neben Kokain und anderen Kokabasen natürlich vorkommt, außerdem synthetisch hergestellt werden kann.

Farblose Kristalle oder weißes, kristallinisches Pulver von bitterem Geschmacke. Tropakokainhydrochlorid ruft auf der Zunge eine vorübergehende Unempfindlichkeit hervor. Es ist in Wasser sehr leicht löslich; die Lösung verändert Lackmuspapier nicht.

In je 1 ccm der wässerigen Lösung (1 + 99) ruft Jodlösung einen braunen, Kaliumdichromatlösung nach dem Ansäuern mit Salzsäure einen hellorangegelben und Silbernitratlösung nach dem Ansäuern mit Salpetersäure einen weißen Niederschlag hervor. Wird die Lösung von 0,1 g Tropakokainhydrochlorid in 2 ccm Wasser mit 3 ccm Natriumkarbonatlösung versetzt, so entsteht eine milchige Trübung, die beim Schütteln mit 10 ccm Äther verschwindet. Wird der Äther von der wässerigen Flüssigkeit getrennt und auf dem Wasserbade verdampft, so hinterbleibt ein farbloses Öl, das beim Stehen über Schwefelsäure nach einiger Zeit kristallinisch erstarrt. Diese Kristalle schmelzen bei 49° bis 50°; ihre Lösung in Weingeist bläut mit Wasser angefeuchtetes Lackmuspapier.

Jodlösung bildet ein Perjodid der Base, Kaliumdichromatlösung ein Dichromat, Silbernitrat bildet Chlorsilber. — Der Stoff, der durch Natriumkarbonat ausgefällt und dann isoliert wird, ist die freie Base, die bei 49° bis 50° schmilzt.

0,01 g Tropakokainhydrochlorid muß sich in 1 ccm Schwefelsäure unter Entwickelung von Chlorwasserstoff ohne Färbung lösen (fremde Alkaloide). Wird 1 ccm der wässerigen Lösung (1 + 99) mit 1 Tropfen verdünnter Schwefelsäure und 1 Tropfen Kaliumpermanganatlösung versetzt, so muß die Lösung violett gefärbt werden. Die violette Färbung darf bei staubsicherem Abschluß der Lösung im Laufe einer halben Stunde kaum eine Abnahme zeigen (fremde Kokabasen). Fügt man dann 1 ccm Kaliumpermanganatlösung hinzu, so muß nach 1 bis 2 Stunden Ausscheidung von violetten, nadelförmigen Kristallen erfolgen.

Das zuerst zugesetzte Kaliumpermanganat darf nicht entfärbt werden, weil Tropakokain gegen $KMnO_4$ beständig ist, nicht aber fremde Basen wie z. B. Zinnamylecgonin. Auf weiteren Zusatz von Kaliumpermanganat fällt dann (analog wie beim Kokain, siehe dort) das kristallinische Tropakokainpermanganat aus.

0,2 g Tropakokainhydrochlorid dürfen nach dem Verbrennen keinen wägbaren Rückstand hinterlassen.

Tubera Jalapae — Jalapenwurzel

Gehalt mindestens 10 Prozent Harz.

Die knollig verdickten, bei starker Wärme getrockneten Nebenwurzeln von Exogonium purga (*Wenderoth*) *Bentham.*

Werden 2,5 g fein gepulverte Jalapenwurzel mit 15 ccm Äther übergossen und 6 Stunden lang unter wiederholtem Umschütteln stehengelassen, wird sodann abfiltriert und das Pulver dreimal mit je 5 ccm Äther nachgewaschen, so darf das Gewicht des nach dem Verdunsten des Äthers und nach dem Trocknen bei 100° hinterbleibenden Rückstandes höchstens 0,03 g betragen (Orizabawurzel, fremde Harze).

1 g Jalapenwurzel darf nach dem Verbrennen höchstens 0,065 g Rückstand hinterlassen.

Bestimmung des Harzgehalts. 3 g fein gepulverte Jalapenwurzel werden in einem Arzneiglas mit 30 g Weingeist übergossen und nach dem Verschließen des Glases 24 Stunden lang unter häufigem Umschütteln stehengelassen. 20 g des Filtrats (= 2 g Jalapenwurzel) werden in einer gewogenen Porzellanschale von etwa 10 cm Durchmesser auf dem Wasserbade verdampft; der Rückstand wird so lange mit Wasser von etwa 50° gewaschen, bis dieses sich nicht mehr gelblich färbt. Hierzu sind drei- bis viermal je etwa 20 ccm Wasser erforderlich. Die Waschwässer werden durch ein kleines, glattes Filter gegossen, um etwa mitgerissene Harzteilchen zurückzuhalten. Diese werden nach dem Auswaschen mit Wasser in heißem Weingeist gelöst, die Lösung wird in die Porzellanschale zurückgegeben. Nach dem Verdampfen des Weingeistes auf dem Wasserbad und etwa 2stündigem Trocknen bei 100° muß das Gewicht des Harzes mindestens 0,2 g betragen, was einem Mindestgehalte von 10 Prozent Harz entspricht.

Unguentum Hydrargyri cinereum — Quecksilbersalbe

Unguentum Hydrargyri P. I.

Gehalt 30 Prozent Quecksilber (Hg, Atom-Gew. 200,6).

Quecksilbersalbe ist bläulichgrau; Quecksilberkügelchen dürfen in ihr unter der Lupe nicht wahrzunehmen sein.

Diese Forderung ist verschärft! Nach dem D. A. B. 5 durften Quecksilberkügelchen nicht mit „unbewaffnetem Auge" zu erkennen sein, jetzt nicht einmal „unter der Lupe".

Gehaltsbestimmung. 2 g Quecksilbersalbe erhitzt man mit 20 ccm roher Salpetersäure etwa 10 Minuten lang auf dem Wasserbad in einem Kölbchen mit aufgesetztem Trichter. Sobald in dem Gemische keine Quecksilberkügelchen mehr zu erkennen sind, fügt man 25 ccm Wasser, den Trichter damit abspülend, hinzu und erhitzt von neuem, bis sich die Fettschicht klar abgeschieden hat. Nach dem Erkalten gießt man die Lösung durch ein Wattebäuschchen in ein Meßkölbchen von 100 ccm Inhalt, zerkleinert die Fettscheibe, spült sie und das Kölbchen vier- bis fünfmal mit je etwa 5 ccm Wasser nach, versetzt die vereinigten wässerigen Flüssigkeiten mit so viel Kaliumpermanganatlösung (1 + 19), daß eine bleibende Rötung eintritt oder sich braune Flocken abscheiden, und entfärbt oder klärt das Gemisch durch Zusatz von wenig Ferrosulfat. Man füllt darauf die Lösung bis zur Marke auf. 25 ccm der filtrierten Lösung werden nach Zusatz von 5 ccm Ferriammoniumsulfatlösung mit $^1/_{10}$-Normal-Ammoniumrhodanidlösung bis zum Farbumschlage titriert. Hierzu müssen 15 ccm $^1/_{10}$-Normal-Ammoniumrhodanidlösung verbraucht werden, was einem Gehalte von 30 Prozent Quecksilber entspricht (1 ccm $^1/_{10}$-Normal-Ammoniumrhodanidlösung = 0,01003 g Quecksilber, Ferriammoniumsulfat als Indikator).

Dieses rhodantitrimetrische Verfahren ist auf S. 84 ausführlich in Prinzip und Ausführung geschildert worden. Hier sei nur noch wiederholt, daß bei dieser Bestimmung durchaus die Abwesenheit von Chlor-Ionen notwendig ist, daß also auch die Salpetersäure frei von Salzsäure sein muß. — Speziell sei folgendes hinzugefügt: Man wird zur Ausführung nicht „2 g" Quecksilbersalbe abwägen, sondern zweckmäßig „etwa 2 g genau", wie es auf S. 1 geschildert ist. — Von verschiedenen Seiten ist mitgeteilt (siehe H. Reck, Ph. Z. 1924, S. 402), daß, wenn diese Quecksilbersalbe nicht nach der Vorschrift des Arzneibuches bereitet ist, sondern besonders viel Lanolin enthält, sie dann bei der Gehaltsbestimmung häufig wässerige Flüssigkeiten, damit Quecksilber bzw. Quecksilbernitratlösung zurückhält und aus diesem Grunde ein zu niedriges Resultat ergibt. Es wird deshalb wiederholtes Auskneten der Fettmasse mit kleinen Wassermengen vorgeschlagen. Wir empfehlen (nicht nur in solchen Fällen, sondern ganz allgemein), etwa 2 g Wachs beim Erhitzen der Salbe mit Salpetersäure zuzusetzen. Dann scheidet sich sehr glatt der „Fettkuchen" von der wässerigen Flüssigkeit, kann zertrümmert und gut ausgewaschen werden. — P. W. Danckwort und P. Luy (Ph. Z. 1924, S. 361) weisen darauf hin, daß die Quecksilbersalbe entschieden zu den nicht haltbaren Arzneimitteln gehöre: Fast jedes Fett enthalte mehr oder weniger freie Fettsäuren, die mit dem Quecksilber Quecksilberseife bilden. Nach den neueren Untersuchungen sei aber festgestellt, daß der Grad der Giftigkeit der Salbe nicht vom Gesamt-Quecksilbergehalt der Salbe, sondern vom Gehalt an Quecksilberseife, der mit dem Alter der Salbe immer mehr und schnell zunehme, abhängig sei. — Berechnung:

$$Hg(NO_3)_2 \left[\text{entsprechend } \frac{1\,Hg}{\text{Atom-Gew. } 200{,}6}\right]$$

$$+ \frac{2\,NH_4SCN}{2\,\text{Mol} = 2000\text{ ccm } ^1/_1\text{-Normal-Lösung}} = Hg(SCN)_2 + 2\,NH_4NO_3,$$

$$1\text{ ccm } ^1/_{10}\text{-Normal-}NH_4SCN = 0{,}01003\text{ g Quecksilber.}$$

Bei Anwendung von 0,5 g Quecksilbersalbe und Verbrauch von 15 ccm $^1/_{10}$-Normal-NH_4SCN demnach Prozentgehalt:

$$\frac{15 \cdot 0{,}01003 \cdot 100}{0{,}5} = \text{rund 30 Prozent Quecksilber.}$$

Unguentum Hydrargyri rubrum — Quecksilberoxydsalbe

Gehalt 10 Prozent Quecksilberoxyd (HgO, Mol.-Gew. 216,6).

Quecksilberoxydsalbe ist rot.

Gehaltsbestimmung. 5 g Quecksilberoxydsalbe erhitzt man mit 20 ccm Salpetersäure unter häufigem Umschwenken auf dem Wasserbad in einem Kölbchen mit aufgesetztem Trichter, bis die rote Farbe der Salbe völlig verschwunden ist. Alsdann fügt man 25 ccm Wasser, den Trichter damit abspülend, hinzu und erhitzt von neuem, bis sich die Vaselinschicht klar abgeschieden hat. Nach dem Erkalten gießt man die Lösung durch ein Wattebäuschchen in ein Meßkölbchen von 100 ccm Inhalt, spült die Vaselinschicht und das Kölbchen vier- bis fünfmal mit je etwa 5 ccm Wasser nach, versetzt die vereinigten wässerigen Flüssigkeiten mit so viel Kaliumpermanganatlösung (1 + 19), daß eine bleibende Rötung eintritt oder sich braune Flocken abscheiden, und entfärbt oder klärt das Gemisch durch Zusatz von wenig Ferrosulfat. Man füllt darauf die Lösung bis zur Marke auf. 50 ccm der filtrierten Lösung werden nach Zusatz von 5 ccm Ferriammoniumsulfatlösung mit $^1/_{10}$-Normal-Ammoniumrhodanidlösung bis zum Farbumschlage titriert. Hierzu müssen 23,1 ccm $^1/_{10}$-Normal-Ammoniumrhodanidlösung verbraucht werden, was einem Gehalte von 10 Prozent Quecksilberoxyd entspricht (1 ccm $^1/_{10}$-Normal-Ammoniumrhodanidlösung = 0,01083 g Quecksilberoxyd, Ferriammoniumsulfat als Indikator).

Über die Gehaltsbestimmung siehe bei Unguentum Hydrargyri cinereum. Nur die Ausrechnung ist eine andere, da sie nicht auf Quecksilber, sondern auf Quecksilberoxyd erfolgt:

$$\frac{1\ \text{HgO}}{1\ \text{Mol} = 216{,}6\ \text{g}} = 1\ \text{Hg(NO}_3)_2 = \frac{2\ \text{NH}_4\text{SCN}}{2\ \text{Mol} = 2000\ \text{ccm}\ ^1/_1\text{-Normal-NH}_4\text{SCN}},$$

$$1\ \text{ccm}\ ^1/_{10}\text{-Normal-NH}_4\text{SCN} = 0{,}01083\ \text{g Quecksilberoxyd.}$$

Urethanum — Urethan

Äthylurethan

$H_2NCO_2C_2H_5$ Mol.-Gew. 89,06

Zur Erläuterung der Reaktionen sei die Formel abgeleitet:

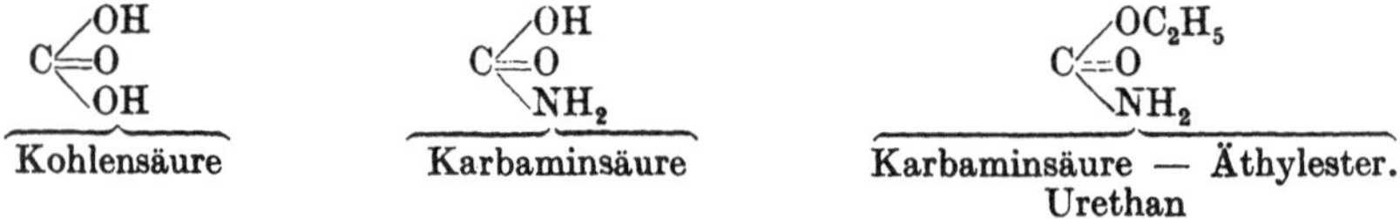

Farblose Kristalle von salzigem, kühlendem Geschmacke, die sich in 1 Teil Wasser, 0,6 Teilen Weingeist, 1 Teil Äther und in 1,5 Teilen Chloroform lösen. Schmelzpunkt 48° bis 50°.

Urethan löst sich beim Erwärmen in Schwefelsäure unter Entwickelung von Kohlendioxyd. Mit Natronlauge erwärmt, entwickelt es Ammoniak. Werden 5 ccm der wässerigen Lösung (1 + 9) mit 1 g Natriumkarbonat und einem Kriställchen Jod erwärmt, so scheiden sich beim Erkalten Jodoformkristalle ab.

Beim Erwärmen mit Schwefelsäure wird das Urethan gespalten, es entsteht Karbaminsäure (siehe obige Formel), die, in freiem Zustande nicht existenzfähig, in Kohlendioxyd und Ammoniak zerfällt. Das Ammoniak wird natürlich durch die Schwefelsäure gebunden. — Mit Natronlauge erwärmt, entwickelt Urethan nach folgender Formel Ammoniak:

$$C_2H_5O \cdot CO \cdot NH_2 + NaOH + H_2O = NH_3 + C_2H_5OH + NaHCO_3.$$

Bei der letzten Identitätsprüfung liegt die bekannte „Liebensche Jodoformprobe" vor: Beim Erwärmen mit Natriumkarbonat beginnt bald Verseifung, Äthylalkohol wird frei und bildet mit Jod in alkalischer Lösung (wie auch bekanntlich eine größere Reihe anderer Stoffe) **Jodoform.**

Die wässerige Lösung (1 + 9) darf durch Silbernitratlösung nicht verändert werden (Salzsäure); 2 ccm der wässerigen Lösung (1 + 9) dürfen, mit der gleichen

Raummenge Schwefelsäure gemischt, nach dem Überschichten mit 1 ccm Ferrosulfatlösung keine gefärbte Zone zeigen (Salpetersäure). Die Lösung von 1 g Urethan in 1 ccm Wasser darf, mit 1 ccm Salpetersäure gemischt, keinen Niederschlag geben (Harnstoff).

Auf Salpetersäure wird geprüft, weil das Urethan durch Erhitzen von Harnstoffnitrat und Äthylalkohol hergestellt sein kann. — Die letzte Prüfung beruht auf der Tatsache, daß Salpetersäure aus nicht zu verdünnter Lösung von Harnstoff diesen als schwer löslichen salpetersauren Harnstoff in Kristallen ausfällt. Die Reaktion ist dadurch möglichst scharf gestaltet, daß das Urethan so konzentriert als angängig gelöst und auch nur eine bestimmte Menge Salpetersäure dazu gegeben wird.

0,2 g Urethan dürfen nach dem Verbrennen keinen wägbaren Rückstand hinterlassen.

Vanillinum — Vanillin

Methylprotokatechualdehyd

$$C_6H_3\begin{cases} CHO & [1] \\ OCH_3 & [3] \\ OH & [4] \end{cases} \qquad \text{Mol.-Gew. } 152{,}06$$

Zur Erklärung der wissenschaftlichen Bezeichnung sei die Formel abgeleitet:

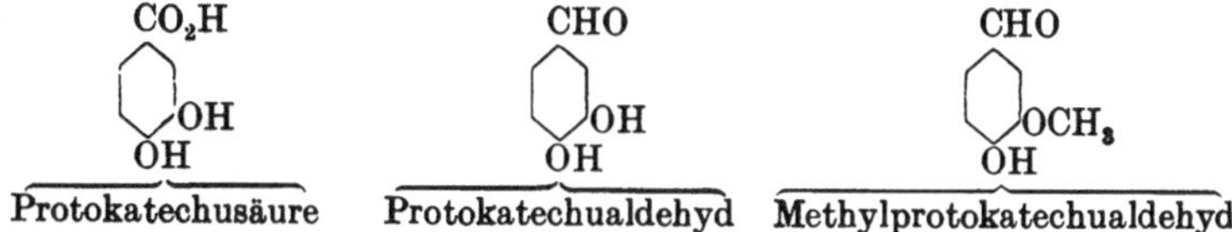

Feine, weiße oder schwach gelblich gefärbte Nadeln von vanilleartigem Geruche. Vanillin löst sich in etwa 100 Teilen Wasser von 20°, leichter in heißem Wasser und sehr leicht in Weingeist, Äther, Chloroform sowie in Kali- oder Natronlauge. Vanillin sublimiert ohne Zersetzung.

Schmelzpunkt 81° bis 82°.

Die wässerige Lösung des Vanillins (1 + 99) rötet Lackmuspapier und wird durch Eisenchloridlösung blau gefärbt; beim Erhitzen der Lösung schlägt diese Färbung in Braun um; beim Erkalten scheidet sich dann ein Niederschlag ab. Versetzt man die Lösung von 0,1 g Vanillin und 0,2 g Phlorogluzin in 3 ccm Weingeist mit 3 ccm rauchender Salzsäure, so tritt starke Rotfärbung ein. Die kalt gesättigte wässerige Lösung von Vanillin gibt nach Zusatz von Bleiazetatlösung einen weißen Niederschlag, der in heißem Wasser löslich ist.

Gemäß seiner Konstitution zeigt das Vanillin die Reaktionen der Aldehyde und zugleich der Phenole: Die Blaufärbung durch Eisenchloridlösung ist eine Phenolreaktion. Nach Erwärmen und darauf folgendem Erkalten dieser Lösung scheidet sich Dehydrodivanillin ab. — Mit Phlorogluzin und Salzsäure bildet Vanillin unter feurigroter Färbung das Phlorogluzinvanilleïn.

0,1 g Vanillin muß sich in 2 ccm Schwefelsäure beim schwachen Erwärmen klar und ohne Rückstand mit hellgelber Farbe lösen (fremde organische Stoffe). Erwärmt man 0,1 g Vanillin mit 5 ccm Kalilauge, gibt darauf einige Tropfen Chloroform hinzu und erwärmt nochmals, so darf sich kein Isonitrilgeruch entwickeln (Azetanilid).

Wegen seines ähnlichen Aussehens ist Azetanilid hier zuweilen als Verfälschungsmittel gefunden und nachweisbar durch die Isonitrilreaktion. Siehe bei Azetanilid. Den besten Schutz gegen diese und ähnliche Verfälschungen bildet die sorgfältig ausgeführte Schmelzpunktsbestimmung.

0,2 g Vanillin dürfen nach dem Verbrennen keinen wägbaren Rückstand hinterlassen.

Vaselinum album — Weißes Vaselin

Ein aus den Rückständen der Petroleumdestillation gewonnenes, gebleichtes Mineralfett.

Weißes Vaselin ist eine weiße, höchstens grünlich durchscheinende Masse von gleichmäßiger, weicher Salbenkonsistenz. Es schmilzt beim Erwärmen zu einer klaren, grünlichen, blau fluoreszierenden, geruchlosen Flüssigkeit. Es ist unlöslich in Wasser, wenig löslich in Weingeist, leicht löslich in Chloroform und in Äther.

Schmelzpunkt 35° bis 45°.

Unter dem Mikroskope dürfen bei etwa 200facher Vergrößerung nur feine, nadelförmige, aber keine körnigen oder grob kristallinischen Gebilde zu erkennen sein (Kunstvaselin). Werden 5 g weißes Vaselin mit 20 g siedendem Wasser geschüttelt, so muß die wässerige Flüssigkeit nach Zusatz von 2 Tropfen Phenolphthaleinlösung farblos bleiben (Alkalien), dagegen nach darauf folgendem Zusatz von 0,1 ccm $^1/_{10}$-Normal-Kalilauge gerötet werden (Säuren).

Werden 5 g weißes Vaselin mit einer Mischung von 3 g Natronlauge und 20 ccm Wasser unter Umschwenken zum Sieden erhitzt, so darf die nach dem Erkalten abfiltrierte Flüssigkeit beim Übersättigen mit Salzsäure keine Ausscheidung geben (verseifbare Fette, Harze). Werden 3 g weißes Vaselin mit 6 g Schwefelsäure in einer mit Schwefelsäure gereinigten Schale zusammengerieben, so darf sich das Gemisch innerhalb einer halben Stunde höchstens bräunen, aber nicht schwärzen (fremde organische Stoffe). Werden 10 g weißes Vaselin mit 10 Tropfen Kaliumpermanganatlösung 5 Minuten lang in einer bis zum Schmelzen des Vaselins erwärmten Reibschale gemischt, so darf die Kaliumpermanganatlösung ihre violette Farbe nicht verlieren (fremde organische Stoffe).

Über alle diese Proben siehe Näheres im folgenden Artikel „Vaselinum flavum".

Vaselinum flavum — Gelbes Vaselin

Vaselin

Ein aus den Rückständen der Petroleumdestillation gewonnenes Mineralfett.

Gelbes Vaselin ist eine gelbe, durchscheinende Masse von gleichmäßiger, weicher Salbenkonsistenz. Es schmilzt beim Erwärmen zu einer klaren, gelben, blau fluoreszierenden, geruchlosen Flüssigkeit. Es ist unlöslich in Wasser, wenig löslich in Weingeist, leicht löslich in Chloroform und in Äther.

Es ist vorstehend gefordert, daß Vaselin beim Erwärmen eine „geruchlose" Flüssigkeit ergeben soll. Einen gewissen „Eigengeruch" besitzt jedes Vaselin, gefordert muß nur werden, daß es nicht nach Petroleum riecht. Die Spezialfachleute überzeugen sich übrigens sehr zweckmäßig von der Abwesenheit petroleumartiger Stoffe, indem sie das Vaselin schmecken.

Schmelzpunkt 35° bis 45°.

Über die Bestimmung des Schmelzpunkts ohne vorheriges Schmelzen des Vaselins siehe S. 8. — Die Grenzen für den Schmelzpunkt sind jetzt sehr weit gesteckt, bisher 35° bis 40°, jetzt 35° bis 45°. Die Heraufsetzung des Schmelzpunkts erschien deshalb zweckmäßig, weil für die Sommerzeit ein höher schmelzendes Vaselin sich als geeigneter erwies. Aber für Augensalben ist doch zur Vermeidung des Druckgefühles eine Salbengrundlage geboten, die bei Körpertemperatur mindestens ganz weich wird. Für diese Zwecke halte man sich ein besonderes Vaselin, das möglichst zwischen 35° und 40° schmilzt.

Unter dem Mikroskope dürfen bei etwa 200facher Vergrößerung nur feine, nadelförmige, aber keine körnigen oder grob kristallinischen Gebilde zu erkennen sein (Kunstvaselin).

Im D. A. B. 5 hieß es an der entsprechenden Stelle: Unter dem Mikroskop erscheint Vaselin weder körnig noch kristallinisch. — Damit war folgendes gemeint: Die Kunstvaseline, hergestellt aus Vaselinöl oder flüssigem Paraffin und Erdwachs, festem Paraffin usw. zeigen unter dem Mikroskope körnigkristallinische Ausscheidungen. Das Vorhandensein dieser grobkristallinischen Gebilde ist auch jetzt selbstverständlich ausdrücklich verboten. Man hat aber erkannt (siehe R. Richter, Ph. Ztrh. 1912, S. 1330), daß gerade das Naturvaselin (am besten bei etwa 200facher Vergrößerung) ganz feine, vereinzelte, langgestreckte Kristallnadeln zeigt, deren Natur nicht bekannt ist. Das Vorhandensein dieser feinen Nadeln ist jetzt gestattet bzw. gefordert. Man erkennt die Nadeln im mikroskopischen Bilde am besten, wenn man mittels des Spiegels nur ganz schwach belichtet!

Werden 5 g gelbes Vaselin mit 20 g siedendem Weingeist geschüttelt, so darf der Weingeist nicht gefärbt werden (Teerfarbstoffe) und muß nach Zusatz von 2 Tropfen Phenolphthaleinlösung farblos bleiben (Alkalien), dagegen nach darauf folgendem Zusatz von 0,1 ccm $^1/_{10}$-Normal-Kalilauge gerötet werden (Säuren).

Während des Krieges und in der Nachkriegszeit sind Kunstvaseline in den Handel gekommen, die mit Azofarbstoffen gelb gefärbt waren. Diese Fälschung ist um so bedenklicher, als Salben wie Pasta Zinci salicyl. mit solchem Vaselin hergestellt, sogleich oder bald eine rote Farbe annehmen. Deshalb die Prüfung auf „Teerfarbstoffe“, die in den Weingeist übergehen würden. Verrührt man übrigens Vaselin auf dem Uhrglase mit einigen Tropfen starker Salzsäure, so zeigt sich bei Gegenwart von Azofarbstoffen sofort eine rote Farbe. — Nach der folgenden Prüfung dürfen Alkalien überhaupt nicht, Säuren höchstens in äußerst geringer Menge vorhanden sein.

Werden 5 g gelbes Vaselin mit einer Mischung von 3 g Natronlauge und 20 ccm Wasser unter Umschwenken zum Sieden erhitzt, so darf die nach dem Erkalten abfiltrierte Flüssigkeit beim Übersättigen mit Salzsäure keine Ausscheidung geben (verseifbare Fette, Harze).

Sind Fette oder Harze vorhanden, so würden sich beim Kochen mit Natronlauge Seifen bilden, aus deren Lösungen sich nach dem Übersättigen mit Mineralsäuren die freien Fett- oder Harzsäuren ausscheiden müßten. Zur Ausführung kocht man das Vaselin mit der Natronlauge in einem kleinen Erlenmeyerkolben, kühlt gut ab, stößt mit einem Glasstab die erhärtete Vaselindecke durch und prüft dann die herausgegossene Flüssigkeit.

Werden 10 g gelbes Vaselin mit 10 Tropfen Kaliumpermanganatlösung 5 Minuten lang in einer bis zum Schmelzen des Vaselins erwärmten Reibschale gemischt, so darf die Kaliumpermanganatlösung ihre violette Farbe nicht verlieren (fremde organische Stoffe).

Nach dem D.A.B. 5 war zur Prüfung auf fremde organische Stoffe die Probe mit Schwefelsäure vorgeschrieben, die, in gleichen Raumteilen dem gelben Vaselin zugemischt, dieses höchstens bräunen sollte, in Wirklichkeit aber auch die besten Handelssorten stets schwarzbraun färbte. Deshalb ist jetzt sehr zweckmäßig die eindeutige Kaliumpermanganatprobe eingeführt. Bei „Vaselinum album" freilich konnte die Schwefelsäureprobe beibehalten werden, da sich gutes weißes Vaselin, mit Schwefelsäure während der angegebenen Zeit behandelt, höchstens bräunt.

Veratrinum — Veratrin

Gemisch der beiden isomeren Alkaloide Zevadin und Veratridin ($C_{32}H_{49}O_9N$, Mol.-Gew. 591,4).

Das offizinelle Veratrin ist also kein einheitliches Alkaloid, vielmehr ein inniges amorphes Gemisch zweier isomerer Alkaloide, von denen das eine kristallisierbar und in Wasser fast unlöslich (Zevadin), das andere nicht kristallisierbar und in Wasser löslich ist (Veratridin).

Weißes, lockeres Pulver oder weiße, amorphe Massen. Beim Verstäuben bewirkt Veratrin heftiges Niesen.

Veratrin löst sich selbst in siedendem Wasser nur wenig; es löst sich in 4 Teilen Weingeist, in 2 Teilen Chloroform und in 10 Teilen Äther. Diese Lösungen bläuen mit Wasser angefeuchtetes Lackmuspapier. In verdünnter Schwefelsäure und in Salzsäure löst es sich nahezu klar.

Die Prüfung der Löslichkeitsverhältnisse ist nicht unwichtig. — Im Handel ist oft ein etwas graublaues Veratrin, das also nicht die oben geforderten „weißen Massen" bildet. Eine solche Ware löst sich nicht völlig in Äther, sondern scheidet dabei charakteristisch bläuliche Flocken aus.

Beim Kochen von 0,01 g Veratrin mit 1 ccm Salzsäure entsteht eine sehr beständig rote Lösung. Wird 0,01 g Veratrin in 1 ccm Schwefelsäure gelöst, so tritt zunächst eine grünlichgelbe Fluoreszenz, darauf allmählich eine starke Rotfärbung auf. Wird ein Gemisch von 0,01 g Veratrin und 0,05 g Zucker mit 2 bis 3 Tropfen Schwefelsäure durchfeuchtet, so tritt anfangs eine grüne, nach einiger Zeit eine blaue Färbung auf.

Wird 0,1 g Veratrin mit 5 ccm Wasser gekocht, so darf das Filtrat nur etwas scharf, aber nicht bitter schmecken und Lackmuspapier nur schwach bläuen (fremde Alkaloide, Alkalikarbonat).

0,2 g Veratrin dürfen nach dem Verbrennen keinen wägbaren Rückstand hinterlassen.

Vinum Pepsini — Pepsinwein

Pepsinwein ist bräunlichgelb.

Wertbestimmung. Von einem Hühnerei, das 10 Minuten lang in kochendem Wasser gelegen hat, wird nach dem sofortigen Abkühlen in kaltem Wasser das Eiweiß durch ein zur Bereitung von grobem Pulver bestimmtes Sieb gerieben. 10 g dieses sofort abzuwiegenden zerkleinerten Eiweißes werden in 100 ccm Wasser von 50° und 0,5 ccm Salzsäure gleichmäßig zerteilt; dem Gemische werden 5 ccm

Pepsinwein hinzugefügt. Läßt man dieses Gemisch, alle Viertelstunden umschwenkend, 3 Stunden lang bei 45° stehen, so muß das Eiweiß bis auf wenige weißgelbliche Häutchen gelöst sein.

Die Wirkung der verdauenden Kraft wird geprüft, wie bei Pepsin angegeben (siehe dort). Da diese verdauende Wirkung unter dem Einflusse der Salzsäure und des Weines sich nach Angabe vieler Autoren allmählich vermindert, ist es zweckmäßig, nicht größere Mengen als nötig vorrätig zu halten! — O. Richter (Ap. Z. 1913, S. 354) macht darauf aufmerksam, daß Talk und Bolus zum Klären nur anzuwenden sind, wenn aus diesen Klärungsmitteln alle durch Säuren löslichen Bestandteile entfernt sind. Andernfalls wird die Säure des Pepsinweines ganz oder zum Teil neutralisiert. — Wiederholt sei hier noch ein Punkt, der schon im Artikel „Pepsin" dargelegt ist. Das Pepsin, nach dem D. A. B. 5 durch Mischen des Enzyms mit Zucker oder Milchzucker hergestellt, ist nach dem D. A. B. 6 schwerer löslich geworden, da jetzt die Mischung nur mit Milchzucker vorgenommen werden soll. Deshalb löst sich auch nicht das Pepsin nach der Vorschrift des D. A. B. 6 zur Bereitung des Pepsinweines in der vorgeschriebenen Mischung von Glyzerin und Wasser, sondern erst nach Zusatz der anderen Bestandteile.

Yohimbinum hydrochloricum — Yohimbinhydrochlorid

$(C_{21}H_{26}O_3N_2)HCl$ Mol.-Gew. 390,7

Weißes, bitter schmeckendes Kristallpulver. Yohimbinhydrochlorid löst sich in etwa 100 Teilen Wasser von 20°, leichter in heißem Wasser und in heißem Weingeist; die Lösungen verändern Lackmuspapier nicht oder röten es nur schwach. Yohimbinhydrochlorid dreht den polarisierten Lichtstrahl nach rechts. Für eine 1prozentige wässerige Lösung des bei 100° getrockneten Yohimbinhydrochlorids ist $[\alpha]_D^{20°} = +103°$ bis $+104°$.

Versetzt man 5 ccm der wässerigen Lösung (1 + 99) mit einigen Tropfen Natriumkarbonatlösung, so scheidet sich ein weißer, flockiger Niederschlag ab, der nach dem Abfiltrieren, Auswaschen mit wenig Wasser und Trocknen im Exsikkator bei 230° bis 235° schmilzt.

Der Schmelzpunkt des reinen Yohimbins wird bei 234° angegeben. — Erwähnenswert ist, daß die Farbreaktion, die nachstehend bei der Behandlung der Lösung des Yohimbinhydrochlorids mit Kaliumdichromat beschrieben ist, zuerst derjenigen ähnelt, die auch das Strychnin gibt.

0,01 g Yohimbinhydrochlorid löst sich in 1 ccm Schwefelsäure unter Entwickelung von Chlorwasserstoff ohne Färbung. Zieht man ein Körnchen Kaliumdichromat durch diese Lösung, so entstehen violette Schlieren, die schnell in Schieferblau übergehen; schließlich ist die Lösung schmutzig grün gefärbt. Werden wenige Milligramm Yohimbinhydrochlorid mit 2 bis 3 Tropfen rauchender Salpetersäure versetzt, so färbt sich das Salz vorübergehend dunkelgrün und löst sich dann mit gelber Farbe; versetzt man diese Lösung mit 2 ccm weingeistiger Kalilauge, so entsteht neben einer Ausscheidung von Kaliumnitrat eine kirschrote Färbung.

0,2 g Yohimbinhydrochlorid dürfen durch Trocknen bei 100° höchstens 0,004 g an Gewicht verlieren und nach dem Verbrennen keinen wägbaren Rückstand hinterlassen.

Zincum chloratum — Zinkchlorid

$ZnCl_2$ Mol.-Gew. 136,29

Weißes, kristallinisches Pulver oder weiße Stangen. Zinkchlorid zerfließt an der Luft und löst sich in etwa 0,4 Teilen Wasser und leicht in Weingeist. Beim Erhitzen schmilzt es, zersetzt sich dabei unter Ausstoßung weißer Dämpfe und hinterläßt einen in der Hitze gelben, beim Erkalten weiß werdenden Rückstand.

Beim Erhitzen sublimiert der größte Teil des Zinkchlorids, während ein Gemisch aus Zinkchlorid und Zinkoxyd zurückbleibt. (Von letzterem rührt die in der Hitze gelbe Farbe her, die beim Erkalten in Weiß übergeht).

Die wässerige Lösung rötet Lackmuspapier und gibt sowohl mit Silbernitratlösung als auch mit Ammoniakflüssigkeit weiße, in überschüssiger Ammoniakflüssigkeit lösliche Niederschläge. Die mit frisch ausgekochtem Wasser bereitete Lösung (1 + 1) ist klar; sie trübt sich aber beim Verdünnen mit Wasser.

Die wässerige Lösung reagiert sauer durch teilweise hydrolytische Spaltung des Salzes. — Durch Silbernitratlösung fällt Chlorsilber. — Durch geringen Zusatz von Ammoniakflüssigkeit fällt zunächst Zinkhydroxyd ($Zn[OH]_2$) aus. Dieses löst sich wieder in einem Überschuß von Ammoniakflüssigkeit unter Bildung von komplexen Zinkammoniumsalzen (wie $[Zn(NH_3)_4]Cl_2$). — Bei Bereitung der konzentrierten wässerigen Lösung (1 + 1) muß das Wasser zum Vertreiben der schädlich wirkenden Kohlensäure ausgekocht werden. Sind nicht mehr als Spuren Oxychlorid vorhanden, so bleibt die konzentrierte Lösung klar. Sie trübt sich aber beim Verdünnen mit Wasser durch ausgeschiedenes Oxychlorid, das zum Teil erst durch hydrolytische Zersetzung bei diesem Verdünnen entsteht.

Der in 2,5 ccm der wässerigen Lösung (1 + 1) nach Zusatz von 7,5 ccm Weingeist entstehende, flockige Niederschlag muß nach Zusatz von höchstens 2 Tropfen Salzsäure verschwinden (Zinkoxychlorid).

Durch den Zusatz von Weingeist zu der konzentrierten wässerigen Lösung des Zinkchlorids scheidet sich das vorhandene Zinkoxychlorid ($ZnCl_2 \cdot ZnO$) aus, das je nach der vorhandenen Menge auch einer entsprechenden Menge Salzsäure zur Auflösung bedarf: $ZnCl_2 \cdot ZnO + 2\,HCl = 2\,ZnCl_2 + H_2O$.

Die mit Salzsäure bis zur Klärung versetzte wässerige Lösung (1 + 9) darf durch Bariumnitratlösung nicht getrübt werden (Schwefelsäure). Die Mischung von 10 ccm der wässerigen Lösung (1 + 9) und 10 ccm Ammoniakflüssigkeit muß klar und farblos sein (Eisen-, Aluminium-, Kupfersalze); sie darf durch Natriumphosphatlösung nicht verändert werden (Kalzium-, Magnesiumsalze) und muß mit 1 Tropfen Natriumsulfidlösung eine rein weiße Fällung geben, die auch nach dem Ansäuern mit verdünnter Essigsäure keine andere Färbung zeigen darf (fremde Schwermetallsalze).

Über die Vereinigung der Prüfungen auf Kalzium- und Magnesiumsalze siehe S. 121. — Durch Zusatz von überschüssigem Ammoniak zu der wässerigen Zinkchloridlösung bleibt die Zinkverbindung in Form der vorstehend beschriebenen komplexen Zinkammoniakverbindung in Lösung, während Aluminium- und Eisensalze als Hydroxyde ausfallen, Kupfersalze die Lösung blau färben würden. — Im allgemeinen werden zur Prüfung mittels Natriumsulfidlösung 3 Tropfen dieser Lösung verwendet, hier nur ein Tropfen. Das hat folgenden Grund: Fügt man mehr Natriumsulfid hinzu, so fallen größere Mengen des weißlichen ZnS aus und könnten geringe Färbungen, herrührend von anderen Metallen, verdecken. Wendet man dagegen nach Vorschrift nur 1 Tropfen Natriumsulfidlösung an, so ist eine Dunkelfärbung deutlicher zu erkennen, zumal eventuell gebildetes Bleisulfid unlöslicher ist als Zinksulfid und daher leichter ausfällt.

Vor Feuchtigkeit geschützt aufzubewahren.

Zincum oxydatum — Zinkoxyd

ZnO Mol.-Gew. 81,37

Weißes oder gelblichweißes, zartes, amorphes Pulver, das beim Erhitzen gelb und beim Erkalten wieder weiß wird. Zinkoxyd ist in Wasser unlöslich, in verdünnter Essigsäure leicht löslich. Die essigsaure Lösung gibt mit wenig Natronlauge einen weißen Niederschlag, der sich im Überschusse des Fällungsmittels wieder löst.

Das Zinkoxyd löst sich in verdünnter Essigsäure zu Zinkazetat. Fügt man hierzu wenig Natronlauge, so fällt Zinkhydroxyd aus: $Zn(OH)_2$. Daß sich dieses weiße Zinkhydroxyd in einem Überschuß der Natronlauge löst, hat folgenden Grund: Das Zinkoxyd bzw. Hydroxyd zeigt amphoteres (beiderseitiges) Verhalten. Säuren lösen es zu Salzen, in denen das Zinkoxyd als Base fungiert wie bei Zinksulfat, Zinkazetat usw.; zugleich aber kann sich das Zinkoxyd als Säure betätigen, indem es mit Basen die wasserlöslichen „Zinkate" bildet. Und zwar bildet es Säuren mit dem Ion: ZnO_2H' bzw. ZnO_2''. Fällt man also in der wässerigen Lösung des Zinksalzes mit wenig Natronlauge Zinkhydroxyd aus, so löst man dieses durch einen Überschuß von Natronlauge als das Zinkat ZnO_2HNa bzw. ZnO_2Na_2 wieder auf.

2 g Zinkoxyd müssen sich nach dem Anschütteln mit 15 ccm Wasser in 15 ccm verdünnter Essigsäure klar und ohne Gasentwickelung (Kohlensäure) lösen.

Spuren von Kohlensäure sollten zugelassen werden. Denn das Zinkoxyd absorbiert ziemlich lebhaft Kohlensäure aus der Luft und kann daher, längere Zeit aufbewahrt, nicht frei davon erhalten bleiben.

Die mit Ammoniakflüssigkeit im Überschusse versetzte essigsaure Lösung muß klar und farblos bleiben (Eisen-, Aluminium-, Kupfersalze), mit 1 Tropfen Natriumsulfidlösung (fremde Metallsalze) eine rein weiße Fällung geben und darf durch Ammoniumoxalatlösung (Kalziumsalze) nicht verändert werden.

Über die Prüfung auf Eisen-, Aluminium-, Kupfersalze, fremde Metallsalze siehe die betreffende Anmerkung zu Zincum chloratum.

5 ccm der essigsauren Lösung dürfen nach Zusatz von 10 ccm Ammoniakflüssigkeit und von 10 ccm Natriumphosphatlösung innerhalb 10 Minuten nicht verändert werden (Magnesiumsalze). Wird eine Mischung von 2 ccm der essigsauren Lösung (1 + 9) und 2 ccm Schwefelsäure nach dem Erkalten mit 1 ccm Ferrosulfatlösung überschichtet, so darf sich zwischen den beiden Flüssigkeiten keine gefärbte Zone bilden (Salpetersäure). Werden 2 g Zinkoxyd mit 20 ccm Wasser geschüttelt, so darf das Filtrat durch Bariumnitratlösung (Schwefelsäure) nicht sofort verändert und durch Silbernitratlösung (Salzsäure) höchstens opalisierend getrübt werden. Eine Lösung von 0,5 g Zinkoxyd in 5 ccm Natriumhypophosphitlösung darf nach viertelstündigem Erhitzen im siedenden Wasserbade keine dunklere Färbung annehmen (Arsenverbindungen).

Zincum oxydatum crudum — Rohes Zinkoxyd

ZnO Mol.-Gew. 81,37

Weißes, zartes, amorphes, durch Verbrennen von Zinkdämpfen gewonnenes Pulver, das beim Erhitzen gelb und beim Erkalten wieder weiß wird und in Wasser unlöslich ist.

Die Tatsache, daß Zinkoxyd beim Erhitzen gelb, beim Erkalten wieder weiß wird, bildet die Grundlage zu dieser leicht ausführbaren und doch sehr charakteristischen Identitätsprobe.

2 g rohes Zinkoxyd müssen sich nach dem Anschütteln mit 15 ccm Wasser in 15 ccm verdünnter Essigsäure fast vollständig und ohne Gasentwickelung (Kohlensäure) lösen.

Schon bei „Zincum oxydatum" ist ausgeführt, daß man Spuren von Kohlensäure bei ZnO zulassen sollte, da das Zinkoxyd lebhaft CO_2 aus der Luft absorbiert.

Der in der filtrierten essigsauren Lösung durch Natronlauge entstehende Niederschlag muß sich im Überschusse des Fällungsmittels zu einer klaren, farblosen Flüssigkeit lösen (Magnesium-, Kalzium-, Eisensalze). Eine Lösung von 0,2 g rohem Zinkoxyd in 2 ccm verdünnter Essigsäure darf nach dem Abkühlen durch 10 Tropfen Kaliumjodidlösung auch beim Reiben der inneren Wandung des Probierrohrs mit einem Glasstab keine Ausscheidung von gelben Kristallen zeigen (Bleisalze). Eine Lösung von 0,1 g rohem Zinkoxyd in 5 ccm Natriumhypophosphitlösung darf nach viertelstündigem Erhitzen im siedenden Wasserbade keine dunklere Färbung annehmen (Arsenverbindungen).

Bei „Zincum oxydatum" ist ausgeführt, daß wenig Natronlauge in einer Lösung von essigsaurem Zink Zinkhydroxyd ausscheidet, das sich in Form eines „Zinkates" in dem Überschuß von Natronlauge löst. Magnesium-, Eisensalze und nicht zu kleine Mengen von Kalziumsalzen würden dabei ungelöst als Hydroxyde zurückbleiben.

Gewisse Schwierigkeiten bereitet die folgende Prüfung auf Blei. Die bei dem reinen Präparat angewendetete Natriumsulfidlösung kann hier, weil zu empfindlich, nicht verwendet werden. Man soll vielmehr KJ hinzugeben, damit sich eventuell das schön kristallisierte Jodblei abscheidet. Aber selbst bei stärker bleihaltigen Präparaten scheiden sich die goldgelben Blättchen nicht immer ohne weiteres aus. Das liegt daran, daß Jodblei leicht übersättigte Lösungen bildet, und daß Temperatur und Menge des zugesetzten KJ hier eine Rolle spielen. Deshalb ist zunächst die Menge des zuzugebenden Kaliumjodids genau angegeben. Da ferner bei der Auflösung des Zinkoxyds in Essigsäure eine Wärmebildung stattfindet und diese das Ausfallen des Bleijodids erschwert, soll die Lösung vor dem Zugeben des KJ abgekühlt werden. Schließlich soll die innere Wandung des Probierrohres innerhalb der Flüssigkeit mit einem Glasstab gerieben werden, um eventuell das Ausfallen des Bleijodids aus einer übersättigten Lösung zu beschleunigen. Hat man freilich zu stark abgekühlt, kann hierbei Zinkazetat ausfallen, das man dann aber sofort an seiner weißen Farbe erkennt. (Eine an sich sehr charakteristische, aber empfindlichere Modifikation dieser Probe hat W. Zimmermann, Ap. Z. 1922, S. 167, vorgeschlagen.)

Zincum sulfuricum — Zinksulfat

$ZnSO_4 + 7 H_2O$ Mol.-Gew. 287,55

Farblose, an trockener Luft verwitternde Kristalle von scharfem Geschmacke, die sich in etwa 0,8 Teilen Wasser lösen, dagegen in Weingeist fast unlöslich sind. Die wässerige Lösung (1 + 9) rötet Lackmuspapier und gibt mit Bariumnitratlösung einen weißen, in verdünnten Säuren unlöslichen Niederschlag, mit wenig Natronlauge einen weißen Niederschlag, der sich im Überschusse des Fällungsmittels wieder löst. In dieser Lösung wird durch Natriumsulfidlösung ein weißer Niederschlag erzeugt.

Die wässerige Lösung des Zinksulfates reagiert sauer durch teilweise Hydrolyse. — Die Tatsache, daß Lösungen von Zinksalzen mit wenig Natronlauge einen weißen Niederschlag geben, der sich im Überschuß des Fällungsmittels löst, ist erklärt im Artikel „Zincum oxydatum", erste Anmerkung. — Durch Natriumsulfidlösung fällt weißes ZnS.

0,5 g Zinksulfat müssen sich in einer Mischung von 10 ccm Wasser und 5 ccm Ammoniakflüssigkeit klar lösen (Blei-, Aluminium-, Eisensalze). Diese Lösung muß mit 1 Tropfen Natriumsulfidlösung eine rein weiße Fällung geben, die auch beim Übersättigen mit verdünnter Essigsäure keine andere Färbung zeigen darf (fremde Schwermetallsalze).

Im Artikel „Zincum chloratum" ist ausführlich besprochen, daß aus der wässerigen Lösung von Zinksalzen durch geringen Zusatz von Ammoniakflüssigkeit Zinkhydroxyd $Zn(OH)_2$ ausfällt, das sich im Überschuß des Fällungsmittels zu einer komplexen Zinkammoniakverbindung auflöst. Dabei würden Blei-, Aluminium-, Eisensalze als Hydroxyde ungelöst zurückbleiben. Diese Prüfung ist besonders sorgfältig auszuführen, da vielfach Präparate mit Aluminiumgehalt im Handel sind. — Der Grund, weshalb bei Prüfung dieser Zinksalze mittels Natriumsulfidlösung nur 1 Tropfen der Lösung angewendet werden soll (nicht, wie sonst, 3 Tropfen) ist dargelegt in der letzten Anmerkung des Artikels „Zincum chloratum".

Beim Erwärmen von 1 g Zinksulfat mit 5 ccm Natronlauge darf sich kein Ammoniak entwickeln (Ammoniumsalze). Wird eine Mischung von 2 ccm wässeriger Zinksulfatlösung (1 + 9) und 2 ccm Schwefelsäure nach dem Erkalten mit 1 ccm Ferrosulfatlösung überschichtet, so darf sich zwischen den beiden Flüssigkeiten keine gefärbte Zone bilden (Salpetersäure). Die wässerige Lösung (1 + 9) darf durch Silbernitratlösung nicht getrübt werden (Salzsäure). Wird 1 g zerriebenes Zinksulfat mit 5 ccm Weingeist geschüttelt, so darf die nach 10 Minuten abfiltrierte Flüssigkeit nach dem Verdünnen mit 5 ccm Wasser Lackmuspapier nicht röten (freie Schwefelsäure).

Auf freie Schwefelsäure kann nicht direkt in der wässerigen Lösung geprüft werden, da, wie oben gesagt, die wässerige Lösung des Zinksulfates schon an sich durch hydrolytische Spaltung sauer reagiert. Deshalb ist die Extraktion der eventuell vorhandenen Säure durch Weingeist vorgeschrieben.

Ein Gemisch von 1 g Zinksulfat und 3 ccm Natriumhypophosphitlösung darf nach viertelstündigem Erhitzen im siedenden Wasserbade keine dunklere Färbung annehmen (Arsenverbindungen).

Über Prüfung des Zinksulfates auf Selenverbindungen siehe Walter Meyer, Ph. Z. 1928, S. 94.

Register
für den allgemeinen Teil.